中华医学百科全书

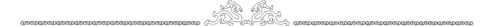

公共卫生学

营养与食品卫生学

国家出版基金项目
NATIONAL PUBLICATION FOUNDATION

中国协和医科大学出版社

图书在版编目（CIP）数据

中华医学百科全书·营养与食品卫生学 / 孙长颢主编 . —北京：中国协和医科大学出版社，
2019.12

ISBN 978-7-5679-0620-4

Ⅰ . ①营… Ⅱ . ①孙… Ⅲ . ①营养学 ②食品卫生学 Ⅳ . ① R15

中国版本图书馆 CIP 数据核字（2019）第 253420 号

中华医学百科全书·营养与食品卫生学

主　　编：孙长颢

编　　审：郭亦超

责任编辑：王　霞

出版发行　**中国协和医科大学出版社**
　　　　　（北京东单三条九号　邮编 100730　电话 010-6526 0431）

网　　址：www.pumcp.com

经　　销：新华书店总店北京发行所

印　　刷：北京雅昌艺术印刷有限公司

开　　本：889×1230　1/16

印　　张：30.25

字　　数：840 千字

版　　次：2019 年 12 月第 1 版

印　　次：2019 年 12 月第 1 次印刷

定　　价：340.00 元

ISBN 978-7-5679-0620-4

《中华医学百科全书》编纂委员会

总顾问　吴阶平　韩启德　桑国卫

总指导　陈　竺

总主编　刘德培

副总主编　曹雪涛　李立明　曾益新

编纂委员（以姓氏笔画为序）

B·吉格木德	丁　洁	丁　樱	丁安伟	于中麟	于布为
于学忠	万经海	马　军	马　骁	马　静	马　融	马中立
马安宁	马建辉	马烈光	马绪臣	王　伟	王　辰	王　政
王　恒	王　硕	王　舒	王　键	王一飞	王一镗	王士贞
王卫平	王长振	王文全	王心如	王生田	王立祥	王兰兰
王汉明	王永安	王永炎	王华兰	王成锋	王延光	王旭东
王军志	王声湧	王坚成	王良录	王拥军	王茂斌	王松灵
王明荣	王明贵	王宝玺	王诗忠	王建中	王建业	王建军
王建祥	王临虹	王贵强	王美青	王晓民	王晓良	王鸿利
王维林	王琳芳	王喜军	王晴宇	王道全	王德文	王德群
木塔力甫·艾力阿吉	尤启冬	戈　烽	牛　侨	毛秉智	毛常学
乌　兰	文卫平	文历阳	文爱东	方以群	尹　佳	孔北华
孔令义	孔维佳	邓文龙	邓家刚	书　亭	毋福海	艾措千
艾儒棣	石　岩	石远凯	石学敏	石建功	布仁达来	占　堆
卢志平	卢祖洵	叶　桦	叶冬青	叶常青	叶章群	申昆玲
申春悌	田景振	田嘉禾	史录文	代　涛	代华平	白春学
白慧良	丛　斌	丛亚丽	包怀恩	包金山	冯卫生	冯学山
冯希平	边旭明	边振甲	匡海学	邢小平	达万明	达庆东
成　军	成翼娟	师英强	吐尔洪·艾买尔	吕时铭	吕爱平
朱　珠	朱万孚	朱立国	朱华栋	朱宗涵	朱建平	朱晓东
朱祥成	乔延江	伍瑞昌	任　华	任钧国	华　伟
伊河山·伊明	向　阳	多　杰	邬堂春	庄　辉	庄志雄
刘　平	刘　进	刘　玮	刘　蓬	刘大为	刘小林	刘中民
刘玉清	刘尔翔	刘训红	刘永锋	刘吉开	刘伏友	刘芝华
刘华平	刘华生	刘志刚	刘克良	刘更生	刘迎龙	刘建勋
刘胡波	刘树民	刘昭纯	刘俊涛	刘洪涛	刘献祥	刘嘉瀛

刘德培	闫永平	米　玛	米光明	许　媛	许腊英	那彦群
阮长耿	阮时宝	孙　宁	孙　光	孙　皎	孙　锟	孙长颢
孙少宣	孙立忠	孙则禹	孙秀梅	孙建中	孙建方	孙建宁
孙贵范	孙晓波	孙海晨	孙景工	孙颖浩	孙慕义	严世芸
苏　川	苏　旭	苏荣扎布	杜元灏	杜文东	杜治政	杜惠兰
李　龙	李　飞	李　东	李　宁	李　刚	李　丽	李　波
李　勇	李　桦	李　鲁	李　磊	李　燕	李　冀	李大魁
李云庆	李太生	李日庆	李玉珍	李世荣	李立明	李永哲
李志平	李连达	李灿东	李君文	李劲松	李其忠	李若瑜
李松林	李泽坚	李宝馨	李建勇	李映兰	李莹辉	李晓明
李继承	李森恺	李曙光	杨　凯	杨　恬	杨　健	杨　硕
杨化新	杨文英	杨世民	杨世林	杨伟文	杨克敌	杨国山
杨宝峰	杨炳友	杨晓明	杨跃进	杨腊虎	杨瑞馥	杨慧霞
励建安	连建伟	肖　波	肖　南	肖永庆	肖海峰	肖培根
肖鲁伟	吴　东	吴　江	吴　明	吴　信	吴令英	吴立玲
吴欣娟	吴勉华	吴爱勤	吴群红	吴德沛	邱建华	邱贵兴
邱海波	邱蔚六	何　维	何　勤	何方方	何绍衡	何春涤
何裕民	余争平	余新忠	狄　文	冷希圣	汪　海	汪受传
沈　岩	沈　岳	沈　敏	沈　铿	沈卫峰	沈心亮	沈华浩
沈俊良	宋国维	张　泓	张　学	张　亮	张　强	张　霆
张　澍	张大庆	张为远	张世民	张华敏	张志愿	张丽霞
张伯礼	张宏誉	张劲松	张奉春	张宝仁	张宇鹏	张建中
张建宁	张承芬	张琴明	张富强	张新庆	张潍平	张德芹
张燕生	陆　华	陆　林	陆小左	陆付耳	陆伟跃	陆静波
阿不都热依木·卡地尔		陈　文	陈　杰	陈　实	陈　洪	陈　琪
陈　楠	陈　薇	陈士林	陈大为	陈文祥	陈代杰	陈红风
陈尧忠	陈志南	陈志强	陈规化	陈国良	陈佩仪	陈家旭
陈智轩	陈锦秀	陈誉华	邵　蓉	邵荣光	武志昂	
其仁旺其格	范　明	范炳华	林三仁	林久祥	林子强	林江涛
林曙光	杭太俊	欧阳靖宇	尚　红	果德安	明根巴雅尔	易定华
易著文	罗　力	罗　毅	罗小平	罗长坤	罗永昌	罗颂平
帕尔哈提·克力木		帕塔尔·买合木提·吐尔根			图门巴雅尔	岳建民
金　玉	金　奇	金少鸿	金伯泉	金季玲	金征宇	金银龙
金惠铭	郁　琦	周　兵	周　林	周永学	周光炎	周灿全
周良辅	周纯武	周学东	周宗灿	周定标	周宜开	周建平
周建新	周荣斌	周福成	郑一宁	郑家伟	郑志忠	郑金福

郑法雷　　郑建全　　郑洪新　　郎景和　　房　敏　　孟　群　　孟庆跃
孟静岩　　赵　平　　赵　群　　赵子琴　　赵中振　　赵文海　　赵玉沛
赵正言　　赵永强　　赵志河　　赵彤言　　赵明杰　　赵明辉　　赵耐青
赵继宗　　赵铱民　　郝　模　　郝小江　　郝传明　　郝晓柯　　胡　志
胡大一　　胡文东　　胡向军　　胡国华　　胡昌勤　　胡晓峰　　胡盛寿
胡德瑜　　柯　杨　　查　干　　柏树令　　柳长华　　钟翠平　　钟赣生
香多·李先加　　　　　段　涛　　段金廒　　段俊国　　侯一平　　侯金林
侯春林　　俞光岩　　俞梦孙　　俞景茂　　饶克勤　　姜小鹰　　姜玉新
姜廷良　　姜国华　　姜柏生　　姜德友　　洪　两　　洪　震　　洪秀华
洪建国　　祝庆余　　祝陈晨　　姚永杰　　姚祝军　　秦　川　　袁文俊
袁永贵　　都晓伟　　晋红中　　粟占国　　贾　波　　贾建平　　贾继东
夏照帆　　夏慧敏　　柴光军　　柴家科　　钱传云　　钱忠直　　钱家鸣
钱焕文　　倪　鑫　　倪　健　　徐　军　　徐　晨　　徐永健　　徐志云
徐志凯　　徐克前　　徐金华　　徐建国　　徐勇勇　　徐桂华　　凌文华
高　妍　　高　晞　　高志贤　　高志强　　高学敏　　高金明　　高健生
高树中　　高思华　　高润霖　　郭　岩　　郭小朝　　郭长江　　郭巧生
郭宝林　　郭海英　　唐　强　　唐朝枢　　唐德才　　诸欣平　　谈　勇
谈献和　　陶·苏和　　陶广正　　陶永华　　陶芳标　　陶建生　　黄　峻
黄　烽　　黄人健　　黄叶莉　　黄宇光　　黄国宁　　黄国英　　黄跃生
黄璐琦　　萧树东　　梅长林　　曹　佳　　曹广文　　曹务春　　曹建平
曹洪欣　　曹济民　　曹雪涛　　曹德英　　龚千锋　　龚守良　　龚非力
袭著革　　常耀明　　崔　蒙　　崔丽英　　庾石山　　康　健　　康廷国
康宏向　　章友康　　章锦才　　章静波　　梁显泉　　梁铭会　　梁繁荣
谌贻璞　　屠鹏飞　　隆　云　　绳　宇　　巢永烈　　彭　成　　彭　勇
彭明婷　　彭晓忠　　彭瑞云　　彭毅志　　斯拉甫·艾白　　　　　葛　坚
葛立宏　　董方田　　蒋力生　　蒋建东　　蒋建利　　蒋澄宇　　韩晶岩
韩德民　　惠延年　　粟晓黎　　程　伟　　程天民　　程训佳　　童培建
曾　苏　　曾小峰　　曾正陪　　曾学思　　曾益新　　谢　宁　　谢立信
蒲传强　　赖西南　　赖新生　　詹启敏　　詹思延　　鲍春德　　窦科峰
窦德强　　赫　捷　　蔡　威　　裴国献　　裴晓方　　裴晓华　　管柏林
廖品正　　谭仁祥　　谭先杰　　翟所迪　　熊大经　　熊鸿燕　　樊飞跃
樊巧玲　　樊代明　　樊立华　　樊明文　　樊瑜波　　黎源倩　　颜　虹
潘国宗　　潘柏申　　潘桂娟　　薛社普　　薛博瑜　　魏光辉　　魏丽惠
藤光生

《中华医学百科全书》学术委员会

主任委员　巴德年

副主任委员（以姓氏笔画为序）

汤钊猷　　吴孟超　　陈可冀　　贺福初

学术委员（以姓氏笔画为序）

梁文权　　梁德荣　　彭名炜　　董　怡　　温　海　　程元荣　　程书钧
程伯基　　傅民魁　　曾长青　　曾宪英　　裘雪友　　甄永苏　　褚新奇
蔡年生　　廖万清　　樊明文　　黎介寿　　薛　淼　　戴行锷　　戴宝珍
戴尅戎

《中华医学百科全书》工作委员会

主任委员　郑忠伟

副主任委员　袁　钟

编审（以姓氏笔画为序）

开赛尔	司伊康	当增扎西	吕立宁	任晓黎	邬扬清	刘玉玮
孙　海	何　维	张之生	张玉森	张立峰	陈　懿	陈永生
松布尔巴图	呼素华	周　茵	郑伯承	郝胜利	胡永洁	侯澄芝
袁　钟	郭亦超	彭南燕	傅祚华	谢　阳	解江林	

编辑（以姓氏笔画为序）

于　岚	王　波	王　莹	王　颖	王　霞	王明生	尹丽品
左　谦	刘　婷	刘岩岩	孙文欣	李　慧	李元君	李亚楠
杨小杰	吴桂梅	吴翠姣	沈冰冰	宋　玥	张　安	张　玮
张浩然	陈　佩	骆彩云	聂沛沛	顾良军	高青青	郭广亮
傅保娣	戴小欢	戴申倩				

工作委员　刘小培　罗　鸿　宋晓英　姜文祥　韩　鹏　汤国星　王　玲　李志北

办公室主任　左　谦　孙文欣　吴翠姣

公共卫生类

汪之顼　　南京医科大学

张立实　　四川大学华西公共卫生学院

赵　艳　　哈尔滨医科大学公共卫生学院

赵秀娟　　哈尔滨医科大学公共卫生学院

荫士安　　中国疾病预防控制中心营养与健康所

凌文华　　中山大学公共卫生学院

郭长江　　军事科学院军事医学研究院环境医学与作业医学研究所

黄国伟　　天津医科大学公共卫生学院

黄振武　　中国疾病预防控制中心营养与健康所

糜漫天　　陆军军医大学军事预防医学院

学术秘书

赵　艳　　哈尔滨医科大学公共卫生学院

王舒然　　吉林医药学院

前　言

《中华医学百科全书》终于和读者朋友们见面了！

古往今来，凡政通人和、国泰民安之时代，国之重器皆为科技、文化领域的鸿篇巨制。唐代《艺文类聚》、宋代《太平御览》、明代《永乐大典》、清代《古今图书集成》等，无不彰显盛世之辉煌。新中国成立后，国家先后组织编纂了《中国大百科全书》第一版、第二版，成为我国科学文化事业繁荣发达的重要标志。医学的发展，从大医学、大卫生、大健康角度，集自然科学、人文社会科学和艺术之大成，是人类社会文明与进步的集中体现。随着经济社会快速发展，医药卫生领域科技日新月异，知识大幅更新。广大读者对医药卫生领域的知识文化需求日益增长，因此，编纂一部医药卫生领域的专业性百科全书，进一步规范医学基本概念，整理医学核心体系，传播精准医学知识，促进医学发展和人类健康的任务迫在眉睫。在党中央、国务院的亲切关怀以及国家各有关部门的大力支持下，《中华医学百科全书》应运而生。

作为当代中华民族"盛世修典"的重要工程之一，《中华医学百科全书》肩负着全面总结国内外医药卫生领域经典理论、先进知识，回顾展现我国卫生事业取得的辉煌成就，弘扬中华文明传统医药璀璨历史文化的使命。《中华医学百科全书》将成为我国科技文化发展水平的重要标志、医药卫生领域知识技术的最高"检阅"、服务千家万户的国家健康数据库和医药卫生各学科领域走向整合的平台。

肩此重任，《中华医学百科全书》的编纂力求做到两个符合。一是符合社会发展趋势：全面贯彻以人为本的科学发展观指导思想，通过普及医学知识，增强人民群众健康意识，提高人民群众健康水平，促进社会主义和谐社会构建。二是符合医学发展趋势：遵循先进的国际医学理念，以"战略前移、重心下移、模式转变、系统整合"的人口与健康科技发展战略为指导。同时，《中华医学百科全书》的编纂力求做到两个体现：一是体现科学思维模式的深刻变革，即学科交叉渗透/知识系统整合；二是体现继承发展与时俱进的精神，准确把握学科现有基础理论、基本知识、基本技能以及经典理论知识与科学思维精髓，深刻领悟学科当前面临的交叉渗透与整合转化，敏锐洞察学科未来的发展趋势与突破方向。

作为未来权威著作的"基准点"和"金标准"，《中华医学百科全书》编纂过程中，制定了严格的主编、编者遴选原则，聘请了一批在学界有相当威望、具有较高学术造诣和较强组织协调能力的专家教授（包括多位两院院士）担任大类主编和学科卷主编，确保全书的科学性与权威性。另外，还借鉴了已有百科全书的编写经验。鉴于《中华医学百科全书》的编纂过程本身带有科学研究性质，还聘请了若干科研院所的科研管理专家作为特约编审，站在科研管理的高度为全书的顺利编纂保驾护航。除了编者、编审队伍外，还制订了详尽的质量保证计划。编纂委员会和工作委员会秉持质量源于设计的理念，共同制订了一系列配套的质量控制规范性文件，建立了一套切实可行、行之有效、效率最优的编纂质量管理方案和各种情况下的处理原则及预案。

《中华医学百科全书》的编纂实行主编负责制，在统一思想下进行系统规划，保证良好的全程质量策划、质量控制、质量保证。在编写过程中，统筹协调学科内各编委、卷内条目以及学科间编委、卷间条目，努力做到科学布局、合理分工、层次分明、逻辑严谨、详略有方。在内容编排上，务求做到"全准精新"。形式"全"：学科"全"，册内条目"全"，全面展现学科面貌；内涵"全"：知识结构"全"，多方位进行条目阐释；联系整合"全"：多角度编制知识网。数据"准"：基于权威文献，引用准确数据，表述权威观点；把握"准"：审慎洞察知识内涵，准确把握取舍详略。内容"精"："一语天然万古新，豪华落尽见真淳。"内容丰富而精练，文字简洁而规范；逻辑"精"："片言可以明百意，坐驰可以役万里。"严密说理，科学分析。知识"新"：以最新的知识积累体现时代气息；见解"新"：体现出学术水平，具有科学性、启发性和先进性。

《中华医学百科全书》之"中华"二字，意在中华之文明、中华之血脉、中华之视角，而不仅限于中华之地域。在文明交织的国际化浪潮下，中华医学汲取人类文明成果，正不断开拓视野，敞开胸怀，海纳百川般融入，润物无声状拓展。《中华医学百科全书》秉承了这样的胸襟怀抱，广泛吸收国内外华裔专家加入，力求以中华文明为纽带，牵系起所有华人专家的力量，展现出现今时代下中华医学文明之全貌。《中华医学百科全书》作为由中国政府主导、参与编纂学者多、分卷学科设置全、未来受益人口广的国家重点出版工程，得到了联合国教科文等组织的高度关注，对于中华医学的全球共享和人类的健康保健，都具有深远意义。

《中华医学百科全书》分基础医学、临床医学、中医药学、公共卫生学、军事与特种医学和药学六大类，共计144卷。由中国医学科学院/北京协和医学院牵头，联合军事医学科学院、中国中医科学院和中国疾病预防控制中心，带动全国知名院校、科研单位和医院，有多位院士和海内外数千位优秀专家参加。国内知名的医学和百科编审汇集中国协和医科大学出版社，并培养了一批热爱百科事业的中青年编辑。

回览编纂历程，犹然历历在目。几年来，《中华医学百科全书》编纂团队呕心沥血，孜孜矻矻。组织协调坚定有力，条目撰写字斟句酌，学术审查一丝不苟，手书长卷撼人心魂……在此，谨向全国医学各学科、各领域、各部门的专家、学者的积极参与以及国家各有关部门、医药卫生领域相关单位的大力支持致以崇高的敬意和衷心的感谢！

《中华医学百科全书》的编纂是一项泽被后世的创举，其牵涉医学科学众多学科及学科间交叉，有着一定的复杂性；需要体现在当前医学整合转型的新形式，有着相当的创新性；作为一项国家出版工程，有着毋庸置疑的严肃性。《中华医学百科全书》开创性和挑战性都非常强。由于编纂工作浩繁，难免存在差错与疏漏，敬请广大读者给予批评指正，以便在今后的编纂工作中不断改进和完善。

刘德培

凡　例

一、《中华医学百科全书》（以下简称《全书》）按基础医学类、临床医学类、中医药学类、公共卫生类、军事与特种医学类、药学类的不同学科分卷出版。一学科辑成一卷或数卷。

二、《全书》基本结构单元为条目，主要供读者查检，亦可系统阅读。条目标题有些是一个词，例如"营养"；有些是词组，例如"膳食蛋白质"。

三、由于学科内容有交叉，会在不同卷设有少量同名条目。例如《营养与食品卫生学》《环境卫生学》都设有"碘缺乏病"条目。其释文会根据不同学科的视角不同各有侧重。

四、条目标题上方加注汉语拼音，条目标题后附相应的外文。例如：

yíng yǎng xué
营养学（nutriology）

五、本卷条目按学科知识体系顺序排列。为便于读者了解学科概貌，卷首条目分类目录中条目标题按阶梯式排列，例如：

蛋白质 ……………………………………………………………………

　氨基酸 …………………………………………………………………

　　氨基酸模式 …………………………………………………………

　　限制氨基酸 …………………………………………………………

　　牛磺酸 ………………………………………………………………

　肽 ………………………………………………………………………

　氮平衡 …………………………………………………………………

　膳食蛋白质 ……………………………………………………………

　人体蛋白质营养状况 …………………………………………………

　蛋白质膳食来源 ………………………………………………………

六、各学科都有一篇介绍本学科的概观性条目，一般作为本学科卷的首条。介绍学科大类的概观性条目，列在本大类中基础性学科卷的学科概观性条目之前。

七、条目之中设立参见系统，体现相关条目内容的联系。一个条目的内容涉及其他条目，需要其他条目的释文作为补充的，设为"参见"。所参见的本卷条目的标题在本条目释文中出现的，用蓝色楷体字印刷；所参见的本卷条目的标题未在本条目释文中出现的，在括号内用蓝色楷体字印刷该标题，另加"见"字；参见其他卷条目的，注明参见条所属学科卷名，如"参见□□□卷"或"参见□□□卷□□□□"。

八、《全书》医学名词以全国科学技术名词审定委员会审定公布的为标准。同一概念或疾病在不同学科有不同命名的，以主科所定名词为准。字数较多，释文中拟用简称的名词，每个条目中第一次出现时使用全称，并括注简称，例如：甲型病毒性肝炎（简称甲肝）。个别众所周知的名词直接使用简称、缩写，例如：B超。药物名称参照《中华人民共和国药典》2015年版和《国家基本药物目录》2012年版。

九、《全书》量和单位的使用以国家标准GB 3100~3102—1993《量和单位》为准。援引古籍或外文时维持原有单位不变。必要时括注与法定计量单位的换算。

十、《全书》数字用法以国家标准GB/T 15835—2011《出版物上数字用法》为准。

十一、正文之后设有内容索引和条目标题索引。内容索引供读者按照汉语拼音字母顺序查检条目和条目之中隐含的知识主题。条目标题索引分为条目标题汉字笔画索引和条目外文标题索引，条目标题汉字笔画索引供读者按照汉字笔画顺序查检条目，条目外文标题索引供读者按照外文字母顺序查检条目。

十二、部分学科卷根据需要设有附录，列载本学科有关的重要文献资料。

目　录

yíngyǎng yǔ shípǐn wèishēngxué

营养与食品卫生学 （nutrition and food hygiene）

研究饮食与健康的相互作用及其规律、作用机制，以及据此提出预防疾病、保护和促进健康的措施、政策和法规等的学科。营养与食品卫生学属于预防医学领域，不仅具有很强的自然科学属性，而且还具有相当程度的社会科学属性。营养与食品卫生学实际上包括既密切联系而又相互区别的两门学科，即营养学与食品卫生学。营养学与食品卫生学的联系在于，二者有共同的研究对象，即食物和人体，并均研究食物（饮食）与健康的关系；但二者在具体研究目标、研究目的、研究方法、理论体系等方面又各不相同。

简史 中国现代营养学的发展约始于 20 世纪初，当时的营养学教育主要分散在生物化学系、家政系和临床各科。1915 年，医学校开始在生理课中讲授生化知识（包含营养学知识）。1917 年，湘雅医学院开始开设生化课（营养学占了一定章节）；1922 年，燕京大学、辅仁大学等学校设立家政系，有营养与儿童保育两专业，培养了中国临床营养工作的开拓者。1924 年，北京协和医学院成立生物化学系，讲授生化营养学课程。1937 年，高等院校内迁，生物化学系随之迁移，进行营养学教育仅有华西协合大学等 10 余所院校的生化系。1941 年中央卫生实验院召开了全国第一次营养学会议。1945 年中国营养学会在重庆正式成立，并创办《中国营养学》杂志。中国现代食品卫生学起步较晚，直到 1950 年组建了中央人民政府卫生部药品食品检验所，对食品卫生相关工作进行了重新部署。1953 年全国开始建立卫生防疫站，食品卫生是卫生防疫工作的重点。

中国营养专业教育可分为两个阶段，即新中国成立前家政系的营养师专业教育和新中国成立后的医学营养和营养与食品卫生专业教育。早期在大学家政系设有营养专业，其方向是培养营养师，其他相关的营养教学则分散在医学院的生化系、临床医学各科、公共卫生系和农学院的生化系。新中国成立后，家政系取消，生化系的重点向分子生物学转移，营养教学主要集中在卫生系或卫生教研室。1952 年，中央人民政府对全国原有高等学校进行全盘调整，组建了一批高等医药院校，并相继在哈尔滨医学院、北京医学院、上海第一医学院、武汉医学院、四川医学院和山西医学院设置公共卫生专业，并开设营养卫生学课程。1952 年，由哈尔滨医科大学刘志诚教授负责，根据前苏联的高校教材，编译了第一部、卫生部指定的、全国通用教科书。1962 年，刘志诚教授主编《营养卫生学》是中国最早自编的营养与食品卫生学本科教科书。1981 年，全国六大医学院校的预防医学系合编了第一本《营养与食品卫生学》教科书，由武汉医学院刘毓谷教授主编。从 1987 年开始，《营养与食品卫生学》第二版至第八版教材的主编均由哈尔滨医科大学的教授担任。

20 世纪 80 年代中国成立了医学营养专业及营养与食品卫生专业，在临床医学（二级专业）下设立儿科、临床检验、医学营养三级专业，或在卫生专业中设置相应的营养与食品卫生三级专业，各院校根据不同情况分别开设有基础营养、临床营养、食品卫生与食品毒理、营养生化、营养检验、食品科学等课程。1995 年取消了三级专业，1997 年调整为一级学科公共卫生与预防医学下的二级学科。按照国家标准《学科分类与代码》（GB/T 13745-2009），营养与食品卫生学专业包括预防医学与卫生学下的营养学和食品卫生学两个二级学科；按照研究生教育的学科分类，营养与食品卫生学为公共卫生与预防医学下的二级学科。

研究对象 营养学与食品卫生学有共同的研究对象，即食物和人体，即研究食物（饮食）与健康的关系，但研究目的不同。营养学研究食物中对人体有益的成分及人体摄取和利用这些成分以维持、促进健康的规律和机制，食品卫生学则是研究食品中可能存在并危害人体健康的有害因素及其对机体的影响。

研究方法 广义地说，营养学与食品卫生学所采用的研究方法相同，如均采用流行病学、卫生统计学、食品理化检验学、实验动物学、生物化学、生理学、免疫学、微生物学、药理学、细胞生物学、分子遗传学、分子生物学及肿瘤学等相关学科领域的研究方法；按受试或实验对象的不同，均可分为人群研究、动物研究和细胞研究。狭义地说，营养学与食品卫生学的研究目的和内容不同，所用技术尽管有时相同，但具体研究方法又存在各自的特点和明显不同。

与邻近学科的关系 营养与食品卫生学与多门学科密切相关，主要包括：①基础医学，化学、生物化学、生理学、病理生理学、微生物学、遗传学、细胞生物学、生物工程等基础医学知识，是研究营养素和食品对机体的影响及其作用机制的基础。②临床医学，营养素缺乏、营养过剩引起的慢性营养相关性疾病（肥胖、糖尿病、高血压、高血脂、心脑血管疾病、肿瘤等）和食物中毒的诊断和治疗需要临床医学知识，同时营养与食品卫生学知识有助于这些疾病的预防。③预防医学其他学科，营养与食品卫生学作为预防医学的重要组成部分，与预防医学其他学科密切相关，其中流行病学、卫生统计学、卫生毒理学、卫生检验学等方法是研究营养与食品卫生学相关问题的常用方法和手段。④农业与食品科学，营养与食品卫生学也涉及农学、食品科学与工程、食品加工等相关领域。

（孙长颢）

yíngyǎngxué

营养学（nutriology）
研究机体营养规律及改善措施的学科。它研究食物中对人体有益的成分及人体摄取和利用这些成分以维持、促进健康的规律和机制，在此基础上采取具体的及宏观的社会性措施，以改善人类健康、提高生命质量。

简史　营养学的发展经历了古代营养学和现代营养学两个阶段。

古代营养学　中国对食物营养及其对人体健康影响的认识历史悠久，源远流长。早在公元前1046~前771年的西周时期，官方医政制度就把医生分为食医、疾医、疡医、兽医四大类，其中食医排在"四医"之首，是专门从事饮食营养的医生。在中医经典著作《黄帝内经·素问》中，就提出了"五谷为养，五果为助，五畜为益，五菜为充，气味合而服之，以补精益气"的原则，这是最早提出的膳食平衡理念。唐代医学家孙思邈在饮食养生方面，

强调顺应自然，特别要避免"太过"和"不足"的危害，还明确提出了"食疗"的概念和药食同源的观点。公元659年，孙思邈的弟子孟诜撰写了中国第一部食疗专著《食疗本草》。明代李时珍编撰了《本草纲目》，其中有关抗衰老的保健药物以及药膳就达253种。人类在长达几百万年探索饮食与健康关系的历史进程中，不仅积累了丰富的实践经验和感性认识，还逐渐形成了祖国传统医学中关于营养保健的独特理论体系，即"药食同源学说""药膳学说"等。这些理论用辩证、综合、联系和发展的观点研究饮食与健康的关系。国外最早关于营养方面的记载始见于公元前400多年的著作中。《圣经》中就曾描述将肝汁挤到眼睛中治疗一种眼病。古希腊的希波克拉底认识到膳食营养对于健康的重要性，并提出"食物即药"的观点，这与中国古代关于"药食同源"的学说有惊人的相似之处。

现代营养学　1785年法国的"化学革命"时期，鉴定了一些主要化学元素并建立了一些化学分析方法，标志着现代营养学的开端。这一时期营养学的快速发展不仅得益于化学、物理学突飞猛进的发展，还依赖于生物化学、微生物学、生理学、医学等学科所取得的突破性成果。现代营养学分为萌芽与形成期、全面发展与成熟期、新突破孕育期三个时期。

萌芽与形成期　1785~1945年为营养学的萌芽与形成期。此期的特点有：①认识到食物与人体基本化学元素组成基础上，逐渐形成了营养学的基本概念、理论。②建立了食物成分的化学分析方法和动物实验方法。③明确了一些营养缺乏病的病因。

④1912~1944年，分离和鉴定了食物中绝大多数营养素，是发现营养素的鼎盛时期，也是营养学发展的黄金时期。⑤1934年美国营养学会成立，标志着营养学的基本框架已经形成。

这一时期是营养学历史上突破最大、最多的时期，代表性成果有：1780年，法国化学家安托万-洛朗·德·拉瓦锡（Antoine-Laurent de Lavoisier）首次提出了"呼吸是氧化燃烧"的理论；1785年，法国化学家克劳德·路易·贝托莱（Claude Louis Berthollet）证明动物、植物体内存在氮和氨（NH_3），这一重要发现标志着现代营养学的开端；1839年，荷兰科学家赫拉尔杜斯·约翰内斯·米尔德（Gerardus Johannes Mulder）首次提出"蛋白质"的概念；1860年，德国生理学家伏伊特（Voit, Karl von）建立氮平衡学说；1896年，荷兰细菌学家克里斯汀·艾克曼（Christian Eijkman）建立了研究脚气病的鸡模型，经过几代人的努力，终于在1926年发现了维生素B_1；1912年，波兰生物化学家卡西米尔·冯克（Kazimierz Funk）将抗脚气病、抗坏血病、抗癞皮病、抗佝偻病的四种物质统称为生命胺，而1920年命名为维生素；1942年，美国生物化学家和营养师威廉·卡明·罗斯（William Cumming Rose）根据人体试验确认成人有八种必需氨基酸。

全面发展与成熟期　1945~1985年为营养学的全面发展与成熟期。此期的特点有：①继续发现一些新营养素并系统研究了这些营养素消化、吸收、代谢及生理功能，营养素缺乏引起的疾病及其机制。②开始关注营养过剩对人类健康的危害。③公共营养

的兴起。

新突破与孕育期　1985年至今为营养学发展的新突破与孕育期。此期的特点有：①营养学研究领域更加广泛，除传统营养素外，植物化学物对人体健康的影响及其对慢性病的防治作用逐渐成为营养学研究热点，并研究营养素对疾病的预防和治疗作用。②营养学的研究内容更加深入，1985年分子营养学（Molecular Nutrition）名词的提出及2006年《分子营养学》教材的出版，分别标志着分子营养学研究的开始以及这门学科的成熟。③营养学的研究内容更加宏观，2005年的吉森宣言（Giessen Declaration）以及同年的第十八届国际营养学大会均提出了营养学的新定义，也称之为新营养学。新营养学特别强调营养学是生物学、社会学和环境科学三位一体的综合性学科，提出"人人享有安全、营养食品的权利"。

中国现代营养学的发展　约始于20世纪初，当时的生化学家做了一些食物成分分析和膳食调查方面的工作。1927年，刊载营养学论文的《中国生理杂志》创刊。1928年、1937年分别发表了《中国食物的营养价值》和《中国民众最低营养需要》。1939年，中华医学会参照国联建议提出了中国历史上第一个营养素供给量建议。1941年，中央卫生实验院召开了全国第一次营养学会议。1945年，中国营养学会在重庆正式成立，并创办《中国营养学杂志》。新中国成立后，中国营养学和人民营养事业有了长足的发展。新中国成立初期采取了对主要食品统购、统销和价格补贴政策，保证了食物合理分配和人民基本需要。设置了营养科研机构；在全国一些医学院开设了营养卫生课程；开展了富有成效的研究工作，先后进行了"粮食适宜碾磨度""军粮标准化""5410豆制代乳粉""提高粗粮消化率"等研究工作。1952年，出版第一版《食物成分表》；1955年，提出新中国成立后第一个膳食营养素供给量建议（recommended dietary allowance，RDA）；1956年，《营养学报》创刊；1959年，开展了中国历史上第一次全国性营养调查。

1978年，中国共产党的十一届三中全会以后，中国的营养学事业驶入了快速发展的轨道。重新组建了中国营养学会，恢复了营养学课程，复刊了《营养学报》；开展了学科各个领域的建设、科研和实际工作：分别于1982、1992和2002年，进行了三次全国性营养调查；1988年修订了RDA；1989年制订了第一个中国居民膳食指南；进行了一些重要营养缺乏病包括克山病、碘缺乏病、佝偻病及癞皮病等的防治研究；在基础营养学研究领域已接近世界先进水平，并且取得了重要成果。1997年、2007年和2016年先后修订了膳食指南，并发布了《中国居民平衡膳食宝塔》；2000年，发布了《中国居民膳食营养素参考摄入量》，并于2013年进行了修订。1994年和1997年，国务院分别颁发了《食盐加碘消除碘缺乏危害管理条例》和《中国营养改善行动计划》；1993年、2001年和2014年，国务院先后发布了《九十年代食物结构改革与发展纲要》、《中国食物与营养发展纲要（2001—2010年）》和《中国食物与营养发展纲要（2014—2020年）》；2017年，国务院发布了《国民营养计划（2017—2030年）》。这一系列具有法律效力的文件，不仅为改善与促进国民健康提供了有力的保障，而且为中国营养学的发展注入了巨大的推动力。

研究内容　包括食物营养、人体营养和公共营养三大方面。

食物营养　主要阐述食物的营养组成、功能及为保持、改善食物营养，弥补食物的营养缺陷所采取的各种措施。植物性食品中含有的生物活性成分（如植物化学物）的功能研究已成为食物营养的重要研究内容。此外，食物营养还包括对食物新资源的开发、利用等方面。

人体营养　主要阐述营养素与人体之间的相互作用。为保持人体健康，一方面，人体应摄入含有一定种类、数量、比例适宜的营养素的食物；另一方面，营养素摄入过多或不足均会对健康造成危害。营养素摄入不平衡而导致的营养相关疾病的分子营养学基础研究及营养预防，已成为人体营养的重要研究内容。此外，特殊生理条件和特殊环境条件下人群的营养需求也是人体营养重要组成部分。

公共营养　在人群营养及健康状况调查与研究基础上，有针对性地提出解决营养问题的措施；以及为了预防营养问题的发生和为了全面促进或提高人群健康水平所采取的措施、政策和法律法规。公共营养具有实践性、宏观性、社会性和多学科性等特点，主要包括膳食营养素参考摄入量、膳食结构与膳食指南、营养调查与评价、营养监测、营养教育、食物营养规划与营养改善、社区营养、饮食行为与营养、食物安全、食品与营养相关的政策和法规等。

研究方法　按研究目的，可

分为营养流行病学、营养缺乏病研究方法、营养代谢研究方法、营养状况评价方法、营养相关功能研究方法、食物营养与相关成分测定方法等。

应用和有待解决的问题 营养学未来的发展趋势：①进一步加强营养学的基础研究，深入地研究营养素在人体的代谢状况、生理功能、作用机制，以及人群营养状况，从而为进一步修订膳食营养素参考摄入量奠定基础。②开展植物化学物的研究，重点研究从传统中药材、药食两用植物、食物中提取、分离和纯化的植物化学物，建立体外快速筛选植物化学物的检测方法，探讨作用机制及构效关系，并进一步将植物化学物产业化，从而预防和治疗营养相关疾病。③开展分子营养学基础工作研究，如应用基因组学、蛋白质组学、代谢组学和宏基因组学等方法，研究营养与健康的关系，为个体化营养提供科学依据。④营养相关疾病的研究，一方面从细胞、分子生物学水平探讨与微量营养素缺乏有关的生物标志物，为这些微量营养素缺乏病的诊断提供特异、敏感的指标，另一方面要重点研究膳食结构、膳食成分与慢性病的关系，从微观与宏观两个方面探讨防治慢性非传染性疾病的有效措施。⑤新营养学的研究，有许多亟待解决的问题，由于涉及许多学科领域，需要快速与其他相关学科交叉融合形成新的交叉学科。⑥现代营养学与祖国传统医学的融合研究。

(孙长颢)

yíngyǎng

营养（nutrition） 机体从外界摄取食物，经过体内的消化、吸收和/或代谢后，或参与构建组织器官，或满足生理功能和体力活动需要的必要的生物学过程。

合理营养是指人体每天从食物中摄入的能量和各种营养素的数量及其相互间的比例，能满足在不同生理阶段、不同劳动环境及不同劳动强度下的需要，并使机体处于良好的健康状态。因为各种不同的营养素在机体代谢过程中均有其独特的功能，一般不能互相替代，因此，营养素的种类应该齐全；同时，在数量上要充足，能满足机体对各种营养素及能量的需要；另外，各种营养素彼此间有着密切的联系，存在相互作用，因此，各种营养素之间还要有一个适宜的比例。

(孙长颢)

yíngyǎngsù

营养素（nutrient） 为维持机体繁殖、生长发育和生存等一切生命活动和过程，需要从外界环境中摄取的物质。人体需要的营养素主要包括蛋白质、脂肪、碳水化合物、矿物质、维生素和水六大类。蛋白质、脂肪和碳水化合物的需要量较大，所以称为宏量营养素；维生素和矿物质的需要量相对较小，称为微量营养素。对于构成机体的元素，其总重量大于体重0.01%者，称为常量元素；而总重量小于0.01%者，称为微量元素。食物中碳水化合物、脂肪和蛋白质经过氧化分解释放出一定的能量，满足人体的需要，故又称三大能量营养素。不同食物营养素的构成不同，如粮谷类食物含有大量的碳水化合物和能量；蔬菜水果能提供丰富的维生素、矿物质及膳食纤维；动物性食物含有丰富的优质蛋白质和大量的脂肪，植物性食物中大豆也是优质蛋白质和脂肪的重要来源。

营养素的特点为：①必须从外界环境中摄取。②能够满足机体的最低需求，即生存。从狭义上讲，营养素分为必需营养素、条件必需营养素和非必需营养素三类。

必需营养素是体内不能合成或合成量不能满足机体需要，必须从食物中获得的营养素。其判断标准为：①该物质是生长、健康和存活所必需。②该物质在食物中缺乏或比例不当可造成特异性缺乏病。③缺乏所引起的生长不良或缺乏病只有该营养素或其前体物质可以预防。④低于标准摄入量，生长状况和缺乏症与摄入量密切相关。⑤体内不能合成，是某些重要功能所需要的。已确认的人体必需营养素41种（婴儿42种），包括8种氨基酸（婴儿为9种）、2种必需脂肪酸、碳水化合物、7种常量元素、8种微量元素、14种维生素和水。

条件必需营养素是机体正常情况下不是必需的，但在特殊情况下合成的量不足以满足机体需要的营养素。例如，在完全胃肠外营养、生长发育不全、病理状态、遗传缺陷等条件下所需的营养素，即为条件必需营养素。其判断标准为：①该营养素的血浆水平低于正常值。②出现与该营养素相关的功能异常。③补充该营养素可纠正上述表现。

非必需营养素是可以在体内合成或由其他食物成分转换生成，不一定需要从食物中直接获得的营养素。

(孙长颢)

fēnzǐ yíngyǎngxué

分子营养学（molecular nutriology） 研究营养素与遗传因素之间的相互作用及其对机体健康影响的规律和机制，并据此提出促进健康和防治营养相关疾病措施的学科。此是现代分子生物学原理和技术与营养学有机结合而产生的一门新兴边缘学科。一方面研究营养素对基因表达的调控作用以及对基因组结构和稳定性的影响，进而对健康产生影响（营养基因组学，nutrigenomics）；另一方面研究遗传因素对营养素消化、吸收、分布、代谢和排泄及生理功能的决定作用（营养遗传学，nutrigenetics）。在此基础上，探讨二者相互作用对健康影响的规律及机制，针对不同基因型或变异或针对营养素对基因表达的特异调节作用，制订出营养素需要量和膳食指南，或特殊膳食平衡计划，为促进健康、预防和控制营养相关疾病和先天代谢性疾病提供真实、可靠的科学依据。

简史　人们对营养素与基因之间相互作用的最初认识，始于遗传性代谢缺陷又称先天性代谢缺陷。该类疾病的病因是基因突变，导致某种酶缺乏，使营养素代谢和利用发生障碍；反之，可利用营养素弥补基因导致的代谢性缺陷。例如，苯丙酮尿症是苯丙氨酸羟化酶缺乏，使苯丙氨酸不能代谢为酪氨酸，导致苯丙氨酸堆积和酪氨酸减少，在膳食配方中限制苯丙氨酸、增加酪氨酸的含量可达到治疗该病的目的。

自 1908 年，英国学者阿奇博尔德·加罗德（Archibald E. Garrod）博士发现首例先天性代谢缺陷——尿黑酸尿症，现已发现了300 多种先天性代谢缺陷。由于在先天性代谢疾病研究与治疗方面积累了丰富的经验，1975 年春，美国实验生物学科学家联合会第59 届年会首次举行了"营养与遗传因素相互作用"的专题讨论会，这是营养学历史上具有里程碑意义的一次盛会。

1985 年，美国国立卫生研究所营养协调委员会主席阿尔特米斯·西莫普勒斯（Artemis P. Simopoulos）博士在"海洋食物与健康"的会议上，首次使用了"分子营养学"这个名词，并于1988 年大胆预测：由于分子生物学、分子遗传学等的快速发展及向营养学研究领域的渗透，分子营养学研究将进入一个黄金时代。此后，分子营养学方面的论文骤然增多，并逐年呈几何趋势增加。

2000 年，人类基因组的全部序列测序工作宣告完成，推动了生命科学各个领域的快速发展，其标志就是相继出现了各种"计划"和"组学"。2001 年以后，"营养基因组学"名词在国外的重要学术期刊上频频出现。在这种大的背景条件下，分子营养学研究又进入了一个新的黄金时期。美国的南茜·福格约翰逊（Nancy Fogg Johnson）博士坚定地认为，"如果将营养学未来的发展方向总结成一句话，那就是营养基因组学，是营养学研究的下一个浪潮，并且该领域研究将使普通百姓对营养与膳食的认识产生革命性的变化"。

研究内容　①筛选和鉴定机体对营养素做出应答反应的基因。②明确受膳食因素调节的基因的功能。③研究营养素对基因表达和基因组结构的影响及其作用机制，一方面可从基因水平深入理解营养素发挥已知生理功能的机制，另一方面有助于发现营养素的新功能。④鉴定与营养相关疾病有关的基因，并明确在疾病发生、发展和疾病严重程度中的作用。⑤利用营养素修饰基因表达或基因结构，以促进有益健康基因的表达，抑制有害健康基因的表达。⑥筛选和鉴定机体对营养素反应存在差异的基因多态性或变异。⑦基因多态性或变异对营养素消化、吸收、分布、代谢和排泄的影响及其对生理功能的影响。⑧基因多态性对营养素需要量的影响。⑨基因多态性对营养相关疾病发生发展和疾病严重程度的影响。⑩营养素与基因相互作用导致营养相关疾病和先天性代谢缺陷的过程及机制。⑪生命早期饮食经历对成年后营养相关疾病发生的影响及机制。⑫根据上述研究结果，为促进健康和防治营养相关疾病，制订膳食干预方案，包括个体化的营养素需要量、特殊人群（营养相关疾病易感人群）的特殊膳食指南及营养素供给量、营养相关疾病患者的特殊食疗配方等。⑬根据基因与营养素相互作用的原理，构建转基因动物，开展基因治疗和以营养素为母体开发治疗营养相关疾病的药物。

研究方法　分子营养学运用现代分子生物学原理和技术研究营养素与基因之间的相互作用，除营养学研究方法外，主要还包括：①分子生物学常规方法，包括基因组提取、基因克隆、差异显示、基因/蛋白质芯片、基因敲除和转基因、RNA 干扰、双向凝胶电泳、多维色谱/质谱、酵母双杂交系统、噬菌体展示和核素标记亲和标签等技术和方法。②组学方法，包括基因组学、转录组学、蛋白质组学、代谢组学和宏基因组学等方法。③表观遗传学研究方法，主要包括围绕测定DNA 甲基化、组蛋白修饰、染色质重塑、RNA 调控遗传印迹（基因组印迹）、X 染色体失活等开展的相关检测。④生物信息学技术。⑤营养学研究方法（见营养与食品卫生学）。

与邻近学科的关系 分子营养学与营养学、分子生物学、遗传学、生物化学、生物信息学、化学、营养流行病学等学科密切相关。

应用和有待解决的问题 分子营养学具有重要的实际应用价值：①制定个体化的营养素需要量和供给量，一方面掌握营养素对基因表达和基因组结构的影响，另一方面考虑基因多态性对营养素消化、吸收、代谢和排泄以及生理功能的影响。将来每个人都会根据自己的基因型特点制定不同的营养素需要量。②个体化的疾病预测及预防，将来每个人都会有自己的基因谱图，根据基因型的特点，确定哪些膳食因素是哪些疾病的危险因素，指导人们在实际生活中加以避免。③临床上对患者的饮食指导，依据患者的基因型和对营养素的需求制定相关的膳食治疗方案。④药物开发，根据营养素调节基因表达机制的研究，可针对一些受体或转录因子等为靶点，开发安全、有效的治疗药物。开发生物工程药物，如根据锌对金属硫蛋白（metallothionein，MT）基因表达调节机制，将 MT 基因启动子与人生长激素基因的编码区进行重组，通过转基因技术将该重组基因导入动物体内，并在膳食中添加高剂量锌，通过锌的调节可产生大量生长激素。如果将重组基因转到猪体内可获得快速生长的猪；如果将重组基因导入山羊体内，可从山羊奶中获取生长激素多态类药物。⑤基因治疗。

（孙长颢）

yíngyǎng liúxíngbìngxué

营养流行病学 （nutritional epidemiology）

应用流行病学的方法，研究人群营养以及营养与健康、疾病关系的学科。营养流行病学的特点包括：①样本量大、随访或干预时间长。一般情况下，膳食因素与疾病的关系比较弱，要明确二者之间的关系，在研究中，所需的样本量较大，对于队列研究或实验性研究，所需的随访时间或干预时间较长。②研究结论往往不一致。膳食因素与疾病之间的关系一般较弱，在不同的研究中，常出现结论不一致的情况，可考虑通过 Meta 分析来进一步分析研究结果，或通过动物实验和细胞实验对研究结果进行进一步验证，从而给出证据性更强的结论。③多因素联合作用。膳食因素与疾病的关系不仅弱，而且经常是在有条件的情况下发挥作用。即几个因素联合起来，共同发挥作用。因此，在数据分析中，要注意分层分析、交互作用分析等；在进行实验性研究时，应注意设计多因素多水平人群干预实验；此外，还应注意应用动物实验和细胞实验来阐明多因素联合作用的机制。营养流行病学最大的优势在于，它以人群为研究对象，所得出的结论常可直接应用于人群，而体外和动物实验的结论不能直接外推到人类。但营养流行病学研究也有一定的局限性，其中最大的局限性是缺乏实用的精确测量膳食暴露水平的方法，以及无法完全控制混杂因素的影响，例如，采用健康膳食结构的人群也会采用健康的生活方式，要完全消除生活方式这一混杂因素的影响比较困难。

简史 营养流行病学的形成和发展与人类认识膳食与疾病的关系密切相关。18 世纪中叶，研究者就已经开始将基本的流行学方法应用于多种必需营养素的研究。1747 年英国医生詹姆斯·林德（James Lind）开展了最早的临床对照试验，结果发现柠檬和橘子能够治疗坏血病，最终证实维生素 C 缺乏是坏血病的主要病因。19 世纪后期，荷兰军医艾克曼（Eijkman）发现精白米可引起脚气病，而带有谷皮的糙米具有治疗作用，提出精米中缺少一种对健康不可或缺的物质，数十年后证实维生素 B_1 缺乏是引起脚气病的根本原因。同样，20 世纪初美国南部癞皮病大流行期间，美国医生古德伯格（Goldberger）应用流行病学方法证实，癞皮病是一种营养缺乏性疾病，与居民以玉米为主的膳食缺乏烟酸有关。从 20 世纪 40 年代起，营养流行病学的研究焦点已从营养缺乏病逐渐发展为肿瘤、心脑血管疾病、糖尿病等慢性病。例如，1948 年起建立的美国弗明汉研究（The Framingham Study）发现，45~55 岁的男性膳食总脂肪摄入量增加可增加冠心病的发病风险。又如，1976 年起建立的美国护士健康队列研究（The Nurses' Health Study）发现，当蔬菜水果的摄入量增加时冠心病的发病率风险降低。同样，2004 年起建立的中国慢性病前瞻性研究（The China Kadoorie Biobank Study）发现，水果的摄入量增加可以降低心血管疾病的发病风险。慢性病已经成为威胁人类健康的主要疾病，膳食因素则是影响慢性病发生发展的主要因素之一，营养流行病学已经成为研究膳食因素与健康、膳食因素对慢性病发生发展作用的重要手段。

研究内容 主要包括：①研究人群的营养状况。②研究膳食因素与健康的关系。③研究膳食、营养状况与疾病发生发展的关系。④评估与评价营养干预及营养相关政策、措施的效果。

研究方法 营养流行病学的研究方法主要包括流行病学研究方法、Meta 分析及生物统计学研究方法。流行病学研究方法又可分为三大类：描述性研究、分析性研究和实验性研究。描述性研究和分析性研究也称观察性研究，阐述人群营养以及营养与健康、疾病的关系，主要包括横断面调查、生态学研究、病例对照研究和队列研究；实验性研究则是通过实验方法验证特定的假设，以确定影响健康或对某种疾病的发生有影响的膳食因素。荟萃分析可以针对膳食因素与疾病关系研究常出现结论不一致的问题，进行系统、综合定量的分析，进一步阐述膳食因素与疾病间的关系；生物统计学方法如主成分分析等，在膳食与疾病关系的研究中发挥着重要作用。

横断面调查 即横断面调查研究，又称现况调查，主要调查特定时间内、特定人群的营养、健康、疾病及相关因素，从而描述该疾病或健康状况的分布及其与相关因素的关系。其主要目的与用途包括：①了解一个国家或地区的营养状况、健康水平及变化趋势。②描述疾病或健康分布和相关的膳食因素。③评价疾病的营养防治和干预措施的效果。横断面研究的主要步骤包括确定研究目的、研究方法、研究内容及设计调查表；资料收集；资料整理与分析。

生态学研究 在群体水平上研究膳食因素与疾病或健康之间的关系，即以群体为观察单位、分析单位，描述不同人群中膳食特征与疾病或健康状态发生频率之间的关系。生态学研究的主要目的与用途包括：①比较不同生态学群体的膳食因素与疾病或健康之间的关系。②从群体角度提供膳食因素作为病因的线索。③评价营养干预对群体疾病或健康状态的影响。

营养生态学研究中对食物摄入量的估计常根据全国或地区食物消费数据，计算人均食物消费量，因此具有如下优点：①国家或地区间膳食摄入的差异较大，如美国大多数人脂肪摄入量占能量的 25%～45%，而发展中国家一般只有 11%～30%。②在一段时间内，一个国家或地区人群的平均食物消费量要比个体食物消费量更稳定。③研究的样本量通常都较大，随机误差小。生态学研究最大的缺点是产生"生态学错误"，即得出的结论可能不适于个体水平的情况。例如，可以观察到人均脂肪消费与乳腺癌发病率有相关性，但不能推论患乳腺癌妇女个体的脂肪摄入量与估计的人均摄入量相等。另外，生态学研究的潜在混杂因素难以控制。

病例对照研究 将某种疾病患者与未患该病的对照组以往的膳食相关资料作比较，调查各组人群过去暴露于某种或某些可疑危险因素的比例或水平，通过比较各组之间暴露比例或水平的差异，判断暴露因素是否与研究的疾病有关联及其关联程度大小的一种分析性研究方法。此研究是一种回顾性调查研究，为病因学探索、防治策略制定和预后研究提供重要信息，但不能确切地论证病因学因果关系。研究者不能主动控制病例组和对照组对危险因素的暴露，因为暴露与否已为既成事实；病例对照研究是一种从果到因的调查，通过详尽的病历记录或对病例组和对照组进行询问、实验室检查或复查病史等

调查，了解两组对象中有无与该病有联系的可疑因素的暴露史。研究对象按发病与否分成病例组与对照组，所需研究对象较少，无须进行随访。病例对照研究为病因学探索、防治策略制定和预后研究提供重要信息，但不能确切地论证病因学因果关系。病例对照研究的主要步骤包括病例和对照的选择、样品含量的估计、资料的整理和数据的分析等。

队列研究 收集未患某种疾病人群的膳食资料，按是否暴露于某可疑因素或暴露程度分为不同的亚组，对其进行随访，追踪各组的结局并比较其差异，从而判定暴露因素与结局之间有无关联及关联程度大小的一种分析流行病学的研究方法。队列研究是由因到果的研究，研究人群在开始均是未患病的个体，但是每位进入研究的个体都有可能发生该研究的疾病。在研究膳食因素与疾病的因果关系中，由于收集的膳食信息在疾病诊断之前，论证因果关系的能力较强。队列研究只要基线调查时调查项目比较全面，就可以同时研究多种慢性病的病因，而不像最常用的病例对照研究，一般只能研究一种疾病。美国哈佛大学著名的内科医生队列和护士队列研究发表了大量高水平的学术论文，其中有些文章在膳食、营养和主要慢性病的关系方面提出了重要的证据，或对过去的学说进行了重要的更正，或提出新的病因学说。此外，如果有足够的人力和经费投入，能在基线调查后每隔若干年进行一次膳食因素的重复调查，则能使研究结果有更强的说服力。队列研究的主要步骤包括选择暴露人群和对照人群、确定样本的大小、基线资料的收集、随访和数据的

分析等。随访内容应包括与研究结局有关内容的变化情况、与暴露有关内容的变化情况等。

实验性研究　又称干预实验，是指按随机分配的原则将研究对象分为实验组与对照组，将某种干预措施施予实验组，对照组常给以安慰剂，然后随访观察，并比较两组的结果，以判断干预措施的效果。实验性研究的研究对象必须来自总体的随机抽样人群，并随机分配到实验组和对照组中；必须有平行的实验组和对照组，要求在开始实验时，两组在有关各方面必须相当近似或可比；需要对实验组施加由研究者所控制的干预措施；研究的方向是前瞻性的，即是从"因"到"果"的研究；大多数的研究均采用盲法收集资料。流行病学实验研究与描述性研究和分析性研究相比，由于设计严格，采取随机化分组，盲法收集资料等措施，检验假设的可靠性和真实性都较强。最大的用途是能强有力地检验各种类型的假设。但整个实验设计和实施条件要求高、控制严、难度较大；如果所选择的研究对象代表性较差，可影响实验结果到总体的推论；随访时间长，因此依从性不易做得很好，影响实验效应的评价；有时会涉及医学伦理问题。实验性研究的主要步骤包括确定实验目的、选择研究现场、确定研究对象、估计样本量、随机化分组、盲法的应用和评价效果指标等。

Meta 分析及生物统计学分析方法　Meta 分析是对多个具有相同研究目的且相互独立的研究结果进行系统、综合定量分析的一种研究方法，又称荟萃分析。分析的基本过程包括提出问题和制定研究计划，检索、纳入和评价相关文献，数据统计分析和敏感性分析，讨论和报告结果等。应用 Meta 分析，可以提高统计学检验效能、解决单个研究间的矛盾、发现既往单项研究未明确的新问题。例如，20 项队列研究的 Meta 分析显示，蔬菜摄入量最高组中风的风险与最低组相比降低了16%；每增加一份（约80g）蔬菜摄入，冠心病的发病风险降低11%。在应用 Meta 分析时，需要注意识别和控制偏倚，从而选择适宜的效应指标和恰当的统计分析方法。

此外，一些生物统计学分析方法在营养学研究中的应用日益受到重视。例如，主成分分析在膳食模式研究中的应用，残差法在调整能量摄入对营养素摄入影响中的应用，中介效应分析在膳食因素与慢性病发病关系机制研究中的应用等。

与邻近学科的关系　营养流行病学与营养学、流行病学、临床医学、统计学、生物信息学、遗传学等学科密切相关，还涉及管理学、社会医学、心理学、医学伦理学等相关知识。

应用和有待解决的问题　营养流行病学具有重要的实际应用价值。

了解人群营养和健康状况采用流行病学方法定期进行全国性或地区性及各类人群的营养和健康调查，可了解人群营养和健康现状及营养变化趋势。

公共营养监测　长期动态监测人群的营养状况，以便发现影响人群营养状况的各种因素，包括社会经济、环境条件等；了解人群营养状况的变化趋势，并提出相应的改善措施。

制定膳食指南　目前很多国家提出自己的膳食指南，其中多项建议都是根据营养流行病学的研究结果提炼出来的。

研究营养与疾病的关系　主要包括：①确定营养缺乏病的病因。②研究营养在慢性病中的作用。③人群营养的干预研究及对人群健康状况影响的评价。④研究与营养相关疾病的分布情况。

（孙长颢）

dànbáizhì

蛋白质（protein）　不同氨基酸以肽键相连所组成的有一定空间结构的生物大分子物质。是化学结构复杂的一类有机化合物，是一切生命的物质基础，其英文源于希腊文"proteios"，意为"头等重要"，表明蛋白质是生命活动中最重要的物质之一。生命的产生、存在和消亡都与蛋白质有关，没有蛋白质就没有生命。从各种动植物组织中提取出的蛋白质，经过元素分析，其元素组成为：碳 50%～55%、氢 6%～7%、氧19%～24%、氮 13%～19%，除此之外还含有一定量的硫元素（不足 4%）。有的蛋白质还含有磷、碘，少数含铁、铜、锌、锰、钴、钼等金属元素。碳水化合物和脂肪中不含氮元素，蛋白质是人体氮重要的膳食来源，通过检测氮的含量也可以间接评估蛋白质的含量。机体中的每一个细胞和所有重要组成部分都有蛋白质参与，蛋白质约占成人体重的 16%。

人类对蛋白质重要性的认识经历了一个漫长的过程。1742 年意大利科学家贝卡里（Beccari）将面粉团不断用水洗去淀粉，分离出麦麸——谷蛋白；1841 年德国化学家李比希（Liebig）发表了分析蛋白质的文章；1883 年约翰·基耶达尔（John Kjeldahl）发明了测定氮和蛋白质含量的分析方法——凯氏定氮法，至今仍被广泛应用；1902 年菲舍尔（E. Fischer）测定了氨基酸的化学结构和肽键的性质；1927 年萨默（J. B. Summer）证明了酶是一种蛋白质；1953 年弗朗西斯·哈里·康普顿·克里克（Francis Harry Compton Crick）和詹姆斯·杜威·沃森（James Dewey Watson）描述了 DNA 的分子结构，科学家们逐渐阐明了细胞如何依据特定的遗传密码子构建具有特定氨基酸顺序的蛋白质，以及 DNA、RNA 和蛋白质之间的相互关系。

分类 蛋白质的化学结构非常复杂，大多数尚未阐明，因此无法根据蛋白质的化学结构进行分类。在营养学上，通常按照营养价值进行分类。食物蛋白质的营养价值取决于所含氨基酸的种类和数量，营养学上可根据食物蛋白质的氨基酸种类和构成比例，分为以下三种。

完全蛋白质 所含必需氨基酸种类齐全、比例适当，不但能维持成人的健康，并且能够促进儿童生长发育，如乳类中的酪蛋白、乳白蛋白，蛋类中的卵白蛋白、卵磷蛋白，肉类中的白蛋白、肌蛋白，大豆中的大豆蛋白，小麦中的麦谷蛋白，玉米中的谷蛋白等。

半完全蛋白质 所含必需氨基酸种类齐全，但比例不适当；可以维持生命，但不能促进生长发育，如小麦中的麦胶蛋白等。

不完全蛋白质 所含必需氨基酸种类不全，既不能维持生命，也不能促进生长发育，如玉米中的玉米胶蛋白、动物结缔组织和肉皮中的胶质蛋白、豌豆中的豆球蛋白等。

另外，还有其他分类方法。若按化学组成，蛋白质可以分为：

①单纯蛋白质，按其溶解度、受热凝固性及盐析等物理性质的不同进行分类，包括白蛋白、球蛋白、谷蛋白、醇溶谷蛋白、鱼精蛋白、组蛋白和硬蛋白等 7 类。②结合蛋白质，按辅基不同分类，包括核蛋白、糖蛋白、脂蛋白、磷蛋白和色蛋白等。按蛋白质形状分类，可以分为纤维状蛋白和球状蛋白。前者如胶原蛋白，后者如球蛋白。

生理功能 蛋白质是生命的物质基础，是细胞中含量最丰富、功能最多的高分子物质，在生命活动过程中发挥着执行者的作用，几乎没有一项生命活动能离开蛋白质。

机体组织的重要组成成分 机体组织、细胞的主要成分是蛋白质。在人体的瘦组织中，如肌肉组织和心、肝、肾等器官均含有大量蛋白质；骨骼、牙齿乃至指（趾）甲也含有蛋白质；细胞中除水分外，蛋白质约占细胞内物质的 80%。成人体内蛋白质含量占体重的 16%~19%，这些蛋白质每天都在不断进行新陈代谢，每天约有 3% 的蛋白质参与更新，维持机体氮平衡。人体从食物中摄取的外源性蛋白质和肠黏膜上皮更新脱落的组织蛋白等内源性蛋白质，在消化道内分解成氨基酸和小分子的短肽并被吸收，其中大部分用于合成组织蛋白，以供组织生长、更新和修复；小部分用于合成各种功能蛋白和蛋白质以外的含氮化合物，如嘌呤、肌酸等；儿童、青少年、孕妇、乳母和组织损伤的患者，还用于合成新的组织。

调节生理功能 机体生命活动的有序进行，有赖于多种生理活性物质的调节。蛋白质在体内是构成多种具有重要生理活性物质的成分，参与调节生理功能。例如，体内的各种酶，催化体内的物质分解和合成；激素维持内环境稳定，并调节许多生理过程；抗体可抵御外来微生物和有害物质的入侵；细胞膜和血液中的蛋白质担负着各类物质运输、相互交换的功能；体液内的可溶性蛋白质维持体液渗透压和机体酸碱平衡。此外，血液凝固、视觉形成、人体运动等，无一不与蛋白质有关。

供给能量 蛋白质在体内降解成氨基酸后，经过脱氨基作用生成的 α-酮酸，可直接或者间接经过三羧酸循环氧化分解，释放能量，是人体能量来源之一。

吸收与代谢 蛋白质在胃肠道中经多种蛋白酶及肽酶的共同作用，即由高分子物质分解为可被吸收的小肽（2~3 个氨基酸）或氨基酸，并在小肠内被吸收，沿着肝门静脉进入肝脏。一部分氨基酸在肝内进行分解或合成蛋白质；另一部分氨基酸继续随血液分布到各个组织器官，合成各种特异性的组织蛋白质，故肝脏是蛋白质代谢的主要器官。

在肠内被消化和吸收的蛋白质，不仅来自食物，还有脱落的肠黏膜细胞和分泌的消化液等，每天有 70g 左右蛋白质进入消化系统，其中大部分会被消化和重吸收，未被吸收的蛋白质由粪便排出体外。

存在于人体各组织、器官和体液中的氨基酸统称为氨基酸池。氨基酸池中游离氨基酸除来自食物外，大部分是体内蛋白质分解产物。这些氨基酸主要被用来重新合成人体蛋白质，以达到机体蛋白质不断更新和修复。未被利用的氨基酸，则经代谢转变成尿素、氨、尿酸和肌酐等由尿排出体外。

膳食蛋白质营养学评价、人体蛋白质营养状况评价、膳食来源分别参见膳食蛋白质、人体蛋白质营养状况、蛋白质膳食来源。

（李勇 李颖）

ānjīsuān

氨基酸（amino acid）

含氨基和羧基的一类有机化合物。蛋白质的基本组成单位。氨基酸的种类、数量、排列次序和空间结构千差万别，构成无数形态和功能各异的蛋白质。

分类 天然的氨基酸现已经发现的有 300 多种，其中，构成人体蛋白质的氨基酸最基本的有 20 种，分必需氨基酸、非必需氨基酸和条件必需氨基酸（表）。根据其侧链结构和理化性质又可分为非极性疏水性氨基酸、极性中性氨基酸、酸性氨基酸和碱性氨基酸；根据其化学结构可分为脂肪族氨基酸、芳香族氨基酸、杂环氨基酸和杂环亚氨基酸。陆续有更多的其他氨基酸被发现，如硒半胱氨酸和吡咯赖氨酸，也被称为第 21、22 种氨基酸，但其在生物体内并不常见。

必需氨基酸 人体不能合成或者合成的速度不能满足机体的需要，必须从食物中获得的氨基酸。在构成人体蛋白质的氨基酸中，有 8 种氨基酸为必需氨基酸，分别是异亮氨酸、亮氨酸、赖氨酸、蛋氨酸、苯丙氨酸、苏氨酸、色氨酸、缬氨酸。此外，组氨酸是婴儿的必需氨基酸，但由于组氨酸在人体肌肉和血红蛋白中大量贮存，而人体对其需要量相对较少，关于成人体内有无合成组氨酸能力的研究证据较少，因此对于组氨酸是否是成人必需氨基酸，尚存在争议。

条件必需氨基酸 具备两个特点：一是在合成过程中需用其他氨基酸为前体，并且只限于某些特定器官，这是与非必需氨基酸在代谢上的重要区别；在代谢水平上，机体合成条件必需氨基酸的能力受到适宜氨基酸前体的可利用性的限制。二是条件必需氨基酸合成最高速度有限，并可能受到发育和病理生理因素的限制。某些氨基酸在正常情况下能够在体内合成，为非必需氨基酸；但在某些特定条件下，由于合成能力有限或需要量增加，不能满足机体需要，必须从食物中获取，变成必需氨基酸，即条件必需氨基酸。如正常情况下谷氨酰胺和精氨酸是非必需氨基酸；但在创伤或患病期间谷氨酰胺为必需氨基酸，肠道代谢功能异常或严重生理应激条件下，精氨酸也成为必需氨基酸。此外，半胱氨酸和酪氨酸在体内分别由蛋氨酸和苯丙氨酸转变而成，如果膳食中能直接提供半胱氨酸和酪氨酸，则人体对蛋氨酸和苯丙氨酸的需要可分别减少 30% 和 50%。因此，在计算食物必需氨基酸组成时，往往将半胱氨酸和蛋氨酸、苯丙氨酸和酪氨酸合并计算。但是如果膳食中的蛋氨酸和苯丙氨酸供给不足，或由于某些原因机体不能转化（如苯丙酮尿症的患者），半胱氨酸和酪氨酸就成为必需氨基酸，也必须来源于食物。

非必需氨基酸 可在体内合成，不需要从食物中补充的氨基酸。对人来说非必需氨基酸主要包括甘氨酸、丙氨酸、丝氨酸、天冬氨酸、谷氨酸等。这些氨基酸在体内可由碳水化合物的代谢物或必需氨基酸合成碳链，进一步通过氨基转移反应引入氨基生成氨基酸。

生理功能 氨基酸作为构成蛋白质分子的基本单位，与生物的生命活动有着密切的关系，是构成人体内最基本物质之一和生命代谢的物质基础，在机体内具有特殊的生理功能。氨基酸在人体内通过代谢可以发挥下列作用：①作为合成蛋白质的原料。蛋白质在人体内并不能直接被利用，而是通过变成小分子氨基酸后被利用。食物蛋白质经消化分解为氨基酸后被人体所吸收，机体利用这些氨基酸再合成自身的蛋白质。②转变成酶、激素、抗体、肌酸、某些维生素等物质。酶的化学本质是蛋白质（氨基酸分子构成）；含氮激素的成分是蛋白质

表 构成人体的氨基酸

必需氨基酸	非必需氨基酸	条件必需氨基酸
异亮氨酸	天门冬氨酸	半胱氨酸
亮氨酸	天门冬酰胺	酪氨酸
赖氨酸	谷氨酸	
蛋氨酸	谷氨酰胺	
苯丙氨酸	甘氨酸	
苏氨酸	脯氨酸	
色氨酸	丝氨酸	
缬氨酸	丙氨酸	
组氨酸*	精氨酸	

*组氨酸是婴儿的必需氨基酸，但成人是否"必需"，尚有争论

或其衍生物；有的维生素是由氨基酸转变或与蛋白质结合存在。酶、激素、维生素在调节生理功能、催化代谢过程中起着十分重要的作用。③转变为碳水化合物和脂肪。氨基酸分解代谢所产生的酮酸可再合成新的氨基酸，或转变为糖或脂肪，或进入三羧酸循环氧化分解成二氧化碳和水，并放出能量。④产生一碳单位。某些氨基酸分解代谢过程中产生含有一个碳原子的基团，包括甲基、亚甲基、甲烯基、甲炔基、甲酰基及亚氨甲基等。一碳单位作为嘌呤和嘧啶的合成原料，是氨基酸和核苷酸联系的纽带；并且是多种小分子活性物质，如神经递质（组胺、多巴胺等）和黑色素合成所必需。氨基酸在人体中的存在，不仅提供了合成蛋白质的重要原料，而且为促进生长，进行正常代谢及维持生命提供了物质基础。

（李　勇　李　颖）

ānjīsuān móshì

氨基酸模式（amino acid pattern）

蛋白质中各种必需氨基酸的构成比例。其计算方法是将该种蛋白质的色氨酸含量定为1，分别计算出其他必需氨基酸的相应比值，这种比值就是该种蛋白质的氨基酸模式。

蛋白质的氨基酸比例　人体所需的蛋白质来源于多种食物，蛋白质的氨基酸模式与人体蛋白质的氨基酸模式越相近的食物，其必需氨基酸在人体内的利用率较高，反之则低。例如，动物性食物如蛋、奶、肉、鱼以及大豆蛋白质的氨基酸模式与人体蛋白质的氨基酸模式接近，其所含的必需氨基酸在人体内的利用率相应较高，称为优质蛋白质。其中鸡蛋蛋白质的氨基酸模式与人体蛋白质氨基酸模式最接近，在比较食物蛋白质的营养价值时通常作为参考蛋白质。几种食物蛋白质和人体蛋白质氨基酸模式见表。

蛋白质互补作用　不同食物来源的蛋白质其营养价值不同，取决于该蛋白质中必需氨基酸的种类是否齐全。当食物蛋白质的氨基酸模式接近于人体组织蛋白质的氨基酸模式时，其利用率高，营养价值高。但是有些蛋白质，因一种或几种必需氨基酸的含量过低或过高，比值与人体组织不相近，则利用率低，生物学价值低。若将两种或者两种以上生物学价值较低的食物蛋白质混合食用，其中所含有的必需氨基酸相互补充，达到较好的比例，则混合后蛋白质的总体生物学价值就能大大提高，这称为蛋白质互补作用。例如，玉米、小米、大豆三者单独使用，其生物学价值分别为60、57、64，如果按23%、25%、52%的比例混合使用，则可以提高到73，这是因为玉米、小米中赖氨酸含量不足而蛋氨酸相对丰富，大豆则相反，故三者同时食用则可以相互弥补不足，提高蛋白质的利用率。如果在植物性食物的基础上再加少量的动物性食物，则互补作用更大，如小麦、小米、大豆、牛肉单独使用时其蛋白质的生物价值，分别是67、57、64和76，若将它们按39%、13%、22%和26%的比例搭配食用，则蛋白质的利用率可高达89%。

（李　勇　李　颖）

xiànzhì ānjīsuān

限制氨基酸（limiting amino acid）

食物蛋白质中含量较低可限制其他必需氨基酸利用的必需氨基酸。食物蛋白质中一种或几种必需氨基酸含量相对较低，导致其他必需氨基酸在体内不能被充分利用，造成其蛋白质营养价值较低。这些氨基酸的不足，限制了其他必需氨基酸的利用。其中，含量最低的氨基酸称为第一限制氨基酸，其余依次类推。例如，豆类中的蛋氨酸和谷类中的赖氨酸都是限制氨基酸。

（李　勇　李　颖）

niúhuángsuān

牛磺酸（taurine）

最早从牛黄中分离出来的氨基酸。又称α-氨基乙磺酸。其结构式为 $H_2N-CH_2-CH_2-SO_3H$，分子式为 $C_2H_7NO_3S$，是一种含硫的氨基酸，在体内以游离状态存在，不参与体内蛋白质的生物合成，但与胱氨酸、半胱氨酸的代谢密切相关。人类的肝脏可合成一定量的牛磺酸，但合成牛磺酸的半胱

表　几种中国食物与人体蛋白质的氨基酸模式

氨基酸	人体	全鸡蛋	牛奶	牛肉	大豆	面粉	大米
异亮氨酸	5.0	3.2	3.4	4.4	4.3	3.8	4.0
亮氨酸	9.8	5.1	6.8	6.8	5.7	6.4	6.3
赖氨酸	7.5	4.1	5.6	7.2	4.9	1.8	2.3
蛋氨酸+半胱氨酸	3.7	3.4	2.4	3.2	1.2	2.8	2.3
苯丙氨酸+酪氨酸	6.3	5.5	7.3	6.2	3.2	7.2	3.8
苏氨酸	3.8	2.8	3.1	3.6	2.8	2.5	2.9
缬氨酸	6.5	3.9	4.6	4.6	3.2	3.8	4.8
色氨酸	1.0	1.0	1.0	1.0	1.0	1.0	1.0

氨酸亚磺酸脱羧酶活性较低，尚不能完全满足人体的生理需要，所以仍需要从食物中补充。

牛磺酸具有多种生理功能，是人体健康必不可少的一种营养素。牛磺酸与幼儿、胎儿的中枢神经及视网膜等的发育有密切的关系，在脑内的含量丰富、分布广泛，能明显促进神经系统的发育和细胞增殖、分化，且呈剂量依赖性。早产儿脑中的牛磺酸含量明显低于足月儿，这是因为早产儿体内的半胱氨酸亚磺酸脱羧酶尚未发育成熟，合成牛磺酸不足以满足机体的需要，需由母乳补充。母乳中的牛磺酸含量较高，尤其初乳中含量更高。配方奶粉若添加不足，将会使幼儿生长发育缓慢、智力发育迟缓。长期单纯的牛奶喂养，很容易造成牛磺酸缺乏。牛磺酸在提高神经传导和视觉功能、防治心血管病、影响脂类吸收等方面也具有重要的功能。临床上牛磺酸被尝试应用于心血管疾病、高胆固醇血症、癫痫、眼部疾病、糖尿病等的治疗，同时也具有多种营养保健作用，可作为营养保健品和强化食品添加剂。

（李 勇 李 颖）

tài

肽（peptide） 分子结构介于氨基酸和蛋白质之间的一类化合物。由最基本的 20 种天然氨基酸和其他氨基酸以不同组成和排列方式构成，从二肽到复杂的线性或环形结构的多肽的总称，是蛋白质的结构和功能片段。

基本结构 肽是由氨基酸通过肽键连接而成的化合物，结构式如图所示，它是机体组织细胞的基本组成成分。最简单的肽是 2 个氨基酸组成的二肽，其中含有 1 个肽键；由 2~10 个氨基酸通过肽键形成的直链肽称为寡肽或小肽，含有 3、4、5 个等氨基酸组成的肽分别称为三肽、四肽、五肽等；由肽键结合起来的多于 10 个氨基酸的聚合体则称为多肽。多肽和蛋白质之间没有严格的区别，它们都是氨基酸的多聚物。多肽是指含有氨基酸数目较少的多聚物，蛋白质则是含有氨基酸数目较多的多聚物，而多与少之间并没有很明显的界线。每一种肽都具有独特的组成结构，不同肽的组成结构决定了其功能。肽的多样性与组成肽链的氨基酸的种类和数目有关，而且与肽链上各种氨基酸的排列方式有关。

吸收机制 人体对蛋白质的利用，长期以来一直认为是蛋白质水解成游离氨基酸后才被吸收，但研究表明，动物在肠道对蛋白质的利用并不局限于游离氨基酸的形式，大部分以 2~3 个氨基酸组成的寡肽形式吸收，且具有吸收快的特点，这与游离氨基酸的吸收机制和吸收过程完全不同，避免了氨基酸之间的吸收竞争；同时，肽被吸收后，被水解氨基酸的种类和数量也影响着蛋白质的代谢水平。肽在生物体内的含量虽微小，但却有显著的生理活性。有些肽在 10^{-7} mol/L 的浓度时仍具有生理活性。这些对生物机体的生命活动有益或具有生理作用的肽类化合物，称为生物活性肽或功能肽。生物活性肽会在体内由于酶的作用不断降解，半衰期很短，因此不会造成体内蓄积。

生物活性肽的生物学意义主要体现在其吸收机制优于氨基酸和具有氨基酸不可比拟的生理功能两个方面。

生理功能 生物活性肽的生理功能主要有类吗啡样活性、激素活性及调节激素的作用，对生物体内的酶具有调节和抑制功能，还有免疫调节、抗血栓、抗高血压、降胆固醇、抑制细菌和抗病毒、抗癌、抗氧化和清除自由基等作用，以及改善矿物质的吸收和转运，促进生长，调节食品风味、口味和硬度等。生物活性肽是筛选药物、制备疫苗和食品添加剂的天然资源。

分类 生物活性肽尚无统一的分类方法。按功能可分为生理活性肽和食品感官肽，按来源可分为内源性的生物活性肽和外源性的生物活性肽两类，从取材上可分为海洋性生物活性肽和陆地生物活性肽。

基于小分子肽进入人体后，不经过消化，可以直接被肠道吸收的特点，肽类有望成为较好的食品原料，肽类物质主要应用于肽类试剂、肽类药物、功能性食品等。

（李 勇 李 颖）

dànpínghéng

氮平衡（nitrogen balance） 机体氮的摄入量和排出量的关系。氮平衡通常用于蛋白质代谢、机体蛋白质营养状况评价和蛋白质需要量研究。氮的摄入量和排出量的关系可用如下公式表示：

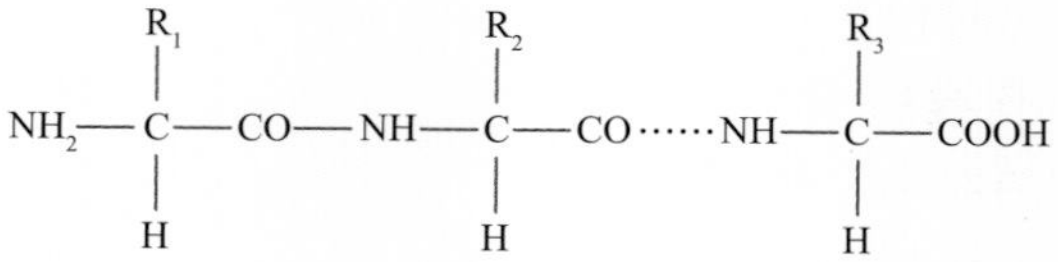

$$NH_2-\underset{\underset{H}{|}}{\overset{\overset{R_1}{|}}{C}}-CO-NH-\underset{\underset{H}{|}}{\overset{\overset{R_2}{|}}{C}}-CO\cdots\cdots NH-\underset{\underset{H}{|}}{\overset{\overset{R_3}{|}}{C}}-COOH$$

图 肽的化学结构

$$B = I - (U + F + S)$$

式中，B 为氮平衡，I 为摄入氮，U 为尿氮，F 为粪氮，S 为皮肤氮。

分类 有三种情况。①零氮平衡：摄入氮等于排出氮，表明体内蛋白质的合成量和分解量处于动态平衡。一般营养正常的健康成年人属于此情况。②正氮平衡：摄入氮大于排出氮，表明体内蛋白质的合成量大于分解量。处于生长发育期的儿童少年、孕妇、乳母和恢复期的患者属于此情况。这些特殊人群的膳食中应选择含蛋白质丰富的食物。③负氮平衡：摄入氮小于排出氮。有以下两种情况，其一为体内蛋白质的合成量小于分解量，如慢性消耗性疾病、组织创伤和饥饿等属于此情况；其二为蛋白质摄入不足，导致身体消瘦，对疾病的抵抗力降低，患者的伤口难以愈合、头昏目眩、体弱多病、代谢功能衰退等症状。

影响因素 ①机体生理状态：如处于生长发育期婴幼儿、孕妇、乳母为正氮平衡，疾病状态机体常常处于负氮平衡。②膳食摄入：能量摄入、蛋白质摄入不足会促进负氮平衡。③激素：生长激素、睾酮等作用于合成代谢的激素倾向于使氮在体内储留，而甲状腺素、皮质激素类等促进分解代谢的激素则倾向于体内氮的排出。④精神紧张、焦虑及疾病状态等均对氮排出有一定影响。

机体在完全不摄入蛋白质的情况下，蛋白质仍然处于不断分解与合成中，此时机体处于负氮平衡。这种状态维持几天之后，氮的排出将维持在一个比较恒定的低水平，此时机体通过粪、尿、皮肤等途径所损失的氮是不可避免的，被称为必要的氮损失。

计算 一般成人按每千克体重计算，每日分别从尿中排出氮为 37mg，从粪中排出 3mg，从皮肤中排出 3mg；从其他途径，如分泌物、月经中损失的氮，男性为 2mg，女性为 3mg。每日每千克体重损失的总氮量，男、女分别为 54mg、55mg。一名 60kg 体重的成年男性，每日损失的氮估计为 54 × 60 = 3240mg，再乘以 6.25，相当于 20.2g 蛋白质。

人体能在一定范围内调节蛋白质的代谢速度，以维持氮平衡。但若摄入的蛋白质量严重超过机体维持平衡的能力，不仅会使消化器官负担加重，也会增加肾脏的负担；反之，如果完全不摄入蛋白质，则氮平衡的调节机制也不能阻止组织蛋白质分解，最终造成身体逐步消瘦，甚至造成死亡。因此，为保证身体健康，每日需摄入一定量的蛋白质。

(李勇 李颖)

shànshí dànbáizhì

膳食蛋白质 (dietary protein)

食物由于蛋白质含量和氨基酸模式的差别，其营养价值不完全相同。一般动物性蛋白质的营养价值高于植物性蛋白质。人体对于不同蛋白质的消化、吸收和利用程度也存在差异，因此对于蛋白质的营养学评价要从食物蛋白质的含量、被消化吸收程度（蛋白质消化率）和被人体利用程度（蛋白质利用率）进行全面的评价。对于蛋白质的评价方法可以概括为生物学法和化学分析法。生物学法主要是通过动物或人体试验测定食物蛋白质在体内的消化率和利用率；化学分析法主要是通过对食物中的氨基酸进行分析，并且与参考蛋白质相比较进行评价。

蛋白质含量 评价食物蛋白质营养价值的一个重要方面。虽然蛋白质的含量不等于质量，但是没有一定数量的保证，再好的蛋白质其营养价值也有限，所以蛋白质含量是食物蛋白质的营养价值基础。食物中蛋白质含量的测定常用凯氏定氮法，测定食物中的氮含量，然后乘以蛋白质换算系数，即可得到食物中蛋白质的含量。例如，混合食物中蛋白质的氮含量平均为 16%，测定食物中的总氮然后乘以 6.25，即可得到食物中的蛋白质含量。

采用凯氏定氮法评价蛋白质含量也有一定的局限性，如不能很好区分蛋白氮和非蛋白氮（如三聚氰胺）。双缩脲反应则可解决这一问题。该法首先利用三氯乙酸沉淀样品中的蛋白质（弃上清，即非蛋白氮），将沉淀物与双缩脲试剂进行显色，通过分光光度计测定显色液的吸光度值，采用外标法定量，计算样品中蛋白质含量。

蛋白质消化率 蛋白质在消化道内被吸收的部分占总摄入蛋白质的百分数，反映食物蛋白质在消化道内被分解和吸收程度，是评价食物蛋白质营养价值的生物学方法之一。因蛋白质在食物中存在的形式、结构各不相同，食物中含有不利于蛋白质吸收的其他因素的影响等，造成不同食物或者同种食物不同加工方式，其蛋白质消化率都有差异。例如，动物性食物中蛋白质的消化率通常高于植物性食物（表1）。大豆在整粒食用时，消化率仅为 60%，而加工成豆腐后，消化率提高到 90% 以上。这是因为在加工的过程中，去除了大豆中纤维素等不利于蛋白质消化吸收的影响因素。食物中蛋白质消化率测定通常采用动物试验或人体试验测定，根

表 1　几种食物蛋白质的消化率（%）

食物	真消化率	食物	真消化率	食物	真消化率
鸡蛋	97	大米	87	大豆粉	86
牛奶	95	面粉（精制）	96	菜豆	78
肉、鱼	94	燕麦	86	花生酱	95
玉米	85	小米	79	花生	94
豆子	78	黑小麦	90	中国混合膳食	96

引自：WHO/FAO/UNU. Protein and Amino Acid Requirements in Human Nutrition. WHO World Health Organ Tech Rep Ser 935, 2007：96

据是否考虑内源性粪代谢氮，可分为表观消化率和真消化率两种。

蛋白质表观消化率 即不计算内源性粪代谢氮的蛋白质消化率。通常以动物或者人体为实验对象，在实验期间，测定实验对象摄入的食物氮（摄入氮）和从粪便中排出的氮（粪氮），按如下公式计算：

$$蛋白质表观消化率(\%) = (I-F)/I \times 100$$

式中，I 为摄入氮，F 则为粪氮。

蛋白质真消化率 即计算内源性粪代谢氮的蛋白质消化率。粪中排出的氮主要有两个来源：一是来自未被消化吸收的食物蛋白质；二是来自脱落的肠黏膜细胞以及肠道细菌等所含的氮。通常以动物或人体为实验对象，首先设置无氮膳食期，测定无氮膳食时的粪氮即粪代谢氮；然后设置被测定蛋白质实验期，再分别测定摄入氮和粪氮。从被测食物蛋白质实验期的粪氮减去无氮膳食期的粪代谢氮，才是摄入的食物蛋白质中真正未被消化吸收的部分，因此称为蛋白质真消化率，按如下公式计算：

$$蛋白质真消化率(\%) = [I-(F-F_k)]/I \times 100$$

式中，I 为摄入氮，F 为粪氮，F_k 为粪代谢氮（指肠内源性氮，是在实验对象完全不摄入蛋白质时，粪中的含氮量。成人24小时内粪代谢氮为 0.9~1.2g）。

粪代谢氮的测定十分烦琐，并且常常难以准确的测定，在实际的工作中通常不考虑 F_k，特别是膳食中膳食纤维的含量较少时，可不计算 F_k。当膳食中有较多的膳食纤维时，成年男子的24小时 F_k 值通常按 12mg/kg 体重计算。

蛋白质利用率 食物蛋白质被消化吸收后在体内被利用的程度，是食物蛋白质营养评价常用的生物学方法。测定蛋白质利用率的方法很多，大体上分为以下两大类：一类是以体重增加为基础的方法；一类是以氮在体内储留为基础的方法。常用的指标包括生物价、蛋白质净利用率、蛋白质功效比值、氨基酸评分等。

生物价（biological value，BV） 反映食物蛋白质消化吸收后，被机体利用程度的指标；生物价越高，说明蛋白质被机体利用率越高，即蛋白质的营养价值越高，最高值为100。通常采用动物实验或人体试验测定。试验期内动物食用含待测蛋白质的合成饲料，收集试验期内动物饲料和粪、尿样品，测定氮含量；另外在实验前给实验动物无氮饲料，收集无氮饲料期内粪、尿样品，测定氮含量，得到粪代谢氮和尿

内源性氮数据（人体试验中可按照成人24小时尿内源性氮 2~2.5g，粪代谢氮 0.9~1.2g 计算）；计算公式如下：

$$BV = 储留氮/吸收氮$$
$$= [I-(F-F_k)-(U-U_m)]/$$
$$[I-(F-F_k)] \times 100$$

式中，I 为摄入氮，F 为粪氮，F_k 为粪代谢氮，U 为尿氮，U_m 为尿代谢氮。

生物价是评价食物蛋白质营养价值较常用的方法。

蛋白质净利用率（net protein utilization，NPU） 反映食物蛋白质利用程度的另一项指标，由于考虑了被测食物蛋白质消化吸收和利用两个方面，所以能够更加全面地反映被测食物蛋白质的实际利用程度。计算方式如下：蛋白质净利用率 = 生物价 × 消化率 = 储留氮/食物氮 × 100。

$$NPU(\%) = [I-(F-F_k)-(U-U_m)]/I \times 100$$

式中，I 为摄入氮，F 为粪氮，F_k 为粪代谢氮，U 为尿氮，U_m 为尿代谢氮。

在动物实验中，除用上述方法外，还可分别以被测蛋白质（占总能量的10%）和无蛋白质饲料饲养动物 7~10 天，记录摄取食物总氮量；实验结束后分别测定动物尸体氮量；并且以实验前动物尸体总氮量为基础计算，公式如下：NPU =（被测蛋白质动物尸体增加氮量-无蛋白质饲料动物尸体减少氮量）/摄取食物氮量 × 100。

蛋白质功效比值（protein efficiency ratio，PER） 以体重增加为基础的评价方法，具体是指实验期内，动物平均摄入 1g 蛋白质所增加的体重克数。如酪蛋白

的 PER 为 2.8，即每摄入 1g 酪蛋白，可使动物体重增加 2.8g。

蛋白质功效比值的测定，通常是用处于生长阶段的幼年动物，以其在试验期内体重增加和摄入蛋白质质量的比值，作为反映蛋白质营养价值的指标。所测蛋白质主要用于提供生长的需要，因此该指标被广泛用来作为婴幼儿食品的蛋白质评价。测定 PER 时，一般选用初断乳的雄性大鼠，用含有 10% 被测蛋白质饲料喂养 28 天（试验中被测蛋白质是唯一的蛋白质来源），每日记录进食量，每周测量体重，按如下公式计算：PER = 实验期内动物体重增加量（g）/实验期内蛋白质摄入量（g）。

同一种食物蛋白质，在不同的实验室所测定的 PER 值会有差异，因此通常设立酪蛋白（参考蛋白质）对照组，并且将酪蛋白对照组的 PER 值换算为 2.5，然后校正被测定蛋白质的 PER 值。校正 PER = 实验组蛋白质 PER/对照组蛋白质 PER×2.5。

氨基酸评分（amino acid score，AAS）　又称为蛋白质化学评分，是广为应用的一种食物蛋白质营养价值评价方法，不仅适用于单一食物蛋白质的评价，而且还可用于混合食物蛋白质的评价。

AAS 测定的基本方法是使用被测食物蛋白质的必需氨基酸评分模式和推荐的理想模式或参考蛋白的模式进行比较，比值最低的那种氨基酸，即为第一限制氨基酸，此最低比值即为受试食物蛋白质的 AAS 或化学评分。计算方法：AAS = 食物蛋白质中的必需氨基酸含量/参考蛋白或理想模式中相应的必需氨基酸含量。

确定某种食物蛋白质的氨基酸评分，分为两个步骤：首先计算被测蛋白质每种必需氨基酸评分值；然后在上述计算结果基础上，找出最低（第一限制氨基酸）评分值，即为该蛋白质的氨基酸评分。

AAS 的方法比较简单，可明确其限制氨基酸，同时能看出其他氨基酸的不足，但缺点是没有考虑食物蛋白质的消化率。为此，美国食品药品管理局将食物蛋白质消化率纳入 AAS，建立了一种新的方法，称为经消化率修正的氨基酸评分法（protein digestibility corrected amino acid score，PDCAAS）。要得到 PDCAAS，需将 AAS 乘以食物蛋白质真消化率，其计算公式为：PDCAAS = AAS×真消化率。在实际应用中，可用食物 PDCAAS 计算估算的 PER（估算 PER = PDCAAS×2.5）。

除上述方法和指标外，还有一些蛋白质营养评价方法和指标，如相对蛋白质值、净蛋白质比值和氮平衡指数等，一般使用较少。几种常见食物蛋白质质量见表 2。

表 2　几种常见食物蛋白质质量

食物	BV	NPU	PER	AAS
全鸡蛋	94	84	3.92	1.06
全牛奶	87	82	3.09	0.98
鱼	83	81	4.55	1.00
牛肉	74	73	2.30	1.00
大豆	73	66	2.32	0.63
精制面粉	52	51	0.60	0.34
大米	63	63	2.16	0.59
土豆	67	60	—	0.48

（李勇　李颖）

réntǐ dànbáizhì yíngyǎng zhuàngkuàng

人体蛋白质营养状况（body protein nutritional status）　机体通过对食物蛋白质的消化、吸收

和利用满足人体正常生长发育和生理功能需要的情况。人体蛋白质营养不良包括蛋白质缺乏和过剩。蛋白质是机体重要的组成成分，缺乏和过剩都会对机体产生不良影响。

蛋白质缺乏　可源于饮食中供给不足，如亚洲、非洲、拉丁美洲某些国家的居民以木薯和芭蕉为主食，其蛋白质含量只有 1% 左右；或源于胃肠道、胰腺和肝病等造成蛋白质消化、吸收和合成障碍。蛋白质缺乏在成人和儿童中都有发生，但生长阶段的儿童更敏感，好发于 6 个月至 5 岁之间的儿童，尤其是断奶时及断奶前后的婴儿。

蛋白质的缺乏常与能量缺乏同时发生，称为蛋白质-能量营养不良（protein-energy malnutrition，PEM），是由于蛋白质和/或能量的供给不能满足机体维持正常生理功能的需要所致，以婴儿和儿童发病为主，多见于发展中国家。PEM 主要有两种类型：一是夸希奥科（Kwashiorkor）病，指能量摄入基本满足要求而蛋白质严重不足的营养性疾病。患者因低蛋白血症出现面和足部水肿，甚者波及全身，主要表现为腹部、腿部水肿，虚弱、表情淡漠、生长迟缓，头发变色、变脆、易脱落等，儿童还有骨骼和智力发育迟缓等。二是消瘦型营养不良（marasmus），是由于蛋白质和能量摄入均严重不足所引发的营养性疾病。患者肌肉萎缩，皮下脂肪消失，体重低于正常，常有腹泻和腹部膨胀。在罕见的严重病例，可有低血糖、低体温、昏迷、严重的细菌或寄生虫感染，这些都是严重致死的并发症。

蛋白质过量　虽然蛋白质必不可少，但不是越多越好，过多

的蛋白质（蛋白质过量）不但不能提高机体功能，相反会造成机体的损害。

摄入的食物蛋白质在人体内除用于合成外，多余的部分不能在人体内储存。如果每天需要的蛋白质量为60g，食物供给为80g，那么多余的20g蛋白质或转化为能量代谢，或分解后从尿中排出，而不是储存在体内供下一次利用。即使超量摄入蛋白质也不可能额外提高机体功能。相反，多余的蛋白质分解产物需全部从尿中排出，这些废物会改变肾小球内外的渗透压，增加肾的压力，造成慢性的肾损害，这种情况在糖尿病、肾病患者或老年人中表现尤为明显。此外，高蛋白质的供给，极易造成肠道的不适，出现消化吸收障碍，没有吸收的蛋白质在肠道细菌的作用下，会产生大量的含氨类毒物。如果肝脏解毒不及时可扩散到大脑，引起脑组织的功能障碍，出现呕吐、头晕、心悸、昏迷等，而且对肝脏的解毒功能本身也是一个负担，加重肝脏负荷。所以有肝、肾疾患的人不宜一次性摄入大量优质蛋白质。

其次，富含优质蛋白质的动物性食物常是高脂肪、高能量食物，在摄入大量蛋白质的同时可能也摄入了过多的能量、脂肪和胆固醇，尤其对于一些有心脑血管疾病等慢性病的患者应格外注意。可选择以大豆蛋白代替动物性食物蛋白质，前者还具有一定的降血脂功能。

动物性蛋白质中含硫氨基酸（胱氨酸、半胱氨酸）的比例往往较高，这些氨基酸摄入过量会导致机体钙从尿中排泄增多，但是膳食蛋白质又具有促进钙吸收的作用，所以其蛋白质的摄入对钙潴留的净效应不会产生太大影响。同型半胱氨酸可能是心脏疾病的危险因素。摄入较多同型半胱氨酸的男性，发生心脏疾患的风险显著增加。摄入蛋白质过多可能与一些癌症有关，尤其是结肠癌、乳腺癌、肾癌、胰腺癌和前列腺癌等。

评价 主要包括膳食调查、体格检查和生化检测。

膳食蛋白质摄入量 评价机体蛋白质营养状况的背景材料或者参考资料，与机体蛋白质营养状况评价指标结合，有助于正确判断机体蛋白质的营养状况。

体格测量 鉴定机体蛋白质营养状况的重要依据，所采用的身体测量指标主要包括体重、身高、上臂围、上臂肌围、上臂肌肉面积、胸围，以及身高体质指数等。

生化检验 主要包括血、尿生化指标。

血液指标 ①血清白蛋白：在血液中含量较高，生物半衰期为18～20天，正常参考值为40～55g/L；蛋白质缺乏时含量明显降低。②前白蛋白：生物半衰期为1.9天，正常参考值为250～400mg/L。③血清运铁蛋白：在血液中含量较少，生物半衰期为8～10天，正常参考值为2.3～4.1g/L，是较血清白蛋白更为敏感的指标。④纤维结合蛋白：生物半衰期为0.5～1天，正常参考值为200～280mg/L。⑤视黄醇结合蛋白：血液中含量很少，生物半衰期为0.5天，正常参考值为25～70mg/L。⑥血清中氨基酸含量及相互比例会因为蛋白质缺乏而发生变化，可以表现为丝氨酸、酪氨酸和天门冬氨酸的含量增高，而亮氨酸、异亮氨酸和缬氨酸的含量降低，两类氨基酸的比值增大。

尿液指标 ①尿肌酐：是肌肉中肌酸的代谢产物，尿肌酐的数量反映肌肉的数量和活动，间接反映体内肌肉中蛋白质的含量。当蛋白质缺乏时，尿肌酐的含量降低。②尿三甲基组氨酸：反映肌肉中肌纤蛋白的数量及代谢情况。③尿羟脯氨酸：羟脯氨酸是存在于胶原蛋白的特异氨基酸，对于儿童，尿羟脯氨酸可反映体内胶原蛋白的合成以及代谢情况。

(李勇 李颖)

dànbáizhì shànshí láiyuán

蛋白质膳食来源（food sources of protein） 从食物获取蛋白质。可以分为植物性蛋白质和动物性蛋白质，其蛋白质的含量、消化率和利用率存在差异。人体蛋白质摄入量受各种因素的影响，包括年龄、体重、生理状况和能量消耗水平。膳食蛋白质参考摄入量是在人体生理需要量的基础上，根据当地饮食习惯、食物结构情况、个体差异等因素加上安全系数得出的一个人群适宜需要量。

蛋白质参考摄入量 2000年，中国营养学会修订推荐的膳食营养素供给量时采用了膳食营养素参考摄入量（dietary reference intakes，DRIs）这一概念。其中，新修订的蛋白质推荐摄入量（recommended nutrient intake，RNI）参照了1984年前后联合国大学组织的十多个发展中国家或地区，以进食混合蛋白质的人群为实验对象，用氮平衡方法测定的结果。成年男女根据体力活动程度的不同给予不同的推荐，婴儿的推荐值以母乳摄入量及蛋白质含量为依据，孕妇以孕期蛋白质合成量为依据，乳母则根据泌乳量及蛋白质含量推算。蛋白质和氨基酸需要量的研究取得了突破，包括用稳定性核素技术评估蛋白质和氨基酸的需要量，用循证医学的方法根据氮平衡结果制定成人蛋白质的平均需要量（estimated average requirement，EAR）。中国营养学会重新修订的《中国居民膳食营养素参考摄入量》（2013版），推荐成人蛋白质的RNI，男性为65g/d，女性为55g/d（表1）。蛋白质营养正常时，人体内反映蛋白质营养水平的指标也应处于正常水平。

表1　中国居民膳食蛋白质参考摄入量

人群（岁）	EAR（g/d）		RNI（g/d）	
	男	女	男	女
0～	—	—	9（AI）	9（AI）
0.5～	15	15	20	20
1～	20	20	25	25
2～	20	20	25	25
3～	25	25	30	30
4～	25	25	30	30
5～	25	25	30	30
6～	25	25	35	35
7～	30	30	40	40
8～	30	30	40	40
9～	40	40	45	45
10～	40	40	50	50
11～	50	45	60	55
14～	60	50	75	60
18～	60	50	65	55
50～	60	50	65	55
65～	60	50	65	55
80～	60	50	65	55
孕妇（早）	—	+0		+0
孕妇（中）	—	+10		+15
孕妇（晚）	—	+25		+30
乳母	—	+20		+25

食物来源　植物性蛋白质和动物性蛋白质的营养价值各不相同。植物蛋白质中，谷类含蛋白质10%左右（每100g食物中蛋白质含量，小麦标准粉11.2%、黄玉米面8.1%、小米9.0%），蛋白质含量不高，而且营养学价值较低，但由于是中国居民的主食，所以仍然是膳食蛋白质的主要来源。豆类含有丰富的蛋白质，特别是大豆含蛋白质高达35%，氨基酸的组成也比较合理，在人体的利用率较高，是植物蛋白质中良好的蛋白质来源。动物性食物的蛋白质含量高于植物性食物，如畜、禽、鱼、肉中的蛋白质含量一般为10%～20%（猪肉13.2%、牛肉19.9%、羊肉19.0%、鸡肉19.3%、草鱼16.6%），蛋类12%～14%，奶类（牛奶）3.0%～3.5%，而且营养学价值较高，是蛋白质的最佳来源。常见食物中蛋白质的含量见表2。

动物蛋白质和大豆蛋白的必需氨基酸种类齐全，含量及模式与人体蛋白质较接近，人体利用率高，通常将这些蛋白质称为优质蛋白质。为改善膳食蛋白质的质量，在膳食中应该保证有一定数量的优质蛋白质。一般要求动物性蛋白质和大豆蛋白质应占膳食蛋白质总量的30%～50%。此外，应充分发挥蛋白质的互补作用（见氨基酸模式），以及必要的氨基酸强化来改善膳食蛋白质的质量。

（李勇　李颖）

zhīlèi
脂类（lipids）　脂肪和类脂的总称，属于人体必需营养素。脂类与蛋白质、碳水化合物构成产能三大营养素，在储存和供给人体能量方面起重要作用；是构成人体各类细胞的重要组成成分，如细胞膜、线粒体膜、细胞核膜、神经髓鞘膜和红细胞膜等都必须有脂类参与构成；能刺激平滑肌收缩并在细胞内起调节作用的前列腺素也是脂类的衍生物。脂类在人类膳食中具有重要的地位。1783年，瑞典化学家卡尔·威尔海姆·舍勒（Carl Wilhelm Scheele）发现甘油是油脂的基本构成

表2　常见食物中蛋白质的含量（g/100g）

食物名称	蛋白质含量	食物名称	蛋白质含量
黄豆	35.1	鸡蛋（白皮）	12.7
绿豆	21.6	小麦粉（标准）	11.2
羊肉	20.5	挂面（标准粉）	10.1
猪肉（瘦）	20.3	籼米（标二）	9.5
牛肉（瘦）	20.2	玉米（白）	8.8
青鱼	20.1	牛乳	3.0
猪肝	19.3	豆角	2.5
鸡	19.3	韭菜	2.4
海鳗	18.8	马铃薯	2.0
鲳鱼	18.5	胡萝卜	1.4
牛肉（肥、瘦）	18.1	甘薯	1.1
带鱼	17.7	枣（鲜）	1.1
鲤鱼	17.6	芹菜	0.8
河虾	16.4	黄瓜	0.8
猪肉（肥、瘦）	13.2	葡萄	0.5

引自：杨月欣、王光亚、潘兴昌.中国食物成分表.第2版.北京：北京大学医学出版社，2009

成分。1823 年，切弗尔（Cherveul）初步提出了脂肪的化学结构。1918 年，阿伦（Aron）认为脂肪对动物的生长发育是必需的。1928～1929 年先后确定亚油酸和 α-亚麻酸为必需脂肪酸。1968 年，弗瑞曼（Freeman）等的试验表明不饱和脂肪酸比饱和脂肪更易消化吸收，脂肪酸的消化吸收速度与不饱和的程度呈直线相关。1973 年，布劳德（Braude）等发现脂肪酸吸收速度与碳链长度呈负相关，碳链越短越易消化吸收。1993 年，邓科（Denke）等的动物实验发现钙与游离脂肪酸结合生成不溶性的脂肪酸钙，主要影响长链饱和脂肪酸的吸收，但对中短链和不饱和脂肪酸的影响很小。1996 年，理查德（Ricard）等的试验证实，喂饲氧化植物油，肉鸡表现出生长速度降低，脂肪消化率下降。

脂类具有脂溶性，不仅易溶解于有机溶剂，而且可溶解其他脂溶性物质，如脂溶性维生素 A、D、E、K 等，因此脂类也是脂溶性维生素的来源。脂类在人体代谢中出现异常是形成动脉粥样硬化、肥胖、糖尿病、高血压、脑卒中、阻塞性黄疸和胰腺炎等疾病的重要原因。正常人脂类占体重的 14%～19%，肥胖者常超过 30%，过度肥胖者可高达 60%，绝大部分是以甘油三酯形式储存于脂肪组织内。

分类　营养学上脂类分为两大类。

脂肪　即甘油三酯或称为三酰甘油，由一分子甘油与三分子脂肪酸通过酯键相结合而成。人体内脂肪酸种类很多，生成甘油三酯时可有不同的排列组合而具有多种形式。贮存能量和供给能量是脂肪最重要的生理功能。

类脂　包括磷脂、糖脂和胆固醇及其酯等三类。磷脂是含有磷酸的脂类，包括由甘油构成的甘油磷脂和由鞘氨醇构成的鞘磷脂。糖脂是含有糖基的脂类，它们是生物膜的主要组成成分，维持细胞的正常结构与功能。胆固醇是维生素 D_3 以及类固醇激素合成的原料，对于调节机体脂类物质的吸收，尤其是脂溶性维生素的吸收以及钙磷代谢等均发挥重要作用。

食物中的脂类 95% 是甘油三酯，5% 是其他脂类；人体内贮存的脂类中，甘油三酯>90%。

理化性质　脂肪的理化性质与其生物学作用密切相关。

溶解性　脂肪一般不溶于水，易溶于有机溶剂如乙醚、石油醚、氯仿、二硫化碳、四氯化碳和苯等。烃链的长度不同对溶解度有影响，碳链增长则溶解度减小。碳链相同，有无不饱和键对溶解度无影响。由低级脂肪酸构成的脂肪则能在水中溶解。脂肪的比重<1，故浮于水面。脂肪虽不溶于水，但经胆酸盐的作用而变成微粒，可和水混匀形成乳状液，此过程称为乳化作用。磷脂中因含有甘油和磷酸故可溶于水，但在丙酮中不溶解。卵磷脂、脑磷脂及神经鞘磷脂的溶解度在不同的有机溶剂中有显著差别。卵磷脂在空气中极易迅速氧化成暗褐色，可能是磷脂分子中不饱和脂肪酸氧化所致。神经鞘磷脂很稳定，不溶于醚及冷乙醇，但可溶于苯、氯仿及热乙醇，对氧较为稳定。

熔点　饱和脂肪酸的熔点随分子量而变化，分子量愈大熔点愈高。不饱和脂肪酸的双键愈多熔点愈低。脂肪的熔点各不相同，几乎所有的植物油在室温下是液

体，但棕榈果、椰子和可可豆的脂肪在室温下是固体。动物性脂肪在室温下是固体，且熔点较高。脂肪的熔点决定于脂肪酸链的长短及其双键数的多少，脂肪酸的碳链愈长，则脂肪的熔点愈高，带双键的脂肪酸存在于脂肪中能显著地降低脂肪的熔点。

吸收光谱　脂肪酸在紫外和红外区显示出特有的吸收光谱，可用来对脂肪酸的定性、定量或结构研究。饱和酸和非共轭酸在 220nm 以下的波长区域有吸收峰。红外吸收光谱可区别有无不饱和键、反式或顺式结构、脂肪酸的侧链及过氧化物等。

加碘作用　每 100g 脂肪所吸收碘的克数称为碘化价。脂肪所含的不饱和脂肪酸愈多，或不饱和脂肪酸所含的双键愈多，碘价愈高。根据碘价高低可知脂肪中脂肪酸的不饱和程度。

加氢作用　脂肪中如含有不饱和脂肪酸，其所含的双键可因加氢而变为饱和脂肪酸。含双键数目愈多则吸收氢量也愈多。植物脂肪所含的不饱和脂肪酸比动物脂肪多，在常温下是液体。植物脂肪加氢后变为相对饱和的固体，它的性质也和动物脂肪相似，人造黄油就是一种加氢的植物油。

氧化和酸败作用　脂肪分子中的不饱和脂肪酸可受空气中的氧或各种细菌、真菌所产生的脂肪酶和过氧化物酶所氧化，形成一种过氧化物，最终生成短链酸、醛和酮类化合物并能使油脂散发刺激性的臭味，称为酸败作用。酸败过程能使油脂的营养价值遭到破坏，脂肪的大部分或全部变成有毒的过氧化物。酸败产物在烹调中不易被破坏，长期食用变质的油脂，机体会出现中毒现象。轻度中毒引起恶心、呕吐、腹痛、

腹泻；重度中毒可破坏生物膜的功能，导致机体衰老，还会伴随某些溶血现象的发生，促使贫血、血栓形成、动脉硬化、血糖升高和肝肺损害等。已经酸败的油脂或含油食品不宜食用。

皂化作用 脂肪内脂肪酸和甘油结合的酯键容易被氢氧化钾或氢氧化钠水解，生成甘油和水溶性的肥皂。

消化吸收 成人唾液腺分泌的脂肪酶可水解部分食物脂肪但消化能力很弱，婴儿口腔中的脂肪酶则可较有效分解奶中含短链和中链脂肪酸的脂肪。胃部是脂肪初步消化的部位，小肠是脂类的主要消化场所。在消化过程中，食糜间歇从胃送入十二指肠，刺激胰液和胆汁的合成和分泌。分泌的胆汁包括胆汁酸、牛磺胆酸等乳化剂，进一步促进了脂肪的乳化；胆汁使肠内的 pH 值升高，而胆汁本身的表面活化剂作用可以将脂肪乳化。脂肪微粒减小到 $50\sim100nm$ 具有极大的表面积，胰液中的脂肪酶被胆汁激活，有利于胰脂肪酶和肠脂肪酶将其水解。脂肪酶将甘油三酯水解成游离脂肪酸和甘油单酯。脂肪酸消化吸收速度与不饱和程度呈直线相关。不饱和脂肪酸比饱和脂肪更易消化吸收。脂肪水解后的小分子如甘油、短链和中链脂肪酸等易被小肠细胞吸收直接进入血液。甘油单酯和长链脂肪酸被吸收后，先在小肠细胞中重新合成甘油三酯，并和磷脂、胆固醇和蛋白质形成乳糜微粒，由淋巴系统进入血循环。

（厉曙光）

gānyóusānzhǐ
甘油三酯（triglyceride） 三分子脂肪酸与一分子甘油所形成的酯。又称三酰甘油或中性脂肪。构成食物的脂肪和动物体脂的基本结构。

组成 通常所说的脂肪包括脂和油，常温情况下呈固体状态的称"脂"；呈液体状态的称"油"。脂和油均由碳、氢、氧三种元素组成。日常食用的动植物油，如猪油、菜油、豆油、芝麻油等均属于脂肪和油。在植物脂肪中，可可籽油、椰子油和棕榈油虽含有较多的饱和脂肪酸，但因其碳链较短（10~12 碳），所以熔点低于大多数动物脂肪。构成甘油三酯的脂肪酸结构不同，在自然界中尚未发现有单一脂肪酸的甘油三酯。脂肪因其所含的脂肪酸碳链的长短、饱和程度和空间结构不同，呈现不同的特性和功能。人体内甘油三酯主要分布在腹腔、皮下和肌肉纤维之间。

生理功能 脂肪有供能、维持体温等功能。

贮存和提供能量 体内 1g 脂肪可以产生能量约 39.7kJ（9.46kcal）。若人体摄入能量不能及时被利用或过多，就转变为脂肪而贮存起来。当机体需要时，脂肪细胞中的酯酶立即分解甘油三酯释放出甘油和脂肪酸进入血循环，与食物中被吸收的脂肪一起被分解释放出能量以满足机体需要。脂肪细胞可不断贮存脂肪，所以人体可因不断摄入过多的能量而不断地积累脂肪导致肥胖。

维持体温正常 皮下脂肪组织可起到隔热保温的作用，维持体温的正常和恒定。

保护作用 脂肪组织在体内对器官有支撑和衬垫作用，可保护体内的器官免受外力伤害。

脂肪组织有内分泌作用 已发现由脂肪组织所分泌的因子有肿瘤坏死因子 α、瘦素、脂联素、雌激素、白介素-6、白介素-8、胰岛素样生长因子、胰岛素样生长因子结合蛋白 3 等，这些因子参与机体的代谢、免疫、生长发育等生理过程。

节约蛋白质作用 脂肪在体内代谢分解的产物，可促进碳水化合物的能量代谢，使其更有效地释放能量。充足的脂肪还可保护体内蛋白质（包括食物蛋白质）不被用来作为能源物质，而使其有效发挥其他重要的生理功能，称节约蛋白质作用。

机体重要的构成成分 细胞膜、内质网膜、红细胞膜、线粒体膜等各种生物膜中含大量脂肪酸，是细胞维持正常的结构和功能所必不可少的重要成分。

其他 食物中的甘油三酯不仅为人体提供能量和作为脂肪的合成材料，还有一些特殊的营养学功能。①增加饱腹感：食物脂肪由胃进入十二指肠，可刺激十二指肠产生肠抑胃素，使胃蠕动受到抑制，造成食物由胃进入十二指肠的速度相对缓慢。食物中脂肪含量越多，胃排空的速度越慢，所需时间越长。②改善食物的感官性状：脂肪作为食品烹调加工的重要原料，可改善食物的色、香、味、型，达到美食和促进食欲的作用。③提供脂溶性维生素：食物脂肪中同时含有各类脂溶性维生素，如维生素 A、D、E、K 等，脂肪不仅是这类脂溶性维生素的食物来源，还可促进其在肠道中的吸收。

（厉曙光）

línzhī
磷脂（phospholipid） 甘油三酯中一个或两个脂肪酸被磷酸或含磷酸的其他基团所取代的一类脂类物质。磷脂是除甘油三酯以外，在体内含量较多的脂类，尤以脑、神经和肝中含量最高。按其组成结构可分为两类：一类是甘油磷脂，另一类是鞘磷脂。甘油磷脂常见的有卵磷脂、脑磷脂、肌醇磷脂等。其中最重要的是卵磷脂，它是由一个磷酸胆碱基团取代甘油三酯中一个脂肪酸而构成的，这种结构使它具有亲水性和亲脂性的双重特性。

生理功能：①磷脂是细胞膜的重要构成成分，具有极性和非极性双重特性，可帮助脂类或脂溶性物质如脂溶性维生素、激素等顺利通过细胞膜，促进细胞内外的物质交流。②磷脂可作为乳化剂使体液中的脂肪悬浮在体液中，有利于其吸收、转运和代谢。由于磷脂的乳化作用，在食品加工中也被广泛应用，如在人造奶油、蛋黄酱和巧克力生产中常以磷脂（如卵磷脂）作为乳化剂。③磷脂能防止胆固醇在血管内沉积、降低血液的黏度、促进血液循环，同时改善脂肪的吸收和利用，可预防心血管疾病，磷脂在这方面的作用正受到越来越多的关注。④食物中的磷脂被机体消化吸收后释放出胆碱，进而合成神经递质乙酰胆碱，可促进和改善神经系统功能。⑤神经鞘磷脂作为膜结构的重要磷脂与卵磷脂并存于细胞膜的外侧，其分子结构中含脂肪酰基、磷酸胆碱和神经鞘氨醇。神经髓鞘中约含5%的神经鞘磷脂。

（厉曙光）

gùchún

固醇（sterols）　一类含有同样多个环状结构的脂类化合物。又称甾醇。因其环外基团不同而有差异。固醇类化合物广泛存在于生物体内的一种重要的天然活性物质，按其来源可分为动物固醇、植物固醇和菌类固醇三大类。动物固醇以胆固醇为主，植物固醇主要为谷固醇、豆固醇和菜油固醇等，麦角固醇则属于菌类固醇。

胆固醇　人体中主要的固醇类化合物，可参与调节钙、磷的代谢等，具有重要的生理功能，也是细胞膜的重要成分，人体内90%的胆固醇存在于细胞之中。胆固醇还是人体内许多重要的活性物质的合成材料，如胆汁、性激素（如睾酮）、肾上腺素（如皮质醇）等，肾上腺皮质中作为激素合成原料的胆固醇含量很高。胆固醇也可在体内转变成7-脱氢胆固醇，后者在皮肤中经紫外线照射可转变成维生素 D_3。体内合成胆固醇最旺盛的部位是肝和肠壁，其他组织和器官中胆固醇的合成尚不清楚。大脑虽然含丰富的胆固醇，但合成能力低，主要由血液提供。人体胆固醇合成代谢受到以下因素控制：能量摄入的数量；胆固醇摄入的数量；膳食脂肪摄入的种类；激素，主要为甲状腺激素、雌激素类、胰岛素等。体内胆固醇增多可负反馈抑制肝及其他组织中胆固醇合成限速酶的活性，使胆固醇的合成降低。糖和脂肪等分解产生的乙酰辅酶 A 是体内各组织合成胆固醇的主要原料。含胆固醇的食物有肉类、蛋类、鱼类、禽类、乳酪产品等。肝、肾等内脏以及蛋类（蛋黄）富含胆固醇。机体既可从食物中获得胆固醇，也可利用内源性胆固醇，一般不存在胆固醇缺乏。

植物固醇　存在于植物性食品中分子结构与胆固醇相似的含有 28～30 个碳的化合物，与胆固醇不同的是植物固醇在侧链上还有额外的甲基或乙基基团。不溶于水、酸和碱，但可溶于乙醚、苯、氯仿、乙酸乙酯、石油醚等有机溶剂中。胆固醇是高等动物细胞膜的重要成分，植物固醇在植物中也有类似作用。常见的植物固醇有 β-谷固醇、菜油固醇和豆固醇。膳食中的胆固醇约30%可被吸收，但机体对植物固醇的吸收能力很低，谷固醇和菜油固醇的血清水平仅为胆固醇浓度的0.1%～0.14%。植物固醇较难被吸收的原因与其侧链上的甲基或乙基基团有关，侧链越长吸收率越低。植物固醇的 5-α-氢化作用可使其更难以吸收，膳食中最常见植物固醇的 5-α-氢化产物是谷甾烷醇（谷固醇的饱和衍生物），吸收率一般小于3%，而且在血清中不能被检出。植物固醇具有降低人和动物血清胆固醇的作用，还可干扰肠道对膳食和胆汁中胆固醇的吸收。植物固醇在降低总胆固醇和低密度脂蛋白时对高密度脂蛋白和甘油三酯并无影响。所有植物性食品中均含有数量不等的植物固醇，广泛存在于植物的根、茎、叶、果实和种子中，是植物细胞膜的组成部分。植物固醇最主要来源是植物油、种子和坚果等食品。个体如每天摄入30g 的玉米油，将获得大于 200mg 的植物固醇。

（厉曙光）

xuèjiāng zhīdànbái

血浆脂蛋白（plasma lipoprotein）　血浆中脂类和蛋白质结合形成的一种大分子复合物。脂类难在血浆中溶解，为使脂类能在血浆中溶解，即形成了血浆脂蛋白的一类运输脂类的大分子。甘油三酯和胆固醇酯位于大分子复合物的主核，由磷脂、游离胆固醇和几种载脂蛋白组成表面外壳。磷脂、游离胆固醇和载脂蛋白是亲水脂分子，非极性基团的磷脂酰基，胆固醇的环状结构和载脂蛋白的疏水氨基链，与存在于中心核的甘油三酯和胆固醇酯相互作用；而在其表面外壳上的脂类和载脂蛋白的极性基团与血浆中的水和离子相互作用，由此将大分子复合物分散于水。

血浆脂蛋白分为乳糜微粒、极低密度脂蛋白（very low density lipoprotein，VLDL）、低密度脂蛋白（low density lipoprotein，LDL）和高密度脂蛋白；中密度脂蛋白是 VLDL 在血浆中向 LDL 转化的中间产物。血浆脂蛋白对胆固醇有转运作用。各种组织中细胞死亡、生物膜更新，所释出的胆固醇一般都要通过脂蛋白再转运到肝，进行再利用、降解或排泄。

（厉曙光）

zhīfángsuān

脂肪酸（fatty acid）

一端含有一个羧基的长脂肪族碳氢链。通式是 $C_{(n)}H_{(2n+1)}COOH$。脂肪酸是最简单的一种脂，是中性脂肪、磷脂和糖脂的主要成分，是人类和其他动物的主要能量来源。在充足氧供应的条件下，脂肪酸被氧化分解为二氧化碳和水，氧化过程中产生的自由能约 40% 保存在细胞内生成 ATP。其余则以热的形式散发。机体内脂肪酸除来自膳食外，主要是由乙酰辅酶A（coenzyme A，CoA）合成，但这并非 β-氧化的逆反应。凡能在代谢中产生乙酰 CoA 的物质均是合成脂肪酸的原料。肝是人体脂肪酸合成的主要部位，与脂肪组织相比较，人体肝合成脂肪酸的能力为其 8~9 倍。已知存在于自然界的脂肪酸有 40 多种，根据碳链的长短、饱和程度和空间结构不同，脂肪酸有各种分类方法。

按碳链长度分类 可分为长链脂肪酸、中链脂肪酸和短链脂肪酸。

长链脂肪酸 烷基链上所含碳原子数在 14 个及以上的脂肪酸。长链脂肪酸通过线粒体内的长链脂酰 CoA 脱氢酶进行 β-氧化为机体提供能量。线粒体是脂肪酸氧化供能的主要场所。长链脂肪酸则需经过多种载体和酶的协助才能通过细胞膜和线粒体膜，在此过程中任何一个环节的障碍都会导致长链脂肪酸氧化受阻。首先，长链脂肪酸进入细胞需特殊膜载体的协助，如脂肪酸转运体、脂肪酸结合蛋白等。进入细胞的长链脂肪酸需在细胞质中活化。随后，活化的长链脂肪酸经过肉毒碱循环穿过线粒体膜进入线粒体，这一过程需要肉毒碱棕榈酰转移酶 1 和肉毒碱棕榈酰转移酶 2 的催化。此外，细胞中充足的肉毒碱也是长链脂肪酸通过线粒体膜的必要条件，一些原发性肉毒碱缺乏或肉毒碱摄取障碍的患者也会出现长链脂肪酸氧化缺陷，导致肥胖发生。某些有特殊生理功能的脂肪酸如鱼类脂肪，尤其是深海鱼油中含有丰富的二十二碳六烯酸（docosahexoenoic acid，DHA）和二十碳五烯酸（eicosapentaenoic acid，EPA），具有重要的营养价值。碳原子数在 22 个以上的脂肪酸被称为超长链脂肪酸。含有 14~22 个碳原子的长链脂肪酸既可在线粒体中氧化，又可在过氧化物酶体中氧化；而超长链脂肪酸仅能在过氧化物酶体中氧化。

中链脂肪酸 碳原子数在 8~12 个的脂肪酸。含中链脂肪酸油脂的营养学特点主要有：水溶性较好，不需要胆汁乳化，可以直接被小肠吸收；吸收后无需形成乳糜微粒，可由门静脉直接进入肝；中链脂肪酸可直接穿过细胞膜和线粒体膜进行氧化，在细胞内可快速氧化产生能量，代谢中可增加 8%~35% 的能量消耗；极少再合成甘油三酯、胆固醇，不在体内蓄积和提高血胆固醇水平等。此类脂肪在特殊食品生产（如运动员食品）和临床营养上（如用来治疗高脂蛋白血症、急性和慢性肾功能不全等）逐渐受到重视。过多食用中链脂肪酸可引起恶心、颜面潮红、血栓性静脉炎、脑电图改变等，其安全性和适当的使用方法也同样受到关注。含中链脂肪酸较丰富的食物有：棕榈油中含 71%，椰子油中含 13.9%，牛乳及乳制品中含 4.0%~4.7%，人乳中也含有 1.5%~2.9%。

短链脂肪酸 碳原子数在 6 个以下的脂肪酸，主要包括乙酸、丙酸、丁酸等。人体内短链脂肪酸主要来源于食物中膳食纤维、抗性淀粉、低聚糖和糖醇等在结肠被肠道微生物发酵的产物。引起关注的生理功能主要包括：提供机体能量，促进细胞膜中脂类物质的合成，预防和治疗溃疡性结肠炎，预防结肠肿瘤，抑制内源性胆固醇的合成。

按饱和度分类 可分为饱和脂肪酸与不饱和脂肪酸。按不饱和双键的数量又可分为含 1 个不饱和双键的单不饱和脂肪酸和 2 个以上不饱和双键的多不饱和脂肪酸。按双键位置分类，从 CH_3- 的碳（这个碳原子为 ω 碳）起计算不饱和脂肪酸中不饱和双键的位置。例如，油酸的表达式为 $C_{18:1}$，ω-9，即碳链由 18 个碳组成，有 1 个不饱和双键，从甲基端数起，不饱和双键在第九和第十碳之间。此外，国际上还有以 n 来代替 ω 的表示方法，即 ω-9 就是 n-9。常用油脂的脂肪酸构成见表1。

表 1 常用食用油脂中主要脂肪酸的构成（食物中脂肪总量的百分数）

食用油脂	饱和脂肪酸	不饱和脂肪酸			其他脂肪酸
		油酸（$C_{18:1}$）	亚油酸（$C_{18:2}$）	亚麻酸（$C_{18:3}$）	
可可油	93	6	1		
椰子油	92	0	6	2	
橄榄油	10	83	7		
菜籽油	13	20	16	9	42
花生油	19	41	38	0.4	1
茶油	10	79	10	1	1
葵花子油	14	19	63	5	
豆油	16	22	52	7	3
棉子油	24	25	44	0.4	3
大麻油	15	39	45	0.5	1
芝麻油	15	38	46	0.3	1
玉米油	15	27	56	0.6	1
棕榈油	42	44	12		
米糠油	20	43	33	3	
文冠果油	8	31	48		14
猪油	43	44	9		3
牛油	62	29	2	1	7
羊油	57	33	3	2	3
黄油	56	32	3	1.3	4

不饱和脂肪酸命名规则如下：

△编号系统从羧基碳原子算起；n 或 ω 编号系统则从离羧基最远的碳原子算起。

$$CH_3—CH_2—CH_2—CH_2—CH_2—CH_2—CH_2—CH_2—CH_2—COOH$$

△ 编号系统	10	9	8	7	6	5	4	3	2	1
n 或 ω 编号系统	1	2	3	4	5	6	7	8	9	10

饱和脂肪酸（saturated fatty acid，SFA） 不含双键的脂肪酸。膳食中 SFA 多存在于家畜肉和乳类的脂肪，这些食物也富含胆固醇，故进食较多的 SFA 也必然进食较多的胆固醇。摄入大量饱和脂肪酸后肝的 3-羟基-3-甲基戊二酰 CoA 还原酶的活性增高，使胆固醇合成增加。植物中富含饱和脂肪酸的有椰子油、棉籽油和可可油。饱和脂肪酸主要作用是为人体提供能量，可增加机体内的胆固醇和中性脂肪；摄入不足，可使机体的血管变脆，易引发脑出血、贫血，易患肺结核和神经障碍等疾病。

单不饱和脂肪酸（monounsaturated fatty acids，MUFA） 含有 1 个双键结构的脂肪酸。种类和来源很丰富，现已发现的 MUFA 包括：肉豆蔻油酸、棕榈油酸、油酸、反式油酸、蓖麻油酸、芥酸、鲸蜡烯酸等。在 MUFA 中还包括上述一些脂肪酸的反式结构体，如肉豆蔻酸反油酸、棕榈反油酸和巴西烯酸。单不饱和脂肪酸不仅有辅助调节血胆固醇的特性，还有辅助调节血糖、血脂等其他生理作用。单不饱和脂肪酸辅助调节血胆固醇、甘油三酯和低密度脂蛋白胆固醇（LDL-C）的作用机制与多不饱和脂肪酸相近，但大量摄入亚油酸在降低 LDL-C 的同时，高密度脂蛋白胆固醇（HDL-C）也降低，而大量摄入油酸则无此种情况。单不饱和脂肪酸不具有多不饱和脂肪酸潜在的不良作用。在膳食中，降低饱和脂肪酸的同时，以单不饱和脂肪酸取代部分饱和脂肪酸有重要意义。

多不饱和脂肪酸（polyunsaturated fatty acids，PUFA） 含有 2 个或 2 个以上不饱和双键结构的脂肪酸，也称多烯脂肪酸。根据甲基端第一个双键所连碳原子的编号可分为 ω-3、ω-6、ω-9 等系列（也可用 n 编号表示）。与人类健康密切相关并具有重要生物学意义的主要是 n-3 和 n-6 系列。机体在利用两种必需脂肪酸合成同系列的其他 PUFA 时，使用同一系列的酶。由于竞争抑制作用，这一过程的速度较缓慢，从食物中直接获得这些 PUFA 是最有效的途径（图）。多不饱和脂肪酸对人体有重要的生理功能。它能调节人体的脂质代谢，可辅助调节 LDL-C，且随着脂肪酸不饱和度的增加这种作用更加明显。多不饱和脂肪酸对动脉血栓形成和血小板功能有明显影响，对治疗和预防心脑血管疾病、促进生长发育等方面均具有重要的生理作用。不饱和脂肪酸对人体健康虽然有很多益处，但应该引起重视的是多不饱和脂肪酸易发生脂质过氧化反应，因而产生自由基和活性氧等物质，对细胞和组织可造成一定的损伤；此外，n-3 多不饱和脂肪酸还有抑制免疫功能的作用。因此在考虑脂肪的膳食营养素参考摄入量（DRIs）时，必须同时兼顾饱和脂肪酸、多不饱和脂肪酸和单不饱和脂肪酸三者间的合适比例。

n-3 系列多不饱和脂肪酸　α-亚麻酸（18：3，n-3）是 n-3 脂肪酸的母体。它能被延长成为更长链的多不饱和脂肪酸。植物油（含有亚麻酸）和鱼油（主要包含 EPA、DHA）是 n-3 系列多不饱和脂肪酸的主要来源。哺乳动物组织中 n-3 系列多不饱和脂肪酸的水平比 n-6 系列多不饱和脂肪酸低。这两种脂肪酸在体内有不同的代谢和组织分布。二十碳四烯酸（$C_{20:4}$，n-6）和二十碳三烯酸（$C_{20:3}$，n-6）主要分布

在肝和血小板，那些具有重要生物活性的长链 n-3 多不饱和脂肪酸在视网膜、睾丸和中枢神经系统中的分布较多。十八碳三烯酸（$C_{18:3}$，n-3）与十八碳二烯酸（$C_{18:2}$，n-6）在调节机体生长、毛细血管抵抗性、红细胞脆性及线粒体功能上具有的作用相似。此外，n-3 系列多不饱和脂肪酸不仅对正常生长发育是不可或缺的，而且在冠心病、高血压、关节炎、其他炎症性和自身免疫性疾病及肿瘤的防治中都发挥重要作用。

n-6 系列多不饱和脂肪酸　亚油酸和花生四烯酸是 n-6 系列多不饱和脂肪酸中重要的脂肪酸，主要来自植物。

亚油酸是人体必需脂肪酸，它有预防胆固醇过高、改善高血压、预防心肌梗死、预防胆固醇导致的胆结石和动脉硬化的作用，但摄取过多亦会引起过敏、衰老等病症，还会抑制免疫力、减弱人体的抵抗力，大量摄取时还可能会增加癌症的发病风险。亚油酸主要存在于植物油脂中，一般植物油脂含有 30% 以上的亚油酸。其中亚油酸含量较高的有葵花籽

油、红花籽油、核桃油、玉米油、棉籽油、燕麦油、芝麻油、大豆油等植物油。

花生四烯酸在人体内可由亚油酸合成，它在体内可调节免疫系统、预防机体多种疾病、保护肝细胞、促进消化道运动、促进胎儿和婴儿正常发育。食用花生四烯酸不可过量。花生四烯酸有辅助调节血压的作用，但摄取过量时会引起血压升高，还会促进血液凝固和增加过敏的风险。花生四烯酸分布广泛，许多动物的肝、肾上腺、鱼油、微生物和寄生虫中都含有花生四烯酸。在人脑和神经组织中花生四烯酸含量可达到总量的 40%，传统的花生四烯酸来源主要有蛋黄、动物内脏和深海鱼油。

n-9 系列多不饱和脂肪酸　可在体内合成，所以是非必需脂肪酸。有油酸、反式油酸、芥酸、神经酸等，其主要存在于橄榄油、芝麻油、鳄梨、腰果和澳大利亚坚果等。油酸是主要的 n-9 系列多不饱和脂肪酸，其化学式 $C_{18}H_{34}O_2$。将油酸加氢得到硬脂酸，油酸的双键反式同分异构体

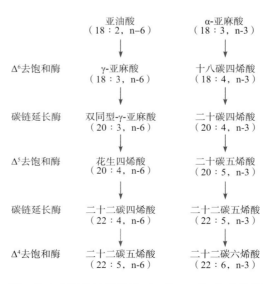

图　体内多不饱和脂肪酸（n-3，n-6）合成途径

称为反式油酸。油酸由于含有双键，在空气中长期放置时能发生自氧化作用，局部转变成含羰基的物质，有腐败的哈喇味，这是油脂变质的原因。油酸与其他脂肪酸一起，以甘油酯的形式存在于一切动植物油脂中。在动物脂肪中，油酸在脂肪酸中占40%~50%。在植物油中的变化较大，茶油中可高达80%，橄榄油中占65%~83%，花生油中达54%，而椰子油中仅有5%~6%。n-9系列多不饱和脂肪酸可减少发生心血管硬化及减低心脑血管梗死的风险。

按空间结构分类 可分为顺式脂肪酸和反式脂肪酸。

顺式脂肪酸 大多数天然不饱和脂肪酸都为顺式，即在不饱和键（烯键）两端的碳元素上连接的2个氢均在双键的同一侧，使不饱和脂肪酸分子在不饱和键处自然弯曲。而在反式脂肪酸分子中，不饱和键两端的碳元素上连接的2个氢在双键的对侧，即不饱和脂肪酸分子在不饱和键处成直线。脂肪酸分子在碳链等长时，所含不饱和键越多，其熔点就越低；在碳链等长和不饱和键相同时，反式分子比顺式分子的熔点高。以十八碳脂肪酸为例：顺-9-十八烯酸（油酸）的熔点为16.3℃，反-9-十八烯酸（反油酸）的熔点则是43.7℃。食物中的不饱和脂肪酸主要是顺式的，动物脂肪有一小部分是反式的。顺式脂肪酸在高温下容易变质，性质不稳定，保存不当也很容易酸败。

反式脂肪酸 一般是指不饱和脂肪酸的一个或多个双键呈反式构型，即双键上两个相邻的氢原子处于不同侧面的脂肪酸。天然存在的反式脂肪酸为数不多，主要有植物原料中的11t-十八碳烯酸（vaccenic acid）和共轭多不饱和脂肪酸；反刍动物体内因为生物氢化而存在于奶、黄油及牛脂中的十八碳二烯酸（9c，11t-$C_{18:2}$）等。

在低于生理温度时，富含反式脂肪酸的细胞膜脂质双层比富含多不饱和脂肪酸的脂质双层更容易钢化，形成"晶体"不利于组织在低温状态下维持和代谢。不饱和脂肪酸的双键能与氢结合变成饱和键，随着饱和程度的增加，油类可由液态变为固态，这一过程称为氢化。反式脂肪酸是氢化脂肪产生的，在氢化过程中某些天然存在的顺式双键转变为反式构型，主要存在于牛奶和奶油中，如人造黄油，也有称为植物氢化油、氢化植物油、植物奶油、起酥油等。人体摄入这些食物后，其中的反式脂肪酸或被氧化分解，或掺入结构脂类中去。反式不饱和脂肪酸不具有必需脂肪酸的生物活性。反式不饱和脂肪酸大量存在可能在一定程度上降低了细胞膜的通透性，使一些营养成分以及信号分子难以通过细胞膜，还会降低细胞膜对胆固醇的利用。氢化油产生的反式脂肪酸与天然不饱和脂肪酸相比，有增加血浆胆固醇的作用。反式脂肪酸的含量一般随植物油的氢化程度而增加，如人造黄油可能含25%~35%的反式脂肪酸。典型西餐中每日摄入反式脂肪酸可达15g。

关于反式脂肪酸对人体的危害越来越引起人们的重视。反式脂肪酸可升高低密度脂蛋白胆固醇，降低高密度脂蛋白胆固醇水平，从而增加冠心病的风险；人造脂肪中的反式脂肪酸可诱发肿瘤、2型糖尿病等疾病；但这些对人体健康不利的影响还需要更多的证据。反式脂肪酸摄入量与脂肪的摄入量及所选择的食物种类有关，人造奶油、蛋糕、饼干、油炸食品、乳酪产品以及花生酱等食品是反式脂肪酸的主要来源。世界卫生组织和联合国粮农组织在《膳食营养与慢性疾病》（2003年版）中建议"为了增进心血管健康，应该尽量控制膳食中的反式脂肪酸，最大摄取量不超过总能量的1%"。各国政府都已行动起来控制食物中的反式脂肪酸。美国、加拿大和韩国要求食品标签上必须标注反式脂肪酸的含量，加拿大还同时出台了食品中反式脂肪酸的限量。2013年，美国食品药品管理局宣布，初步决定禁用对人体健康不利的人造反式脂肪酸。2013版中国居民膳食营养素参考摄入量将中国2岁以上儿童及成人膳食中来源于食品工业加工产生的反式脂肪酸的可耐受摄入量定为小于总能量的1%，大致相当于2g。

部分常见的脂肪酸见表2。

（厉曙光）

bìxū zhīfángsuān

必需脂肪酸（essential fatty acid） 人体不可缺少而自身又不能合成或合成的速度和数量不能满足机体需要，必须通过食物供给的一类脂肪酸。真正营养学意义上的必需脂肪酸是亚油酸和α-亚麻酸。必需脂肪酸具有以下功能：①是磷脂的重要组成成分，磷脂是细胞膜的主要结构成分，必需脂肪酸与细胞膜的结构和功能直接相关。②是合成前列腺素的前体，前列腺素存在于许多器官中，具有各种生理功能，如使血管扩张和收缩，神经刺激传导，作用于肾脏影响水的排泄，奶中的前列腺素可防止婴儿消化道损

表2　部分常见的脂肪酸

名称	代号
丁酸	$C_{4:0}$
己酸	$C_{6:0}$
辛酸	$C_{8:0}$
癸酸	$C_{10:0}$
月桂酸	$C_{12:0}$
肉豆蔻酸	$C_{14:0}$
棕榈酸	$C_{16:0}$
棕榈油酸	$C_{16:1}$，n-7 cis
硬脂酸	$C_{18:0}$
油酸	$C_{18:1}$，n-9 cis
反油酸	$C_{18:1}$，n-9 trans
亚油酸	$C_{18:2}$，n-6 all cis
α-亚麻酸	$C_{18:3}$，n-3，6，9 all cis
γ-亚麻酸	$C_{18:3}$，n-6，9，12 all cis
花生酸	$C_{20:0}$
花生四烯酸	$C_{20:4}$，n-6，9，12，15 all cis
二十碳五烯酸	$C_{20:5}$，n-3，6，9，12，15 all cis
芥子酸	$C_{22:1}$，n-9 cis
二十二碳五烯酸（鰶鱼酸）	$C_{22:5}$，n-3，6，9，12，15 all cis
二十二碳六烯酸	$C_{22:6}$，n-3，6，9，12，15，18 all cis
二十四碳单烯酸（神经酸）	$C_{24:1}$，n-9 cis

引自：Modern Nutrition in Health and Disease. 第9版. 1999；68

伤等。③与胆固醇的代谢有关，体内约70%的胆固醇与脂肪酸形成酯。在低密度脂蛋白（LDL）和高密度脂蛋白（HDL）中，亚油酸可降低 LDL 颗粒的胆固醇含量，减少含 apo B 脂蛋白的分泌并使 LDL 受体的活性增加，清除血液循环中的 LDL，HDL 可将胆固醇运往肝而被代谢分解，具有这种辅助调节血脂作用的还包括 n-3 和 n-6 系列的其他多不饱和脂肪酸，如二十碳五烯酸和二十二碳六烯酸等。阿拉斯加人尽管膳食中富含高热能、高脂肪和高胆固醇，但心脏病患病率却很低，原因是其食物大多来自富含这些多不饱和脂肪酸的海产品。④参与生物合成类花生酸物质。类花生酸是指二十碳三烯酸、二十碳四烯酸、二十碳五烯酸在环氧化酶和脂氧合酶的作用下生成的一系列氧化产物，如前列腺素、血栓素以及白三烯等，它们在体内很多生化过程中起重要调节作用，协调细胞间生理功能，如调节血压和血脂、血栓的形成，以及调节机体对伤害、感染的免疫反应等，许多必需脂肪酸的缺乏体征可能是因为类花生酸化合物代谢的改变而引起。

机体每天必需脂肪酸的摄入量应不少于总能量的3%。必需脂肪酸的缺乏主要发生在婴儿、以脱脂奶或低脂膳食喂养的幼儿、长期全胃肠外营养的患者。患有慢性肠道疾病的患者可出现必需脂肪酸的缺乏，疾病促使肠道吸收能力降低，机体吸收的必需脂肪酸减少。必需脂肪酸缺乏可引起生长迟缓、生殖障碍、皮肤损伤（出现皮疹）以及肾、肝、神经和视觉方面的多种疾病。

（厉曙光）

shànshí zhīfáng

膳食脂肪（dietary fat）　膳食中含有的脂肪，包括植物性脂肪和动物性脂肪。

营养价值评价　①食物脂肪的消化率与其熔点密切相关。熔点低于体温的脂肪消化率可高达97%～98%；高于体温的脂肪消化率为90%左右，一些动物组织脂肪多属于此类；熔点高于50℃的脂肪较难消化。含不饱和脂肪酸和短链脂肪酸越多的脂肪其熔点越低，越容易消化，一般植物脂肪的消化率高于动物脂肪。②一般植物油中亚油酸和α-亚麻酸含量高于动物脂肪，其营养价值优于动物脂肪。但椰子油和可可油例外，其亚油酸和不饱和脂肪酸含量都很少。③机体对饱和脂肪酸、单不饱和脂肪酸和多不饱和脂肪酸的需要不仅是种类齐全，数量充足，而且各种脂肪酸之间还应比例适当。④一般脂溶性维生素含量高的脂肪营养价值也高。植物油中富含维生素 E，尤其是谷类种子的胚油（如麦胚油）维生素 E 的含量更加丰富。动物脂肪几乎不含维生素，而内脏脂肪如肝脏脂肪富含维生素 A 和维生素 D，某些海鱼肝脏脂肪中含量更高，奶和蛋的脂肪中维生素 A 和维生素 D 亦较丰富。⑤某些有特殊生理功能的脂肪酸，如鱼类脂肪尤其是深海鱼的鱼油中含二十碳五烯酸（EPA）和二十二碳六烯酸（DHA），对神经系统和视觉系统都具有重要的生理功能。

来源 人类的膳食脂肪主要来源于动物的组织和器官以及植物的种子等，含脂肪丰富的食品为动物性和坚果类食物，动物不同的组织和器官含量不同。不同的动物脂肪含量和成分也不一样。动物性食物以畜肉类含脂肪最丰富，且多为饱和脂肪酸，多不饱和脂肪酸含量较少。猪肉含脂肪量在 30%~90%，仅瘦肉脂肪含量在 10% 左右；牛、羊肉含脂肪量比猪肉低很多，如牛肉脂肪含量仅为 2%~5%，羊肉多数为 2%~4%，但冻羊肉可高达 24% 以上。一般动物内脏除大肠外脂肪含量皆较低。禽肉一般含脂肪量较低，多在 10% 以下，但烤鸭和肉鸡例外，其含量分别约为 38.4% 和 35.4%。鱼类脂肪含量多数为 5%~10%，且含不饱和脂肪酸较多，所以患心脑血管疾病的老年人宜多吃鱼少吃肉。蛋类中蛋黄含脂肪量约 30%，但全蛋仅为 10% 左右，其组成主要为单不饱和脂肪酸。除动物性食物外，植物性食物中以坚果类（花生、核桃、瓜子、榛子等）含脂肪量最高，可达 50% 以上，其脂肪组成多以亚油酸为主，是多不饱和脂肪酸的重要来源。亚油酸普遍存在于植物油中，亚麻酸在豆油和紫苏籽油中较多。鱼（深海鱼）贝类食物相对含 EPA 和 DHA 较多。茶油和橄榄油富含油酸。含磷脂较多的食物为蛋黄、肝、大豆、麦胚和花生等。含胆固醇丰富的食物是动物脑、肝、肾等内脏和蛋类，肉类和奶类也含有一定量的胆固醇。常见食物脂肪、EPA 和 DHA、胆固醇的含量见表 1~表 3。

参考摄入量 中国营养学会制定了各类人群的宏量营养素可接受范围（acceptable macronutrient distribution range，AMDR），成人脂肪的 AMDR 一般应控制在总能量的 20%~30%。脂肪摄入过多可导致肥胖、心血管疾病、高血压和某些癌症的发病率升高。必需脂肪酸的摄入量，一般认为应不少于总能量的 3%。20 世纪 90 年代加拿大首次提出 n-6 和 n-3 系列多不饱和脂肪酸的推荐摄入量，即 n-3 系列多不饱和脂肪酸摄入不低于总能量摄入的 0.5%，n-6 系列多不饱和脂肪酸不低于总能量的 3%。大多数学者建议 n-3 与 n-6 系列多不饱和脂肪酸的摄入比例为 1：4~6 较适宜。中国推荐成人 n-6 和 n-3 系列多不饱和脂肪酸的 AMDR 分别占总能量的 2.5%~9.0% 和 0.5%~2.0%，EPA 和 DHA 的 AMDR 为 0.25~2.0g/d。

表 1　常见食物脂肪含量（g/100g）

食物名称	脂肪含量	食物名称	脂肪含量
花生油	99.9	鸡	9.4
豆油	99.9	带鱼	4.9
色拉油	99.8	玉米面	3.9
龙须面	74.7	豆腐	3.7
松子仁	70.6	猪肝	3.5
猪肉（猪脖）	60.5	榴梿	3.3
葵花籽仁	53.4	鲆	3.2
花生（炒）	48.0	牛乳	3.2
麻花	31.5	鲅鱼	3.1
鸭	19.7	酸乳	2.7
黄豆	16.0	标准粉	1.5
羊肉	14.1	籼米（标二）	0.8
牛肉	13.4	豆浆	0.7
椰子	12.1	藕	0.2
鸡蛋	11.1	萝卜	0.1

引自：杨月欣，王光亚，潘兴昌.中国食物成分表.第2版.北京：北京大学医学出版社，2009

表 2　海产品食用部分 EPA、DHA 含量（g/100g）

种类	脂肪总量	EPA 含量	DHA 含量
马鲛鱼	13.9	0.9	1.6
鲭鱼	9.0	0.7	0.9
鳟鱼	7.7	0.1	0.5
鲑鱼	5.4	0.3	0.9
牡蛎	2.0	0.3	0.2
虾	1.5	0.3	0.2
蟹	1.0	0.2	0.1
鳕鱼	0.7	0.1	0.2

引自：杨月欣，王光亚，潘兴昌.中国食物成分表.第2版.北京：北京大学医学出版社，2009

表3　常见食物中胆固醇含量（mg/100g）

食物名称	胆固醇含量	食物名称	胆固醇含量
猪脑	2571	鲫鱼	130
羊脑	2004	海蟹	125
鸡蛋黄	1510	肥猪肉	109
鸡蛋	585	鸡	106
虾皮	428	鸭	94
鸡肝	356	猪油	93
羊肝	349	草鱼	86
干贝	348	鲈鱼	86
黄油	296	香肠	82
猪肝	288	鲳鱼	77
河蟹	267	带鱼	76
对虾	193	海参	62
蛤蜊	156	火腿	57
肥羊肉	148	牛乳	15
肥牛肉	133	人乳	11

引自：杨月欣,王光亚,潘兴昌. 中国食物成分表. 第2版. 北京：北京大学医学出版社,2009

饱和脂肪酸虽可使血中低密度脂蛋白胆固醇（LDL）水平升高，与心血管疾病的发生有关，但因其不易被氧化而产生有害的氧化物和过氧化物等，以及一定量的饱和脂肪酸还有助于高密度脂蛋白的形成，因此人体不应完全限制饱和脂肪酸的摄入。随着中国居民生活水平的提高，食物的多样化，含反式脂肪酸的食物也会增加。反式脂肪酸对机体有不利影响，应有意识地限制这类脂肪酸的摄入。

（厉曙光）

tànshuǐhuàhéwù

碳水化合物（carbohydrate）

一类由碳、氢、氧三种元素组成的有机化合物。又称糖类。营养学上，一般将碳水化合物分为四类：单糖、双糖、寡糖或低聚糖和多糖。

碳水化合物研究发展至今已有近200年历史，18世纪一名德国学者从葡萄中分离出葡萄糖后，碳水化合物的研究得到迅速发展。1812年俄国化学家基尔霍夫（Kirchoff）发现碳水化合物的主要存在形式是淀粉，并发现在稀酸中加热可使淀粉分解为葡萄糖；此类化合物的分子组成一般可用 $C_n(H_2O)_m$ 通式表示，因此采用碳水化合物这个术语，后来发现有些糖如 D-2 脱氧核糖（$C_5H_{10}O_4$）和 L-鼠李糖（$C_6H_{12}O_5$）等并不符合上述通式，并且有些糖还含有氮、硫、磷等成分，显然用碳水化合物这个名称已不能覆盖所有的糖类，但由于沿用已久，至今仍使用此名称。1900年德国化学家菲舍尔（Fisher）最早测定了单糖的化学结构，从此，奠定了碳水化合物结构和功能研究的化学基础。1988年英国牛津大学雷蒙德·德韦克（Raymond Dwek）发表了"糖生物学"的综述，标志着糖生物学这一前沿领域的诞生。科学家们有关碳水化合物的研究成果曾获得过三次诺贝尔化学奖。

碳水化合物与其他大分子如蛋白质、脂肪形成糖复合物，多分布于细胞外层，普遍存在于多细胞生物的外表面，传递细胞间生物信息，在细胞之间的相互作用、识别和制约中发挥重要作用。碳水化合物与免疫、癌症、感染、细胞发育和分化有关。许多种类的低聚糖和多糖有调节免疫、抑制肿瘤、抑制病毒、耐缺氧、延缓衰老等生物活性，现已发现多糖的生物活性与多糖的结构有规律性关系。碳水化合物应用于药物、化工原料和能源时与其结构特性和化学性质密切相关。

理化性质　碳水化合物是多羟基醛或多羟基酮及其衍生物和缩合物，有一些共同的特性。

溶解度　单糖分子中有多个羟基增加了它的水溶性，但不能溶于乙醚、丙酮等有机溶剂。单糖、双糖、寡糖、糊精都溶于水，淀粉不溶于水，与水加热后可吸水膨胀，变成糊状。糖原能分散在水中得乳白色胶态"溶液"。膳食纤维中果胶能溶于水，但纤维素不溶，其余可吸水膨胀，吸水量因来源、液体的 pH 值和离子浓度等的不同而异，如麦麸可以吸收 5 倍重量的水。吸水后膳食纤维呈海绵状，可以吸附细菌和一些分子。

甜度　甜味是糖的重要性质，甜味的高低用甜度表示。甜度仅能采用感官比较法，所获得的数值仅是一个相对值。甜度一般以 5% 或 10% 的蔗糖水溶液在 20℃ 时的甜度为 100%，其他糖在相同条件下与之比较所得的甜度数值，这种甜度是相对的，故也称为比甜度。若以蔗糖的甜度为 100%，则果糖为 170%，葡萄糖 74%，半乳糖 32%，麦芽糖 32%，乳糖

16%等。

吸湿性 糖在湿度较高的情况下吸收水分的性质。保湿性是指糖在空气湿度较低条件下保持水分的性质，这对于保持食品的柔软性、弹性、贮存及加工都有重要意义。果糖、果葡糖浆的吸湿性最强，顺次为葡萄糖、麦芽糖、蔗糖等。生产面包、糕点、软糖等食品时，宜选用吸湿性强、保湿性强的果糖、果葡糖浆等，而生产硬糖、酥糖及酥性饼干时，以用蔗糖为宜。

旋光性 一种物质使直线偏振光的振动平面发生旋转的特性。旋光方向以符号表示：左旋为 L-或（-），右旋为 D-或（+），旋光性是鉴定糖的一个重要指标。

渗透压 单糖的水溶液与其他溶液一样，具有渗透压增大和冰点降低的特点。在相同浓度下，溶质的分子量越小，分子数目越多，渗透压也越大。浓度越高，糖溶液分子量越小，冰点降低得越多。

黏度 通常糖的黏度随温度的升高而下降，单糖的黏度一般比低聚糖低。食品生产中可调节糖的黏度改善食品的稠度和口感。氧在糖溶液中的溶解度较在水溶液中低，因此糖溶液具有抗氧化性，有利于保持食品的色、香、味和营养成分。

吸收与代谢 糖类的消化过程从口腔开始，食物进入口腔后，咀嚼等促进唾液的分泌，唾液中的淀粉酶可将淀粉水解为短链多糖和麦芽糖。食物在口腔停留时间很短，这种水解程度有限。食物进入胃后，在胃酸的作用下，淀粉酶失活，但胃酸本身有一定的降解淀粉作用。小肠是糖类分解和吸收的主要场所。胰腺分泌的胰淀粉酶进入小肠，将淀粉等

分解为双糖，在小肠黏膜细胞刷状缘上分别由麦芽糖酶、蔗糖和乳糖酶将相应的双糖分解为单糖。单糖通过小肠吸收入血并运送到肝进行相应的代谢，或运送到其他器官直接被利用。

生理功能 机体中碳水化合物的存在形式主要有葡萄糖、糖原和含糖的复合物，其生理功能与摄入食物的种类和在机体内存在的形式有关。

储存和提供能量 膳食碳水化合物是人类最经济和最主要的能量来源。1g碳水化合物可产生16.7kJ（4kcal）能量，大脑、心肌和骨骼肌等需要碳水化合物提供能量，人体摄入的碳水化合物在体内经消化变成葡萄糖参加机体代谢。平时摄入的碳水化合物主要是多糖，在米面等主食中含量较高，摄入碳水化合物的同时，能获得蛋白质、脂类、维生素、矿物质、膳食纤维等其他营养物质。以葡萄糖为主供给机体各种组织能量，糖原是肌肉和肝碳水化合物的储存形式，肝约储存机体内 1/3 的糖原。碳水化合物在体内释放能量较快，供能也快，是神经系统和心肌的主要能源，也是肌肉活动时的主要燃料，对维持神经系统和心脏的正常供能、增强耐力和提高工作效率都有重要意义。

构成组织结构及生理活性物质 碳水化合物是构成机体组织的重要物质，并参与细胞的组成和多种活动。每个细胞都有碳水化合物，主要以糖脂、糖蛋白和蛋白多糖的形式存在，分布在细胞膜、细胞器膜、细胞质，以及细胞间基质。糖结合物还广泛存在于各组织，如脑和神经组织中含大量糖脂，是细胞与神经组织的结构成分之一。糖与蛋白质结

合生成的糖蛋白如黏蛋白与类黏蛋白，是构成软骨、骨骼和眼球的角膜、玻璃体的组成成分；某些酶如核酸酶等都是糖蛋白。核糖核酸和脱氧核糖核酸两种重要生命物质均含有 D-核糖；一些具有重要生理功能的物质，如抗体、酶和激素的组成成分，也需碳水化合物参与。

节约蛋白质作用 膳食中碳水化合物供应不足时，机体为了满足自身对葡萄糖的需要，通过糖原异生作用产生葡萄糖，主要动用体内蛋白质供能。而当碳水化合物供应充足时，则不需要动用蛋白质供能，进而减少蛋白质的消耗，即碳水化合物具有节约蛋白质作用。

抗生酮作用 脂肪在体内分解代谢，需要葡萄糖的协同作用。膳食中碳水化合物供应不足时，食物脂肪或体内脂肪被动员并加速分解为脂肪酸来供应能量。这一代谢过程中，由于草酰乙酸不足，脂肪酸不能彻底氧化而产生过多的酮体，酮体不能及时被氧化而在体内蓄积，以致产生酮血症和酮尿症。膳食中充足的碳水化合物可防止上述现象的发生。

解毒作用 经糖醛酸途径生成的葡萄糖醛酸是体内一种重要的结合解毒剂，在肝中能与许多有害物质如细菌毒素、酒精、砷等结合，以消除或减轻这些物质的毒性或生物活性，起到解毒作用。不能消化的碳水化合物在肠道菌的作用下发酵所产生的短链脂肪酸也有较好的解毒和促进健康作用。

增强肠道功能 非淀粉多糖类如果胶、抗性淀粉和功能性低聚糖等抗消化的碳水化合物能刺激肠道蠕动，保持水分，增加结肠内容物发酵和粪便容积，促进

短链脂肪酸生成和改善肠道菌群，有助于正常消化、增加排便量和维持肠道健康。

（厉曙光）

单糖（monosaccharide）

dāntáng

单糖（monosaccharide） 通常条件下不能再被直接水解为分子更小糖的碳水化合物。是碳水化合物的最小组成单位，是构成各种双糖、寡糖和多糖的基本组成单位，每分子含 3~9 个碳原子，按其碳原子的数量，可分为丙糖、丁糖、戊糖、己糖、庚糖、辛糖及壬糖。以戊糖和己糖最重要，如葡萄糖、果糖和半乳糖等。其分子结构显示它们为含有一个自由醛基或酮基的多羟基醛或酮类化合物，有醛基者称为醛糖，有酮基者称为酮糖（图）。

葡萄糖 构成食物中各种糖类的常见基本单位。有些糖类完全由葡萄糖构成，如淀粉；有些则是由葡萄糖与其他糖结合而成，如蔗糖。葡萄糖以单糖的形式存在于天然食物中较少。葡萄糖有 D 型和 L 型。通常所说的葡萄糖指 D-葡萄糖，又名右旋糖，是最常见的糖，在血液、脑脊液、淋巴液、水果、蜂蜜以及多种植物液中都以游离形式存在，是构成多种寡糖和多糖的基本单位；在机体内是一种极其重要的生物代谢物，可作为多种活性物质生物合成的原料或前体，如嘌呤、嘧啶、某些氨基酸、卟啉类、胆固醇及其衍生物、糖胺、糖蛋白、糖脂、脂肪中的甘油及脂肪酸、乳汁中的乳糖和某些动物体内的维生素 C 等。葡萄糖的氧化反应产生的能量是人类生命活动所需能量的重要来源。人体只能代谢 D-葡萄糖而不能利用 L 型。可将 L-葡萄糖作为甜味剂，增加食品的甜味而又不增加能量摄入。

果糖 又称左旋糖，全称 D-阿拉伯己酮糖，是葡萄糖的同分异构体，它以游离状态大量存在于水果的浆汁和蜂蜜中，动物的前列腺和精液中也存在相当量的果糖。D-果糖是天然碳水化合物中甜度最高的糖。如以蔗糖甜度为 100%，D-果糖的相对甜度可达 170%。人工制作的玉米糖浆中含果糖可达到 40%~90%，是饮料、冷冻食品、糖果蜜饯生产的重要原料，美国人因消费这类食品而使果糖占总能量摄入的 8%~10%。游离的 D-果糖在动物体内含量甚微，但其磷酸酯却是体内糖代谢中极其重要的中间产物；它参与糖的无氧酵解、有氧氧化、磷酸戊糖途径、糖异生作用等各种代谢过程，此外它还参与甘油及脂肪酸的合成代谢过程。

半乳糖 几乎全部以结合形式存在，它是乳糖、蜜二糖、水苏糖、棉子糖等的重要组成成分之一。在 β-乳糖酶的催化作用下，半乳糖可从乳糖的水解作用中得到。某些植物多糖如琼脂、阿拉伯树胶、落叶松树胶以及其他多种植物的树胶及黏浆液等水解后都可获得 D-半乳糖。半乳糖还以多糖的形式存在于许多植物中，如黄豆、咖啡、豌豆等种子中都含这一类多糖。D-半乳糖在动物界的分布及含量都不多。它与葡萄糖结合成的乳糖仅存在于哺乳动物的乳汁，人体中的半乳糖是食物中乳糖的水解产物，在酶的催化下，D-半乳糖可通过差向异构反应转变为 D-葡萄糖。脑及神经组织中的脑苷脂及神经节苷脂主要是半乳糖苷。D-半乳糖也是某些糖蛋白的组成成分。

其他单糖 除了上述三种重要的单糖外，食物中还有少量的戊糖，如核糖、脱氧核糖、阿拉伯糖和木糖等。前两种糖可在动物体内合成，后几种糖主要存在于水果和根、茎类蔬菜之中。天然的水果、蔬菜中，还存在有少量的糖醇类物质，这些物质因其在体内消化、吸收速度慢，且提供能量较葡萄糖少而被用于食品加工业，常使用的糖醇有山梨醇、甘露醇、木糖醇和麦芽糖醇等。天然食物如谷胚中有一种环状的肌醇可与磷酸结合形成植酸不利于营养素的吸收。

（厉曙光）

shuāngtáng

双糖（disaccharide） 两分子单糖缩合而成的碳水化合物。又称二糖。食品中常见的天然双糖有蔗糖、乳糖、麦芽糖等。根据连接方式不同，可分为两种双糖，即还原性双糖和非还原性双糖。若第一个单糖分子的半缩醛羟基与第二个单糖的醇羟基（一般是 C-4 上的羟基）脱去一分子水相互连接所构成的双糖，分子中仍

图 单糖的分子结构式

保留一个半缩醛羟基，其中一个单糖部分可变为开链式。这种双糖有变旋现象和还原性，能与多伦或费林试剂作用，也能生成糖脎，称为还原性双糖，如麦芽糖。若两个单糖分子的半缩醛（酮）羟基脱去一分子水而相互连接而形成的双糖，分子中已没有半缩醛（酮）羟基存在，其中任何一个单糖部分都不能再由环式转变成醛（酮）式。这种双糖就没有变旋现象和还原性，也不能生成糖脎，称为非还原性双糖，如蔗糖。双糖与单糖具有相似的物理性质，能形成晶体，易溶于水，有甜味。

蔗糖　俗称白糖、砂糖或红糖，是自然界中分布最广泛也是最重要的非还原性双糖。蔗糖是由一分子 D-葡萄糖与一分子 D-果糖以 α-键连接而成，是右旋糖。蔗糖几乎普遍存在于植物界的叶、花、根、茎、种子及果实中。在甘蔗、甜菜和蜂蜜中含量尤为丰富，甜味仅次于果糖。但蔗糖在酸或酶的作用下水解生成等分子的 D-葡萄糖与 D-果糖混合物，水解前后旋光方向发生了改变，所以将蔗糖的水解过程叫转化反应，把其水解产物称转化糖。蜜蜂体内就含有水解蔗糖的转化酶，所以蜂蜜的主要成分是转化糖。蔗糖在医药上用作矫味药，常制成糖浆使用，把蔗糖加热至200℃以上变成褐色焦糖后，可用作饮料和食品的着色剂。高浓度蔗糖溶液对微生物有抑制作用，可大量用于蜜饯、果酱和糖果的生产。蔗糖衍生物——三氯蔗糖是一种强力甜味剂，蔗糖脂肪酸酯用作乳化剂，蔗糖也是家庭烹调所需的佐料。

麦芽糖　又称饴糖，由两分子葡萄糖以 α-1,4-糖苷键连接而成。麦芽糖是淀粉和糖原的结构成分。常温下，纯麦芽糖为透明针状晶体，易溶于水，微溶于酒精，不溶于醚。其熔点为 102～103℃，相对密度 1.540，比甜度为30%，甜味柔和，有特殊风味。麦芽糖易被机体消化吸收，在糖类中营养最为丰富。制糖和制酒工业中大量使用麦芽中的 β-淀粉酶，其目的是使淀粉在酶的作用下分解成大量的麦芽糖。麦芽糖大量存在于发芽的谷粒，特别是麦芽中。此外花粉、花蜜、树蜜及大豆植株的叶柄、茎和根部中也有麦芽糖。谷物种子发芽时会有麦芽糖的生成，生产啤酒所用的麦芽汁中所含糖成分主要是麦芽糖。

乳糖　由一分子 D-葡萄糖与一分子 D-半乳糖以 α-1,4-糖苷键连接而成，主要存在于奶及奶制品中。它是哺乳动物乳汁中的主要糖成分，牛乳含乳糖 4.6%～5.0%，人乳含乳糖 5%～7%，占奶类提供的总能量的 30%～50%。纯品乳糖为白色固体，溶解度小，比甜度为20%。乳糖可被乳糖酶和稀酸水解后生成葡萄糖和半乳糖，不被酵母发酵。乳酸菌可使乳糖发酵变为乳酸。乳糖可促进婴儿肠道双歧杆菌的生长，也有助于机体内钙的代谢和吸收，患有乳糖不耐受症的人群是因为体内缺乏乳糖酶。

其他双糖　如异麦芽糖、海藻糖、纤维二糖和龙胆二糖等。异麦芽糖由两分子 D-葡萄糖以 α-1,6-糖苷键相连而成，是多糖支链淀粉及糖原的结构组成单位，代表此类多糖链的分枝点。异麦芽糖能有效促进人体内有益细菌——双歧杆菌的生长繁殖，故又称为"双歧杆菌生长促进因子"（简称"双歧因子"）。自然界中异麦芽糖极少以游离状态存在，但在某些发酵食品如酱油、黄酒或酶法葡萄糖浆中有少量存在。海藻糖又名蘑菇糖、蕈糖，也是一种重要的双糖。海藻糖由两分子葡萄糖通过半缩醛羟基缩合而成，1858年从海藻中分离获得而得名。除海藻外，蘑菇、酵母、真菌、细菌等也广泛存在海藻糖。海藻糖的甜度为蔗糖的 45%，为还原性双糖，化学性质稳定，是一种非特异性保护剂，可保护生物膜及敏感细胞壁免受干旱、冷冻、渗透压的变化等造成的损害。同时，还可以作为保鲜剂用于食品、蔬菜、果品、生物品的保护。

（厉曙光）

guǎtáng

寡糖（oligosaccharide）　3～10 个单糖分子通过糖苷键构成的碳水化合物。又称低聚糖。根据糖苷键的差异而有不同名称。已知的几种比较重要的寡糖有棉子糖、水苏糖、异麦芽低聚糖、低聚果糖、低聚甘露糖、大豆低聚糖等。其甜度通常仅为蔗糖的 30%～60%。大蒜、洋葱、牛蒡、芦笋、豆类和蜂蜜等食物中都有寡糖。寡糖可从天然食物中萃取，也可利用生化科技及酶素反应或利用淀粉及双糖（如蔗糖等）合成。寡糖并不能被人体的胃酸破坏，也无法被消化分解。但它可被肠道有益细菌如双歧杆菌所利用，促进这类菌群的增加。其发酵产物如短链脂肪酸有重要生理功能，与膳食纤维等共同对肠道的结构与功能有重要的保护和促进作用。

棉子糖　又称蜜三糖，是葡萄糖、果糖和半乳糖构成的三糖，几乎与蔗糖一样广泛分布于多种植物的种子、果实、花及根茎中，甘蔗和棉籽中含量尤多。棉子糖是一种无还原性的糖，由 D-半乳糖、D-葡萄糖、D-果糖各 1 分子组成，前两者以 α-1,6-糖苷键相连，后二者借 1,2-半缩醛缩合的糖苷键相连。

水苏糖 在棉子糖的基础上再增加一个半乳糖的四糖，通常多与蔗糖及棉子糖共存。

人体胃肠道内缺乏水解水苏糖和棉子糖的酶系统，大豆低聚糖中所含的水苏糖和棉子糖很难或不会被人体消化吸收，它所提供的能量很低或没有，可在低能量食品中发挥作用，最大限度满足喜爱甜食又担心发胖者的要求，还可供糖尿病和肥胖病患者食用。这两种糖虽不能被肠道消化酶分解而消化吸收，但在大肠中可被肠道细菌代谢，产生气体和其他产物，造成胀气，因此，必须进行适当加工以减小其不良影响。

低聚果糖 又称蔗果低聚糖，是一个葡萄糖和多个果糖通过 β-1,2-糖苷键结合的寡糖。低聚果糖多存在于天然植物中，如菊芋、芦笋、洋葱、香蕉、番茄、大蒜、蜂蜜及某些草本植物中，尤以洋葱、芦笋中含量较高。低聚果糖具有良好的生理功能，包括作为双歧杆菌的增殖因子；是人体难消化的低能量甜味剂；水溶性的膳食纤维；能降低机体血清胆固醇和甘油三酯含量及抗龋齿等有益作用。低聚果糖的黏度、保湿性、吸湿性、甜味特性及在中性条件下的热稳定性与蔗糖相似，甜度为蔗糖的 30% ~ 60%；不具有还原性，但其有明显的抑制淀粉回生的作用；已广泛应用于乳制品、乳酸饮料、糖果、焙烤食品、膨化食品及冷饮食品中。

异麦芽低聚糖 又称异麦芽寡糖、分歧低聚糖等，是指葡萄糖分子间以 α-1,6 糖苷键结合的低聚糖总称。游离状态的异麦芽低聚糖有甜味，在天然食物中含量极少，主要存在于某些发酵食品如酒和酱油中。低聚异麦芽糖耐酸耐热性极好，具有较好的保湿性，并能抑制蔗糖、葡萄糖的晶体形成，可防止淀粉类食品硬化和老化，延长食品的保存时间。由于其属非发酵性物质，不会被微生物利用，除可延长食物的贮存期外，抑菌防龋齿是其一大特点。它与蔗糖共用时，能阻止蔗糖被变异链球菌作用而产生水不溶性的高分子葡聚糖，抑制蔗糖导致的蛀牙。异麦芽低聚糖中的潘糖对抑制牙垢形成也有明显的效果。异麦芽低聚糖能有效地促进人体内有益菌双歧杆菌的增殖，是一种功能性低聚糖。

（厉曙光）

duōtáng

多糖（polysaccharide） 10 个以上单糖分子脱水缩合并借糖苷键彼此连接而成的一类大分子碳水化合物。多糖与单糖和低聚糖不同，一般不溶于水，个别多糖能与水形成胶体溶液，无甜味，不形成结晶，无还原性。在酶或酸的作用下，最后水解成为单糖。糖原、淀粉和膳食纤维是营养学上具有重要作用的三种多糖，它们在自然界中分布很广，但其水解的最终产物都是葡萄糖。

（厉曙光）

tángyuán

糖原（glycogen） 广泛分布于哺乳类及其他动物肝和肌肉等组织、多分散性的高度分支的多糖。以 α-1,4-糖苷键连接的葡萄糖为主链，并有相当多 α-1,6 分支的多糖。每个支链平均长度相当于 12 ~ 18 个葡萄糖分子。糖原的分子很大，一般由 3000 ~ 60 000 个葡萄糖残基组成。糖原几乎全部存在于动物组织，在肝和肌肉中合成并储存。肝糖原可维持正常的血糖水平，肌糖原提供运动所需能量，由于其水溶性和多分支的特点，在体内可迅速分解提供能量。食物中糖原含量较少，贝类含量较多，如牡蛎含糖原可达其湿重的 6%，但糖原并不是主要的碳水化合物食物来源。

（厉曙光）

diànfěn

淀粉（starch） 葡萄糖聚合而成的多糖。主要存在于谷类、根茎类等植物中，是人类碳水化合物的主要食物来源，也是最丰富、最廉价的能量营养素。淀粉可分为两类。

可吸收淀粉 一类由数量不等的葡萄糖以 α-1,4（直链）和 α-1,6（支链）糖苷键连接的大分子，可被人体消化酶分解吸收的植物多糖，主要贮存在植物细胞中，尤其富含于谷类、薯类、豆类等食物。直链淀粉又称糖淀粉，由几十个至几百个葡萄糖分子残基以 α-1,4-糖苷键相连而成的一条直链，并卷曲成螺旋状二级结构；在热水中可以溶解，与碘产生蓝色反应，一般不显还原性；黏性差，易出现"老化"现象，形成难消化的抗性淀粉。天然食品中直链淀粉含量较少，一般仅为 19% ~ 35%。支链淀粉又称胶淀粉，分子量较大，一般由几千个葡萄糖残基组成，其中每 25 ~ 30 个葡萄糖残基以 α-1,4-糖苷键相连而形成许多个短链，每两个短链之间又以 α-1,6-糖苷键连接，如此使整个支链淀粉分子形成许多分支再分支的树冠样复杂结构。支链淀粉难溶于水，其分子中有许多个非还原性末端，故不显现还原性；遇碘产生棕色反应；黏性大，易"糊化"。在食物淀粉中支链淀粉含量较高，一般占 65% ~ 81%。不同品种的大米所含的支链和直链淀粉的比例各不相同，支链淀粉含量与食物的品质有很大关系，含支链淀粉越多，糯性越大。

抗性淀粉（resistant starch，RS）　健康者小肠中不被消化吸收的淀粉及其水解产物的总称。抗性淀粉不能在小肠消化吸收，但是能进入结肠可被细菌发酵而具有重要的生理功效。抗性淀粉发酵产物是短链脂肪酸和气体，主要是丁酸和 CO_2，CO_2 可以调节机体肠道的有益菌群和降低粪便的 pH 值。抗性淀粉分为四类。①RS1：又称物理包埋淀粉，生理上不接受的淀粉，指因细胞壁的屏障作用或蛋白质的隔离作用而不能被淀粉酶接近的淀粉，一般为较大的淀粉颗粒，当咀嚼时不能被唾液和胰 α-淀粉酶分解。例如，部分研磨的谷物和豆类中，一些淀粉被包裹在细胞壁里，在水中不能充分膨胀和分散，不能被淀粉酶接近而不易被消化，但在加工和咀嚼后则变得易于消化。②RS2：抗性淀粉颗粒，指天然具有抗消化性的淀粉，主要存在于生的马铃薯、香蕉和高直链玉米淀粉。其抗消化性的原因是具有致密结构和部分结晶结构，其抗性随着糊化的完成而消失。根据 X 线衍射图像的类型，RS2 可分为三类：A 类，淀粉即使未经加热处理也能消化，但在小肠中只能部分被消化，主要包括小麦、玉米等谷类淀粉；B 类，即使经加热处理也难以消化，包括未成熟的香蕉、芋类和高直链玉米淀粉；C 类，介于 A 类和 B 类之间，主要是豆类淀粉。③RS3：变性或老化的淀粉，回生淀粉，指糊化后在冷却或储存过程中结晶而难

以被淀粉酶分解的淀粉。通过食品加工引起淀粉化学结构、聚合度和晶体构象变化形成。这类淀粉是膳食中抗性淀粉的主要成分，即使经加热处理，也难以被淀粉酶类消化，可作为食品添加剂使用。④RS4：化学改性淀粉，主要指经过物理或化学变性后，由于淀粉分子结构的改变以及一些化学官能团的引入而产生的抗酶解淀粉部分，如羧甲基淀粉、交联淀粉等。同时也指种植过程中，基因改造引起的淀粉分子结构变化，如基因改造或化学方法引起的分子结构变化而产生的抗酶解淀粉部分。

抗性淀粉的分类仍在不断变化。早先耦合淀粉曾被当作食品添加剂使用，尤其在需要高度稳定黏度的食品中使用，因为这种淀粉具有使用量少且安全性高的特点。抗性淀粉由于消化吸收慢，食用抗性淀粉后不容易饥饿，且不致使血糖升高过快，成为一种功能性淀粉，特别适宜糖尿病患者食用，有助于糖尿病患者维持正常的血糖。

抗性淀粉存在于某些天然食品中，如马铃薯、香蕉、大米等，特别是高直链淀粉的玉米淀粉含抗性淀粉高达 60%。抗性淀粉也可通过某些加工方法提高其含量，如将淀粉加热使其糊化并迅速冷却，则由糊化变成老化，或将淀粉制品在冰箱内贮存，都可增加抗性淀粉含量；还可添加脂肪使淀粉变性以增加抗性淀粉含量，因脂肪可使淀粉分子内部的螺旋结构凝固而趋于稳定，可抵抗酶发挥作用。

（厉曙光）

shànshí xiānwéi

膳食纤维（dietary fiber）　存在于植物体中的不能被人体消化吸

收的多糖。又称非淀粉多糖。80%~90%的纤维由植物细胞壁成分组成，包括纤维素、半纤维素和果胶等。纤维中的葡萄糖分子以 β-键连接，故不能被人体内的 α-淀粉酶水解和消化。膳食纤维对人体的健康发挥重要作用，摄取足够的膳食纤维可将血糖和胆固醇等控制在理想水平，有预防心血管疾病和糖尿病的作用。膳食纤维可吸纳水分，刺激肠道蠕动，对结、直肠癌有预防作用，也可减少便秘、痔疮等的发生。

分类　根据膳食纤维水溶性不同可分为不溶性纤维和可溶性纤维两类。

不溶性纤维　可分为三种。①纤维素：为 1000 ~ 10 000 个葡萄糖残基由 β-1,4-糖苷键相连形成一条线状长链，不溶于水及一般溶剂，无还原性，遇碘不起任何颜色反应。纤维素是各种植物细胞壁的主要成分，也是许多木质植物的结构成分和骨架。人体和动物组织不含纤维素，但它与人类生活的关系极其密切，人类日常膳食中必须有足够的纤维素。人体消化液及消化道中缺乏能水解纤维素的 β-1,4-糖苷键的酶，故纤维素不能被人体消化吸收，但它可刺激和促进胃肠道的蠕动并有利于粪便排泄。②半纤维素：绝大多数的半纤维素都是由 2 ~ 4 种不同的单糖或衍生单糖构成的杂多糖，它们包括木聚糖、戊聚糖、阿拉伯木聚糖和半乳聚糖，以及一类酸性半纤维素如半乳糖醛酸、葡萄糖醛酸等。半纤维素是谷类纤维的主要成分，纤维素和半纤维素在麸皮中含量较多。③木质素：是植物木质化过程中形成的非碳水化合物，是由苯丙烷单体聚合而成，不能被人体消化吸收。食物中木质素含量较少，

主要存在于蔬菜的木质化部分和种子中，如草莓籽、老化的胡萝卜和甘蓝之中。

可溶性纤维 既可溶解于水又可吸水膨胀并能被结肠中微生物酵解的一类纤维，常存在于植物细胞液和细胞间质中，分为两类。①果胶：是被甲酯化至一定程度的半乳糖醛酸多聚体，果胶通常存在于水果和蔬菜之中，尤其是柑橘类和苹果中含量较多。果胶分解后产生甲醇和果胶酸，是过熟或腐烂水果及各类果酒中甲醇含量较多的原因。在食品加工中常用果胶作为增稠剂制作果冻、色拉调料、冰淇淋和果酱等。②树胶和黏胶：由不同单糖及其衍生物组成，阿拉伯胶、瓜拉胶属于这类物质，在食品加工中可作为稳定剂。

生理功能 膳食纤维不仅本身具有重要的功能，而且在肠道益生菌的作用下发酵所产生的短链脂肪酸有广泛的促健康作用。

增加饱腹感 膳食纤维进入消化道内，在胃中吸水膨胀，增加胃内容物的容积，而可溶性膳食纤维黏度高，使胃排空速率减缓，延缓胃中内容物进入小肠的速度，同时使人产生饱腹感，有利于糖尿病和肥胖症患者减少进食量。

促进排便 不溶性膳食纤维可组成肠内容物的核心，其吸水性可增加粪便体积，以机械刺激使肠壁蠕动；可被结肠细菌发酵产生短链脂肪酸和气体，从而对肠黏膜产生化学刺激，促进粪便排泄；膳食纤维可增加粪便含水量，减少粪便硬度，利于排便。不同膳食纤维吸收水分的作用差异较大，谷类纤维比水果、蔬菜类纤维能更有效地增加粪便体积和防止便秘。

降低血糖和血胆固醇水平 膳食纤维可减少小肠对糖的吸收，使血糖不致因进食而快速升高，也可减少体内胰岛素的释放，而胰岛素可刺激肝合成胆固醇，所以胰岛素释放减少可使血浆胆固醇水平受到影响。各种纤维因可吸附胆汁酸，使脂肪和胆固醇等吸收率下降，达到降血脂的作用。

改变肠道菌群 进入结肠的膳食纤维能部分的、选择性的被肠内细菌分解与发酵，所产生的短链脂肪酸可降低肠道 pH 值，改变肠内微生物菌群的构成与代谢，诱导益生菌大量繁殖，不仅对肠道健康有重要作用，而且还可能降低慢性病的发病风险。

参考摄入量 2013 年中国营养学会制定的居民膳食营养素参考摄入量（DRIs）中成人膳食纤维的适宜摄入量为 25～30g/d，并鼓励每日摄入的谷物至少 1/3 为全谷物食物，蔬菜水果摄入至少达到 500g 以上。

（厉曙光）

shíwù xuètáng shēngchéng zhǐshù

食物血糖生成指数 （glycemic index，GI）

衡量某种食物或某种膳食组成对血糖浓度影响的指标。简称血糖指数。1981 年，加拿大营养学教授戴维·霍金斯（David Jenkins）博士最早提出。GI 高的食物或膳食，表示进入胃肠后消化快、吸收完全，葡萄糖迅速进入血液；反之则表示在胃肠内停留时间长，进入血液的速度慢。

定义 联合国粮农组织与世界卫生组织（FAO/WHO）专家委员会于 1997 年对 GI 定义是：含 50g 碳水化合物的食物血糖应答曲线下面积与同一个体摄入 50g 碳水化合物的标准食物（葡萄糖或面包）血糖应答曲线下面积之比。食物碳水化合物经消化吸收后，血糖明显升高。餐后血糖升高速度的快慢对不同健康水平和生理需要不同的个体有重要的意义。不同食物 GI 差别很大，高 GI 食物是指血糖指数 >70 的食物，中等 GI 食物是指血糖指数在 55～70 的食物，低 GI 食物指血糖指数 <55 的食物。食物的 GI 受多方面因素影响，包括食物中糖的种类（如葡萄糖和果糖）、糖的构成（如直链淀粉和支链淀粉的比例）、食物的物理性状和烹调加工（如淀粉的糊化程度、颗粒大小）、食物的化学成分和含量（如膳食纤维、脂肪、蛋白质、酸度等）。食物淀粉的物理状态和烹调加工是影响 GI 的最重要因素。一般食物中果糖或直链淀粉含量高时 GI 值偏低；高脂肪、高蛋白、酸性食物能降低胃的排空能力，减少淀粉胶化，通常也有低的 GI 值，但糖尿病患者所需要的是低脂肪、低 GI 的食物。

餐后血糖水平除了与碳水化合物的血糖指数高低有关外，还与食物中碳水化合物的含量密切相关。GI 高的食物，如果碳水化合物含量很少，尽管其容易转化为血糖，但对血糖总体水平的影响并不大。因此在 GI 的基础上提出血糖负荷（glycemic load，GL）的概念，用来评价某种食物摄入量对人体血糖影响的幅度。其计算公式为：GL = 摄入食品中碳水化合物的重量×食品的 GI 值/100。一般认为 GL<10 为低 GL 食物，10～20 为中 GL 食物，>20 为高 GL 食物，提示摄入碳水化合物的数量同样会对血糖产生明显的影响。GL 与 GI 结合使用，可反映特定食品的一般摄入量中所含可消化碳水化合物的数量和质量，因此更接近实际。

应用 ①不同的人对血糖的控制水平要求不同，可选择相应的含 GI 不同的食物。如糖尿病患者，多选择 GI 低的食物，可有效控制餐后胰岛素和血糖异常，有利血糖的稳定；运动员在大运动量的训练和比赛中，尤其是运动时间长的项目，为维持稳定持续血糖水平，就需要选择 GI 高的食物。②低 GI 的食物在调节能量代谢、控制食物摄入量等方面优于 GI 高的食物，选择低 GI 的食物有助于对体重、血糖、血脂及血压的控制。③高 GI 的食物易于消化吸收，对消化吸收功能差的人群有益；而低 GI 的食物有利于肠道益生菌的生长繁殖，可改善肠道结构和功能，从而有助于防控慢性病。

常见食物的血糖指数 见表。

(厉曙光)

tànshuǐhuàhéwù cānkǎo shèrùliàng

碳水化合物参考摄入量 （carbohydrate reference intakes）1988 年中国营养学会建议，中国健康人群碳水化合物的供能比以 60% ~ 70% 为宜。2000 年，中国营养学会结合了中国膳食实际和研究进展，建议除了 2 岁以下的婴幼儿外，碳水化合物提供能量应占膳食总能量的 55% ~ 65%。为满足脑部以及葡萄糖依赖组织的需要量，避免体内蛋白质分解，预防慢性病，并考虑人体内源性的产生和能量消耗，2013 年中国营养学会对碳水化合物的居民膳食营养素参考摄入量（DRIs）进行了修订，确定中国成人的平均需要量为 120g，可接受范围为总能量的 50% ~ 65%，膳食纤维的适宜摄入量为 25 ~ 30g/d。对添加糖摄入量进行限制，每日不超过 50g，最好限制在 25g 以内。同时对碳水化合物的来源也作了要求，即应含有多种不同种类的谷物，特别是全谷物，应限制纯热能食物如糖的摄入量，以保障人体能量充足和营养素的需要。

碳水化合物主要食物来源：谷物（如水稻、小麦、玉米、大麦、燕麦、高粱等）、薯类、水果（如苹果、梨、香蕉、甘蔗、甜瓜、西瓜、葡萄等）、坚果、蔬菜（如胡萝卜、番薯等）等。平时摄入的碳水化合物主要是多糖，在米、面等主食中含量较高，其中粮谷类一般含碳水化合物 60% ~ 80%，薯类含 15% ~ 29%，豆类为 40% ~ 60%；在摄入碳水化合物的同时，能获得蛋白质、脂类、维生素、矿物质和膳食纤维等其他营养物质。而摄入单糖或双糖如蔗糖，除能补充能量外则不能补充其他营养素。富含单糖和双糖的食物主要有蔗糖、糖果、甜食、糕点、甜味水果、含糖饮料和蜂蜜等。常见食物碳水化合物的含量见表。

(厉曙光)

néngliàng

能量 （energy） 物质运动的量度或尺度。能量有许多形式，如动能、势能、电能、热能、电磁能、辐射能。能量单位为卡（cal）和焦耳（J）。1cal 指在标准大气压下，1g 纯水的温度由

表　常见食物的血糖指数（GI）

食物名称	GI	食物名称	GI
葡萄糖	100	白面包	87.9
蔗糖	65.0	可乐饮料	40.3
果糖	23.0	酸奶（加糖）	48.0
乳糖	46.0	牛奶	27.6
麦芽糖	105.0	花生	14.0
白糖	83.8	胡萝卜	71.0
蜂蜜	73.0	山药	51.0
巧克力	49.0	南瓜	75.0
馒头	88.1	黄豆（浸泡，煮）	18.0
烙饼	79.6	豆腐（炖）	31.9
大米饭	83.2	绿豆	27.2
小米（煮）	71.0	扁豆	38.0
面条（小麦粉）	81.6	四季豆	27.0
荞麦面条	59.3	苹果	36.0
玉米面（粗粉，煮）	68.0	梨	36.0
大麦粉	66.0	桃	28.0
油条	74.9	葡萄	43.0
荞麦（黄）	54.0	香蕉	52.0
糯米饭	87.0	猕猴桃	52.0
马铃薯（煮）	66.4	菠萝	66.0
甘薯（红，煮）	76.7	柑	43.0
藕粉	32.6	柚	25.0
苕粉	34.5	西瓜	72.0
苏打饼干	72.0		

引自：杨月欣，王光亚，潘兴昌.中国食物成分表.第2版.北京:北京大学医学出版社,2009

表　常见食物碳水化合物的含量（g/100g）

食物名称	碳水化合物含量	食物名称	碳水化合物含量
白砂糖	99.9	胡萝卜	8.9
藕粉	92.9	猪肝	5.0
粳米（标二）	77.7	豆角（鲜）	4.6
糯米	76.0	萝卜	4.0
挂面（标准）	74.4	羊肉	3.8
小麦粉（标准）	71.5	茄子	3.6
茶树菇	56.1	牛乳	3.4
绿豆	55.6	韭菜	3.2
豌豆	54.3	油菜	2.7
芸豆（白）	47.4	芹菜	2.5
甘薯	23.1	大白菜	2.1
香蕉	22.0	红皮鸡蛋	1.3
马铃薯	16.5	鸡	1.3
章鱼	14.0	牛肉（瘦）	1.2
香肠	11.2	猪五花肉	1.1

引自：杨月欣，王光亚，潘兴昌. 中国食物成分表. 第2版. 北京：北京大学医学出版社，2009

14.5℃上升到15.5℃所需要的能量。1J为用1牛顿的力使1kg物质移动1m所消耗的能量。国际和中国通用的能量单位是焦耳（J）。两种能量单位的换算如下：1kJ相当于0.239kcal；1kcal相当于4.184kJ。人体的一切活动都与能量代谢分不开，如物质代谢、肌肉收缩、腺体分泌等。人体不仅活动时需要能量，静息时也需要能量以维持体温、心跳、呼吸等各项基本生命活动。能量是营养学领域的重要内容。

来源　人体所需要的能量主要来自食物产能营养素代谢生成的三磷酸腺苷（ATP），ATP以高能磷酸键的形式捕获产能物质氧化代谢所产生的能量。ATP作为机体的主要能量载体将能量运送到机体的各组织和器官，释放能量，用于维持电化学梯度、分子转运、生物合成过程；产生维持肺呼吸和血液循环（心脏跳动和血管收缩）的机械功，驱动运动或劳动时肌肉的收缩。

产能营养素指人体每天摄入的营养素中，在体内能产生能量的营养素。主要为碳水化合物、脂肪和蛋白质；酒精和有机酸也可成为能量的来源。

碳水化合物是人体主要的产能营养素。根据中国居民膳食结构，机体所需能量的50%～65%由碳水化合物提供。脂肪是体内各种能源物质的主要贮存形式，通常贮存在皮下组织、内脏器官周围、肠系膜、肌间等处，贮存量很大，成年男子一般为体重的10%～20%，女子更多。贮存的脂肪，在需要时可迅速分解成甘油和脂肪酸，经血液输送到各组织、细胞氧化供能。人体在一般情况下主要利用碳水化合物和脂肪氧化供能。但在某些特殊情况下，机体所需能量供应不足，如长期不能进食或消耗量过大时，体内的糖原和贮存脂肪已大量消耗之后，将依靠组织蛋白质分解产生氨基酸来获得能量，以维持必要的生理功能。

消耗　成年人的能量消耗主要用于维持基础代谢、体力活动和食物热效应三方面，对于特定人群还包括生长发育、机体储备等消耗的能量。能量消耗量是估算能量需要的关键，见能量消耗。

平衡调节　能量平衡，即总能量摄入量（total energy intake，TEI）与总能量消耗量（total energy expenditure，TEE）相等，并且体内储备处于稳定状态。TEI是一段时间内，人体每日平均摄入所有产能营养素所产生的能量总和；TEE是一段时间内，人体每日平均利用的能量总和。TEI超过TEE（相应地机体能量储备增加），被称为处于能量正平衡；反之，TEI低于TEE，机体能量储备减少，则被称为处于能量负平衡。能量调节即保持能量摄入和能量消耗达到平衡的过程。进食是周期性的，能量消耗则是连续不断的，因而贮备的能源物质不断被利用，又不断补充。机体摄入、吸收过多的能源物质而又缺少活动时，体内过多的能量以脂肪形式贮存，表现为体重增加；反之，能源物质供给不足而活动量过大时，体内贮存脂肪减少，体重减轻。脂肪作为能源物质的另一特点是在体内氧化时释放的能量相对较多。1g脂肪在体内氧化所释放的能量是碳水化合物或蛋白质的2倍。在正常情况下，人体所消耗的能源物质中有40%～50%来自体内的脂肪，其中包括从食物中摄取的碳水化合物所转化合成的脂肪。短期饥饿，主要由体内的脂肪供给能量。脂肪酸可直接供给很多组织利用，也可在肝转化成丙酮酸再供给其他组织利用。不但骨骼肌、心肌等可利用脂肪酸和酮体，饥饿时脑组织也可利用酮体。所以，脂肪是非常重要的能源物质，但是它不能在机体缺氧条件下供给能量。

（朴建华）

nénglìang xìshù

能量系数（energy coefficient）

每克产能营养素在体内氧化所产生的能量值。又称食物的热价或食物的能量卡价。在人体内，不同的产能营养素氧化代谢后产生能量的效率存在差异。能量系数是经体外燃烧实验推算的"物理卡价"（即每克产能营养素在体外燃烧时所产生的能量值）演变而来。几种产能营养物质的物理卡价见表。

表　几种产能营养物质的物理
卡价（kJ/g）

物质	燃烧热	物质	燃烧热
葡萄糖	16.5	谷蛋白	24.0
蔗糖	16.6	白蛋白	24.3
淀粉	17.7	白明胶	22.2
动物脂肪	40.2	肌酐	19.2
植物油	38.9	尿素	10.6

产能营养素在体内的燃烧（生物氧化）过程和在体外燃烧过程不尽相同，体外燃烧是在氧作用下完成的，化学反应激烈，伴随着光和热；体内氧化是在酶的作用下缓慢进行的，比较温和；特别是最终产物不完全相同，所以产生的热量（即能量）也不完全相同。碳水化合物和脂肪在体内氧化分解与在体外燃烧的热能是相等的，最终产物均为 CO_2 和 H_2O；因此，碳水化合物和脂肪的物理热价和生物热价相等。但蛋白质在体内不能完全氧化，除了 H_2O 和 CO_2 外，还产生一些不能继续被分解利用的含氮化合物（如尿素、尿酸、肌酐和氨），每

克蛋白质产生的这些含氮物质在体外继续完全燃烧，还可产生 5.44kJ 的能量。利用"弹式热量计"测定，1g 碳水化合物在体外燃烧时平均产生能量 17.15kJ，1g 脂肪平均产生能量 39.54kJ，1g 蛋白质平均产生能量 23.64kJ。另外，食物中的营养素在消化道内并非 100% 吸收，且消化率也不相同。三种产能营养素在体内氧化实际产生能量：1g 碳水化合物为 16.81kJ（4kcal），1g 脂肪为 37.56kJ（9kcal），1g 蛋白质为 16.74kJ（4kcal）。

这些产能营养素的阿特沃特（Atwater）能量系数为多数国家所应用。此系数未考虑膳食纤维产生的能量。考虑到食物中不可利用的碳水化合物虽然不能在小肠内消化吸收，但可在大肠内发酵，产生短链脂肪酸并产生能量。美国对阿特沃特食物能量公式中，碳水化合物的能量系数按人体实验结果做了调整并提出新的"食物代谢能量系数求导换算系统"，简称"可代谢能量（metabolizable energy，ME）"。食物能量计算公式为：ME = 16.7kJ/g 蛋白质 + 37.4kJ/g 脂肪 + 15.7kJ/g 可利用碳水化合物 + 8kJ/g 不可利用碳水化合物。随着双标水示踪技术的应用，又建立了以净代谢能量（net metabolic energy，NME）为基础的净能量代谢系统。NME 系统对碳水化合物净能量系数的划分更细致，对一般碳水化合物采用 15.7kJ/g（可利用碳水化合物）和 6.2kJ/g（不可利用的碳水化合物），即：NME = 16.7kJ/g 蛋白质 + 37.4kJ/g 脂肪 + 15.7kJ/g 可利用碳水化合物 + 6.2kJ/g 不可利用碳水化合物；对个别碳水化合物含量多的食物用其特定的能量系数。

（朴建华）

nénglìang xiāohào

能量消耗（energy expenditure，EE）

机体利用能量的数量，相当于三磷酸腺苷（ATP）水解为二磷酸腺苷（ADP）或单磷酸腺苷（AMP）和无机磷酸盐所释放的能量总和。成人的能量消耗主要用于基础代谢、身体活动和食物热效应（thermic effect of food，TEF）。对孕妇与乳母而言，能量消耗还用于胎儿生长发育、母体的子宫、胎盘以及乳房等组织增长、合成分泌乳汁和体脂储备等。对于婴幼儿、儿童和青少年，能量消耗还应该包括生长发育所需要的能量。当能量摄入量与能量需求量达到理想平衡状态时，机体的能量需要等于其能量消耗。

基础代谢　又称基础能量消耗（basal energy expenditure，BEE），即维持生命活动的最低能量消耗，指人体在清醒、静卧、空腹（进食后 12~14 小时）、精神放松、室温适宜（18~25℃）时维持呼吸、心跳、体温、循环、腺体分泌、肌肉紧张度等生理活动所消耗的能量。常用的指标为基础代谢率（basal metabolic rate，BMR）或静息代谢率（resting metaboliic rate，RMR）。

基础代谢率　单位时间人体每千克体重所消耗的基础代谢能量，表示单位为 kJ/（kg·h）或 kJ/（m²·h）。BEE 平均占总能量消耗的 60%~70%。影响 BMR 的因素有很多，概括起来有体型和机体构成、年龄、性别、激素水平等。

体表面积越大，散发的热量越多。体内的瘦体组织或也常被称为无脂组织，是代谢的活跃组织，而脂肪组织是相对惰性的组织，前者的能量消耗量明显大于

后者。瘦高者 BMR 高于矮胖者，主要是前者体表面积大和瘦体组织较多造成的。

在人的一生中，婴幼儿阶段是整个生命周期代谢（包括 BMR）最活跃的阶段，以后到青春期又出现一个较高代谢的阶段。成年以后，随着年龄的增加代谢缓慢地降低。老年人的身高会变矮，体内的无脂组织或瘦体组织也会减少，相反，脂肪组织随之相对地增加，血液的总容量与体力活动则减少等，这些都是构成基础代谢或能量消耗减少的因素。此外，内分泌的改变和更年期等的影响，能量消耗有下降的趋势。

即使年龄和体表面积相同，女性体内的脂肪组织比例通常高于男性，而瘦体组织则相反，因此女性 BMR 低于男性。生育年龄的妇女，在两次月经之间的排卵前期和后期，其基础体温有波动，对 BMR 也有微小的影响。

激素对细胞的代谢及调节都有较大影响。例如，甲状腺素对细胞的氧化过程有十分重要的作用，可使细胞氧化过程加快；在异常情况下，如甲状腺功能亢进可使 BMR 明显升高；相反，患黏液水肿时，BMR 低于正常。肾上腺素对 BMR 也有影响，但其作用低于甲状腺素。去甲肾上腺素可使其 BMR 下降 25%。垂体激素能调节其他腺体的活动，其中包括对甲状腺的影响，也间接影响 BMR。

静息代谢率　与 BMR 很接近，但在测定中对过夜空腹方面的要求没有 BMR 严格，机体仍在进行着若干正常的消化活动，也不强求是在温度适宜环境中，这种状态比较接近于人们正常生活中所处的静息状态。测定时全身处于休息状态，禁食仅需 4 小时，因此 RMR 的值略高于 BMR。

身体活动的能量消耗　用于每天的日常随意活动、家务劳动、职业活动和休闲活动等身体活动的能量消耗。除 BMR 外，身体活动是影响人体能量消耗的主要因素。这部分能量消耗变化很大，其在总能量消耗（total energy expenditure，TEE）中所占的比例随个体身体活动的形式和强度变化而变化。机体任何轻微活动都可提高代谢率，人在运动或劳动时耗氧量显著增加。这是因为运动或劳动等身体活动时肌肉需要消耗能量，而能量则来自营养物质的氧化，这就必然导致机体耗氧量增加。机体耗氧量的增加与肌肉活动的强度呈正相关关系。习惯于久坐不动的人，身体活动消耗的能量可能只有 TEE 的 15%～30%，而活泼好动者可达 60%～70%。影响身体活动能量消耗的因素：①肌肉越发达者，活动能量消耗越多。②体重越重者，能量消耗越多。③劳动强度越大、持续时间越长，能力消耗越多。④与工作的熟练程度有关。其中劳动强度是主要影响因素，劳动强度主要涉及劳动时牵动的肌肉多少和负荷的大小。人们各项身体活动都需要肌肉做功完成。在人体的整个能量消耗中，肌肉活动或体力活动占较大比例。因为一切活动都需要能量。在身体活动过程中的能量消耗包括了基础代谢的消耗，但是它比基础代谢或静息代谢的能量消耗大，同时也包括摄入食物过程的能量消耗在内。

国际上通常使用代谢当量（metabolic equivalent，MET）定量不同身体活动的能量消耗。其定义为相对于安静休息时身体活动的能量代谢水平。1MET 相当于每分钟每千克体重消耗 3.5ml 氧气，而消耗 1L 氧气约需 20.92kJ 能量，因此，1MET 又相当于每小时每千克体重消耗 4.39kJ 能量，也有研究者将 1MET 取值为 4.184kJ／（kg·h）。安斯沃思（Ainsworth）等 1993 年发表了《身体活动概要》，对多项身体活动进行了赋值，并于 2000 年和 2011 年进行了两次更新。按照强度，可将 MET 分为轻、中和重三个等级，轻度<3MET，中等强度为 3～6MET，重度>6MET。常见日常活动和业余锻炼的代谢当量值见表。

食物热效应（thermic effect of food，TEF）　人体在摄食过程中所引起的额外能量消耗，是摄食后发生的一系列消化、吸收活动以及营养素和其代谢产物之间相互转化过程所消耗的能量，又称食物特殊动力作用（specific dynamic action，SDA）。TEF 的高低与食物营养成分、进食量和进食频率有关。一般情况下，TEF 约相当于总能量消耗的 10%，与进餐数量直接相关。包括两部分，即必需食物热效应和兼性食物热效应。前者发生在摄入营养素转化和储存过程中的 ATP 再生环节；后者来自食物的感官和代谢性刺激导致的交感神经系统兴奋性升高的能量消耗。

食物中不同产能营养素的 TEF 不同，其中蛋白质的 TEF 最大，为本身产生能量的 30%～40%，脂肪为 4%～5%，碳水化合物为 5%～6%。产生这种差异的主要原因是：①产能营养素 ATP 最高转化率不同，脂肪和碳水化合物能量的最高转化率为 38%～40%，蛋白质为 32%～34%。②食物产能营养素在体内的代谢形式不同，如食物脂肪经

表 日常活动代谢当量（MET）

动作名称	MET	动作名称	MET	动作名称	MET
睡眠	1.0	太极拳	3.0	乒乓球	4.0
坐位休息	1.3	瑜伽	3.3	排球	4.0
站位休息	1.3	厨房劳动	3.3	游泳	6.0
读书看报	1.3	家庭清洁	3.3	爬山	6.3
乘坐汽车	1.3	走路上班	3.5	篮球	6.5
下棋、打牌	1.5	下楼梯	3.5	慢跑	7.0
淋浴	2.0	钓鱼	3.5	网球	7.3
穿脱衣服	2.5	排球	4.0	骑自行车	7.5
慢走	2.5	上楼梯（慢速）	4.0	跳舞	7.8

消化吸收后变成人体的脂肪，消耗的能量最少；碳水化合物消化吸收的葡萄糖转变成体内糖原或脂肪所消耗的能量较多，而食物蛋白质中的氨基酸合成人体蛋白质或代谢转化为脂肪时，其消耗能量最多。摄食越多，能量消耗越多；进食快者比进食慢者 TEF 高，进食快时中枢神经系统更活跃，激素和酶的分泌速度快、数量多，吸收和贮存的速率更高，能量消耗也相对更多。在能量需要量估计中一般不再对 TEF 所需的能量进行单独估算，因为在餐后状态测定各种体力活动消耗的能量时包括了来自 TEF 的能量消耗。

特殊生理阶段的能量消耗
婴幼儿、儿童、青少年的生长发育需要能量，主要包括机体生长发育中形成新的组织所需要的能量，及新生成的组织进行新陈代谢所需要的能量。新生儿按千克体重计算，相对比成人的消耗多 2~4 倍的能量，3~6 个月的婴儿，每天有 15%~23% 所摄入的能量被机体用于生长发育的需要而保留在体内。孕妇的子宫、乳房、胎盘、胎儿的生长发育及体脂储备，母乳合成和分泌乳汁，外科手术恢复期患者的组织修复也需要额外补充能量。

其他影响因素 除影响 BEE 和身体活动能量消耗的前述因素之外，对于机体的 TEE 还有其他不容忽略的因素，如情绪和精神状态、环境的温度和湿度以及人体发热等。人脑的重量只占体重的 2%，但在静息状态下，却有 5% 左右的循环血量进入脑循环系统。100g 脑组织在静息状态下的耗氧量为 3.5ml/min，此值接近于静息状态下肌肉组织耗氧量的 20 倍。在睡眠中和在活跃的精神活动情况下，脑中葡萄糖的代谢率却几乎没有差别。可见，在精神活动中，中枢神经系统本身代谢率即使有些增强，其程度也较小。人在平静地思考问题时，能量代谢受到的影响也不大，能量消费增加一般不超过 4%。但在精神处于紧张状态时，能量代谢可以显著增高。一方面，由于精神紧张时，骨骼肌紧张性也加强，这时尽管没有明显的肌肉活动，但能量消耗已经增加很多；另一方面，由于精神紧张，特别是情绪激动，将引起肾上腺素、肾上腺皮质激素、甲状腺素等激素分泌增加。由于这些激素的作用，机体代谢加速，能量消耗也就明显增加。如婴儿的啼哭和挣扎时能量消耗增加。人进入睡眠状态后，耗氧量逐渐下降，至第 5~6 小时可降至最低点，此时的能量消耗约相当于 BMR 的 90%。但精神活跃、多梦和间断睡眠的人，其能量消耗比正常人高；同时正常人在入睡后全身肌肉可处于松弛状态，但那些精神紧张而不能熟睡的人，仍有较高的肌紧张度，导致能量消耗比正常多。

人体体温通常维持在 37℃，仅有极小的变动，基本不影响基础代谢及能量的消耗。外界温度变化则影响机体的基础代谢和能量消耗。在外界温度低的情况下，若有适宜温度的居所庇护和衣服包裹，机体的代谢过程与活动所产生的能量可以满足体温的维持。否则，机体需要额外地氧化营养素来补充能量，此时的生理现象为寒战及基础代谢升高。外界温度高时，机体需要将多余的热从皮肤扩散，或从肺部呼出。在极热的环境中，机体需要消耗能量蒸发散热，以及通过辐射和传导等形式使体表冷却，增加心血管的活动和汗的分泌。机体发热时，体内的代谢过程加快，基础代谢升高。估计从 37℃ 升高体温至 39℃ 时，机体的基础代谢消耗增加 28%，亦即一个中等体重的人一天约多消耗 1673.6kJ 的能量。

测量方法 测量人体总能量消耗（total energy expenditure，TEE）对于制定适宜的能量需要量，进而维持最佳的健康状况和身体机能至关重要。建立和验证各种客观、有效的 TEE 测量方法有利于评价能量平衡和健康之间的关系，帮助个体了解自我能量消耗水平，从而促进健康的生活方式。常用的方法主要有热量测定室、稳定核素标记法、现场简易技术等方法。每种方法都有其优缺点，需要根据研究目的和实际研究条件选择合适的方法。

（朴建华）

rèliàng cèdìngshì

热量测定室（heat determination chamber）

将受试者限制在一个密闭的空间内，测定人体在某一时间内能量消耗的方法。分为直接测热法和间接测热法。

直接测热法是将受试者置于特制的密闭热量测热室（图1）。热量测热室是用铜板特制的小室，整个小室又用锌板及木板包围；铜板、锌板及木板中间各隔一层空气，使其不易传热；室顶装置铜管，借冷水在管内的流动以吸收受试者散出的热量并维持室内温度的恒定。受试者在室内呼出的二氧化碳和水，分别由氢氧化钾和浓硫酸吸收；所消耗的氧，则设法补充；并用压力调节器以调节室内压力的恒定。受试者身体散热，包括以水蒸气形式的蒸发性热散失和非蒸发性热散失（传导、对流和辐射）。前者可根据空气中水蒸气含量及被浓硫酸吸收的水量计算水蒸发时所需的热量；后者被室镶铜管内的冷水所吸收，测定水的循环量及流入和流出量热室的温度差，即可计算随水流出室外的热量。因为整个热室温度恒定。受试者的体温亦无改变，所以水蒸发时所需的热量及随水流出室外的热量之和即为受试者的能量代谢量。此法装置设计、制造复杂，应用受到限制，主要用于肥胖和内分泌系统功能障碍等研究工作。

间接测热法即通过测量呼吸中气体交换率，即氧气消耗量和二氧化碳产生量测算能量产量（能量消耗量）。按其原理主要分为循环式和开放式。循环式间接测热法中，受试者被限制于一个密封的气体流通循环装置（房间或在受试者头上戴上一个头罩），依靠阀门控制气体的定向流通。

其中安装有贮存新鲜空气、二氧化碳吸收剂（苏打、石灰）和水吸收剂（浓硫酸）三个贮存器，形成一个循环通路（图2）。多用于临床测定基础代谢率。现场实践中，多采用开放式间接测热法，分为经典的多氏袋法和便携式间接测热法。

（朴建华）

wěndìng hésù biāojìfǎ

稳定核素标记法（stable nuclide labeling method）

用标记的稳定核素测定人体生活和工作中能量消耗的方法。分为双标水法（^2H 和 ^{18}O）和碳酸氢盐标记法（^{13}C 或 ^{14}C）。

双标水法（doubly labeled water，DLW）　一种测定人体在日常生活和工作中自由进行各种活动的总能量消耗量（total energy expenditure，TEE）的测定方法，其实质是通过测量二氧化碳产生量进而计算出 TEE。这项技术首先由夫森（Lifson）于 1955 年提出并应用于动物能量代谢实验，直到 1982 年才首次用于测定自由活动人群 TEE，以后随着质谱分析仪器的发展，也使得这类研究在经济上变得可行。其原理是：受试者摄入一定量的同时含有稳定核素氢（^2H）和氧（^{18}O）双标记的水（$^2H_2^{18}O$），机体被这两种核素所标记。当它们在体内达到平衡时，^2H 参加 H_2O 的代谢，

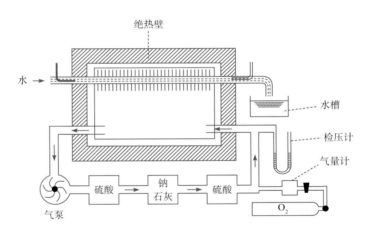

图1　直接测热装置

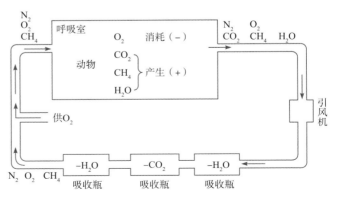

图2　间接测热装置

其速率常数 K_D 反映 H_2O 的代谢率；^{18}O 参与 H_2O 和 CO_2 的代谢，在 H_2O 与 CO_2 的反应平衡时，^{18}O 速率常数 K_O 反映 H_2O 与 CO_2 的代谢率。K_O-K_D 可算出 CO_2 的生成率。通过呼吸商可算出二氧化碳产生量（VCO_2），然后根据呼吸商（respiratory quotient，RQ）或者食物商（food quotient，FQ）以及经典韦尔（Weir）公式计算单位时间内平均能量消耗量。

此法的优点，是可以测定自由活动人体一段时间（7~15 天）内的能量消耗量。样本收集和测定过程很简便，实验前收集受试者少量尿样或唾液样本作本底值，喝少量双标水（婴儿剂量 0.3g/kg），约 6 小时后收集一次尿样或唾液样本，然后每 1~2 天收集一次尿样或唾液样本，连续收集 8~15 天。用核素质谱仪测定尿样 ^2H 和 ^{18}O 的丰度。根据 ^2H 和 ^{18}O 的消失率计算能量消耗量。此法特别适用于不容易合作或活动不能受到限制和干扰的研究对象，如婴幼儿。与常规的呼吸计法比较，其精度（2%~8%）和准确度（1%~3%）较高。无毒性、无损伤，适用于任何人群和人体的测量，同时可测定机体的组织构成。但实验费用高，$^2H_2^{18}O$ 的价格昂贵，且需要昂贵的高灵敏度和精确度的核素质谱议和高技术素质的分析人员，故此法的应用仍有局限性。世界卫生组织建议制定能量需要量应以实测的消耗量为基础。随着科学和经济的发展，相信用此法研究人体能量代谢的应用会日益增多。美国和加拿大已采用此法测定个体自由活动条件下不同活动水平的能量消耗值，为其居民能量需要的估算提供了重要的实验依据。

碳酸氢盐标记法 作为短时间能量消耗测定，优于双标水法。标记的碳酸氢盐以固定的速率注入人体，迅速与体内的 CO_2 池达到平衡。核素的稀释依赖 CO_2 的产生量，所以核素的稀释程度反映了 CO_2 的生成量。可根据 CO_2 的消耗量求出能量消耗量。

（朴建华）

现场简易技术（live simple technology）

测定人体能量消耗的一类简易方法。有多氏袋法、便携式间接测热法、心率监测法、运动感应器监测法、调查记录法和能量平衡观察法。

多氏袋法 由道格拉斯（Douglas）于 1911 年创建的一种经典的气体代谢测定装置，其测量结果准确、可靠，被视为气体代谢法的金标准，并用于验证其他气体代谢测定装置的有效性和可靠性。但这种装置体积较大，只能用于实验室内和有限活动项目（如跑步机上行走或跑步等），不能有效评价日常生活各种活动的能量消耗情况。

便携式间接测热法 用便携式心肺功能测试仪测定气体代谢的方法，是真正的基于对每一次呼吸的测量，并可以同时测量氧气产生量（VO_2）、二氧化碳产生量、通气量（V_E）和心率。其体积小、重量轻、佩戴舒适，可在很多类型活动（游泳等水上项目除外）和办公和家庭环境中应用。与双标水法测定结果接近。心肺功能仪可准确测量基础能量消耗和某些类型身体活动的能量消耗，准确估计总能量消耗及其消耗模式。但这类便携式系统一般只能工作 1~5 小时，且价格较贵，只能监测个体水平上的总能量消耗和身体活动能量消耗。

心率监测法 已经成为科学而简易的监测和评价总能量消耗和身体活动的方法。其基本原理是：对于个体，在大部分有氧运动范围内，心率和 VO_2 之间存在明显的线性关系（尤其在心率变化介于 110~150 次/分时）。由于个体体型的差异，利用心率和间接测热法测量的 VO_2 建立个体校准曲线，估计总能量消耗。虽然有很多分析心率数据的方法，但最理想的是拐点心率法（FLEX-HR），以静息或静坐时心率最高值与轻度身体活动时心率最低值的平均值为临界值，即 FLEX-EX 值。心率低于 FLEX-EX 值则通过静息代谢率确定能量消耗；心率高于 FLEX-EX 值则通过校准曲线估计能量消耗。

相对于双标水法，心率监测法可廉价的获得较准确的自由活动人群能量消耗数据，而且能得到能量消耗模式方面的信息，可在中等规模的流行病学研究中评估人群总能量消耗。此法价廉、可接受性好、对受试者活动干扰小，已经成功用于许多中小规模的人群研究；提供可接受的群体水平 TEE 和身体活动模式信息；可作为参照方法校准各种调查问卷，在大规模研究中预测总能量消耗。但其仍不能代替双标水法评价总能量消耗。

运动感应器监测法 通过仪器监测身体活动间接地估计总能量消耗的方法，最常见的运动感应器有计步器和加速度计。其原理是根据运动感应器附加在身体的部位，获得相应的肢体或躯干的运动或加速度信息，根据一定的计算方法预测总能量消耗和身体活动能量消耗。

计步器是最早出现的运动感应器，可客观的计量活动总步数、持续时间、行走距离等。计步器的体积小、价格低，可作为训练或自我监测的工具，帮助人们设定相应的锻炼目标，是增加个体身体活动水平的理想工具。但它只能监测行走总步数，缺乏灵敏度，估计总能量消耗的准确性差，一般可在测量总能量消耗时作为监测受试者身体活动状况的工具。加速度计是电池驱动的电子运动感应器，通常佩戴于腰部，可测量身体活动的速度和强度，并以加速度计数的形式表示。根据其内部压电传感器的个数分为单轴和多轴加速度计，多轴加速计可以提供更多的信息，在评价总能量消耗量时要优于单轴加速度计。

调查记录法 包括身体活动记录和问卷调查法，此类方法的准确度虽比双标水法差，但简单易行，而且能获得双标水法所不能得到的数据，如身体活动模式信息以及估计某一项活动的能量消耗。相对于问卷调查，活动记录法可以获得更详尽、时间更精确的身体活动信息。但此类方法都是主观性的，其准确性在很大程度上取决于受试者的依从性。

身体活动记录法 以 15 分钟为时间间隔，在特定的表格里记录一天 24 小时内的每项活动和持续时间，一般连续记录 3 天或 7 天（包括休息日）。然后根据各项身体活动的时间和相应的能量消耗估计值以及受试者的体重估算每天 TEE。此方法的缺点在于：活动记录法可评价人群的身体活动和能量消耗情况，但在个体水平上误差太大；受试者负担较重，可能产生回忆偏倚，还存在记录误差和随着时间增加依从性降低的问题；该方法难用于 10 岁以下的儿童；记录身体活动可能会使受试者改变自己的日常活动模式，影响结果的准确性。

问卷调查 是简单、有效的主观评估身体活动和总能量消耗的工具，在大规模人群调查方面具有明显优势，但是此方法不能得到活动强度的定量信息，另外由于回忆偏倚，人们常会高估高强度身体活动而低估轻度的步行等身体活动，所以问卷调查法只能粗略的估计身体活动水平和总能量消耗。

能量平衡观察法 原理是健康成人在普通劳动和生活条件下，按机体需要进食，其体重经常维持在恒定水平。体重恒定，为能量平衡，故可用计算每日摄取食物的能量及称量体重的变化，确定人体能量消耗量。能量摄取超过消耗时，机体可将多余的能量储存，使体重增加，每增加 1kg 体重，就意味着储存 25 000～33 000kJ 的能量；摄入低于消耗将动用储存能量，体重下降。故可根据不同情况，按下式计算能量消耗。

体重不变时：能量消耗量（kJ）＝能量摄入量（kJ）。

体重增加时：能量消耗量（kJ）＝能量摄入量（kJ）－平均体重增加量（kg）×29 000kJ/调查日数（d）。

体重减少时：能量摄入量（kJ）＝能量摄入量（kJ）＋平均体重减少量（kg）×29 000kJ/调查日数（d）。

（朴建华）

néngliàng xūyàoliàng

能量需要量（energy requirement）

维持人体最佳健康状况和身体功能所需能量的总和。主要用要因加算法进行计算，或以能量参考摄入量进行估算。

要因加算法 用基础能量消耗（basal energy expenditure, BEE）乘以体力活动水平（physi-

cal activity level, PAL）计算人体的能量消耗或需要量。某一年龄和体重的人群能量消耗量根据其基础代谢率（basal metaboliic rate, BMR）估算其总能量消耗（需要）量。

$$能量消耗（需要）量＝\\BEE×PAL$$

除非有足够充分的本地区 BMR 资料，一般建议使用世界卫生组织（WHO）归纳的简化公式，按体重计算 BMR（表1）。

WHO 将 PAL 分为轻、中、重三级。采用 PAL 计算人群总能量消耗是最简单的方法之一。中国人群成人身体活动强度亦分为三级，即轻体力活动水平（PAL 1.5）、中等体力活动水平（PAL 1.75）和重体力活动水平（PAL 2.00）；如果有明显的体育运动或重体力休闲活动者，PAL 增加 0.3（表2）。

能量参考摄入量 世界粮农组织（FAO）、WHO 及联合国大学（UNU）对能量需要量的定义是指能长期保持良好的健康状态，具有良好的体型、机体构成和活动水平的个体或人群达到能量平衡时所需的膳食能量摄入量。这一概念也包括维持儿童的适宜生长发育水平、孕期母体和胎儿的组织生长及乳母分泌乳汁所需的能量附加量。能量推荐摄入量与其他营养素推荐摄入量（recommended nutrient intake, RNI）不同，是以平均需要量为基础，不需要增加安全量，也没有可耐受最高摄入量，因为只要能量摄入高于需要量，就可能会在体内储存或出现体重超重。为了与其他营养素区别，美国/加拿大引入了估计能量需要量（estimated energy requirement, EER）的概念，即针对特定年龄、性别、体重、身高并具有良好健康状况的个体或人群，保持能量平衡的平均膳食能量摄入量。

在正常情况下，人体的总能量消耗量是估算能量需要量的基础和依据，故应从实际测量或合理估计的能量消耗量确定能量需要量。直接测定总能量消耗量的金标准方法是双标水法（doubly labeled water，DLW），但由于试剂昂贵，对仪器的要求很高，积累的DLW测定能量消耗量的资料有限，只有美国和加拿大在修订能量膳食营养素参考摄入量时，以407个体重在正常范围（身体质量指数为18.5~25.0kg/m²）的成人DLW实测的总能量消耗量（total energy expenditure，TEE）数据为基础，推算出的成人EER的公式。BMR占总能量消耗的60%~70%，所以它是估算成年人能量需要量的重要基础。FAO/WHO/UNU、欧盟、澳大利亚、荷兰、日本及东南亚等组织或国家在修订推荐摄入量时均采用了"要因加算法"估算成年人的能量需要量。对儿童、孕妇、乳母等特殊生理情况下尚需考虑其特殊需要。

1985年WHO推荐采用斯科菲尔德（Schofield）公式计算成年人的BEE，虽然受到诸多争议，如该公式的人群主要来自西欧和北美的研究，一半数据为20世纪30~40年代的意大利士兵，但FAO/WHO/UNU在2004年的报告中仍然采用了该公式，并提出要深入分析现有资料，以期推出有广泛地域和人种代表性的公式。

根据2000年以后中国人群BEE的实测数据，以例数为权重，计算出平均千克体重BEE，女子约为88.70kJ/kg，男子约为93.30kJ/kg。

根据发表的中国成年人的DLW检测TEE并有BEE实测值的研究合并，PAL取整后均值为1.75，但例数较少，导致标准差稍大，参考日本的PAL分级的标准差0.25，沿用2000年的三个PAL水平，将中国人群成人的PAL划分为轻体力活动水平（PAL：1.50）、中体力活动水平（PAL：1.75）及重体力活动水平（PAL：2.00）三个等级。依据中国成年人的BMR和不同职业的劳动强度下的PAL，就可以推算出中国居民成年人膳食能量需要量（表3）。

表1 按体重计算BEE的公式

年龄（岁）	男		女	
	kcal/d	MJ/d	kcal/d	MJ/d
0~	60.9W-54	0.2550W-0.226	61.0W-51	0.2550W-0.214
3~	22.7W+495	0.0949W+2.07	22.5W+499	0.9410W+2.09
10~	17.5W+651	0.0732W+2.72	12.2W+746	0.0510W+3.12
18~	15.3W+679	0.0640W+2.84	14.7W+496	0.0615W+2.08
30~	11.6W+879	0.0485W+3.67	8.7W+829	0.0364W+3.47
>60	13.5W+487	0.0565W+2.04	10.5W+596	0.0439W+2.49

W，为千克体重（kg）

表2 不同生活方式或职业的身体活动水平

生活方式	从事的职业或人群	PAL
静态生活方式/坐位工作，很少或没有重体力的休闲活动；静态生活方式/坐位工作，有时需走动或站立，但很少有重体力的休闲活动	办公室职员或精密仪器机械师；实验室助理、司机、学生、装配线工人	1.5
主要是站着或走着工作	家庭主妇、销售人员、侍应生、机械师、交易员	1.75
重体力职业工作或重体力休闲活动方式；体育运动量较大或重体力休闲活动次数多且持续时间较长	建筑工人、农民、林业工人、矿工；运动员	2.0（+0.3）

表3 中国成人估计能量需要量（EER）推算值

分组	男		女	
	体重（kg）	EER（kcal/d）	体重（kg）	EER（kcal/d）
18~49岁				
BEE	66	1500	56	1200
轻		2250		1800
中		2600		2100
重		3000		2400
50~65岁				
BEE	65	1400	58	1170
轻		2100		1750
中		2450		2050
重		2800		2350

孕妇和乳母、婴儿、儿童和青少年、老年人各自的生理特点不同，能量需要也不尽相同。

将孕期的能量需要量、体脂储备的能量需要量和维持的能量需要量合计求得孕期额外的总能量需要量。孕早期、孕中期和孕晚期能量附加量分别为 0、1.25MJ/d 和 1.90MJ/d。乳母额外的能量需要与泌乳量、乳汁的能量密度和膳食能量转化为乳汁能量的效率，体脂以及活动相关。其计算公式如下：乳母额外的能量需要 = 泌乳量×乳汁的能量密度×转换效率±体脂变化±活动变化。其中，乳汁的能量含量和膳食能量转化为乳汁能量的效率，中国分别采用 2.8kJ/g 和 80%。

婴儿能量需要量包括总能量消耗量和体重增长的能量储存量。前者只能通过调查摄入量来估计。后者主要包括脂肪和蛋白质的储能量。另外加 5% 校正由膳食能量转变为机体可代谢的能量（牛乳效率约 92%，母乳 96%），方可得出婴儿能量 RNI。

儿童和青少年能量需要量包括 BMR、生长发育和合理活（运）动的能量消耗。10 岁以上儿童能量消耗量的估计可用成人的要因计算法。近年来，由于双标水法在人类总能量消耗量测量上的应用，以及心率监测法的改进，给儿童、青少年能量需要量的估算提供了新的实测数据。

老年人随着年龄的增加，其机体结构成分改变，脂肪组织比例逐渐增高而去脂组织比例减少，BEE 下降。职业活动减少乃至全无，而自主性的随意活动可能增加。在目前的条件下，要因加算法仍然是估算老年人能量需要量的较好方法。

中国营养学会 2013 年提出了中国居民膳食能量参考摄入量，见表4。

（朴建华）

表4 中国居民膳食能量需要量（EER）

年龄（岁）	男性						女性					
	轻体力活动水平		中体力活动水平		重体力活动水平		轻体力活动水平		中体力活动水平		重体力活动水平	
	MJ/d	kcal/d	MJ/d	kcal/d	MJ/d	kcal/d	MJ/d	kcal/d	MJ/d	kcal/d	MJ/d	kcal/d
0~	—		0.38 MJ/(kg·d)	90 kcal/(kg·d)	—		—		0.38 MJ/(kg·d)	90 kcal/(kg·d)	—	
0.5~	—		0.33 MJ/(kg·d)	80 kcal/(kg·d)	—		—		0.33 MJ/(kg·d)	80 kcal/(kg·d)	—	
1~	—		3.77	900	—		—		3.35	800	—	
2~	—		4.60	1100	—		—		4.18	1000	—	
3~	—		5.23	1250	—		—		5.02	1200	—	
4~	—		5.44	1300	—		—		5.23	1250	—	
5~	—		5.86	1400	—		—		5.44	1300	—	
6~	5.86	1400	6.69	1600	7.53	1800	5.23	1250	6.07	1450	6.90	1650
7~	6.28	1500	7.11	1700	7.95	1900	5.65	1350	6.49	1550	7.32	1750
8~	6.90	1650	7.74	1850	8.79	2100	6.07	1450	7.11	1700	7.95	1900
9~	7.32	1750	8.37	2000	9.41	2250	6.49	1550	7.53	1800	8.37	2000
10~	7.53	1800	8.58	2050	9.62	2300	6.90	1650	7.95	1900	9.00	2150
11~	8.58	2050	9.83	2350	10.88	2600	7.53	1800	8.58	2050	9.62	2300
14~	10.46	2500	11.92	2850	13.39	3200	8.37	2000	9.62	2300	10.67	2550
18~	9.41	2250	10.88	2600	12.55	3000	7.53	1800	8.79	2100	10.04	2400
50~	8.79	2100	10.25	2450	11.72	2800	7.32	1750	8.58	2050	9.83	2350
65~	8.58	2050	9.83	2350	—	—	7.11	1700	8.16	1950	—	—
80~	7.95	1900	9.20	2200	—	—	6.28	1500	7.32	1750	—	—
孕妇（早）	—	—	—	—	—	—	+0	+0	+0	+0	+0	+0
孕妇（中）	—	—	—	—	—	—	+1.25	+300	+1.25	+300	+1.25	+300
孕妇（晚）	—	—	—	—	—	—	+1.9	+450	+1.9	+450	+1.9	+450
乳母	—	—	—	—	—	—	+2.1	+500	+2.1	+500	+2.1	+500

kuàngwùzhì

矿物质（mineral） 食物或机体组织燃烧后残留在灰分中的化学元素。又称无机盐或灰分。在地壳中发现的92种天然元素在人体内几乎都能检测到，除碳、氢、氧和氮主要以有机化合物形式存在外，其余的元素统称为矿物质。人体矿物质的种类和含量与人类生存的地球表层元素的组成相近，并与个体的饮食习惯和摄入量有关。按照在机体内含量的多少，将其分为常量元素和微量元素。

特点 ①在体内不能合成，必须从外界摄取；且每天都有一定量的矿物质随尿、粪、汗液、毛发、指（趾）甲、上皮细胞脱落以及月经、哺乳等过程排出体外。为满足机体的需要，必须不断地从膳食中得到补充。②除可从食物获取外，矿物质是唯一可通过天然水途径获取的营养素。天然水含有大量的矿物质元素，并容易被机体吸收。但长期饮用含量超标的水，容易导致毒性作用，如中国是氟中毒高发国家，其中饮水型氟中毒是最主要类型，患病人数也最多，主要分布在华北、西北、东北地区。③在体内分布极不均匀，如钙和磷主要分布在骨骼和牙齿，铁分布在红细胞，碘集中在甲状腺，钴分布在造血系统，锌分布在肌肉组织等。④矿物质之间存在协同或拮抗作用。一种矿物质可影响另一种的吸收或改变其在体内的分布，特别是对彼此的吸收影响更显著。例如，摄入过量铁或铜可抑制锌的吸收和利用，摄入过量锌也可抑制铁的吸收，而铁可促进氟的吸收。⑤某些微量元素在体内的生理剂量与中毒剂量范围较窄，摄入过多易产生毒性作用。例如，中国居民氟的适宜摄入量为1.5mg/d，而其可耐受最高摄入量仅为3.5mg/d。

人体缺乏与过量原因 人体矿物质缺乏或过量可引起疾病，出现相应的症状、体征和生化指标的改变。①地球环境因素：地壳中矿物质的分布不平衡，致使某些地区表层土壤中某种矿物质含量过低或过高，人群因长期摄入在此环境生长的食物或饮用水而引起亚临床症状甚至疾病。例如，占中国国土面积72%的地区（包括东北、中部和西部等地）土壤硒含量仅为0.25~0.95mg/kg，是缺硒或低硒地区。流行病学调查发现，硒缺乏与克山病的分布一致，硒缺乏是当地居民克山病高发的重要因素。中国湖北恩施地区土壤表层硒含量高达50~7150mg/kg，该地区居民因长期摄入富含硒的食物而导致慢性硒中毒。②食物成分及加工因素：食物中含有天然存在的矿物质拮抗物，如菠菜中含有较多的草酸盐，可与钙或铁结合成难溶的螯合物而影响其吸收。馒头、面包在制作过程中，经过发酵能降低植酸的含量。尼罗河三角地区居民因习惯食用未发酵面包，导致面粉中植酸与锌结合成不溶性物质，抑制锌的吸收利用，导致儿童出现锌缺乏疾病。食物加工过程可造成矿物质损失，如粮谷表层富含的矿物质常因碾磨过于精细而丢失；蔬菜浸泡于水中或水煮后把水倒掉可损失大量矿物质。食品加工过程所使用的金属机械、管道、容器，或食品添加剂品质不纯，含有矿物质杂质，可污染食品。③人体自身因素：摄入不足，消耗或需求增加导致矿物质缺乏，如厌食、挑食、疾病状态导致食物摄入不足或摄入食物品种单调，使矿物质供给量达不到机体需要量；生理需求增加可引起钙、锌、铁等矿物质缺乏，如儿童、青少年、孕妇、乳母对营养素需求增加，易出现矿物质不足。机体长期排泄功能障碍可能造成矿物质在体内蓄积，引起急性或慢性毒性作用。

膳食营养学评价 包括膳食中矿物质含量测定、影响因素分析以及生物利用率。膳食中的矿物质大多可用原子吸收光谱法和原子荧光光谱法进行测定；矿物质的生物利用率评价方法分为传统代谢法和核素示踪法。许多因素可影响矿物质的生物利用率，包括食物中矿物质的存在形式（如有机硒与无机硒）和状态、溶解度，乙二胺四乙酸、植酸、草酸、膳食纤维等的存在，食物成分中的氧化还原剂（如多酚和抗坏血酸等），不同矿物质之间的相互作用，矿物质与维生素之间的相互作用等。测定矿物质的生物利用率方法使用最多的是核素标记，利用示踪技术可较准确地反映矿物质在小肠吸收和体内储存状况。测定时所用的核素有稳定核素和放射性核素两种，一般情况仅使用稳定核素。

膳食来源 矿物质广泛存在于各类食物中，但分布不均匀，吸收利用率不同。例如，谷类中主要是磷和钙，多以植酸盐形式存在，消化吸收较差；奶类和豆类是钙的良好来源；蔬菜中含有丰富的钙、磷、铁、钾、钠、镁、铜等矿物质，是中国居民膳食中矿物质的重要来源，但蔬菜中存在的草酸和植酸可影响钙和铁的吸收；海产品中钙、钾、铁、锌、硒、碘含量丰富。一般来说，动物性食品中矿物质的吸收利用率高于植物性食品。

(李 颖)

chángliàng yuánsù

常量元素 （macroelements）

人体含量大于体重的 0.01% 的元素。又称宏量元素。包括钙、磷、镁、钠、钾、氯和硫 7 种，钙、钾、钠、镁属于金属元素，而磷、硫、氯为原子序数较小的非金属元素。常量元素是人体组成和体现生命的必需元素，几乎遍及身体的各个部位。

多数常量元素之间需要彼此协作才能发挥某种或某些生理功能。①机体的重要组分，如钙、磷协同构建人体的骨骼和牙齿，蛋白质中含有硫、磷、氯等，对机体起着重要支撑作用。②钾离子主要存在于细胞内液，钠与氯离子主要存在于细胞外液，对调节细胞内、外液的渗透压，控制水分流动，维持体液的稳定性起重要作用。③磷、氯等酸性离子与钠、钾、镁等碱性离子的配合，以及重碳酸盐和蛋白质的缓冲作用，共同维持着机体的酸碱平衡。④钾、钠、钙、镁等离子保持一定比例，是维持神经和肌肉的兴奋性、细胞膜的通透性以及细胞正常功能的必要条件。⑤作为酶系统中的组成成分、辅基或激活剂参与物质代谢，如三磷酸腺苷参与能量代谢和核酸代谢，盐酸对胃蛋白酶原、氯离子对唾液淀粉酶、镁离子对磷酸转移酶等均有作用。矿物质之间相互拮抗，如高磷膳食可以降低肠钙吸收，也可以减少尿钙排泄，因而不会影响总钙平衡。钠与钙在肾小管内的重吸收过程发生竞争，钠摄入量高时，会相应减少钙的重吸收，增加尿钙的排泄，长期摄入高钠膳食对骨密度降低有一定影响。钠与钾和氯同为体液中的主要电解质，分别存在于细胞内液和细胞外液中，相互保持平衡以

维持正常的细胞渗透压；钾能增加尿钠排泄。

（李 颖）

gài

钙 （calcium）

人体含量最多的必需常量元素。元素符号：Ca。地壳中分布最广泛的元素之一，仅次于铁、铝、硅和氧，约占地壳的 3%。以化合物状态存在，常见的如石灰石与大理石（$CaCO_3$）、石膏（$CaSO_4 \cdot 2H_2O$）等。钙含量占成人体重的 1.5%~2.0%。约 99% 集中在骨骼和牙齿，1% 分布于软组织、细胞外液和血液，统称为混溶钙池。人体血液中的总钙浓度为 2.20~2.70mmol/L，其中 46.0% 为蛋白结合钙，包括白蛋白结合钙和球蛋白结合钙，6.5% 为与柠檬酸或无机酸结合的复合钙，其余 47.5% 为离子化钙。血浆中离子钙是生理活性形式，正常浓度为 0.94~1.33mmol/L，对维持体内细胞正常生理状态、调节机体生理功能发挥重要作用。机体主要通过内分泌系统的甲状旁腺激素和降钙素及 1,25-二羟维生素 D_3 [1,25$(OH)_2D_3$] 调节混溶钙池的钙与骨骼钙保持着动态平衡。血钙浓度降低时，甲状旁腺激素促使骨骼释放出可交换钙，并刺激维生素 D 转变成为活性型 1,25$(OH)_2D_3$，促进肠黏膜对钙的吸收，协同甲状旁腺激素增加骨的再吸收，并促进肾小管对钙的重吸收，使血钙水平恢复正常。血钙水平升高时，降钙素可拮抗甲状旁腺激素对骨骼的溶解作用，抑制破骨细胞的生成，促进成骨细胞的增加，抑制骨基质的分解和骨盐溶解，促进骨盐沉积，降低血钙水平，使血钙浓度保持恒定，维持钙的内环境稳定，又称钙稳态。钙稳态的维持是机体各种生理功能活动的基础。

生理功能 因存在形式（结合钙或离子钙）而异。

构成骨骼和牙齿 人体骨骼和牙齿中无机物的主要成分是钙的磷酸盐，多以羟磷灰石结晶 [$Ca_{10}(PO_4)_6(OH)_2$] 或磷酸钙 [$Ca_3(PO_4)_2$] 的形式存在，是机体 Ca^{2+} 与磷酸根 PO_4^{3-} 进行生物钙化的结果。骨骼的钙与混溶钙池保持着动态平衡，骨骼的钙不断地从破骨细胞释放进入混溶钙池，混溶钙池中的钙又不断沉积于成骨细胞，使骨骼不断更新。骨钙的更新速率随年龄变化，婴儿每年钙转换更新 100%；以后逐渐降低，每年可转换更新 50%，即每 2 年骨钙可更新一次；儿童阶段每年转换更新 10%；健康年轻成人骨吸收与形成维持平衡，每年钙转换更新 5%；40 岁以后骨形成明显减弱，转换更新速率为每年 0.7%，绝经后妇女和老年人骨吸收更占优势。

维持神经和肌肉的活动 Ca^{2+} 可与细胞膜的蛋白和各种阴离子基团结合，有调节细胞受体结合和离子通透性及参与神经信号传递物质释放等作用，维持神经肌肉的正常生理功能，包括神经肌肉的兴奋性、神经冲动的传导、心脏的搏动等。血浆 Ca^{2+} 浓度明显下降可引起手足抽搐和惊厥；血浆 Ca^{2+} 浓度过高则可引起心脏和呼吸衰竭。

促进细胞信息传递 Ca^{2+} 作为细胞内的"第二信使"，在细胞受到刺激后，胞质内的 Ca^{2+} 浓度升高，引起细胞内的系列反应。Ca^{2+} 调控的组织和细胞间的反应非常广泛，如基因的表达和调控，腺体的分泌，细胞的增殖、分化和骨架的形成，视觉形成过程，神经末梢递质的释放等。

血液凝固 凝血因子Ⅳ就是

Ca^{2+}，能够促使活化的凝血因子在磷脂表面形成复合物而促进血液凝固，去除 Ca^{2+} 后血液即不能凝固。

调节机体酶的活性　Ca^{2+} 对许多参与细胞代谢的酶有重要调节作用，如腺苷酸环化酶、鸟苷酸环化酶、磷酸二酯酶、酪氨酸羟化酶等。

维持细胞膜的稳定性　细胞外介质中的 Ca^{2+} 不仅可与细胞膜的某些蛋白质结合，而且可与磷脂的阴离子基团结合，导致膜结构的构象发生变化，使细胞膜疏水性增强，维持和发挥细胞膜正常生理功能。

调节基因表达　细胞外钙水平升高，促进钙与钙敏感受体结合，增加甲状旁腺中钙调蛋白、降钙素、维生素 D 受体基因的表达水平，降低甲状旁腺激素基因的表达；细胞内钙水平升高，促进钙与钙结合蛋白结合，激活钙-钙调蛋白依赖性蛋白激酶，促进胰高血糖素和促性腺激素基因的转录。

其他功能　钙还参与激素的分泌、维持体液酸碱平衡及调节细胞的正常生理功能。

吸收与代谢　主要包括肠道吸收、血液转运、组织沉积或储存以及排泄等。

吸收　在膳食消化过程中，钙通常从复合物中游离出来，被释放成为一种可溶性的离子化状态，有利于吸收，但是低分子量的复合物（如碳酸钙）可以直接通过细胞旁路或胞饮作用吸收。钙吸收机制包括主动吸收和被动吸收。机体对钙的需要量高或者摄入量较低时，肠道对钙的吸收为主动吸收，主要在十二指肠和小肠上段。这是一个逆浓度梯度的转运过程，需要能量，也需要

$1,25(OH)_2D_3$ 作为调节剂。钙摄入量较高时，大部分经被动离子扩散方式吸收。钙的吸收受多种因素影响。

机体因素　钙的吸收率受年龄的影响，随年龄增长吸收率降低，如婴儿的钙吸收率大于 50%，儿童约 40%，成年人为 20%，老年人仅约 15%。在特殊生理期钙的主动和被动吸收均增加，如在孕期和哺乳期钙的吸收率达到 30%~60%。机体钙摄入不足会反馈性促进活性维生素 D 水平的升高，钙结合蛋白合成增加，促进小肠对钙的吸收。

膳食因素　谷类、蔬菜等植物性食物中含有较多的草酸、植酸、磷酸均可与钙形成难溶的盐类，阻碍钙的吸收；膳食纤维中的糖醛酸残基可与钙结合，未被消化的脂肪酸与钙形成钙皂，均影响钙的吸收；咖啡因和酒精的摄入可以在一定程度上降低钙的吸收。蛋白质消化过程中释放的某些氨基酸，如赖氨酸、色氨酸、组氨酸、精氨酸、亮氨酸等可与钙形成可溶性钙盐而促进钙的吸收；乳糖经肠道菌发酵产酸，降低肠内 pH 值，与钙形成乳酸钙复合物可增强钙的吸收。

其他因素　一些抗生素如青霉素、氯霉素、新霉素有促进钙吸收的作用。

排泄和储存　钙主要经肠道和泌尿系统排出，也有少量经汗液排出。人体每日摄入的钙 10%~20% 从肾排出，80%~90% 经肠道排出，后者包括食物中未被吸收的钙、肠道上皮细胞脱落释放出及消化液中未被吸收的钙。粪钙和尿钙排出量随食物含钙量及吸收状况的不同而有较大的波动；汗液排出的钙为 16~24mg；皮肤、头发和指甲等排出钙约

60mg；女性在特殊生理状态下，乳汁分泌也排出一定量的钙。钙的排泄受机体因素和膳食因素的影响。

机体因素　血钙浓度调节尿钙排出量。血钙浓度低时，钙重吸收率增加，尿钙排出显著减少；当严重低血钙时，甚至无尿钙排出。血钙升高，则尿钙排出增加。婴儿尿钙很低，随年龄增加尿钙排出增多。绝经期尿钙排泄量增加，反映骨钙动员加快。补液、酸中毒及甲状腺素和肾上腺皮质激素等均可使钙排出增加。

膳食因素　钙的摄入量主要影响粪钙排泄。钠和蛋白质摄入量影响尿钙的排泄，由于钠和钙在肾小管重吸收过程中存在竞争，钠摄入增加会相应减少钙的重吸收，增加尿钙排泄。咖啡因的摄入会在一定程度上增加钙的排泄。膳食蛋白质能增加尿钙的排出，但其尿钙排出和钙吸收增加相抵，蛋白质不会降低净钙贮留。

营养状况评价　钙在体内有一个巨大的骨骼储备库，且循环中钙水平受到体内灵敏的钙稳态调控机制的调节，尚缺乏评价人体钙营养水平的理想方法。一般通过膳食调查，结合生化指标、临床体征、骨密度和骨强度等了解机体钙的水平及其满足程度，判定钙的营养状况。

膳食调查　能掌握在一定时间内调查对象所摄取膳食钙的水平。尽管膳食调查存在记忆偏倚或选择偏倚，使调查结果存在一定偏性，但仍广泛用于分析钙对疾病的影响。

生化指标　机体有保持血清钙稳态的精密调控机制，总钙和离子钙的浓度不能反映机体钙营养状况，血清碱性磷酸酶虽能反映缺钙状态但是不具有特异性。

成人生化指标正常值的参考范围：血清总钙的浓度为 2.20～2.70mmol/L；血清离子钙的浓度为 1.12～1.23mmol/L；血清［Ca］×［P］>30，低于此限为不足；血清碱性磷酸酶，40～150U/L；24 小时尿羟脯氨酸/肌酐比值为 10～33。

钙平衡试验 用于评价人体的钙营养状况的主要方法，而且是制定人体钙需要量的主要依据。钙的摄入量与排出量（粪钙+尿钙+汗液钙）差值等于 0 为平衡，负值则为负平衡，正值为正平衡。满足机体正平衡需要后多余的钙即为身体潴留的钙。钙在体内潴留达到上限后即使再增加钙摄入量，其潴留也不再增加，呈现平台摄入，此时达到最大钙潴留。采用平衡法评价人体钙的营养状况时，主要是观察钙的摄入量能否达到正平衡；在制定钙需要量时，则主要以得到最大钙潴留时的摄入量为目标。该方法的缺点是试验操作烦琐，不易实施，很难获得精确数据，因此要结合稳定性同位素技术获得精确的钙吸收率，从而计算出人体对钙的需要量。稳定性同位素法缺点是稳定性核素价格昂贵，且对检测仪器的要求很高。

骨质测量 可直接反映机体长期的钙营养状况，但有滞后性，对近期钙缺乏反应不灵敏，超过 6 个月才能通过骨矿物质含量或骨密度情况反映出来。骨矿物质含量指在某一特定骨骼部位中矿物质的含量，如股骨颈、腰椎或全身，单位为每单位长度骨矿物质的含量（g/cm）。骨矿物质密度简称为骨密度，是骨矿物质含量除以被扫描的骨面积（g/cm²）。骨矿物质含量是评价生长发育期儿童钙水平的常用指标，比骨矿物质密度更适用。成人因骨骼已稳定，二者同样适用。测量骨矿物质含量和密度，可用单光子吸收法和双光子吸收法，单能 X 线吸收法和双能 X 线吸收法，以及定量计算机层面扫描法等。

缺乏症 婴幼儿及儿童长期钙缺乏和维生素 D 不足可导致生长发育迟缓、骨软化、骨骼变形，严重缺乏者可导致佝偻病，出现"O"形或"X"形腿、肋骨串珠、鸡胸等症状。钙摄入不足者易患龋齿，影响牙齿质量。中老年人随年龄增加，骨骼逐渐脱钙，尤其绝经妇女因雌激素分泌减少，钙丢失加快，易引起骨质疏松症；然而骨质疏松是一种复杂的退行性疾病，除与钙的摄入有关外，还受其他因素的影响，目前关于绝经期妇女的大样本人群补充试验以及荟萃分析结果表明，增加钙的摄入对预防和控制骨质疏松和骨折的发生作用较小。

摄入过量 过量摄入钙也可能产生不良作用，如高钙血症、高钙尿、血管和软组织钙化，肾结石相对危险性增加等。也有研究表明绝经期妇女大量补充钙剂后，致细胞外钙水平升高，由于雌激素水平降低，对心脑血管的保护性下降，从而增加了绝经期妇女心脑血管疾病的发生风险。

参考摄入量及食物来源 中国居民膳食以谷类食物为主，蔬菜摄入也较多，植物性食物中草酸、植酸及膳食纤维等含量较多，影响钙的吸收。2013 年中国营养学会制定的居民膳食营养素参考摄入量（DRIs）中成人钙的推荐摄入量为 800mg/d；并根据不同生理条件，婴幼儿、儿童、孕妇、乳母、老年人均适当增加钙的供给量；可耐受最高摄入量为 2000mg/d。不同食物钙的含量差异较大，钙源应当按其钙含量和生物利用率进行评价。不同食物钙的生物利用率有很大差异。例如，奶及奶制品不仅钙含量高，其吸收率也高，生物利用率高；菠菜虽然钙含量也很高，但吸收率低，导致其生物利用率低。常见食物含钙量见表。

表 常见食物中钙的含量（mg/100g）

食物	钙含量	食物	钙含量
螺	2458	鲤鱼	50
虾皮	991	鸡蛋	48
豆腐干	308	鲳鱼	46
紫菜	264	大白菜	45
黑木耳	247	花生仁	39
蟹肉	231	胡萝卜	32
黄豆	191	面粉	31
豆腐花	175	黄瓜	24
海虾	146	橙	20
蛤蜊	138	玉米	10
油菜	108	鸡	9
牛乳	104	马铃薯	8
豌豆	97	猪肝	6
芹菜	80	籼米	6
枣	64	猪肉（瘦）	6

引自：杨月欣，王光亚，潘兴昌.中国食物成分表.第2版.北京：北京大学医学出版社，2009

（李 颖）

lín

磷（phosphorus） 人体含量较多的必需常量元素之一。元素符号：P。成人体内磷含量 600～900g，约占体重的 1%，是机体重要的元素，细胞膜和核酸的组成成分，构成骨骼的必需物质。约 85% 以羟磷灰石结晶形式存在于骨骼和牙齿，其余 10%～15% 与蛋白质、脂肪、糖及其他有机物结合，分布在细胞膜、骨骼肌、皮肤、神经组织及体液。在细胞膜和软组织中的磷大部分以有机磷酯形式存在，少部分为磷蛋白和磷脂等形式，而骨骼中的磷主要为无机磷酸盐。磷广泛存在于动植物食物中，一般食物中蛋白质摄入能满足机体需要就能获得足够的磷，在合理的膳食中，磷含量往往超过人体的需要，不易引起缺乏。

生理功能 无机磷和有机磷在人体中的生理功能不同。

构成骨骼和牙齿的重要成分 在骨的形成过程中 2g 钙需要 1g 磷，形成无机磷酸盐，主要成分为羟磷灰石结晶 $[Ca_{10}(PO_4)_6(OH)_2]$。

参与能量代谢 碳水化合物如葡萄糖以磷酰化化合物的形式被小肠黏膜吸收；葡萄糖-6-磷酸酯和丙糖磷酸酯是葡萄糖能量代谢的重要中间产物；磷酸化合物如三磷酸腺苷等是代谢过程中作为储存、转移、释放能量的物质。

构成细胞的成分 磷酸基团是 RNA 和 DNA 的组成成分。磷脂为构成所有细胞膜所必需的成分，与膜的离子通道有关。磷脂存在于血小板膜，可黏附凝血因子，促进凝血过程。磷脂参与脂蛋白组成。质膜内的多磷酸肌醇磷脂及其分解产物三磷酸肌醇，为钙激活受体信号系统的组成部分。

组成细胞内第二信使 磷是环腺苷酸、环鸟苷酸和肌醇三磷酸等的成分。

酶的重要成分 磷酸基团是组成体内许多辅酶或辅基的成分，如焦磷酸硫胺素、磷酸吡哆醛、辅酶Ⅰ和辅酶Ⅱ等。

调节细胞因子活性 磷参与细胞的磷酸化和去磷酸化过程，发挥信号转导作用，具有激活蛋白激酶，调控细胞膜离子通道，活化核内转录因子，调节基因表达等作用。

调节酸碱平衡 组成体内磷酸盐缓冲体系，磷酸盐可与氢离子结合为磷酸氢二钠和磷酸二氢钠，并从尿中排出，调节体液的酸碱平衡。

吸收与代谢 包括肠道吸收、骨骼沉积和肾排泄。骨骼既是钙也是磷的储存库。

吸收 从膳食摄入的磷 70% 在小肠吸收，分为通过载体需要能量的主动吸收与扩散被动吸收两种机制。来自食物中的磷主要是通过被动吸收，只有磷摄入量较低或机体需要量大幅度增加才会需要主动吸收。影响磷吸收有两种因素。①机体因素：磷摄入不足，$1,25(OH)_2D_3$ 水平升高可促进小肠对磷的吸收，其机制可能与改变小肠黏膜细胞膜磷脂组成、增强膜通透性有关。在混合膳食中，成人总磷净吸收率为 55%～70%，婴儿和儿童为 65%～90%，19～30 岁妇女磷吸收率为 60%，妊娠时增至为 70%，母乳最高为 85%～90%。②膳食因素：食物中的磷大部分是磷酸酯化合物，必须分解为游离的磷，以无机磷酸盐的形式被吸收。钙、镁、铁、铝等金属离子及植酸可与磷酸形成难溶性盐类而影响磷的吸收。合理的钙磷比例有利于磷的吸收，适宜的 Ca：P 比值为 2：1。

排泄 血浆中的无机磷酸盐主要经肾小球过滤从尿排出。血中磷浓度降低时，肾小管对磷的重吸收增加；磷的浓度升高时，肾小管排出的磷较多。一般主要是通过甲状旁腺激素抑制肾近曲小管对磷的重吸收，增加尿磷排泄，降低血磷水平；$1,25(OH)_2D_3$ 促进肾近曲小管细胞对磷的重吸收，使血磷增高。

营养状况评价 膳食磷的摄入量直接影响血清无机磷的水平，测定血清无机磷水平，是评价磷营养状况的合理指标。血清无机磷浓度在该年龄正常值低限以上，可认为磷摄入量对满足健康个体的细胞与骨构成需要是适宜的。正常成人血清磷浓度范围为 0.87～1.45mmol/L。

磷缺乏只有特殊情况才会出现。例如，早产儿仅喂以母乳，乳汁含磷量较低，不能满足早产儿骨磷沉积的需要，可发生磷缺乏，出现佝偻病样骨骼异常。在临床上长期使用大量抗酸药、肾小管重吸收障碍或是禁食者易出现磷的缺乏，严重的情况可发展为低磷酸血症，出现厌食、贫血、肌无力、骨痛、佝偻病和骨软化、全身虚弱、对传染病的易感性增加、感觉异常、共济失调、精神错乱甚至死亡。细胞外液磷浓度过高主要是肾脏对磷排泄不足。例如，甲状旁腺功能低下，不能有效地抑制肾小管重吸收磷；肾小球滤过率下降时，肾小管再吸收磷的作用并不相应按比例下降而导致体内磷过量。过量的磷在体内可能会对骨产生不良影响，引起非骨组织钙化；还可引起低血钙症，导致神经兴奋性增强，手足抽搐和惊厥。

参考摄入量及食物来源 动物性和植物性食物中均含丰富的磷，若膳食中能量与蛋白质供给充足，不会引起磷缺乏。理论上膳食中的钙磷比例维持在 2：1 比较好，不宜低于 0.5。牛奶的钙磷比为 1：1；母乳的钙磷比例比牛奶更好，成熟母乳为 1.5：1。2013 年中国营养学会制定的居民膳食营养素参考摄入量（DRIs）中成人膳食磷的推荐摄入量为 720mg/d；因妊娠期和哺乳期机体对磷的吸收增加，无需增加磷的摄入量，所以孕妇和哺乳期妇女推荐摄入量也定为 720mg/d；

不同时期可耐受最高摄入量分别是：成人、孕妇和哺乳期妇女 3500mg/d，65 岁以上老人 3000mg/d。磷在食物中分布广泛，瘦肉、禽、蛋、鱼、坚果、海带、紫菜、油料种子、豆类等均是磷的良好来源。谷类食物中的磷主要以植酸磷形式存在，其与钙结合不易吸收。

（李　颖）

nà

钠（sodium）　人体必需的常量元素之一。元素符号：Na。1807 年由英国的汉弗莱·戴维（Humphry Davy）首先分离得到钠元素。金属钠是一种银白色的固体，硬度软，密度小，熔点和沸点低，易与氧气反应，生成氧化钠。自然界中没有发现单质钠的存在，而是以化合物的形式存在。

生理功能　机体内以 Na^+ 的形式存在，且必须与其他离子共同完成多项重要的生理功能。

调节体内水分与渗透压　Na^+ 主要存在于细胞外液，是细胞外液中主要的阳离子，约占阳离子总量的 90%，与相应的阴离子（主要是 Cl^- 而非 HCO_3^-）一起，维持细胞外液的渗透压和体液容量的恒定及其调节。

维持酸碱平衡　Na^+ 在肾小管重吸收时与 H^+ 交换，并通过 $H^+ + HCO_3^- \rightarrow H_2O + CO_2$ 或 $H^+ + HPO_4^{--} \rightarrow H_2PO_4^-$ 带走 H^+，维持体液的酸碱平衡。

钠泵　又称 Na^+-K^+-ATP 酶，是调节 Na^+ 与 K^+ 跨膜转运的重要通道，每消耗 1 分子 ATP 可泵出 3 个 Na^+ 和泵入 2 个 K^+，维持细胞内外 Na^+ 和 K^+ 的浓度梯度，形成细胞内高钾低钠的微环境，影响物质的跨膜转运，从而参与细胞维持渗透压平衡、生成和利用 ATP、肌肉运动、维持心血管系统、能量代谢等多种功能。

增强神经肌肉兴奋性　Na^+、K^+、Mg^{2+} 和 Ca^{2+} 的浓度平衡，对维护神经肌肉的应激性是必需的。细胞外的 Na^+ 与细胞内的 K^+ 协同作用方可激活 Na^+-K^+-ATP 酶释放能量，维持细胞内外钾钠离子各自的浓度梯度，发生膜电位。膜去极化在神经轴突发生动作电位，激活肌肉纤维收缩并引起突触释放神经递质。血钾降低时，膜电位上升，细胞膜极化过度，应激性降低，发生松弛性瘫痪。血钾过高时，膜电位降低，细胞不能复极而应激性丧失，其结果也可发生肌肉麻痹。

维持正常血压　钠通过调节细胞外液的容量维持正常血压。细胞外液钠的浓度持续变化时，会对血压产生影响。膳食钠摄入过多可升高血压。

吸收与代谢　钠的吸收、分布和排泄与机体内水分分布密切相关，其调节器官是肾。

吸收　经食物摄入的钠在小肠上部几乎可以全部被吸收，随粪便排出的钠量很少。钠在空肠的吸收大多是被动的，与糖和氨基酸的主动转运偶联进行的。$NaHCO_3$ 存在时，HCO_3^- 的吸收也在空肠，与 H^+ 的主动分泌偶联进行，源于 Na^+ 与 H^+ 交换。钠在回肠则被主动吸收。

分布　被吸收的钠部分通过血液输送分布全身。分为可交换和不可交换两部分，可交换钠约占总钠量的 70%，存在于细胞外液、细胞内液和骨骼中；不可交换钠主要与骨骼结合，吸附在致密长骨中的羟磷灰石结晶体表面。可交换钠非常重要，若血浆中的钠通过尿液和粪便而丢失，可以迅速通过扩散的方式从其他代谢区室中得到补充，即弥散平衡。

排泄　对于正常人，每日摄入的钠只有小部分是机体所需，如果出汗不多且无腹泻，98% 以上摄入的钠主要从肾中随尿排出。

营养状况评价　可通过膳食调查方法和尿钠测定进行评价。由于钠在摄入量不大时，机体钠的代谢维持在基础水平，从尿中排出的量很接近于摄入量。正常状况（出汗不多，也无腹泻）时，摄入的钠近 98% 从尿中排出，据此可用平衡试验或测定其尿钠的含量评价钠营养状况。血浆钠的正常值，儿童和成人均为 136～146mmol/L。

缺乏症　血浆钠低于 135mmol/L，出现低钠血症。多在以下情况下出现：①摄入量非常低，如禁食、少食、低钠膳食限制过度等。②机体钠流失过多，如高温环境或重体力劳动而大量出汗。③肠道吸收严重减少，如胃肠疾病、反复呕吐和腹泻。④肾不能有效保留钠，如艾迪生病或使用利尿剂等。低钠血症早期，细胞外液减少，渗透压降低，细胞外液进入血循环。随后，机体为保持细胞外液容量而保留更多的水分，导致钠浓度降低，水进入细胞内，致细胞体积胀大，脑细胞发生肿胀，造成血浆容量缩减。此时如未及时得到补偿，可使血压下降，血液循环不足，为维持脑部血流的供应，内脏血管发生反射性收缩，肾血流量减少，肾小球滤过率降低，肾小管内钠减少，钠全部被再吸收。血浆容量减少可使醛固酮分泌增加，钠的再吸收更完全，由于尿的浓缩不佳，钠与氯化物极少，尿的比重很低。低钠血症因急性程度而异；钠浓度缓慢下降引起的症状（如恶心、呕吐、疲乏、痉挛等）一般轻于钠浓度急性降低所引起的症状（如精神紊乱、昏迷和抽搐等）。

摄入过量　钠摄入过多一般并不蓄积。但某些情况下，如误将食盐当作食糖加入婴儿奶粉中喂哺，可引起中毒或死亡。血浆钠高于150mmol/L时为高钠血症。血钠过高可出现口渴、颜面潮红、软弱无力、烦躁不安、精神恍惚、谵妄、昏迷、血压下降，严重者可致死亡。肾功能不全时，钠可在机体潴留并出现局部或全身水肿。此外，人群个体间对盐负荷或限盐表现出不同的血压反应。人体若长期摄入过量的氯化钠（食盐），敏感个体易患盐敏感性高血压。

参考摄入量及食物来源
2013年中国营养学会制定的居民膳食营养素参考摄入量（DRIs）中成人膳食钠的适宜摄入量为：18～50岁1500mg/d，50～80岁1400mg/d；不同人群膳食钠预防非传染性慢性病（高血压）的建议摄入量：18～50岁为2000mg/d，50～65岁为1900mg/d，65～80岁为1800mg/d，孕妇和哺乳期妇女为2000mg/d。钠普遍存在于各种食物中，一般动物性食物中钠的含量高于植物性食物。但人体钠的来源主要为食盐（氯化钠）以及加工、制备食物过程中加入的食盐或含钠的复合物（如谷氨酸钠、碳酸氢钠等），含钠食品如酱油、盐渍或腌制肉或烟熏食品、酱咸菜类、发酵豆制品、咸味休闲食品等。

（李　颖）

jiǎ

钾（potassium）　人体必需的常量元素之一。元素符号：K。1807年由英国的汉弗莱·戴维（Humphry Davy）首先分离得到钾元素。金属钾为银白色，理化性质与金属钠相似，化学性质活泼，能够与氧、硫、氮、氢等以及卤素元素等直接反应。正常成人男性体内的钾含量为50mmol/kg体重，略高于女性，儿童约为40mmol/kg体重。

生理功能　与Na^+相反，K^+主要存在于细胞内，通常以离子状态发挥多种生理功能。

维持糖、蛋白质的正常代谢　葡萄糖和氨基酸经过细胞膜进入细胞分别合成糖原和蛋白质，必须有适量的K^+参与。每1g糖原的合成需要0.6mmol钾，每1g蛋白质的合成需要3mmol钾。

维持细胞内正常渗透压　K^+是细胞内主要的阳离子，与Mg^{2+}一起维持细胞内正常的渗透压。

维持心肌的正常功能　心肌细胞内外的K^+浓度与心肌的自律性、传导性和兴奋性有密切关系。在心肌收缩期，肌动蛋白和肌球蛋白与ATP结合前，钾逸出细胞，舒张期又内移。低钾时，心肌兴奋性增高；高钾时，心肌兴奋性受抑制。缺钾与钾过量，均可引起钾的迁移，导致心律失常，心肌功能失常。

调节血压　膳食钾的摄入可影响血压，血压与膳食钾、血钾、尿钾呈负相关。

钠泵与增强神经肌肉兴奋性参见钠。

吸收与代谢　钾的吸收、分布和排泄与机体内水分分布密切相关，其调节器官是肾。

吸收　从膳食摄取的钾在小肠易被吸收，大部分通过扩散作用，仅少量经主动转运而被吸收，吸收率可达90%左右。吸收的钾通过钠泵将钾转入细胞内，钠泵受胰岛素、儿茶酚胺和肾上腺素等的影响。胰岛素可通过改变细胞内钠离子浓度刺激Na^+-K^+-ATP酶的活性和合成促进钾离子转移到组织细胞内。肾上腺素作用于$β_2$肾上腺素能受体可通过刺激Na^+-K^+-ATP酶促进细胞外液K^+转入细胞内，也可通过刺激葡萄糖酵解使血糖升高，进而刺激胰岛素分泌，从而促进K^+进入细胞内。此外，醛固酮、酸碱平衡障碍等也影响钾离子向细胞内转移。

分布　钾在体内的分布与组织器官的大小及其细胞的数量和质量有关，70%在肌肉，10%在皮肤，6%～7%在红细胞内，其余分布在骨、脑、肝内。钾主要在细胞内，约占总量的98%，余下2%存在于细胞外液和体液。细胞内钾维持在140～150mmol/L，为细胞外浓度的25～35倍。各种体液中都含有钾。钾在血循环中的浓度相当稳定。

排泄　肾是钾的主要排泄器官。正常情况下，人体摄入的钾，除未吸收的约10%经粪便排泄外，85%从尿液排出，少量由汗液排出。任何原因导致的肾功能降低都可能造成钾潴留和血钾过高。摄入过量钾，可出现保护性呕吐反应，抑制钾的迅速吸收；已经进入体内的钾，通常肾减少重吸收而加速从尿液排出。

营养状况评价　血清钾不能准确反映体钾的水平，但仍是了解体钾储备的重要指标。正常血钾浓度为3.5～5.6mmol/L。低于3.5mmol/L者为钾缺乏，3.0～3.5mmol/L为轻度缺钾，2.5～3.0mmol/L为中度缺钾，低于2.5mmol/L为重度缺钾。

缺乏症　低钾血症的常见病因包括摄入量减少（慢性酒精中毒、厌食症）、胃肠道吸收异常（呕吐和腹泻）、细胞利用增加（胰岛素、β肾上腺素受体激动剂）、肾排泄增加（肾小管功能异常、利尿剂）等。低钾可使神经肌肉、消化、心血管、泌尿、中枢神经等系统发生功能性或病理性改变，主要表现为肌肉无力及瘫痪、心律失常、横纹肌溶解症及肾功能障碍等。轻者可无症状，也可出现肌无力、疲劳、便秘等；中度低钾血症，前述症状加重，乃至出现肾功能异常（如多尿）和心律失常；重症者可出现呼吸困难和急性肾衰竭。

摄入过量　血钾含量高于 5.6mmol/L 为高钾血症，7.0～8.0mmol/L 可引起明显钾中毒。原因主要是摄入过多或排出困难，一般摄入富含钾的食物不会引起钾过多，但肾功能不全、大量输入含钾药物或口服钾制剂可引起体钾过多；排泄困难一般多见于严重肾功能衰竭以及各种原因引起肾上腺皮质功能减退或醛固酮分泌减少者。此外，酸中毒、缺氧、大量溶血、严重组织创伤、中毒反应等可使细胞内钾外移，引起高钾血症。高钾血症者可导致神经肌肉和心血管异常。神经肌肉症状包括针刺感、感觉异常、极度疲乏软弱、四肢无力以下肢为重，可见行走困难，肌肉张力减弱，腱反射消失，可发展至躯干群及四肢，出现上升性松弛瘫痪，严重时可发生吞咽、呼吸及发音困难，甚至呼吸肌麻痹而猝死。心血管系统可见：①心率减慢和心音减低，细胞外 K^+ 上升，静息电位下降，心肌自律性、传导性和兴奋性受抑制；②心电图异常，一般先呈 T 波高尖，QT 间期缩短，随后 QRS 逐渐变宽，幅度下降，P 波形态；③血压改变，早期可见血压偏高，晚期下降。

参考摄入量及食物来源　2013 年中国营养学会制定的居民膳食营养素参考摄入量（DRIs）中成人膳食钾的适宜摄入量为 2000mg/d，乳母增加至 2400mg/d，预防非传染性慢性病的建议摄入量为 3600mg/d。大部分食物都含有钾，蔬菜和水果是钾的良好来源，香蕉和鳄梨等水果中钾的含量丰富。

（李　颖）

lǜ
氯（chlorine）　人体必需的常量元素之一。元素符号：Cl。氯单质为黄绿色气体，有窒息性臭味，化学性质活泼。自然界中最常见的化合物是氯化钠，俗称食盐。

生理功能　人体主要以 Cl^- 形式与钠、钾化合存在。脑脊液与胃肠分泌液中 Cl^- 较高，结缔组织和骨骼中有少量氯。肌肉和神经组织含量很低。除红细胞、胃黏膜细胞有较高的氯外，大多数细胞内含量很低。

维持细胞外液的容量与渗透压　Cl^- 与 Na^+ 是细胞外液中维持渗透压的主要离子，二者约占总离子数的 80%，共同调节与控制细胞外液的容量与渗透压。

维持体液酸碱平衡　Cl^- 是细胞外液中的主要阴离子。Cl^- 浓度变化时，细胞外液中 HCO_3^- 的浓度也随之变化，以维持阴阳离子的平衡；反之，HCO_3^- 浓度变化时，Cl^- 亦随之变化，以维持细胞外液的平衡。供应过量 Cl^- 可纠正由疾病或利尿剂引起的代谢性碱中毒。

参与血液二氧化碳运输　二氧化碳（CO_2）进入红细胞后，即在红细胞内碳酸酐酶参与下，与水结合成碳酸，再裂解为 HCO_3^- 与 H^+，被转移出红细胞，进入血浆，但阳离子不能同样扩散出红细胞，血浆中的 Cl^- 即等量进入红细胞内，以保持阴阳离子平衡。反之，红细胞内 HCO_3^- 浓度低于血浆时，Cl^- 由红细胞进入血浆，HCO_3^- 转入红细胞，使血液中的 CO_2 得以输送到肺部排出体外。

胃酸成分　Cl^- 参与胃酸的形成，胃酸促进维生素 B_{12} 和铁的吸收。Cl^- 激活唾液淀粉酶分解淀粉，促进食物消化。

吸收与代谢　饮食中的氯多以氯化钠的形式被摄入和吸收。胃肠道有多种机制促进氯的吸收。胃黏膜处吸收受 HCO_3^- 浓度和 pH 值的影响，空肠中色氨酸刺激 Cl^- 的分布，增加单向 Cl^- 的流量；回肠中的氯经"氯泵"主动转运正常膳食中的氯和胃液中的氯。吸收的 Cl^- 经血液和淋巴液运输至各种组织。氯化物主要从肾排出，但经肾小球滤过的氯约有 80% 在肾近曲小管被重吸收，10% 在远曲小管被重吸收，只有小部分经尿排出体外。在高温、剧烈运动导致汗液大量分泌时，氯化钠也可经皮肤排出。

营养状况评价　氯来源广泛，特别是食盐的摄入量常大于正常需要水平，不易出现氯的缺乏。氯缺乏常伴有钠缺乏，造成低氯性代谢性碱中毒，出现肌肉收缩不良、消化道受损、易掉头发和牙齿等，且可影响生长发育。人体氯摄入过多对机体的危害仅见于严重失水，持续摄入过多的氯化钠或氯化铵引起的高氯血症。临床上可见于输尿管-肠吻合术和肾衰竭等。

参考摄入量及食物来源　2013 年中国营养学会制定的居民膳食营养素参考摄入量（DRIs）中成人氯的适宜摄入量分别为：18～50 岁 2300mg/d，50～80 岁 2200mg/d。人体氯的主要来源为食盐中的氯，少量来自氯化钾，天然水也提供很少量的氯。

（李　颖）

méi

镁（magnesium） 人体必需的常量元素之一。元素符号：Mg。正常成人体内含量为 20~30g，其中 60%~65% 在骨骼，27% 在肌肉、肝、心、胰。主要分布在细胞内，细胞外液的镁不超过 1%。红细胞含镁 2.2~3.1mmol/L，血清镁含量为 0.8~1.2mmol/L。镁在红细胞及血浆中以 32% 的结合镁、55% 的游离镁和 13% 的镁盐形式存在。

古罗马人认为"Magnesia"地区出产的一种白色镁盐，能治疗多种疾病。直到 1808 年，英国化学家汉弗莱·戴维（Humphry Davy）采用电解苦土的方法分离出元素镁。20 世纪 30 年代初，麦科勒姆（McCollum）和同事首次用鼠和狗，观察镁缺乏的反应。1934 年首次发表了镁缺乏的临床报道，证实镁是人体的必需元素。弗林克（Flink）和同事在 20 世纪 50 年代初报道了因酗酒和接受无镁静脉输液而发生镁耗竭的病例。健康人一般不会发生镁缺乏，但已发现越来越多的临床疾病与镁耗竭有关。

生理功能 镁是人体细胞内主要的阳离子，仅次于钾和磷；在细胞外液仅次于钠和钙。Mg^{2+} 是镁的主要生理活性形式。镁在体内的主要作用是与聚磷酸盐和核酸等高度带电的负离子结合，支持酶和底物的相互作用或者稳定聚合体的构象。

多种酶的激活剂 镁参与体内 300 多种酶促反应。镁可激活磷酸转移酶及水解肽酶系的活性，对葡萄糖酵解、脂肪、蛋白质、核酸的生物合成等起重要调节作用。镁可激活 Na^+-K^+-ATP 酶，钠和钾在细胞内外的不同分布是由细胞膜上 Na^+-K^+-ATP 酶的作用维持的。Na^+-K^+-ATP 酶是一种镁依赖性酶，细胞内游离镁浓度低可降低 Na^+-K^+-ATP 酶的活性，导致心肌细胞内的钾向细胞外迁移，造成细胞内钾浓度降低，使心肌兴奋性增高。心肌兴奋性和自律性与镁维持细胞内钾的作用有关。镁还可能激活钙泵，钙泵是镁依赖性 Ca^{2+}-ATP 酶，可将钙从细胞内泵出。

对钾、钙通道的作用 镁可封闭不同钾通道的外向性电流，阻止钾的外流，镁缺乏时，这种作用受到阻滞。镁作为钙阻断剂，有抑制钙通道的作用，镁浓度降低时，这种抑制作用减弱，导致钙进入细胞增多。

促进骨骼生长和神经肌肉的兴奋性 镁是骨细胞结构和功能所必需的元素，可影响骨的吸收，有维持和促进骨骼生长的作用。镁浓度下降时，甲状旁腺功能低下可引起低血钙。镁和钙有拮抗作用，主要与某些酶竞争结合，镁引起的中枢神经和肌肉接点处的传导阻滞可被钙拮抗。

促进胃肠道功能 硫酸镁溶液可以使奥迪括约肌松弛，促使胆囊排空，有利胆作用。碱性镁盐可以中和胃酸。Mg^{2+} 在肠道中吸收缓慢，促使水分滞留，有导泻作用。

对激素的调节作用 血浆镁的变化可直接影响甲状旁腺激素的分泌，血浆镁增加可抑制甲状旁腺激素分泌，血浆镁水平下降则可兴奋甲状旁腺，使镁从组织转移至血中。

其他功能 镁的摄入量和高血压呈明显负相关，补充镁能使血管张力和血管紧张性下降。镁有降低血清胆固醇和甘油三酯浓度，使高密度脂蛋白增加、低密度脂蛋白减少，扩张血管，抑制血小板聚集、预防动脉硬化。另外，增加膳食镁的摄入量可显著降低糖尿病的发病风险。

吸收与代谢 人体摄入的镁 30%~50% 在小肠吸收。镁的摄入水平及食物中钙、磷、乳糖含量等，均可影响机体对镁的吸收。镁摄入量高时其吸收率低，摄入量较低时其吸收率可明显增高。正常人肠及肾的吸收与排泄机制，有调节镁在机体内稳态平衡的作用。肾是镁排泄的主要途径，每日 65%~75% 的血镁从肾小球滤过，随后约 95% 被肾小管重吸收，其中 20%~30% 在远曲小管、65% 在髓袢升支粗段被重吸收。肾上腺皮质分泌的醛固酮，可以调节肾排泄镁的速率。饮酒、服用利尿剂能够明显增加镁从尿中的排出。镁通过汗和粪便排泄，但数量甚微。

营养状况评价 评价指标包括血清镁、血液单核细胞中镁浓度和尿中镁。

血清镁 可用于评价镁营养状况。血清镁低于 0.7mmol/L 属低镁血症。

血液单核细胞中镁浓度 可反映体内镁的营养状况，但不宜作为评价充血性心力衰竭患者的心肌镁营养状况。

尿镁 也是反映镁营养状况的一个指标，采用半定量尿负荷实验，即注射一定量镁盐后测定尿镁，评价镁的营养状况。

缺乏症 饥饿、蛋白质-能量营养不良及长期肠外营养等因素可引起镁的摄入不足，胃肠道感染、肾病及慢性酒精中毒等也可造成机体镁不足。镁缺乏可引起神经肌肉兴奋性亢进，常见肌肉震颤、手足搐搦、反射亢进、共济失调，严重时出现谵妄、精神错乱甚至惊厥、昏迷。镁缺乏引起的镁代谢异常还会对其他电解质及体内酶活性产生影响，如出现低钾血症、低钙血症及心脑血管疾病等。

摄入过量　一般情况下镁中毒不易发生，但肾功能不全或接受镁剂治疗者，常因体内镁过量而易引起镁中毒。糖尿病酮症早期因脱水，镁从细胞内溢出到细胞外引起血清镁升高。过量的镁可引起腹泻、恶心、胃肠痉挛等胃肠道反应，重者可出现嗜睡、肌无力、膝腱反射弱、肌麻痹等临床症状。

参考摄入量及食物来源
2013 年中国营养学会制定的居民膳食营养素参考摄入量（DRIs）中成人膳食镁的推荐摄入量，18~64 岁为 330mg/d，65~80 岁为 320mg/d，孕妇增加至 370mg/d。考虑到从食物和水中摄入的镁不会引起毒性反应，故暂不制定镁的 UL。绿叶蔬菜、大麦、黑米、荞麦、麸皮、苋菜、口蘑、木耳、香菇等食物含镁较丰富。糙粮、坚果也含有丰富的镁，肉类、淀粉类、奶类食物镁含量属中等。除食物之外，从饮水中也可以获得少量的镁，硬水中含有较高的镁盐，但软水中含量相对较低。精加工食物中镁含量最低，随着精制食物和/或加工食品消费量的不断增加，膳食镁摄入量呈减少趋势。

（李　颖）

wēiliàng yuánsù

微量元素 （microelements）

人体含量小于体重 0.01% 的元素。微量元素在人体内的含量以微克或毫克计。根据 1973 年以来的研究结果和认识，1990 年联合国粮农组织（FAO）、国际原子能机构（IAEA）和世界卫生组织（WHO）专家委员会提出了人体必需微量元素的概念：人体内的生理活性物质、是有机结构中的必需成分；必须通过食物摄入，当从食物中摄入的量减少到某一低限值时，导致某一种或某些重要生理功能的损伤。该委员会还强调一种元素在一个动物种属的实验中证明是必需的，不能推论为该元素也是另一种动物或人类所必需，如要确定，则需通过不同动物实验或人群调查、研究验证。

分类　FAO/IAEA/WHO 专家委员会将以往已确定的"必需微量元素"重新进行分析归类，共分为三类：第一类为人体必需的微量元素，有碘、锌、硒、铜、钼、铬、钴、铁等 8 种；第二类为人体可能必需的微量元素，包括锰、硅、镍、硼、钒等 5 种；第三类具有潜在毒性，但在低剂量时，对人体可能具有必需功能的微量元素，包括氟、铅、镉、汞、砷、铝、锂、锡。

生理功能　人体必需微量元素在体内的数量尽管极少，甚至仅有痕量，却具有十分重要的生理功能。必需微量元素需要与机体内有机大分子结合，方可发挥生理功能。

酶和维生素的组分或活性因子　酶系统中总是有一个或几个微量元素发挥特殊的活性中心作用，许多金属酶均含有微量元素，如过氧化酶中的铁，碳酸酐酶中的锌，酪氨酸酶中的铜，谷胱甘肽过氧化酶中的硒等。当去除微量元素，酶的活性立即丧失。微量元素也是某些维生素的组成成分，如钴是维生素 B_{12} 分子结构中的构成成分。

参与激素的合成与释放　碘是甲状腺激素的必需成分，人体甲状腺含碘；胰岛素含锌；铬是葡萄糖耐量因子的重要组成成分；肾上腺激素的生成则需要铜的参与等。

参与体内物质的输送作用　如铁为血红蛋白的成分、参与氧的运送，锌为碳酸酐酶的成分、参与二氧化碳的排出。许多元素参与蛋白质、脂类或碳水化合物的代谢。

参与核酸代谢　核酸含有铁、钴、铜、锌等多种微量元素，对核酸的结构和维持核酸的正常功能均有特殊作用。

（李　颖）

tiě

铁 （iron）

人体必需的微量元素之一。元素符号：Fe。正常人体内含铁总量为 30~40mg/kg，其中 65%~70% 在血红蛋白，3% 在肌红蛋白，1% 在含铁酶类（如细胞色素、细胞色素氧化酶、过氧化物酶、过氧化氢酶等）、辅助因子及运铁载体，此类铁称之为功能性铁。剩余 25%~30% 为贮存铁，主要以铁蛋白和含铁血黄素形式存在于肝、脾和骨髓的单核-吞噬细胞系统。18 世纪已证明铁是血液的重要成分，1823 年曾用铁制剂治疗年轻妇女"血中有色物质缺乏"。1928 年证明贫血的原因是铁缺乏，奶粉中强化铁可预防或减轻贫血。1932 年明确了无机铁可用于血红蛋白的合成，基本阐明了铁在人体中的作用。体内铁的水平随年龄、性别、营养状况和健康状况的不同而异，人体铁缺乏仍然是世界性的主要营养问题之一。此外，铁过多的危害也愈来愈受到重视。

生理功能　体内各种形式的铁都与蛋白质结合，无游离的铁离子。

参与体内氧的运送和组织呼吸过程　铁是血红蛋白、肌红蛋白、细胞色素及过氧化氢酶的组成成分，还可激活琥珀酸脱氢酸、黄嘌呤氧化酶等酶的活性。血红蛋白可与氧可逆性结合，使血红蛋白具有携氧功能，参与机体内氧的交换及组织呼吸；肌红蛋白由一个血红素和一个球蛋白组成，主要在肌肉组织中起转运和储存氧的作用；细胞色素酶类参与体内氧化还原过程中的电子传递，并在三羧酸循环过程中生成水，释放出能量，供给机体需要。

维持正常的造血功能 机体中的铁大多存在于红细胞中。铁在骨髓造血组织中与卟啉结合形成高铁血红素，再与珠蛋白合成血红蛋白。缺铁可影响血红蛋白的合成，甚至影响 DNA 的合成及幼红细胞的增殖。

调节基因表达 铁以铁反应元件-铁调节蛋白依赖性模式调节二价金属离子转运蛋白1、小肠细胞色素 B、膜铁转运蛋白1、转铁蛋白受体、铁蛋白、铁调素、红细胞 γ-氨基 δ-酮戊酸合成酶、铁转运刺激因子等基因的表达，维持铁的自稳态，参与血红素合成的调控，影响细胞的分化、增殖、成熟及功能。

其他功能 铁参与维持正常的免疫功能。缺铁可引起机体感染性增加，白细胞的杀菌能力降低，淋巴细胞功能受损；但过量铁可促进细菌的生长。铁可催化 β-胡萝卜素转化为维生素 A，促进嘌呤与胶原的合成，参与脂类在血液中的转运以及药物在肝脏的解毒等。铁与抗脂质过氧化有关，随着铁缺乏程度增高，脂质过氧化损伤加重，使具有抗脂质过氧化作用的卵磷脂胆固醇酰基转移酶活性下降。

吸收与代谢 膳食中的铁可分为卟啉铁和无机铁，二者的吸收利用差异很大。

吸收 食物中的铁主要在十二指肠和空肠上端黏膜吸收，胃和小肠的其余部分也吸收少量的铁。食物中的铁分为血红素铁和非血红素铁两种，它们的吸收形式有所不同。血红素铁主要来自动物性食物，以含铁卟啉复合物的形式整体吸收进入小肠黏膜上皮细胞，在胞质内血红素加氧酶的作用下血红素的卟啉环打开，释放出游离 Fe^{2+}。血红素铁的吸收率受膳食因素影响较小。非血红素铁主要存在于植物性食物中，多为 Fe^{3+} 形式，膳食中的 Fe^{3+} 需由细胞色素 B 还原为 Fe^{2+} 形式被吸收，吸收过程是由存在于小肠微绒毛的下层和腺窝部分的二价金属离子转运蛋白 1（divalent metal transporter 1，DMT-1）介导完成。非血红素铁受膳食因素影响较大。影响铁吸收的因素包括以下几个方面。

机体因素 机体铁营养状况、生理与病理改变都可影响铁的吸收，如贫血、孕期、生长发育可使铁的需要增加；月经过多、钩虫感染、痢疾、血吸虫病等因铁丢失增加，促进机体增加铁的吸收。胃肠道 pH 值对铁复合物的形成及溶解性有一定作用，影响铁的吸收。某些疾病如萎缩性胃炎、胃酸缺乏或过多服用抗酸药物，影响铁离子释放。

膳食因素 膳食铁的存在形式是影响铁吸收的重要因素，血红素铁的生物利用高，有效吸收率为 15% ~ 35%；而非血红素铁则需先被还原成二价铁才能被吸收，其有效吸收率仅为 2% ~ 20%。其他膳食成分的作用主要影响非血红素铁的吸收。蛋白质类食物能够刺激胃酸分泌，促进铁的吸收；氨基酸，如组氨酸、赖氨酸、胱氨酸、蛋氨酸、酪氨

酸与铁螯合成小分子的可溶性复合物，可提高铁的吸收。维生素 C 是铁吸收的有效促进因子；维生素 A、叶酸、维生素 B_{12}、维生素 B_2 等维生素对铁的吸收起到重要协助作用。铅、铬、锰等矿物质过多摄入阻碍机体对铁的吸收，一些金属络合物如乙二胺四乙酸二钠（EDTA）也有阻碍机体对铁吸收的作用；非营养素成分，如植酸、单宁、多酚物质与铁结合能力较强，是阻碍铁吸收的重要因素；柠檬酸、乳酸、丙酮酸、琥珀酸以及酒石酸等可促进铁的吸收。

其他 肠道微生物的某些分解产物可抑制铁的吸收。

贮存 机体可对吸收的铁进行贮存和再利用。体内剩余铁以铁蛋白和含铁血黄素形式储存。铁蛋白中的铁被脱铁铁蛋白包围，脱铁铁蛋白可摄取 Fe^{2+}，并将其氧化为 Fe^{3+} 沉淀在蛋白质外壳。铁蛋白可被溶酶体吞噬并分解为含铁血黄素，含铁血黄素为蛋白质、脂类和铁的非特异性结合物。一般女性存储性铁含量为 0.3 ~ 1.0g，男性则可达 0.5~1.5g。

排泄 正常成人粪便铁排泄量依赖于摄入量，大多数为食物中未吸收的铁，尿中铁的含量直接受膳食铁的影响。女性由于生理原因铁丢失较多，每天铁的流失大约为 1.5mg，体内铁的储存又较少，此为造成女性易贫血的原因。

营养状况评价 反映铁代谢状况的红细胞形态和血生化检测指标可用于描述铁的营养状况，后者包括血清铁蛋白、血清铁、总铁结合力、运铁饱和度、红细胞原卟啉、血锌原卟啉、血清运铁蛋白受体、血红蛋白、血细胞比容等，最常用的为血红蛋白。

血清铁蛋白　反映人体内铁贮存的指标（表）。测定血清铁蛋白是诊断隐性缺铁性贫血最好、最可靠的方法。

血清运铁蛋白受体　反映未成熟红细胞中受体的数量和红细胞生成水平。由于其不受感染或炎症的影响，血清运铁蛋白受体浓度成为精确反映铁营养状态的指标。早期缺铁即可诊断，缺铁性贫血时比正常值高 3~4 倍，正常值为 0.9~2.3mg/L。

红细胞游离原卟啉　原卟啉与铁结合形成血红素。缺铁时，红细胞游离原卟啉浓度增加。红细胞游离原卟啉>0.9μmol/L（全血），或原卟啉>0.96μmol/L（全血），或红细胞游离原卟啉/血红蛋白>4.5μg/g 血红蛋白即诊断为贫血。

血红蛋白　低于正常参考值即是贫血，但在正常参考范围内，也不可排除缺铁的可能性，血红蛋白是缺铁的晚期指标。正常值范围为男性 120~160g/L，女性 110~150g/L。

平均红细胞容量（mean red cell volume，MCV）和血细胞分布宽度（blood cell distribution width，RDW）　MCV 反映了整体红细胞体积的大小，RDW 反映周围红细胞大小异质性的参数。缺铁性贫血的特征性改变为低 MCV 和高 RDW，一般 MCV<80fL，RDW>15% 时提示铁缺乏。这两项指标在缺铁性贫血的筛查及鉴别诊断上具有实用价值。

血清铁　血清中游离的铁，不能全面反映体内铁贮存与代谢情况，且易受进食状况、生理情况、溶血及环境中铁的影响，检测血清铁的准确性较差，因此临床价值有限。

运铁蛋白饱和度（transferin satuation，TS）　是指结合了两个铁离子的运铁蛋白所占全部运铁蛋白的比例，运铁蛋白饱和度容易随着血清铁的变化而变化。一般，成年人运铁蛋白饱和度小于 16% 认为是铁缺乏，婴儿和儿童判断铁缺乏的界值分别为 12% 和 14%。

缺乏症　长期膳食铁供给不足，可引起体内铁缺乏或导致缺铁性贫血，多见于婴幼儿、孕妇及乳母。体内缺铁可分三个阶段：第一阶段为铁减少期，体内储存铁减少，血清铁蛋白浓度下降，无临床症状；第二阶段为红细胞生成缺铁期，除血清铁蛋白减少外，血清铁减少，铁结合力上升，游离原卟啉浓度上升；第三阶段为缺铁性贫血期，血红蛋白和血细胞比容比下降。体内铁缺乏使细胞呼吸障碍，影响组织器官功能，出现食欲缺乏。铁缺乏儿童易烦躁，对周围不感兴趣，成人冷漠呆板。血红蛋白继续降低，则出现面色苍白，口唇黏膜和眼结膜苍白，有疲劳乏力、头晕、心悸、指甲脆薄、反甲等。儿童青少年身体发育受阻，体力下降、注意力与记忆力调节过程障碍，学习能力降低。孕早期贫血可导致早产、低出生体重儿及胎儿死亡。铁缺乏可导致免疫功能障碍，中性粒细胞对细菌杀伤能力降低，淋巴细胞转化能力下降。缺铁可导致末梢神经障碍，至少 25% 的多动综合征患者的血铁浓度降低，补铁后症状消失。

摄入过量　机体虽然可以通过调节铁的吸收、转运、利用、贮存及丢失以保持铁在机体内的平衡，但铁含量主要是通过吸收机制控制，缺乏将过多的铁排出体外的调节机制。一旦因某种原因导致铁吸收机制受损，转入到血浆中的铁增加，导致体内铁过量。原因主要有原发性铁过量，如遗传性血色素沉积症，以及铁剂治疗、反复输血等继发性铁过量。铁过量损伤的主要靶器官是肝，可引起肝纤维化和肝细胞瘤。铁过量可使活性氧基团和自由基的产生过量，这种过氧化能够引起线粒体 DNA 损伤，诱发突变，与肝、结肠、直肠、肺、食管、膀胱等多种器官的肿瘤有关。铁有催化自由基生成和促进脂质过氧化的作用，铁过量可增加心血管疾病的风险。

参考摄入量及食物来源　混合膳食中铁的吸收率为 10%~20%。健康成年女性月经期间每日约损失 2mg，故每日铁的参考摄入量应高于健康成年男性。一般认为孕妇和乳母的参考摄入量应当适当增加。2013 年中国营养学会制定的居民膳食营养素参考摄入量（DRIs）中成人膳食铁的推荐摄入量：男性为 12mg/d，女性 18~50 岁为 20mg/d、50 岁以上为 12mg/d，孕妇和乳母为 20~29mg/d；可耐受最高摄入量为 42mg/d。动物性食物含有丰富且

表　基于血清铁蛋白浓度的相对铁储备程度

铁储备程度	血清铁蛋白（μg/L）			
	5 岁以下儿童		5 岁及 5 岁以上人群	
	男性	女性	男性	女性
铁储备耗竭	<12	<12	<15	<15
铁储备耗竭（感染时）	<30	<30		
铁负荷过度（成人）	—	—	>200	>150

易吸收的血红素铁，如动物血、肝、鸡胗、牛肾、大豆、黑木耳、芝麻酱含量＞10mg/100g；瘦肉、红糖、蛋黄、猪肾、羊肾、干果含量＞5mg/100g。蔬菜和牛奶及奶制品中含铁量不高且生物利用率低，如谷物、菠菜、扁豆、豌豆含量＜5mg/100g。常见食物中铁的含量见表。

表 常见食物中铁的含量（mg/100g）

食物	铁含量	食物	铁含量
黑木耳	97.4	菠菜	2.9
紫菜	54.9	鸡蛋	2.3
藕粉	41.8	红枣	2.3
豆腐皮	30.8	草莓	2.1
豆腐干	23.3	蟹肉	1.8
猪肝	22.6	对虾	1.5
冬菇	21.1	鸡肉	1.4
扁豆	19.2	油菜	1.2
猪血	8.7	籼米	1.2
黄豆	8.2	带鱼	1.2
蛋黄	6.5	鲳鱼	1.1
绿豆	6.5	粳米	1.1
辣椒	6.0	土豆	0.8
小米	5.1	苹果	0.7
面粉	3.5	牛乳	0.3

引自：杨月欣，王光亚，潘兴昌.中国食物成分表.第2版.北京：北京大学医学出版社，2009

（李 颖）

xīn
锌（zinc） 人体必需的微量元素之一。元素符号：Zn。成人体内含量为2~3g，分布于人体所有的组织、器官、体液及分泌物。约60%在肌肉，30%在骨骼。在细胞中，30%~40%的锌在细胞核，50%在细胞质，其余在细胞膜。锌对生长发育、智力发育、免疫功能、物质代谢和生殖功能等均具有重要的作用。1509年人们认识到锌是有价值的元素，1869年证明锌是植物所必需，1934年证明是动物所必需。锌广泛存在于食物，所以一直认为人类不易自然发生锌缺乏。1961年，普拉萨德（Prasad）等对伊朗地区的儿童食欲缺乏、生长发育迟缓、性发育不良与营养性锌缺乏有关的流行病学分析，揭示了锌对人体的重要作用。此后，人类锌的缺乏症状被许多研究所证实。

生理功能 锌在体内以酶成分的形式发挥重要生理功能。

金属酶的组成成分或酶的激活剂 体内有多种含锌酶，主要的有超氧化物歧化酶、苹果酸脱氢酶、碱性磷酸酶、乳酸脱氢酶等，它们在参与组织呼吸、能量代谢及抗氧化过程中发挥重要作用。锌是维持RNA聚合酶、DNA聚合酶及反转录酶等活性所必需的微量元素。

促进生长发育 锌参与蛋白质合成、细胞生长、分裂和分化等过程。锌缺乏可引起RNA、DNA及蛋白质合成障碍，细胞分裂减少，生长停止。锌参与促黄体素、促卵泡激素、促性腺激素等有关内分泌激素的代谢，对胎儿生长发育、促进性器官和性功能发育均有重要调节作用。

促进机体免疫功能 锌可促进淋巴细胞有丝分裂，增加T细胞的数量和活力。锌对机体免疫功能的调节作用主要表现在控制周围血单核细胞合成干扰素-γ、白介素-1和白介素-6、肿瘤坏死因子-α和白介素-2受体等免疫调节因子的分泌和产生。缺锌可引起胸腺萎缩、胸腺激素减少、T细胞功能受损及细胞介导免疫功能改变。

维持细胞膜结构 锌可与细胞膜上各种基团、受体等作用，增强膜稳定性和抗氧自由基的能力。细胞产生脂质过氧化损伤时，膜内巯基被氧化成二硫键，锌可与硫形成稳定的硫醇盐防止氧化，保护膜的完整性。缺锌可造成膜的氧化损伤，结构变形，膜内载体和运载蛋白的功能改变。锌对膜功能的影响还表现在对屏障功能、转运功能和受体结合方面的影响。缺锌对脑皮质中突触膜N-甲基-D-天冬氨酸受体/钙通道功能有显著影响，缺锌可降低该受体的数目和钙通道的活性。

调节基因表达 锌可参与遗传物质的构成，以酶的辅基形式和锌指蛋白的方式，参与金属硫蛋白、锌转运蛋白等锌代谢相关基因表达的调节，也可调节免疫功能、蛋白质代谢、氧化还原和能量代谢、生长发育、脂类代谢、应激反应等相关基因的表达。

其他功能 锌与唾液蛋白结合成味觉素可增进食欲，缺锌可影响味觉和食欲，甚至发生异食癖；锌对皮肤和视力具有保护作用，缺锌可引起皮肤粗糙和上皮角化。

吸收与代谢 锌的吸收主要在十二指肠和空肠，回肠也有部分吸收，吸收率30%左右。从肠道吸收的锌开始集中于肝，然后分布到其他组织。血浆中的锌除与白蛋白、运铁蛋白、α_2-巨球蛋白和免疫球蛋白G结合外，有一小部分与氨基酸及其他配价基结合，随血液进入门静脉循环分布于各器官组织。锌与白蛋白形成的复合物易被组织吸收。肝对锌的主动吸收受内源性白细胞调节剂的影响，也受促肾上腺皮质激素和甲状旁腺素的影响。机体对锌的吸收与肠腔锌的浓度有关，体内缺锌时吸收率增高。体内锌浓度高可诱导肝金属硫蛋白合成增加，并与之结合存积于肠黏膜细胞，锌水平下降时再释放至肠腔，以此调节体内锌的平衡。体内的锌经代谢后主要由肠道排出，少部分随尿排出，汗液和毛发中也有少量排出。影响锌吸收的因素包括机体因素和膳食因素两个方面。

机体因素 ①机体锌的营养状态，体内锌浓度高时可诱导肝脏金属硫蛋白合成增加，并与之结合存积于肠黏膜细胞内，当锌水平下降时，再释放至肠腔，以此调节体内锌的平衡。②特殊生理阶段，如孕期、哺乳期锌的吸收率增加。③疾病状态导致机体吸收利用减少，如吸收障碍、肠胃功能紊乱、慢性肝肾疾病、贫血、恶性肿瘤等疾病状态。

膳食因素 膳食摄入不足，如不良饮食习惯；组氨酸、甲硫氨酸、半胱氨酸、维生素 D_3、葡萄糖可促进锌的吸收；膳食纤维、植酸可减少锌的吸收；铜、钙、亚铁离子可抑制锌的吸收。而动物性食物中锌的生物利用率较高；某些药物如碘喹啉、苯妥英钠均能促进锌的吸收。

营养状况评价 边缘性或轻度锌缺乏常被忽视，主要原因是没有明显的临床症状，而且在流行病学调查和临床诊断中，缺乏敏感、特异的锌营养状况评价指标。锌的营养学评价主要通过生化指标和功能指标结合膳食摄入情况进行评价。

临床症状 人体锌缺乏的常见临床症状为生长缓慢、皮肤伤口愈合不良、味觉障碍、胃肠道疾患增加、免疫功能减退等。

生化指标 ①血浆锌：机体血浆含量相对稳定，且可受多种生理病理状态影响，只有当严重锌缺乏时才具有诊断意义；对于边缘性或轻、中度锌缺乏时不建议作为个体的诊断指标。而血浆锌可作为锌缺乏的生物标志物来评价群体锌营养状况。②发锌：虽然发锌与人体锌营养状况相关性较好，但由于发锌含量受头发生长速度、洗护发、烫染等的影响，1986 年世界卫生组织微量元素专家小组认为，发锌不再作为判断个体锌营养状况的可靠指标。③尿锌：尿锌含量与人体锌营养状况相关性好，且灵敏度高于血浆锌。但受尿量和近期饮食的影响，且尚无测定的标准方法，因此只作为参考指标。④唾液锌：味觉敏感度降低是锌缺乏的早期症状，唾液锌和味觉敏感度的相关性很好，且唾液采样方便，可作为判断个体锌营养状况的参考指标。

功能指标 通过酶活性、味觉、暗适应能力等的变化对锌功能进行评价。血浆碱性磷酸酶是评价锌营养状况最常用的指标，但由于其缺乏特异性而使应用受到限制。国内外越来越多的实验证明单核细胞金属硫蛋白 mRNA 可靠性较好，是反映边缘性锌缺乏的良好指标，被认为是评价锌营养状况的相对金标准。

膳食调查 通过科学、合理的膳食营养状况调查，了解饮食习惯及食物锌摄入量，有助于锌营养状况的评价，但要考虑食物锌受地球环境影响很大，食物成分表的应用要谨慎。

缺乏症 锌缺乏可影响细胞核酸蛋白合成、味蕾细胞更新、黏膜增生、角化不全、唾液中磷酸酶减少，导致食欲缺乏、异食癖、生长发育停滞，儿童长期缺乏锌可导致侏儒症。成人长期缺锌可导致性功能减退、精子数减少、胎儿畸形、皮肤粗糙、免疫力降低。

摄入过量 盲目过量补锌或食用因镀锌罐头污染锌的食物和饮料可引起锌过量或锌中毒。过量的锌可干扰铜、铁和其他微量元素的吸收和利用，影响中性粒细胞和巨噬细胞活力，抑制细胞杀伤能力，损害免疫功能。成人摄入 $4\sim8g$ 以上锌可观察到毒性症状，引起发热、腹泻、恶心、呕吐和嗜睡等临床症状。

参考摄入量及食物来源 参考 1997 年世界卫生组织按锌吸收率为 25% 计算的推荐锌参考摄入量标准，2013 年中国营养学会制定的居民膳食营养素参考摄入量（DRIs）中成人膳食锌的推荐摄入量：男性 12.5mg/d，女性 7.5mg/d，孕妇增加至 9.5mg/d，乳母增加至 12mg/d；可耐受最高摄入量为 40mg/d。锌的来源较广泛，贝壳类海产品（如牡蛎、海蛎肉、蛏干、扇贝）、红色肉类及其内脏均为锌的良好来源。蛋类、豆类、谷类胚芽、燕麦、花生等也富含锌。蔬菜及水果类锌含量较低。常见食物中锌的含量见表。

（李颖）

xī

硒（selenium） 人体必需的微量元素之一。元素符号：Se。人体硒总量为 $14\sim20mg$。硒存在于所有细胞与组织器官，肝、肾、胰、心、脾、牙釉质和指甲中浓度较高，肌肉、骨骼和血液次之，脂肪组织最低。体内大部分硒主要以两种形式存在，一种是来自膳食的硒蛋氨酸，它在体内不能合成，作为一种非调节性储存形式存在，当膳食中硒供给中断时，硒蛋氨酸可向机体提供硒；另一种形式是硒蛋白中的硒半胱氨酸，为有生物活性的化合物。1817 年瑞典化学家伯齐利厄斯（Berzelius）在研究硫酸厂铅室中沉淀的

表 常见食物中锌的含量（mg/100g）

食物名称	锌含量	食物名称	锌含量
牡蛎	71.20	香肠	7.61
蝎子	26.71	乳酪	6.97
小麦胚芽	23.40	鸭肝	6.91
蕨菜（干）	18.11	河蚌	6.23
山核桃	12.59	蚕蛹	6.17
扇贝（鲜）	11.69	黑芝麻	6.13
香菇（干）	8.57	麸皮	5.98
辣椒（红、尖、干）	8.21	猪肝	5.78
羊肉（冻）	7.67	枣	1.52
乌梅	7.65	鸡蛋	1.00

引自：杨月欣，王光亚，潘兴昌.中国食物成分表.第2版.北京：北京大学医学出版社，2009

红色淤泥性质时，发现了硒。生物学界对硒的认识始于1934年。1957年，中国学者首先提出克山病与缺硒有关的报告，并进一步验证和肯定了硒是人体必需的微量元素。

生理功能 硒有抗氧化、保护心血管、增强免疫、解毒等生物学作用。

抗氧化 硒是谷胱甘肽过氧化物酶的组成成分，该酶有抗氧化功能，可清除体内脂质过氧化物，阻断活性氧和自由基对机体的损伤作用。每摩尔谷胱甘肽过氧化物酶含4个硒原子，谷胱甘肽过氧化物酶能特异性地催化还原型谷胱甘肽为氧化型谷胱甘肽，促进有毒过氧化物（如过氧化氢、超氧阴离子、脂酰游离基等）还原为无毒羟化物，保护细胞膜及组织免受过氧化物损伤，维持细胞的正常功能。

保护心血管和心肌 机体缺硒可引起以心肌损害为特征的克山病，还可引起脂质过氧化反应增强，导致心肌纤维坏死、心肌小动脉和毛细血管损伤。在硒水平适宜地区未见克山病的发生。

增强免疫 硒可通过下调细胞因子和黏附分子表达，上调白介素2受体表达，使淋巴细胞、自然杀伤细胞、淋巴因子激活杀伤细胞的活性增加，提高免疫功能。

有毒重金属解毒作用 硒与金属有较强的亲和力，能与体内重金属如汞、镉、铅等结合成金属-硒-蛋白质复合物而起到解毒作用，并促进有毒金属排出体外。

调节基因表达 硒通过翻译水平、影响mRNA稳定性、通过mRNA的无意义密码介导衰变影响硒蛋白的生成量和硒蛋白基因的表达，也可影响p53、c-myc等肿瘤相关基因的表达。

其他 硒还具有促进生长、抗肿瘤作用。硒缺乏地区肿瘤发病率明显增高。硒缺乏可引起生长迟缓及神经性视觉损害，补硒可改善白内障和糖尿病引起的视觉损害。

吸收与代谢 硒在体内的吸收、转运、排出、贮存和分布受诸多因素的影响。

吸收 硒主要在小肠吸收，人体对食物中硒的吸收良好，吸收率达50%～100%。硒的吸收与硒的化学结构和溶解度有关，硒蛋氨酸较无机形式硒更易吸收，溶解度大的硒化合物比溶解度小的更易吸收。

排泄 体内的硒经代谢后大部分经尿排出，少量从肠道排出，粪中排出的硒大多为未被吸收的硒。硒摄入量高时可在肝内甲基化生成挥发性二甲基硒化合物，由肺部呼气排出。少量硒也可从汗液、毛发排出。

营养状况评价 硒营养状况评价指标至少应符合如下两个条件，一是测定方法可靠；二是所用指标与代表体内硒活性的生化变化直接有关。

生化检测 通过测定全血、血浆、红细胞、发、尿、指（趾）甲等组织的硒含量，评价硒的营养状况。杨光圻等通过对中国不同硒水平地区膳食硒摄入量、血浆硒和发硒等的测定，提出适用于中国以谷类为主食的膳食硒摄入量对数回归方程式：

$$\log 膳食硒摄入量(\mu g/d) = 1.304 \log 全血硒(mg/L) + 2.931$$
$$\log 膳食硒摄入量(\mu g/d) = 1.624 \log 血浆硒(mg/L) + 3.389$$
$$\log 膳食硒摄入量(\mu g/d) = 1.141 \log 发硒(mg/kg) + 1.968$$

根据以上公式，可用全血、血浆或发硒测定值推算膳食硒摄入量。不同地区土壤中硒含量不同，使不同地区同品种食物中硒含量也不同，因此膳食硒摄入量不宜用食物成分表中的数值计算，只能用当地各种食物硒含量实际测定值计算。

谷胱甘肽过氧化物酶活性测定 此酶是含硒酶，代表硒在体内的活性形式。测定红细胞中该酶的活力，可直接反映硒营养状况。随着硒含量增加，谷胱甘肽过氧化物酶活性也增高，但血硒达到$1.27\mu mol/L$时酶活性达饱和而不再升高，因此，以该酶活性作为评价指标仅适用于硒水平低于正常值的人群。

其他 血浆硒蛋白酶-P、红细胞谷胱甘肽过氧化物酶的mR-NA及某些组织中的抗氧化酶活性和硒蛋白酶-W也可作为硒的营养状况评价指标。

缺乏症 中国首先证实缺硒是克山病的重要病因，认为人群中缺硒现象与其生存于地理环境土壤中硒元素含量偏低及膳食中硒摄入量不足有关。克山病分布在中国14个省、自治区的贫困地区，大多发生在山区和丘陵。病区人群血、尿、头发及粮食硒含量均明显低于非病区。克山病是一种以多发性灶状坏死为主要病变的心肌病，临床特征为心肌凝固性坏死，伴明显心脏扩大，心功能不全和心律失常，重者发生心源性休克或心力衰竭。硒对心脏有保护作用，用亚硒酸钠在低硒地区进行干预能取得较好的预防效果。硒缺乏还可使谷胱甘肽过氧化物酶的活力下降，直接影响机体抗氧化系统的功能。病区人群血中谷胱甘肽过氧化物酶的活力明显低于非病区人群。缺硒被认为是大骨节病的重要病因，该病主要是发生在青少年期。缺硒还可影响机体的免疫功能，包括细胞免疫和体液免疫。补硒可提高宿主抗体水平和补体的应答能力。

摄入过量 过量的硒可引起中毒。20世纪60年代，中国恩施地区水土中含硒量高，以致生长的植物含有大量硒，当时居民因从膳食中平均每天摄入4.99mg硒而发生慢性硒中毒。其中毒症状为头发和指甲脱落，皮肤损伤及神经系统异常，肢端麻木、抽搐等，严重者可致死亡。

参考摄入量及食物来源

2013年中国营养学会制定的居民膳食营养素参考摄入量（DRIs）中成人硒的推荐摄入量为60μg/d，孕妇65μg/d，乳母78μg/d；可耐受最高摄入量为400μg/d。海产品和动物内脏是硒的良好食物来源，如鱼子酱、海参、牡蛎、蛤蜊和猪肾等。食物中的含硒量随地域不同而异，特别是植物性食物的硒含量与地表土壤层中硒元素的水平有关。常见食物中硒的含量见表。

（李 颖）

tóng

铜（copper） 人体必需的微量元素之一。元素符号：Cu。成人体内含铜量为50~120mg，以肝、脑、肾、心和头发含量最高，脾、肺、肌肉和骨骼次之，脑垂体、甲状腺和胸腺含量最低。胎儿和婴儿铜水平与成人不同。为满足婴儿期对铜的需求，出生后头两个月的新生儿体内铜的浓度是以后的6~10倍。1878年弗雷德里克（Fredric）从章鱼血的蛋白质中分离出铜，并称此种含铜蛋白质为铜蓝蛋白。20世纪初发现喂全乳饲料可致动物贫血，必须联合补充铁和铜才能有效预防，因此铜被认为是哺乳动物的必需微量元素之一。1912年发现了肝豆状核变性（Wilson disease），首次将人类疾病与铜联系起来。

生理功能 每个含铜蛋白的酶都有它确定的生物学作用，含铜蛋白可分为三大类：第一类是深蓝色蛋白质，存在于许多含铜的氧化酶中；第二类存在于多种铜的氧化酶中，不是蓝色的，但可以用电子顺磁共振仪测出；第三类既不是蓝色又不能被电子顺磁共振仪测出，存在于许多酶中。一种酶可含一种铜蛋白，也可含多种铜蛋白。生物系统中许多涉及氧的电子传递和氧化还原反应都由含铜酶催化，这些酶对生命过程至关重要。

维持正常的造血功能 铜蓝蛋白在肝脏合成，可催化二价铁氧化成三价铁，对生成运铁蛋白、促进铁的吸收和转运有重要作用；铜蓝蛋白还能促进血红素和血红蛋白的合成，缺铜可引起缺铁性贫血。

维护中枢神经系统的完整性 神经髓鞘的形成和神经递质儿茶酚胺的生物合成，需要含铜的细胞色素氧化酶、多巴胺-β-羟化

表 常见食物中硒的含量（μg/100g）

食物名称	含量	食物名称	含量
魔芋精粉	350.2	小麦胚芽	65.2
马哈鱼子酱	203.1	鸭肝	57.3
猪肾	156.7	河蟹	56.7
海参	150.0	红茶	56.0
墨鱼（干）	104.4	松花鸡蛋	44.3
牡蛎	86.8	猪肝	42.7
花蛤蜊	77.1	基围虾	39.7
扇贝（干）	76.4	蘑菇（干）	39.2
虾米	75.4	猪肉（瘦）	9.5
鲍鱼（干）	66.6	黄花菜	4.2

引自：杨月欣，王光亚，潘兴昌.中国食物成分表.第2版.北京：北京大学医学出版社，2009

酶、酪氨酸酶的参与。

促进骨骼、血管和皮肤的健康 含铜的赖氨酰氧化酶能促进骨髓、皮肤和血管中胶原蛋白和弹性蛋白的交联。

抗氧化作用 铜是超氧化物歧化酶的重要成分，为该酶的活性中心结构，该酶可保护细胞免受超氧阴离子引起的损伤。铜还与胆固醇代谢、心脏功能、机体免疫功能及激素分泌等有关。

吸收与代谢 铜主要在十二指肠被吸收，吸收率约为 40%，且不随年龄性别有明显变化。经肠黏膜吸收进入血液的铜与清蛋白或氨基酸结合成铜复合物，并随血液经门静脉运至肝。其中 10% 的血浆铜与二乙基二硫基氨基甲酸复合，称为直接反应铜，其余 90% 血浆铜与铜蓝蛋白结合。食物中铁、锌、植酸盐含量较高时均可干扰铜的吸收和利用。铜很少在体内储存，进入体内的铜迅速从体内排出。控制铜的内环境稳定主要通过排泄起调节作用，其中 80% 的铜经胆汁由肠道粪便排出，经尿、皮肤、头发和指甲的排出量较少。

营养状况评价 主要评价指标为血清铜、血清铜蓝蛋白水平、红细胞超氧化物歧化酶和细胞色素 C 氧化酶活性。

血清铜浓度 血清铜可作为评价铜缺乏的指标，正常人血清铜为 10.0 ~ 24.6μmol/L，女性比男性约高 10%，女性妊娠期血清铜可高出 1 倍。

血清铜蓝蛋白 正常人为 180 ~ 400mg/L。新生儿血浆铜蓝蛋白较低，随年龄增长而逐渐增高，12 岁可达成年人水平。血清铜蓝蛋白浓度<150mg/L 被认为可能发生了铜缺乏。肝病、恶性肿瘤、炎症及传染病等疾病时，铜

蓝蛋白浓度可明显增高，此时的血清铜蓝蛋白水平不能作为评价铜营养状况的指标。

红细胞超氧化物歧化酶和细胞色素 C 氧化酶 这两种酶均是评价铜营养状况的重要指标。低铜膳食可导致红细胞中超氧化物歧化酶和细胞色素 C 氧化酶活性下降，可能与两种酶对低铜膳食反应敏感有关。

缺乏症 铜缺乏多见于早产儿、长期腹泻、长期完全肠外营养、铜代谢障碍等。铜缺乏可以引起贫血、白细胞减少、血浆铜蓝蛋白和红细胞铜-超氧化物歧化酶水平下降、高胆固醇血症、心律不齐、骨质疏松、厌食、肝脾大等。

摄入过量 过量铜可引起急、慢性中毒，多为饮用与铜容器或铜管道长时间接触的酸性饮料或误服大量铜盐引起的急性铜中毒，表现为恶心呕吐、上腹疼痛、腹泻、头痛、眩晕及口中有金属味。铜中毒最常见的受损器官是肝，严重者可出现黄疸、溶血性贫血、血尿、尿毒症甚至死亡。

参考摄入量及食物来源 世界卫生组织建议铜的平均摄入量上限成人男性为 12mg/d，女性为 10mg/d，结合中国居民膳食铜摄入量，2013 年中国营养学会制定的居民膳食营养素参考摄入量（DRIs）中成人铜的推荐摄入量为 0.8mg/d，孕妇 0.9mg/d，乳母 1.4mg/d，可耐受最高摄入量为 8mg/d。铜广泛存在于各种食物中，贝类食物中铜含量较高，如海蛎、生蚝，动物肝、肾及坚果类、谷类胚芽、豆类等含铜也较丰富。植物性食物含铜量取决于生长土壤中铜的水平。一般奶和蔬菜中铜含量较低。

（李颖）

gǔ

钴（cobalt） 人体必需的微量元素之一。元素符号：Co。正常人体含量约为 1.1mg，肝、肾、骨骼中钴含量较高，血液钴浓度为 0.08 ~ 0.30μg/L，血清中钴含量为 0.048 ~ 0.168μg/L。钴作为维生素 B_{12} 的组成成分，其功能通过维生素 B_{12} 的作用体现，主要促进红细胞成熟。还可能通过拮抗碘缺乏，产生类似甲状腺的功能作用。钴在小肠吸收，主要经肾排出，少量从粪和汗液排出。

钴缺乏可影响红细胞成熟，引起巨幼红细胞性贫血及影响甲状腺对碘的吸收。水、土壤、食物中钴含量与该地区人畜甲状腺肿大发病率呈负相关。经常注射钴或暴露于过量钴环境中可引起钴中毒，表现为食欲缺乏、体重下降、贫血甚至死亡。儿童对钴的毒性较敏感，使用剂量应小于 1mg/kg。

中国未制定钴的参考摄入量。活性钴在海产品食物中，如蟹肉、沙丁鱼、海带、紫菜、鱿鱼等含量最高；动物性食品如肝、肾等是钴较好的食物来源；蔬菜中钴含量少，乳制品和各类精制食品中钴含量也较低。

（李颖）

diǎn

碘（iodine） 人体所含必需微量元素之一。元素符号：I。健康成人体内含量为 15 ~ 20mg，其中 70% ~ 80% 在甲状腺组织，其余分布在骨骼肌、肺、卵巢、肾、淋巴结、肝、睾丸和脑组织。甲状腺组织含碘量随年龄、摄入量及腺体的活动性不同而有所差异，健康成人甲状腺组织内含碘 8 ~ 15mg，其中甲状腺素占 15% ~ 25%、三碘甲腺原氨酸占 3% ~ 10%、一碘酪氨酸占 20%、二碘

酪氨酸占 40% ~ 45%，还有微量的碘化组氨酸、3，3′，5′三碘甲腺原氨酸和 3，3′二碘甲腺原氨酸等。血液含碘 30 ~ 60μg/L，主要为蛋白结合碘。

中国早在公元前 4 世纪的《庄子》中就有了关于瘿病（即碘缺乏病）的记载；其后，公元 4 世纪晋葛洪用海藻的酒浸液治疗瘿病；公元 7 世纪隋朝巢元方提出了瘿病与水土有关的学说；公元 8 世纪唐代孙思邈与王焘又扩大了用昆布治疗瘿病。国外于公元 12 世纪才开始用海藻治疗甲状腺肿，比中国晚了约 800 年。1813 年法国库尔图瓦（Courtois）从海藻灰中首次分离得到碘；后来由盖-吕萨克（Gay-lussac）命名为碘（来自希腊文 iode，紫色的意思）；1820 年有学者建议用碘制剂防治甲状腺肿；1896 年鲍曼（Baumann）首次证实甲状腺有聚碘的功能，并从甲状腺中分离出碘。20 世纪 70 年代提出了碘缺乏对人的损害是一条由轻到重的疾病谱带；80 年代确认碘缺乏不仅会引起甲状腺肿和少数克汀病的发生，还可能引起更多的亚临床克汀病和儿童智力低下，故 1983 年有学者提出了用"碘缺乏病"代替"地方性甲状腺肿"的方法。

生理功能 碘在体内主要参与甲状腺激素合成，其生理功能主要通过甲状腺激素的生理作用显现，尚未发现碘有除甲状腺激素以外的其他独立生理作用。甲状腺激素是人体重要的激素，该激素的生理功能主要有：①促进生物氧化，参与磷酸化过程，调节能量转换。②促进蛋白质合成和神经系统发育，对胚胎发育期和出生后早期生长发育，特别是智力发育尤为重要。③促进糖和脂肪代谢，包括促进三羧酸循环和生物氧化，促进肝糖原分解和组织对糖的利用，促进脂肪分解及调节血清中胆固醇和磷脂的浓度。④激活体内许多重要的酶，包括细胞色素酶系、琥珀酸氧化酶系等 100 多种酶。⑤调节组织中的水盐代谢，缺乏甲状腺激素可引起组织水盐潴留并发黏液性水肿。⑥促进维生素的吸收和利用，包括促进烟酸的吸收利用及 β-胡萝卜素向维生素 A 的转化。

吸收与代谢 食物中的碘有无机碘和有机碘两种存在形式。

吸收 无机碘（碘化物）在胃和小肠几乎 100% 被迅速吸收；有机碘在消化道被消化、脱碘后，以无机碘形式被吸收。与氨基酸结合的碘可直接被吸收。进入血液中的碘分布于各组织中，如甲状腺、肾、唾液腺、乳腺、卵巢等，但只有甲状腺组织能利用碘合成甲状腺激素。在促甲状腺激素（thyrotropic stimulating hormone，TSH）的刺激下，碘离子生成一碘酪氨酸和二碘酪氨酸，两分子的二碘酪氨酸偶联生成四碘甲腺原氨酸（T_4），一分子的一碘酪氨酸与一分子的二碘酪氨酸偶联生成三碘甲腺原氨酸（T_3）。T_3、T_4 以甲状腺球蛋白的形式储存在甲状腺滤泡腔胶质中，甲状腺球蛋白通过胞饮作用进入甲状腺细胞内，被内涵体和溶酶体内的蛋白酶分解后，T_3、T_4 释放入血。碘化酪氨酸残基上的碘经脱碘酶作用后与酪氨酸残基脱离，释放后可被甲状腺再利用。

排泄 在碘供应稳定和充足的条件下，人体排出的碘几乎等于摄入的碘。体内的碘主要经肾脏排泄，约 90% 随尿排出，10% 由粪便排出，极少通过肺和皮肤排出。哺乳期妇女还通过乳汁排出碘，以满足婴幼儿对碘的需要。

营养状况评价 有多种评价方法，对于人群碘营养状况评估，推荐选用尿碘、甲状腺肿大率和促甲状腺激素等指标；临床上更趋向用促甲状腺激素、T_4、游离 T_4、T_3、游离 T_3，并结合甲状腺的超声波扫描。

垂体-甲状腺轴系激素水平 T_3 及 T_4 或游离 T_4 下降，TSH 升高，提示碘缺乏或碘过量。TSH 可作为筛查评估婴幼儿碘营养状况的敏感指标。

尿碘 评价碘摄入量的良好指标，摄入碘越多，尿碘量越高。因此，用 24 小时尿碘排出量来评价个体的近期碘营养状况较好。对于一次性随机尿则常以尿碘与尿肌酐比值来表示，以提高对个体碘营养评价的可靠性。对于群体碘营养评价，可以采用 50 或 100 例以上的一次性随机尿碘中位数来表示。因采集儿童尿样可行性好，国际上常以儿童尿碘中位数来代表该地区人群碘营养状况。但儿童与孕妇这一特殊人群相差较大，因此，对孕妇有必要单独评价。目前 WHO 推荐，当儿童尿碘中位数<100μg/L，孕妇尿碘中位数<150μg/L，提示该人群碘营养不良。

甲状腺肿大率 甲状腺肿大是长期碘营养不良的主要症状。长期碘缺乏和碘过量均可以使甲状腺肿大的患病率升高。甲状腺肿大率>5%，提示该人群碘营养不良。

其他 儿童生长发育指标如身高、体重、性发育、骨龄等，可反映过去与现在的甲状腺功能。通过检测智商及其他神经系统功能，了解碘缺乏对脑发育的影响。

缺乏症 缺碘可引起甲状腺肿流行。长期碘摄入不足或长期大量摄入含抗甲状腺素因子的食物（如十字花科植物中的萝卜、甘蓝、花菜中含有 β-硫代葡萄糖苷等），干扰甲状腺对碘的吸收利用，均可引起碘缺乏。碘缺乏的典型症状为甲状腺肿大，缺碘造成甲状腺激素合成分泌不足，垂体大量分泌 TSH，导致甲状腺组织代偿性增生而发生腺体肿大。孕妇严重缺碘可影响胎儿神经、肌肉的发育及引起胚胎期和围生期死亡率上升；胎儿与婴幼儿缺碘可引起生长发育迟缓、智力低下，严重者发生呆小病（克汀病）。碘强化措施是防治碘缺乏的重要途径，常用食盐加碘、食用油加碘及自来水加碘等方法。中国为改善人群碘缺乏的状况，在全国范围内采取食盐加碘的防治措施，经多年实践已取得良好的效果。

摄入过量　长期高碘摄入可导致高碘性甲状腺肿。河北、山东、山西等 11 个省市的部分地区，居民因饮用高碘水，或食用高碘食物（腌海带的盐及其腌制的咸菜等）造成高碘性甲状腺肿，部分地区患病率高达 20%～40%。此外，碘过量摄入还可引起碘性甲状腺功能亢进、甲状腺功能减退、桥本甲状腺炎等。

参考摄入量及食物来源
2013 年中国营养学会制定的居民膳食营养素参考摄入量（DRIs）中成人碘的推荐摄入量为 120μg/d，孕妇为 330μg/d，乳母为 340μg/d；成人碘的可耐受最高摄入量为 600μg/d。食物中碘含量随地球化学环境变化会出现较大差异，也受食物烹调加工方式的影响。海产品的碘含量高于陆地食物，陆地动物性食物中碘的含量高于植物性食物。海带、海藻、鱼虾及贝类食品都是碘含量较高的食物。常见食物中碘的含量见表。

（李　颖）

mù

钼（molybdenum）　人体必需的微量元素之一。元素符号：Mo。人体钼总量约为 9mg，分布于全身各组织器官，其中肝、肾和皮肤含钼量较高。自 1953 年开始，陆续发现钼是黄素依赖酶的组成成分，确定其为人体及动植物必需的微量元素。钼是一种过渡元素，极易改变其氧化状态，在体内的氧化还原反应中起着传递电子的作用。

钼主要是作为酶的辅助因子而发挥作用，是黄素依赖酶（如黄嘌呤氧化/脱氢酶、醛氧化酶及亚硫酸氧化酶）的组成成分。黄嘌呤氧化/脱氢酶主要催化组织内嘌呤化合物的氧化代谢及尿酸的形成；催化肝铁蛋白中铁的释放，促进铁与血浆中 β-球蛋白形成运铁蛋白并顺利转运至肝和骨髓及其他组织细胞。食物中的钼很容易被人体吸收，吸收率达 88%～93%。食物中各种硫化物可干扰钼的吸收。血液的钼附着于红细胞并与 α_2-巨球蛋白特异性结合。肝中的钼均与大分子结合成为钼酶或钼辅基。人体吸收的钼大部分很快更新并以钼酸盐形式从尿中排出，尿钼的排泄是调节体内钼稳态的重要机制；也有部分钼随胆汁经肠道排出。

一般情况下人体不会发生钼缺乏。临床长期肠外营养的患者可引起钼缺乏，患者可发生硫酸氧化酶不足，并引起昏迷、心动过速、呼吸急促等症状。每天补充钼酸铵 300μg，病情可得到改善。低钼可能与食管癌的发生有关。过量的钼可危害人体，钼过量多发生于高钼地区。

评价钼营养状况的指标主要是血液黄嘌呤氧化酶水平、血钼、尿钼含量等。常用尿负荷试验测定含钼酶水平，即给受试者一定剂量的一磷酸腺苷，根据尿中的代谢产物量推测黄嘌呤氧化酶的活性。血钼和尿钼浓度虽可反映机体的钼营养状况，但因尚未确定正常值，不宜用于评价机体的钼营养状况。世界卫生组织推荐钼的摄入低限为 60μg/d，2013 年中国营养学会制定的居民膳食营养素参考摄入量（DRIs）中成人钼的推荐摄入量为 100μg/d，孕妇 110μg/d，乳母 103μg/d；可耐受最高摄入量为 900μg/d。钼广

表　常见食物中碘的含量（μg/100g 可食部）

食物名称	碘含量	食物名称	碘含量
海带（干）	36240.0	鸡蛋	27.2
紫菜	4323.0	茄汁沙丁鱼	22.0
贻贝	346.0	鸡肉	12.4
虾皮	264.5	松子仁	12.3
海带（鲜）	113.9	核桃	10.4
虾米	82.5	豆腐	7.7
豆腐干	46.2	小麦粉	2.9
鹌鹑蛋	37.6	大米	2.3
玉米	33.0	消毒牛奶	1.9

引自：杨月欣，王光亚，潘兴昌.中国食物成分表.第2版.北京：北京大学医学出版社，2009

泛存在于各种食物中。动物肝、肾中含量最丰富，奶及奶制品、干豆和谷类含钼也较丰富，是钼的良好食物来源。蔬菜、水果、糖、油脂和鱼类中含钼量较少。

（李　颖）

péng

硼（boron）　人体可能必需的微量元素之一。元素符号：B。硼与卤素直接产生卤化物，在生物体内主要与氧结合。人体中硼的生理功能还未确定，可能是保证维生素 D、雌激素或其他矿物质（如钙和镁）发挥最大功能。由于缺少可利用的放射性核素，硼的吸收代谢还未充分了解。膳食中的硼可能被转化为硼酸，后者是胃肠道 pH 条件下硼的主要无机形式。膳食中的硼很容易被吸收，吸收率达 80%，并很快以硼酸为主要形式从尿中排出体外。进入人体的硼主要分布于软组织，如脑、肝、肾、脂肪组织等。硼在人体中有蓄积作用，且以骨组织中最多。

人体营养状况评价主要测定血或尿液中硼的含量。硼对神经有直接毒性作用，其可能机制为硼酸可以络合儿茶酚胺。日常生活中硼酸或硼砂为低毒类蓄积性毒物，曾被广泛用于治疗皮肤烧伤和尿布湿疹，可引起急慢性硼中毒事件，出现肝、肾受损，脑和肺出现水肿。有关硼的研究资料还不足以制定硼的膳食参考摄入量。植物性食物，特别是豆类、叶菜类、除柑橘外的水果、番茄、坚果含量较高，而肉类、鱼类、乳制品含量较少，果酒、啤酒和苹果汁中硼含量也较高。

（李　颖）

niè

镍（nickel）　人体可能必需的微量元素之一。元素符号：Ni。

人体含镍总量为 6～10mg，广泛分布于肺、肝、肾、骨髓、皮肤。血清镍含量为 1.4～4.6μg/L。1855 年有学者首次在植物中发现镍，1925 年有报告提出动物体内有镍，后来又提出镍是哺乳动物的必需微量元素，1973 年第一次提出镍是必需微量元素，1975 年以后开展了镍的营养与代谢研究，1996 年被列为人体可能必需的微量元素。

镍在植物和微生物中作为某些金属酶的成分或辅助因子，如脲酶、氢化酶、甲基辅酶、还原酶等，有调节某些内分泌功能和刺激造血功能的作用。镍对精氨酸酶、乙酰辅酶 A 合成酶、脱氧核糖核酸酶等有一定的激活作用，能促进体内水解和氧化还原反应，并具有调节基因表达、维持膜结构稳定的作用。但镍在人体中的营养作用尚未被确认。镍在小肠内被吸收，一般吸收率低于 10%，但在饥饿、铁缺乏、妊娠、哺乳时，其吸收率可增加至 20%～50%。血中大部分镍与血清白蛋白结合，少部分与 L-组氨酸和 α_2-巨球蛋白结合。体内大部分镍从粪便排出体外，少部分从尿以及汗液中排出。

镍缺乏可引起羊、猪、鼠等动物生长缓慢，生殖功能和造血功能减弱，血浆葡萄糖浓度降低，肝苹果酸脱氢酶等许多酶的活性下降等症状。摄入过量的镍可产生毒性反应，按动物实验结果推算，人摄入镍超过 250mg 可引起镍中毒。有机镍毒性较高，可能有致癌性。有关镍的研究资料还不足以制定镍的膳食参考摄入量。植物性食物的含镍量较高，一般每人每天可从膳食中得到 100～200μg 的镍。谷类、甘蓝类、豆类、坚果类等食物含镍丰富，当

摄入这些食物较多时，镍的摄入量可高于 900μg。

（李　颖）

guī

硅（silicon）　人体可能必需的微量元素之一。元素符号：Si。1901 年已有报道硅在动物的肌腱、腱膜和眼中含量较高，1972 年动物实验证明硅是鸡和大鼠的必需元素，1996 年被列为人体可能必需的微量元素。有关硅的生化生理功能研究工作在 1974 年以后才见到。在高等动物与人体内硅在胶原蛋白和葡萄糖胺聚糖的形成或功能方面有作用，硅能将黏多糖互相连结，并将黏多糖结合到蛋白质上，影响骨骼形成，维持心血管健康和创伤愈合。

膳食硅主要经过消化道进入人体，职业环境中的硅主要经呼吸道进入人体。无机硅在胃肠道不易被吸收，有机硅吸收率达 30%～50%，具体过程尚不清楚。通过呼吸道进入体内的硅，只有细微的硅粉尘可达肺泡，其可溶性部分迅速被吸收，不溶性部分可被吞噬细胞吞噬，或进入淋巴系统，或穿过肺泡壁进入肺间质；未被吞噬的部分可长期存留肺泡内而引起硅沉着病。硅在血浆中不与蛋白质结合，几乎全部以非解离的单晶硅酸的形式存在，随血液循环分布到全身各组织，主要通过尿液排出，在尿液中可能以正硅酸或硅酸镁的形式存在。脱落的皮肤细胞、毛发、指甲也硅丢失的途径。尚未有关于硅营养状况评价的资料。有关硅的研究资料还不足以制定硅的膳食参考摄入量。通常动物性食物中的硅比植物性食物要少很多。硅主要存在于高纤维食物、谷皮及根茎蔬菜中，精制加工时易丢失。

（李　颖）

fán

钒（vanadium） 人体可能必需的微量元素之一。元素符号：V。动物的必需微量元素。钒可能具有胰岛素样作用，还可能对牙齿、骨骼或结缔组织的形成有益。人类摄入的钒仅少部分被吸收，估计吸收的钒不足摄入量的5%，大部分由粪便排出。摄入的钒在小肠与小分子物质形成复合物，然后在血中与血浆运铁蛋白结合，血中钒很快就运送到各组织。人体吸收的钒80%~90%由尿排出，也可通过胆汁排出。尿钒测定用于评价人体营养状况。钒在体内不易蓄积，食物摄入引起的中毒十分罕见。钒毒性的一个特殊之处是耗竭维生素C，可用维生素C降低钒的毒性，铁也可降低钒的毒性。有关钒的研究资料还不足以制定钒的膳食参考摄入量。香菜、蘑菇和贝壳类含钒量超过10μg/100g；谷类、肉、鱼和乳制品含量为0.5~4.0μg/100g；水果和蔬菜中含量很少。

（李 颖）

fú

氟（flourine） 有潜在毒性，但低剂量时对人体可能具有必需功能的微量元素之一。元素符号：F。正常人体内含量约为2.6g，主要在骨骼和牙齿，少量分布在毛发、指甲及其他组织。体内的氟含量与地球环境和膳食中氟的水平有关，高氟地区人群体内的氟含量高于一般地区人群。氟存在于所有土壤、水及动植物，含量低；所有食物均含有氟。氟在低剂量时对人体可能是必需的，过量又可引起中毒。氟是唯一能降低儿童和成年人龋齿患病率和减轻龋齿症状的营养素。1970年美国食物与营养委员会认为氟是人体必需的营养素。但是，若干研究未能证实氟的必需性，1989年不再认为氟是人类生长和发育的必需元素。1996年，WHO将其列为"具有潜在毒性，但低剂量时可能是人体某些功能所必需的元素"。

生理功能 已知与氟化物相关联的组织为骨与牙釉质。①维持骨骼和牙齿结构稳定性：可部分取代骨骼中羟磷灰石晶体中的羟离子，成为骨盐的组成成分。适量氟有利于钙和磷的利用，促进骨的形成和增强骨质坚硬性，加速骨骼生长。②防治龋齿：可与牙釉质中羟磷灰石结晶作用，在牙齿表面形成一层坚硬且具有抗酸性腐蚀的氟磷灰石晶体保护层，抑制糖酵解，减少酸性物质生成，起到防治龋齿的作用。

吸收与代谢 从膳食摄入的氟75%~90%由胃肠道迅速吸收进入血液，以离子形式分布到全身。大部分骨骼组织中的氟离子迅速与羟磷灰石晶体表面上的OH^-或CO_3^{2-}交换，形成氟磷灰石沉积在骨和牙齿钙化组织。氟与骨骼之间形成一种可逆性的螯合代谢池，根据生理需要可经离子交换或骨再建过程缓慢动员释放，因此氟在骨骼中的沉积与年龄呈反比关系。肾为无机氟的主要排泄途径，每天摄入的氟50%~80%从尿中排出，少量经粪便、毛发、汗液排出。

营养状况评价 主要评价指标包括膳食摄入量、血氟和尿氟。

膳食摄入量 不同地区的食品含氟量不同，食品消费习惯也不同，对氟的摄入量很难准确估计。一般在1~3mg/d，高于此值可能氟过量，引起氟中毒；低于此值可诱发龋齿。

血氟 虽能稳定、直接地反映氟水平，但人体内血氟水平常受环境和地理位置等因素的影响，因此目前我国没有明确的血氟正常值范围。

尿氟 氟主要从尿排出，是间接反映人体氟摄入水平的指标。一般情况下，尿氟水平与当地水氟浓度相当，约1mg/L。针对氟中毒的防治，中国制定了尿氟水平的正常值，儿童尿氟水平不大于1.4mg/L，成人尿氟不大于1.6mg/L。

缺乏症 在高等动物及人类中，尚未发现确切或特异的氟缺乏症。但在水源性低氟地区，龋齿的发病率增高。氟缺乏还可能影响骨的形成，其摄入不足可引起老年人骨质疏松发病率增加。

摄入过量 过量氟可引起中毒，急性中毒多见于特殊职业环境。慢性中毒主要为高氟地区居民长期摄入含氟高的饮水。氟中毒对骨的危害是引起氟骨症，主要临床表现为腰腿及关节疼痛、脊柱畸形、骨软化或骨质疏松等。氟斑牙也是氟中毒的主要危害，常见牙齿失去光泽，出现白垩色、黄色、棕褐色或黑色斑点，牙面凹陷剥落，牙齿变脆，易碎落等。氟过量可能会引起神经系统损害，主要表现是记忆力减退，精神不振，失眠和易疲劳等，儿童摄入过量的氟可能会出现智力发育障碍等情况。

参考摄入量及食物来源 2013年中国营养学会制定的居民膳食营养素参考摄入量（DRIs）中成人氟的适宜摄入量为1.5mg/d，可耐受最高摄入量为3.5mg/d。除茶叶、海鱼、海带、紫菜等少数食物中氟含量较高外，一般食物中含氟量较低。饮水是氟的主要来源，饮水中氟含量取决于地理环境中氟元素水平。

（李 颖）

shēn

砷（arsenic） 有潜在毒性，但低剂量时对人体可能具有必需功能的微量元素之一。元素符号：As。动物的必需微量元素，但其在人类生理学有益或必需的观念还未得到广泛的认可。砷在人体内的特定生化功能还未确定。砷可能影响蛋氨酸和精氨酸形成的各种代谢产物，还可能影响不稳定甲基的代谢。

膳食中各种砷在胃肠道以简单扩散的方式很容易被吸收。无机砷酸盐和亚砷酸盐的水溶性砷有90%以上可被吸收，不同形式有机砷的吸收程度也不一样。通过各种途径进入机体95%～99%的砷在红细胞中与血红蛋白和珠蛋白结合，并迅速转运至各种组织包括肝和睾丸。机体的无机砷以甲基化衍生物的形式主要由尿排出。二甲基亚砷酸通常是人类和大多数动物砷代谢的最终形式，也是尿液砷的主要形式。在有机砷中砷甜菜碱在体内不经过生物转化即从尿排出，而砷胆碱大多转化为砷甜菜碱后由尿排出，另一些与胆碱相似，掺入体内磷脂。用原子吸收分光光度法能准确测定生物样品灰化后的砷含量。尿砷和发砷检测可判定机体是否砷中毒，暂行标准为尿砷含量达到0.09mg/L以上为中毒，发砷含量达到0.06μg/g以上为中毒。有关砷的研究资料还不足以制定砷的膳食参考摄入量。人们主要从海产品和谷类摄取砷，有的地区水砷含量较高，也可从水中摄取砷。

（李　颖）

wéishēngsù

维生素（vitamin） 维持机体生命活动过程所必需的一类低分子有机化合物。种类很多，化学结构各不相同。在生理上它既不是构成组织的主要原料，也不是能量来源，但它在机体物质代谢和能量代谢过程中有很重要的作用。

中国的《黄帝内经》中已有脚气病的记载。公元前1500年古埃及医学著作中记载了用牛或鸡的肝治疗夜盲症的方法。1747年英国医生林德（Lind）发现食用柑橘和柠檬类水果或果汁可以防治坏血病。1824年人们在还不知佝偻病的病因时，就利用鱼肝油治疗和预防此病。1882年日本海军将军高木（Takaki）发现肉类、乳类和蔬菜可以防治脚气病。1896年荷兰军医艾克曼（Eijkman）建立了研究脚气病的动物模型，并发现精制白米可导致该病；1911年，波兰生物化学家冯克（Funk）从米糠中首次分离出一种有抗脚气病作用的天然物质，并由于其结构中含有"胺"而且对于维持生命至关重要而把它称为"vitamine"，意为"生命胺"，这一命名受到广泛的认同。实际上他所得到的是一种混合物，直到1926年这种物质才被分离提纯，即现在的维生素 B_1。此后，维生素 A、维生素 K、维生素 C、维生素 D、维生素 B_2、维生素 E、生物素、烟酸、维生素 B_6、泛酸、叶酸和维生素 B_{12} 被相继发现或分离。事实证明并不是所有的维生素都含有"胺"，因此在1920年这个词最后的"e"被省略，"vitamin"（即维生素）一词被广泛认同并沿用至今。

共同特点 ①均以本身的形式或能被机体利用的前体化合物的形式（又称为维生素原或前维生素）存在于天然食物中。②绝大多数不能在体内合成，或合成量不能满足机体的需要（维生素 D 除外），必须由食物供给。③不参与机体组成，也不提供能量。④人体每日的需要量甚微，但却是机体不可缺少的营养素，在调节物质代谢过程中起重要作用，一旦缺乏，就引起相应的疾病。⑤某些维生素具有一种以上结构类似、功能相同、活性大小不一的存在形式，如维生素 A_1 与维生素 A_2，维生素 D_2 与维生素 D_3，α、β、γ、δ-生育酚，维生素 K_1、维生素 K_2 与维生素 K_3 等。

命名和分类 有三个命名系统。①以字母命名：在确定化学成分之前，一般把维生素依字母顺序排列，或按它们的发现顺序，或根据它们的营养作用的第一个词的首字母命名。例如，按照发现的顺序命名的脂溶性维生素 A、维生素 D 和维生素 E，水溶性维生素 B_1、维生素 B_2 和维生素 C，而维生素 K 则是根据其功能"凝血因子"的丹麦语名称"koagalation faktor"的首字母"K"而命名的。②按各种维生素特有的生理功能和治疗作用命名，如抗干眼病因子、抗癞皮病因子、抗脚气病维生素等。③根据化学结构命名，如视黄醇、硫胺素、核黄素等。关于维生素的命名在国际上尚未取得一致，在使用上也无严格规范，常混合使用，但比较倾向于化学结构命名法。

维生素的最早分类是1913年由麦科勒姆（McCollum）和戴维斯（Davis）提出的，按照在脂肪和有机溶剂或水中的溶解性将维生素分为两大类，即"脂溶性 A"和"水溶性 B"。直到今天人们仍然沿用着这一分类，把维生素分为脂溶性维生素和水溶性维生素两类。

缺乏 维生素是人类必需的营养素，缺乏到一定程度可引起维生素缺乏症。其原因很多，主要有三个方面。

摄入不足 机体所需的大多数维生素必须通过食物摄取，各种原因造成的膳食中维生素含量降低、丢失和破坏增加，将导致机体不能获得足够的维生素。膳食中的维生素含量取决于食物中原有的含量及收获（植物性食物）、宰杀（动物性食物）、加工、烹调与贮藏时丢失或破坏的程度。特别是植物种属、成熟程度、转运和贮存环境条件，以及烹调加工中的温度、时间、接触氧和紫外线的程度、清洗烹调用水量、酸碱度等对食物中维生素的含量影响较大。

吸收利用能力下降 某些原因造成的消化系统吸收功能障碍，如高纤维膳食使食物通过肠道的速度加快，吸收减少；胆汁分泌减少妨碍脂溶性维生素的吸收；胃黏膜分泌内因子能力下降干扰维生素 B_{12} 的吸收。酗酒、服用某些药物（如口服避孕药、抗惊厥药等）、先天性酶缺乏以及膳食中的某些维生素拮抗因子等均可影响维生素的吸收和利用。

需要量增加 机体对维生素的需要量存在个体差异，现行的维生素推荐摄入量是针对大多数人的需要而制订的，对于某些个体则可能偏低；另外，某些特殊生理状态（如孕妇、乳母、儿童等）、病理状态（代谢率增加等）、特殊生活或作业环境以及服用某些药物（如异烟肼、避孕药等）可使机体对维生素需要量增加，造成相对摄入不足。

机体维生素缺乏是一个渐进的过程，最初是体内贮备量降低，继而出现与之代谢有关的生化指标异常、生理功能改变，然后发生组织病理变化，出现临床症状。轻度缺乏时常无明显的临床症状，但机体可出现工作效率下降，对疾病抵抗力降低等；严重缺乏才会出现典型的临床症状。各种维生素及维生素与其他营养素之间可能存在相互影响，临床所见的缺乏症常表现为多种维生素以及与其他营养素混合型缺乏。

过量 摄入过多对机体健康可产生有害作用，尤其是脂溶性维生素。水溶性维生素在体内不能大量贮存，大量摄入常以原型从尿中排出体外，几乎没有毒性，但可影响其他营养素的代谢利用。脂溶性维生素可在体内贮存，排出较少，大剂量摄入可导致体内积存超过负荷，造成中毒。因此，维生素的供给，必须遵循合理的原则，不宜盲目增加摄入量。

(李 勇)

zhīróngxìng wéishēngsù

脂溶性维生素 （fat-soluble vitamins）

不溶于水而溶于脂肪及有机溶剂的维生素。共同的特点是：化学组成仅含碳、氢、氧；在食物中常与脂类共存，其吸收过程需要脂肪的参与；易储存于体内（主要在肝脏），而不易排出体外（除维生素 K 外）；摄入过多，易在体内蓄积而导致毒性作用，如长期摄入大剂量维生素 A 和维生素 D（超出人体需要量 3 倍），易出现中毒症状；摄入过少，缓慢出现缺乏症状；不能用尿负荷实验进行营养状况评价。脂溶性维生素包括维生素 A、维生素 D、维生素 E 和维生素 K。

(李 勇)

wéishēngsù A

维生素 A （vitamin A）

有全反式视黄醇生物活性的一类脂溶性维生素。又称视黄醇，也被统称为类视黄醇或类维生素 A。

1913 年美国耶鲁大学的奥斯本（Osborne）和孟德尔（Mendel），威斯康星州立大学的麦科勒姆（McCollum）和戴维斯（Davis）都报道，发现了当时被称为"脂溶性 A"的物质。这种从奶油、蛋黄或者鱼肝油中提取的脂素"lipin"可促进用单一猪油或橄榄油为饲料油脂喂养大鼠的存活和生长。随后斯廷博克（Steenbock）发现从黄橙色蔬菜中提取的一种黄色脂质组分也具有类似的生物学活性。推断这种蔬菜来源的黄色物质可能是 lipin 脂素的前体物质。1910 年后每隔 10 年维生素 A 的研究都有新的发现。20 世纪 20～50 年代，科学家确认了维生素 A 缺乏与眼干燥症、组织分化异常和免疫功能受损之间的关系；合成了视黄醇；发现了由视黄醇合成的视黄酸能恢复维生素 A 缺乏大鼠的生长，但不能改善视觉功能；进而发现维生素 A 在视觉中的作用源于视紫质中的视黄醛。60～80 年代，与视黄醇和其他维生素 A 组分转运和代谢有关的各种重要蛋白质得到分离和纯化。视黄醇结合蛋白质（retinol-binding protein，RBP）和各种细胞内 RBP 的纯化加深了对视黄醇血浆转运和细胞内代谢的认识。1987 年首次克隆出细胞核视黄酸受体（retinoic acid receptor，RAR）α，并发现其属于类固醇/甲状腺激素受体家族。现发现这些受体包括三种受体（RARα，β 和 γ）以及三种类视黄醇 X 受体（RXRα，β 和 γ），具有介导视黄酸激活或抑制应答性基因转录的能力。80 年代眼干燥症流行情况的研究意外发现了维生素 A 亚临床缺乏的儿童死亡率明显升高。

理化性质 维生素 A 易被氧化和异构化，特别是在暴露于光线（尤其是紫外线）、氧气、性质活泼的金属以及高温环境时，可加快这种氧化破坏。在低温冷冻环境下，血清、组织或结晶态的类视黄醇可保持长期稳定。视黄醇和其他类视黄醇都有连续共轭双键，都能产生特有的紫外光或可见光吸收光谱。常见的类视黄醇检测方法，采用反相高效液相色谱，配合紫外光/荧光检测器完成。维生素 A 在体内主要储存于肝中，占总量的 90% ~ 95%，少量存在于脂肪组织。

典型的化学组成结构包括 1 个 β-紫罗酮环、4 个头尾相连的类异戊二烯单元和 5 个共轭碳-碳双键，β-紫罗酮环是维生素 A 活性所必需的结构。全反式视黄醇及其他几种常见的类视黄醇的化学结构见图。

视黄醇是维生素 A 的最主要代表。视黄醇纯品为黄色片状结晶，分子量 286.46，分子式 $C_{20}H_{30}O$。视黄醇（图 a）可被氧化为视黄醛（图 b）；视黄醛具备视黄醇的全部生物活性，可被逆向还原为视黄醇，还可进一步被氧化成视黄酸（图 c）；视黄酸只具备视黄醇的部分生物活性，不能满足视觉或动物繁殖的需要；参与视觉循环的维生素 A 形式是 11-顺式视黄醛（图 d）；维生素 A 主要是以视黄酰棕榈酸酯的形式储存（图 e）。

生理功能 维生素 A 在人体具有广泛而重要的生理功能，主要包括视觉、调节细胞增殖和分化、细胞间信息交流、免疫应答等方面。

视觉功能 维生素 A 构成视觉细胞内感光物质的成分。人视网膜的杆状细胞内含有感光物质视紫红质，它是由 11-顺式视黄醛的醛基和视蛋白内赖氨酸的 ε-氨基通过形成席夫碱键缩合而成，对暗视觉十分重要。当视紫红质被光照射时可引起一系列的变化，最后 11-顺式视黄醛转变成全反式视黄醛，并与视蛋白分离。在这一过程中感光细胞超极化，引发神经冲动，电信号上传到视神经。与视蛋白分离的全反式视黄醛在一系列酶的作用下，又转变成 11-顺式视黄醛，再与视蛋白结合成视紫红质供下一次循环使用。人在亮处视紫红质消失，一旦进入暗处，最初看不清楚任何物体，经过一段时间待视紫红质再生到一定水平才逐渐恢复视觉，这一过程称为暗适应。暗适应的快慢取决于照射光的波长、强度和照射时间，同时也与体内维生素 A 的营养状况有关。需要强调的是，并不是所有与视蛋白分离的视黄醛都可反复使用形成视紫红质，因此必须持续补充维生素 A 以满足需求。当维生素 A 不足时，暗适应时间延长。

维持皮肤黏膜完整性 维生素 A 是调节糖蛋白合成的一种辅酶，对上皮细胞的细胞膜起稳定作用，维持上皮细胞的形态完整和功能健全。维生素 A 不足或缺乏会引起糖蛋白合成异常，造成上皮组织干燥，正常的柱状上皮细胞转变为角状的复层鳞状上皮细胞，导致细胞角化。出现眼干燥症，结膜或角膜干燥、软化甚至穿孔。皮肤毛囊、皮脂腺、汗腺、舌味蕾、呼吸道和肠道黏膜、泌尿和生殖黏膜等上皮细胞均会受到影响，产生相应临床表现和黏膜屏障功能受损。

调节细胞生长和分化 核受体超家族在细胞的生长、分化、增殖以及凋亡过程中起着十分重要的调节作用，视黄酸受体/类视黄醇 X 受体（retinoic acid receptor/retinoid X receptor，RAR/

图　维生素 A 的化学结构

a，全反式视黄醇；b，全反式视黄醛；c，全反式视黄酸；d，11-顺式视黄醛；e，视黄酰酯，主要为视黄酰棕榈酸酯

RXR）是核受体超家族的重要成员。细胞内视黄酸及其代谢产物作为 RAR/RXR 的配体，与 RAR/RXR 特异性结合，激活靶基因的转录和特异性蛋白质的合成，调节机体多种组织细胞的生长和分化等多种功能，包括神经系统、心血管系统、眼睛、骨骼和上皮组织等。缺乏维生素 A 的儿童会出现生长停滞，发育迟缓，骨骼发育不良。

免疫功能 维生素 A 通过调节细胞和体液免疫提高免疫功能，该作用可能与增强巨噬细胞和自然杀伤细胞的活力以及改变淋巴细胞的生长或分化有关。因此，维生素 A 又被称为"抗感染"维生素。

抗氧化作用 类胡萝卜素能捕捉自由基，猝灭单线态氧，提高抗氧化防御能力。

抑制肿瘤生长 维生素 A 抑制肿瘤的作用可能与其调节细胞的分化、增殖和凋亡有关，也可能与其解毒和抗氧化功能有关。

调节铁代谢 维生素 A 可促进铁的吸收，并可通过抗感染、促进红细胞生成、调节铁代谢改善贫血的症状。

吸收与代谢 食物中的维生素 A 需经解离和消化才能被吸收。在适宜 pH 值环境中，食物基质在胆盐和胰脂酶的联合作用下在胃内形成混合微粒，所含视黄酰酯游离出。维生素 A 与胡萝卜素的吸收过程不同。胡萝卜素吸收为物理扩散性，吸收量与摄入量多少相关。维生素 A 则为主动吸收，需要能量，吸收速率比胡萝卜素快 7~30 倍。从食物基质中游离出来的视黄酰酯，在小肠经胰液或小肠细胞刷状缘中的视黄酰酯水解酶作用下，被水解为游离视黄醇。游离视黄醇被肠道摄取，

进入肠上皮细胞，经过细胞内 RBP 的转运，再在微粒体酯酶作用下再次被酯化为视黄酰酯。酯化后掺入乳糜微粒，通过淋巴系统入血转运到肝。维生素 A 在肝中以视黄酰酯的形式储存。当周围靶组织需要维生素 A 时，肝中的视黄酰酯经酯酶水解为视黄醇，与 RBP 形成复合物，再与甲状腺素转运蛋白结合，并储存到高尔基体，等待向外周组织转运。通过与甲状腺素转运蛋白形成复合物，增加了 RBP 与视黄醇的亲和力，同时复合物可进一步形成分子量达 55D 的同源四聚体，避免小分子量 RBP 滤过肾小球。进入靶组织后，视黄醇与 RBP 解离，再与细胞内 RBP 结合。在维生素 A 营养状态充足条件下，肝 RBP 的合成和聚积适中，几乎没有新吸收的维生素 A 被转运出肝。在维生素 A 缺乏状态下，肝 RBP 水平升高，来自膳食的维生素 A 主要用于满足耗空的外围组织。

维生素 A 在体内氧化后转变为视黄酸，后者是维生素 A 在体内发挥生物作用的重要活性形式。视黄酸在体内转运过程中不需与 RBP 结合，而是以很低的水平与血浆白蛋白结合。进入细胞的视黄酸，由细胞内视黄酸结合蛋白结合转运，再与特异性核内受体结合，并介导细胞的生物活性。维生素 A 及其代谢物主要经胆汁从体内排泄。维生素 A 在胆汁中以固定浓度分泌，排泄量由胆汁量决定。肝储备越高，相应的排泄量越多。

营养状况评价 包括维生素 A 缺乏和过量。

缺乏 主要表现为眼部和视觉以及其他上皮功能异常的症状和体征。眼干燥症是维生素 A 缺乏的典型临床特征。根据特异的

眼部表现，可以将眼干燥症分为若干期。XN 期是最早阶段，主要出现暗适应功能损伤导致的夜盲症。之后为 X1A 期，杯状细胞分泌黏液减少，造成的结膜干燥；接下来为 X1B 期，在结膜颞侧表面出现泡沫状比奥斑。X2 期为疾病进展期，表现为单纯的角膜干燥。角膜出现软化或溃疡或两者兼有的液化过程则为 X3 期。角膜软化导致的眼球损伤称为眼干燥症眼底病，也称为 XF 期。毛囊增厚（毛囊角质化）是维生素 A 缺乏的皮肤表征。黏膜内黏蛋白生成减少，黏膜形态、结构和功能异常，可导致疼痛和黏膜屏障功能下降，累及咽喉、扁桃体、支气管、肺和消化道黏膜。维生素 A 缺乏和边缘缺乏导致儿童感染性疾病风险和死亡率升高。世界卫生组织（WHO）2009 年报告，1995~2005 年全球学龄前儿童和孕妇中，维生素 A 缺乏率（血清视黄醇浓度 <0.70μmol/L）分别为 33.3% 和 15.3%，受累人口分别为 1.9 亿人和 1910 万人；夜盲症罹患率分别为 0.9% 和 7.8%，受累人口分别为 517 和 915 万。受累的人群主要集中于非洲、东南亚和中东地区。中国城乡 3~12 岁儿童维生素 A 缺乏率（按血浆维生素 A 水平判断）为 9.3%，城市为 3.0%，农村为 11.2%；维生素 A 边缘缺乏率为 45.1%，城市为 29.0%，农村为 49.6%。

过量 肝维生素 A 浓度高于 300mg/g 被认为是过量，并且会导致各种临床毒性表现。成人一次剂量超过 90~300mg，儿童一次剂量高于 90mg 即可引起急性维生素 A 中毒。急性过量的临床表现有嗜睡或过度兴奋，头痛、呕吐等颅内高压症状，严重皮疹、脱皮。婴幼儿以颅内高压为主要

临床特征，囟门未闭者可出现前囟隆起。严重者可因颅内高压而表现出假性脑瘤性昏迷，并导致快速死亡。急性中毒的原因多为食用大量富含维生素A的食物如狗肝、鲨鱼和鳕鱼肝，以及意外服用大量维生素A制剂。慢性过量更为常见，其临床表现包括中枢神经系统紊乱性症状、肝纤维化、腹水和皮肤损伤。成人每天24～30mg持续半年，或每天9～12mg超过8年可引起中毒。婴幼儿每天7.5～30mg 1～6个月，可引起慢性中毒。维生素A缺乏或过量均可导致出生缺陷。在孕期的胚胎生成期，每日摄入量超过3000μg就会有致畸风险，会导致包括眼、肺、心血管和生殖系统缺陷等不同程度畸形。

评价方法 通过膳食摄入状况的调查、实验室生化和功能检查以及维生素A缺乏体征的临床检查来评价。常用的方法和指标有膳食摄入量，血浆或血清视黄醇浓度、RBP浓度、RBP/甲状腺素转运蛋白比值，母乳视黄醇浓度，核素标记的维生素A稀释实验如氘或 ^{13}C 标记的视黄醇稀释实验，肝活检测定维生素A浓度，口腔细胞维生素A浓度，相对剂量反应试验，结膜印迹细胞学检查，暗适应实验以及自报的夜盲症症状。它们大部分都适用于人群维生素A营养状况的评价，可反映人群维生素A缺乏症的风险，但检测值异常并不一定就是维生素A缺乏。活检测定的肝维生素A浓度和核素稀释实验测定的肝维生素A储备量，是判定个体营养状况的直接指标。膳食摄入量不能直接评估维生素A营养状况，也不能衡量人群缺乏的风险，只能作为人群和个体营养状况评价的参考。

外周血液中维生素A浓度一般测定血清浓度。但该指标对判断机体营养状况并不完全可靠，因为在维生素A营养充足时，血液视黄醇浓度处于内稳态调控中，血清维生素A不能反映肝维生素A储备量在很大范围内的变化，只能反映机体的极端缺乏或过量状态。急性炎症或慢性感染使血液视黄醇浓度降低，影响评价结果。一般同时测定血清中急性反应蛋白浓度，以排除炎症或感染的干扰。血清维生素浓度的分布情况对于判断人群维生素A缺乏风险，仍然是非常有帮助的。有多种方法用于测定血清视黄醇浓度，最可靠的是液相色谱法。WHO推荐，血清视黄醇浓度的判定界值为 $<0.70\mu mol/L$ 为维生素A缺乏，$0.70～1.05\mu mol/L$ 为边缘性维生素A缺乏。血清视黄醇浓度 $<0.35\mu mol/L$ 一般会表现出明显的眼部临床表现。

相对剂量反应试验 维生素A缺乏时，肝会聚积大量未结合的RBP，此时若摄入外源维生素A，就会在肝与堆积的RBP结合，并快速释放入血，外周血液中维生素A浓度显著升高。这种情况只有在肝维生素A储备极低时才会出现。相对剂量反应试验就是基于这个原理评价肝维生素A储备。采集受试者空腹静脉血后，予口服 $450～1000\mu g$ 维生素A制剂（一般多用视黄醇醋酸酯或者视黄醇棕榈酸酯），再给予含一定量脂肪的液体早餐。5个小时后再次采血。测定血清中维生素A（视黄醇酯）浓度，空腹血样中维生素A浓度为 A_0，5小时后血样中维生素A浓度为 A_5，相对剂量反应（RDR）的计算公式为：

$$RDR\% = \frac{A_5 - A_0}{A_5} \times 100\%$$

RDR>20%表明肝维生素A储备不足（一般为 $<0.07\mu mol/g$ 肝），几乎可以确定该个体处于维生素A缺乏状态。

暗适应时间测定 维生素A缺乏评价的功能性指标。用暗适应计测量，也可通过视网膜电图检查评价。

参考摄入量及食物来源 维生素A的膳食来源包括各种动物性食物中含有的预先形成的维生素A和各种红、黄、绿色蔬菜、水果中含有的维生素A原类胡萝卜素。人体需要通过膳食摄入这两类物质满足机体的维生素A需要。膳食存在两类不同活性的维生素A物质，为统一衡量两类维生素A活性物质的营养贡献，引入视黄醇当量（retinol equivalent，RE）的概念。RE的定义为：1RE = 1μg 视黄醇 = 6μg 全反式 β 胡萝卜素 = 12μg 其他形式的维生素A原胡萝卜素（如 α-胡萝卜素，α-隐黄素等）。该比例关系可能会高估膳食类胡萝卜素的维生素A活性，美国食物与营养委员会于2001年提出视黄醇活性当量（retinol activity equivalent，RAE）的概念，降低膳食类胡萝卜素估算为视黄醇的比例：1RAE = 1μg 全反式视黄醇 = 2μg 溶于油剂的全反式 β-胡萝卜素纯品 = 12μg 膳食全反式 β-胡萝卜素 = 24μg 其他的膳食维生素A原类胡萝卜素。但是，许多国家的膳食维生素A推荐量仍然采用RE表示。2013年中国营养学会制定的居民膳食营养素参考摄入量（DRIs）中6月龄和12月龄内婴儿的膳食维生素A适宜摄入量分别为300和350μgRAE，1～3岁儿童推荐摄入量（RNI）为310μgRAE；成人RNI为男性800μgRAE，女性700μgRAE；中、孕晚期妇女为

770μgRAE，乳母为1300μgRAE。维生素A的膳食可耐受摄入量水平则只针对食物中的预先形成的维生素A，婴儿为600μgRAE，1~3岁幼儿为700μgRAE，4~17岁的儿童青少年为900~2700μgRAE；成人、孕妇和乳母均为3000μgRAE。

预先形成的维生素A主要来源于各种动物肝和其他脏器类肉品、蛋黄、鱼油、奶油和乳制品。膳食补充剂中的视黄醇也是重要的维生素A来源之一。常见食物中维生素A及胡萝卜素含量见表。

（汪之顼）

wéishēngsù D

维生素 D （vitamin D）

含环戊烷多氢菲结构并有钙化醇生物活性的一类脂溶性维生素。又称抗佝偻病因子。有预防和治疗佝偻病的作用。有两种形式，即维生素D_2（麦角钙化醇）和维生素D_3（胆钙化醇）。

人类很早以前就知道维生素D，公元前500年就有骨发育异常（佝偻病）的记载，但直到17世纪英国科学家才第一次正确描述了这种疾病。1824年人们发现鱼肝油对于佝偻病的防治有重要作用，1890年英国医生帕姆（Palm）观察到阳光照射与佝偻病发生密切相关。1918年梅兰比（Mellanby）证实佝偻病是一种营养缺乏症，并用鱼肝油治愈了狗的佝偻病，但他误认为这是当时新发现维生素A的作用。1922年麦科勒姆（McCollum）发现鱼肝油中存在的维生素D才具有治疗佝偻病的作用，并把它称作"存放钙的维生素"。1924年斯廷博克（Steenbock）发现通过紫外线照射可在食物或动物体内产生有抗佝偻病活性的物质，之后证实这是维生素D。1932年和1936年植物中的麦角钙化醇和动物中的胆钙化醇分别被分离提纯，并在1952年首次确定了维生素D的化学结构并进行了合成。

理化性质 维生素D_2是植物中麦角固醇经紫外线照射后的产物，维生素D_3是人体直接从食物摄入或在体内合成的胆固醇经转变为7-脱氢胆固醇储存于皮下经阳光紫外线照射后的产物。维生素D_3是白色晶体，可溶于脂肪和有机溶剂，在热、碱性条件下较稳定。光及酸可促进其异构化。一般的烹调加工不会引起维生素D的损失，但在脂肪酸败时可引起维生素D的破坏。过量辐射线照射可使维生素D形成具有毒性的化学物。

生理功能 维生素D主要是以1,25-二羟维生素D_3[$1,25(OH)_2D_3$]形式在小肠、肾、骨骼等靶器官发挥生物学作用。

维持血钙水平 与甲状旁腺激素共同作用维持血钙水平恒定。血钙水平降低时，促进钙在肾小管的重吸收，将钙从骨骼中动员出来，在小肠促进结合蛋白质的合成，增加钙吸收；血钙过高时，促进甲状旁腺产生降钙素，阻止钙从骨骼中的动员，增加钙、磷经尿中排出。

促使骨、软骨及牙齿的矿化 通过不同途径增加机体对钙、磷的利用，促使骨、软骨及牙齿的矿化，并不断更新以维持正常生长，预防儿童佝偻病和成人骨质软化症。

调节基因转录 $1,25(OH)_2D_3$的作用机制与许多小分子亲脂性物质（如视黄酸、甲状腺素、雌

表 常见食物中维生素A及胡萝卜素含量（/100g）

食物名称	维生素A（μg）	胡萝卜素（μg）	视黄醇当量（μgRE）	食物名称	维生素A（μg）	胡萝卜素（μg）	视黄醇当量（μgRE）
鱼肝油	25526	—	25526	甘薯	—	750	125
羊肝	20972	—	20972	猪肉（肥瘦）	114	—	114
鸡肝	10414	—	10414	苹果	—	600	100
猪肝	4972	—	4972	杏	—	450	75
胡萝卜	—	4010	668	青鱼	42	—	42
菠菜	—	2920	487	白菜	—	250	42
荠菜	—	2590	432	海带	—	240	40
鸡蛋	310		310	鲜枣	—	240	40
鸡肉	226		226	黄豆	—	220	37
番茄	—	1149	192	带鱼	29	—	29

—，表示未检测出，可能含量甚低或其他原因。引自：杨月欣，王光亚，潘兴昌. 中国食物成分表. 第2版. 北京：北京大学医学出版社，2009

激素，糖皮质激素）相似，通过与核受体结合后启动各种生物学效应。

调节免疫　可改变机体对感染的反应。

吸收与代谢　人类通过膳食获取以及在皮肤内由 7-脱氢胆固醇合成获得维生素 D。经膳食摄入的维生素 D_3（动物食物来源）和维生素 D_2（植物食物来源）主要在空肠、回肠与脂肪一起被吸收入血。维生素 D_3 与血浆 α-球蛋白结合输送到肝，在肝内经维生素 D_3-25-羟化酶催化生成 25-羟胆钙化醇［$25(OH)D_3$］，再被转运至肾，在 $25(OH)D_3$-1-羟化酶和 $25(OH)D_3$-24-羟化酶的催化作用下，生成 $1,25(OH)_2D_3$ 和 $24,25(OH)_2D_3$。血浆中的维生素 D 结合蛋白携带这两种二羟基代谢物到达小肠、骨骼、肾等靶器官中，与核受体结合后发挥相应的生物学效应。在体内，维生素 D 主要储存在脂肪组织和骨骼肌中，肝、大脑、肺、脾、骨骼和皮肤中也存在少量。主要在肝代谢，形成极性较强的代谢产物与葡萄糖苷酸结合后随胆汁排入肠中，尿中也可有少量排出。

营养状况评价　包括维生素 D 缺乏和过量。

缺乏　常发生在母乳喂养但未补充维生素 D 或未得到足够日照的婴儿、老年人以及肝、肾衰竭者。维生素 D 缺乏的主要原因是膳食中缺乏和日光照射不足。日光照射与地理条件、季节和大气环境密切相关。在热带、亚热带常年日光充足的地区，一般不易发生维生素 D 缺乏。温带、寒带日照较少地区（如中国北方冬季）、多雨和多雾地区，则容易发生维生素 D 缺乏。户外活动时间的长短和衣服覆盖皮肤的多少也

是影响维生素 D 营养状态的重要因素。人体肤色、年龄等也影响维生素 D 的合成，深色皮肤者合成维生素 D 的能力比浅色皮肤者低，老年人较年轻人低。维生素 D 缺乏主要引起儿童佝偻病及中老年人的骨质软化症和骨质疏松症。

过量　通常食物来源的维生素 D 一般不会过量。但是，摄入过量的维生素 D 补充剂可能会产生副作用，甚至发生维生素 D 中毒。症状包括食欲缺乏、厌食、恶心、烦躁、呕吐、口渴、多尿、便秘或腹泻交替出现；高钙血症、高钙尿症，钙沉积在心、血管、肺和肾小管等软组织，出现肌肉乏力、关节疼痛、弥漫性骨质脱矿化以及一般定向能力障碍等。严重者可导致死亡。虽然维生素 D_3 的中毒剂量尚未确定，但有报道每天摄入 45μg 的维生素 D_3 就可以引起幼童维生素 D 过多症。

评价方法　$25(OH)D_3$ 是维生素 D_3 在血液中的主要存在形式，其正常值为 25～150nmol/L，平均水平为 62.5～75.0nmol/L，低于 25nmol/L 为维生素 D 缺乏。尽管报道其正常值上限是 150nmol/L，但救生员在整个夏天暴露于日光下，血中 $25(OH)D_3$ 浓度达到 250nmol/L 也是正常的。$25(OH)D_3$ 的浓度依赖于皮肤产生的维生素 D 量和膳食摄入量，血循环中的半衰期是 3 周，可以特异地反映人体几周到几个月内维生素 D 的储存情况。血清 $1,25(OH)_2D_3$ 也可以用竞争受体结合试验进行测定，其半衰期是 4～6 小时，正常值为 38～144pmol/L。血清钙磷乘积、血清碱性磷酸酶活性也被用于判断佝偻病，由于其结果受众多因素影响，并不被看作是判断维生素 D 营养状况的良好指标。

参考摄入量及食物来源　维生素 D 既可由膳食提供又可经皮肤合成，并且食物成分表中缺乏维生素 D 的数据，所以难以估计膳食维生素 D 的摄入量。2013 年中国营养学会制定的居民膳食营养素参考摄入量（DRIs）中维生素 D 的 RNI 为：65 岁以下为 10μg/d，65 岁以上为 15μg/d。不同年龄段的可耐受最高摄入量不同：0～3 岁为 20μg/d，4～6 岁为 30μg/d，7～10 岁为 45μg/d，11 岁以上均为 50μg/d。

经常晒太阳是人体廉价获得充足有效维生素 D_3 的最好方法，在阳光不足或空气污染严重的地区，也可采用紫外线灯做预防性照射。成年人只要经常接触阳光，在普通膳食下一般不会发生维生素 D 缺乏症。维生素 D 在一般食物中含量都比较低，动物性食物是维生素 D 的主要来源，如鱼肝油中维生素 D 的含量可高达 210μg/100g，含脂肪高的海鱼和鱼卵中维生素 D 的含量为 0.5～12.5μg/100g，其他如肝、蛋黄、奶油和乳酪中维生素 D 的含量也相对较高，可达 1.25～2.5μg/100g。瘦肉、坚果、人乳和牛乳中维生素 D 含量较低，而蔬菜和谷物中几乎不含维生素 D。常见食物中维生素 D 的含量见表。多在牛乳和婴幼儿食品中强化维生素 D，作为预防维生素 D 缺乏的措施之一。

（李　勇）

wéishēngsù E

维生素 E（vitamin E）　有 α-生育酚活性的一类脂溶性维生素。是生育酚和三烯生育酚总称。最初人们在大白鼠实验研究中发现饲料中缺少某种脂溶性因子（当时称为 X 因子）时，大白鼠的生殖能力明显受到抑制，添加这种

表 常见食物中维生素 D 的含量（IU/100g）

食物	维生素 D 含量	食物	维生素 D 含量
熟猪油	2800	炖鸡肝	67
鲱鱼	900	鸡蛋	50
巧克力（牛乳）	167	牛乳	41
鸡蛋黄	158	牛肝（煎）	19
奶油	100	烤鱼子	2

引自：杨月欣,王光亚,潘兴昌.中国食物成分表.第2版.北京:北京大学医学出版社,2009

因子后可预防大鼠胚胎的死亡和吸收，因此称之为抗不育因子，1924 年休尔（Sure）将这种因子命名为维生素 E。1936 年埃文斯（Evans）从麦胚油中分离出维生素 E 结晶，并称之为生育酚。1938 年瑞士化学家卡勒（Karrer）首次合成了这种维生素。

理化性质 生育酚和三烯生育酚共同的结构为色原烷醇环和一个疏水侧链（图1、图2）。生育酚，根据色原烷醇环上甲基的数量和位置不同，分为 α-、β-、γ- 和 δ-生育酚。三烯生育酚，与生育酚不同点在于疏水侧链中含有三个不饱和双键，相应称为 α-、β-、γ- 和 δ-三烯生育酚。α-生育酚在自然界分布最广并且生物活性最高，β-生育酚活性为其 25%～50%，γ-生育酚为 10%～35%，所有三烯生育酚为 30%。α-生育酚是黄色油状液体，溶于酒精、脂肪和其他有机溶剂。对热和酸稳定，对氧十分敏感，在油脂酸败时易被破坏。一般烹调对食物中维生素 E 破坏不大。生育酚类在色原烷醇环的 2 位和疏水侧链的 4′ 和 8′ 位上含有 3 个不对称的手性中心。所以，每种生育酚可能有 8 种立体异构体，天然的生育酚仅有 1 个异构体，即 2R, 4′R, 8′R-α-生育酚（d-α-生育酚）。而合成的生育酚是含有 8 种立体异构体的等量混合物，称为全消旋-α-生育酚。

生理功能 主要有四个方面。

抗脂质氧化作用 维生素 E 是一种强抗氧化剂，有很强的抗脂质过氧化作用，有脂溶性，可直接保护细胞膜上的多不饱和脂肪酸、细胞骨架及蛋白质的巯基免受自由基的攻击。体内在维生素 E 缺乏的情况下，可引起机体抗氧化功能失常，细胞膜上的多不饱和脂肪酸的氧化加快，导致细胞损伤，最后出现神经系统功能紊乱。脂质过氧化与心血管疾病、肿瘤及老化密切相关。维生素 E 与类胡萝卜素、维生素 C、硒和谷胱甘肽等共同组成体内的非酶抗氧化系统。生育酚与自由基起反应后，生成生育酚羟自由基，此化合物可被维生素 C、谷胱甘肽和辅酶 Q 等重新还原成生育酚。

延缓衰老 机体衰老的过程与细胞和组织内某些成分被氧化而生成的过氧化产物脂褐质（俗称老年斑）有关。随着年龄增长，人体的血液、血管壁和组织中的脂褐质含量增加。补充维生素 E，可防止脂质过氧化，减少脂褐质的形成，起到延缓衰老的作用。

保护红细胞的完整性 维生素 E 是维持红细胞完整性的必要因子，人类缺乏维生素 E 时，红细胞数量减少和生存时间缩短。早产儿出生时组织中维生素 E 水平低，易发生溶血性贫血，临床上常用维生素 E 治疗。

与动物的生殖功能有关 动物实验发现在维生素 E 缺乏时，可出现睾丸萎缩和生殖障碍。但在人类尚未发现因维生素 E 缺乏而出现的不孕症。

吸收与代谢 膳食中的维生素 E 主要由 α-生育酚和 δ-生育酚

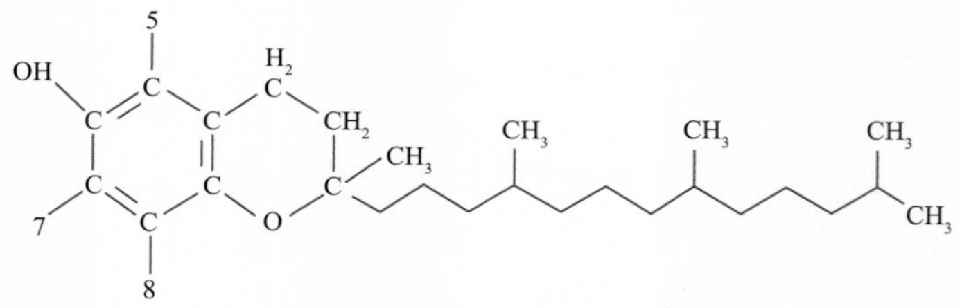

图 1 生育酚的化学结构

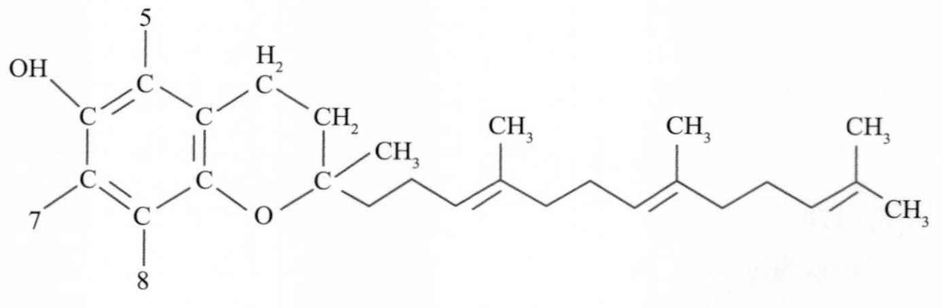

图 2 三烯生育酚的化学结构

组成。维生素 E 与脂肪一样在小肠吸收，影响脂肪吸收的因素也可影响维生素 E 的吸收，吸收率随摄入量的增加而降低，一般为 20%~40%。维生素 E 酯必须先经胰脂酶和肠黏膜酯酶水解后才能吸收。吸收后主要经乳糜微粒途径转运至肝。维生素 E 储存于肝、脂肪和肌肉组织。肝有迅速更新维生素 E 储存的功能，所以维生素 E 在肝储存不多，主要储存在脂肪组织。肝中的维生素 E 可组装入极低密度脂蛋白（VLDL）再次进入血循环，因此血浆的维生素 E 稳态水平不完全反应膳食摄入的情况。维生素 E 的主要载体是乳糜微粒和 VLDL，同时在不同脂蛋白间还有转移，血浆的脂蛋白水平对血浆维生素 E 水平的稳态有很大影响。维生素 E 主要经胆汁排出，部分代谢产物可经尿排泄。

营养状况评价 包括维生素 E 缺乏和过量。

缺乏 维生素 E 在食物中广泛存在，并且能在体内各种组织中储存，因此人类维生素 E 缺乏较少见。但低体重早产儿、血 β-脂蛋白缺乏症、脂肪吸收障碍的患者可出现维生素 E 缺乏。动物缺乏维生素 E，可出现肌肉营养不良，生殖障碍，心血管系统和中枢神经系统损伤。

过量 维生素 E 的毒性相对较小，成人每日口服 100~800mg 未发现有明显的毒性作用。但每日摄入达到 800~1200mg，引起血小板黏附力降低，故在手术前后应慎服大剂量的维生素 E。

评价方法 通过测定血浆和脂肪组织中维生素 E 的水平，以及维生素 E 缺乏的功能损害指标和临床缺乏症状等方面进行判断。

血清维生素 E 水平 血清（浆）α-生育酚浓度可直接反映人体维生素 E 的储存情况。健康成人若其血脂值正常，则血浆 α-生育酚的范围为 11.5~46μmol/L。

红细胞溶血试验 红细胞与 2%~2.4% H_2O_2 溶液温育后出现溶血，测得的血红蛋白量（Hb_1）占红细胞与蒸馏水保温后测得的血红蛋白量（Hb_2）的百分比可反映维生素 E 的营养状况。足量的维生素 E 可保护红细胞膜，抵抗脂质过氧化损伤引起的溶血。维生素 E 缺乏时，红细胞膜脆性增加，易发生溶血。维生素 E 水平偏低者比值为 10%~20%，缺乏者>20%。维生素 E 缺乏时，红细胞膜上的部分脂质失去抗氧化剂的保护作用，红细胞膜的完整性受到破坏，对 H_2O_2 溶血作用的耐受能力下降。

参考摄入量及食物来源 维生素 E 以 8 种形式存在，活性各不相同，其中 α-生育酚有两个来源：来源于食物的称 d-α-生育酚（RRR-α-生育酚）；人工合成的称为 dl-α-生育酚（全消旋 α-生育酚，all-rac-α-生育酚），dl-α-生育酚的活性只有 d-α-生育酚的 74%。常用 α-生育酚当量（α-tocopherol equivalence，α-TE，mg）表示膳食中总的维生素 E 的活性，规定 1mg α-TE 相当于 1mg d-α-生育酚的活性。

膳食中总 α-TE（mg）= 1×α-生育酚（mg）+ 0.5×β-生育酚（mg）+ 0.1×γ-生育酚（mg）+ 0.02×δ-生育酚（mg）+ 0.3×α-生育三烯酚（mg）。

1 个国际单位（IU）维生素 E 的定义为 1mg dl-α-生育酚乙酸酯的活性。换算关系：

1IU 维生素 E = 0.67mg d-α-生育酚 = 0.74mg d-α-生育酚乙酸酯 = 0.91mg dl-α-生育酚 = 1mg dl-α-生育酚乙酸酯

1mg d-α-生育酚 = 1.49IU 维生素 E

1mg d-α-生育酚乙酸酯 = 1.36IU 维生素 E

1mg dl-α-生育酚 = 1.1IU 维生素 E

1mg dl-α-生育酚乙酸酯 = 1.0IU 维生素 E

2013 年中国营养学会制定的居民膳食营养素参考摄入量（DRIs）中维生素 E 的适宜摄入量为成人、老年人、孕妇均为 14mg α-TE/d，乳母为 17mg α-TE/d。成人可耐受最高摄入量为 700mg α-TE/d。中国居民摄入较多的植物油，其中所含的多不饱和脂肪酸也随之增加，维生素 E 的摄入也需相应增加。一般每摄入 1g 多不饱和脂肪酸，应摄入 0.4mg 维生素 E。维生素 E 含量丰富的食物有植物油、麦胚、坚果、豆类和谷类；蛋类、肉类、鱼类、水果和蔬菜中含量很少。常见食物中维生素 E 的含量见表。

（李 勇）

wéishēngsù K

维生素 K（vitamin K） 含有 2-甲基-1,4-萘醌基团的一类脂溶性维生素。又称叶绿醌、抗凝血因子。20 世纪 30 年代，丹麦科学家达姆（Dam）发现用无脂饲料喂养的鸡发生一种出血综合征，用苜蓿粉或绿色植物的脂质提取物中的一种活性因子可以治疗。1935 年达姆将这种活性因子命名为"维生素 K"（丹麦语"凝固 koagalation"的首字母），并于 1939 年分离出维生素 K 纯品，确定了它的化学结构。

理化性质 植物合成的维生素 K 为叶绿醌（K_1），其 C-3 位置上的取代基为一个 20 碳的植醇基，是人类食物中维生素 K 的主要来源。细菌合成的为甲基萘醌（menaquinone，MK），在 C-3 的位置上带有 n（4~13）个碳的多

表 常见食物中维生素 E 含量（mg/100g）

食物名称	维生素 E 含量	食物名称	维生素 E 含量
豆油	93.10	鸡蛋	2.29
菜籽油	60.90	奶油	2.23
花生油	42.10	芹菜	1.27
松子	28.25	萝卜	1.00
干辣椒	27.51	带鱼	0.83
色拉油	24.10	鲅鱼	0.71
麦胚糖	23.20	稻米	0.54
黄豆	18.90	猪肉（里脊）	0.33
山核桃	14.75	牛乳	0.21
花生仁（炒）	8.70	香蕉	0.20

引自：杨月欣，王光亚，潘兴昌.中国食物成分表.第2版.北京：北京大学医学出版社，2009

异戊烯基。动物组织既含有叶绿醌又含有甲萘醌，其水溶性衍生物在肝甲基化，形成人体内具有生物活性的 MK-4。天然存在的维生素 K_1 和维生素 K_2 为黄色油状化合物，能溶解在脂肪和有机溶剂中，不溶于水，合成的维生素 K_3 和维生素 K_4 是黄色结晶粉末，可溶于水。维生素 K 类化合物对热稳定，加热不易破坏，但对酸、碱和紫外线敏感，在脂肪酸败时易被破坏失去活性。

生理功能 主要为凝血功能和骨钙代谢。

参与凝血因子的羧化修饰 在凝血机制中，维生素 K 参与蛋白质翻译后修饰的羧化反应，这一反应过程存在于许多组织中，如肝、肾、骨、软骨、动脉粥样硬化斑块及各种软组织等。维生素 K 作为维生素 K 依赖羧化酶的辅酶，在将蛋白质分子中的谷氨酸羧化成 γ-羧基谷氨酸残基（Gla 残基）的过程中转移谷氨酸 γ 位的氢原子，反应产物 γ-羧基谷氨酸残基具有高特异的钙结合活性。这一反应所涉及的蛋白质包括凝血酶原（凝血因子Ⅱ）以及凝血因子Ⅶ、Ⅸ、Ⅹ、蛋白 C、S 和骨钙蛋白（osteocalcin or bone Gla protein，BGP）等。凝血因子在羧化后才具有钙的结合能力，启动凝血机制。缺乏维生素 K 时，虽然组织仍能合成这些蛋白，但由于缺乏 γ-羧基谷氨酸残基，合成的蛋白分子不能与钙结合，将会发生凝血障碍。蛋白 C、S 是含有 Gla 残基的维生素 K 依赖蛋白，前二者是存在于血液中的具有抗凝血特性的蛋白质，因此维生素 K 对于凝血功能的作用是双向的。

调节骨代谢 1975 年发现骨组织中含有 BGP，是骨骼中存在的最丰富的含 Gla 的维生素 K 依赖蛋白，生理功能与骨矿化作用和骨骼更新有密切关系。BGP 有与钙结合的特性，可能与骨骼的钙化有关；主要在成骨细胞中合成，血液中 BGP 的浓度反映了成骨细胞的活性，临床上通过测定血浆中总 BGP 水平诊断某些代谢性骨病。骨组织还含有两种低浓度的 BGP：基质 Gla 蛋白质（MGP）和蛋白 S。它们与 BGP 不同的是在体内多种组织表达，MPG 主要存在于软组织，推测可能有抗钙化作用。蛋白 S 除在骨

组织外，还分布于肝、内皮细胞和血浆中。

吸收与代谢 维生素 K 总量的 40%～70% 经十二指肠和回肠吸收。与其他脂溶性维生素一样，影响膳食脂肪吸收的因素也可影响维生素 K 的吸收，吸收过程也依赖于胆汁和胰液的正常分泌。吸收的维生素 K 主要掺入乳糜微粒经淋巴液转运至肝。肝对叶绿醌和甲萘醌进行浓缩，前者的转换率明显高于后者，所以人肝中甲萘醌浓度高于叶绿醌。人体内维生素 K 的储存较少，更新很快。吸收的维生素 K 有 30%～40% 经胆汁排到粪中，大约 15% 的维生素 K 以水溶性代谢产物的形式经尿排出，以叶绿醌原型物的形式排出极少。虽然肠道细菌可合成甲萘醌，但合成量不能满足人体需要。

营养状况评价 包括维生素 K 缺乏和过量。

缺乏 原发性维生素 K 缺乏引起的凝血功能异常和出血性疾患在健康人群中不常见。但婴儿普遍有低凝血酶原血症，这是由于维生素 K 经胎盘转运量少和肠道的无菌状态阻碍甲萘醌的生成和利用，造成新生儿体内维生素 K 储存量低，同时人乳中维生素 K 的含量相对低和婴儿乳摄入量较少，也是造成小儿维生素 K 缺乏的原因之一。在成人，慢性胃肠疾患、长期完全胃肠外营养和长期服用抗生素也可造成维生素 K 缺乏，发生凝血功能障碍。

过量 尚没有发现长期摄入大剂量叶绿醌会引起任何中毒症状。摄入大量甲萘醌制剂可引起新生儿溶血性贫血等不良反应，其原因为甲萘醌可与巯基相互作用。但食物来源的甲萘醌毒性很低，动物摄入相当于每日需要量

的 1000 倍剂量未见不良反应。

评价方法 包括病史、体格检查和适当实验室检查。

病史 包括有关的出血病史：口腔、鼻腔、胃肠道（呕血、黑粪）、肾（血尿）和皮下出血（淤斑）。维生素 K 缺乏的危险人群包括新生婴儿、绿叶蔬菜和动物性食物摄入量少者或吸收不良者、骨质疏松者、外伤者和肾病患者。详细的医学史还应包括使用香豆素抗凝剂药物问题。膳食史应包括常吃食物的清单，24 小时食物回顾，也可以用 3 天食物记录。

体格检查 应寻找维生素 K 缺乏症最重要的体征即出血倾向的证据。

实验室检查 凝血酶原活力和其他维生素 K 依赖因子降低 50% 表明维生素 K 缺乏或拮抗。凝血酶原时间和部分促凝血酶原激酶时间通常延长。每天摄入 $50 \sim 150 \mu g$ 叶绿醌的正常人，血浆叶绿醌水平为 $0.2 \sim 1.0 ng/ml$。然而仅测定血浆水平而不了解维生素 K 摄入量并不能确定是否缺乏。维生素 K 缺乏最敏感的指标是在血浆中出现脱-γ-羧基-凝血酶原，也就是通常所说的维生素 K 缺乏或拮抗所诱导的蛋白质，可用特异抗体进行测定。健康者血浆中无，而在维生素 K 缺乏者，肝病患者或两者皆有者，该值上升至总凝血酶原的 30%。已经使用测定未羧化的 BGP 证实维生素 K 缺乏的诊断。最后，测定尿 Gla 可作为维生素 K 依赖蛋白质分解代谢的指标，但检测一次尿 Gla 值诊断意义不大。

参考摄入量及食物来源 可用于估算人体维生素 K 平均需要量的相关研究数据甚少，故 2013 年中国营养学会制定居民膳食营养素参考摄入量（DRIs）时依据流行病学调查所获的健康人群维生素 K 膳食摄入量，确定膳食维生素 K 的适宜摄入量为成人 $80 \mu g/d$，乳母 $85 \mu g/d$。

苜蓿类植物和绿叶蔬菜，含有丰富的维生素 K，是最好的食物来源。牛乳、乳制品、肉类、蛋类、谷类、水果和其他蔬菜含有较少量的维生素 K。十二指肠和回肠的细菌菌丛合成的维生素 K 不是人体需要的主要来源。

（李 勇）

shuǐróngxìng wéishēngsù

水溶性维生素 （water-soluble vitamin） 可溶于水的维生素。包括 B 族维生素（维生素 B_1、维生素 B_2、维生素 B_6、维生素 B_{12}、烟酸、叶酸、泛酸、生物素等）和维生素 C。与脂溶性维生素不同，其化学组成中除含有碳、氢、氧外，有的还含有其他元素（如氮、钴、硫等）。它们可溶于水却不溶于脂肪和有机溶剂；在体内有少量贮存，其原型物或代谢产物可经尿排出体外，但维生素 B_{12} 例外，它甚至比维生素 K 更易储存于体内；大多数水溶性维生素以辅酶的形式参与机体的物质代谢；水溶性维生素在体内没有非功能性的单独储存形式，机体饱和后，摄入的维生素从尿中排出；反之，若组织中的维生素耗竭，则给予的维生素将大量被机体摄取利用，从尿中排出量减少，因此可利用尿负荷试验对水溶性维生素的营养水平进行鉴定。水溶性维生素一般无毒性，但极大量摄入也可出现中毒，如摄入维生素 C、维生素 B_6 或烟酸达正常人体需要量的 $15 \sim 100$ 倍时，可出现毒性作用；摄入过少，可较快出现缺乏症状。

（李 勇）

wéishēngsù B_1

维生素 B_1 （vitamin B_1） 一个嘧啶环和一个噻唑环，通过亚甲基桥连接而成的水溶性维生素。又称硫胺素。是人类发现最早的维生素之一。由于有预防和治疗脚气病的作用，故又称作抗脚气病维生素、抗神经炎素。

关于脚气病的记载在公元前 2600 年就已经出现于中国古代的医书中。1592 年，荷兰内科医生朋木斯（Bontius）也记录了脚气病的病例。但人们真正开始认识脚气病是在 19 世纪中期，当时随着精制谷物类消费的大量增加，脚气病成为最主要的健康问题。1855 年，日本海军高木（Takaki）将军在日常的白米口粮中添加肉类、乳类等治好了许多船员的脚气病。1897 年，艾克曼（Eijkman）用小鸡开展实验研究，证实精白米喂养小鸡可诱发类似脚气病的多发性神经炎，并认为脚气病是由于缺乏米糠中的某种成分引起的。1911 年冯克（Funk）从米糠中提取出这种能治疗脚气病的物质，实际上他所得到的是一种混合物。1926 年詹森（Jansen）和多纳特（Donath）成功地从 3kg 米糠中分离出了 100mg 这种可以治愈脚气病的物质的纯品结晶，并命名为抗神经炎维生素，这就是现在众所周知的维生素 B_1。1936 年威廉姆斯（Williams）确定了这种维生素的化学结构，并掌握了它的合成方法，因为其结构中含有噻唑环，所以将它定名为硫胺素。

理化性质 维生素 B_1 分子式为 $C_{12}H_{17}N_4OS$，分子量 300.8055，结构见图。它在体内可以不同的磷酸化形式存在，不同形式的维生素 B_1 在体内可通过各种酶系统相互转化。动物和人类不能合成

维生素 B_1，必须通过食物摄取。

维生素 B_1 纯品是一种白色结晶，略带酵母气味，易溶于水，微溶于乙醇，在酸性环境中比较稳定，在中性和碱性条件下遇热易破坏，所以在烹调食品过程中，如果加碱会造成维生素 B_1 损失，二氧化硫、亚硫酸盐在中性及碱性介质中能加速维生素 B_1 的分解破坏，故在保存含维生素 B_1 较多的谷物、豆类时，不宜用亚硫酸盐作为防腐剂，或以二氧化硫熏蒸谷仓。维生素 B_1 被氧化后转变为脱氢硫胺素（硫色素），在紫外光下呈现蓝色荧光，常利用这一特性测定维生素 B_1 的含量。

生理功能 以辅酶的形式参与能量和三大营养素的代谢。在神经组织中有一种特殊的非辅酶功能，并且在维持正常食欲、胃肠蠕动和消化液分泌以及心脏功能和幼年动物的生长发育等方面也有一定的作用。

参与能量和宏量营养素代谢 硫胺素焦磷酸（thiamine pyrophosphate，TPP）是维生素 B_1 的主要辅酶形式，在体内主要通过两种途径参与物质和能量代谢。①氧化脱羧作用：TPP 是 α-酮酸氧化脱羧作用所必需的辅酶，体内以 TPP 为辅酶的氧化脱羧酶有三种，即丙酮酸脱羧酶、α-酮戊二酸脱羧酶和支链 α-酮酸脱羧酶，均位于线粒体内。乙酰辅酶 A 和琥珀酰辅酶 A 是宏量营养素分解代谢和产生能量的关键酶。葡萄糖、脂肪酸和支链氨基酸衍生的丙酮酸和 α-酮戊二酸需经氧化脱羧反应产生乙酰辅酶 A 和琥珀酰辅酶 A，才能进入三羧酸循环，氧化产生 ATP。因此，TPP 缺乏导致体内丙酮酸和 α-酮戊二酸堆积，ATP 生成障碍，可致体内宏量营养素代谢紊乱。②参与转酮醇酶反应：转酮酶（transketolase，TK）亦称为转羟乙醛基酶，存在于细胞质中，在磷酸戊糖代谢过程中催化从 α-酮糖上将糖醛基转移到另一个醛糖的第一个碳原子上的可逆反应，需要 TPP 作为辅酶。这一反应虽不是碳水化合物分解代谢中主要途径，但它是核酸合成中所需的戊糖以及脂肪酸和类固醇合成过程中所需的还原型烟酰胺腺嘌呤二核苷酸磷酸的重要来源。维生素 B_1 缺乏早期，TK 的活性显著降低，因此测定红细胞内 TK 的活性是评价维生素 B_1 的营养状况的一种可靠方法。

对神经组织的作用 在神经组织中维生素 B_1 主要是以三磷酸硫胺素（thiamine triphosphate，TTP）的形式存在，大部分位于线粒体，少量存在于细胞膜中。对神经组织的作用机制尚未完全明确，一种观点认为 TTP 与神经细胞膜上的钠离子通道有关，当神经受刺激时，神经冲动可使 TTP 去磷酸，并使其在膜上移位，钠离子得以自由通过膜；还有观点认为维生素 B_1 与脑内乙酰胆碱的合成和释放有关。维生素 B_1 还可影响体内色氨酸转化为烟酸的反应以及支链氨基酸的代谢，这些都可能与其在神经组织中的作用有关。

与心功能的关系 维生素 B_1 缺乏可引起心功能失调，其机制可能是维生素 B_1 缺乏使血液流入组织中的量增加，使心排出负担加重，导致心功能失调。或者是维生素 B_1 缺乏导致的心肌能量代谢障碍所致。

吸收与代谢 维生素 B_1 吸收的部位在空肠和回肠，浓度高时由被动扩散吸收，浓度低（$\leq 2\mu mol/L$）时主要由主动转运系统吸收，需要 Na^+ 存在，并消耗 ATP。吸收后的维生素 B_1 在空肠黏膜细胞内被磷酸化作用而转变成焦磷酸酯，经门静脉被运送到肝，经血液转运到各组织。

成人体内维生素 B_1 总量为 $25\sim30mg$，主要分布在肌肉中，其次为心、大脑、肝和肾。维生素 B_1 在体内以不同的磷酸化形式存在，其中大约 80% 为 TPP，其他为 TTP、二磷酸硫胺素和单磷酸硫胺素。四种形式的维生素 B_1 在体内可相互转化。体内的生物半衰期为 $9\sim18$ 天，如膳食中缺乏维生素 B_1，$1\sim2$ 周后人体组织中的维生素 B_1 含量就会下降。为维持组织中的正常含量需要经常摄入。

维生素 B_1 在肝中代谢，代谢产物主要由肾随尿排出，排出量与摄入量有关。虽汗液排出较少，但高温作业人员可经汗液排出高达 $90\sim150\mu g/L$。

营养状况评价 包括维生素 B_1 缺乏和过量。

缺乏 维生素 B_1 缺乏病（脚气病）主要影响心血管系统和神经系统。疾病早期可表现为疲倦、下肢软弱无力和沉重感、体重下

图 维生素 B_1 的结构

降、消化不良和便秘。还可有头痛、失眠、不安、易激惹、工作效率下降、健忘等神经系统症状和心电图异常。症状性质和程度与缺乏程度、急慢性有关，根据典型的症状临床上可分为：湿型脚气病、干型脚气病以及混合型脚气病。还有婴儿脚气病。

过量　维生素 B_1 过量中毒少见，超过推荐摄入量（RNI）100 倍以上的剂量有可能出现头痛、惊厥、心律失常等。

评价方法　①营养调查：通过膳食调查，可了解维生素 B_1 的摄入量。体格检查可发现有无缺乏的临床表现。②尿负荷试验：成人一次口服 5mg 后，收集测定 4 小时尿排出量。评价参考标准，<100μg 为缺乏，100~199μg 为不足，>200μg 为正常。③尿维生素 B_1 和肌酐含量比值：取清晨空腹一次尿样，测定维生素 B_1 和肌酐含量，计算维生素 B_1/肌酐比值。评价参考标准，<27 为不足，27~65 为偏低，66~129 为适宜，>130 为较高。④全日尿排出量：收集测定 24 小时尿排出量，评价标准：< 40μg/d 为缺乏，40~100μg/d 为不足，>100μg/d 为正常。⑤红细胞转酮醇酶活力系数（E-TKAC）：或称 TPP 效应。可以通过体外试验测定加入 TPP 前后红细胞中转酮醇酶活性的变化反映机体的营养状态。通常用两者活性之差占基础活性的百分率表示，值愈高，说明维生素 B_1 缺乏愈严重。一般认为 E-TKAC > 16% 为不足，> 25% 为缺乏。

参考摄入量及食物来源　体内维生素 B_1 贮存量很少，需不断从食物中补充。人体对维生素 B_1 的需要量受很多因素影响，包括体力活动、性别、特殊生理状况（如孕妇、乳母）、某些特殊作业和特殊环境应激。男性高于女性，按千克体重讲，婴儿及儿童高于成年人，孕妇、乳母以及某些应激反应会使维生素 B_1 的需要量增加。2013 年中国营养学会制定的居民膳食营养素参考摄入量（DRIs）中维生素 B_1 的 RNI 为成年男性 1.4mg/d，女性 1.2mg/d，孕中期妇女 1.4mg/d，孕晚期妇女和乳母 1.5mg/d。尚无维生素 B_1 的可耐受最高摄入量报道。

维生素 B_1 在天然食物中广泛存在。含量丰富的食物有：谷类、豆类及干果类。动物内脏（肝、心、肾）、瘦肉、禽蛋中含量也较多。常见食物中维生素 B_1 的含量见表。日常膳食中维生素 B_1 主要来自谷类食物，因它过多存在于表皮和胚芽中，如米、面碾磨过于精细、过分淘米或烹调中加碱均可造成维生素 B_1 大量损失，一般温度下烹调食物时维生素 B_1 损失不多，高温烹调时损失可达 10%~20%。

（李　勇）

wéishēngsù B_2

维生素 B_2（vitamin B_2）　一个异咯嗪与一个核糖醇侧链组成的水溶性维生素。又称核黄素，曾称维生素 G、黄色酶。

1911 年冯克（Funk）从米糠中提取出的能治疗脚气病的生命胺实际上是一种混合物，当时也称为维生素 B。1917 年人们发现，加热可使维生素 B 治疗脚气病的功能丧失，但却仍然具有一种促进生长的作用，故认为此混合物中可能含有两种物质，并分别称之为"维生素 B_1"和"维生素 B_2"。当时还有几种物质被认为是生长所必需的，分别是从肝、乳类、蛋类和青草中分离的肝黄素、乳黄素、卵黄素和草黄素，这些物质的化学组成中均含有黄素结构。1933 年库恩（Kuhn）从乳清中得到了 1g 黄色的结晶，其水溶液有黄绿色荧光，有促进大鼠生长的作用，但不能代替早期"维生素 B_2"的全部生物学效应，后来证实早期的"维生素 B_2"中还含有其他有效成分。1932 年瓦尔堡（Warburg）和克里斯汀（Christian）从酵母中得到了一种呈黄色的酶，称为"黄色酶"，由蛋白质和黄素色素构成。1935 年库恩和卡勒（Karrer）同时合成了核黄素，证实上述几种物质中的

表　常见食物中维生素 B_1 的含量（mg/100g）

食物	维生素 B_1 含量	食物	维生素 B_1 含量
花生仁	0.72	鸡蛋	0.09
桂圆（干）	0.58	鸡肉	0.05
瘦猪肉	0.54	梨	0.05
大豆	0.41	萝卜	0.04
小米	0.33	茄子	0.03
麸皮	0.30	牛乳	0.03
小麦粉（标）	0.28	鲤鱼	0.03
玉米	0.27	苹果	0.02
猪肝	0.21	带鱼	0.02
山核桃	0.11	河虾	0.01

引自：杨月欣，王光亚，潘兴昌. 中国食物成分表. 第2版. 北京：北京大学医学出版社，2009

活性因子相同，是同一种物质，并改称为核黄素。

理化性质 分子式 $C_{17}H_{20}N_4O_6$，相对分子质量376.36。其纯品为针状结晶，呈棕黄色，味苦，240℃变暗色，280℃熔化分解。溶于水，但水溶性较差，27.5℃时每100ml水仅能溶解12mg。

维生素 B_2 在酸性溶液中对热稳定，碱性条件下较不稳定。游离维生素 B_2 对紫外光极为敏感，在阳光下暴露4小时可使乳中70%分解破坏，在酸性条件下光解为光黄素，在碱性条件下光解为光色素。结构见图。在 440～500nm 波长光照射下发出黄绿色荧光，在稀溶液中其荧光强度与维生素 B_2 的浓度成正比，可据此测定食品中的含量。还可利用微生物法测定其含量，因为某些微生物的生长必需维生素 B_2，如干酪乳酸杆菌培养基缺乏维生素 B_2便不能生长。在一定条件下，干酪乳酸杆菌的生长情况以及它的代谢产物乳酸的浓度与培养基中维生素 B_2 的含量成正比。

生理功能 在细胞代谢呼吸链、氨基酸、脂肪酸和碳水化合物的代谢中起重要作用。

参与体内生物氧化与能量生成 主要以黄素单核苷酸（flavin mononucleotide，FMN）和黄素腺嘌呤二核苷酸（flavin adenine di-nucleotide，FAD）的形式作为多种黄素酶类的辅基，广泛参与体内的氧化还原反应。FAD、FMN 在体内与特定蛋白质结合，形成黄素蛋白，黄素蛋白是体内重要的氧化还原酶类，是电子传递过程中的重要载体，主要通过三羧酸循环中的一些酶（如甘油-3-磷酸脱氢酶、琥珀酸脱氢酶、脂酰辅酶 A 脱氢酶、L-氨基酸氧化酶、葡萄糖氧化酶、黄嘌呤氧化酶、谷胱甘肽还原酶等）以及呼吸链等参与体内氧化还原反应与能量生成。在这些过程中，FMN 和 FAD 的主要作用是将还原型底物中的电子传递到氧化型电子受体，这主要与其 1,5 位 N 存在的活泼的共轭双键有关。FAD、FMN 分别作为辅酶参与色氨酸转变为烟酸、维生素 B_6 转变为磷酸吡哆醛的过程。

抗氧化活性 FAD 可作为谷胱甘肽还原酶的辅酶，参与体内的抗氧化防御系统，维持还原性谷胱甘肽的浓度。

吸收与代谢 食物中维生素 B_2 大部分以 FMN 和 FAD 和蛋白质结合的复合物存在，仅有少量是游离的维生素 B_2 和黄素酰肽类，复合物必须经过水解释放出游离维生素 B_2 才能被机体吸收。主要在胃肠道上部主动转运吸收，需要 Na^+ 和 ATP 酶参与；大肠也

吸收一小部分。吸收量与摄入量成正比，但存在饱和机制，一次吸收量的上限为25mg；胃酸与胆盐有助于吸收，抗酸制剂和乙醇妨碍食物中维生素 B_2 的释放；某些金属离子如 Zn^{2+}、Cu^{2+}、Fe^{2+} 等以及咖啡因、茶碱、糖精、色氨酸和抗坏血酸等能与维生素 B_2 或 FMN 结合形成络合物或螯合物而影响其生物利用率。

维生素 B_2 进入血液后，主要通过与蛋白结合而完成其体内转运，其中一部分与清蛋白松散结合，大部分与其他蛋白如免疫球蛋白（如 IgG、IgM 和 IgA）紧密结合，在某些哺乳动物包括人类妊娠期间血清中存在的雌激素诱导的卵白蛋白，即核黄素结合蛋白，则有利于将维生素 B_2 转运给胎儿，并可影响在胎盘中的转运及在胎盘和母体间的分布。维生素 B_2 在生理浓度下通过特殊载体蛋白进入体内组织器官细胞，高浓度情况下可通过扩散进入体内组织器官细胞。人体组织贮存维生素 B_2 的能力很有限。过量摄入后，主要以游离形式从尿液排出，还可以从粪便和其他分泌物如汗液中排出，哺乳动物还可通过乳汁分泌。

营养状况评价 包括维生素 B_2 缺乏和过量。

缺乏 早期表现为疲倦、乏力，口腔、唇、舌疼痛和烧灼感，畏光、眼瘙痒、烧灼感，继而出现口腔和阴囊病变，包括唇炎、口角炎、舌炎、皮炎、阴囊皮炎、角膜血管增生等，还可伴神经障碍。维生素 B_2 缺乏可干扰铁的吸收、贮存及动员，可继发缺铁性贫血；还影响生长发育，严重缺乏可引起免疫功能低下，妊娠期缺乏可致胎儿骨骼畸形。

过量 维生素 B_2 一般不会引

图 维生素 B_2 的结构

起过量中毒。

评价方法　除通过膳食调查以及体格检查之外，尿负荷试验以及红细胞谷胱甘肽还原酶活性系数也是常用方法和指标。①尿负荷试验：正常成人24小时尿中排出量在200μg以上，清晨口服维生素 B_2 5mg。4小时尿中排出量<400μg为缺乏，400~799μg为不足，800~1300μg为正常，>1300μg为充裕。或测任意一次尿中维生素 B_2 与尿肌酐比值，<27为缺乏，27~79为不足，80~269为正常，>270为充足。②红细胞谷胱甘肽还原酶活性系数：是评价维生素 B_2 营养状况的一个灵敏指标。该酶的活性系数（AC）为加入FAD前后谷胱甘肽还原酶活性的比值，如AC<1.2为正常，>1.4为缺乏。

参考摄入量及食物来源　人体对维生素 B_2 的需要量受很多因素影响，主要有维生素 B_2 的生物利用率、膳食模式、特殊生理状况（如孕妇、乳母）以及某些特殊作业和特殊环境应激等。膳食模式方面，低脂肪、高碳水化合物膳食使机体对维生素 B_2 需要量减少，高蛋白、低碳水化合物膳食或高蛋白、高脂肪、低碳水化合物膳食可使机体对其需要量增加。孕妇和乳母的需要量高于非哺乳妇女。一些特殊环境或特殊作业条件（如寒冷、高原、煤矿等）需要量有不同程度的增加。2013年中国营养学会制定的居民膳食营养素参考摄入量（DRIs）中维生素 B_2 的推荐摄入量为成年男性1.4mg/d，女性1.2mg/d，孕中期妇女1.4mg/d，孕晚期妇女、乳母1.5mg/d。尚无维生素 B_2 毒性的报道，因此可耐受最高摄入量无法确定。

维生素 B_2 广泛存在于动物与植物性食物中，动物内脏、蛋类、乳类和各种肉类中含量较高；谷类、水果、蔬菜中也有一定含量。常见食物中维生素 B_2 的含量见表。西方国家动物性食物是维生素 B_2 的最主要来源，发展中国家则主要来源于植物性食物。谷类和蔬菜是中国居民主要来源，谷类加工对维生素 B_2 存留有显著影响，如精白米中存留率只有11%，小麦标准粉中存留率只有35%。谷类烹调过程还会损失一部分，因此，谷类加工不应过度。

（李　勇）

yèsuān

叶酸（folic acid）　含蝶酰谷氨酸结构的一类水溶性维生素。因最初从菠菜叶中分离出来而得名，历史上曾被称为维生素M、维生素BC、U因子、Wills因子、干酪乳杆菌生长因子。

1930年英国科学家威尔斯（Wills）从酵母中得到一种可以治疗营养性巨幼红细胞贫血的一种新的因子，后来发现这种因子与从肝中提取出的抗恶性贫血病因子不同，故把它命名为"Wills"因子。1941年米切尔（Mitchell）在研究微生物生长条件时，从菠菜叶中分离出一种可以促进乳酸杆菌生长的因子，并把它称为叶酸。1945年科学家鉴定并合成了蝶酰谷氨酸，证实历史上发现的这些因子活性成分本质上都是蝶酰谷氨酸或其衍生物，故统称为叶酸。叶酸在膳食中的重要性逐渐被认识，随着叶酸与出生缺陷、叶酸与心血管病、叶酸与肿瘤以及叶酸与老年性痴呆等研究的逐步深入，叶酸已成为与人类健康密切相关的重要维生素。

理化性质　化学名称为蝶酰谷氨酸，由蝶啶、对氨基苯甲酸和谷氨酸结合而成，分子式为 $C_{19}H_{19}N_7O_6$，相对分子质量441.4024，化学结构式见图。叶酸为淡黄色结晶，微溶于水，不溶于乙醇、乙醚及其他有机溶剂，钠盐易溶于水。对热、光线、酸性溶液均不稳定，在 $pH<4$ 的溶液中温度超过100℃即被分解破坏，在中性和碱性溶液中对热稳定。烹调加工后损失率达50%~90%。

生理功能　天然存在的叶酸大多是还原形式的叶酸，即二氢叶酸和四氢叶酸，但只有四氢叶酸才具有生理功能。其重要生理

表　常见食物中维生素 B_2 的含量（mg/100g）

食物	维生素 B_2 含量	食物	维生素 B_2 含量
猪肝	2.08	荞麦	0.16
鸡肝	1.10	牛乳	0.14
黄鳝	0.98	菠菜	0.11
小麦胚粉	0.79	小米	0.10
扁豆	0.45	鸡肉	0.09
黑木耳	0.44	标准粉	0.08
鸡蛋	0.31	茄子	0.03
黄豆	0.22	黄瓜	0.03
芹菜	0.19	苹果	0.02
肥瘦猪肉	0.16	番茄	0.01

引自：杨月欣，王光亚，潘兴昌.中国食物成分表.第2版.北京：北京大学医学出版社，2009

图　叶酸化学结构式

功能是作为一碳单位的载体参加代谢。它主要携带一碳基团（甲酰基、亚甲基和甲基等）参与嘌呤、嘧啶核苷酸的合成，在细胞分裂和增殖中发挥作用；催化二碳氨基酸和三碳氨基酸相互转化；促进苯丙氨酸与酪氨酸、组氨酸与谷氨酸、半胱氨酸与蛋氨酸的转化；在某些甲基化反应中起重要作用。因此，叶酸为许多生物和微生物生长所必需。

吸收与代谢　天然食物中的叶酸含有一个或多个谷氨酸，混合膳食中大约75%的叶酸以多谷氨酸叶酸的形式存在。后者必须在肠道经 γ-谷氨酸酰基水解酶（通常称为叶酸结合酶）水解为单谷氨酸叶酸的形式才能被肠黏膜吸收。吸收过程主要是载体介导的主动过程，对 pH 要求严格，最适 pH 为 5.0~6.0，以单谷氨酸盐形式大量摄入时则以简单扩散吸收为主。不同食物叶酸的生物利用率相差很大，一般膳食中总叶酸的生物利用率 40%~50%，甚至更低。药理剂量的叶酸制剂可被很好吸收，但大部分不能在体内存留。有利于叶酸吸收的因素包括维生素C、葡萄糖和锌。缺锌可降低结合酶的活性，并可能通过减少结合酶的量而降低对叶酸的吸收。酒精及某些药物，如口服避孕药、抗惊厥药物可抑制

叶酸的吸收。

人体内叶酸总量 5~6mg，80%以 5-甲基四氢叶酸的形式存在，主要贮存在肝，占总量的 50% 左右。哺乳动物组织不能转运超过 2 个谷氨酸的叶酸形式，贮存于肝及其他组织中的多谷氨酸叶酸释放入血液后，又被叶酸结合酶水解为单谷氨酸叶酸，并与血浆蛋白相结合进行转运。肝每日释放约 0.1mg 叶酸至血液，以维持血浆叶酸水平，人类血浆叶酸水平一般在 10~30nmol/L。主要通过尿及胆汁排出体外。尿排出的主要代谢产物是乙酰氨基苯甲酰谷氨酸；肾小球滤过的叶酸大部分可在肾小管近端再吸收；胆汁排出的叶酸主要是单谷氨酰四氢叶酸，可通过肝肠循环在小肠被重吸收；粪便排出的叶酸由于肠道细菌可合成叶酸而难确定，排出量很少。成人叶酸的丢失量平均为 60μg/d 或 1μg/kg。叶酸营养状况良好者，当膳食中无叶酸时，体内贮存量可维持至少 3 个月不致出现缺乏。

营养状况评价　包括叶酸缺乏和过量。

缺乏　叶酸在体内参与多种物质的合成代谢过程，其缺乏所致损害的表现涉及多个方面：巨幼红细胞贫血；先兆子痫、胎盘早剥的发生率增高，并可因胎盘

发育不良导致自发性流产；妊娠早期缺乏叶酸可导致胎儿神经管畸形；患巨幼红细胞贫血的孕妇易出现胎儿宫内发育迟缓、早产及新生儿低出生体重等。叶酸缺乏亦可引起高同型半胱氨酸血症。

过量　大剂量（1mg/d 以上）服用叶酸可能产生毒副作用，如干扰抗惊厥药物的作用而诱发癫痫患者惊厥发作，大剂量叶酸可与抗惊厥药物在肠细胞或大脑细胞表面相互拮抗；在孕期大剂量服用叶酸还可能影响锌的吸收而导致锌缺乏，出现胎儿发育迟缓、新生儿低出生体重等；还可能掩盖维生素 B_{12} 缺乏症状，导致严重的不可逆的神经系统损害。

评价方法　①血清叶酸含量：可反映近期膳食叶酸摄入情况，<3ng/ml 为缺乏，3~5ng/ml 为不足，5~16ng/ml 为正常。②红细胞叶酸含量：可以反映肝脏叶酸的贮存情况，<140ng/ml 为缺乏，140~160ng/ml 为不足，>160ng/ml 为正常。③尿负荷试验：受试者口服组氨酸 2~5g，测定 6 小时尿中亚胺甲基谷氨酸排出量。排出量 5~20mg 为正常。但该指标特异性差。④尿嘧啶脱氧核苷抑制试验：测定叶酸在胸腺嘧啶脱氧核苷的合成过程的生物效应。通过培养淋巴细胞和骨髓细胞测定胸腺嘧啶核苷合成酶的活性，在培养的细胞中加入叶酸，若能引起胸腺嘧啶核苷合成酶活性的增加，则说明存在叶酸缺乏。但该指标特异性也较差。

参考摄入量及食物来源　成人每日的叶酸摄入量为 60μg 或 1μg/kg，可满足正常的生理需要，并保证体内有适量贮备。叶酸的供给量除应考虑最低生理需要量外，还需考虑一些其他影响因素，

如叶酸的生物利用率、食物中存在的叶酸水解酶抑制因子和结合因子、不同人群对叶酸的不同需要等。不同来源的叶酸生物利用率相差较大，因此应以膳食叶酸当量（dietary folate equivalent，DFE）表示。膳食来源的叶酸的生物利用率约为50%，而叶酸补充剂与膳食混合时生物利用率为85%，因此DFE的计算公式为：

$$DFE(\mu g) = 天然食物来源叶酸(\mu g) + 1.7 \times 合成叶酸(\mu g)$$

2013年中国营养学会制定的居民膳食营养素参考摄入量（DRIs）中成人叶酸推荐摄入量为400μgDFE/d，孕妇、乳母分别为600μgDFE/d、550μgDFE/d，可耐受的最高摄入量为1000μgDFE/d。自然界中的叶酸多为还原型（7,8-二氢叶酸）形式，是微生物和植物合成的，广泛存在于各类动植物性食品中。含量丰富的食物有动物肝、肾、蛋类、鱼类、豆类、酵母、绿叶蔬菜、水果及坚果类。常见食物中叶酸的含量见表。

（李 勇）

wéishēngsù PP

维生素PP（vitamin PP） 吡啶-3-羧酸及其衍生物的组成的一类水溶性维生素。又名抗癞皮病因子、维生素 B_3 等。包括烟酸（尼克酸）和烟酰胺。最主要的衍生物是烟酸的氨基化合物，即烟酰胺或称尼克酰胺。

1867年科学家就通过尼古丁氧化得到了烟酸，1911年冯克（Funk）从米糠中提取抗脚气病维生素时分离出了烟酸，但是由于它没有抗脚气病的效应而被忽视。1935年瓦尔堡（Warburg）发现烟酰胺是脱氢酶的辅酶后，才引起人们的重视。1937年人们发现它可有效治疗狗的黑舌病和人的癞皮病，故称抗癞皮病因子。在此之前，癞皮病一直被认为是因为玉米缺乏色氨酸所致。戈德史密斯（Goldsmith）和霍威特（Horwitt）又证实了色氨酸在体内可转化为烟酸。

理化性质 烟酸结晶呈白色，稳定不吸潮，230℃升华而不分解，溶于水和乙醇；烟酰胺的溶解性明显好于烟酸，但二者均不溶于乙醚。对酸、碱、光、热皆稳定，是最稳定的一种维生素，一般烹调损失极小。烟酸与烟酰胺的结构见图。

图 烟酸和烟酰胺的结构

生理功能 烟酸主要以烟酰胺腺嘌呤二核苷酸（nicotinamide adenine dinucleotide，NAD，辅酶Ⅰ）和烟酰胺腺嘌呤二核苷酸磷酸（nicotinamide adenine dinucleotide phosphate，NADP，辅酶Ⅱ）的形式，在碳水化合物、脂肪酸和蛋白质的代谢过程中发挥重要作用。

参与生物氧化还原反应 NAD和NADP是体内许多重要脱氢酶的辅酶，如乙醇脱氢酶、乳酸脱氢酶、苹果酸脱氢酶等。参与所有细胞内呼吸链的组成，在生物氧化还原反应中起递氢体或受氢体作用。

参与ADP核糖基化蛋白质的合成 在这个反应中NAD的作用不是辅酶，而是作为一种酶系统的底物，尤其是与膜有关的释放烟酰胺和单、多聚或环状ADP-核糖的酶系统。在ADP核糖基转移酶的作用下，NAD的β-N-糖基键断裂释放出游离的烟酰胺和ADP核糖部分，继而在ADP核糖聚合酶催化下与蛋白质分子结合形成聚-ADP-核糖基化蛋白质。ADP-核糖基作用影响多种不同的系统，包括受体蛋白的氨基酸残基。转移酶蛋白存在于细胞核、细胞质以及质膜的某些片段。多聚（ADP-核糖）由一种影响DNA修复的聚合酶合成，在哺乳动物体

表 常见食物中叶酸含量（μg/100g）

食物名称	叶酸含量	食物名称	叶酸含量
黄豆	381.2	辣椒	69.4
菠菜	347.0	柑橘	52.9
猪肝	236.4	蜂蜜	52.6
油菜	148.7	草莓	33.3
腐竹	147.6	虾	26.4
番茄	132.1	面粉	24.8
茼蒿	114.3	土豆	15.7
茴香	120.9	猪肉（瘦）	8.3
花生	104.9	牛乳	5.5
核桃	102.6	黄花鱼	4.2

引自：杨月欣，王光亚，潘兴昌.中国食物成分表.第2版.北京：北京大学医学出版社，2009

内聚-ADP-核糖基化蛋白质与DNA的修复、复制和细胞分化有关。另外的一些酶还可催化ADP核糖形成环ADP核糖，而影响细胞内贮存钙的动员以及钙离子转运。一种NADP的脱酰氨基代谢产物也是有效的Ca^{2+}释放体，但与环状ADP-核糖作用不同。

作为葡萄糖耐量因子的组分 烟酸在葡萄糖耐量因子中的作用原理尚不清楚，游离烟酸无此作用。

调节血脂的作用 药理剂量的烟酸具有降低血胆固醇、甘油三酯的作用，可降低低密度脂蛋白胆固醇和极低密度脂蛋白胆固醇，升高高密度脂蛋白胆固醇，并可减少非致命性心肌梗死的复发率。但烟酰胺无此作用。

吸收与代谢 膳食中的烟酸在胃及小肠吸收，经门静脉进入肝，转化为辅酶Ⅰ和辅酶Ⅱ。未经代谢的烟酸和烟酰胺随血液进入其他组织，再形成含有烟酸的辅酶。肾也可直接将烟酰胺转变为辅酶Ⅰ。多余的烟酸被甲基化，或以N-甲基烟酰胺的形式由尿中排出。成人体内的烟酸可由色氨酸转化而来，但需要维生素B_1、维生素B_2、维生素B_6的参与。维生素B_6参与烟酸的形成，所以大剂量异烟肼（维生素B_6的拮抗物）治疗结核病时会引起癞皮病症状。

营养状况评价 包括维生素PP缺乏和过量。

缺乏 引起癞皮病或称为糙皮病，其典型症状为皮炎、腹泻及痴呆，又称3D症状。早期可以出现体重减轻、食欲缺乏、疲劳、失眠、头痛、记忆力和工作效率下降等，继而出现皮肤、消化系统、神经系统症状。皮肤症状最突出，多出现于身体暴露和易受摩擦部位的对称性皮炎，发病初

期如同日晒过度引起的灼伤、红肿、水疱及溃疡等，随后皮肤病变部位转为红棕色，表皮粗糙、脱屑、过度角化、色素沉着。消化系统症状主要表现为食欲缺乏、消化功能减退、舌炎、口角炎、恶心呕吐、慢性胃炎、便秘或腹泻等，其舌炎表现为舌呈洋红色如杨梅（杨梅舌）、平滑、上皮脱落。神经系统症状包括急躁、焦虑、抑郁、记忆力剧降、失眠或嗜睡，严重可出现精神错乱、神志不清甚至痴呆等。烟酸缺乏常与维生素B_1、维生素B_2及其他营养素缺乏并存，故常伴其他营养素缺乏症状。

过量 尚未见食物中烟酸过量引起中毒的报道。但大剂量烟酸（每天30mg以上）应用于临床治疗（如治疗高脂血症）可引起毒副反应，可引起血管扩张，出现颜面潮红、头晕、视物模糊、皮肤瘙痒。还伴随引起非特异性胃肠道反应，如恶心、呕吐等，服用烟酸缓释制剂时更明显。口服过量烟酸（每天3g以上）可以引起肝功能损害，表现为黄疸、血清转氨酶升高，严重者可出现急性重型肝炎、肝性脑昏迷、脂肪肝。

评价方法 除膳食调查外还有以下几种。①尿2-吡啶酮/N-甲基烟酰胺比值：一般认为该比值在1.3~4.0为正常，<1.3表示有潜在性缺乏。该指标受蛋白质摄入水平的影响较大，对边缘性烟酸缺乏不敏感。②尿负荷试验：给受试者口服50mg烟酸，4小时尿中排出量<2.0mg为缺乏，2.0~2.9mg为不足，3.0~3.9mg为正常。③N-甲基烟酰胺与肌酐比值：一次尿中N-甲基烟酰胺与肌酐比值评价，<0.5为不足，0.5~1.5为偏低，1.6~4.2为适

宜，>4.3为充足。④红细胞NAD含量：可作为烟酸缺乏的灵敏指标。红细胞NAD/NADP<1.0表示有烟酸缺乏的危险。

参考摄入量及食物来源 烟酸的参考摄入量应考虑能量的消耗和蛋白质的摄入情况。烟酸除可从食物中直接摄取外，还存在体内合成途径，因此烟酸的摄入量和需要量一般以烟酸当量（niacin equivalent，NE）表示，即：

$$NE(mg) = 烟酸(mg) + 1/60 色氨酸(mg)$$

2013年中国营养学会制定的居民膳食营养素参考摄入量（DRIs）中成年男性每日烟酸的推荐摄入量为15mgNE，女性为12mgNE，乳母增加至15mgNE。烟酸及其衍生物广泛存在于动物和植物性食物中，良好的食物来源为畜禽肉类、内脏、鱼类、豆类、花生和某些全谷类，乳类和绿叶蔬菜也含有较多烟酸。谷类食物中虽烟酸含量较高，但是，与维生素B_2一样受加工程度的影响。某些植物性食物中的烟酸往往与大分子结合，不能被人体吸收利用，这类食物中的烟酸利用率较低。比较典型的例子是玉米，其中的烟酸主要为结合型，不能被人体吸收，在以玉米为主要食物的地区容易发生烟酸缺乏症。

（李 勇）

wéishēngsù B_6

维生素 B_6（vitamin B_6） 2-甲基-3-羟基-5-羟甲基吡啶组成的一类含氮水溶性维生素。包括吡哆醇（pyridoxine，PN）、吡哆醛（pyridoxal，PL）和吡哆胺（pyridoxamine，PM），有维生素B_6活性，并且易相互转换，在肝、红细胞及其他组织中，第5位都能被磷酸化，其活性辅基形式是

5′-磷酸吡哆醛（PLP）、5′-磷酸吡哆醇（PNP）和5′-磷酸吡哆胺（PMP），PMP也可经转氨基反应由PLP生成。

1934年乔尔基（Gyogy）发现一种水溶性维生素，不同于当时所知道的其他水溶性维生素，缺乏时，大鼠可出现皮炎和肢痛症，命名为维生素B_6。1936年提纯了该维生素，并确定了其结构形式，1938年合成了吡哆醇。1942年又发现了有维生素B_6活性的另外两种化合物（吡哆醛和吡哆胺）。1951年在婴儿中首次确认食用过度加工婴儿配方食品而引起的人类维生素B_6缺乏症。人群维生素B_6缺乏的发生率很高，特别是老年人。维生素B_6在体内主要参与蛋白质和氨基酸的代谢，与维持人类健康密切相关。

理化性质 维生素B_6易溶于水和酒精，在空气中稳定，对光均较敏感，但是降解程度不同，主要与pH有关，中性环境中易被光破坏。在酸性条件下吡哆醛和吡哆胺对热稳定，但在碱性条件下对热不稳定，高温下可被破坏。市售维生素B_6多为盐酸吡哆醇。动物组织中维生素B_6的主要存在形式是吡哆醛及其磷酸化形式的PLP和PMP，植物性食物中维生素B_6主要存在形式是吡哆醇和吡哆胺及其磷酸化形式。在许多植物性食物中维生素B_6以吡哆醇葡糖苷的形式存在，其功能尚不清楚。PLP是最常测定的维生素B_6的形式，食物中维生素B_6的测定有很多种方法，包括微生物法、酶法和高效液相色谱法（HPLC），其中HPLC法可同时测定维生素B_6的几种形式。

生理功能 在体内主要以PLP辅酶的形式参与许多酶系反应。有近百种酶依赖磷酸吡哆醛，其主要作用表现在：参与氨基酸代谢，如转氨、脱氨、脱羟、转硫和色氨酸转化等作用；参与脂肪的代谢，维生素B_6与维生素C协同作用，参与不饱和脂肪酸的代谢，缺乏维生素B_6时，体内不饱和脂肪酸生成减少，血中游离胆固醇及其酯类增多，可引起脂肪肝；促进体内烟酸合成；参与造血，磷酸吡哆醛参与琥珀酰辅酶A和甘氨酸合成血红素的过程；促进体内抗体的合成，缺乏维生素B_6时抗体的合成减少，机体抵抗力下降，维生素B_6可促进维生素B_{12}、铁和锌的吸收；还涉及神经系统中许多酶促反应，使神经递质水平升高，包括5-羟色胺、多巴胺、去甲肾上腺素等。

吸收与代谢 主要通过被动扩散形式在空肠和回肠吸收，经磷酸化形成PLP、PMP。大部分吸收的非磷酸化维生素B_6被运送到肝。组织中维生素B_6以PLP形式与多种蛋白结合，蓄积和贮存，肌肉贮存量占75%~80%。肝中维生素B_6的三种非磷酸化的形式通过吡哆醇激酶转化为各自的磷酸化形式，并参与多种酶的反应，血循环中PLP约占60%。PLP分解代谢为4-吡哆酸主要从尿中排出，少量从粪便排泄。

营养状况评价 包括维生素B_6缺乏和过量。

缺乏 维生素B_6严重缺乏罕见，临界轻度缺乏较多见，通常与其他B族维生素缺乏并存。缺乏可致眼、鼻与口腔周围脂溢性皮炎，并且可扩展至面、额、耳后、阴囊及会阴。临床可见口炎、口唇干裂、舌炎、小细胞性贫血，并且可伴有神经精神症状，易激惹、抑郁以及人格改变和精神错乱等，还可出现体液和细胞免疫功能受损表现，迟发性变态反应减弱以及高半胱氨酸血症和黄尿酸尿症等。缺乏对儿童的影响比成人大。儿童维生素B_6缺乏可出现烦躁、肌肉抽搐、癫痫样惊厥、呕吐、腹痛、体重下降以及脑电图异常等。

过量 经食物摄入大量维生素B_6不会产生毒副作用。通过补充剂或药物给予大剂量维生素B_6会引起严重副作用，但只在摄入剂量超过500mg/d时才出现，摄入剂量低于250mg/d时对大多数人安全。

评价方法 主要有三种。

色氨酸负荷试验 维生素B_6缺乏时，色氨酸的代谢产物及衍生物生成增加，其中尿中的黄尿酸能可靠反映维生素B_6的营养状况。受试者按照0.1g/kg的剂量口服色氨酸，测定24小时尿中黄尿酸的排出量，计算黄尿酸指数（XI），即：

$$XI = \frac{24h\ 尿中尿酸排出量（mg）}{色氨酸予量（mg）}$$

维生素B_6营养正常者XI为0~1.5，不足者可>12。

血浆PLP含量 正常情况下，血浆含量在14.6~72.9nmol/L，低于下限则可能不足。但是，蛋白质摄入增加，碱性磷酸酶升高，吸烟以及年龄的增长都可导致该指标降低，所以在解释测定结果时应考虑以上因素的影响。

尿4-吡啶酸含量 4-吡啶酸是维生素B_6代谢的最终产物，故可反映近期膳食维生素B_6摄入量的变化。其他指标如红细胞转氨酶指数如谷草转氨酶指数或谷丙转氨酶指数以及血浆高半胱氨酸含量等，也可作为评价指标。

参考摄入量及食物来源 人体维生素B_6的需要量受多种因素影响，包括膳食蛋白质摄入水平、肠道菌群合成维生素 B_6 的量、人体对其吸收利用率、生理或病理状况以及药物等因素。每摄入 1g 蛋白质，需相应摄入 0.016mg 维生素 B_6。妊娠和哺乳期妇女或使用口服避孕药、异烟肼等药物，也应相应增加维生素 B_6 的摄入。2013 年中国营养学会制定的居民膳食营养素参考摄入量（DRIs）中成人维生素 B_6 的推荐摄入量为：50 岁以下 1.4mg/d，50 岁以上 1.6mg/d，孕妇和乳母分别为 2.2mg/d 和 1.7mg/d；可耐受最高摄入剂量为 60mg/d。

维生素 B_6 广泛存在于动植物性食物中，但含量一般不高。含量最高的食物是白色肉类（如鸡肉、鱼肉），其次为肝、蛋黄、豆类和坚果等；水果和蔬菜中含量也较高，含量最少的是柠檬类水果和乳类等。强化食品也是维生素 B_6 的一种较好的来源。

（李 勇）

wéishēngsù B_{12}

维生素 B_{12}（vitamin B_{12}） 4 个还原性吡咯环连结成一个平面结构咕啉环的水溶性维生素。又名钴胺素、氰钴胺素和抗恶性贫血因子。可以预防和治疗内因子缺乏活性导致吸收障碍而引起的恶性贫血。是所知唯一含金属元素的维生素。

1926 年迈诺特（Minot）和墨菲（Murphy）发现每天给患者食用一定量肝可治疗恶性贫血病，并因此获得 1934 年诺贝尔医学奖。1926 年卡斯尔（Castle）发现恶性贫血患者的胃液分泌水平很低，提出治疗恶性贫血病的有效物质应由两种成分组成，并把胃液中的未知成分称为"内因子"，食物（特别是肝）中的未知成分称为"外因子"，并致力于从肝中寻求"外因子"。由于当时

没有适用于检验肝提取物疗效的动物，以致使分离这种物质的工作延续了 20 年。直到有学者发现一种乳酸杆菌的生长也需要这种物质，史密斯（Smith）和雷克（Ricker）借此在 1948 年从肝中得到了维生素 B_{12} 结晶，1955 年霍奇金（Hodgkin）通过 X 线衍射确定了结构，1972 年被首次合成。

理化性质 化学全名为 α-5,6 二甲基苯并咪唑-氰钴酰胺，氰钴胺素为其简称，分子式为 $C_{63}H_{88}CoN_{14}O_{14}P^-$，分子量 1355.38056，结构式见图。其分子式中的氰基（—CN）可由其他基团代替，成为不同类型的钴胺素，已知的在人类代谢中有辅酶活性的两种钴胺素是甲基钴胺素和 5'-脱氧腺苷钴胺素。维生素 B_{12} 为红色结晶，可溶于水，在 pH 4.5~5.0 的弱酸条件下最稳定，在强酸（pH<2）或碱性溶液中易分解，遇热可有一定程度的破坏，但快速高温消毒损失较小。日光、氧化剂及还原剂均可使维生素 B_{12} 受到破坏。

生理功能 以甲基钴胺素和脱氧腺苷钴胺素（辅酶 B_{12}）的形式发挥生理作用，参与体内生化反应。

参与蛋氨酸的合成 蛋氨酸是体内代谢过程中重要的甲基供体之一。甲基钴胺素作为蛋氨酸合成酶的辅酶参与同型半胱氨酸甲基化转变为蛋氨酸的过程，甲基钴胺素从 5-甲基四氢叶酸获得甲基后转而供给同型半胱氨酸，并在蛋氨酸合成酶的作用下合成蛋氨酸。缺乏维生素 B_{12} 和体内不能合成甲基钴胺素，可导致高同型半胱氨酸血症。

参与脂肪酸代谢 脱氧腺苷钴胺素作为甲基丙二酰辅酶 A（CoA）变位酶的辅酶参与甲基丙

二酸向琥珀酸的转化反应。体内代谢过程中，奇数碳脂肪酸经 β 氧化最后产生丙酰 CoA，丙酰 CoA 经羧化消旋后生成 L-甲基丙二酰 CoA，L-甲基丙二酰 CoA 进一步氧化转变为琥珀酸 CoA 的过程需要甲基丙二酰 CoA 变位酶。当维生素 B_{12} 缺乏时，甲基丙二酰 CoA 变位酶的功能受损，甲基丙二酰 CoA 将通过非维生素 B_{12} 依赖性丙二酰 CoA 水解酶的作用，转变为甲基丙二酸，然后转变为未知的代谢物。维生素 B_{12} 缺乏时，血清中甲基丙二酰 CoA 及其水解产物甲基丙二酸与 α-甲基柠檬酸均升高，尿中甲基丙二酸排出量增多。而且由于丙酰 CoA 不能顺利降解，可能会合成奇数碳或支链脂肪酸，并可能参与到神经组织的脂质中，引起神经系统功能障碍。

吸收与代谢 在消化道的吸收依赖于一种胃黏膜细胞分泌的糖蛋白内因子（intrinsic factor, IF）。食物通过胃时，维生素 B_{12} 从食物蛋白质复合物中释出，与 IF 结合，这种复合物对胃蛋白酶稳定，经过回肠末端时，在有钙离子存在的条件下与维生素 B_{12}-IF 受体结合，通过受体介导的胞饮作用而被吸收进入细胞。未与 IF 结合的维生素 B_{12} 则随粪便排出体外。每日能与 IF 结合并被回肠部维生素 B_{12}-IF 受体吸收的最大膳食摄入量约 5μg 维生素 B_{12}。在肠上皮细胞中维生素 B_{12} 与维生素 B_{12} 运输蛋白转钴胺素 Ⅱ（TC-Ⅱ）结合进入血循环后，主要运输至细胞表面具有 TC-Ⅱ-维生素 B_{12} 特异性受体的组织，如肝、肾、骨髓等。维生素 B_{12} 的吸收量随饮食供给量的增多而减少。吸收率因年龄增长、维生素 B_6 缺乏、铁缺乏和甲状腺功能减退而

图　维生素 B_{12} 的化学结构

下降，妊娠期则吸收率会提高。患胃炎、服用抗惊厥药和抗生素会影响维生素 B_{12} 的吸收。体内贮存量 $2\sim3mg$，主要在肝。肝肠循环对其重复利用和体内稳定十分重要，肝通过胆汁排出的维生素 B_{12} 大部分可被重吸收。

营养状况评价　包括维生素 B_{12} 缺乏和过量。

缺乏　主要表现有以下几种。

巨幼红细胞贫血　维生素 B_{12} 参与细胞的核酸代谢，是造血所必需的。缺乏可引起蛋氨酸合成酶抑制，使蛋氨酸合成和由 5-甲基四氢叶酸转变成四氢叶酸的反应受到抑制，导致合成胸腺嘧啶所需的 5,10 亚甲基四氢叶酸形成不足，以致红细胞中 DNA 合成障碍，诱发巨幼红细胞贫血。

神经系统损害　表现为斑状、渗出和进行性神经脱髓鞘，由周围神经开始，逐渐向中心发展累及脊髓和脑，形成亚急性复合脊髓变性，出现精神抑郁、记忆力下降、痴呆、四肢震颤等，机制尚未完全阐明，可能是影响蛋氨酸和 S-腺苷蛋氨酸合成，造成代谢过程中甲基缺乏或同型半胱氨酸堆积。还可能与神经髓鞘的脂肪酸缺陷有关，维生素 B_{12} 缺乏可能导致体内合成奇数碳或支链的异常脂肪酸，并可能参与神经组织的脂质中。

高同型半胱氨酸血症　膳食中维生素 B_6、叶酸、维生素 B_{12} 缺乏都可引起高同型半胱氨酸血症，维生素 B_{12} 缺乏抑制蛋氨酸合成酶的作用，使同型半胱氨酸不能转变成蛋氨酸而在体内堆积。血中同型半胱氨酸增高不仅是心血管疾病的重要危险因素，并可能造成神经系统损害。

过量　尚无维生素 B_{12} 毒性反应的报道，其最大无毒副作用剂量为 $3000\mu g$，可观察到的最低毒副作用剂量尚未确定。

评价方法　①血清维生素 B_{12} 浓度：一般以 $<110pmol/L$ 为维生素 B_{12} 缺乏。②血清全转钴胺素 Ⅱ：反映维生素 B_{12} 负平衡的早期指标。一般将血清全转钴胺素 Ⅱ 为 $29.6pmol/L$ 时定为维生素 B_{12} 负平衡。③血清全结合咕啉：一般情况下血清全结合咕啉为 $110pmol/L$ 时，表示肝储存缺乏。④血清同型半胱氨酸及甲基丙二酸：维生素 B_{12} 缺乏时两者含量增高。

参考摄入量及食物来源　影响维生素 B_{12} 需要量的最主要因素是它的吸收利用状况。维持成人正常功能的可吸收维生素 B_{12} 最低需要量为 $0.1\mu g/d$。中国尚缺乏维生素 B_{12} 的研究数据，主要根据国外研究资料提出的参考摄入量（RNI）。2013 年中国营养学会制定的居民膳食营养素参考摄入量（DRIs）中成人维生素 B_{12} 的 RNI 为 $2.4\mu g$；孕妇由于胎儿的需要增加 $0.5\mu g$，RNI 增加为 $2.9\mu g$。乳母由于每天从乳汁中损失，增加为 $3.2\mu g$，远远超出其生理需要量。

自然界中的维生素 B12 主要由细菌合成，因此一般植物性食物中基本不含维生素 B12，但经微生物发酵的食品（腐乳、泡菜等）中含有少量的维生素 B12。膳食中的维生素 B12 通常来源于动物性食品，主要的食物来源为肉类及肉制品、动物内脏、鱼、禽、贝类及蛋类，乳及乳制品中亦含有少量。

（李 勇）

fànsuān

泛酸（pantothenic acid）

α-丙氨酸与 α, γ-二羟-β-β-二甲基丁酸通过肽键连接而成的水溶性维生素。又称维生素 B5。化学名称是二羟基 β, β-二甲基丁酰 β-丙氨酸。

1931 年林格罗斯（Ringrose）发现用猪肝或其提取物可治疗小鸡的皮炎，其对热稳定，且在酸性溶液中不被漂白土吸附，可直接滤过，因此被称为"滤过因子"，大鼠如缺乏此因子则眼周皮毛变灰。1933 年威廉姆斯（Williams）发现有一种成分不明的物质可刺激酵母生长，因为这种物质广泛存在于动植物组织中而称之为"泛酸"。1938 年摩根（Morgan）首先注意到在"滤过因子"中存在可以预防动物毛发变灰的活性物质。随后发现，很多乳酸菌和乙酸菌都需要这些因子，而且可能就是同一种物质。1939 年威廉姆斯分离出了泛酸，随后证明"滤过因子"中含有泛酸，能抵抗动物毛发变灰的物质正是泛酸。至此，泛酸被正式确认，并于 1940 年被人工合成。

理化性质 泛酸纯品是一种黄色油状物，易溶于水，不溶于有机溶剂，对酸、碱和热不稳定。泛酸常以钙盐的形式存在，为易溶于水的白色粉状结晶，在中性水溶液中受热时能保持稳定，在一般的温度下蒸煮损失很少，但高热会使其受到破坏，在酸性和碱性条件下对热不稳定，易水解产生 β-丙氨酸和 2, 4-二羟基-3, 3-二甲基丁酸。

生理功能 主要是构成辅酶 A（CoA）和酰基载体蛋白，并通过它们在代谢中发挥作用。泛酸作为 CoA 的组成部分参与体内碳水化合物、脂肪和蛋白质的代谢；乙酰胆碱是传导神经脉冲和解除某些药物毒性所需要的，乙酰 CoA 可提供乙酰胆碱的合成原料-乙酰基；血红素由甘氨酸、琥珀酰 CoA 及铁合成的，泛酸参与血红素及胆固醇的合成。酰基载体蛋白作为脂肪酸合成酶复合体的组成部分参与脂肪酸的合成。缺乏泛酸时，机体可利用 CoA 合成酰基载体蛋白，因此 CoA 含量明显下降，而酰基载体蛋白含量无明显改变。

吸收与代谢 膳食中的泛酸大多以 CoA 或酰基载体蛋白的形式存在，在肠内降解为泛酸而被吸收，低浓度时通过主动转运吸收；高浓度时通过简单扩散吸收。血浆中的泛酸主要为游离型，红细胞内的则以 CoA 的形式存在。泛酸进入细胞时靠一种特异的载体蛋白转运。泛酸经肾随尿排出，排除形式有游离型泛酸和 4-磷酸泛酸盐；也有部分（相当于每日摄入量的 15%）被完全氧化为 CO_2 后经肺排出。

营养状况评价 包括泛酸缺乏和过量。

缺乏 泛酸广泛存在于自然界，所以人类泛酸缺乏罕见。泛酸缺乏原因是三大供能营养素和维生素摄入不足所致，可导致机体代谢受损，包括脂肪合成减少和能量产生不足。不同动物表现不同，影响皮肤、肝、肾和神经系统，也可造成对某些病毒的易感性。

过量 尚未见有关泛酸摄入过量引起毒副反应的报道。口服高剂量的泛酸钙对大鼠、狗、兔子未见毒性。人服用大剂量（10g/d）泛酸可产生轻度肠道不适与腹泻，但未见更严重的反应。非肠道或局部给予泛酸也未见明确的有毒或有害作用。

评价方法 主要依据尿排出量及血中泛酸含量。尿排出量与摄入水平呈正相关，正常膳食的成人，尿泛酸排出量 2～7mg/d，若 <1mg/d 被认为缺乏或不足。正常全血泛酸浓度为约 2mg/L，若 <1mg/L 被认为摄入不足或缺乏。主要以 CoA 形式存在于红细胞中，因此红细胞泛酸含量比全血更能反映泛酸营养状况。

参考摄入量及食物来源 食物中的泛酸生物利用率 40%～60%，还没有评估食物或泛酸补充剂的公认方法，不能准确给出婴儿、儿童和成人的泛酸需要量，其适宜摄入量是在补充尿排出量的基础上制订的。2013 年中国营养学会制定的居民膳食营养素参考摄入量（DRIs）中成人泛酸的适宜摄入量为 5.0mg/d，孕妇和乳母为 6.0mg/d 和 7.0mg/d。尚未发现口服泛酸对人和动物有任何损害的报道，其最低毒副作用剂量和最大无毒副作用剂量均不能确定，也不能得出可耐受最高摄入量。泛酸在自然界中广泛存在于动植物性食物中，含量最丰富的天然食物是蜂王浆和金枪鱼、鲤鱼的鱼子酱。人类最主要泛酸来源是肉类（心、肝、肾特别丰富）、蘑菇、鸡蛋、花茎甘蓝（硬花球花椰菜）和某些酵母。全谷物也是泛酸的良好食物来源，但受到加工程度的影响，烹调加工可使其中的泛酸大量丢失，牛乳和人乳也含有丰富的泛酸。

（李 勇）

生物素（biotin）

shēngwùsù

一个脲基环和一个带有戊酸侧链的噻吩环组成的水溶性维生素。曾称维生素B₇、生物活素Ⅱ、维生素H、辅酶R。

1916年贝特曼（Bateman）意外发现含高浓度蛋清的饲料可引起大鼠皮炎，并使其体重下降。10年后发现在肝和酵母中有一种因子可保护大鼠由于喂饲高蛋清饲料引起的皮炎和消瘦，捷尔吉（Gyorgy）称之为"维生素H"，1936年德国科学家克格尔（Kogl）和托尼斯（Tonnis）从250kg蛋黄粉中分离出1mg具有这种活性的物质，并称为生物素，后证实上述因子属同一种物质，并确定了这个名称。化学结构在1941年被确认，之后证明生物素是哺乳动物必需的一种营养素，1943年合成了生物素。现在已知生鸡蛋造成人和大鼠蛋白损害，是由于生鸡蛋中抗生物素蛋白与生物素高度特异性结合引起的。

理化性质 生物素为无色无味的针状结晶，对空气、热和日光都相当稳定，紫外光下可缓慢降解，但在水溶液、强酸或强碱中很易于降解。结构见图。

图 生物素的结构

生理功能 生物素主要是在脱羧-羧化反应和脱氨反应中起辅酶作用，在碳水化合物、脂类、蛋白质和核酸的代谢过程中发挥重要作用。生物素在体内是许多羧化酶的辅酶，如丙酮酸羧化酶；丙酰辅酶A羧化酶催化碳酸氢盐与丙酰辅酶A结合形成甲基丙二酰辅酶A；乙酰辅酶A羧化酶涉及脂肪酸的合成；甲基巴豆酰辅酶A羧化酶是亮氨酸降解为3-甲基戊烯二酰并进一步形成乙酰辅酶A和乙酰乙酸所必需的酶。参与胰淀粉酶和其他消化酶的合成，所以生物素与食物的消化过程密切相关。

吸收与代谢 吸收的主要部位是小肠的近端，结肠也可吸收一部分。浓度低时，被载体转运主动吸收；浓度高时，则以简单扩散形式吸收。经门静脉循环，运送到肝、肾内贮存。在细胞内的分布与生物素酶的定位有关。抗生物素蛋白是生蛋清中的一种糖蛋白，它能与生物素结合，使其不能在肠道中吸收，但加热处理后生物素能重新被利用。胃酸缺乏者可使生物素吸收减少。生物素主要经尿排出，乳中也有少量排出。

营养状况评价 包括生物素缺乏和过量。

缺乏 表现为毛发变细、无光泽、皮肤鳞片状和红色皮疹，严重缺乏者还可发生眼、鼻和口周围皮疹，多数成年患者还伴有抑郁、嗜睡、幻觉和感觉异常等明显精神系统症状。还可造成免疫功能低下。儿童生物素缺乏可致严重蛋白质-能量营养不良，早期眼、鼻和口周围出现类似念珠菌感染或锌缺乏样皮疹，继而累及耳和会阴，并可伴性格改变。婴儿生物素缺乏可表现为面部脂肪异常分布（生物素缺乏面容）、毛发稀少甚至脱落，严重者可致生长发育迟缓，出现躁狂、嗜睡等神经症状，甚至死于猝死综合征。动物缺乏生物素还可造成子代先天畸形。先天性生物素酶缺乏患者由于生物素酶缺乏，不能分解生物素，造成生物素吸收障碍，但由于从母体获得充足的生物素贮备，出生后可在一段时间内不出现缺乏症状，一般在出生第二周后血浆生物素水平开始下降，几周、几月甚至几年后可出现生物素缺乏症状，表现为癫痫发作、肌张力减退、共济失调、发育迟缓、听觉和视觉功能减退，并可有皮疹和脱发表现。

过量 尚未发现生物素对人体的毒副作用，其毒性很低。

评价方法 测定血、尿生物素含量，血浆奇数碳脂肪酸浓度及尿有关代谢产物排出量。正常成人24小时生物素尿排出量6~111μg，小于1μg/24h为生物素缺乏。正常成人全血生物素含量为260ng/L，婴儿为320ng/L，小于100ng/L时被认为生物素缺乏。生物素缺乏时，尿3-羟异戊酸排出量增加，正常成人排出量为77~195μmol/24h，缺乏者尿排出量大于195μmol/24h。

参考摄入量及食物来源 缺乏足够的生物素摄入量、生理需要量、生物利用率和毒性资料，难以制定平均需要量，只能制定适宜摄入量。2013年中国营养学会制定的居民膳食营养素参考摄入量（DRIs）中，成人生物素适宜摄入量为40μg/d，乳母为50μg/d。未见生物素对人体有毒性反应，还不能得出生物素的可耐受最高摄入量。生物素广泛地存在于天然动植物性食物中，含量相对丰富的食物主要有：乳类、鸡蛋（蛋黄）、酵母、肝和某些蔬菜。

(李　勇)

wéishēngsù C

维生素 C（vitamin C）

含 6 碳的 α-酮基内酯的弱酸性水溶性维生素。又称抗坏血酸。

坏血病是人类最古老的疾病之一，早在公元前 1550 年古埃及医书中就曾经有记载，此后在公元前 450 年古希腊著名医学家希波克拉底（Hippocrates）详细叙述了坏血病的症状。最初坏血病主要是在远航的水手中普遍发生，但在 15 世纪和 16 世纪曾波及整个欧洲，引发了人类发展史上一次巨大的恐慌。1747 年英国医生林德（Lind）发现食用柑橘和柠檬类水果或果汁可以防治这种可怕疾病。1928 年匈牙利科学家捷尔吉（Gyorgy）从牛肾上腺、柑橘和甘蓝叶中离析出一种物质，并把它称为己糖醛酸。此后在 1932 年金（King）和沃夫（Waugh）从柠檬汁中离析出一种结晶状物质，并在豚鼠体内证明其具有抗坏血酸活性，因此将该种物质称为抗坏血酸，亦称为维生素 C。至此人们才真正认识到几百年来坏血病的根源是缺乏维生素 C。1933 年瑞士科学家确定了维生素 C 的化学结构，并合成了这种维生素。

理化性质　分子式为 $C_6H_8O_6$，相对分子质量 176.126，熔点为 190~192℃，在自然界中存在两种立体异构体：L-型和 D-型两种立体异构体形式，D-抗坏血酸又称为异抗坏血酸，其抗坏血病作用仅有 L-型的 5%，主要用作肉制品加工中的抗氧化剂和防腐剂。结构见图。

纯维生素 C 为白色结晶，易溶于水，微溶于乙醇，不溶于脂肪及非极性有机溶剂。容易失去电子，是一个很好的电子供体，有强还原性。水溶液在酸性条件下稳定，但在碱性或有氧存在环境中极易被氧化，尤其在有 Cu^{2+}、Fe^{3+} 存在时，还原型维生素 C 易被氧化生成脱氢型，这两种形式的维生素 C 在体内可通过氧化还原反应相互转换。但脱氢型维生素 C 若继续被氧化或水解，其环状结构断裂生成二酮古洛糖酸时便失去抗坏血酸活性。

生理功能　包括三个方面。

羟化过程的底物和酶的辅因子　维生素 C 的很多功能与其在体内羟化过程作为底物和酶的辅因子有关。已知其作为一种电子供体参与体内 11 种酶的功能，包括单加氧酶中的多巴胺 β-羟化酶、肽基甘氨酸 α-酰胺化单加氧酶，双加氧酶中的脯氨酰 4-羟化酶、脯氨酰 3-羟化酶、脯氨酰羟化酶、三甲基赖氨酸羟化酶、γ-三甲氨基丁内盐羟化酶、4-羟苯基丙酮酸双加氧酶。维生素 C 可通过这些酶反应参与胶原和肉毒碱的生物合成。维生素 C 缺乏时，影响胶原合成，使创伤愈合延缓，毛细血管壁脆弱，引起不同程度出血。多巴胺转化为去甲肾上腺素、色氨酸合成 5-羟色胺、类固醇转变为胆汁酸以及肾上腺皮质激素的合成等过程也需要维生素 C 参与。可能还涉及许多其他化合物的反应，包括儿茶酚胺的合成以及酪氨酸的代谢降解。

抗氧化作用　维生素 C 可能是血液中最主要的抗氧化剂，可通过清除自由基而阻止低密度脂蛋白的氧化修饰，减少动脉粥样硬化形成，保护心血管；还可通过清除活化的中性粒细胞、巨噬细胞以及成纤维细胞释放出的氧化性物质，保护支持组织免受损伤。膳食中高维生素 C 摄入可降低胃癌发生危险，胃液中的浓度是血浆中的 1/3，可阻止 N-亚硝基化合物在胃内合成。

其他　维生素 C 还可促进铁的吸收、转运和贮备，在细胞内被作为铁与铁蛋白间相互作用的一种电子供体，使铁保持二价状态而增加铁的吸收；可保持巯基酶的活性和谷胱甘肽的还原状态，发挥解毒作用；还可还原高铁血红蛋白，恢复其携氧能力；能增强机体免疫力，促进免疫球蛋白的合成。

吸收与代谢　维生素 C 通过扩散或以钠依赖的主动转运形式由肠道吸收进入血液循环。吸收前可被氧化成脱氢型维生素 C，后者比维生素 C 以更快速度通过细胞膜，一旦进入小肠黏膜细胞或其他组织细胞，在脱氢型维生素 C 还原酶的作用下很快还原成维生素 C。此氧化还原反应需要还原型谷胱甘肽（GSH）参与，即 GSH 氧化成氧化型谷胱甘肽，胃酸缺乏时，维生素 C 吸收减少。

L-抗坏血酸（还原型）　　　L-抗坏血酸（脱氢型）　　　D-抗坏血酸（异抗坏血酸）

图　维生素 C 的化学结构

与大多数水溶性维生素不同，维生素C在体内保持有一定量的贮存，故摄入无维生素C饮食时，在一定时期内不致出现缺乏症状。维生素C被吸收后分布于体内所有的水溶性结构中。总转换率为45～60mg/d。正常成人体内可贮存1.2～2.0g维生素C，最高3.0g，含量最高的组织有骨骼肌、脑和肝。主要随尿排出，其次为汗和粪便。尿排出量依据体内贮存、摄入量和肾功能而定。一般情况下，血浆含量与尿排出量有密切关系。

营养状况评价 包括维生素C缺乏和过量。

缺乏 最早症状是轻度疲劳，无其他伴随症状，严重缺乏可引起坏血病。后者是一种以胶原结构受损害合并毛细血管广泛出血为特征的严重疾病。典型症状为淤斑、疲劳、牙龈出血与压痛、角化过度。

过量 维生素C的毒性很低，但一次口服2～8g可能会出现腹泻、腹胀；草酸结石患者，摄入量过多可能增加尿草酸盐的排泄，增加尿路结石的危险。

评价方法 可根据膳食摄入水平、临床症状、尿和血中的含量等进行评价。①尿负荷试验：晨起空腹时被检者口服500mg维生素C，收集4小时或24小时的尿液，测定尿中维生素C含量。4小时尿排出＞13mg为充裕，5～13mg为正常，＜5mg为不足；24小时尿排出为口服量的10%以上为正常。②血浆维生素C含量测定：反映近期维生素C摄入情况，不能反映体内的储备水平。若每日摄入维生素C 90～150mg，血浆浓度可以达到12～15mg/L。＜4mg/L时认为不足，＜2mg/L时为缺乏，可出现坏血病症状。

③白细胞维生素C浓度：可以反映机体贮存水平，但此指标操作烦琐且易造成分析误差。一般认为白细胞浓度$<2\mu g/10^8$为缺乏。

参考摄入量及食物来源 成人每日摄入10mg维生素C可预防坏血病，但此剂量并不能保持体内有足够的维生素C贮备。每天有33～61.5mg维生素C被分解，如要补充代谢损失，至少每日应供给60mg。中国饮食习惯中，蔬菜经过炒、熬、炖后，维生素C的损失较多，还应考虑储存过程中的损失。因此，2013年中国营养学会制定的居民膳食营养素参考摄入量（DRIs）中成人维生素C的推荐摄入量为100mg/d，妊娠中晚期妇女增加至115mg/d，乳母增加至150mg/d，可耐受最高摄入量为2000mg/d。虽然服用维生素C补充剂不能增加寿命，但其抗氧化功能对心血管系统具有保护作用，可降低患心血管疾病的风险和预防其他相关疾病。维生素C能够通过抗氧化作用单独或与其他因素共同作用防治多种疾病。一定的血浆维生素C水平有益于预防冠心病、脑卒中、癌症以及不同原因的死亡。因此，补充维生素C有预防慢性非传染性疾病的作用。中国营养学会建议维生素C的预防慢性非传染性疾病的建议摄入量为200mg/d。

维生素C主要来源是新鲜蔬菜和水果如绿色和红、黄色的辣椒、菠菜、番茄、红枣、山楂、柑橘、柚子、草莓等；野生的蔬菜和水果如苜蓿、刺梨、沙棘、猕猴桃和酸枣等维生素C含量尤其丰富；动物性食物仅肝和肾含有少量的维生素C，肉、鱼、禽、蛋和牛乳等食品中含量较少。常见食物中维生素C的含量见表。食物中存在一些因素可以影响维生素C的生物利用率，如植物中的一些酶系统多为含铜金属酶，黄瓜和白菜的含铜酶量较高，能催化维生素C的氧化，因此蔬菜储存过程中，维生素C会有丢失；某些植物中的生物类黄酮如多酚类、芦丁、槲皮酮、黄酮醇等成分，可能与铜离子络合，抑制含铜酶活性，对抗坏血酸有保护作用，因此在选择食物时应注意合理搭配。

（李 勇）

dǎnjiǎn

胆碱（choline） （β-羟乙基）三甲基铵的氢氧化物。胆碱是一种离子化合物，是一种强有机碱。

表 常见食物中维生素C的含量（mg/100g）

食物	维生素C含量	食物	维生素C含量
酸枣	1170	柠檬	23
红辣椒	144	猪肝	20
猕猴桃	131	胡萝卜	16
柑橘	68	花生	14
苦瓜	56	芹菜	12
草莓	47	西瓜	7
白菜	47	香菇	5
菠菜	32	茄子	5
葡萄	25	苹果	4
韭菜	24	牛乳	1

引自：杨月欣，王光亚，潘兴昌.中国食物成分表.第2版.北京：北京大学医学出版社，2009

1849 年斯特雷克（Strecker）首次从猪胆中分离，1862 年首次命名；1866 年被合成，此后一直认为胆碱为磷脂的组分。1937 年人们发现胆碱可防止狗的肝脏脂肪积聚；1940 年苏拉（Sura）和捷尔吉（Gyorgy）发现胆碱对大鼠的生长是必不可少的，指出它具有维生素的特性；1941 年维格诺德（Vigneaud）首先阐明它的生物合成途径，胆碱在维生素 B_{12} 和叶酸作为辅助因子的情况下在人体内可由丝氨酸和蛋氨酸合成，很多动物体内不能合成胆碱，且很多动物特别是幼年动物的生长都需要胆碱，食物中缺乏可引起缺乏症。但尚未发现人类缺乏症，而且胆碱的摄入量比其他已知的任何一种维生素都大。

理化性质　胆碱的分子式为 $C_5H_{14}NO^+$，相对分子质量 104.172，结构式见图。胆碱为一种白色浆液，味苦，有很强的吸湿性，暴露于空气中能很快吸水，溶于水。容易与酸反应生成更稳定的结晶盐（如氯化胆碱等），在强碱条件下也不稳定，但对热稳定，烹调过程中损失很少，干燥环境下即使长时间储存食物，其含量也几乎没有变化。

图　胆碱的结构

生理功能　胆碱是卵磷脂和鞘磷脂的重要组成部分。卵磷脂，即磷脂酰胆碱，广泛存在于动植物体内，动物脑、精液、肾上腺含量尤多，蛋黄含量最高；鞘磷脂，在高等动物组织中含量丰富，由神经氨基醇、脂肪酸、磷酸及胆碱组成。部分生理功能通过磷脂的形式实现；作为胞苷二磷酸胆碱辅酶的组成部分，在合成神经鞘磷脂与卵磷脂中起主要作用。胆碱是构成生物膜的主要成分，并参与细胞间信息的传导，调控细胞凋亡，还可防止脂肪肝、降低血清胆固醇、促进代谢、促进脑发育和提高记忆能力等。

吸收与代谢　胆碱在食物中主要以卵磷脂的形式存在。在小肠内被胰腺分泌液和小肠黏膜细胞中的水解酶分解为游离胆碱而被吸收。成人通过膳食摄入的部分胆碱在被肠道吸收以前即被代谢，肠道细菌分解胆碱使之形成甜菜碱并产生甲胺，未被分解的游离胆碱在小肠内被吸收后通过门静脉循环进入肝。婴儿对乳汁中水溶性胆碱衍生物与脂溶性胆碱衍生物的生物利用有差别。肝对乳汁中摄入的甘油磷酸胆碱的代谢不同于胆碱和磷酸胆碱。磷脂酰胆碱的代谢也与其他胆碱酯类的代谢有很大不同，其大部分以磷脂酰胆碱形式存在于肝中，并可能参与肝细胞膜的组成。

所有组织都可通过扩散和载体介导转运、蓄积胆碱，但肝、肾、乳腺、胎盘和脑组织对胆碱的摄取尤为重要。肝摄取胆碱的能力很高，体循环注射胆碱后可很快被肝摄取，肝切除可以延长胆碱半衰期，增高血胆碱浓度。肾也蓄积胆碱，部分以原型出现在尿中，大部分在肾内被氧化成甜菜碱，作为肾内细胞重要的渗透压保护剂而发挥作用。胎盘可利用其特殊的胆碱转运系统逆浓度梯度将大量胆碱转运至胎儿。胎盘是为数不多的能以乙酸胆碱形式储存大量胆碱的非神经组织之一，是一种特殊储备池以确保胆碱向胎儿的传送。游离胆碱通过一个特殊的转运机制被转运通过血脑屏障，其速率与血清胆碱浓度成比例，在新生儿，这一转运系统效能极高。

膳食摄入的胆碱中仅有一小部分被乙酰化，催化这一反应的胆碱乙酰转移酶主要存在于胆碱能神经元末梢，但胎盘中也有一定量的胆碱乙酰转移酶。大脑摄取的胆碱在被转变成为乙酸胆碱之前可能会首先进入储备池（磷脂酰胆碱的形式）。胆碱能神经元中的磷脂酰胆碱是供乙酰胆碱合成的可动用胆碱的巨大前体储备，特别是对于乙酰胆碱释放负担比较重而使胆碱原料需求不断增加的神经细胞，这种储备很重要。胆碱在体内被氧化成三甲基甘氨酸后，作为甲基供体参与于体内一碳代谢，此氧化过程主要在肝和肾内进行，是不可逆的。

营养状况评价　包括胆碱缺乏和过量。

缺乏　胆碱可以在人体内合成，一般不会出现缺乏症状。缺乏可致肝、肾、胰腺及记忆功能紊乱，生长发育障碍等。

过量　尚未观察到通过膳食摄入过量胆碱会对人产生毒副作用。但治疗脂肪肝、酒精中毒和营养不良性疾病时，每天口服 20g 氯化胆碱，数周后可出现头昏、恶心和腹泻等症状。未见胆碱的最大无毒副作用剂量及最低毒副作用剂量资料，亦未见每日容许摄入量的资料。

评价方法　尚缺乏人体对胆碱需要情况和胆碱的营养状况评价指标。

参考摄入量及食物来源　膳食中的蛋氨酸、叶酸、维生素 B_{12} 的含量以及脂肪酸的含量和类型会影响人体对胆碱的需要量。个体生长速度、能量的摄入和消耗以及摄入的碳水化合物的类型也可影响人体对胆碱的需求。目前尚未提出胆碱的明确需要量，也不能制订推荐摄入量，仅提出了适宜摄入量（AI）。2013年中国营养学会制定的居民膳食营养素参考摄入量（DRIs）中成人胆碱的 AI 为男性 500mg/d，女性 400mg/d，孕妇 420mg/d，乳母 520mg/d；可耐受最高摄入量为 3000mg/d。胆碱广泛存在于各种食物中，其丰富来源有蛋黄、动物肝、蛋类、花生、大豆等，谷类也是胆碱的良好来源，水果、蔬菜和牛乳中也含有少量。膳食胆碱的生物利用程度取决于肠道对它的吸收效率。

（李 勇）

fǔméi Q

辅酶 Q（coenzyme Q） 生物体内广泛存在的脂溶性醌类化合物。不同来源的辅酶 Q 其侧链异戊烯单位的数目不同，人类和哺乳动物是 10 个异戊烯单位，故称辅酶 Q_{10}（CoQ_{10}）。

1957 年，英国莫顿（Morton）从维生素 A 缺乏症的大鼠肝中分离得到 CoQ_{10}，并称之为泛醌，意即广泛存在的醌。1958 年，福克斯（Folkers）等不仅阐明了 CoQ_{10} 的化学结构，还进行了 CoQ_{10} 的化学全合成，并首次通过发酵方法获得了 CoQ_{10}。1972 年，意大利利塔鲁（Littarru）等发表了心脏病患者缺乏 CoQ_{10} 的研究报告。20 世纪 70 年代中期，米切尔（Mitchell）用化学渗透假说理论，揭示了生物体内能量的转换以及 CoQ_{10} 在能量转换体系中重要的质子传递作用。80 年代初，随着瑞典恩斯特（Ernster）揭示出 CoQ_{10} 的抗氧化作用和自由基清除作用，特别是日本实现了批量生产纯品

CoQ_{10} 的工业技术，极大满足了大量临床试验对 CoQ_{10} 的需求，有力地促进了 CoQ_{10} 临床研究的进展。色谱分析方法的应用，实现了用高效液相色谱仪直接检测血液和组织中的 CoQ_{10} 含量，临床试验在数量和规模上都得到了迅猛发展。

CoQ_{10} 是一种醌环类化合物，在室温下呈橙黄色结晶，无臭无味。其熔点为 49℃，分子式为 $C_{59}H_{90}O_4$，分子量为 862。因 CoQ_{10} 具有长的异戊二烯侧链，故易溶于氯仿、苯和四氯化碳，溶于丙酮、石油醚和乙醚，微溶于乙醇，不溶于水和甲醇。其受光照易分解，但受温度、湿度影响则较小。CoQ_{10} 的生物活性主要来自其醌环的氧化还原特性和其侧链的理化性质。它是细胞自身产生的天然抗氧化剂和细胞代谢激活剂，有保护和恢复生物膜结构的完整性、稳定膜电位和增强免疫反应等作用。其最显著的特点是没有毒副作用。CoQ_{10} 可辅助治疗心血管疾病、高血压、神经系统疾病以及皮肤疾病等，能增加白细胞数量，增加胸腺活力，增加免疫球蛋白和抗体数量。其作为非特异性免疫增强剂在肿瘤、获得性免疫缺陷综合征、提高机体免疫力等方面可作为一种较好的治疗药物。

（李 勇）

ròujiǎn

肉碱（carnitine） 有多种生理功能的类氨基酸物质。又名肉毒碱、维生素 BT。1905 年，俄国科学家古列维奇（Gulewitsch）和克里姆伯格（Krimberg）首先从肌肉中发现并提取了肉碱，其名称来源于拉丁文 caro 和 carnis，即"肌肉"的意思。1927 年托米塔（Tomita）等确定了肉碱的化学结

构。1947 年美国科学家弗兰克尔（Frankel）发现肉碱具有维生素 B 的特征，将其命名为维生素 BT，并于 1952 年从肝提取出左旋肉碱。1958 年美国科学家弗里茨（Fritz）研究确认左旋肉碱是人体细胞线粒体对脂肪氧化的必需辅助因子。1973 年，第一个肉碱缺乏症患者被发现，1985 年芝加哥国际营养学术会议上通过将肉碱列为特定条件的必需营养物质。

在体内作为一种载体以乙酰左旋肉碱的形式协助中长链脂肪酸通过线粒体膜，促进脂肪氧化供能。中长链脂肪酸不能自由穿过线粒体膜，必须通过左旋肉碱的转导进入线粒体内膜，然后进入三羧酸循环进行 β-氧化，产生高能磷酸键提供能量。左旋肉碱缺乏时，除了长链脂肪酸进入线粒体障碍并导致能量供给不足外，还可造成中长链脂肪酸在细胞内的异常堆积，导致脂质代谢紊乱，引起肌纤维大量脂肪堆积、血浆游离脂肪酸和甘油三酯水平升高等。左旋肉碱还具有维持膜的稳定、抗氧化、清除自由基的作用。

一般情况下，肉碱的生物合成足够满足人体代谢的需要，所以肉碱并不被视为维生素。但在某些情况下也会出现肉碱缺乏，包括先天的和后天因素。原发性肉碱缺乏主要见于肾远曲小管对肉碱重吸收缺陷而致的肉碱丢失过度。继发性肉碱缺乏则主要有机酸尿症或长期使用 2,2-二甲丙酸酯类等药物使肉碱随尿排出增加。反复血液透析、长期管饲或静脉营养以及绝对素食者也都有肉碱缺乏的危险。动物性食物中的肉碱含量较高，植物性食物中肉碱含量很低。食物中的肉碱多以游离肉碱、短链酰基肉碱的形式存在。左旋肉碱对人体是安全

的，未发现其对人体健康的危害作用。1993年美国食品药品管理局将其列为"一般认为是安全的物质"，而右旋和混旋肉碱的安全性尚需要进一步研究证实。国内外已有多种以左旋肉碱为主要原料的营养补充剂、强化剂及功能食品上市。

（李勇）

shuǐ

水（water）

一个氧原子和两个氢原子构成的化合物。化学式为H_2O。水是人体中含量最多的成分，分布于细胞、细胞外液和身体的固态支持组织中。细胞内液约为总体水的2/3，细胞外液（又分为血管内液和血管外液或细胞间液）约为1/3。人体内，细胞内液和细胞外液的体积保持相对稳定，而细胞间液的体积可随机体水分含量而变化。影响水分子流动的主要因素是体液中离子浓度的平衡状态。各组织器官的含水量相差很大。代谢活跃的肌肉和内脏细胞中，水的含量高；代谢不活跃的组织（脂肪组织）或稳定的支持组织（骨骼组织和牙齿）中则含量较少（表1）。机体含水量可因年龄、性别以及体型的胖瘦而存在明显个体差异。出生前，胎儿体内的水所占比重可达98%。出生后，随着年龄增长，机体中水的比重逐渐减少。新生儿体内水含量约占体重的80%，婴幼儿约占体重的70%，10~16岁接近成人水平。成年男子体内水约为体重的60%，女子为50%~55%。40岁以后，人体中水含量随肌肉组织的减少而减少。60岁以上男性，水占体重约51.5%，女性约45.5%。水可在胃肠道任何部位被吸收。吸收的水分进入血液，并通过尿液、汗液、呼吸和粪便排出体外。

生理功能 水不仅构成身体成分，还具备调节生理功能的作用。①构成细胞和体液的重要组成部分：成人体内水分约占体重的65%，构成人体内环境。②参与新陈代谢：水可以使水溶性物质以溶解状态和电解质离子状态存在，还可以协助营养素在体内运送和代谢废物的排出。③调节体温：1g水升高或降低1℃需要4.184J的能量，在37℃体温时，蒸发1g水可带走2.4kJ的热量，因此，高温时水分蒸发可有助维持体温恒定。④润滑作用：在人体关节、胸腹腔和胃肠道等部位，均存在一定量水分，对关节、器官、组织和肌肉起到缓冲和润滑的保护作用。

来源 体内水的来源包括饮水、食物中的水及内生水三部分。营养学中，水的来源指的是从体外摄取的水分，即饮用水、液体饮料和食物，不包含内生水。

内生水 主要来源于蛋白质、脂肪和碳水化合物代谢时产生的水。1g蛋白质产生的代谢水为0.42ml，脂肪为1.07ml，碳水化合物为0.6ml。

饮用水 居民的饮用水主要有天然水、矿泉水、自来水、纯净水和人造矿化水。自来水直接取自天然水源（地表水和地下水或井水），经过一系列处理工艺净化消毒，达到饮用水水质标准的水。矿泉水指从地下深处自然涌出或人工开采所得到的未受污染的天然地下水，经过过滤、灭菌、灌装而成。矿泉水含有一定的矿物元素，且多呈离子状态，容易被人体吸收。纯净水一般以城市自来水为水源，把有害物质过滤的同时，也去除了钾、钙、镁、铁、锌等人体所需的矿物元素。在纯净水中人工添加矿物质，改善水的矿物元素含量而制备的饮用水，即为人造矿化水。

饮料 经过定量包装的、供直接饮用或用水冲调饮用的，乙醇含量不超过5%（质量分数）的制品统称饮料，但不包括饮用药品。按照《饮料通则》（GB/T 10789-2015）的分类，饮用饮料可分为11大类：包装饮用水、果蔬汁类及其饮料、蛋白饮料、碳酸饮料（汽水）、特殊用途饮料、风味饮料、茶（类）饮料、咖啡（类）饮料、植物饮料、固体饮料及其他类饮料。

食物中的水 一般新鲜蔬菜含65%~95%水分，多数蔬菜含水量在90%以上。多数新鲜水果含85%~90%水分。食品中水的含量、分布和状态对食品的结构、外观、质地、风味和新鲜程度产生极大的影响。食品中的水分是引起食品化学性及微生物性变质的重要原因之一，食品加工用的水质直接影响到食品的品质和加

表1 各组织器官的含水量（以质量百分数计，%）

组织器官	水分含量	组织器官	水分含量
血液	83.0	脑	74.8
肾	82.7	肠	74.5
心	79.2	皮肤	72.0
肺	79.0	肝	68.3
脾	75.8	骨骼	22.0
肌肉	75.6	脂肪组织	10.0

工工艺。此外，食品中的水分还是可以影响食品化学变化及微生物生长繁殖的重要因素，可直接影响食品的储藏特性。

对食品烹饪的影响　一般新鲜的食品含水量充足，细胞有较高的膨胀压力时，才有嫩脆可口的风味，如果失去了水分，就会变得蔫萎，失去鲜嫩风味。因此在烹饪中，刚烧熟的鸡、肉等食品，吃起来又香又烂，汤味很鲜美，这是水从食品中流出来时，将一些可溶性物质带出来而形成的。然而，水也可使食物中的营养素及风味物质流失，如单糖、水溶性维生素、含氮物质、某些醇类、氨基酸等，如果加工烹调方法不当，即会造成流失，例如瘦肉风干后，则会变得干硬，就失去了鲜美的风味。

水分含量　不同食品的水分含量差异很大，见表2。在肉蛋类中，鸡肉、蛋类、鱼类等水分含量较高；而在植物性食物中，含水量不但与部位有关，还与种类和发育状况有关。根据水在食品中所处的状态不同以及与非水组分结合的强弱不同，可把食品中的水划分为以下三类，①自由水：是以溶液状态存在的水分，可保持着水本身的物理性质，加热时可蒸发。在高水分含量的食品中，自由水含量可达到总含水量的90%以上。②亲和水：可存在于细胞壁或原生质中，是强极性基团单分子外的几个水分子层所包含的水，以及与非水组分中的弱极性基团以氢键结合的水。蒸发能力较弱，与自由水相比，蒸发时需要吸收较多的能量。③结合水：又称束缚水，是食品中与非水组分结合最牢固的水，如葡萄糖、麦芽糖、乳糖的结晶水以及与食品中的蛋白质、淀粉、纤维

素、果胶物质中的羧基、氨基、羟基、巯基通过氢键结合的水，很难用蒸发的方法排除出去。

排泄　体内水的排出以经肾为主，约占60%，其次是经肺、皮肤和粪便。一般成人的尿量为500～4000ml/d，最低量为300～500ml/d，低于此量可引起代谢产生的废物在体内堆积，影响细胞的功能。皮肤以出汗形式排出体内的水。出汗分为非显性和显性两种，前者为不自觉出汗，很少通过汗腺活动产生；后者是汗腺活动的结果。一般成年人经

非显性出汗排出的水量300～500ml/d，婴幼儿体表面积相对较大，非显性失水也较多。显性出汗量与运动量、劳动强度、环境温度和湿度等因素有关，特殊情况下，出汗量可达10L/d以上。经肺和粪便排水较少，高温、高原环境以及呕吐腹泻时，可排出大量水。

平衡　在一定时间内，机体丢失的水与获取的水保持相对稳定的平衡状态。水的来源（包含内生水）和排出量每日2500ml左右（表3）。

表2　部分食品中的水分含量（%）

食品	水分含量
谷类及制品	
小麦面粉	12
稻米（粳米、籼米、香米、糯米、黑米）	10～16
玉米面、玉米粒（干）	12～14
面包	19～38
肉蛋类	
猪肉（生肉块、瘦肉块）	53～60
生牛肉（碎块）	50～70
鸡（无皮生肉）	74
蛋	75
鱼（肌肉蛋白）	65～81
水果	
香蕉	75
浆果、樱桃、梨、葡萄、猕猴桃、柿子、菠萝等	80～85
苹果、桃、柑橘、甜橙、李子、五花果	85～90
草莓、杏、椰子	90～95
蔬菜	
青豌豆、甜玉米	74～80
甜菜、硬花甘蓝、胡萝卜、马铃薯	80～90
芦笋、青大豆、大白菜、红辣椒、甜辣椒、花菜	90～95

引自：杨月欣，王光亚，潘兴昌.中国食物成分表.第2版.北京:北京大学医学出版社,2009

表3　正常成人每日的水平衡

摄入来源	摄入量（ml）	排出途径	排出量（ml）
水或饮料	1200	肾（尿）	1500
固体食物	1000	皮肤（蒸发）	500
内生水或代谢水	300	肺（呼气）	350
		大肠（粪便）	150
合计	2500		2500

调控 体内水的正常平衡受饮水中枢、神经垂体分泌的抗利尿激素及肾调节。饮水中枢是调节体内水来源的重要环节。机体水丢失过多时，细胞外液中的电解质尤其是钠的浓度增加。血浆渗透压过高，可引起下丘脑饮水中枢神经核兴奋，出现口干、口渴而激发饮水行为，并促进神经垂体分泌抗利尿激素，可通过改变肾脏远端小管和集合小管对水的通透性，促进水分的重吸收而减少水的排出。体内水分丢失过多，会引起血液容积和血压下降，刺激肾细胞产生肾素，激活血液中的血管紧张素原使之转换为血管紧张素Ⅰ，并在血管紧张素转换酶作用下，转换为血管紧张素Ⅱ。后者是很强的血管收缩剂，促使血管收缩，血压升高。血管紧张素还可以刺激肾上腺分泌肾上腺皮质激素，减少肾对钠和水的排泄。肾则作为水分排出的主要器官，通过排尿多少和对尿液的稀释和浓缩功能，参与体内水平衡的调节。

脱水 水摄入不足或水丢失过多，可引起体内失水亦称脱水。根据水与电解质丧失比例不同，分为三种类型。①高渗性脱水：以水丢失为主，电解质丢失较少。失水量占体重的2%~4%时，属轻度脱水，表现为口渴、尿少、尿比重增高及工作效率降低等；失水量占体重的4%~8%时，属中度脱水，除上述症状外，可见皮肤干燥、口舌干裂、声音嘶哑及全身软弱等表现；失水量超过体重的8%，属重度脱水，可见皮肤黏膜干燥、高热、烦躁、精神恍惚等；若达10%以上，可危及生命。②低渗性脱水：以电解质丢失为主，水丢失较少。其特点是循环血量下降，血浆蛋白质浓度增高，细胞外液低渗，可引起脑细胞水肿，肌肉细胞内水过多并导致肌肉痉挛。早期多尿，晚期少尿甚至无尿，尿比重低，尿Na^+、Cl^-降低或缺乏。③等渗性脱水：以水和电解质按比例丢失，体液渗透压不变，临床上较常见。其特点是细胞外液减少，细胞内液一般不减少，血浆Na^+浓度正常，兼有上述两型脱水的特点，有口渴和尿少表现。

过量 水摄入量超过肾排出的能力，可引起体内水过多或引起水中毒。多见于疾病状况，如肾病、腹水性肝病、充血性心力衰竭等。用甘油做保水剂，亦偶有水中毒发生。正常人极少见水中毒。水过多，可引起体液浓度降低，血浆Na^+浓度减少；血液稀释，血浆蛋白质总量、血红蛋白、血细胞比容减少；细胞内、外液的容量增加。水中毒可导致脑细胞肿胀、脑组织水肿。颅内压增高可引起头痛、恶心、呕吐、记忆力减退，重者可发生渐进性精神迟钝、恍惚、昏迷、惊厥等，严重者可死亡。

需要量 即机体为了维持水平衡，在一段时间内平均每天需要适宜摄入量（AI）。它是通过实验而获得的一个摄入水平，被认为可以满足健康人群中几乎全部个体的充足的水营养水平。表4是2004年美国制定的水需要量。

人体水的需要量主要受代谢情况、年龄、体力活动、温度、膳食等因素的影响，每日水的需要量变化很大。婴儿和儿童体表面积较大，身体中水分的百分比和代谢率较高，肾对调节因生长所需摄入高蛋白时的溶质负荷的能力有限，易发生严重失水。孕妇因怀孕时细胞外液间隙增加，加上胎儿的需要和羊水，水分需要量增多。运动员和热环境下的重体力劳动者，其水的需要量要超过AI值。一般来说，健康成人每天水的需要量2500ml左右。在温和气候条件下生活的轻体力活动的成人，每天至少饮水1500~

表4 不同人群每日水的需要量（美国，2004年）

年龄	适宜摄入量（L/d）	年龄	适宜摄入量（L/d）
婴儿		青壮年（女）	
0~6月	0.7	19~30岁	2.7
7~12月	0.8	31~50岁	2.7
儿童		青壮年（男）	
1~3岁	1.3	19~30岁	3.7
4~8岁	1.7	31~50岁	3.7
青少年（女）		老年（女）	
9~13岁	2.1	51~70岁	2.7
14~18岁	2.3	>70岁	2.7
青少年（男）		老年（男）	
9~13岁	2.4	51~70岁	3.7
14~18岁	3.3	>70岁	3.7
孕妇		乳母	
14~18岁	3.0	14~18岁	3.8
18~30岁	3.0	18~30岁	3.8
31~50岁	3.0	31~50岁	3.8

1700ml；在高温或强体力劳动的条件下，应适当增加饮水量。水的需要量不仅个体差异较大，而且同一个体在不同环境或生理条件下也有差异。水的人群推荐量并不完全等同于个体每日的需要量。2013年中国营养学会制定的居民膳食营养素参考摄入量（DRIs）中，成人居民水的适宜摄入量（AI）为：饮水量，男性为1.7L/d，女性为1.5L/d，孕妇为1.7L/d，乳母为2.1L/d；总摄入量，男性3.0L/d，女性2.7L/d，孕妇3.0L/d，乳母3.8L/d。

（黄振武）

zhíwù huàxuéwù

植物化学物（phytochemicals）

来自植物性食物的生物活性成分，是植物能量代谢过程中产生的多种中间或末端低分子量次级代谢产物。除个别是维生素的前体物（如β-胡萝卜素）外，其余均为非传统营养素成分。根据植物代谢的过程，可将其代谢产物分为初级代谢产物和次级代谢产物。初级代谢产物指在植物生命过程中，参与植物细胞的能量代谢和组织结构重建的营养素，包括蛋白质、脂肪和碳水化合物；次级代谢产物则指通过植物代谢降解或合成产生的、用于维持植物本身与周围环境相互作用的低分子量生物活性分子。植物化学物的种类繁多，根据其化学结构或功能特点分类，可分为类胡萝卜素、多酚类化合物（包括植物雌激素）、有机硫化物、皂苷类化合物、植物固醇、单萜类化合物、植酸以及蛋白酶抑制剂；还有一些植物次级代谢产物未包含于上述的分类中，如多糖、植物凝血素、葡萄糖二胺、苯酞和生育三烯酚类等。

发展史 20世纪50年代，温特（Winter）等人提出天然植物或中草药的次级代谢产物对人类有药理学作用。后来发现植物中除了含有丰富的基本营养素之外，还有多种对机体健康产生促进作用的低分子生物活性物质，即植物化学物。随着分离、提纯等技术的进步，某些植物化学物的生物学作用、构效关系、剂量反应关系和安全性评价等方面的研究已经取得了较大的发展。一些植物化学物作为药物或化工等其他用途的研究已经深入到分子生物学、基因工程、代谢组学、功能基因组学、细胞生物学、发育生物学、植物生理学以及化学生态学。得到分离、鉴定的天然存在的植物化学物已逾10万种。

人们对植物化学物健康效应"双面性"的认识经历较长的过程。过去一直认为植物性食品中存在多种天然毒物或抗营养因子，如大豆中的蛋白酶抑制剂、皂苷和植酸，马铃薯和番茄中的配糖碱，树薯中的氰化苷，卷心菜中的芥子油苷和蛋白酶抑制剂等。现已证明，植物性食物（如谷物、蔬菜和水果）的摄入量与肥胖、心血管病、糖尿病以及肿瘤的发生率呈负相关，且认为此类植物化学物可能是发挥健康促进作用的主要功能成分。这使人们对植物化学物的健康效应有了新的认识和理解，并提出植物化学物对促进健康和预防慢性非传染性疾病（简称"慢性病"）可能有重要的作用。中国在茶多酚、大豆异黄酮、槲皮素、花色素、氯原酸、大蒜素、番茄红素、叶黄素、植物固醇和白藜芦醇等多种植物化学物的提取分离、成分鉴定、生理功能及其代谢物方面均进行了系列的研究，并将分子生物学、蛋白质组学和代谢组学的方法应用到植物化学物发挥健康保护作用机制的研究中。有关植物化学物的一些研究成果已经成为指导中国居民膳食健康行为准则，2016年版的《中国居民膳食指南》中收录植物化学物的研究资料，这为深入理解"食物多样、谷类为主、粗细搭配"和"多吃蔬菜水果和薯类"提供了充分的科学依据。中国营养学会组织专家完成修订并出版了《中国居民膳食营养素参考摄入量》（2013版），包括植物甾醇及植物甾醇酯、番茄红素、叶黄素、大豆异黄酮的特定建议值和可耐受最高摄入量；原花青素和姜黄素的可耐受最高摄入量以及花色苷、氨基葡萄糖的特定建议值。

生物学作用 流行病学调查和循证医学研究肯定了蔬菜与水果对高血压、心脏病、脑中风、肿瘤、肥胖以及血脂异常等慢性病的预防和控制作用。常见植物化学物分类、代表化合物及其生物学作用见表1。

吸收与代谢 在生物体中，植物化学物主要受肝和肠道的Ⅰ相代谢酶、Ⅱ相代谢酶以及肠道微生物的影响。研究比较清楚的是类黄酮化合物的吸收与代谢过程，其主要代谢部位为肝和肠道，代谢过程包括羟基化、脱甲基、葡糖醛酸化和硫酸酯化等反应。

消化吸收 天然存在的类黄酮化合物以糖基化"糖苷"的形式存在。人体摄入糖苷后，部分黄酮苷以直接吸收或经β-葡萄糖苷酶水解作用形成更易吸收的"苷元"的形式，通过肠壁上皮细胞黄酮苷元的转运载体和代谢通路，被快速扩散吸收或经结肠和空肠肠道菌群进一步生物转化，形成结合产物进入循环系统，发挥其较强的生物活性。类黄酮在

表 1 常见植物化学物分类、代表化合物及其生物学作用

主要分类		代表化合物	主要生物学作用
类胡萝卜素		无氧型类胡萝卜素：α, β-胡萝卜素、番茄红素；有氧型叶黄素：黄体素、玉米黄素、β-隐黄素	抑制肿瘤、抗氧化、免疫调节、调节血脂和血糖、解毒、保护皮肤和眼睛
多酚类化合物		类黄酮：如黄酮（如芹菜苷元、银杏素）、黄酮醇（如槲皮素、姜黄素和山柰酚）、二氢黄酮、黄烷醇类（如茶多酚、儿茶素和原花青素）、花色素（如天竺葵素）、异黄酮；酚酸：如阿魏酸、氯原酸、单宁或鞣酸、没食子酸等；l,2-二苯乙烯类：如白藜芦醇	抑制肿瘤、抗氧化、抗炎、抑制微生物、抗血栓、延缓衰老、免疫调节、调节血压和血糖、保护心血管
植物雌激素		异黄酮：染料木黄酮、大豆苷元、大豆苷、葛根素；木酚素类	抑制肿瘤、抑制微生物，抗氧化、调节血压、血脂和血糖、预防骨质疏松症
有机硫化物	大蒜素	烯丙基硫化物	抑制肿瘤、抑制微生物、抗氧化、抗炎、免疫调节、抑制血栓、调节血压、血脂和血糖、促进胃肠肝肺功能
	芥子油苷	异硫氰酸酯、硫氰酸盐、吲哚	抑制肿瘤、抗氧化、抗炎、抑菌
皂苷类		甾体皂苷、三萜皂苷（大豆皂苷等）	抑制肿瘤、抑制微生物、免疫调节、调节胆固醇
植物固醇		β-谷固醇、豆固醇、菜油固醇及其相应的烷醇	抑制肿瘤、调节胆固醇、防治前列腺疾病、保护心血管
单萜类		薄荷醇、香芹酚、柠檬烯、柠檬醛	抑制肿瘤、抑制微生物及其毒素、抗炎、解热
植酸		肌醇六磷酸、植酸钙、植酸镁	抑制肿瘤、抗氧化、延缓衰老、免疫调节、抑制血小板凝集、血糖调节、改善红细胞功能
蛋白酶抑制剂		大豆胰蛋白酶抑制剂、巯基蛋白酶抑制剂、金属蛋白酶抑制剂	抑制肿瘤、抗氧化、抑制病虫害、保护心血管

肠道吸收与代谢的速度受其化学结构、分子量、结合糖的位置与种类和溶解性等多种因素的影响。含单糖苷者可能通过小肠膜转运体-槲皮素-3-葡萄糖苷的钠离子依赖的葡萄糖转运蛋白被迅速转运吸收，并在血浆中保持较高的水平；而含双糖苷者的吸收基本上由结肠菌群完成，降低了类黄酮的吸收。因此，类黄酮化合物所连接糖基的结构和位置不同，机体对类黄酮化合物的吸收动力学也存在着明显的不同。

代谢 I 相代谢中，类黄酮的代谢过程主要由 CYP450 酶系家族参与完成，类黄酮化合物的羟基化和 O-去甲基反应是 CYP450 酶系作用的主要形式。CYP450 亚型如 CYP1A2、CYP1A1 和 CYP2C9 可使一些类黄酮化合物高效氧化。类黄酮化合物结构中羟基数目和甲氧基存在位置是影响类黄酮代谢程度的关键因素。II 相代谢，类黄酮在体内的主要代谢通路是葡糖醛酸化和硫酸酯化的结合反应，主要代谢产物是葡萄糖醛酸结合物的同分异构体、硫酸酯结合物以及极少量氧化产物儿茶酚。经 II 相代谢酶作用后，类黄酮的羟基数减少，溶解度和分子量增加，有利于类黄酮经胆汁和尿液排出。结合反应发生的位点不同可较大程度影响结合产物的生物活性，如结合反应发生在槲皮素 B 环基团上，可明显降低槲皮素的抗氧化能力。在体内，膳食类黄酮化合物代谢反应主要以 II 相代谢酶反应过程为主，这一特点与类黄酮位点上已经存在的羟基有关。类黄酮的细菌代谢部位主要在结肠。肠道菌群可利用类黄酮为自身提供能量，类黄酮又依靠细菌分泌多种糖苷酶（包括 α-鼠李糖苷酶、β-半乳糖苷酶和 D-葡萄糖苷酶）分解黄酮苷类物质的糖苷键，使其断裂成为苷元或进一步降解产生酚酸，再经各种途径分解为 CO_2，且在尿液中常可检测到相应的代谢产物，如人群中有 30%~50% 的人能将大豆异黄酮代谢为雌马酚。多种肠道细菌可能参与一些类黄酮的代谢，而这些肠道菌群的种类或数量存在个体差异，导致了其对类黄酮代谢的影响程度不同。不同部位对植物化学物代谢的影响见图。

排泄 类黄酮化合物主要以原型或代谢物的形式从尿液、胆汁和粪便排出体外。

营养状况评价 多采用体外实验方法，利用色谱与质谱等分析技术证明具有某种功能作用的植物化学物，继而通过模拟人体内环境进行有效成分的快速筛选，如高通量筛选技术等；确定了具有某种生物学作用的植物化学物后，进入评价功效实验，在构建细胞或动物模型的基础上，给予

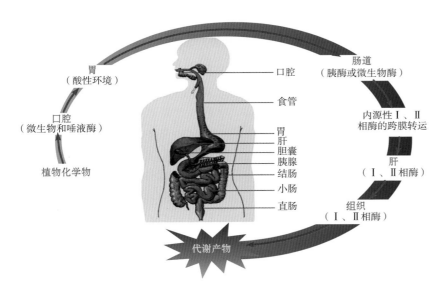

图　不同部位对植物化学物代谢的影响

细胞或动物干预物，通过观察细胞或动物相应的生物标志物变化，评价该干预物作用及其剂量-效应和时间-效应关系，并为下一步的人体研究提供更可靠的依据。人类有着上千年的食用天然植物性食物的历史，且认为天然植物化学物如大豆及其制品中的大豆异黄酮、大蒜中的大蒜素等，在低浓度状态时对人体比较安全。

食物来源　植物化学物广泛分布于天然植物性食物中，见表2。

（肖　荣）

lèihúluóbosù

类胡萝卜素（carotenoids）一组非极性、含40个碳的多聚异戊烯类植物化学物。有与维生素A类似的化学结构，是一类广泛存在于自然界的植物色素。已知在自然界中存在的类胡萝卜素约600种，人类通过食物摄取的只有40多种，人体内可检测的有20种左右。膳食、血液和组织中含量较大、可容易检测到的类胡萝卜素主要有6种：β-胡萝卜素、α-胡萝卜素、β-隐黄素、叶黄素、玉米黄素和番茄红素。

类胡萝卜素的分类一般采用两种方法。第一种是按类胡萝卜素是否可转化为维生素A，分为维生素A原类胡萝卜素和非维生素A原类胡萝卜素。第二种是按类胡萝卜素的结构特征和极性大小分类，含氧类胡萝卜素被称为叶黄素类，不含氧、只由碳氢组成的类胡萝卜素称为胡萝卜素类。

类胡萝卜素的分子结构中含有多个共轭双键，可以有效清除自由基（使类胡萝卜素发挥抗氧化剂作用），同时可吸收可见光。对部分可见光的吸收也使它们各自呈现不同的颜色。双键数目的差别导致类胡萝卜素的颜色可以从无色（共轭双键数目不足）到鲜红色。这种不饱和的分子结构使其极易被氧、光和热所破坏。部分常见的类胡萝卜素的分类和性状特征见表。

类胡萝卜素是植物化学物中的重要成员，是光合作用的捕光复合物的组成成分。类胡萝卜素也可见于细菌、酵母、真菌、鸟的羽毛和甲壳类动物中。但是，哺乳动物体内不能合成类胡萝卜素，需要从膳食中获得。对人体有意义的类胡萝卜素主要来自植

表2　一些常见的植物化学物的食物来源

名称		食物来源	食物举例
类胡萝卜素		深色蔬菜和水果类	菠菜、甜菜、杏、番茄、马铃薯
多酚类化合物		水果和蔬菜类、豆类及其制品、茶叶类、谷类	柑橘、紫葡萄、浆果、橄榄、芹菜、洋葱、大豆及其制品、姜黄、红茶和绿茶等
植物雌激素		豆类及其制品	大豆及其制品
有机硫化物	大蒜素	葱蒜科等	大蒜、洋葱、香葱、韭菜
	异硫氰酸盐	十字花科类植物、辣根	白菜类、甘蓝类、芥菜类、萝卜类、辣根
皂苷类		豆类、酸枣	大豆及其秸秆、苜蓿芽、马铃薯、番茄、绿色蔬菜等
植物固醇		豆类、坚果、植物蛋白	大豆、豆粉、豆奶、豆腐等
单萜类		柑橘属果树油、有些水果类	柠檬皮油、樱桃等
植酸		谷类、植物种子	五谷杂粮
蛋白酶抑制剂		芽类菜、豆类及其制品	马铃薯、大豆、其他豆类及其制品

表　部分常见类胡萝卜素的分类和性状

中文名称	颜色	分类	维生素 A 原活性
番茄红素	红色	胡萝卜素	无
β-胡萝卜素	黄色-橙色	胡萝卜素	有
α-胡萝卜素	淡黄色	胡萝卜素	有
β-隐黄素	橙色	叶黄素类	有
叶黄素	黄色	叶黄素类	无
玉米黄素	黄色	叶黄素类	无
角黄素、斑蝥黄素	红色-橙色	叶黄素类	无
虾青素，虾红素	红色	叶黄素类	无

物性食物，人体主要通过日常的蔬菜水果摄取。类胡萝卜素的生物学作用主要包括生成维生素 A、细胞间信息传递、调节免疫反应、抗氧化等。增加蔬菜和水果的消费量能降低多种慢性非传染性疾病的发病风险，蔬菜、水果摄入量与心血管疾病、肿瘤、糖尿病以及其他疾病呈负相关。尚未完全明确植物性食物中哪些植物化学物发挥了健康作用，但类胡萝卜素日益受到关注。

(汪之顼)

β-húluóbosù

β-胡萝卜素（β-carotene）　不含氧只由碳氢组成、有 β-紫罗酮环结构的类胡萝卜素。是类胡萝卜素中的一个组分。它在膳食特别是在蔬菜、水果中分布最广，含量最丰富，也是人体内含量高且维生素 A 原活性最强的类胡萝卜素组分。

1831 年，德国化学家亨利希·威廉·斐迪南·瓦坎罗德尔（Heinrich Wilhelm Ferdinand Wackenroder，1789～1854 年）从胡萝卜中分离获得了一种结晶状态的橘黄色物质，并以来源胡萝卜的名字（拉丁文 catota）将其命名为 carotene，中文译名为胡萝卜素。随后的研究发现，胡萝卜素并不是单纯一种物质，而是包括很多相近的成分。尽管对这些物质的结构还不甚了解，但当时就已经对这些物质进行分类和命名，其中包括 β-胡萝卜素。1907 年，德国慕尼黑大学的化学家理查德·马丁·维尔施泰特（Richard Martin Willstatter，1872～1942 年）和同事阐明了 β-胡萝卜素的化学分子式为 $C_{40}H_{56}$；β-胡萝卜素的准确化学结构则于 1930～1931 年被瑞士苏黎世大学的保罗·卡勒（Paul Karrer，1889～1971 年）明确，他还同时发现，β-胡萝卜素在体内可以转变为维生素 A。随后，各种类胡萝卜素的结构不断得以确认。这些物质都与胡萝卜素或者与 β-胡萝卜素有着相同或者非常相似的分子组成、化学结构和理化特性，1911 年俄罗斯色谱专家、植物化学家米哈伊尔·茨维特（Mikhail Tswett，1872～1919 年）就将这一大类物质命名为类胡萝卜素。

结构与功能　β-胡萝卜素分子式 $C_{40}H_{56}$，分子量 536.87，分子结构式见图。

β-胡萝卜素的分子结构中具有许多共轭双键，既可吸收可见光中的某些光谱使其呈现特殊颜色，又使其具有极强的淬灭活性氧自由基的能力，可减轻机体氧化损伤，发挥预防疾病作用。β-胡萝卜素分子实际上就是两个尾部相连的视黄醇分子，通过中心裂解或偏心裂解，可转变成两个或一个维生素 A。β-胡萝卜素又分为全反式和顺式异构体。全反式-β-胡萝卜素经过中心裂解，可以生成两分子全反式视黄醇（维生素 A），顺式 β-胡萝卜素向维生素 A 的转换率较低。

食物来源　各种新鲜红、黄、绿色蔬菜、水果是 β-胡萝卜素的良好来源。含量较高的有胡萝卜、红心甜薯、菠菜、水芹、羽衣甘蓝、绿芥菜、南瓜、莴苣叶、莴苣等。中国部分居民四个季节膳食 β-胡萝卜素摄入量 2.48～3.76mg/d；美国居民男性约 2.22mg/d，女性约 1.87mg/d。从胡萝卜、辣椒、蚕沙、盐藻或从发酵法培养的红酵母中提取的 β-胡萝卜素可作为营养强化剂和着色剂用于食品、保健品和药品的生产。

β-胡萝卜素毒性很低。过多摄入 β-胡萝卜素，如受试者长期摄入大量胡萝卜或者每日补充 30mg 以上胡萝卜素，可导致胡萝卜素血症，表现为皮肤黄染。但尚未观察到 β-胡萝卜素其他方面

图　β-胡萝卜素的分子结构

的毒性反应。作为食品添加剂的 β-胡萝卜素小鼠经口 LD_{50} 为 21.5g/kg，被美国食品药品管理局批准为"一般认为安全（GRAS）的物质"。

（汪之顼）

α-húluóbosù

α-胡萝卜素 （α-carotene）

不含氧只由碳氢组成、一端的 β-紫罗酮环中 5′,6′ 双键发生变化的类胡萝卜素。是类胡萝卜素中的一个组分，是 β-胡萝卜素的同分异构体。其分子式 $C_{40}H_{56}$，分子量 536.87，分子结构式见图。

α-胡萝卜素与 β-胡萝卜素分子结构的差别在于，一端的 β-紫罗酮环中 5′,6′ 双键发生变化，而此 β-紫罗酮环是维生素 A 活性所必需的结构。因此，α-胡萝卜素转变为维生素 A 的产量只有 β-胡萝卜素的一半。和 β-胡萝卜素一样，α-胡萝卜素依靠其分子中的许多共轭双键，可以淬灭活性氧，发挥抗氧化作用，有助于预防疾病，促进健康。

膳食中 α-胡萝卜素的良好来源有胡萝卜、南瓜、羽衣甘蓝、蕨菜、金橘、橘子、番茄等，但其膳食摄入量远远低于 β-胡萝卜素。中国部分居民四个季节膳食中 α-胡萝卜素摄入量为 0.16～0.28mg/d；美国居民男性约为 0.44mg/d，女性约为 0.36mg/d。

（汪之顼）

β-yǐnhuángsù

β-隐黄素 （β-cryptoxanthin）

β-紫罗酮环的 3 位由一个羟基取代的一个氢原子、含氧的类胡萝卜素。又称 β-隐黄质、β-胡萝卜素-3-醇。其分子式 $C_{40}H_{56}O$，分子量 552.87，分子结构式见图。

β-隐黄素与 β-胡萝卜素相比，其分子结构是在 3 位由一个羟基取代原来的一个氢原子，其分子比 β-胡萝卜素多一个氧原子，造成 β-紫罗酮环结构变化，使这一半分子失去维生素 A 活性，故 β-隐黄素和 α-胡萝卜素一样，转变为维生素 A 的产量只有 β-胡萝卜素的一半。除了维生素 A 活性外，β-隐黄素也同样有较强的抗氧化活性。

β-隐黄素的良好膳食来源为南瓜、红辣椒、橘子、木瓜、柿子、芫荽等。但与 β-胡萝卜素相比，β-隐黄素膳食摄入水平是很低的。调查显示，中国部分居民四个季节膳食 β-隐黄素摄入量

0.04～0.34mg/d；美国居民男性约 0.13mg/d，女性约 0.10mg/d。

（汪之顼）

yèhuángsù

叶黄素 （phytoxanthin）

β-紫罗酮环的 3 位和 3′ 位由一个羟基取代一个氢原子、含氧的类胡萝卜素。又称胡萝卜醇、α-胡萝卜素-3,3′-二醇。与其同分异构体玉米黄素共同存在于各种蔬菜、花卉、水果等中，是植物中的天然色素物质。叶黄素和玉米黄素的结构相似，在自然界中往往同时存在，测定食物或组织样品含量时难将两者充分分离，常将二者合并计算。均为植物的光合色素，存在于植物叶子的叶绿体中，可将吸收的光能传递给叶绿素，对光氧化和光破坏均有保护作用。

结构与功能　叶黄素分子式 $C_{40}H_{56}O_2$，分子量 568.87，分子结构式见图 1。叶黄素的分子结构可视为在 α-胡萝卜素分子结构基础上，分别在 3 位和 3′ 位由一个羟基取代一个氢原子。因此，叶黄素又被称为胡萝卜醇、α-胡萝卜素-3,3′-二醇。而叶黄素的异构体玉米黄素，则可看作是在 β-胡萝卜素分子结构基础上，由同样的结构变化而形成的衍生物，后者又被称为玉米黄质、β-胡萝卜素-3,3′-二醇。

玉米黄素的分子式也为 $C_{40}H_{56}O_2$，分子量 568.87，分子结构式见图 2。

叶黄素和玉米黄素分子中的 β-紫罗酮环由于发生了羟基取代，可能完全失去维生素 A 活性。由于分子中存在许多共轭双键，二者均具有较强的抗氧化作用。它们存在于人体各个组织中，以眼分布最多和最具特征性，虹膜组织、晶状体、视网膜、视神经和眼部脂肪均有，但在视网膜中央

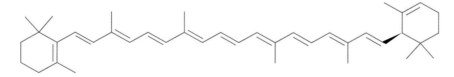

图　α-胡萝卜素的分子结构

HO

图　β-隐黄素的分子结构

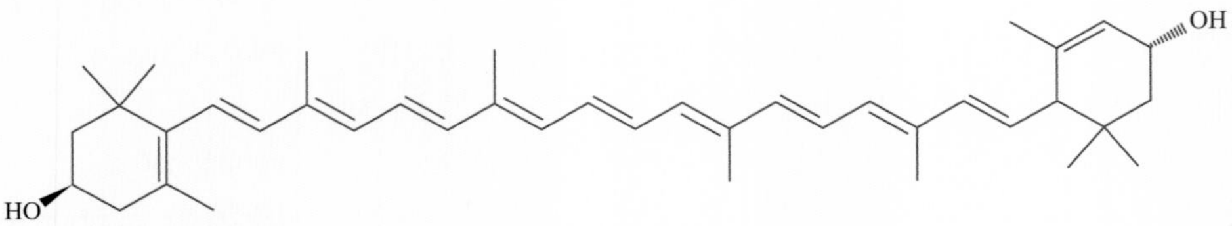

图 1 叶黄素的分子结构

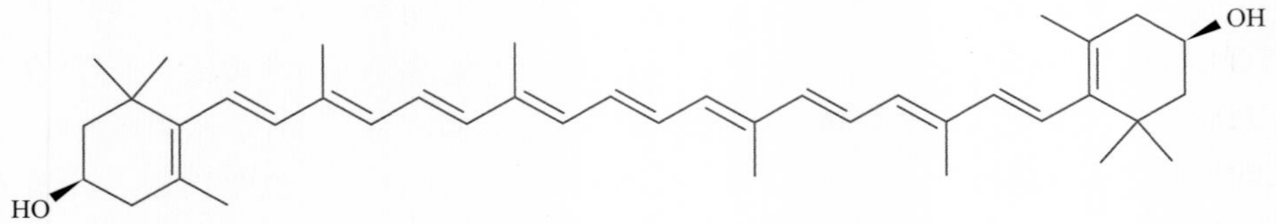

图 2 玉米黄素的分子结构

凹内层的浓度最高。视网膜中央凹及其周围区域被称为视网膜黄斑，因富含黄斑色素而得名，是直径5~6mm的圆形区域，集中了大量的视锥细胞，是视觉最敏锐的区域。叶黄素和玉米黄素可在视网膜黄斑区发挥黄斑色素作用。

叶黄素和玉米黄素在体内除通过血液分布于各种组织、发挥整体抗氧化损伤作用外，最重要的是视网膜和视黄斑保护作用。它们的最大吸收光谱，处于对视网膜损伤最强的短波长可见光线（蓝光）区域，高度聚集于视网膜的外网状层，光线必须穿过这些黄斑色素才能到达光感受器，眼睛部分组织中存在高浓度的叶黄素和玉米黄素，既可吸收进入眼睛的短波长可见光线，保护视觉感受器免受损害性蓝光的危害，又可通过抗氧化作用，在视觉感受器的膜被氧化前阻断过氧化进程。增加膳食叶黄素和玉米黄素的摄入量，可降低视网膜黄斑变性的风险，也与白内障的低发生率和低手术风险有关。

食物来源 人体不能直接合成叶黄素和玉米黄素，主要膳食来源为深绿色叶蔬菜，包括甘蓝、芥蓝、菠菜、苋菜、水芹、菊苣、莴苣、生菜等。菠菜中叶黄素和玉米黄素的含量可达 12mg/100g，羽衣甘蓝可达 39.5mg/100g。豌豆、玉米等一些食物中含量也很丰富，玉米是玉米黄素的一个主要来源。蛋黄是叶黄素的膳食良好来源，牛奶中几乎不含叶黄素和玉米黄素，母乳中含 2 ~ 232μg/L。万寿菊中含量极高，其提取物已经作为食品着色剂用于食品生产，作为天然色素用于饲料生产，以增进禽蛋蛋黄色泽。中国营养学会推荐叶黄素的特定建议值为 10mg/d，可耐受最高摄入量为 40mg/d。

（汪之顼）

fānqiéhóngsù

番茄红素（lycopene） 由 11 个共轭双键和 2 个非共轭双键组成的直链型的类胡萝卜素。又称ψ-胡萝卜素。是类胡萝卜素中的一个组分，是成熟番茄的主要色素，这是其中文名称的由来。1873 年，哈特森（Hartsen）首次从一种薯蓣科植物的浆果中分离出一种红色的晶体状色素物质。1913 年，申克（Schunk）发现这种物质与胡萝卜素不同，并将其命名为番茄红素。

结构与功能 番茄红素的分子式 $C_{40}H_{56}$，分子量 536.87，分子结构式见图。

番茄红素的分子结构是由 11 个共轭双键和 2 个非共轭双键组成的直链型碳氢化合物，与β-胡萝卜素、α-胡萝卜素为同分异构体。其分子结构中不再存在维生素 A 活性所必需的β-紫罗酮环，故其不具有维生素 A 活性。天然存在的都是全反式结构，但高温蒸煮、烘烤或油炸等过程可使其从全反式结构转变为顺式结构。番茄红素的顺式异构体与反式异构体的物理和化学性质有所不同，顺式异构体的熔点低，极性强，不易结晶，更易溶解，吸收率更高。分子中存在许多双键结构，有很强的抗氧化活性，可淬灭单线态氧或捕捉过氧化自由基。其体外实验中抗氧化活性远高于其他类胡萝卜素和维生素 E，淬灭单线态氧的能力最强。番茄红素预防心血管疾病、动脉硬化、糖尿病及降低肿瘤发病风险具有显著意义，尤其是其与前列腺癌之间的关系，受到高度关注；能降低前列腺癌风险，除有很强的

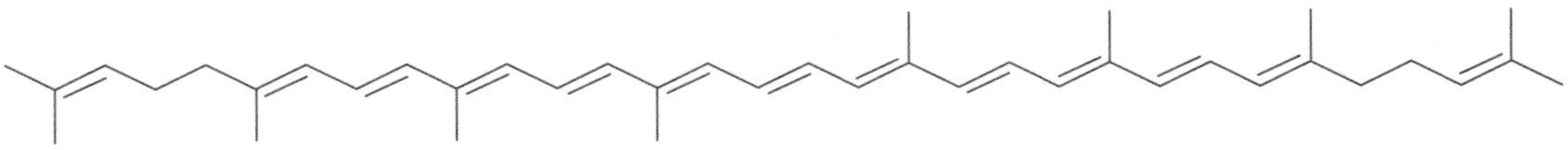

图　番茄红素的分子结构

抗氧化作用外，还与其在体内的特异性分布有关，在睾丸、肾上腺、前列腺中含量高于其他组织。番茄红素和其他类胡萝卜素、抗氧化营养素之间的协同作用，也是其发挥健康功效的重要因素。

食物来源　人体自身不能合成任何一种类胡萝卜素，必须通过膳食摄入。主要膳食来源为番茄和番茄制品、西瓜、番石榴、红色西柚、红柿子椒。胡颓子科植物秋橄榄的浆果中含量很高，可达 15～54mg/100g 鲜果，新鲜番茄果实中番茄红素的含量一般约为 3mg/100g。西方人番茄红素的摄入量相对较高，如美国男性膳食中番茄红素摄入量约为 11.27mg/d，女性为 6.71mg/d。中国居民膳食中番茄的消费随季节变化差异很大，故番茄红素摄入量也有很大波动，但总体摄入水平不高，如部分城乡居民不同季节膳食番茄红素摄入量从农村居民秋天的 1.4μg/d 到城市居民夏天的 3.6mg/d。番茄提取物作为膳食补充剂有助于提高番茄红素摄入量。

过多摄入番茄红素会造成番茄红素血症，导致皮肤橙染。减少摄入后数天，症状即可逆转。尚无资料显示番茄红素过多所致的其他不利影响。许多番茄提取物产品或高纯度番茄红素制品均已获得"一般认为安全的物质（GRAS）"认证。中国营养学会推荐番茄红素的特定建议值为 18mg/d，可耐受最高摄入量为 70mg/d。

（汪之顼）

xiāqīngsù

虾青素（astaxanthin）　β-紫罗酮环上出现衍生基团、含氧的类胡萝卜素。又称虾红素。最初从螯虾外壳、鲑鱼肉中发现的一种红色色素物质。化学名称为 3,3′-二羟基-4,4′-二酮-β,β-胡萝卜素。其分子式为 $C_{40}H_{52}O_4$，分子量为 596.84，分子结构式见图。

由于分子两端羟基的旋光性，虾青素具有左旋、消旋、右旋三种结构状态。分子中的 β-紫罗酮环上出现衍生基团，不具有维生素 A 活性。虾青素有很多共轭双键，使其具有很强的抗氧化活性，

可淬灭单线态氧或捕捉过氧化自由基。天然来源是藻类、细菌和浮游植物，通过食物链，再出现在虾、蟹、鱼和鸟、鸡、鸭等动物体内。

虾青素膳食来源主要是含虾青素的藻类、虾蟹类、贝类和鱼类食物，如海带、紫菜、各种海产和淡水虾蟹、牡蛎、文蛤、河蚬、扇贝、三文鱼、鲍鱼、鲑鱼、鳟鱼、大马哈鱼、金枪鱼等。作为膳食补充剂的虾青素主要来源是雨生红球藻、红发夫酵母以及虾蟹壳的提取物。

（汪之顼）

wéishēngsù A yuán lèihúluóbosù

维生素 A 原类胡萝卜素（provitamin A carotenoids）　在人体内能转变为视黄醇，发挥维生素 A 生理功能的类胡萝卜素。类胡萝卜素有与维生素 A 类似的化学结构，已知的 600 多种类胡萝卜素中，约 50 种具有不同转化效率的维生素 A 原活性。类胡萝卜素是否具有维生素 A 活性，关键在于其分子中是否具有维持维生素 A 活性所必需的 β-紫罗酮环

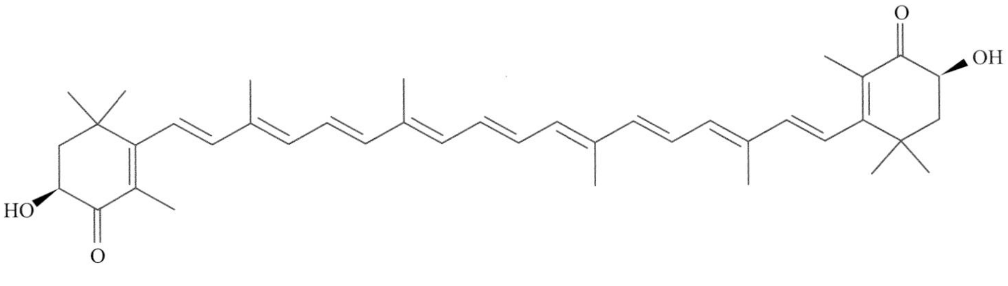

图　虾青素的分子结构

结构。在所有维生素 A 原类胡萝卜素中，只有 β-胡萝卜素、α-胡萝卜素和 β-隐黄素在人类膳食、血液和组织中含量比较丰富，真正具有维生素 A 的营养意义。

维生素 A 原类胡萝卜素在小肠黏膜上皮细胞或肝脏细胞内，通过中心裂解和偏心裂解的方式，生成视黄醛或视黄酸，并进一步还原为视黄醇。维生素 A 原类胡萝卜素在人体内转化为维生素 A 的效率，受到诸多因素的影响，包括类胡萝卜素的种类和分子结构、摄入量水平、食物基质、消化吸收能力、宿主营养状况和遗传因素等。膳食中类胡萝卜素转变为维生素 A 的比例，一直采用视黄醇当量来估计，即 $6\mu g$ 全反式 β-胡萝卜素或 $12\mu g$ 其他维生素 A 原类胡萝卜素，相当于 $1\mu g$ 视黄醇，也就是 $1\mu g$ 视黄醇当量。但是有许多学术团体认为，该估算比例可能高估了膳食中类胡萝卜素转化为维生素 A 的效率。2001 年，美国食物与营养委员会提出建议，修改这一转换系数，并引用一个新的概念视黄醇活性当量（RAE）来表示新的转换关系：$1RAE = 1\mu g$ 全反式视黄醇 = $2\mu g$ 溶于油剂的全反式 β-胡萝卜素纯品 = $12\mu g$ 膳食全反式 β-胡萝卜素 = $24\mu g$ 其他的膳食维生素 A 原类胡萝卜素。

（汪之顼）

duōfēnlèi huàhéwù

多酚类化合物 （ polyphenol compounds）

以苯酚为基本骨架、苯环的多羟基取代为特征的一大类植物化学物。存在于植物体叶、木、皮、壳和果肉中。

植物多酚的研究始于 18 世纪末。1796 年，塞金（Seguin）首次将植物水浸提物中可使动物生皮转变为革的多酚类化合物统称

为"植物单宁"。1981 年，哈斯拉姆（Haslam）根据单宁的分子结构及分子量提出了"植物多酚"这一术语。20 世纪 80 年代后期，从多领域、多角度对植物多酚开展了基础和应用研究。植物多酚已被分离鉴定出 9000 余种，是人类膳食中分布最广泛、含量最丰富的植物化学物。多酚化合物具有抗氧化、延缓衰老、抑制肿瘤、改善机体代谢、防治心脑血管疾病以及抑菌消炎等多样性生物学作用，在食品、医药以及保健品等方面得到了应用。

分类与结构 按化学结构可分为类黄酮、酚酸、1,2-二苯乙烯和木酚素。

类黄酮 又称黄酮类化合物，是研究最多的一类低分子多酚类植物化学物，其基本骨架结构为 C_6—C_3—C_6，由两个有取代基团的芳香环（A 环与 B 环），通过中央三碳连接而成。环上不同取代基形成类黄酮不同的药理与药物代谢的活性。根据 C 环链接位置、中间三碳链的氧化程度及其环状结构的不同，可分为 6 大类，即黄酮（如芹菜苷元和银杏素）、黄酮醇（如槲皮素、姜黄素和山奈酚）、二氢黄酮、黄烷酮（如儿茶素和原花青素）、花色素（如天竺葵素）和异黄酮类（如大豆异黄酮和葛根素）。大豆异黄酮是指天然存在于大豆中的异黄酮类植物化学物，主要包括染料木黄酮（又称金雀异黄酮）、大豆苷元（又称大豆素）和黄豆黄素类，各大类又以游离型（苷元）、葡萄糖苷型、乙酰化葡萄糖苷型以及丙二酰化葡萄糖苷型形式存在，共有 3 大类 12 种。大豆中异黄酮的含量为 $1.2 \sim 4.2mg/g$，其中以异黄酮葡萄糖苷和丙二酰基异黄酮葡萄糖苷存在形式占总异黄酮量

的 95% ~ 98%。大豆异黄酮与雌激素有相似结构，可以与雌激素受体结合，发挥拟雌激素样作用，又称植物雌激素。在膳食摄入量为 23mg/d 槲皮素、200mg/d 姜黄素、50 ~ 60mg/d 大豆异黄酮和 50mg/d 花色素情况下，有利于维持人体健康。

酚酸 同一苯环上有若干个酚性羟基的一类多酚类化合物。常见的酚酸有咖啡酸、阿魏酸、香豆酸、丁香酸、没食子酸和单宁等，其中咖啡酸与奎尼酸缩合而成氯原酸。植物性食物中含量十分丰富，如谷物含有丰富的阿魏酸、香豆酸和丁香酸，玉米中总量为大米、面粉的 3 倍；柑橘类和菠萝中富含香豆酸，而氯原酸存在于咖啡饮料（0.4 ~ 1.26mg/g）、胡萝卜（0.1mg/g）以及苹果汁（0.06mg/g）中；习惯喝咖啡的人氯原酸的摄入量为 0.5~1g/d，其他人不足 100mg/d；葡萄酒中存在 P-香豆酸、咖啡酸、阿魏酸和橘酸等；脱脂后的黄豆粉中酚酸有丁香酸、P-香豆酸、阿魏酸和咖啡酸。

1,2-二苯乙烯类 一种含有芪类结构的非黄酮类多酚类化合物，结构类似于雌激素己烯雌酚，常以游离态（顺式和反式）和糖苷结合态（顺式和反式）两种异构体存在，其中反式异构体的生理活性强于顺式异构体。白藜芦醇是一种重要的 1,2-二苯乙烯类化合物，主要来自葡萄及葡萄汁、红酒、花生、桑椹、小红莓、蓝莓、越橘和某些松树果中，以葡萄皮中的含量最高，为 50 ~ 100mg/kg。葡萄酒中的白藜芦醇在保护人体心血管健康中起着重要的作用。

木酚素 为开环异落叶松酚二葡萄糖苷的多酚类化合物，因

其主要存在于亚麻籽、亚麻油等中，得名"亚麻木酚素"。同异黄酮一样，也有拟雌激素样作用，属植物雌激素，其对雌激素依赖性疾病如乳腺癌、前列腺癌、经期综合征和骨质疏松症等均有预防作用。

植物性食物中多酚类化合物的分布与化学结构见表。

表 植物性食物中多酚类化合物的分布与化学结构

主要分类	代表化合物	化学结构
类黄酮		
	黄酮类	
	黄酮醇类：槲皮素、山柰酚、水飞蓟素、姜黄素	
	二氢黄酮类	
	黄烷酮类：茶多酚、原花色素	
	花色素类：天竺葵素、芍药素	
	异黄酮类：染料木黄酮、大豆素、葛根素、木酚素	
酚酸类	咖啡酸、氯原酸、阿魏酸、没食子酸 香豆酸	

续　表

主要分类	代表化合物	化学结构
1,2-二苯乙烯类	白藜芦醇	
木酚素	亚麻木酚素	

生物学作用　多酚类化合物独特的化学结构和生化特性使其具有广泛的生物学作用，摄取富含多酚类化合物食物如蔬菜、水果、薯类、豆类、谷物种皮和坚果等，能有效地预防和控制慢性病的发生与发展。

抗氧化与延缓衰老作用　多数慢性退行性疾病与体内氧化应激、自由基堆积有关。抗氧化物尤为重要，多酚类化合物具有较强的抗氧化活性，在自由基介导的生物大分子（如蛋白质和DNA）的氧化损伤中起到保护作用。多酚类化合物抗氧化作用的机制主要有几个方面。

直接清除氧自由基　类黄酮清除氧自由基的能力与其所含的羟基数、C环3位上的羟基状态以及A环与B环的共轭作用等有关。类黄酮结构中的羟基具有高度活性，直接清除氧自由基，阻断自由基的传递、中断自由基的反应，如大豆异黄酮、茶多酚、原花青素和花色素对活性氧（reactive oxygen species，ROS）如$O_2 \cdot$、$OH \cdot$和$^1O_2$的清除作用在一定范围内呈明显的剂量-效应关系。大豆异黄酮苯环上的羟基可作为供氢体与自由基反应，使之形成相应的离子或分子，淬灭自由基；槲皮素结构中邻二酚羟基可经单电子转移方式直接清除$O_2 \cdot$和$OH \cdot$，自身形成更稳定的分子内氢键，因此，可阻止多不饱和脂肪酸（如花生四烯酸）的过氧化，保护细胞膜的稳定性。采用氧自由基吸附系统评价14种花色苷清除有机过氧基（$ROO \cdot$）能力的研究证明，花色苷（一种天然存在于植物界的苷形式，为花色素的稳定结构）具有明显清除自由基的作用（相关系数 r 均>0.98）；红葡萄酒中的花色苷清除$O_2 \cdot$的能力比单宁还高，一定聚合度的花色苷比单体分子的花色苷清除$O_2 \cdot$效果更好。白藜芦醇能通过提高谷胱甘肽（glutathione，GSH）水平、增强机体抗$O_2 \cdot$能力，减少ROS攻击生物大分子引起的超氧化反应，维持细胞的正常结构和功能。

抑制氧化酶活性或其他因素作用　多酚类化合物可抑制体内许多氧化酶包括黄嘌呤氧化酶、细胞色素P450、脂氧化酶和环氧化酶的活性，减少自由基的生成，如茶多酚、槲皮素可抑制黄嘌呤氧化酶活性，减少黄嘌呤氧化酶与氧分子反应，抑制释放更多的$O_2 \cdot$；槲皮素可干扰一氧化氮合酶（NOS）的活性，阻断氮氧化物与自由基反应，减少生成过氧亚硝基，阻止低密度脂蛋白（LDL）氧化过程。氯原酸和阿魏酸也具有抑制脂氧合酶和环氧合酶活性的作用。

激活抗氧化酶系，再生抗氧化物质　体内许多抗氧化酶如超氧化物歧化酶（superoxide dismutase，SOD）、谷胱甘肽过氧化物酶（glutathione peroxidase，GSH-Px）和过氧化氢酶对自由基均有高效的清除作用。茶多酚不仅能保护体内抗氧化酶，还能增强其活性；白藜芦醇可通过上调细胞线粒体锰（Mn）-SOD表达、提高线粒体GSH水平，使线粒体免受自由基的攻击；原花青素可减少维生素E的消耗，并能螯合金属离子，降低在芬顿（Fenton）和哈伯-韦斯（Haber-Weiss）反应中产生ROS所必需的铁离子水平。姜黄素和原花青素提高SOD、GSH-Px的活性，降低丙二醛含量，增强组织和细胞总抗氧化能力。在体外试验中，咖啡酸和香豆酸能防止LDL氧化，并协同维生素E发挥抗氧化作用。

延缓衰老作用　多酚类化合

物有较强的吸收紫外线的能力，保护皮肤免受紫外线的损害；也可以通过抑制酪氨酸酶和过氧化氢酶的活性，清除皮肤细胞中堆积的 ROS，减少对生物大分子的攻击，延缓皮肤组织老化。

与一些抗氧化维生素比较，多酚类化合物抗氧化作用较强，如槲皮素的抗氧化值是维生素 E 的 4 倍，茶多酚清除自由基的能力是维生素 C 的 64 倍，原花青素在体内抗氧化和清除自由能力是维生素 E 的 50 倍、维生素 C 的 20 倍。

抑菌和抗病毒作用　多酚类化合物对多种细菌、真菌、病毒及原虫都有明显抑制作用，而且在一定的抑制浓度下不影响动物和植物体细胞的正常生长。例如，茶多酚可抑制幽门螺杆菌等的生长，其抑菌作用主要是通过破坏细菌细胞膜脂质层、抑制细菌毒素作用，减少细菌对机体的侵入；低分子量的水解单宁（又称鞣质），尤其是二聚鞣花单宁，可做成口服剂抑制艾滋病病情发展，延长潜伏期；茶多酚抑制甲型肝炎病毒、甲型和乙型流感病毒的生长；姜黄素有抗人类免疫缺陷病毒、金黄色葡萄球菌和抗利什曼原虫的作用。

抗炎作用　多酚类化合物具有明显的抗炎症作用。白藜芦醇能下调 NOS 基因表达和减少酶的活性；大豆异黄酮可降低大鼠血清白介素（IL）-1β 含量，显著增高 IL-4 水平；引起 Toll 样受体4（TLR4）基因和蛋白表达水平显著下调；大豆异黄酮可能通过抑制核因子-κB（NF-κB）的激活，上调 NF-κB 抑制蛋白（IκB）和基因的表达；丹参素（一种多酚芳香酸类化合物）能分别激活单核巨噬细胞分泌炎症因子肿瘤

坏死因子-α（TNF-α）、IL-1、IL-6 及 IL-8，还能显著抑制由内毒素诱导的上述炎症因子的大量分泌，提示丹参素可能具有抗炎及增强机体免疫的调节作用。

抑制肿瘤作用　多酚类化合物抑制肿瘤作用有多方面、多阶段且有效的特点。可对不同阶段的癌变起抑制作用，还能减少诱变剂的致癌作用，提高染色体修复能力，抑制多种肿瘤细胞的生长。类黄酮调控细胞周期，抑制细胞增殖，并可促进抑癌基因表达；类黄酮可通过抑制细胞信号转导过程中的酪氨酸蛋白激酶、蛋白激酶 1 以及磷脂酰肌醇激酶活性等，干扰细胞信号转导过程。白藜芦醇对多系统（包括消化、血液、呼吸和生殖）发生的多种肿瘤（如前列腺癌、结肠癌和胸腺癌）发展的多个阶段（肿瘤启动期、肿瘤诱发期、肿瘤发展期和转移期），均表现出较强的抑制或逆转作用，其抑制肿瘤的途径主要包括：①促进肿瘤细胞凋亡，表现为直接激活促凋亡基因或蛋白如胱天蛋白酶-3、胱天蛋白酶-7，阻断抑制凋亡蛋白存活蛋白的磷酸化水平，下调其蛋白表达，促进细胞凋亡程序的进程。②干扰 NF-κB、磷脂酰肌醇-3-羟激酶/蛋白激酶 B（PI3K/Akt）和促分裂原活化的蛋白激酶等信号传导途径来发挥抑制肿瘤活性。③抑制 ROS 产生，促进清除 ROS，保护 DNA 和蛋白质结构与功能，并影响花生四烯酸代谢过程，抑制肿瘤细胞的生长。④抑制 DNA 合成、阻滞细胞周期与诱导肿瘤细胞分化。⑤下调肿瘤发生发展过程中一些重要酶（如环氧化物酶和细胞色素 P450 酶）的 mRNA 的表达。⑥抑制肿瘤新生血管形成，减少肿瘤生长需要的

营养，切断肿瘤转移通道。

调节血脂作用　多酚类化合物可改善血脂代谢，降低血清胆固醇（TC）、甘油三酯（TG）和低密度脂蛋白胆固醇（LDL-C）的水平，而升高高密度脂蛋白胆固醇（HDL-C）水平。例如，茶多酚能够有效地抑制 LDL 的氧化修饰，与维生素 C 和维生素 E 协同发挥抑制氧化反应、改善机体血脂水平。白藜芦醇和槲皮素也能够明显抑制 LDL 氧化，减少 OX-LDL 的生成。

调节血糖作用　茶多酚有一定降血糖作用，主要与其可提高机体胰岛素敏感性、抑制肠道内糖代谢相关酶的活性、减少胰岛 B 细胞的氧化损伤、改善葡萄糖耐受量、维持血浆中胰岛素水平及下调控制葡萄糖异生作用基因表达等方面作用有关。

安全性评价　普通膳食类黄酮摄入量，尚未表现出毒副作用，也不能引起突变或细胞毒性作用，因此，多数类黄酮无毒。有关多酚类化合物的安全性研究包括一般毒性（急性毒性试验、亚慢性和慢性毒性试验）、致突变性与致癌性和生殖与发育毒性试验。

急性毒性　葡萄多酚（含低聚原花青素）和苹果多酚经灌胃给予昆明种小鼠的急性毒性试验结果表明，$LD_{50} > 10g/kg$ 体重，均为实际无毒物质。桑叶和葛根的总异黄酮提取物均未出现急性毒性反应。大豆异黄酮大剂量（2000mg/kg）急性毒性实验结果显示，动物一次性灌胃不会对动物造成明显病理损伤；健康成年男性一次性口服大豆异黄酮（16mg/kg 体重，97% 以上的游离型苷元），临床上未见明显的行为异常和生理改变。白藜芦醇大剂量急性毒性试验也未见不良反应，

美国国家科学院建议不设定白藜芦醇的摄入上限。

亚慢性与慢性毒性 用葡萄籽提取物（含低聚原花青素）1500mg/kg 体重剂量对大鼠进行 90 天亚慢性毒性试验的结果显示，实验大鼠无任何异常生理反应；同样的研究观察到苹果多酚在 2000mg/（kg·d）的剂量下，与对照组比较，大鼠的体重、食物消耗量、临床化学和组织病理学等均未见显著差别。对 Swiss 小鼠进行口服槲皮素（30、300 或 3000mg/kg 体重）28 天喂养试验后发现，除血红蛋白和血细胞比容有所减少外，也得到与上述苹果多酚研究类似的结果。

致突变性与遗传毒性 一项采用细菌回复突变试验、小鼠骨髓细胞微核试验和小鼠睾丸精母细胞染色体畸变试验，从基因突变和染色体畸变、体细胞和生殖细胞、体内和体外、真核和原核细胞多方面研究槲皮素的致突变作用的结果表明，槲皮素对原核生物具有致突变性，对哺乳动物细胞染色体无损伤作用。葡萄多酚经灌胃给予昆明种小鼠的研究结果显示，未出现遗传毒性。葛根黄酮和茶多酚 3 项遗传毒性试验结果均为阴性，表明葛根黄酮和茶多酚对哺乳动物体细胞染色体无损伤作用，提示没有明显的遗传毒性作用。

生殖与发育毒性 绿茶中活性成分表没食子儿茶素没食子酸酯的生殖毒性研究结果表明，最大耐受剂量为 200mg/kg 体重。染料木素对大鼠的生殖与发育毒性作用的研究表明，体外全胚胎培养中，添加不同处理浓度的染料木素（0、1、3、10、30 和 100mg/L）干预后，1mg/L 和 3mg/L 的浓度下胚胎没有任何异常；在 10mg/L 和 30mg/L 浓度下没有明确毒性表征，但胚胎的生长和分化受到了轻微损伤；但在 100mg/L 浓度下，所有的胚胎都出现了畸变改变。选取 10 周龄的雄性 Wistar 大鼠经喂饲含有大豆异黄酮（200mg/kg 或 2000mg/kg 体重）一年后，精子数量与精子形态没有受到显著影响，研究者认为长期服用大豆异黄酮对雄性生殖功能影响不大。从正常饮食和膳食补充剂中摄取到的大豆异黄酮数量不会对成年男性的生殖系统和生殖能力造成不良影响。

参考摄入量及食物来源 中国营养学会制定了特定建议值（SPL）和可耐受最高摄入量（UL）的多酚类化合物包括原花青素、大豆异黄酮、花色苷和姜黄素，分别为：原花青素 UL 为 800mg/d；大豆异黄酮 SPL，绝经后妇女为 55mg/d，UL 为 120mg/d；花色苷 SPL 为 50mg/d；姜黄素 UL 为 720mg/d。多酚类化合物广泛分布于植物性食物中。①类黄酮中的黄酮主要存在于水果和蔬菜的外皮中；黄酮醇主要存在于蔬菜和水果（如蓝莓、草莓、苹果、银杏、浆果、洋葱、大豆）以及茶和红酒；二氢黄酮主要分布于精炼玉米油。黄烷酮中的茶多酚主要分布于红茶、绿茶、可可、巧克力、红酒、梨和苹果等；黄烷酮中的原花青素主要来源于葡萄籽、花生、高粱、苹果、可可豆及其他豆类，也存在于樱桃、黑莓、红莓和草莓中；花色素主要分布于紫色和紫红色果蔬（如蓝莓、紫色葡萄、紫色胡萝卜、紫甘薯、茄子、血橙、樱桃、草莓、樱桃、桑椹、山楂皮、黑加仑、洋葱、火龙果）、红酒和果酱；异黄酮中的大豆异黄酮主要存在于大豆及其制品、柑橘属水果、甘草、紫花苜蓿、茴香、芹菜、亚麻种籽以及小麦等谷类制品中。②酚酸主要存在于咖啡豆及植物性食物中，如谷物（玉米、大米、面粉和燕麦）；水果（苹、果、柑橘、菠萝、蓝莓、葡萄、李子干和樱桃）、葡萄酒、大豆和马铃薯等中。③1,2-二苯乙烯类中的白藜芦醇主要的食物来源是葡萄皮、红酒、纯葡萄汁、花生、小红莓、蓝莓、越橘和某些松树。④木酚素主要存在于亚麻籽、亚麻油、坚果、水果和五谷杂粮。

（肖 荣）

yǒujī liúhuàwù

有机硫化物（organic sulfide）

食物中含元素硫结构的一类有机的植物化学物。主要包括蒜素和芥子油苷酶解产物如异硫氰酸盐和硫氰酸盐等，是植物性食物中辛辣味的主要来源。20 世纪初，在对一些植物风味成分的提取与分析中，发现植物活性代谢产物中存在多种含硫化合物。1944 年，美国学者卡瓦里托（Cavallito）等利用蒸馏的方法提取出大蒜精油，称为蒜素；1948 年，斯托尔（Stoll）和泽贝克（Seebeck）鉴定了大蒜中含有的无色无味物质是烯丙基-半胱氨酸亚砜，命名为蒜氨酸；20 世纪 80 年代证实了大蒜素的形成和降解过程。植物组织中的硫代葡萄糖苷（又称芥子油苷）的研究始于 19 世纪末，从山葵、辣根和芥末籽中分离出了辛辣物质的前体硫代葡萄糖苷，即烯丙基硫葡糖苷；1965 年，埃廷格（Ettinger）首次提出了硫代葡萄糖苷的结构模式和硫代葡萄糖苷水解代谢产物。

分类与结构 大蒜中含硫化合物主要包括蒜苷、二丙烯基一硫化物、二丙烯基二硫化物（又称大蒜素）和二丙烯基三硫化物等，其中以大蒜素的生物学活性最强。植物被切割或捣碎导致组织结构受损时，大蒜中的 γ-谷氨酰胺-s-烯丙基-L-半胱氨酸发生分解生成 S-烯丙基-L-半胱氨酸和蒜氨酸，在蒜苷酶催化下蒜氨酸形成蒜素。新鲜大蒜中蒜素的含量可达 4g/kg。膳食蒜素较适宜的摄入量为 4~10mg/d。蒜素化学性质不稳定，遇光、有机溶剂时能进一步降解形成其他含硫化合物，如二烯丙基三硫化物、二丙烯二硫化物、二丙烯一硫化物以及其他杂质（如丙酮、阿焦烯和乙烯二噻烯）。

异硫氰酸盐主要依赖于十字花科植物中的芥子油苷的酶解过程，是具有 N＝C＝S 结构的小分子化合物的总称。植物组织受到机械性损伤时，芥子油苷在葡糖硫苷酶的作用下转变为具有生物活性的物质，即异硫氰酸盐、硫氰酸盐和吲哚。在十字花科植物中至少存在 120 种以上的芥子油苷，其共同结构是由 β-D-硫葡萄糖基、硫化肟基团以及来源于氨基酸的侧链 R 组成。根据侧链氨基酸的不同可将芥子油苷分为脂肪族芥子油苷（侧链来源于甲硫氨酸、丙氨酸、缬氨酸、亮氨酸和异亮氨酸）、芳香族芥子油苷（侧链来源于苯丙氨酸和酪氨酸）和吲哚族芥子油苷（侧链源于色氨酸）三个类群。膳食中芥子油苷的平均摄入量为 10~50mg/d，而素食者的摄入量可达 110mg/d。有机硫化物主要存在形式及化学结构见图。

生物学作用 有机硫化物的多种生物活性决定了其在疾病防治中的广泛作用。大蒜素是一种广谱抗菌药，具有消炎、降血压、降血脂、抑制血小板凝集、防癌抗病毒等多种生物学功能；异硫氰酸盐类化合物因具有抑制肿瘤活性也备受关注。

抑制微生物作用 大蒜素被广泛应用于抑制细菌（革兰阴性菌和革兰阳性菌）、病毒、真菌和寄生虫的感染，被称为天然广谱抗生素。

抑制细菌作用 抑菌活性主要在于其能够对维持微生物正常生长必需的含巯基酶（如烟酰胺腺嘌呤二核苷酸磷酸和烟酰胺腺嘌呤二核苷酸依赖的醇脱氢酶）；抑制细菌（如鼠伤寒沙门菌和大肠埃希菌）DNA、RNA 和蛋白质的合成速率及其相关的代谢酶；对葡萄球菌、粪肠球菌、链球菌、克雷伯菌、卡他莫拉菌、幽门螺杆菌以及结核分枝杆菌也具有一定抑制作用。

抑制病毒作用 对单纯疱疹病毒、水疱性口炎病毒、人鼻病毒和副流感病毒等均具有抑制活性作用。

抑制真菌作用 对念珠菌属、隐球菌属、发癣菌、表皮癣菌属和小孢子菌属都有效，能抑制孢子的萌芽和菌丝的生长，尤其是蒜素与其他药物或试剂联用时，抑制真菌的活性更加显著。

抑制寄生虫作用 大蒜素在治疗婴幼儿隐孢子虫病也有很好的疗效；较低剂量的大蒜素能抑制人肠道阿米巴虫的生长和侵入，对阿米巴虫体内的半胱氨酸蛋白酶、醇脱氢酶以及硫氧蛋白还原酶也具有较强的抑制作用。

抑制肿瘤作用 有机硫化物能阻断致癌物的合成，抑制致癌物的活化并有抗突变和抗畸变作用。长期摄入大蒜可以降低多种肿瘤的发生率，在大鼠和小鼠模型实验系统中对许多化学致癌剂引起的多靶器官（如肝、肺、乳腺、前列腺、膀胱和消化道）致癌效应均具有化学保护作用。抑制肿瘤机制可能为：①阻断致癌物的合成，抗突变和抗畸变。

图　有机硫化物主要存在形式及化学结构

②直接杀伤肿瘤细胞，抑制肿瘤细胞增生，诱导肿瘤细胞周期特异性阻滞，诱导肿瘤细胞凋亡、诱导肿瘤细胞的分化并对细胞信号转导过程产生影响。③调节机体免疫功能，包括对巨噬细胞、T淋巴细胞、自然杀伤细胞（NK细胞）及白介素（IL）-2的免疫调节。异硫氰酸盐及其衍生物抑制肿瘤机制与其能够结合或修饰代谢酶、影响细胞周期和细胞的分裂与增殖、引起细胞凋亡、抑制新血管生成、抑制环加氧酶（COX）-2活性、协同抑制肿瘤药物并逆转药物抵抗等作用有关。

抗氧化作用　大蒜素可抑制脂质过氧化，有抗氧化和清除自由基的生物活性。大蒜素能通过清除OH·抑制脂质过氧化；能减少活性氧（ROS）的产生，提高谷胱甘肽（GSH）水平；能阻断病理条件下的心肌细胞诱导型一氧化氮合酶（iNOS）的产生并抑制NO活性，还可阻断ROS介导的胞外信号调节激酶（ERK1/2）、c-Jun氨基端激酶（JNK1/2）和磷脂酰肌醇-3-羟激酶/蛋白激酶B/糖原合成激酶3β（PI3K/Akt/GSK3β）信号通路的激活，保护心肌细胞正常的形态与功能。其抗氧化作用机制可能是通过自身的巯基实现的。异硫氰酸盐具有抑制O_2·和OH·的活性，表现出较强的抗氧化作用；可以显著提高荷瘤小鼠红细胞中超氧化物歧化酶（SOD）、过氧化氢酶（CAT）活力，提高血清中GSH的水平，降低全血红细胞丙二醛的含量。

抗炎作用　有机硫化合物有减少炎症介质的释放和调节炎症相关因子的作用。大蒜提取物及各种含硫化合物可作用于炎症发生过程中各个环节，显示出很强

的抗炎作用。大蒜提取物中二丙烯一硫化物和二丙烯二硫化物，分别在$\leq 10\mu g/ml$和$\leq 0.2\mu g/ml$浓度下，能有效抑制脂多糖诱导的单核-巨噬细胞RAW264.7细胞肿瘤坏死因子-α（TNF-α）的释放、NO和iNOS的生成以及iNOS mRNA的表达；经过大蒜素（$\leq 80\mu mol/L$）预处理的结肠癌细胞（HT-29）和人克隆结肠腺癌细胞（caco-2），IL-1β和IL-8等促炎症因子的分泌受到抑制和表达下调，且呈剂量依赖关系。异硫氰酸盐可抑制NF-κB的转录活性，继而抑制COX-2的作用，还可明显增强NK细胞的活性、抗体依赖性细胞毒作用；可调节细胞介导的免疫反应，上调IL-2和γ干扰素的表达，下调IL-β1、IL-6、肿瘤坏死因子-α和粒细胞集落刺激生物因子的表达，发挥抗炎作用。

调节血脂作用　大蒜素对试验性高脂血症小鼠的血清胆固醇（TC）、甘油三酯（TG）和低密度脂蛋白胆固醇（LDL-C）均有降低作用，对高密度脂蛋白胆固醇（HDL-C）有升高作用；能明显提高脂蛋白脂肪酶、肝脂酶以及卵磷脂-胆固醇酰基转移酶的活性，而对β-羟基-β-甲基戊二酸单酰辅酶A还原酶有一定的降低作用；可抑制胆固醇微胶束的形成。作用机制：①可促进脂蛋白代谢及转化；②抑制肠道胆固醇的吸收、减少肝脏胆固醇的合成、促进血清和肝中甘油三酯的分解。

降血压作用　一项正常人群的研究表明，日常生活中大蒜的消耗量与个体血压水平有关，大蒜消耗量较多组，血压水平较低。大蒜素降压的机制可能与引起钙拮抗和扩张外周血管有关。

安全性评价　大蒜素毒性低，不产生致畸、致癌和致突变，且在提高动物的摄食量、促进生长、抵抗应激和预防疾病等方面有良好的应用效果。小鼠静注、口服含多种挥发性含硫化合物的大蒜油的LD_{50}分别为134.9mg/kg和600mg/kg。小鼠一次性经口灌注大蒜素和碘化改性大蒜素研究中，测得大蒜素和碘化改性大蒜素的LD_{50}均为926mg/kg；兔注射0.15%大蒜素3ml/kg，2次/日，连续10周后处死，未见肝脏、脾脏、肾上腺和肺组织等病理变化。采用胚胎干细胞心肌分化实验模型对苯甲基异硫氰酸盐（BITC）和苯乙基异硫氰酸盐（PEITC）发育毒性进行初步筛选和评价，结果显示出两者均无发育毒性；采用胚胎干细胞神经发育毒性评价模型初步筛选的结果表明BITC无神经发育毒性，但PEITC具有弱神经发育毒性。

食物来源　大蒜素主要来源于大蒜、洋葱、韭菜和香葱等百合花科的植物性食物中。富含芥子油苷的十字花科蔬菜主要有白菜类（如大白菜、小白菜和菜心）、甘蓝类（如西蓝花又称青花菜，椰菜、花椰菜又称菜花、芥蓝和球茎甘蓝等）、芥菜类（如叶芥菜、根芥菜又称大头菜和榨菜等）和萝卜类等食物。

（肖荣）

zàogānlèi huàhéwù

皂苷类化合物（saponins）含三萜皂苷或甾体皂苷的一类较复杂的植物化学物。因其水溶液在振摇时能产生大量而持久的蜂窝状泡沫而得名。

中国最早的药学专著《神农本草经》对人参皂苷已有描述，公元1742年被正式命名。随着分离技术和结构研究方法的发展，

皂苷化学结构和药理作用等的研究和应用有突破性的进展，Scifinder 数据库统计表明，1976~2006 年，中国和日本已经从绞股蓝中分离鉴定了 130 多种达玛烷型三萜皂苷。20 世纪 70 年代，日本科学家北川村（Kitagawa）和工藤（Kudou）等分离并鉴定了大豆皂苷 A 和 B 结构；但在此阶段主要局限于对抗营养因子及不良风味因子的研究，主张在大豆的加工过程中将其去除。20 世纪 80 年代以来，许多学者发现大豆皂苷有降低胆固醇、抗血小板凝集等功效。90 年代以后至今，在分子生物学水平上，逐步阐明了大豆皂苷不同的生物作用及其机制。中国大豆资源丰富，尤其是东北地区广泛种植大豆，廉价易得，人们也喜食大豆及其制品，大豆皂苷开发和应用成为重要的研究内容。膳食皂苷的摄入量为 10~200mg/d。

分类与结构 皂苷，亦称皂素，可分为三萜皂苷和甾体皂苷两大类。三萜皂苷为三萜类衍生物，由 30 个碳原子组成，又可分为四环三萜和五环三萜（图）。甾体皂苷有 27 个碳原子，基本骨架为螺旋甾烷。三萜皂苷主要存在于五加科、豆科及葫芦科植物中，甾体皂苷主要存在于薯蓣科、百合科和玄参科中；三萜皂苷的种类比甾体皂苷多，分布更广，以大豆皂苷、人参皂苷与绞股蓝皂苷的研究较多。

大豆皂苷是指从大豆中提取的、由齐墩果烯三萜与低聚糖连接而成的一种三萜类皂苷；分子极性较大，不易形成结晶，苦涩味，无色或乳白色粉末，易溶于水、热甲醇和乙醇，难溶于丙酮和乙醚等极性小的有机溶剂；有调节脂代谢、抑制肿瘤、抑制病毒、抗氧化、增强免疫调节以及保护心血管等生物学作用，已被应用于食品、药品以及化妆品领域。已确认的大豆皂苷由 5 种皂苷元（Ⅰ、Ⅱ、Ⅲ、Ⅳ和Ⅴ）和糖基中 6 种单糖（β-D-半乳糖、β-D-木糖、α-L-鼠李糖、α-L-阿拉伯糖、β-D-葡萄糖和 β-D-葡萄糖醛酸）以及乙酰基大豆皂苷所组成，约有 18 种。不同栽培地区和不同季节的大豆及其制品中皂苷含量不同。

生物学作用 皂苷类化合物是一类具有多种生物学效应和良好的药理作用的天然的生物活性物质。

调节脂质代谢作用 大豆皂苷可降低患者血清胆固醇（TC）和甘油三酯（TG）低密度脂蛋白胆固醇（LDL-C）水平，并且有一定升高高密度脂蛋白胆固醇（HDL-C）水平的作用，在高脂膳食模型中尤为明显；还可抑制血清脂类氧化，减少过氧化脂质的生成。

抗血栓作用 动物体内外研究表明，大豆皂苷可激活血纤维蛋白溶酶系统，抑制血纤维蛋白原向纤维蛋白的转化，抑制血小板聚集；可抑制凝血酶引起的血栓纤维蛋白形成，促进体内纤维蛋白溶解，降低血栓素 A2（TXA2）和前列环素水平，降低 TXA2 的作用尤显著；提示大豆皂苷有抑制血小板聚集和促血管扩张作用，有利于预防冠心病和动脉粥样硬化的发生。

抑制肿瘤和抗突变作用 大豆皂苷可经简单扩散或主动转运等方式进入肿瘤细胞，抑制多种肿瘤细胞生长及其 DNA 合成。例如，大豆皂苷能够明显抑制鼠肉瘤细胞株（S180 细胞）和小鼠淋巴瘤细胞系（YAC-1 细胞）的 DNA 合成，对人慢性粒细胞白血病细胞系（K562 细胞）和人结肠直肠腺癌细胞（HCT-15 细胞）亦有明显的细胞毒性作用。抑癌机制：①大豆皂苷有亲水和亲脂的结构特点，与化学致癌物结合，对肿瘤细胞显示出直接的细胞毒作用和生长抑制作用。②通过免疫调节，提高机体的免疫细胞和免疫因子的监控和杀伤作用。③与胆酸结合作用，降低胆酸从胃肠黏膜的吸收，增加胆酸从粪便中排出，减少胆酸介导的结肠黏膜上皮细胞异常增生，降低结肠癌发生的危险性。④通过拮抗细胞 DNA 的氧化损伤，降低电离辐射诱发的小鼠骨髓细胞染色体畸变与微核的形成。鼠伤寒沙门菌回复突变试验中，大豆皂苷有明确的抗突变作用，且在一定范围内，此作用随着大豆皂苷剂量的增加而加强。

图 五环三萜皂苷结构

抑制微生物作用 大豆皂苷对 DNA 病毒和 RNA 病毒都有明显的抑制作用。大豆皂苷对单纯疱疹病毒Ⅰ型、腺病毒Ⅱ型、脊髓灰质炎病毒和柯萨基 B3 等病毒有较强的抑制作用；临床上应用大豆皂苷治疗疱疹性口唇炎和口腔溃疡的有效率分别为 88.8% 和 76.9%；有一定的抑制人类免疫缺陷病毒感染作用，提示其对防治人类获得性免疫缺陷综合征（艾滋病）可能有一定作用。其作用机制可能与其直接杀伤作用、阻滞钙通道以及增强巨噬细胞和自然杀伤细胞（NK 细胞）的功能有关。

抗氧化作用 大豆皂苷可通过增加体内抗氧化物酶如超氧化物歧化酶（SOD）的活性，降低肝脏及血浆中脂质过氧化物水平，拮抗过氧化脂质对细胞氧化损伤作用；可减少体内活性氧（ROS）含量，促进 DNA 损伤后再修复；可提高血 SOD、谷胱甘肽过氧化物酶的活性、降低丙二醛水平，发挥其降低脂质过氧化，提高机体抗氧化能力的作用。

免疫调节作用 大豆皂苷能明显促进刀豆蛋白 A 和脂多糖对小鼠脾脏细胞的增殖反应，增强脾脏细胞对白介素-2（IL-2）的反应性，增加小鼠脾脏细胞对 IL-2 分泌，促进 T 细胞产生淋巴因子，并明显地提高 NK 细胞、淋巴因子激活的杀伤性细胞的活性，表明大豆皂苷对小鼠有着广泛的免疫调节作用。经大豆皂苷处理的荷瘤小鼠免疫器官（如脾和胸腺）明显增生，说明了大豆皂苷不仅能提高体液免疫和细胞免疫功能，而且对免疫器官和组织发育也有影响。

其他作用 大豆皂苷可加强中枢交感神经的活动，通过外周交感神经节后纤维释放去甲肾上腺素和肾上腺髓质分泌的肾上腺素作用于血管平滑肌的 α 受体，引起血管收缩；作用于心脏的 β 受体，加快心率和增强心肌的收缩力而引起血压升高。

安全性评价 大豆皂苷的 LD_{50} 均 > 3.2g/kg。大豆皂苷的毒副作用很小，有人甚至提出大豆皂苷是一种对人体无毒副作用的强抗氧化剂。然而，纯化的皂苷具有辛辣和苦味，对人体各部位的黏膜均有刺激作用，大量摄入时可致急性胃肠炎。高浓度的皂苷处理红细胞时，红细胞膜破裂，建议含皂苷的植物药给药方式应多采用口服，尽量不用静脉注射。

食物来源 皂苷主要存在于一些植物的根、茎叶及果实中，如豆科植物大豆及其秸秆、紫花苜蓿芽及其他芽类、马铃薯、番茄和绿色蔬菜等。大豆皂苷的主要来源是大豆及其制品，其含量为 $0.5 \sim 114\mu mol/g$；人参总皂苷从五加科植物人参的根、茎叶中提取精制而成，绞股蓝皂苷从葫芦科植物绞股蓝全草中提取获得。

(肖 荣)

zhíwù gùchún

植物固醇（phytosterol） 以环戊烷多氢菲为结构骨架有天然甾体生物活性的一类植物化学物。早在 20 世纪 50 年代，人们就知道多吃富含植物固醇的植物油，可降低血胆固醇（TC）。但受分析检测手段及功能评价条件所限，一直无法进行定性、定量、分离及有效剂量和作用机制的研究。20 世纪末，随着对其生理功能的再认识，许多国家（如美国、澳大利亚、英国、芬兰、荷兰、意大利和日本）均认可植物固醇的安全性，批准使用于降胆固醇的功能性食品中。

分类与结构 在 40 种重要的植物固醇中，最常见且含量最多的是 β-谷固醇（图）、菜油固醇、豆固醇、β-谷固烷醇和菜油固烷醇。植物固醇与胆固醇结构上的区别是在 C24 上多了一些侧链，如谷固醇和菜油固醇在 C24 上分别是一个乙基和一个甲基。植物固醇具有不溶于水、酸和碱，易溶于有机溶剂（如乙醚、苯、氯仿、乙酸乙酯、二硫化碳和石油醚）的特性。

生物学作用 植物固醇及其衍生物具有降低胆固醇作用；还有抗氧化、抑制肿瘤、免疫调节以及促进生长等多种生物学作用。

调节胆固醇的作用 摄入 $2 \sim 3g/d$ 植物固醇可明显降低低密度脂蛋白胆固醇（LDL-C）和 TC 的水平（降低 4% ~ 15%）；一项 Meta 分析（59 个临床试验，1992 ~ 2006 年）结果进一步肯定了摄入 2g/d 植物固醇可降低大于 10% 的 LDL-C 和 TC 水平，降低 LDL-C 水平的作用呈现剂量依赖

图 β-谷固醇结构式

关系；但对甘油三酯（TG）的影响还没有得到一致的结果，也没有得出对高密度脂蛋白胆固醇（HDL-C）有益作用的结论。植物固醇降低 TC 吸收的作用机制：①通过和 TC 竞争与胆汁酸微胶束结合，减少 TC 在小肠的吸收和运输。②竞争小肠微绒毛膜吸收位点和替代 TC 与 TC 跨膜转运体结合。③影响肝-肠 TC 的重吸收，在肠道可阻止内源性 TC 的再吸收，并促进其粪便排出。

抗氧化作用 植物固醇添加量不超过 0.1%时，抗氧化能力随浓度增加而增强，与维生素 E 联合使用可发挥抗氧化协同作用。β-谷固醇有清除 OH·和抑制 O_2·的作用，抗氧化活性随着其浓度增加而增强。植物固醇有阻止不饱和脂肪酸在高温加热条件下发生氧化降解的作用。体内试验结果也表明植物固醇酯具有逆转肿瘤小鼠过氧化氢酶活性下降的作用。仙人掌水煎液（含 β-谷固醇、豆固醇等）能明显抑制或降低由四氯化碳所致的小鼠和大鼠肝匀浆中丙二醛的生成。

抑制肿瘤作用 纽约膳食研究机构等几项较大范围的流行病学研究表明，膳食中植物固醇的摄入量与结肠癌、前列腺癌、乳腺癌、卵巢癌和胃癌等发生率呈负相关。增加富含植物固醇食物的摄入量可降低肺癌的发病风险，特别是腺性肺癌。动物研究表明，β-谷固醇降低甲基亚硝基脲诱导的结肠癌的发生率。

抗炎作用 谷固醇和豆固醇均具有一定抗炎作用，而且没有可的松类激素药物的副作用。植物固醇可通过抑制三硝基苯丙酸诱导的肠炎症模型小鼠的核因子 κB（NF-κB）和炎症因子如肿瘤坏死因子-α（TNF-α）和白介素

（IL）-1β 的激活，有效减轻结肠的炎症反应；可通过调节肠黏膜上分离出的 CD4$^+$ 细胞的 CD3/CD28 介导的信号转导途径，调节效应 T 细胞的功能，减少 IL-2、IL-4 和 γ 干扰素的产生及 T 细胞的增殖，有效抑制结肠炎。有关植物固醇对免疫系统的研究较少，研究已经证实植物固醇还有增加白细胞数量的作用。

其他作用 一定剂量的 β-谷固醇可诱导大鼠子宫细胞内糖原浓度、葡萄糖-6-磷酸脱氢酶和磷酸己糖异构酶及总乳酸脱氢酶活性的增加。植物固醇对减少男性前列腺肥大的发生和缓解前列腺增生症状有较好效果，且毒副作用小，其作用与植物固醇具有解痉挛、改善微循环、降低前列腺代谢相关酶（5α-还原酶活性和前列腺芳香酶）活性等作用有关。

安全性评价 口服 25g/d 以上的植物固醇无副作用，β-谷固醇作为药品被使用，有良好的安全记录。成人口服 8.6g/d 不影响肠道菌群的稳定和代谢活性，也不影响粪便中胆汁酸和固醇代谢物的合成。尚未证明植物固醇的体内代谢会对人体产生不利影响，也未在动物试验中发现毒性反应。许多国家已允许植物固醇作为一种有益成分添加到食物，成为辅助降低血液胆固醇的保健食品，如美国食品药品监督管理局已于 2000 年批准含植物固醇类物质的功能性食品；中国卫生部批准植物固醇可作为食品新资源使用的物质。然而，一些试验发现植物固醇和植物固烷醇酯会对胡萝卜素和番茄红素的吸收产生轻微的影响。由于植物固醇类激素样作用的报道不完全一致，因此，仍然需深入的研究和评价植物固醇的生物利用度、最大安全剂量以

及生物学作用。

参考摄入量及膳食来源 膳食中植物固醇平均摄入量为 150~400mg/d，但吸收率仅为 5% 左右。中国营养学会提出中国居民植物固醇的特定建议值为 0.9g/d，植物固醇酯为 1.5g/d；植物固醇的可耐受最高摄入量为 2.4g/d，植物固醇酯为 3.9g/d。植物固醇广泛分布于植物性食物中，其主要食物来源是植物油类、豆类及其制品（如大豆、豆粉、豆奶、豆腐以及大豆蛋白粉等）和坚果类等；谷类、蔬菜与水果中植物固醇含量较低，但日常食用量较大，也成为人们植物固醇的来源。

（肖 荣）

dāntiēlèi huàhéwù

单萜类化合物 （monoterpenes） 两个异戊二烯分子聚合而成的植物化学物。在中国已有 2000 多年的药用历史。直到 20 世纪，随着质谱和色谱等实验技术的成熟，分离鉴定、分子结构以及生物活性才有了较大进展。因其有杀虫、抑菌以及抗炎的特性，常被用于香水、化妆品、洗涤品和食品添加剂中；也已应用于抗疟原虫、抗炎以及抑制肿瘤。膳食中单萜类物质的平均摄入量大约为 150mg/d。

分类与结构 常见的有无环（链状）单萜、单环单萜（图）、双环单萜及环烯醚萜四大类，主要存在于高等植物的腺体、油室和树脂道等分泌组织中。典型的有薄荷醇、香芹酮、柠檬油精和紫苏醇/醛。单萜类化合物具有亲脂性强，易溶于有机溶剂，难溶于水，对高热、光和酸碱较为敏感，并有挥发芳香的特性。

生物学作用 研究多集中在杀菌、抑制肿瘤以及对神经系统

和心血管系统方面的作用。单萜类化合物的生物活性较高、不易产生抗药性且对人和畜毒性较小，对其开发为新型抑菌药物有较大实际意义。

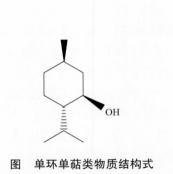

图　单环单萜类物质结构式

杀菌与抑菌作用　多种单萜类化合物均有抑制和杀死细菌和真菌等微生物的特性。例如，紫苏醛（5%～20%）对致病性大肠埃希菌 $O_{157}:H_7$、鼠伤寒沙门菌、李斯特菌均具有明显抑制效果，对黑曲菌、铜绿假单胞菌和镰刀菌也有较好的抑制作用；薄荷醇和薄荷酮对长蠕孢菌等 15 种真菌的抑制作用超过了许多商业杀菌剂。通过测量抑菌圈直径判定其抑菌活性的大小，结果表明柑橘皮精油对大肠埃希菌、白色葡萄球菌和青霉均有较强的抑制作用，对大肠杆菌的抑菌作用最强。也有研究者证实，D-柠檬烯有效抑制黑曲霉、黄曲霉、枯草芽孢杆菌、金黄色葡萄球菌等食品腐败菌的生长作用。抑菌活性与其自身化学结构、与微生物体发生巯基反应的能力以及与微生物体色氨酸形成电子转移的络合物有关。

抑制肿瘤作用　许多单萜类化合物对不同组织和不同发展阶段的肿瘤都有预防发生、抑制进展和转移的特性。紫苏醇能抑制、逆转实验动物的乳腺癌、卵巢癌、肝癌、转移性大肠癌、前列腺癌和白血病等的发生；右旋柠檬烯、香芹酮和薄荷醇对化学致癌物诱发的啮齿动物乳腺癌、肝癌、肺癌、胃癌及皮肤癌等在始发阶段和促癌阶段均有明显的化学预防和治疗作用。其防治肿瘤的可能机制与阻滞肿瘤细胞周期、诱导肿瘤细胞凋亡、抑制新生血管生成、阻止化学致癌物与 DNA 相互作用、加速化学致癌物降解代谢过程以及阻止癌变细胞增殖等作用有关。

调节免疫作用　给大鼠喂饲香芹酮和柠檬烯 12 天后，香芹酮和柠檬烯均可明显升高小鼠脾和骨髓等组织的白细胞数量。某些环烯醚萜成分可抑制环加氧酶-2 的活性，减轻迟发型超敏反应的炎症损伤的程度。环烯醚萜总苷能降低糖尿病血管并发症以及大鼠体内过高的可溶性细胞间黏附分子-1 和肿瘤坏死因子-α 水平。

心血管保护作用　柠檬醛有抗心律失常作用，对于冠心病、心绞痛均有较高的治效率，有报道此作用可达 80% 以上。富含环烯醚萜类的缬草素可使兔离体心脏冠脉血流增加 65%，并可消除氯化钡诱导的间歇性心律失常。

调节血糖作用　有环烯醚萜成分的橄榄苦苷对四氧嘧啶诱导的糖尿病大鼠有提高葡萄糖耐量、降低血糖作用。山茱萸环烯醚萜总苷通过部分恢复 NO 和内皮素的动态平衡，保护血管内皮细胞，对氧化应激损伤有改善作用，降低糖尿病血管并发症的发生。

安全性评价　单萜类化合物种类繁多，其毒性也存在较大差异。柠檬烯是一种稳定性好、无毒副作用的安全性调味剂，被广泛用于食物、饮料和口香糖中。早在 1994 年，美国食用香料与提取物制造商协会就已经认定柠檬烯毒性属"一般认为安全的物质（GRAS）"，并经食品药品管理局批准食用。联合国粮农组织和世界卫生组织对右旋柠檬烯的每日可接受摄取量未做出特殊规定。紫苏醇在 N-亚硝基苯甲基胺诱导的大鼠食管癌的早期有轻微的促癌作用，而高剂量能使肿瘤体积稍有下降。

食物来源　单萜类化合物主要存在于调料类植物性食物（如薄荷、葛缕子种子、柑橘油、香菜种子、香料和一些植物油）、水果（如葡萄、樱桃和柠檬）和紫苏茎叶，海洋藻类等也有一定的含量。

（肖　荣）

zhīsuān

植酸（phytic acid）　肌醇的 6 个羟基均被磷酸酯化生成的植物化学物。又称肌醇六磷酸酯。它是植物体内含磷化合物的主要存在形式，易溶于水、乙醇和丙酮，几乎不溶于乙醚、苯和氯仿。植酸分子中有能同金属结合的 24 个氧原子、12 个羟基和 6 个磷酸基，在较大的范围内，与金属离子（如钙、镁、锌和铁）发生络合反应，是一种金属多齿螯合剂。1865 年开始，先后从多种植物的种子得到植酸后，人们开始认识并研究植酸。1879 年，确定了植酸经盐酸酸解后生成了肌醇和正磷酸。1919 年，帕斯捷尔纳克（Posternak）首次在实验室合成了植酸。1969 年，约翰逊（Johnson）和塔特（Tate）等通过化学分析、X 线衍射分析、光谱分析以及磁共振测定与解析，正式提出并确认了植酸的结构式（图）。1912 年，梅兰比（Mellanby）就首次报道了植酸对动植物营养的影响。20 世纪 70 年代以来，植酸的研究和应用日益深入，

图 植酸的分子结构式

如应用于医药行业、食品工业、化工业、金属加工和环保等诸多行业。日本最早将植酸进行工业化生产。中国居民的膳食结构仍以谷类、豆类及淀粉根茎类为主，膳食植酸的平均摄入量为1186mg/d。

生物学作用 植酸在体内水解产物为肌醇和磷脂，其磷脂部分为人体细胞膜的重要组成部分，肌醇部分有 B 族维生素和生物素的生理活性。

抗氧化作用 食物中的植酸、磷酸肌醇能与铁离子螯合，防止经 Fenton 反应而生成氧化活性极强的活性氧（ROS）等，减少 OH· 直接快速的攻击生物大分子；植酸对 $O_2^-·$ 也有明显清除作用，呈一定的剂量效应关系，且对 OH· 的清除作用强于 $O_2^-·$，可能与其分子结构中的羟基有关；可抑制叔丁基过氧化氢催化的脲酸氧化和红细胞膜的脂质过氧化；还可抑制 OH· 诱导的脱氧核糖降解，但对这一体系的抑制程度随着 Fe^{3+} 浓度的增加而下降，提示植酸作为抗氧化剂与植酸螯合金属离子有关。植酸通过抗氧化损伤和影响心肌细胞瘦素表达等途径实现保护心血管系统的作用。

抑制血小板凝集作用 用阻抗技术研究植酸对健康志愿者血液影响的体外试验发现，植酸可明显降低血小板的聚集，且呈剂量效应关系；可明显降低平滑肌对 ATP 释放的感应。这些研究结果证明，植酸在降低心血管疾病的发病危险中有一定的作用。

抑制肿瘤作用 植酸对皮肤癌、乳腺癌、结肠癌、白血病、前列腺癌以及胃癌等都有一定抑制作用，尤其是预防及早期治疗。抑制肿瘤机制：①通过螯合 Fe^{2+} 减少 OH· 的形成，通过保持 Fe^{3+} 状态，阻断氧化反应中的铁循环，防止脂质过氧化，减少对 DNA 等生物大分子的攻击。②抑制新生血管的形成，阻断癌组织的血液供应，减少癌组织的营养供给。③调控细胞内的肌醇磷酸盐库钙离子的释放，干扰癌细胞外信号传导途径，影响癌细胞增殖过程。④抑制癌细胞生长，诱导癌细胞发生凋亡。但也有研究发现，植酸可与多价阳离子形成螯合物，增加膀胱与肾乳头状瘤发病的危险性。

络合金属离子作用 植酸易络合金属离子形成植酸盐，在一定的程度上，过量的植酸会影响人体矿物质代谢，尤其是钙、镁、铁和锌的吸收。

其他作用 植酸能与蛋白质结合，降低蛋白质的溶解性；还有抑制 α-淀粉酶、胃蛋白酶和胰蛋白酶的活性作用，影响一些蛋白质和淀粉的吸收作用。

安全性评价 植酸的急性毒性试验、蓄积毒性试验和致突变试验结果：①用 50% 植酸水溶液进行毒性试验，小白鼠经口 LD_{50} 为 4192mg/kg 体重，介于乳酸与山梨酸之间，毒性比食盐更低（食盐 LD_{50} 为 4000mg/kg 体重）。②蓄积系数>5，属低毒弱蓄积类物质。③小鼠骨髓嗜多染细胞微核试验、小鼠生殖细胞染色体畸变分析试验和细菌回复突变试验均未显示出植酸对小鼠细胞遗传物质、生殖细胞的损害。④大鼠3 个月喂养生长试验结果显示，植酸对大鼠生长、食物利用率、血生化指标以及病理组织学方面均未显示出不利的影响。人体胃和小肠中没有消化植酸盐的植酸酶，膳食来源的植酸酶在水解植酸盐方面的安全性问题也应关注。

食物来源 植酸广泛存在于多种植物中，如天然植物种子、胚芽、麸皮和米糠中，其中谷类和豆类植物中植酸含量可达1%~5%；玉米芽中为 6.4%、麦麸中为 4.8%、米糠为 6%~7%、亚麻种籽中为 5.3%、棉籽中为3%～4%、油菜籽中为 2%～2.5%。

（肖 荣）

dànbáiméi yìzhìjì

蛋白酶抑制剂（protease inhibitor） 能与蛋白酶活性部位或变构部位结合，抑制酶的催化活性或阻止酶原转化为有活性酶的一类小分子量的植物化学物。具有碱性、耐热、不易被蛋白酶水解的特性。1944~1945 年，从大豆中分离出鲍曼－比尔克（Bowman-Birk）和库尼茨（Kunitz）两类胰蛋白酶抑制剂并得到纯化结晶物。1947年，米克尔（Mickel）和斯坦迪什（Standish）观察到在豆类产物中一些物质使昆虫的幼虫不能发育。比尔克（Birk）等研究发现这种抗虫作用与大豆中的丝氨酸蛋白酶抑制剂和胰蛋白酶抑制剂有关；在医学中的重要突破是蛋白酶抑制剂在艾滋病和肿瘤治疗中的作用。1985年，动物实验表明蛋白酶抑制剂具有抑癌作用，如降低前列腺癌、肺癌、子宫内膜癌及乳腺癌等发生率。1995年，第一个人类免疫缺陷病毒（HIV）蛋白酶抑制剂产品研制成功，成为高效、低毒的抗获得性免疫缺陷综合征（艾滋病）的候选药物，在艾滋病的化学药物治疗中发挥着重要的作用。

分类与结构 蛋白酶抑制剂分为四类：丝氨酸蛋白酶抑制剂、巯基蛋白酶抑制剂、金属蛋白酶抑制剂和羧基蛋白酶抑制剂，其中丝氨酸蛋白酶抑制剂的作用机制、氨基酸序列及X线晶体衍射图谱的研究比较清楚。丝氨酸蛋白酶抑制剂包括胰蛋白酶抑制剂和胰凝乳蛋白酶抑制剂。依氨基酸序列同源性、分子量、等电点、免疫学反应性以及与蛋白酶的结合力等不同，大豆胰蛋白酶抑制剂大致分为两类，即库尼茨胰蛋白酶抑制剂和鲍曼－比尔克胰蛋白酶抑制剂（图1、图2）。库尼茨胰蛋白酶抑制剂是由181个氨基酸残基和2个二硫键组成，其分子内只有一个活性中心或反应位点，位于第63位精氨酸（Arg）与第64位异亮氨酸（Ile）之间，可特异性地与胰蛋白酶等量结合，故又称单头抑制剂，含量约占大

豆籽实蛋白质总量的1.4%。鲍曼－比尔克胰蛋白酶抑制剂是71个氨基酸残基和7个二硫键组成的单肽链，分子内有2个活性中心，分别位于第16位赖氨酸（Lys）与第17位丝氨酸（Ser）之间和第43位亮氨酸（Leu）与第44位丝氨酸之间，可分别与属于丝氨酸蛋白酶的胰蛋白酶和胰凝乳蛋白酶相互结合，故又称双

头抑制剂，其含量约占大豆籽实蛋白质总量的0.6%。膳食中胰蛋白酶抑制剂平均摄入量约为300mg/d，素食者摄入量更多。

生物学作用 蛋白酶抑制剂参与调节蛋白酶活性和蛋白质代谢，在一系列的生理、病理过程中起关键性调控作用。

抑制肿瘤作用 大豆胰蛋白酶抑制剂对直肠癌、肝癌和肺癌

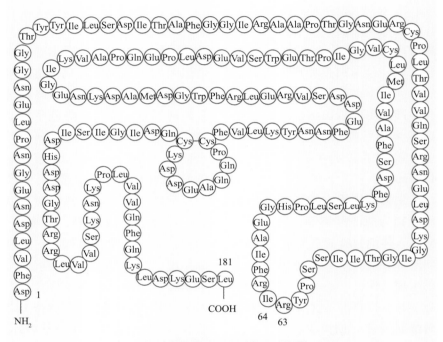

图1 库尼茨胰蛋白酶抑制剂结构

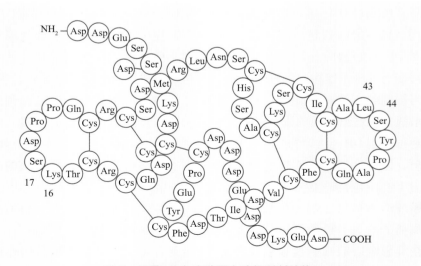

图2 鲍曼－比尔克胰蛋白酶抑制剂结构

等均有明显抑制作用，且毒副作用小。在离体条件下，可阻止正常细胞向恶性转化，甚至在癌症晚期也有类似作用。大豆来源的鲍曼-比尔克胰蛋白酶抑制剂通过逆转或阻断肿瘤的发展过程，抑制多种致癌因素（物理或化学）诱发的不同组织器官（结肠、肝脏、肺、食管以及口腔上皮等）肿瘤（如鳞状细胞癌、腺癌和血管肉瘤），低含量也能抑制细胞的恶性转化。库尼茨胰蛋白酶抑制剂对卵巢癌细胞的侵入和转移有明显抑制作用，其机制可能通过与内源性蛋白酶形成复合物，阻断酶的催化位点，竞争性抑制体内蛋白酶的活性，减少一些癌症细胞对组织的侵袭能力有关。

抗辐射作用　鲍曼-比尔克胰蛋白酶抑制剂可选择性调节辐射诱导的癌基因的过表达，如下调 c-myc 和 c-fos 基因过表达；可影响核酸剪切修复过程，激活 DNA 修复机制；还可以明显抑制辐射引起的祖代纤维母细胞向纤维细胞有丝分裂过程中发生的不成熟的终末分化，实现抗辐射作用。

抗氧化作用　大豆库尼茨胰蛋白酶抑制剂对活性氧（ROS）具有清除能力，特别对清除 $O_2 \cdot$ 的能力最强。鲍曼-比尔克胰蛋白酶抑制剂可抑制白血病细胞株 HL-60 分化细胞 $O_2 \cdot$ 的产生，阻断被活化的中性粒细胞 ROS 释放。

安全性评价　对大豆胰蛋白酶抑制剂的安全性评价还没有定论。在农业领域，证实了鲍曼-比尔克胰蛋白酶抑制剂引入植物形成新的具有抗虫性的品种是安全的。在医药领域，低浓度的鲍曼-比尔克胰蛋白酶抑制即能明显预防癌基因激活，降低癌症发病率，而且对人体的毒副作用很小。然而，另外一些研究发现，大豆胰蛋白酶抑制剂能抑制动物生长并伴随有胰腺肥大、增生和腺瘤形成。因此，需要进一步研究大豆胰蛋白酶抑制剂的安全性。20 世纪 90 年代中后期，蛋白酶抑制剂成为治疗艾滋病的药物之一，是抗 HIV 药物复合疗法的重要组成部分。

食物来源　蛋白酶抑制剂广泛分布于植物性作物如谷类（小麦、大麦、玉米和苦荞面）、豆类、花生、油料作物、番茄和马铃薯，多见于作物的种子和根茎内。在植物贮藏器官中，其含量通常可达总蛋白的 10%。在一些动物中还可分离到库尼茨胰蛋白酶抑制剂，如猪和牛的胰、海葵和蛇等。

（肖　荣）

shíwù yíngyǎng jiàzhí

食物营养价值（nutritional value of food）

食物对人体生长、发育及保持正常功能的价值。食物是人类生存、生长、繁衍后代以及从事一切活动的物质基础，提供人体所需要的蛋白质、脂肪、碳水化合物、维生素、矿物质以及其他生物活性物等，不仅构成了人体的基本成分，还提供了人体代谢和机体活动所需的能量；食物中生物活性物被认为在维持人体健康，预防和控制慢性疾病方面具有积极作用。

食物按来源可分为植物性食物和动物性食物两大类。前者包括谷类、豆类、蔬菜、水果等，主要提供蛋白质、碳水化合物、脂类、水溶性维生素（或部分脂溶性维生素及前体物质）和矿物质；后者包括肉类、蛋类、乳类等，主要提供蛋白质、脂类、脂溶性维生素、矿物质等。各种食物由于所含能量和营养素的种类和数量以及人体营养需要的程度不同，各种营养素间的相互比例是否适宜以及是否被人体消化吸收和利用，其营养价值有高低之分。含营养素种类齐全、数量及相互比例适宜、易被人体消化吸收利用的食物，营养价值较高；所含营养素种类不全、数量不足或相互比例不适当、不易为机体消化吸收利用的食物，营养价值较低。中国居民饮食以五谷杂粮和薯类为主食，蔬菜为主要副食，畜肉及禽蛋类次之，乳类较少。此膳食模式优于西方发达国家以动物性食品为主的膳食模式。中国大中城市居民的膳食结构有"西方化"的趋势，肉类进食量过多，相应动物脂肪的摄入量也过多，五谷杂粮及蔬菜的摄入量相应减少，兼之食物加工精细，造成食物中营养素的损失和营养素摄入的种类及数量不平衡，引发一些慢性非传染性疾病的发病率逐年升高。因此，应充分了解各类食物的营养价值，平衡膳食，食物多样，谷类为主；培养良好的饮食习惯，不偏食不挑食，不暴饮暴食，使机体获得充足均衡的营养，促进健康。

（马爱国　陈杨）

shíwù chéngfèn

食物成分（food composition）

食物中能维持人体正常生长发育、新陈代谢和生理功能所需要的物质称为食物成分，主要包括营养素、生物活性物质等。营养素是食物中具有能为人体提供能量、构成机体组分、修复受损组织以及调节生理功能的化学物质；植物性生物活性物质是植物化学物，是生物进化过程中植物维持其与周围环境相互作用的生物活性分子，是植物代谢产生的次级代谢产物，除个别是维生素的前体物外均为非营养素。食物是人类赖以生存的物质，包括原料和成品。从原料到成品的过程中可发生物理、化学、生物化学等变化，不论是原料、半成品还是成品，其风味、色泽、质构等是食物中化学成分的物理变化和化学反应的综合表现。在这个动态变动过程中，每种成分的某些性状在其中起特殊而重要的作用。

(马爱国　陈　杨)

shípǐn sèzé chéngfèn

食品色泽成分 （color component of food）

食品能吸收和反射可见光波使食品呈现颜色的化学物质。又称食品色素。食品色泽是决定食品品质和可接受性的重要因素。按结构分为四吡咯衍生物（或卟啉类衍生物）、异戊二烯衍生物、多酚类衍生物、酮类衍生物。按来源分为天然色素和人工合成色素，其中天然色素有植物色素（如叶绿素、类胡萝卜素、花青素等）、动物色素（如血红素、卵黄和虾壳中的类胡萝卜素）和微生物色素（如红曲红）。按溶解性质分为水溶性色素和脂溶性色素。

天然色素 新鲜原料中肉眼可见的有色物质，或加工中呈现颜色的物质。最常见的有血红素、叶绿素、类胡萝卜素、花青素、红曲红、甜菜红等。

血红素 动物血液和肌肉中的色素，是肌红蛋白和血红蛋白的辅基，以复合蛋白质的形式存在。动物被屠宰分割后，肌肉与空气接触，还原态肌红蛋白与氧气产生氧合反应，生成鲜红色的氧合肌红蛋白；另一部分与氧气发生氧化反应，生成棕褐色的高铁肌红蛋白。

叶绿素 高等植物和其他所有能光合作用的生物体所含的绿色物质，它使蔬菜和未成熟果实

呈现绿色。绿色蔬菜在加工前，用 $60\sim75℃$ 的热水进行漂烫，使叶绿素水解酶失去活性，并排除蔬菜组织中的氧气，则可保持其绿色。

类胡萝卜素 多烯类色素的统称，是分布于生物体中一类从黄、橙、红至紫的色素。在叶绿素存在的时候，绿色占有优势，往往掩盖类胡萝卜素颜色的表现。一旦叶绿素被分解，即呈现此类色素，如成熟的水果、秋天的枫叶等。对 pH 值变化和热较稳定，强氧化剂使其破坏褪色。类胡萝卜素按其分子组成可分为胡萝卜素类和叶黄素类。其中胡萝卜素类系不饱和碳氢化合物，在氧气分压较低 （2024×10^5 Pa 以下） 时有抗氧化的作用，可清除单线态氧、羟基自由基、超氧自由基和过氧自由基。

花青素 一类水溶性植物色素，水果、蔬菜和花的鲜艳颜色，皆源于其细胞液中存在此类物质。花青素与 Ca^{2+}、Mg^{2+}、Mn^{2+}、Fe^{3+} 等金属离子能发生络合反应，产生紫红色、青色、蓝色等，且不受 pH 值的影响。因此，含花青素的水果必须装在特殊涂料罐或玻璃瓶内。花青素与盐酸共热生成无色物质，称为无色花青素，它以苷的形式存在于植物组织中，在一定条件下可转化为有色花青素，是罐藏水果果肉变红变褐的原因之一。

红曲红 红曲霉分泌的色素，是中国民间常用的食品着色剂，如酿造红曲黄酒、制酱、腐乳、香肠、酱油和各种糕点的着色。耐热，耐光，不受金属离子的影响，不易被氧化剂、还原剂作用，不溶于水。

甜菜红 存在于红甜菜中的天然植物色素。是甜菜中有色化

合物的总称，其主要成分是甜菜苷，占红色素的 $75\%\sim95\%$。甜菜苷溶液呈红色至红紫色，pH<4.0 时，溶液颜色由红变紫；pH>10.0 时，溶液颜色迅速变黄。绝大多数食品的 pH 值为 $3.0\sim7.0$，故含甜菜苷食品的色泽比较稳定。稳定性随水分活度降低而增大，可作为低水分含量食品的着色剂。也可用于糖果、糕点、清凉饮料以及某些乳制品、肉制品的着色。

人工合成色素 从煤焦油中制取或以苯、甲苯等芳香烃化合物为原料合成的有机色素，又称煤焦油色素或苯胺色素。性质稳定、着色力强、可任意调色、成本低廉、使用方便，被广泛使用。世界各国允许使用的合成色素多是水溶性色素。

(马爱国　陈　杨)

shípǐn fēngwèi wùzhì

食品风味物质 （flavor compound of food）

食品中能刺激人多种感觉器官而产生感官反应的物质。广义的"风味"是指摄入口腔的食物使人产生的各种感觉，主要是味觉、嗅觉等。世界上对味觉的分类尚不一致，中国通常分为酸、甜、苦、辣、咸、鲜、涩七味。香味物质是食品风味的另一个重要物质，是食品中能产生香气的物质。风味物质大多为非营养性物质，虽不参与体内代谢但能促进食欲，也是构成食品质量的重要标志。

呈味物质 食物滋味虽多样，但使人产生味感的基本途径却相似。呈味物质刺激口腔味觉感受体，经传入神经传递到味觉中枢，经综合分析，产生味感。影响味感的主要因素包括呈味物质的结构、湿度、浓度、溶解度和呈味物质间的相互作用等。

甜味物质　甜味是普遍受欢迎的一种基本味感，常用于改进食品的可口性和某些食用性。碳水化合物是其代表，除糖及其衍生物（蔗糖、葡萄糖、果糖、乳糖、山梨醇和甘露醇等）外，许多非糖类的天然化合物（甘草苷、甜菊糖苷二肽和氨基酸衍生物）也有甜味。

酸味物质　酸味来自氢离子，溶液中能解离出氢离子的化合物都能引起酸感。酸味的阈值比甜味和咸味低。常见的酸味剂主要有醋酸、柠檬酸、乳酸、酒石酸、苹果酸、延胡索酸、葡萄糖酸、抗坏血酸、磷酸等。不同的酸具有不同的味感，这与酸性基团的特性、pH 值、滴定酸度、缓冲效应及其他化合物尤其是糖的存在有关。

咸味物质　咸味是中性盐的味感，只有氯化钠才能产生纯粹的咸味。盐中常含氯化钾、氯化镁、硫酸镁，若其含量增加，还会产生苦味。

苦味物质　许多物质都有苦味。单纯苦味并不令人愉快，但若与甜、酸或其他味感调配得当，能形成一种特殊的风味，如苦瓜、白瓜、茶、咖啡。苦味剂大多有药理作用，一些消化活动障碍、味觉减弱或衰退者，可用苦味强烈刺激感受器恢复正常。苦味物质在植物中主要是各种生物碱和藻类，动物主要存在于胆汁中。

鲜味物质　鲜味是一种复杂的综合味感，甜酸苦咸四种原味和香气以及质地协调，可感觉到鲜味。呈味成分有核苷酸、氨基酸、肽、有机酸等几类物质。在天然氨基酸中，L-谷氨酸和L-天冬氨酸钠盐及其酰胺都有鲜味。L-谷氨酸钠俗称味精，有强烈的肉类鲜味。L-天冬氨酸钠盐和酰胺亦具有鲜味，是竹笋等植物性食物中的主要鲜味物质。核苷酸中能够呈鲜味的有 5′-肌苷酸、5′-鸟苷酸和 5′-黄苷酸，前二者鲜味最强。它们单独在纯水中并无鲜味，但与味精共存时，则味精鲜味增强，并对酸、苦味有抑制作用，即有味感缓冲作用。琥珀酸及其钠盐也具有鲜味，用于酒精清凉饮料、糖果等的调味，其钠盐可用于酿造品及肉类食品的加工。琥珀酸钠是各种贝类鲜味的主要成分。用微生物发酵的食品，如酿造酱油、酱、黄酒等鲜味都与琥珀酸存在有关。

辣味物质　辣味是辛香料中一些成分所引起的味感，是一种尖利的刺痛感和特殊的灼烧感的总和。它不但刺激舌和口腔的触觉神经，也会机械刺激鼻腔，有时甚至对皮肤也产生灼烧感。适当的辣味有增进食欲、促进消化液分泌的功能。辛辣味物质中的主要辣味成分见表。

涩味物质　当口腔黏膜蛋白质被凝固，会引起收敛的感觉，此时感到的滋味便是涩味，因此涩味是由于刺激触觉神经末梢所产生的。引起食品涩味的主要化学成分是多酚类化合物，其次是铁金属、明矾、醛类、酚类等物质，有些水果和蔬菜中存在的草酸、香豆素和奎宁酸等也会引起涩味。涩柿的涩味成分是以无色花青素为基本结构的苷，属于多酚类化合物，易溶于水。柿子成熟过程中多酚类化合物氧化、聚合而形成不溶于水的物质，涩味随即消失。

畜禽类产品风味物质　畜禽类产品生肉呈现腥膻气味，煮熟或烤熟后才有特征的香气。肉香主要取决于脂肪的含量，不同加工方法肉香也有差别。猪、羊的脂肪则含有产生特征性香气的因子。不同部位的脂肪对肉香的影响也不同，其中从肌肉中提取的脂肪比皮下脂肪含有更多的磷脂和胆固醇，这些物质在加热和冷冻时容易产生香气物质。生肉呈现出一种血样的腥膻味，这种嗅感成分主要有硫化氢、甲（乙）硫醇、乙醛等。加热后的肉香主要是 $C_1 \sim C_4$ 的脂肪酸；各种熟肉中三大风味成分为硫化物、呋喃类和含氮化合物。

水产品风味物质　水产品风味所涉及的范围比畜禽类食品更

表　辛辣味物质中的辣味成分

分类	食物种类	辣味成分
热辣（火辣）味物质	辣椒	类辣椒素、少量二氢辣椒素、挥发性香味成分
	胡椒	类辣椒素、胡椒碱、挥发性香味成分
	花椒	花椒素、少量异硫氰酸烷丙酯、挥发性香味成分
辛辣（芳香辣）味物质	姜	6-姜醇（鲜姜）、姜酚类化合物（干姜）、姜酮（熟姜）
	肉豆蔻和丁香	丁香醇和异丁香醇
刺激辣味物质	蒜	蒜素、二烯丙基二硫化物、丙基烯丙基二硫化物
	大葱、洋葱、韭菜	二丙基二硫化物、甲基丙基二硫化物
	芥末、萝卜	异硫氰酸酯类化合物

广。鲜鱼其有芳香味，新鲜度稍差时有特殊的香臭味，以腥臭为主；新鲜度继续降低时最终产生腐败臭气。熟鱼的嗅感成分中挥发性酸、含氮化合物等的含量都增加，产生熟肉香气。烤鱼和熏鱼的香味比烹调鱼差。动物水产品的风味主要由嗅感香气和鲜味共同组成。其鲜味成分主要是5′-肌苷酸、酰胺及肽类、谷氨酸钠及琥珀酸钠等。

乳和乳制品风味物质 乳制品均以淡香的牛乳作为初始原料，加工后形成了各种制品的不同特征香味。形成乳制品特征性香气的原因主要是新鲜牛乳的香气成分在加工的过程中伴随乳脂的转移而发生分配，以及产生新的香气成分。乳制品主要香气成分包括酸类化合物、羰基化合物、脂类化合物、硫化物等。脂类化合物中，$C_4 \sim C_{12}$的低、中级脂肪酸对香气的直接贡献较大，但从香气前体的性质来看，高级脂肪酸则更为重要。另外，乳品若加工和贮藏方法不当，也会出现异味。

(马爱国　陈杨)

shípǐn xiāngqì wùzhì

食品香气物质（aroma compound of food）

食物中能产生香气的化学物，与个人嗅觉相关。食品中的香气与所含化合物的分子结构和官能团性质有关，少数无机物有气味，只有如二氧化硫、二氧化氮、硫化氢、氨气等有强烈的刺激性气味。有机化合物有气味的则甚多。食品中的香气尚未形成专门的分类法，习惯上根据气味物的生物来源及食品加工方法简单划分。例如，水果香气、蔬菜香气、茶叶香气、肉香气、烘烤香气、油炸香气、发酵香气等。从营养学角度考虑，生成香味物质是不利的，因为它们的前体大多数为食品中的营养成分，生成风味物质后会丧失其营养价值；从工艺的角度看，有利的一面是增强食品的多样性、提高商品价值。

水果、蔬菜香气 水果香气是清香与芳香的综合。香蕉、苹果、梨、杏、芒果、菠萝和桃成熟时芳香气味浓郁突出；草莓、葡萄、荔枝、樱桃果实完整时气味不浓，打浆后气味变浓，清香味突出。水果香气以有机酸内酯和烯类为主，其次是醛类、醇类、酮类和挥发酸，香气随果实的成熟而增强。大多数蔬菜的总体香气较弱，但气味多样。百合科蔬菜（葱、蒜、洋葱、韭菜、芦笋等）有刺鼻芳香；十字花科蔬菜（卷心菜、芥菜、萝卜、花椰菜等）有辛辣气味；伞形花科蔬菜（胡萝卜、芹菜、香菜等）有微刺鼻的特殊芳香与清香；葫芦科和茄科中的黄瓜、青椒和番茄等有显著的青鲜气味；食用菌则有土壤香气。

谷类和大豆香气 可食用的谷类果实称谷粒，其风味主要在嗅感。稻米的香气主要由外层的挥发性成分产生，经检测，米糠的挥发成分在250种以上，其中内酯类物质香气温和、甜而浓重，是米糠气味的主要成分。米糠的挥发性成分参与米饭香气的形成，精度越高的米煮出的饭香气越弱。小麦和玉米的挥发性成分主要是$C_1 \sim C_9$醇类。干大豆的气味并不强烈，但生大豆在加工过程中能产生豆腥味，是由于大豆中的不饱和脂肪酸经脂肪氧化酶降解产生小分子挥发性物质引起。

豆形果实和坚果香气 可可豆中脂肪含量为50%~55%，烘烤可可豆时产生的香气组分羟化物，大都由脂肪氧化裂解产生，组成可可豆香气的大部分物质是杂环化合物和含硫化合物，由可可豆中的氨基酸和碳水化合物相互作用及热降解产生。可可豆苦味的主要物质是可可碱。咖啡所含的挥发性物质很多，其香气主要由呋喃类、噻吩类等化合物产生。咖啡的总体风味是咖啡豆烘烤时形成的特征香气，由咖啡碱、多酚类化合物及羟胺反应生成的褐变产物所产生的苦涩味感，加上来自有机酸的适当酸味感三者组成。生花生豆有豆香气，但不强烈，主要由己醛、辛醛等产生。炒花生的主体风味是脂肪族羟化物、苯乙醛化合物等为主体的香气，蛋白质、氨基酸、碳水化合物及占干重约50%脂肪所形成的味感，加上由花生仁组织结构所产生的酥脆口感三部分组成。

茶叶香气 茶香是决定茶品质高低的最重要因素，茶香与原料品种、产地生产条件、成熟度及加工方法等有关。茶香的成分有300种以上，其中醇、酚、醛、酮、酸、酯等统称芳香油，在茶叶中占很小的一部分，但对茶香的形成起到很重要的作用。茶叶中的苦味主要是咖啡碱，苦味剂在制茶的过程中含量变化不大。

(马爱国　陈杨)

shípǐnzhōng méi

食品中酶（enzyme of food）

食品生物活细胞产生的有催化能力的蛋白质。此类物质是生命活动的重要标志物质之一，几乎一切生命活动和绝大多数生物化学反应都必须有酶参与。在生物体内，酶类大多是蛋白质。国际酶学委员会根据催化的化学反应类型和作用的底物，对酶进行分类和命名。食物中的酶可根据其所催化反应类型分为氧化还原酶、转移酶、水解酶、裂合酶、异构酶和连接酶六大类。

分布 所有的生物或细胞都产生或分泌各种酶，以供细胞自身、组织或整个生物个体的需要。酶在动植物食物和发酵食物的生长和成熟中起重要作用。在食品原料保藏期间，细胞结构的破坏常导致细胞器内某些酶的释放和活力增高。多数食物，如采后的水果、蔬菜，宰后的畜禽胴体、水产，在较长一段时间的贮存期内，其水解酶的活力和含量较高，由于水解酶催化的反应不需要能量，反应过程也简单，其与食物的后熟、衰老、腐败及相关器官的其他品质特性的产生和变化有关。酶在生物体内分布不均匀，某些特定组织、器官含有特定种类的酶。试图在植物、动物和微生物中找到一种特殊的酶，应首先确定酶发挥作用的场所和存在的部位。

内源酶 虽然许多食品中仅含极少量的内源酶，但它们均起重要作用。了解酶在其中的作用而加以控制，可改善原料的贮存性质并改善食品品质。食品工业中正在利用或将来很有发展前途的酶见表。

毒副作用 在生物材料中，有时酶的底物本身无毒，经酶催化降解后可以变成有害物质，如木薯含生氰糖苷，本身无毒，但在内源糖苷酶的作用下，产生氢氰酸而有毒性；若将木薯根切块后彻底清洗，组织中的微量氢氰酸在烧煮中容易挥发除去。十字花科植物的种子、皮和根含有葡萄糖芥子油苷，葡萄糖芥子油苷属于硫糖苷，在芥苷酶作用下会产生对人和动物体有害的甲状腺肿素，加热可使芥苷酶失活。因此，食品加工的条件可影响终产物的物理化学性质及变化。

（马爱国 陈 杨）

shípǐn yíngyǎng jiàzhí píngjià

食品营养价值评价 （assessment of nutritional value of food）

对某种食品所含的营养素和能量能满足人体营养需要程度的评价。取决于食品中营养素的种类是否齐全、数量的多少、相互比例是否适宜以及是否容易被人体消化吸收和利用。评定一种食品营养价值高低，首先应对其所含营养素的种类和含量进行测定和分析。食品中所提供营养素的种类和含量，越接近人体需要，该食品的营养价值就越高。除用化学分析法、仪器分析法、微生物法、酶分析法等测定食品中营养素的种类和含量外，还可以通过查阅食物成分表，初步评定食品的营养价值。

评定食品营养价值的意义：全面了解各种食品的天然组成成分，找出现有主要食品的营养缺陷，并指出改造或开发新品种的方向，解决抗营养因子问题，充分利用食物资源；了解在加工烹调过程中营养素的变化和损失，采取相应的有效措施，最大限度地保存食品中的营养素，提高食品营养价值；指导人们科学地选购食品和合理地搭配食品，配置营养平衡的膳食，促进健康、延年益寿及预防疾病。

（马爱国 陈 杨）

shíwù kěshíbù

食物可食部 （edible part of food）

按照居民通常的加工、烹调和饮食习惯，去掉食物不可食物质后的剩余部分。例如，香蕉去掉皮，鱼去鳞，薯去根。食物的可食部比例因食物种类及运输、贮藏和加工处理而不同（表）。

（马爱国 陈 杨）

表 酶在食品加工中的应用

酶	食品	目的与反应
淀粉酶	焙烤食品	增加酵母发酵过程中的糖含量
	酿造	发酵过程中使淀粉转化为麦芽糖，除去淀粉造成的混浊
	谷类食品	将淀粉转化为糊精、糖、增加吸收水分能力
	巧克力	将淀粉液化成流动状
	糖果	从糖果碎屑中回收糖
	果汁	除去淀粉以增加起泡性
	果冻	除去淀粉，增加光泽
	果胶	作为苹果皮制备果胶时的辅剂
	糖浆和糖	将淀粉转化为低分子量糊精（玉米糖浆）
	蔬菜	在豌豆软化过程中将淀粉水解
转化酶	人造蜂蜜	将蔗糖转化成葡萄糖和果糖
	糖果	生产转化糖供制糖果点心用
乳糖酶	冰淇淋	阻止乳糖结晶作用引起的颗粒和砂粒结构
	牛乳	除去牛乳中的乳糖以稳定冰冻牛乳中的蛋白质
	酿造	水解细胞壁中复杂的碳水化合物
纤维素酶	咖啡	咖啡豆干燥过程中将纤维素水解
	水果	除去梨中的粒状物，加速杏及番茄的去皮
半纤维素酶	咖啡	降低浓缩咖啡的黏度
果胶酶	咖啡	增加可可豆发酵时明胶状种衣的水解

引自：刘邻渭，等.食品化学.北京：中国农业出版社，2000

表　部分食物可食部重量（g/100g）

食物名称	可食部重量	非可食部（皮、核等）重量
面粉	100	0
稻米	100	0
黄豆	100	0
番茄	97	3
青萝卜	95	5
马铃薯	94	6
鸡蛋	88	12
大蒜	87	13
大白菜	87	13
桃	86	14
苹果	76	24
菠萝	68	32
芹菜	66	34
香蕉	59	41
草鱼	58	42
西瓜	56	44
蛤蜊	39	61
榴梿	37	63

引自：杨月欣，主编. 食物营养成分速查. 北京：人民日报出版社，2006

营养质量指数（index of nutrition quality，INQ）

yíngyǎng zhìliàng zhǐshù

营养素密度与能量密度之比。营养素密度指待测食品中某营养素与其参考摄入量的比值，能量密度指该食物所含能量与能量参考摄入量的比值。公式为：INQ＝某营养素密度/能量密度＝（某营养素含量/该营养素参考摄入量）/（所产生能量/能量参考摄入量）。若 INQ＝1，表示食物的该营养素供给与能量供给达到平衡；若 INQ＞1，表示食物中该营养素的供给量高于能量的供给量，故 INQ≥1 表明该食物营养价值较高；INQ＜1，表明该食物中该营养素的供给少于能量的供给，长期食用该种食物，可能发生该营养素的不足或能量过剩，因而该食品的营养价值较低。

以成年男子轻体力劳动的营养素供给量标准为例，计算出鸡蛋、大米、大豆的蛋白质、维生素 A、维生素 B₁ 和维生素 B₂ 的 INQ 值（表）。

（马爱国　陈　杨）

表　鸡蛋、大米、大豆中几种营养素的 INQ 值

营养素		能量（kcal）	蛋白质（g）	维生素 A（μg）	维生素 B$_1$（mg）	维生素 B$_2$（mg）
参考摄入量		2250	65	800	1.4	1.4
鸡蛋（100g）	营养素	144	13.3	234	0.11	0.27
	INQ		3.20	4.57	1.23	3.01
	营养价值		高	高	高	高
大米（100g）	营养素	347	8.0	—	0.22	0.05
	INQ		0.80		1.02	0.23
	营养价值		低		高	低
大豆（100g）	营养素	359	35.0	37	0.41	0.20
	INQ		3.37	0.29	1.84	0.90
	营养价值		高	低	高	低

引自：孙长颢，主编. 营养与食品卫生学. 第8版. 北京：人民卫生出版社，2017

食物利用率（food utilization rate）

shíwù lìyònglǜ

食物进入人体内后，被机体消化、吸收和利用的程度。一般用动物饲养方法来测定，选用生长期的大鼠或小鼠，计算饲料利用和体重增加量。公式为：食物利用率＝饲养期间动物的增重值（g）/饲养期间总的饲料消耗量（g）×100%，其代表的意义是摄入的食物有多少转化成动物的体重。该结果的百分数越高，说明该食物在体内越能够充分利用，有较高的营养价值；反之，则营养价值较低。食物利用率主要代表了对体重起作用的宏量营养素如蛋白质、脂肪、碳水化合物的营养水平，常被作为新食品原料、婴幼儿食品的评价方法。

（马爱国　陈　杨）

食物抗氧化能力（antioxidant capacity of food）

shíwù kàngyǎnghuà nénglì

食物所具有的清除自由基和过氧化产物的能力。氧对生命不可或缺，但也会发生许多对机体有害的氧化反应，氧化损伤可导致蛋白变性、DNA 损伤、酶失活以及自由基产生。为了保证生命活动的正常运转，机

体有一个抗氧化系统，控制有害氧化反应并维持体内平衡。包括酶系统、非酶系统及体内合成的一些内源性抗氧化物，都有清除自由基和过氧化物的作用。

测定食物抗氧化活性的方法大致有黄嘌呤氧化酶法、抗氧化能力指数法、铁离子还原/抗氧化力测定法。黄嘌呤氧化酶法是最早和普遍采用的方法，主要测定样品对 O_2^- 的清除能力，却不能反映样品对其他自由基的清除能力和总的抗氧化活性。铁离子还原/抗氧化力测定法可用来测定常见蔬菜、水果抗氧化活性。蔬菜中藕的抗氧化活性最强，姜、油菜、芋头、大蒜、菠菜等次之；山楂的抗氧化活性最强，冬枣、番石榴、猕猴桃、桑椹等次之。

水果、蔬菜中的抗氧化成分主要有维生素、黄酮类化合物、多酚类化合物。许多水果和蔬菜中富含维生素 E 和维生素 C，水溶性维生素 C 可协同维生素 E 抵抗氧自由基。蔬菜中还含有 β-胡萝卜素也有抗氧化、消除自由基作用，维生素 B_2 也可参与抗氧化酶清除自由基等抗氧化作用。植物化学物中的黄酮类、多酚类及番茄红素等化合物，也因其明显的抗氧化活性受到人们的关注。食物中的营养素总抗氧化能力比较，水果弱于蔬菜。坚果富含维生素 E、维生素 C 和 B 族维生素等抗氧化营养素，可清除自由基，其中一些坚果类食物，如葵花子具有较强的清除自由基的能力，其作用可与草莓、菠菜清除自由基的能力相当。

（马爱国　陈杨）

gǔlèi yíngyǎng jiàzhí

谷类营养价值（nutritional value of grains）

谷类食物所含营养素种类、含量及其满足人体需要的程度。谷物是指禾本科植物谷类作物的种子，主要包括小麦、水稻、玉米、大麦、燕麦、荞麦、高粱、小米等，其中小麦、水稻、玉米和大麦占世界谷物的 85% 以上。中国居民膳食以大米和小麦为主，可提供人体所需 50%～70% 热能、约 55% 蛋白质、一些无机盐及 B 族维生素等。

各种谷类种子结构差别不大，最外层是谷壳，主要起保护谷粒的作用，去壳后可分为谷皮、胚乳、胚芽。①谷皮：谷粒外面的数层被膜，主要成分是纤维素和半纤维素，还有一定量的植酸、蛋白质、脂肪、维生素和矿物质。谷皮通常在磨粉、碾米时成为麸皮、米糠，被用作饲料和高纤维食品的原料。②胚乳：谷粒的主要成分，含大量淀粉和一定量的蛋白质。碳水化合物含量高，质地紧密，碾磨过程中容易首先被碾碎。周围部分蛋白质含量较高，越往中心含量越低。脂肪、矿物质、维生素、纤维素等含量都较低，但是，在谷皮和胚乳之间的糊粉层，含较多蛋白质、脂肪和 B 族维生素，碾磨时也易与谷皮一起混入糠麸中。③胚芽：位于谷粒一端，脂肪含量很高，蛋白质、维生素 E 和 B 族维生素、矿物质含量也很丰富。胚芽和胚乳连接处有丰富的维生素 B_1，加工过精时会被去除，谷类加工精度越高维生素 B_1 损失越大。把胚芽磨入面粉中可提高面粉的营养价值，但脂肪容易变质，不利于贮藏。谷物食物中含有丰富的蛋白质、矿物质和维生素等营养素，其含量可随种类、产地、加工方法的不同而有所差别。

蛋白质　含量为 7.5%～15.0%，不同种类谷物差别较大，所含蛋白质主要为清蛋白、球蛋白、醇溶蛋白及谷蛋白。不同谷类的蛋白质和氨基酸组成不同，其中有些必需氨基酸缺乏或不足，如赖氨酸、苏氨酸、色氨酸、苯丙氨酸，因此谷类蛋白质的营养价值较低。赖氨酸是谷类蛋白质的第一限制氨基酸。中国居民膳食中谷物所占比例较大，是膳食中蛋白质的主要来源。为提高谷物中蛋白质的利用率，可用蛋白质互补或强化的方法。大豆中蛋白质含量约为 40%，必需氨基酸种类齐全，但其蛋氨酸含量低，赖氨酸含量高，小麦粉与大豆混合食用，可弥补各自的不足，其营养价值可与牛乳蛋白相媲美。粮谷与豆类混合食用可提高谷类食物蛋白的营养价值。许多国家把氨基酸作为强化剂提高粮食的营养价值，如大米中用 0.2%～0.3% 赖氨酸强化后，其蛋白质生物价值明显提高。

脂肪　谷类脂肪含量普遍较低，为 1%～4%，但燕麦脂肪为 7%，主要集中在糊粉层和胚芽。小麦胚芽脂肪含量可达 10.1%，而玉米胚芽中脂肪含量可达 17% 以上，常用来加工玉米胚芽油。玉米胚芽油中不饱和脂肪酸含量达 80% 以上，主要为亚油酸和油酸。谷类食品中亚油酸含量较高，具有降低胆固醇、防止动脉粥样硬化作用。玉米胚芽中提取的玉米油富含多种不饱和脂肪酸，其中亚油酸占油脂总量的 50% 以上，是营养价值较高的食用油。

碳水化合物　主要形式是淀粉，占 70%～80%，还有少量半纤维素、纤维素。不同品种谷物中淀粉的颗粒和类型不同，大米淀粉的颗粒最小，玉米淀粉的颗粒最大。淀粉在冷水中可形成不透明乳白色悬浮液，称淀粉乳，加热到一定温度变成半透明黏稠的胶体溶液，称淀粉糊。淀粉在液体或固体状态时会发生老化（也称淀粉凝沉），变硬，所以冷却的馒头、面包等会变硬。利用这一特性也可以制作出特定的食品，如粉丝、粉条等。淀粉经烹调加工，在人体内的消化吸收率很高，是人类理想、经济的能量来源，也是良好的工业原料。纤维素是谷皮中的主要成分，在胚乳中含量比较少，仅 0.3% 左右。

矿物质 主要集中在糊粉层，有 30 多种，含量在 1.5%~3.0%，但随着谷物的品种、种植区域以及气候而有很大差异。主要有钙、磷，以及锌、铜、钾、镁、氯等元素。谷类食品中植酸含量较高，可与矿物质结合使其难以游离，以及膳食纤维较多，影响了矿物质的吸收利用，使其营养价值变低。谷物含铁量仅为 1.5~3.0mg/100g。

维生素 谷类食物是人体所需维生素的重要来源，尤其是 B 族维生素。维生素 B_1 和烟酸含量最高，还含有维生素 B_2、泛酸等，主要集中在胚芽和糊粉层中。胚芽还含有较丰富的维生素 E。在谷类，尤其是在玉米中，烟酸主要以结合型存在，只有在碱性环境下变成游离型才能被吸收利用。黄色玉米含有少量的 β-胡萝卜素。谷物中尚未发现维生素 A。谷物中不含维生素 D，但含有少量的维生素 D 前体物质。维生素 K 和维生素 C 含量也很低。

（马爱国 陈杨）

dàomǐ yíngyǎng jiàzhí

稻米营养价值（nutritional value of rice）

稻米属洼地作物，需要水分和暑热。主要种植区域在印度、中国、日本、孟加拉和东南亚，其产量次于小麦和玉米居第三位，全球有一半以上人口

以大米为主要谷物，仅在亚洲，就有 20 亿人从大米及大米产品中摄取 60%~70% 的能量。

大米分为籼米和粳米。籼米细长而稍扁平，强度差，易折断，米质膨胀性大，黏性小。粳米短、卵圆形，强度大，米质胀性较小，黏性大。按生长期分为早稻和晚稻。稻米脱壳后成为大米；若只脱去谷壳保留其他各部分即为糙米；仅保留胚乳而将其他成分都去掉则为精制大米，也就是人们通常所吃的大米。糠层的蛋白质、脂类、矿物质含量比大米高，稻米的加工不宜太细。

蛋白质含量 6.4%~8.4%，不同产地、品种的稻米蛋白质的含量有差异。稻米中的赖氨酸虽然仍是第一限制氨基酸，但比其他谷物含量高。除了赖氨酸和苏氨酸，其他氨基酸的比例较合理，蛋白质的利用率高。糙米糠层的蛋白质比精米高。脂肪含量 2.6%~3.9%，其中米糠中含量约占 80%，其次是胚。脂肪含量随着加工精度而下降，精米中脂肪含量仅为 0.3%~0.5%。碳水化合物含量为 77.0%~79.2%，淀粉主要存在于胚乳。稻米中直链淀粉和支链淀粉含量不同，颜色、黏性、吸水性等也不相同。矿物质含量约为 0.4%，比小麦略低。糙米中矿物质含量比精米多，其中尤以磷、钾、硫、镁等含量较多。黑色、紫色等有色大米的矿物质含量比白色大米多。B 族维生素主要集中在稻米的糠层，精米维生素 B_1 的含量极低，长期食用可致维生素 B_1 缺乏性疾病。

（马爱国 陈杨）

xiǎomài yíngyǎng jiàzhí

小麦营养价值（nutritional value of wheat）

小麦是禾本科植物，除南极之外，各大洲均有种

植，是中国北方大部分地区居民的主粮。

小麦经磨制加工即成为小麦粉，也称面粉。因加工精度，营养成分有差别。小麦粉按加工精度、灰分、精细度、面筋含量等分为特制一等、特制二等、标准粉和普通粉，加工精度、面筋含量、精细度依次降低，灰分含量依次升高，如特制一等粉中的灰分含量少（≤0.7%）而面筋含量高（≥26%），标准粉中灰分含量多（≤1.1%）而面筋含量少（≥24%）。小麦麸皮中富含粗纤维、维生素和矿物质。标准粉加工精度比较低，胚芽及外膜保留较多，营养价值较高，膳食纤维为 3.7g/100g。

小麦的蛋白质分为清蛋白、球蛋白、醇溶蛋白和谷蛋白。面粉中蛋白质主要有醇溶蛋白和谷蛋白，占籽粒蛋白质总量的 80%~85%。小麦蛋白质中赖氨酸含量低，小麦的贮藏蛋白质（面筋蛋白）是独特的，为功能蛋白，不具有生理活性。面粉加水调制成面团时，小麦蛋白质可迅速吸水膨胀，形成网状结构的面筋质。后者特有的可塑性和延展性，常被用于焙烤食品及各种面点加工。小麦的麸皮中也含有蛋白质。胚中脂肪含量最多，其次是麦麸。胚中还有活力很强的脂肪酶，可以使脂类酸败，所以小麦制粉时不能混入胚。胚乳的 3/4 为淀粉，有两种，碟片状的 A 淀粉和球粒状的 B 淀粉。小麦淀粉的糊化温度较低，可用做黏合剂。矿物质含量比大米高。分布在糊粉层及胚乳中。磷、钾、镁、钠等含量较高。维生素 B_1 含量高于精制大米，所以以面粉为主食的人群较少患脚气病。

（马爱国 陈杨）

玉米营养价值（nutritional value of corn）

玉米亦称玉蜀黍、苞谷、苞米、棒子，是一年生禾本科草本植物，也是全世界总产量最高的粮食作物之一。夏、秋季采收成熟果实，将种子脱粒后晒干或鲜用。玉米中富含淀粉和脂肪。

蛋白质含量仅 7%～10%，主要是醇溶谷蛋白，缺乏赖氨酸和色氨酸。玉米的醇溶蛋白可用于制作可食性薄膜，阻碍湿气和氧气蒸发。脂肪主要存在于胚芽，玉米油中含约 86% 不饱和脂肪酸，其中亚油酸约占 55%，油酸约占 30%，对降低胆固醇、预防高血压和冠心病有一定作用。碳水化合物含量高达 70%，是可利用的廉价的淀粉来源。膳食纤维也比较丰富，属于粗粮。玉米胚中含有玉米籽粒矿物质总量的 72.4%～83.3%，以磷、钾、镁为主，钾含量比大米高，但钙缺乏。胚芽和花粉中含有大量维生素 E。烟酸以结合状态存在，所以，以玉米为主食的地区由于缺乏烟酸而容易出现糙皮病，应注意补充豆类和动物蛋白。类胡萝卜素主要是胡萝卜素和叶黄素。

玉米中所含的谷胱甘肽，是一种重要的抗氧化剂，有清除自由基的活性。玉米中含较多的植物纤维，有润肠通便功能，加速有毒物质排出。玉米含有的黄体素、玉米黄质，可改善视力。

（马爱国　陈　杨）

大麦营养价值（nutritional value of barley）

大麦和小麦一样，分布于全世界，但重要性不如小麦，种植有下降的趋势。大麦芽是生产啤酒和威士忌的良好原料。只有少量大麦直接用于人类食用。膳食纤维含量较高，有通便、降血脂作用。大麦茶还是夏天降暑的饮料。

大麦中的蛋白质含量和小麦相近，为 10.2%；赖氨酸含量高于其他谷类作物的种子，但仍是第一限制氨基酸；第二限制氨基酸是苏氨酸。脂肪集中存在于胚芽中，主要是非极性脂、磷脂和糖脂。矿物质含量比其他谷物高，黑大麦中的含量可达 2.4g/100g。钙、磷、硒比较丰富。

（马爱国　陈　杨）

豆类营养价值（nutritional value of beans）

豆类食物所含营养素种类、含量及其满足人体需要的程度。豆科是植物中的大科，有 13 000 多个种，分布于世界各地，在农作物中的地位仅次于谷类。包括大豆、蚕豆、豌豆、绿豆、豇豆、青豆、赤豆、黑豆、扁豆。古称菽，是黄豆、青豆、黑豆和杂色豆的总称，主要指黄豆。大豆起源于中国，是中国传统的"五谷"之一，也是四大油料作物之一。豆制品是以大豆或其他豆类为原料制作的食品，如豆浆、豆腐、豆芽等。

豆类的营养价值非常丰富，可提供优质蛋白质、多种矿物质和维生素。豆类除了比较常见的大豆外，还有很多种。①豌豆：蛋白质含量较高，含有 8 种必需氨基酸，还含有脂肪、碳水化合物、胡萝卜素和多种维生素。豌豆粉是制作糕点、豆馅、凉粉等多种风味小吃的原料。②豇豆：富含蛋白质，含有人体所需各种必需氨基酸。碳水化合物包括淀粉、低聚糖和粗纤维。是 B 族维生素、钙、磷等多种维生素和矿物质的重要来源，也是制造蔬菜罐头、豆酱、豆沙和各种糕点的原料之一。③绿豆：营养成分全面，富含蛋白质、淀粉和矿物质，B 族维生素也比较丰富。其中，蛋白质占 21%～28%，蛋白质中氨基酸构成比例较好，赖氨酸含量高于一般谷类粮食。每 100g 绿豆含有泛酸 2.5mg，叶酸 121μg。应用广泛，除用于煮饭外还可以制作豆沙、粉丝、粉条等，还有很好的清热解毒、消暑利水的作用。绿豆经水浸后可生成绿豆芽，在发芽过程中，维生素 C 明显增加，每 100g 鲜豆芽含量可达到 30～40mg，而且部分蛋白质可分解成氨基酸，有较高营养价值。④赤豆：又名小豆、赤小豆、红小豆，营养丰富，养分较全。淀粉含量 50% 以上，还含有丰富的 B 族维生素和钙、铁、磷等矿物质，是不可多得的高蛋白低脂肪的杂粮；在食品加工和饮食业中应用也很广泛，如各种豆沙雪糕、豆沙馅等。

（马爱国　陈　杨）

大豆营养价值（nutritional value of soybean）

大豆类按种皮的颜色可分为黄、青、黑、褐和双色大豆 5 种，其他豆类包括蚕豆、豌豆、绿豆、小豆等。大豆和其他豆类一样都具有丰富营养价值。大豆加工可生成豆芽，后者含有大量的维生素 C；也可加工成豆浆、豆腐、豆腐干等半成品，有利于蛋白质的吸收利用。

营养素含量　大豆可提供优质蛋白质，还含有多种矿物质和维生素。

蛋白质　是蛋白质含量最高的作物，有"植物肉"之称，含量约 40%，以球蛋白含量最多。大豆蛋白质含量高，氨基酸构成比例适宜，还含有人体所必需的 8 种氨基酸。赖氨酸的含量丰富，但蛋氨酸的含量较低，大豆与谷物搭配食用可以提高其蛋白质的利用率。

脂肪 大豆是重要的油料作物，脂肪含量15%~20%。大豆油是优质食用油，不饱和脂肪酸约占总脂肪量的85%，其中亚油酸占50%以上，油酸32%~36%，亚麻酸2%~10%。还含有磷脂和维生素E，经常食用对维持身体健康有益。

碳水化合物 含量占25%~30%，只有一半可被人体利用，如阿拉伯糖、蔗糖等；另一半人体不能消化吸收，如棉子糖和水苏糖，它们在肠道厌氧菌的作用下生成CO_2和氨，引起胃肠胀气。

矿物质 大豆是植物性食物中矿物质的良好来源，100g大豆中钙含量高达200~300mg，铁含量6~10mg，富含磷、锌，钠的含量较低。

维生素 100g大豆中含维生素B_1 0.3~0.8mg，维生素B_2 0.15~0.4mg，是谷类食物的数倍，也高于某些动物性食物，是维生素B_1的良好来源。还富含维生素E，对全面补充营养有重要作用。

抗营养因子 豆类种子中存在一些抗营养的蛋白质因子和非蛋白质因子。抗营养因子是植物进化过程中产生的适应性产物，抗营养因子或其他潜在有毒成分在保护植物免受害虫、真菌、捕食者侵害和抵抗恶劣环境方面起积极作用，但会影响某些营养素的消化吸收和利用。

蛋白类 ①蛋白酶抑制剂：是豆类种子中最重要的蛋白类抗营养因子。其抗营养效应主要表现为对胰蛋白酶、糜蛋白酶、胃蛋白酶的不可逆抑制作用，妨碍蛋白质消化、吸收，抑制动物生长。但是这种抗营养作用只有在豆类种子未经加热处理时才存在。加热能使这些酶失活，常压蒸汽加热30分钟或1kg压力加热10~25分钟可破坏抗胰蛋白酶因子，一旦失活，这些蛋白酶抑制剂甚至能提高大豆的营养价值。研究最清楚的蛋白酶抑制剂是胰蛋白酶抑制剂，能引起人或单胃动物胰脏肿大等消化系统疾病。②植物血凝素：是一种糖结合蛋白，能使红细胞凝结。广泛存在于未经加热处理而生食的植物产品中。实验发现，它能抑制动物生长发育。人摄入含植物血凝素的食品后，会引起头晕、腹泻、恶心、胀气、呕吐。某些植物血凝素能使红细胞溶解，甚至导致死亡。加热处理能降低它的毒性，加热时间过短或温度不够，则毒性不能完全消除。③致过敏因子：豆类种子的致敏力低，人们食用豆类种子引起的过敏反应不多见，但如大量摄入，则发生过敏的风险会增加。

非蛋白类 具有明显不同的结构与功能。①生物碱：有苦味与毒性，限制了含生物碱种子的应用范围，但含量较少且可溶于水，浸泡或水煮可除去。②植酸：易与钙、铁、锌、镁相螯合，生成难溶复杂结构，降低人体对矿物质的利用，降低小肠对它的吸收与消化，也使一些酶失去活性。大豆浸泡在pH 4.5~5.5溶液中，植酸可被溶解去除35%~75%，而对蛋白质质量影响不大。③皂苷：在豆类植物中的种类较多，其毒性效应是它们能溶解红细胞或其他细胞，如肠道黏膜细胞，导致吸收营养能力的下降。④低聚糖：豆类种子容易产生肠胃胀气，源于存在棉子糖与水苏糖。肠道中缺乏半乳糖苷酶，人和动物不能消化低聚糖，半乳糖苷被结肠细菌发酵产生气体，引起肠胀气，故又称"胀气因子"。

常见大豆制品的营养特点 豆制品在加工过程中经过加热、浸泡等去除了大部分的抗营养因子，使其消化率明显提高。豆浆起源于中国，不含胆固醇，蛋白质含量较高，是极易被人体吸收的优质蛋白质；铁的含量是牛乳的4倍，但是钙的含量只有牛乳的7%。中国是世界上制作豆腐最早的国家。豆腐的蛋白质含量约为5%~6%，是生物价值较高的优质蛋白质。大豆制成豆腐后，蛋白质消化率由65%提高到95%左右。豆腐中也含有丰富的钙和维生素B_1。豆芽富含维生素C。大豆发芽后蛋白质含量变化不大，但可溶性蛋白质含量明显增加。发芽过程中会使难溶的大分子淀粉降解为小分子可溶性糖类，增加了吸收率；产生丰富的植酸酶，分解植酸，释放金属元素，增加矿物质的含量，提高吸收率。

（马爱国　陈　杨）

shūcài yíngyǎng jiàzhí

蔬菜营养价值（nutritional value of vegetables） 蔬菜所含营养素的种类、含量及其满足人体需要的程度。蔬菜是可供佐餐的、有多汁产品器官作为副食品的一、二年生及多年生草本植物；种类繁多，是膳食中重要的组成部分；含较多水和酶、多种矿物质和维生素、少量的蛋白质、碳水化合物和脂肪；含有的色素使其具有不同的颜色，芳香物质和有机酸等使其具有良好的感官性状。主要分为根类（胡萝卜、甜菜等）、薯类（山药、马铃薯等）、茎类（芦笋等）、叶茎类（芹菜等）、鳞茎类（洋葱、甘蓝等）、叶类（菠菜等）、花类（青花菜、花椰菜等）、果实类（番茄等）、种子类（青豌豆等），还有真菌和藻类（木耳、海藻等）。

水分 衡量蔬菜新鲜度的重要标准，一般蔬菜中含水65%~95%。因为水分较多，新鲜蔬菜的营养素含量相对较低。

蛋白质 大多数含少量蛋白质，一般1%~2%。鲜豆类、菌类和深绿色叶菜含量稍高，如鲜豇豆蛋白质含量为2.9%，金针菇为2.4%。赖氨酸和蛋氨酸含量较低，但韭菜、菠菜及菌类中赖氨酸比较丰富。

碳水化合物 主要包括糖、淀粉、纤维素、半纤维素和木质素等。因蔬菜的种类、品种不同含量差别较大，多数为2%~6%，根茎类可达20%以上。大白菜1.7%，胡萝卜6.2%，马铃薯16.5%。南瓜、胡萝卜等含糖较多，薯类蔬菜如马铃薯、山药、香芋、藕、荸荠中淀粉含量比较丰富。蔬菜中纤维素、半纤维素含量较高，为1%~3%，是人体膳食纤维的重要来源。毛豆、菜豆、牛蒡中纤维素含量较多。

矿物质 含有人体必需的几十种矿物质，钾含量最丰富，钙、铁、磷亦多，还有钠、镁、铜、锰、锌等（表1）。钙、铁、镁、钠、钾等属于碱性物质，可以中和蛋白质、脂肪产生的酸性，调节人体酸碱的平衡。某些蔬菜如菠菜、空心菜、茭白含较多草酸，不仅影响蔬菜中钙和铁的吸收，还会妨碍其他食物中钙的吸收。草酸是能溶于水的有机酸，故食用含草酸较多的蔬菜时，要先焯一下水，以便破坏或去除草酸。

维生素 蔬菜中含有人体所需的各种维生素，如B族、维生素C以及丰富的胡萝卜素（表2）。胡萝卜素也称维生素A原，

本身不具备维生素A活性，但在体内可以转化为维生素A。中国居民的膳食中维生素A和维生素C大多都是蔬菜提供的。维生素C在新鲜的绿色叶类蔬菜中含量丰富，与叶绿素的分布平行。蔬菜切碎后，维生素C很快会被氧化酶氧化破坏，但高温可以使氧化酶失活。为了减少维生素C的损失，要缩短切好的蔬菜在空气中暴露时间，高温快炒。

其他 蔬菜中有一些特殊的酶类和杀菌物质。萝卜中的淀粉酶可帮助消化，不过要生吃；洋葱、番茄中的类黄酮具有抗氧化作用，可清除自由基，有延缓衰老和保护心血管的作用；大蒜中的蒜素有抗菌消炎作用；苦瓜等有降低血糖的作用。

（马爱国 陈杨）

薯类营养价值（nutritional value of yams） 薯类包括马铃薯、甘薯、木薯等，全世界都有种植。薯类的营养价值逐渐被人们认识，薯类加工后的产品也被越来越多的消费者接受。薯类营养价值的特点是富含淀粉。

马铃薯 又称土豆、山药蛋、地蛋、洋芋、荷兰薯。可食部分是地下块茎。淀粉含量多，糖分主要是葡萄糖、果糖、蔗糖。蛋白质中几乎含所有的必需氨基酸。维生素A、C和B族维生素含量丰富，尤其是维生素C。有机酸主要为柠檬酸。含有多种矿物质，如钾、磷、钙、镁、钠等，尤其是钾和磷含量丰富。根据《中国食物成分表》2009版，100g可食部分水分79.8g，蛋白质2.0g，

表1 部分矿物质含量丰富的蔬菜

矿物质	部分蔬菜
钙	油菜、香菜、扁豆、萝卜缨、芹菜、菠菜
铁	芹菜、香菜、青椒、姜、海带、紫菜、油菜
锌	扁豆、茄子、大白菜、南瓜、白萝卜
钾	豆类蔬菜、辣椒、榨菜、蘑菇、香菇
锰	甜菜、包心菜、菠菜
磷	蚕豆、香椿、马铃薯、芋头、葱头

引自：A. H. Ensminger. 食物与营养. 美国《食物与营养百科全书》选辑（1）. 北京：农业出版社，1989

表2 部分维生素含量丰富的蔬菜

维生素	部分蔬菜
维生素A原	胡萝卜、甘薯、大葱、芥菜、菠菜
维生素B_1	金针菜、香椿、藕、马铃薯
维生素B_2	雪里蕻、油菜、菠菜、芥菜、青蒜、花菜
烟酸	蘑菇、金针菜、茄子、辣椒、香菇、紫菜、萝卜
维生素B_6	豌豆、马铃薯、白菜、绿叶蔬菜
维生素C	青椒、芹菜、白菜、番茄、芦笋、花菜、甘蓝
维生素E	莴苣、番茄、胡萝卜

引自：A. H. Ensminger. 食物与营养. 美国《食物与营养百科全书》选辑（1）. 北京：农业出版社，1989

脂肪 0.2g，碳水化合物 17.2g，膳食纤维 0.7g，灰分 0.8g，维生素 B_1 0.08mg，维生素 B_2 0.04mg。马铃薯中含有龙葵素，而龙葵素是一种生物碱，主要为茄碱，毒性较大，通常情况下含量较低，不会对健康产生影响。但若存储不当而发芽、变绿或腐烂，该化合物含量增多，食用后可引起中毒，发生头晕、呕吐、流涎。加工时发芽部分应清除，去皮切块后在水中浸泡，烹饪时加醋可破坏龙葵素。

甘薯 又名红薯、白薯、地瓜、甜薯、番薯。新鲜甘薯的营养成分除了脂肪外，其他都比大米和面粉高，能量也比粮食作物高。蛋白质中氨基酸组成和大米相似，但是其必需氨基酸的含量高，尤其是粮食中缺乏的赖氨酸。维生素 B_1 和维生素 C 比粮食作物高，红心甘薯还含有丰富的胡萝卜素，钙、磷、铁等也比较多。

木薯 又名树薯、南洋薯、槐薯。可分为苦味种和甜味种两大类，其块根富含淀粉，可供食用。苦味木薯含有较多的氢氰酸，食用易造成中毒，故多供制作饲料或提取淀粉。蛋白质含量仅为 1.5%~4.0%，且氨基酸构成比例不好，其中 50% 左右为非蛋白氮。赖氨酸及色氨酸含量较多，但缺乏蛋氨酸和胱氨酸。钙、钾含量高而磷低，含有植酸，不含维生素。以木薯为主要食物的人群要注意补充其他食物。

（马爱国 陈杨）

jūn-zǎolèi shíwù yíngyǎng jiàzhí

菌藻类食物营养价值 （nutritional value of thallophyte） 广义上，菌藻类食物属于蔬菜，包括食用菌和藻类。食用菌是指供人类食用的真菌，有 500 多个品种，常见的有蘑菇、香菇、银耳、

木耳。藻类是无胚并以孢子繁殖的低等植物，可供食用的有海带、紫菜、发菜等。菌藻类是一类低能量，但蛋白质、膳食纤维、维生素和微量元素含量丰富的食物。蛋白质含量最高可达 20% 以上，有的可与动物性食品如瘦猪肉、牛肉的蛋白质含量相当，蛋白质中氨基酸组成亦较合理，必需氨基酸含量占 60% 以上。碳水化合物含量为 20%~35%，膳食纤维丰富，还有部分碳水化合物为植物多糖，有一定的保健作用。脂肪含量很低，约 1%。菌藻类食物 B 族维生素如维生素 B_1、B_2 和烟酸含量丰富，尤其是维生素 B_2 的含量比其他植物性食物高。某些菌藻类脂溶性维生素如维生素 E、胡萝卜素含量丰富。矿物质含量丰富，尤其是铁、锌和硒，其含量是其他食物的数倍甚至十几倍。菌藻类食物除了提供丰富的营养素外，还含有一些特殊的活性成分，使其有特殊的自然保健功效。

（马爱国 陈杨）

yìshēngjūn yíngyǎng jiàzhí

益生菌营养价值 （nutritional value of probiotics） 益生菌是指一类筛选和使用适当对人类健康有益的活微生物。世界卫生组织认为筛选益生菌应遵循以下原则：来源于健康人肠道；定植和黏附力强；在盐酸和胆盐中成活率高；对人体健康具有有益的特异性生理功能；经食品和临床应用的安全性验证；稳定的活菌数。益生菌大体分成三大类：①乳杆菌类，如嗜酸乳杆菌、干酪乳杆菌等。②双歧杆菌类，如长双歧杆菌、短双歧杆菌等。③革兰阳性球菌，如粪链球菌、乳链球菌等。益生菌的研究与应用，在日本、法国、美国、俄罗斯、德国较受重视。在中国，益生菌也已被广泛应用

于食品、医药保健和饲料等各个领域，在食品和医药保健上多采用乳酸菌、双歧杆菌、肠球菌及酵母菌等。世界各国已发现许多功能菌株，取得了大量研究成果，益生菌对人体的益处并不在于本身所含的营养物质，而在于活菌菌株在人体内起到的保健功效。

益生菌菌株的部分生理功能已得到临床证明并应用：①调节肠道菌群平衡，改善肠道功能。②调节机体免疫功能。③增强消化功能，促进营养物质吸收。④抑制诱变和抑癌功能。⑤其他功能，包括调节体内胆固醇水平、调节血压、减少心脑血管疾病的发病率、促进生殖泌尿系统健康、降低与酒精中毒性肝病相关的内毒素作用等。在食品中益生菌主要用于乳制品，如酸乳、乳酸菌饮品和婴幼儿乳粉等，也正逐步被用于开发各种功能食品，如婴幼儿食品、饮料、糖果、烘焙食品、休闲食品等。

需要注意的是，胃酸过多者、胃肠道手术后及心内膜炎和重症胰腺炎患者不宜多喝益生菌酸乳；出生 3 个月后的婴幼儿才可开始逐渐补充一些含有益生菌的乳制品；对容易便秘的孕妇，补充益生菌也有益；肠内有害细菌随年龄而增多，老人可以适量补充益生菌。

（马爱国 陈杨）

zǎolèi yíngyǎng jiàzhí

藻类营养价值 （nutritional value of algae） 藻类是含有叶绿素、能进行光合作用、营光能自养、无维管束、无胚的叶状体植物。分布极广，生长在江河、溪流、湖泊、海洋，以及短暂积水或潮湿的地方。约 2100 属，27 000 种，食品中常见的有海带、紫菜、螺旋藻等。

海带 属藻类植物的褐藻门，中国很多地区均有养殖。营养价值很高，100g 干海带中含热量 374kJ，粗蛋白 1.8g，脂肪 0.1g，碳水化合物 23.4g，粗纤维 6.1g，钙 348mg，铁 4.7mg，胡萝卜素 0.24mg，维生素 B_1 0.01mg，维生素 B_2 0.10mg。海带含碘量很高，100g 干海带含碘达 360 000μg，从中提制的碘和褐藻酸广泛应用于医药、食品和化工。碘是人体必需的微量元素，缺碘会患甲状腺肿大。但需注意，食用过多的碘会诱发碘甲状腺功能亢进。海带中褐藻酸钠盐对预防白血病有一定作用，对动脉出血亦有一定止血作用，口服可减少放射性元素锶-90 在肠道内的吸收。海带淀粉有辅助降低血脂作用。海带甘露醇对治疗急性肾衰退、脑水肿、乙型脑炎、急性青光眼都有辅助作用。

紫菜 属藻类植物的红藻门，自然生长的紫菜数量有限，主要产自养殖。种类颇多，沿海地区多养殖坛紫菜，北方则以养殖条斑紫菜为主。营养丰富，100g 紫菜可食部含水分 12.7g，蛋白质 26.7g，脂肪 1.1g，碳水化合物 44.1g，钙 264mg，磷 350mg，铁 54.9mg，维生素 B_1 0.27mg，维生素 B_2 1.0mg，烟酸 7.3mg，维生素 C 2.0mg，胆碱 40.4mg。

螺旋藻 属于藻类植物的蓝藻门，已发现有 35 种以上，广泛分布于海水、淡水中。最多的是钝顶螺旋藻和巨大螺旋藻。光利用率很高，适当条件下其增殖效率很高。蛋白质含量占干重的 58.5%~71.0%，比其他植物蛋白质含量高，其蛋白质组成和比例适合人体需要，是优质食物蛋白质来源，这是其他很多动植物蛋白无法比拟的。赖氨酸、苏氨酸和含硫氨基酸是谷物所缺乏的，与谷物搭配食用，可起氨基酸互补、提高蛋白质利用率的作用。脂肪比较少，主要是亚油酸和亚麻酸，易于消化吸收。其细胞壁主要由蛋白质和胶原物质组成，与其他藻类植物相比纤维素含量较少，不必经过复杂加工即可被人体消化利用；维生素 A、E 和 B_{12} 含量丰富；含多种生物活性物质如螺旋藻多糖，对人体免疫功能具有促进作用。

（马爱国 陈杨）

hóutóujūn yíngyǎng jiàzhí

猴头菌营养价值 （nutritional value of hericium erinaceus）

猴头菌是一种食用真菌，因外形似猴头，因而得名，猴头菌属的常见菌，是食用蘑菇中名贵的品种。野生猴头蘑多生长在柞树等树干的枯死部位，喜低湿，在中国东北和全国大部分地区都有出产，以东北大兴安岭、西北天山和阿尔泰山、西南横断山脉、西藏喜马拉雅山等林区尤多。猴头菌富含蛋白质、多糖、挥发油、氨基酸等，100g 干猴头中蛋白质含量约 26g，脂肪 4.2g，碳水化合物 44.9g，粗纤维 6.4g，钙 2mg，维生素 B_1 0.69mg，维生素 B_2 1.89mg，胡萝卜素 0.01mg，能量 1351kJ，还含 18 种氨基酸，其中 7 种是人体必需氨基酸。猴头菌不仅味道鲜美、营养丰富，还对治疗癌症有一定作用。

（马爱国 陈杨）

cháshùgū yíngyǎng jiàzhí

茶树菇营养价值 （nutritional value of flammulina velatipes fungus）

茶树菇也称茶菇、仙菇、神菇，原为江西广昌境内的高山密林地区茶树蔸部生长的一种野生蕈菌，现经改良，已可大规模养殖。主要产地为江西广昌县、福建古田县等。味道鲜美、口感细嫩，是一种颇受欢迎的食用菌类。茶树菇营养丰富，100g 含水分 12.2g，蛋白质 23.1g，纤维素 15.4g，总糖 56.1g，钾 2165mg，钠 6.0mg，钙 4.0mg，铁 9.3mg。富含人体所需的天门冬氨酸、谷氨酸等 17 种氨基酸，还有部分药用和保健作用。

（马爱国 陈杨）

huīshùhuā yíngyǎng jiàzhí

灰树花营养价值 （nutritional value of grifola frondosa）

灰树花又名贝叶多孔菌、栗子蘑、千佛菌，是食、药兼用蕈菌，夏秋间常野生于栗树周围。灰树花味如鸡丝、口感鲜美、香味独特。营养丰富，100g 干灰树花中含蛋白质 31.5g（其中含 18 种氨基酸，总量为 18.68g，必需氨基酸占 45.5%），脂肪 1.7g，膳食纤维 10.7g，碳水化合物 49.7g，灰分 6.41g；富含多种有益的矿物质，如钾、磷、铁、锌、钙、铜、硒等；维生素的含量丰富，维生素 E 109.7mg、维生素 B_1 1.47mg、维生素 B_2 0.72mg、维生素 C 1.0mg，胡萝卜素 0.04mg。

（马爱国 陈杨）

yángdùjūn yíngyǎng jiàzhí

羊肚菌营养价值 （nutritional value of morchella esculenta）

羊肚菌俗称羊肚菜、阳雀蘑，是一种生长于春末夏初的珍贵食用药用菌类，中国大部分地区都有分布，多生长在潮湿阔叶林中或河边沼泽地带。羊肚菌是一种高级营养滋补品，其营养价值高于其他菌类，营养成分为：粗脂肪 3.82%，蛋白质 22.06%，含有 19 种氨基酸，其中必需氨基酸占总氨基酸量的 47.47%，维生素和矿物质的含量也很丰富，每 100g 干菇中含维生素 B_1 0.1mg、维生素 B₂ 2.25mg、烟酸 8.8mg、钾 1.7g、磷 1.2g、锌 12.11mg、铁 30.7mg。羊肚菌中还含稀有氨基酸，如 C-3-氨基-L-脯氨酸、α-氨基异丁酸、2,4-二氨基异丁酸，故有独特的风味。羊肚菌有一定药用价值。

(马爱国　陈杨)

jīsōngróng yíngyǎng jiàzhí

姬松茸营养价值 (nutritional value of agaricus blazei)

姬松茸别名小松口蘑，原产巴西、秘鲁，20 世纪 90 年代中国从日本引进。姬松茸是一种夏秋生长腐生菌，生活在高温、多湿、通风的环境中，是一种食药兼用的珍贵菌类，其菌盖嫩，菌柄脆，口感脆嫩，味纯鲜香，具杏仁香味，食用价值颇高。姬松茸营养丰富，鲜菇中含水分 85%～87%，100g 干菇中含粗蛋白 40%～50%，碳水化合物 38%～45%，纤维质 6%～8%，粗脂肪 3%～4%，脂肪主要是亚油酸等不饱和脂肪酸；维生素含量丰富，100g 干菇中含维生素 B₁ 0.3mg，维生素 B₂ 3.2mg，烟酸 49.2mg；含丰富的麦角甾醇，经光照和加热可转变为维生素 D；矿物质种类齐全，矿物质总量占干菇的 6.64%，其中钾占 2.97%，其他元素如磷、镁、钙、钠、铜、硼、锌、铁、锰的含量也很高。含有丰富的生物活性物质，主要有多糖类、甾醇类、核糖类等，使姬松茸具有调节人体免疫、稳定血压、血糖及血胆固醇等生物学作用。

(马爱国　陈杨)

shuǐguǒ yíngyǎng jiàzhí

水果营养价值 (nutritional value of fruit)

水果所含营养素种类、含量及其满足人体需要的程度。水果是味甜多汁的植物性食物，以植物的带肉果实或种子为主，以木本植物果实为多。包括甜美多汁的水果和有坚硬外壳的水果。西瓜、甜瓜等瓜类在分类上不属于水果，但消费时多作为水果。水果可直接吃，是矿物质、维生素和膳食纤维的良好来源。可分为几类：仁果类（苹果、梨等）、核果类（桃、杏、枣等）、浆果类（葡萄、柿子、石榴、猕猴桃等）、柑橘类（橘、橙、柠檬等）、荔枝类（荔枝、龙眼）以及其他热带、亚热带水果（榴梿、芒果、香蕉、菠萝、火龙果等）和瓜果类等。可食部分主要是水、碳水化合物和矿物质等，少量含氮物和脂肪。新鲜水果水分较多，营养素较少，蛋白质和脂肪含量很低；还含有维生素、有机酸、天然色素和芳香类物质等。

蛋白质 含氮物质 0.1%～1.5%，其中蛋白质 35%～75%，主要是酶蛋白，可参与碳水化合物和脂类代谢。其中，果胶酶可以使原果胶水解为果胶，使成熟和衰老的水果变软。酚氧化酶可催化邻二酚类物质为邻二醌，最终生成黑色素，使切开的水果变为褐色，水果加工要抑制酚氧化酶活性。木瓜、菠萝、猕猴桃中的蛋白酶可嫩化果肉，部分已经在食品加工中得到应用。

脂类 含量多在 0.1%～0.5%，榴梿等水分较少的水果含量较多，鳄梨可达到 10%。脂类含量虽少，但其中的磷脂和不饱和脂肪酸却比较丰富，苹果中的磷脂占脂类的 50%。水果的种仁脂肪含量较多，但是利用不充分。

碳水化合物 含量 6%～28%，主要是单糖、低聚糖和多糖。果实中的甜味主要是葡萄糖、果糖和蔗糖。不同种类、不同成熟度的水果含糖量差别较大，如葡萄中含糖可达到 20%，柠檬中只有 0.5%。葡萄、樱桃、柿等葡萄糖和果糖比较多，桃、香蕉、菠萝、蜜橘中甜味主要来自蔗糖。水果还含少量的麦芽糖、棉子糖和糖醇等。除了香蕉，成熟水果中基本不含淀粉。主要的膳食纤维是纤维素、半纤维素和果胶。原果胶与纤维素、半纤维素结合，在未成熟果实中较多，所以，未成熟果实较硬。过熟果实中果胶被果胶酯酶水解变为果胶酸，所以果实会变得过软。

矿物质 含有多种矿物质，如钾、钙、镁、磷、铁、锌、铜等。尤其是钾，成为膳食中钾的重要来源。大枣、山楂中含铁比较多，且含有丰富的维生素 C 和有机酸，所以铁的生物利用率也较高。脱水处理的水果干中矿物质含量大幅度提高。

维生素 除维生素 D 和维生素 B₁₂ 外，其他维生素水果中均含有，但 B 族维生素含量不高。新鲜水果中，维生素 C 含量丰富，如鲜枣、猕猴桃、草莓和柑橘类。100g 鲜枣中含有 243mg 维生素 C，100g 猕猴桃中含有 62mg 维生素 C。热带水果和野生水果含有维生素 C 都稍多。很多黄色、橙色和红色水果中都含类胡萝卜素，如柑橘类、杏、黄桃、芒果、木瓜、柿等，含量随着成熟度、季节和加工等有一定差别。水果可以用于制造罐头、水果干、果酱、果冻以及果汁。任何使水果变碎的方法，如切片、切块、打浆等都会导致维生素的损失；削皮会导致矿物质和维生素的大量损失，比如苹果的维生素 C 主要集中在靠近果皮的果肉部分；冷藏水果会使部分维生素的损失达到 15%～40%。

植物化学物 水果中含有大量的有机酸、酚类物质、类黄酮、花青素等植物活性成分。有机酸含量为 0.2%~3.0%，主要有柠檬酸、苹果酸、酒石酸和抗坏血酸，少量草酸、水杨酸和琥珀酸。有机酸能提供的能量并不多，但有开胃和促进消化的作用，还可促进矿物质的吸收。有机酸比例不同使苹果具不同风味。酚类物质主要有酚酸类、类黄酮、花青素、单宁类。类黄酮主要有槲皮素、圣草素、杨梅素、橙皮素，山楂、苹果、梨、柑橘等含量较多。类黄酮物质有抗氧化、抗炎等作用。一般，水果提供的类黄酮约占人体摄入量的 10%，其他主要由蔬菜和茶提供。花青素是一种天然色素，使水果有不同的颜色，含量与颜色的深浅有关，深色葡萄比浅色的含量多。花青素也有黄酮类抗氧化作用。水果涩味主要源于单宁类物质，柿、石榴中含量较高，未成熟水果比成熟水果含量高。水果的种子里常常含有苦味物质，如苦杏仁、桃仁等，食用不当可能引起中毒。

（马爱国　陈　杨）

jiānguǒ yíngyǎng jiàzhí

坚果营养价值（nutritional value of nuts）

坚果所含营养素种类、含量及其满足人体需要的程度。坚果一般是指果皮坚硬、生长在非豆科作物树上的种子。按脂肪含量的不同，分为油脂类坚果和淀粉类坚果。前者如核桃、榛子、杏仁、松子、腰果、花生等，后者如栗子、银杏、莲子等。坚果可直接食用，常被用来制作各种零食、点心，还可作为保健食品的原料。但不宜过多食用，以免引起肥胖。

坚果营养丰富，共同特点是低水分和高能量，富含矿物质和 B 族维生素。①蛋白质：油脂类坚果的蛋白质含量高于淀粉类坚

果，西瓜籽中可达到 30%。坚果所含蛋白质是谷物的两倍多，其蛋白质氨基酸组成各不相同。有些坚果缺乏色氨酸等氨基酸。坚果是植物蛋白的重要补充来源，但需要与其他的食品搭配才能发挥最佳作用。②脂肪：在富含油脂的坚果中含量可达 44%~70%，大多数坚果 100g 可以提供 2.09~2.93MJ。主要是不饱和脂肪酸，也有必需脂肪酸，如亚油酸，其中葵花籽和核桃亚油酸含量比较高。一些坚果脂肪中单不饱和脂肪酸的比例较大，对心血管病有一定好处，如开心果、杏仁、榛子等。③碳水化合物：富含油脂的坚果类碳水化合物含量较少，但富含淀粉类的坚果碳水化合物丰富，如干栗子可达 77.2%，莲子为 64.2%。膳食纤维含量较高，花生含量可达 6.3%，榛子为 9.6%。④矿物质：富含钾、镁、磷、钙、铁、锌等矿物质，尤其是钾、镁、锌和铜的含量高，是矿物质的良好来源。⑤维生素：富含维生素 E 和 B 族维生素，如维生素 B_1、维生素 B_2、烟酸和叶酸。富含油脂的坚果中都含丰富的维生素 E。杏仁是维生素 B_2 的良好来源。花生、松子、葵花籽中含有少量的胡萝卜素。

（马爱国　陈　杨）

chùròu yíngyǎng jiàzhí

畜肉营养价值（nutritional value of meat）

畜肉食物所含营养素种类、含量及其满足人体需要的程度。畜肉主要指猪、牛、羊、驴、马、鹿、骡等牲畜的肉，广义包括内脏、腺体、头、蹄、骨、血及其制品。

营养素含量　营养价值高，富含动物蛋白、脂肪，还有丰富的磷、钾、铁和其他一些矿物质，

B 族维生素的含量尤其高。

蛋白质　主要存在于肌肉组织中，含量为 10%~20%。猪肉平均含量约 13.2%，其中里脊肉为 20.2%，五花肉为 7.7%；牛肉为 20.2%；羊肉为 20.5%。猪肌肉和其他动物优质肉一样，含人体所需的 8 种必需氨基酸，且接近人体所需的氨基酸模式。所含蛋白质容易消化和吸收，有较高营养价值。除骨骼肌肉外，内脏和心肌肉的蛋白质含量也很高，肝含量 18%~20%，心、肾 14%~17%。皮和结缔组织中主要是胶原蛋白和弹性蛋白，缺乏色氨酸和酪氨酸等必需氨基酸，蛋白质的利用率较低，所以猪皮冻、蹄筋等营养价值较低。肉汤的鲜味来源是其含水溶性的含氮浸出物（肌肽、肌酸、肌凝蛋白原、嘌呤等）和无氮浸出物（碳水化合物和有机酸）。

脂肪　含量和成分因品种、畜龄、饲料和肉部位而不同。猪肥肉含量高达 90%，其中前肘 31.5%，里脊肉为 7.9%；瘦牛肉 2.3%。以饱和脂肪为主，主要成分是甘油三酯，少量胆固醇、卵磷脂和游离脂肪酸。胆固醇主要位于内脏，不同种类和部位差别较大，如猪肉 70mg/100g，猪油 95mg/100g，猪脑 2571mg/100g，猪肝 288mg/100g，猪肾 354mg/100g；牛肉 70mg/100g，牛脑 2447mg/100g；羊肉 70mg/100g。

碳水化合物　含量仅 1%~3%，主要是以糖原的形式存在于肌肉或肝中。屠宰前动物的活动量会对糖原含量有影响，过度活动会消耗大量糖原，碳水化合物的含量也减少。屠宰后放置时间过长，同样使糖原含量下降。

矿物质　含量 1%~2%。含较多钾、镁、磷、钙、硫、钠、

氯。铁和锌的含量丰富，吸收率高。铜、硒等微量元素也很丰富。钙和钠含量较低，但骨骼中的钙含量高、利用率也高，可弥补肉中钙的不足。磷与蛋白质、核酸等有机分子相互螯合，参加新陈代谢，生物利用率接近100%。内脏的铁含量比瘦肉更高。

维生素　主要是B族维生素含量很高，猪肉中维生素B_1的含量达到0.45mg/100g。畜肉中也含有丰富的烟酸，牛肉中为6.3mg/100g。维生素B_2的含量为0.1~0.2mg/100g。内脏含多种维生素，尤其是肝中富含维生素A和维生素B_2、维生素D、维生素B_{12}和叶酸的含量也高于肌肉。羊肝中维生素A含量可达20.97mg/100g，明显高于猪肝和牛肝。维生素C和脂溶性维生素含量较少。

水分　含量约75%，其中结合水占5%，不易流动的水占80%，自由水占15%。

畜肉制品的营养特点　各国制品种类不同，中国主要有下列几种。

腌腊制品　肉腌渍、晾晒或熏烤后制成的半熟品或生品。其水分明显减少，盐分明显增多，脂肪和蛋白质含量增加，但是易出现脂肪氧化以及B族维生素的损失。

酱卤制品　原料腌渍后在水中煮熟，如红烧肉等。长时间炖煮使很多脂肪进入汤汁中，减少饱和脂肪酸，增加游离脂肪酸，但B族维生素明显减少。

熏烤制品　肉类经腌制或煮制后以烟气、明火或高温空气加热制成。烤乳猪和西方的培根等都属于这类食品。水分和脂肪减少，但多环芳烃类和杂环胺类致癌物增多，还可产生多种致突变

物质。

香肠制品　中式香肠（广式腊肠、川味香肠）脂肪含量达40%以上，蛋白质20%以上。西式香肠脂肪含量在20%~30%，蛋白质10%~15%，维生素和矿物质都低于肉本身。香肠制品还可以加入香菇、海带、大豆蛋白等，对营养价值有一定改善。灌肠可用亚硝酸盐进行着色、防腐等，但必须防止过量。

罐头制品　罐头制品经密封包装，长时间加热，含硫氨基酸、B族维生素有一定程度破坏。

干制品　瘦肉加热、干燥后制成的一种水分含量极少的食品，如肉松、肉干。加工中脂肪含量减少，B族维生素受到一定程度破坏。其他营养物质变化不大。

火腿制品　大块肉腌制加工而成，游离脂肪酸含量增高，形成独特的风味。西式火腿蛋白质含量多，脂肪和盐较少，营养价值丰富。

（马爱国　陈杨）

qínròu yíngyǎng jiàzhí

禽肉营养价值 （nutritional value of poultry meat）

禽肉食物所含营养素种类、含量及其满足人体需要的程度。禽肉主要包括鸡、鸭、鹅、鸽、鹌鹑、火鸡、鸵鸟等禽类的肉。

营养价值和畜肉相近，含有丰富的营养素，是为人类提供蛋白质、矿物质和维生素的重要来源。①蛋白质：氨基酸种类多，消化吸收利用率高。蛋白质含量和动物的种类、年龄、肥瘦和部位有关，一般为10%~20%。鸡和鹌鹑肉含量约20%，鸭肉约16%，鹅肉约18%。内脏的含量都较高。②脂肪：含量也和品种有关，火鸡和鹌鹑含量<3%，鸭和鹅达到20%，鸡为14%~17%。

内脏含量10%左右，高于畜肉，低于禽肉。必需脂肪酸的含量高于畜肉，熔点低，易消化吸收，营养价值比畜肉高。禽肉中含氮浸出物比畜肉多，吃起来更加鲜美。③矿物质：总含量1%~2%，钾最高，磷其次，还含有钠、钙、镁、铁、锰等。硒的含量高于畜肉，鸡肉105μg/100g，鹅肉17.68μg/100g。肝中含多种矿物质，含量比畜肉高。④维生素：脂溶性维生素较少，B族维生素较多，鸡胸肉中烟酸含量10.8mg/100g，泛酸也较为丰富，还含有一定量的维生素E。

（马爱国　陈杨）

shuǐchǎnpǐn yíngyǎng jiàzhí

水产品营养价值 （nutritional value of aquatic products）

水产品所含营养素种类、含量及其满足人体需要的程度。水中的植物和动物，统称为水产资源。从水域中获取的水产资源就是水产品。按水域分为淡水水产资源和海水水产资源；按生物学分为水产动物和藻类。人类主要食用的水产动物有鱼类、鲸类、甲壳类、软体类和海龟类。

鱼类　鱼类有2.5万~3.0万种。按水域可分为淡水鱼和海水鱼；按深度分为深水鱼和浅水鱼。鱼肉蛋白易消化吸收。鱼肉由普通肉和暗色肉组成。鱼的种类不同，暗色肉的比例也不同，活动多的鱼类暗色肉也多，如沙丁鱼、金枪鱼。

蛋白质　含量15%~25%，氨基酸构成比例优于牛肉或奶酪，亮氨酸和赖氨酸含量较高，但是色氨酸偏低。深色鱼中组氨酸含量较多。鱼肉肌纤维细短，水分含量少，组织柔软细腻，也更易消化吸收。蛋白质中含有三甲胺氧化物，鱼死后被细菌还原产生

三甲胺，是鱼腥味的来源之一。嘌呤含量约 300 mg/kg。

脂肪 含量受种类、鱼龄、季节等影响，变化较大。鳕鱼含量仅为 0.1% ~ 0.4%，鳗鱼、金枪鱼则高达 16% ~ 26%。不饱和脂肪酸约占 80%，其熔点低，消化吸收率可达 95%，主要存在于鱼油中，主要成分为二十碳五烯酸（EPA）和二十二碳六烯酸（DHA）。鱼类中胆固醇含量约 100mg/100g，但鱼子中含量甚高，如鲳鱼子中约 1070mg/100g。

碳水化合物 主要是糖原，含量较低，约 1.5%。糖原含量和鱼的死亡方式有关，即捕即杀者含量高，挣扎疲劳死去的含量低。糖原和脂肪共同成为鱼的能量供给来源。还含有少量的黏多糖。

矿物质 含量 1% ~ 2%，磷占总灰分的 40%，钙、钠、钾、镁的含量也很丰富。钙含量比畜肉、禽肉高。海水鱼还富含碘。锌、铁、硒也较丰富。

维生素 鱼是维生素 A 和维生素 D 的重要来源，也是维生素 E 的来源之一，B 族维生素含量也较丰富，但是几乎没有维生素 C。维生素 A、D 主要存在于鱼油和鱼肝油中。

甲壳类动物 主要有对虾、龙虾和蟹等。其肉营养丰富，含蛋白质、脂肪、维生素 A、维生素 B_1、维生素 B_2、烟酸、钙、磷、铁等营养素。甲壳类的鲜味主要源于肌肉中的甘氨酸、丙氨酸和脯氨酸。含有特殊的黏多糖和甲壳质。一般虾蟹甲壳中蛋白质含量 25%，碳酸钙 40% ~ 45%，甲壳质 15% ~ 20%。甲壳质是唯一动物性膳食纤维物质，广泛存在于无脊椎动物的甲壳中，有一定调节胆固醇、调节血压和减少体内重金属等作用。

软体贝壳类动物 软体动物可分为双壳类软体动物和无壳类软体动物，前者如扇贝、牡蛎、蛤蜊、珍珠贝等，后者如乌贼、章鱼等。蛋白质中氨基酸丰富且构成比例适宜，含有全部必需氨基酸，其中酪氨酸和色氨酸含量比鱼肉和牛肉高，是优质蛋白。脂肪含量低，是高蛋白低脂肪的优质食物。碘、铜、锰、锌、镍等矿物质含量也很丰富。但是，贝类有富集重金属的能力，在污染水域要高度注意贝类的安全性。还含有非蛋白质氨基酸——牛磺酸，可参与新生儿大脑发育，已作为一种新型食品添加剂允许添加到部分婴幼儿食品中。牛磺酸与人体内一些氨基酸的代谢有关，人体自身合成很少，主要从外界摄取。

海藻类 海藻类是海洋低等植物，种类繁多。按所含色素可分为褐藻、红藻、绿藻和蓝藻。主要营养特点包括生物活性多糖、微量元素尤其是碘的含量高、低能量、丰富的维生素。见藻类营养价值。

海产品和淡水产品营养成分有一定差异。例如，海鱼的多不饱和脂肪酸含量比淡水鱼高，尤其是 DHA、EPA 等。脂肪含量较高的海鱼中维生素 A 和维生素 D 的含量也较高。海鱼中嘌呤的含量也较高，痛风患者食用需控制。

（马爱国 陈 杨）

rǔlèi yíngyǎng jiàzhí

乳类营养价值（nutritional value of milks）

乳类食物所含营养素种类、含量及其满足人体需要的程度。乳类包括人乳、牛乳、羊乳、马乳、驴乳、骆驼乳、猪乳和其他动物乳及乳制品，其中食用最多的是牛乳。乳类营养种类齐全，容易消化吸收，被医学之父希波克拉底称为"最接近完美的食品"。

牛乳 含 100 种以上成分，但主要是乳蛋白质、乳脂肪、乳糖、矿物质、维生素及水分，液态全脂乳含水量约 88%。

蛋白质 牛乳的主要成分，含量 2.8% ~ 3.3%，和脂肪浓度呈正相关。主要是酪蛋白（约 79.6%）、乳清蛋白（约占 11.5%）及乳球蛋白（约占 3.3%）。含 8 种必需氨基酸，乳蛋白质是优质蛋白质，消化率高达 89%。酪蛋白使牛乳呈白色，对热、酸以及盐有不同反应，属结合蛋白，可与钙、磷等结合。乳清蛋白分为乳清清蛋白和乳清球蛋白两种，加热凝固并沉淀，对酪蛋白有保护作用。乳球蛋白与机体免疫有关。牛乳中蛋白质含量是人乳蛋白质的 2 倍多，酪蛋白和乳清蛋白的比例和人乳相反，可通过调整乳蛋白与酪蛋白的比例，生产适合婴幼儿生长发育需要的配方乳粉。

脂肪 含量随乳牛的品种及其他条件而异，一般为 3.0% ~ 5.0%，熔点低于人体体温，呈微细的脂肪颗粒（直径 2 ~ 5μm），高度分散于牛乳中，呈高度乳化状态，消化率达 97%，是营养价值较高的脂肪。其脂肪酸组成复杂，丁酸、己酸、辛酸等水溶性挥发性脂肪酸含量较高，使乳脂肪风味好且易消化。油酸占 30%，亚油酸和亚麻酸分别占 5.3% 和 2.1%，还有少量的卵磷脂、胆固醇。脂肪不仅与牛乳的口味有关，也是奶油、干酪等乳制品的主要成分。

碳水化合物 乳糖是哺乳动物乳腺分泌的一种特殊碳水化合物，是婴幼儿获取能量的主要来源。乳中碳水化合物的含量为

3.4%～7.4%，人乳中含量最高。乳中碳水化合物的主要形式为乳糖，是双糖，在乳中几乎全部呈溶解状态。乳糖在自然界中仅存在于哺乳动物的乳汁中，其甜度为蔗糖的1/6，能促进人类肠道内有益乳酸菌的生长，抑制腐败菌，有利于肠道健康，有通便等作用。乳糖还与钙的代谢有关，在膳食中增加乳及乳制品中钙的吸收，可预防小儿佝偻病、中老年人骨质疏松症等。

矿物质　牛乳中的含量一般为0.7%～0.75%，大部分与有机酸结合成盐。牛乳含有丰富的矿物质，如钙、磷、锌、铜、锰、钼。牛乳钙含量超过其他乳，含钙104mg/100ml，而且钙、磷比例合理，吸收率高，是人体钙的良好来源。铁只有0.3mg/100g，婴儿如以牛乳为主食喂养时，需及时增添含铁的食品，如蛋黄、猪肝泥等。

维生素　牛乳中含所有已知的各种维生素，维生素A和B_2含量尤高，是人类维生素A和B_2的重要来源。维生素C、D含量不多，以牛乳为食物的婴儿要注意补充或对牛乳进行强化。

部分人食用牛乳可出现不适。①牛乳过敏：某些个体对牛乳产生变态反应，引起风疹、哮喘、消化不良（腹泻、腹痛等）。为避免过敏，常用羊乳代替牛乳。②乳糖不耐受：乳糖酶减少或缺乏致乳糖吸收不良，产生腹部疼痛、腹泻、胀气等。③喂乳性贫血：婴儿和儿童长期饮用牛乳而没有补充铁盐或含铁丰富的食物导致的贫血。新生儿出生时从母体获得的铁够用3~6个月，由于牛乳含铁很少，6个月后必须供应含铁丰富的食物，以防喂养牛乳的婴儿患典型的牛乳性贫血。

④半乳糖疾病：先天性碳水化合物代谢缺陷，是常染色体隐性遗传性疾病，是半乳糖-1-磷酸尿苷转移酶含量不足所致，此酶是肝转化半乳糖为葡萄糖所必需的。有这种遗传缺陷者进食牛乳会出现食欲缺乏、呕吐、腹泻、困倦、黄疸、颜面及下肢水肿、肝脾大等症状。此类患者必须终生禁食牛乳及其制品。

乳制品　原料乳加工而成的食品，主要有消毒乳、强化乳、配方乳、乳粉、酸乳、奶油、乳酪、炼乳等。

消毒牛乳　新鲜牛乳直接加热消毒而成，营养丰富并且容易消化吸收，含蛋白质、维生素、乳糖、脂类和钙，营养成分全面且比例均衡。除维生素B_1和维生素C有损失外，营养价值与新鲜生牛乳几乎一致。

强化牛乳　强化AD牛乳是在新鲜牛乳的基础上适量增加了维生素A和维生素D，并符合有关强化食品的国家标准。适合缺钙、体质弱的少年儿童饮用。脱脂加锌牛乳以脱脂的新鲜牛乳为原料，适当添加了锌元素，并符合有关强化食品的国家标准。吃素食的老年人容易缺锌，可饮用脱脂加锌牛乳。

婴儿配方牛乳　新鲜牛乳、乳清粉、植物油和维生素等调制而成，营养成分和比例较接近母乳，比牛乳更利于婴儿消化吸收，母乳不足可用于补充喂养。

乳粉　消毒牛乳浓缩、喷雾干燥制成的粉状食品。可分为全脂乳粉、脱脂乳粉、强化乳粉。喷雾干燥法是将乳喷成雾状微粒而成。这种方法生产的乳粉质量好、颗粒小、受热均匀、溶解度高、无异味，对蛋白质的性质、乳的色香味及营养成分影响很小。

酸乳　一种发酵乳制品，以不同液态乳或乳粉加入乳酸菌发酵产酸凝固而成，含牛乳的全部营养，还含有对人体有益的乳酸菌，如乳酸杆菌和双歧杆菌，可抑制人体肠道内有害细菌的生长，还可促进消化，刺激胃酸分泌，有一定保健功能，尤其适合消化功能不好的婴幼儿和老年人。

奶油　又称黄油或白脱油，以牛乳中的脂肪为主要成分，由牛乳中脂肪分离加工而成。种类很多，有发酵奶油、无酵母奶油，还有加盐奶油、不加盐奶油等。除脂肪外，还含有蛋白质（主要是酪蛋白）、糖（主要是乳糖）、维生素A、维生素E和胡萝卜素。是营养丰富的油脂制品。

乳酪　又称干酪，牛乳或羊乳中加入适量乳酸菌发酵剂和凝乳酶制剂，使乳中酪蛋白凝固，排出乳清，并经一定时间的成熟而制成的食品。用这种方法等于将原料乳中的蛋白质和脂肪浓缩了10倍左右。还含有碳水化合物、有机酸、常量和微量元素。乳酪中的蛋白质极易消化吸收，消化率为96%～98%。乳酪的含钙量是牛乳的4~8倍，是乳制品中含钙比例最高的产品，容易吸收，食用后也不会发生腹胀、腹泻等不适。乳酪中的乳酸菌及其代谢产物有利于维持人体肠道内正常菌群的稳定和平衡，防治便秘和腹泻。

炼乳　一种浓缩乳，有甜炼乳、淡炼乳、全脂炼乳、脱脂炼乳等。以乳为原料，真空浓缩去除水分后，加或不加糖，最后制成的质地浓稠的浓缩产品。主要用于糖果、面包和冰淇淋加工。淡炼乳经高温灭菌后，维生素受到一定的破坏，因此常强化维生素，按适当的比例冲稀后，其营养价值基本与鲜乳相同。甜炼乳中蔗糖含量为 40%~45%，渗透压增大。利用其渗透压的作用抑制微生物的繁殖，因此成品保质期较长。因糖分过高，食前需加大量水分冲淡，造成蛋白质等营养素含量相对较低，故不宜用于喂养婴儿。

（马爱国　陈　杨）

dànlèi yíngyǎng jiàzhí
蛋类营养价值（nutritional value of eggs）

蛋类食物所含营养素种类、含量及其满足人体需要的程度。蛋类主要包括鸡蛋、鸭蛋、鹅蛋、鹌鹑蛋。制品也很多，如咸蛋、松花蛋、蛋粉（有全蛋、蛋白、蛋黄三种）、蛋黄酱等。食用最多、最普遍的是鸡蛋。蛋的种类不同，大小差别较大。蛋由蛋壳、蛋清和蛋黄组成。蛋壳是鸡蛋的保护壳，主要由碳酸钙组成，可防水分和二氧化碳过度蒸发，冷却的鸡蛋收缩时，内、外壳膜被拉开，在鸡蛋较粗的一端形成气室，有 6000~8000 个微孔，可使易挥发成分通过。蛋清位于蛋黄四周，分为三层：外层的稀蛋清、中层的浓蛋清和内层的稀蛋清。蛋黄由富含脂肪的球型微胞组成，为浓稠、不透明、半流动黏稠物。两条带状的蛋黄韧带把蛋黄固定在蛋的中心位置，蛋黄四周有蛋黄膜。

营养素含量　蛋类的营养丰富，营养成分受饲料、品种、季节影响，但大多数营养素含量相对稳定。

蛋白质　一枚鸡蛋重约 50g，提供约 7g 蛋白质，蛋黄中蛋白质含量比蛋清中高。蛋清中蛋白质包括卵清蛋白、卵黏蛋白、卵球蛋白等 40 余种；生蛋清的卵巨球蛋白、抗胰蛋白酶等有抗蛋白酶活性，消化吸收率只有 50%，加

热凝固后消化吸收率可达 96%。蛋黄中蛋白质主要是卵黄球蛋白和卵黄磷蛋白，其中低密度脂蛋白占总蛋白的 65%。蛋黄的凝固点高于蛋清，烹调时难以凝固。

脂肪　98% 都在蛋黄中。蛋黄中脂肪几乎都是与蛋白质结合，呈乳化状态，消化吸收率高。蛋黄中脂肪含量为 30%~35%，其中 62%~65% 为中性脂肪，固醇 4%~5%，主要是胆固醇，磷脂占 30%~33%，蛋黄是磷脂的良好来源。磷脂中的卵磷脂可促进脂溶性维生素的吸收，有降低血胆固醇作用。鸡蛋中的胆固醇主要集中在蛋黄，乌鸡蛋中最高，可达 2057mg/100g。

碳水化合物　鸡蛋中碳水化合物约 1%，一部分与蛋白质结合，另一部分游离存在。蛋清中主要是甘露糖和半乳糖，蛋黄中主要是葡萄糖。

矿物质　主要存在于蛋黄中，磷、钙、铁、钾、钠等都比较丰富。磷占 60%，钙约占 13%。铁是非血红素铁，并与卵黄高磷蛋白结合，其生物利用率仅 3%。矿物质含量受禽的种类和饲料影响较大。

维生素　维生素种类齐全，含量丰富。绝大多数维生素 A、D、E、B_1 都在蛋黄中。含量受季节、饲料等影响。

常见误解　很多人在选择蛋类时，对蛋壳的颜色、生熟的程度等有一定的误解。

蛋壳颜色　蛋壳的颜色主要有棕色、白色或少见的蓝色，但这只是与鸡的品种有关，对于鸡蛋营养价值没有影响。

蛋黄颜色　叶黄素是蛋黄呈现黄色的主要原因。散养鸡吃较多青草，蛋黄颜色就会深些。

生吃鸡蛋　有人认为生鸡蛋

更容易消化，营养更丰富。其实，食用生、熟鸡蛋，营养物质都可很好消化和吸收。但是生鸡蛋有抗生物素蛋白，可与生物素结合阻碍其吸收，鸡蛋煮过之后这种抗生物素蛋白就会被破坏，生物素可被吸收。煮熟鸡蛋的蛋白质结构由致密变松散，易为人体消化吸收，煮鸡蛋更好些。鸡蛋很容易受到沙门菌和其他致病微生物感染，生食易发生消化系统疾病。当然，过度加热蛋白质过度凝固，也不利于消化吸收。

蛋类制品营养价值　新鲜蛋可经过加盐或加碱等，制作成咸蛋、皮蛋、糟蛋等，蛋白质和脂肪变化不大，但是 B 族维生素会因碱的作用而减少，矿物质可增加。糟蛋是酒糟泡制的，蛋壳中的钙渗透到蛋中，钙含量是鲜蛋的 40 倍。

（马爱国　陈　杨）

gānguǒlèi yíngyǎng jiàzhí
干果类营养价值（nutritional value of dried fruit）

干果类食物所含营养素种类、含量及其满足人体需要的程度。干果是新鲜水果干燥脱水后的产品，主要包括干枣、葡萄干、苹果干、山楂干等。鲜果的主要成分是水、碳水化合物、矿物质以及少量的含氮物、维生素和微量的脂肪等；干品中大部分营养成分浓缩，含量升高；每单位重量干制品中的蛋白质、脂肪、碳水化合物的含量都大于鲜品，但也有些成分在干燥过程中降解或含量降低。

制作方法　常用的有加热烘干法和自然晾晒法，工艺、时间、温度等均可影响干果中的各种成分的含量。

加热烘干　可导致糖分分解损耗，还原糖类含量较高的食品易发生焦糖化反应，导致糖的损

失严重，干制温度越高，时间越长，损失就越严重；含油脂较高的水果，所含油脂在加热干燥过程中极易变质，是影响干果制品品质的重要问题，高温脱水时，脂肪的氧化比低温时严重得多，高温烘干时应预加抗氧化剂控制脂肪氧化；烘干法对维生素 B_1 损害也较大。

自然晾晒　低温干燥时，水果中碳水化合物和纤维素都发生不同程度变化。干燥初期，水果自身的呼吸作用，会消耗一部分糖，但淀粉、纤维类在水解酶类的作用下会产生碳水化合物，引起含糖量升高；随着缓慢干燥，果内温度逐渐升高，淀粉酶、纤维素酶、果胶酶活性增加，催化水果中的大分子碳水化合物转化为糖，导致干制品的绝对含糖量高于鲜果。

对成分的影响　制作过程中，维生素损失较大。维生素 B_2 对紫外线和碱较敏感，日晒干燥脱水法对其破坏严重，若在干燥前用碱性溶液漂烫，破坏尤甚。叶酸、维生素 B_{12} 也对日光敏感，日晒干制法对其影响较大。维生素 C 也不稳定，损失量 $10\% \sim 100\%$，特别是缓慢日晒干燥，抗坏血酸几乎损失殆尽。其他水溶性维生素如烟酸、维生素 B_6、泛酸等在不同的脱水干燥过程中也有轻度损失。脂溶性维生素的稳定性稍好，如维生素 D 和 E 都较稳定，维生素 A 的破坏损失可达 $10\% \sim 20\%$，随干燥方法而异。胡萝卜素是植物性食物中的维生素 A 原，普通空气避光干燥的保留率可为 80%，但对紫外线敏感，日晒干制中损失较大。干制对食物中微量元素含量的影响可忽略不计。

常见干果及营养价值　鲜果干制前后水分及主要营养素含量有所变化，如枣与葡萄干（表）。

干枣　红枣味甜可口，营养丰富，有很强的营养保健功能，既可食用又可入药。最常用的是自然干燥法，受加工过程中各种因素的影响，各种营养成分如果胶、还原糖等部分分解，但浓缩后含量均较鲜枣高；维生素 A、胡萝卜素与维生素 C 损失严重，其余成分由于浓缩而含量升高。高温烘干的温度对干枣的营养成分、香气成分、挥发性成分以及口感的影响较大。高温处理或高温干燥的枣其挥发性成分，特别是酯类物质的种类比自然干制的少。

葡萄干　葡萄制成的果干，自然晾晒法制得，约 4kg 新鲜葡萄可制 1kg 葡萄干，成品中仅含 $10\% \sim 20\%$ 的水，营养成分富集。100g 葡萄干可提供 1427kJ 热量，铁 9.1mg，钾 995mg，其中热量主要来源于所含的碳水化合物，各类维生素含量却因分解而减少。

苹果干　整果切片干燥而成，含水量降至 24% 以下，多用烘干法，用二氧化硫进行处理防止变色。能量、碳水化合物和钾含量比鲜果增加 4 倍。

（马爱国　陈杨）

昆虫类食物营养价值（nutritional value of insect food）　昆虫类食物所含营养素种类、含量及其满足人体需要的程度。昆虫已发现 100 多万种，约占动物种类的 3/4，总量超过陆地其他动物总量的 10 倍。分布广泛，部分已被驯养，如蜜蜂。许多昆虫均能被食用。昆虫的蛋白质含量丰富，必需氨基酸含量 $10\% \sim 30\%$，占氨基酸总含量的 $30\% \sim 50\%$，且许多昆虫能产生抗菌蛋白和干扰素，对肿瘤有一定的抑制作用。昆虫富含脂肪，主要是不饱和脂肪酸和软脂酸，其中亚油酸、亚麻酸、花生四烯酸等对人体营养价值高的脂肪酸含量高，可与鱼肉媲美。昆虫含糖量 $1\% \sim 10\%$，体表含大量壳多糖，有膳食纤维

表　枣与葡萄干制前后营养成分对比（以100g可食部计）

水分及主要营养素	枣（鲜）	干枣	葡萄（鲜）	葡萄干
水分（g）	67.4	26.9	88.7	11.6
能量（kJ）	510	1105	180	1427
蛋白质（g）	1.1	3.2	0.5	2.5
脂肪（g）	0.3	0.2	0.2	0.4
碳水化合物（g）	30.5	67.8	10.3	83.4
膳食纤维（g）	1.9	6.2	0.4	1.6
总维生素 A（μg RE）	40	1.6	8	—
胡萝卜素（μg）	240	10	50	—
维生素 C（mg）	243	14	25	5
总维生素 E（mg）	0.78	3.04	0.7	—
钙（mg）	22	64	5	52
磷（mg）	23	51	13	90
钾（mg）	375	524	104	995
钠（mg）	1.2	6.2	130	19.1
铁（mg）	1.2	2.3	0.4	9.1

引自：杨月欣，主编. 食物营养成分速查. 北京：人民日报出版社，2006

的部分保健功能。昆虫含大量维生素，维生素 B_1、B_2 的含量比蔬菜和水果含量还高；矿物质如钾、钠、磷、铁、钙等含量丰富；还含有许多生物活性物质，对人体具有调节免疫等多项保健功效。常见的昆虫食品有蜜蜂食品以及蚕蛹等。

（马爱国　陈　杨）

fēngmì yíngyǎng jiàzhí

蜂蜜营养价值（nutritional value of honey）

蜂蜜是蜜蜂采集植物的花蜜或分泌物，带回蜂巢经过充分酿造而成的、贮藏在蜂房内的、透明或半透明胶状物质。按生产方式，分为分离蜜和巢蜜；按蜜源植物，分为油菜蜜、紫云英蜜、刺槐蜜、椴树蜜等。成熟蜂蜜中最多的是碳水化合物，含量达 75% 以上，主要是葡萄糖和果糖，进入人体易被吸收入血，运送到机体各部位，成为脑细胞和其他组织器官能量供应的良好来源。消化能力差的老人、幼儿、儿童及病弱者等，适量食用蜂蜜可增进食欲，帮助消化器官改善功能，并有助于恢复体力。蜂蜜中的氨基酸含量不高，但必需氨基酸种类齐全，对人体营养十分重要。维生素和矿物质的含量与蜜源植物有关，B 族维生素的含量最多，100g 蜂蜜中含 300 ~ 840μg。

应注意的是，肝硬化患者不宜过食蜂蜜，以免加重肝纤维化；同时由于蜂蜜升血糖作用明显，糖尿病患者也不适合食用；蜂蜜最好饭前 1 ~ 1.5 小时或饭后 2 ~ 3 小时食用，以免刺激肠胃。

（马爱国　陈　杨）

fēngwángjiāng yíngyǎng jiàzhí

蜂王浆营养价值（nutritional value of royal jelly）

蜂王浆简称王浆，又叫蜂皇浆、蜂乳等，是工蜂头部王浆腺的分泌物。工蜂的王浆腺很发达，位于头腔两侧，呈两串葡萄状。工蜂分泌王浆的本能活动称为"吐浆"。王浆在蜂群中是蜂王的食品，也是各种幼蜂（1 ~ 3 日龄）的乳品。蜂王浆含水量 60% ~ 70%，干物质占 30% ~ 40%。蛋白质含量很高，而且其清蛋白与球蛋白之比与人血液中的比例相同，适合人体吸收利用。蜂王浆中还含有丰富的各种必需氨基酸和维生素，以 B 族维生素含量最高。蜂王浆中还含有各种生物酶类、脂类、碳水化合物、矿物质和激素，对调节人体生理功能有一定作用。蜂王浆有改善营养、调节免疫甚至对癌症还有一定的预防作用，适合体质虚弱的老人、滋润皮肤的女性、易疲劳的上班族等人群。

应注意的是，蜂王浆中含有可能导致人体过敏的物质，过敏体质者应谨慎食用；含糖量高，不适合糖尿病患者；不能用开水或茶水冲服，以免温度过高破坏活性物质；宜低温贮存。

（马爱国　陈　杨）

fēnghuāfěn yíngyǎng jiàzhí

蜂花粉营养价值（nutritional value of bee pollen）

蜜蜂将植物花粉采集带回蜂巢储存，作为喂养幼蜂的主要食物，外界蜂粉源充足时，用特制脱粉器把蜜蜂采集的花粉截留，干燥处理，使其含水量 ≤5%，称为蜂花粉。各种植物花粉粒的大小、形态以及颜色都有较大差异，多数直径约 20μm。可为球形、近圆形、扁圆形、长球形、近三角形等形状，蜂花粉表面纹型差异也较大，有棘突、点刻、条纹、颗粒状、凹凸、平滑之分，多数有网状雕纹。蜂花粉的氨基酸种类多、含量高，部分以游离的形式存在，易被吸收利用，具有很高的营养价值和保健作用。蜂花粉中类脂含量平均 9.2%，其中不饱和脂肪酸占 60% ~ 91%，远比其他动植物油脂中的比例高。维生素的含量极丰富，主要是 B 族维生素，以油菜花粉为例，100g 油菜花粉含维生素 B_1 220μg、维生素 B_2 700μg、烟酸 5.9mg，还含有维生素 C 27mg。蜂花粉中还含有多种矿物质，钾、镁、钙、铁的含量较高；含有多种激素，主要有雌激素、促性腺激素等，经提纯可得到促卵泡激素和黄体生成素，可辅助治疗不孕不育症。

花粉过敏症是通过鼻、眼表面与空气中的花粉接触引发的变态反应，与食用蜂花粉是完全不同的概念，实际上食用蜂花粉导致的过敏反应罕见。

（马爱国　陈　杨）

cányǒng yíngyǎng jiàzhí

蚕蛹营养价值（nutritional value of silkworm chrysalis）

蚕蛹是鳞翅目、蚕蛾科昆虫蚕的幼虫和成虫之间的变态体。养蚕业在中国有悠久历史，蚕蛹作为养蚕业的副产品也深受喜爱。蚕蛹具有很高的营养价值，蛋白质的含量占干重的 50% 左右，远远高于一般食品，氨基酸种类齐全，赖氨酸含量丰富，必需氨基酸含量达 40% 以上，而且必需的氨基酸比例适当，非常适合人体需要，是一种优良的蛋白质来源。蚕蛹含有钾、纳、钙、镁、铁、铜、锰、锌、磷、硒等元素，以镁、铜、锌含量最高；脂肪约占 33%，不饱和脂肪酸约占 72.5%，对维持人体正常生理功能有重要作用；碳水化合物含量相对较低。蚕蛹适合体弱者、病后、老人及妇女作为滋补品。应注意的是，蚕蛹含的蛋白质为昆虫蛋白，对于人体是异种蛋白，可能导致食用者出现变态反应，过敏体质者应谨慎食用。

(马爱国 陈 杨)

tiáowèipǐn yíngyǎng jiàzhí

调味品营养价值 （nutritional value of condiment）

调味品所含营养素种类、含量及其满足人体需要的程度。人类用来调味增味的一类食品，是指以粮食、蔬菜等为原料，经发酵、腌渍、水解、混合等工艺制成的各种用于烹调调味、食品加工的产品以及各种食品添加剂。中国调味品大致可分为六大类。①发酵调味品：以谷类和豆类为原料，经微生物的酿造工艺而生产的调味品，包括酱油、酱类和食醋类等。②酱腌菜类：包括酱渍、糖渍、糖醋渍、糟渍、盐渍等各类制品；③香辛料类：以天然香料植物为原料制成的产品，包括辣椒制品、胡椒制品、其他香辛料干制品及配制品等，还包括大蒜、葱、香菜等生鲜蔬菜类调味品。④复合调味品：两种或两种以上调味品配制而成，包括固态、半固态和液态复合调味料。⑤其他调味品：包括盐、糖、调味油，以及水解植物蛋白、鱼汁、酵母浸膏等。⑥各种食品添加剂：食品添加剂是指为改善食品品质和色、香、味以及防腐和加工工艺的需要而加入食品中的化学合成和天然物质，包括味精、酶制剂、柠檬酸、甜味剂、香精香料、食用色素等。

中国调味品生产工艺大致可分为5种类型。①微生物酿造工艺：大豆、面粉等原料拌料后发酵生产的工艺，主要用于生产酱油、酱类、食醋、腐乳等产品。②水解工艺：用酸水解植物蛋白或动物蛋白的生产工艺，其产品主要作为添加剂或与其他调味品混合使用。③萃取工艺：用萃取技术从动、植物中提取保持原汁原味的特色调味成分的制作工艺，主要用于生产肉精、鸡精、调味油等。④混合制作工艺：把两种或两种以上的调味品混合制作而成为一种新型调味品的工艺。⑤腌渍工艺：用植物性原料和盐、糖、酱、糟、醋等，经过不同时间的腌渍，生产出具有特殊风味的小菜，用于生产各种酱腌菜类产品。

调味品除有调味价值外，大多也有一定的营养价值。有些调味品由于用量少，其对人体的营养意义不大，但有些调味品已经成为日常饮食的一部分，并对维持健康起一定作用。调味品的选择和食用习惯对健康也有影响。

酱油 以小麦、大豆及其制品为原料，接种曲菌发酵酿造而成。营养素种类和含量与其原料有关系。鲜味主要源于含氮物质，有谷氨酸和天冬氨酸，优质酱油的总含氮量多为 $1.3\% \sim 1.8\%$，含量高低与其生产工艺和原料有关。含少量还原糖以及糊精，是影响浓稠度的重要成分；还含一定量 B 族维生素和多种有机酸，酱香主要源于其中所含的酯类和醛类。钠的含量一般为 $3\% \sim 5\%$。

醋 大多数食醋都是以大米、高粱、麦芽等为原料在真菌和酵母菌的作用下生产出酿造醋，再以它为基础调味制成的复合调味酿造醋。蛋白质、脂肪和碳水化合物的含量都不高，但富含钙和铁。粮食醋的主要酸味物质为醋酸，还含多种有机酸，包括乳酸、丙酮酸等。各种有机酸与低级醇类产生多种脂类物质，辅以醛类、酚类等，构成醋的复杂香气。水果醋酸味丰富而柔和，有浓郁果香，主要由于其中有机酸含量和种类较多。白醋则是以醋酸为主料，配以其他有机酸、水、食盐、脂类香精等调和而成。

豆豉 大豆（黄大豆或黑大豆）接种特殊的真菌发酵而制成的整粒发酵豆制品，为中国南方多省的风味调味品。主要按是否加盐、含水量多少、发酵微生物不同及加入的香辛料种类分类。含盐干豆豉是最主要的豆豉产品，蛋白质含量在 20% 以上。豆豉成品中含有机酸约 2%，还原糖 $2\% \sim 2.5\%$，含盐约 12%。豆豉有浓郁的酯香气，源自大豆有机酸和脂肪酸与发酵中产生的醇类结合。

腐乳 以大豆为主要原料，先制成豆腐坯（或块），再接种真菌发酵，利用微生物酶分解豆腐中的蛋白质、脂肪和多糖，成为毛坯，产生香气物质，再搓去菌丝进行腌制和后熟发酵制得成品。主要有红腐乳、白腐乳、酱腐乳、青腐乳等。蛋白质的含量 $8\% \sim 12\%$，富含 B 族维生素，特别是维生素 B_2 和 B_{12}。红腐乳的营养价值最高，含的红曲中所含的洛伐他丁对降血压和血脂有重要作用，经常食用红腐乳对中老人健康有益。

香辛料 饮食中使用的天然香料植物按照味道不同，分为烹调香草和香辛料两大类。前者提供特殊的芳香气味，包括薄荷、桂花等，主要用于甜食和饮料等；后者则广泛应用于菜肴烹饪，有明显芳香气味，精油含量较高，常以干燥状态食用。中国传统上用香辛料作为肉制品的调料，包括茴香、肉桂、陈皮、白芷等。香辛料的特殊味道来自其所含的芳香油类，主要成分有丁香酚、芳樟醇、茴香醇，有一定防腐、抗氧化等生物活性。

味精 食品中鲜味主要来源是氨基酸、肽类、核苷酸和有机酸及其盐类，最主要的是谷氨酸。味精是谷氨酸单钠结晶而成的晶体，以粮食为原料，经谷氨酸细菌发酵生产出来的天然物质，是最主要的鲜味调味品，是咸味助味剂，也有调和其他味道、掩盖不良味道的作用。

鸡精 属复合鲜味调味品，由味精、鲜味核苷酸、糖、盐、肉类提取物、蛋类提取物、香辛料、淀粉等调合而成，调味后赋予食物复杂而自然的美味。需要注意的是，核苷酸类物质容易被食品中的磷酸酯酶分解，最好在菜肴加热完成后加入。

食盐 膳食中咸味的来源是食盐，即氯化钠。钠离子可提供最纯正的咸味，氯离子为助味剂。食盐不仅可提供咸味，也是食物保存中常用的抑菌剂。健康人群每日摄入 6g 食盐即可完全满足机体对钠的需要。摄入过量可增加高血压的发病风险，日常生活中应注意控盐。咸味和甜味可相互抵消，在很多咸甜两味的食品中，食盐的浓度往往比感觉到的水平更高；另外，酸味可强化咸味，烹调中加醋可减少食盐用量。

糖 食品中天然含有的各种单糖和双糖都有甜味，以果糖甜度最高，蔗糖次之，乳糖最低。日常使用的食糖主要成分为蔗糖，食用蔗糖纯度极高，属纯能量食品，食品中加入蔗糖能带来额外能量，过量摄入甜食可增加慢性病的发病风险。

甜味剂 赋予食品或饲料以甜味的食物添加剂，包括糖醇类、非糖天然甜味剂和人工合成甜味剂三类。糖醇类甜味剂多由人工合成，甜度比蔗糖低，主要品种有山梨糖醇、甘露糖醇、麦芽糖醇、木糖醇等；非糖类甜味剂一般甜度很高，用量极少，如甘草酸苷甜度为蔗糖的 200 倍，甜菊苷纯甜度为蔗糖 300 倍；人工合成甜味剂主要有糖精、糖精钠、环己基氨基磺酸钠（甜蜜素）等，使用最多的是糖精（糖精钠），其甜度约为蔗糖的 300 倍。由于甜味剂不会升高血糖，也不会引起龋齿，却保持了糖的基本物理性质，已经广泛应用于糖尿病患者、减肥者食用的甜食，以及口香糖、糖果等食品中，但应限量添加和食用。尽管葡萄糖、果糖、蔗糖、麦芽糖、乳糖等物质也是天然甜味剂，但因长期被人食用，也是重要的营养素，通常作为食品原料，不作为食品添加剂管理。

（马爱国 陈 杨）

shíyòng yóuzhī yíngyǎng jiàzhí

食用油脂营养价值 （nutritional value of edible oils and fats）

食用动植物油脂所含营养素种类、含量及其满足人体需要的程度。食用油脂是脂肪酸与甘油所形成的酯，在室温下呈液态的称油，呈固态的称脂肪。从植物种子及果实中得到的大多为油，来自动物组织的大多为脂肪。主要成分是甘油三酯，即由 3 分子脂肪酸和 1 分子甘油组成，占 95% 以上，其余为少量游离脂肪酸、磷脂、甾醇、色素和维生素等。油脂种类繁多，常见食用动物油脂主要有猪油、鱼油、乳脂（或食用黄油）；植物油脂有椰子油、花生油、棉籽油、豆油、菜籽油、玉米油、葵花籽油、芝麻油、茶油等。

乳脂 从动物的乳汁中分出的脂肪，有奶油或食用黄油制品。奶油，或称淇淋、激凌，是从新鲜牛乳（或羊乳）顶层提取的脂肪含量较高的黄色或白色脂肪性半固体食品。奶油的能量比牛乳增加了 8~15 倍，脂肪含量比牛乳增加了 15~25 倍，100g 新鲜奶油中脂肪含量达 48~78g；维生素 A 含量达 345~1042μg/100g，比新鲜牛乳中的含量增加了 5~12 倍，而蛋白质、乳糖及水分则大大降低。食用黄油，或白脱油，是稀奶油经充分搅打，脂肪球间相互冲撞后凝聚呈固态的制品。黄油与奶油的最大区别是前者脂肪含量更高，不含乳糖，蛋白质含量极少。优质黄油色泽浅黄，质地均匀、细腻，切面无水分渗出，气味芬芳。乳脂中含有的脂肪酸成分极复杂，不同动物乳脂其各种脂肪酸含量也不尽相同。乳脂有独特的奶油香味，其主要的香味物质是 γ 内酯及 δ 内酯，其中 δ-十碳内酯与 δ-十二碳内酯为两个主要芳香味来源。

猪脂 从猪的特定内脏的蓄积脂肪及腹背部等皮下组织中提取的油脂，也称荤油、大油或猪油；常温下为白色或浅黄色油膏状固体。中国是生产猪肉最多的国家之一，其猪油产量也为世界首位。主要用于烹调食用和煎炸起酥等。100g 猪脂含脂肪约 99.6g，维生素 A 27μg，维生素 B_1 0.02mg，维生素 B_2 0.03mg，维生素 E 5.12mg，并含少量油酸；约含 100mg 胆固醇，饱和脂肪酸含量较高，对于血脂异常等慢性疾病患者应限量食用，也可通过配以植物油共同食用以达到平衡胆固醇及饱和脂肪酸的摄入。猪油中的天然抗氧化剂含量较低，保质期很短，但可通过添加维生素 E 等抗氧化剂延长它的保质期。

鱼油 鱼体内的全部油类物质的统称，包括体（或脑）油和肝油，是从小杂鱼或鱼类加工废弃物中提取的脂肪,其主要成分是甘油三酯、类脂、脂溶性维生素等。与其他食用油脂相比,鱼油富含多不饱和脂肪酸,对人体有良好的保健作用。深海鱼油是由深海鱼类(1000m 及以下水深)提取的油脂,富含二十碳五烯酸(EPA)、二十二碳六烯酸(DHA)等多不饱和脂肪酸。寒冷地区深海鱼,如三文鱼、沙丁鱼等体内 EPA、DHA 含量高,为深海鱼油生产的良好原料;普通鱼体内含 EPA、DHA 数量极微,陆地其他动物体内几乎不含 EPA 和 DHA。鱼肝油是由海鱼类无毒肝提炼制得的油脂。鳕、大菱鲆等是国际上鱼肝油生产的传统原料,也可以用大黄鱼、鲐、马鲛、鲨等作为原料。与鱼油不同,鱼肝油含有丰富的维生素 A 和维生素 D,常用于防治夜盲症、角膜软化、佝偻病、骨软化症等,对呼吸道上层黏膜等表皮组织也有保护作用。

椰子油 从椰子果肉(干)中榨出的油脂,为白色或淡黄色脂肪。椰子肉(干)含油65%~74%、水分 4%~7%。椰子树生长在热带,椰子油脂肪酸组成中 90% 为饱和脂肪酸,以短、中碳链脂肪酸为主;其中月桂酸和豆蔻酸的含量在 60% 以上,常温下呈半固态。尽管椰子油中的维生素 E 含量较少,但富含饱和脂肪酸,所以不易变质,容易保存。椰子油中含有微量的 γ 和 δ 内酯,具有类似奶油香味,在食品加工生产中应用越来越广泛。

花生油 经溶剂浸出或压榨工艺从花生仁中制取的油脂,淡黄透明,色泽清亮,有独特的花生风味,是中国家庭常用的食用油脂。熔点比其他植物油高,冬季或低温可呈固态或半固态。含80% 的不饱和脂肪酸,其中含油酸 41.2%,亚油酸 37.6%;20% 饱和脂肪酸,如软脂酸、硬脂酸和花生酸等。由于含有少量磷脂,煎炸过程中容易出现泡沫。花生易被黄曲菌污染,霉变花生榨出的油也可含有黄曲霉毒素,但其在碱性环境下易被破坏,经碱炼和处理后可放心食用。

棉籽油 棉花籽榨取精炼后的油脂,橙黄色或棕色。精炼棉籽油的脂肪酸组成与花生油相似,含大量必需脂肪酸,亚油酸的含量高达 44.9%~55.0%,油酸为 18.0%~30.7%,棕榈酸为 21.6%~24.8%,硬脂酸为 1.9%~2.4%。粗制棉籽油中含有约 1% 的棉酚,有较强的生殖发育毒性,但其在精炼棉籽油中含量极低。

豆油 大豆经溶剂浸出得到的植物油。含脂肪酸主要是亚油酸、油酸、棕榈酸和亚麻酸,其中亚油酸的含量高达 50%。易氧化,一方面是因其含大量不饱和脂肪酸和一部分脂肪氧化酶,另一方面含有的维生素 E 量少,故存储要加入抗氧化剂。

菜籽油 从油菜籽中榨取所得到的植物油。脂肪酸组成因产地、土壤、气候条件和品种而不同。传统菜籽油中的芥酸含量较高,一般为 20%~60%,芥酸对人体的作用争议较大,动物实验表明对动物有一定毒性,但观察食用菜籽油人群并未出现此类情况。传统菜籽油中还含有含硫化合物,有一定毒性,但经过精炼的菜籽油含硫物质含量已极低,是很好的烹饪油。

玉米油 又称玉米胚芽油,是玉米胚芽榨取的植物油。玉米胚芽脂肪含量 17%~45%,占玉米脂肪总含量的 80% 以上。含不饱和脂肪酸高达 80%~85%,其中亚油酸含量 >50%,亚麻酸含量较少;饱和脂肪酸含量约 15%。富含维生素 E,故稳定性好。

葵花籽油 从葵花籽中提取的油脂,也称向日葵油,油色金黄、清明透亮,有清香味。富含不饱和脂肪酸,寒冷地区生产的葵花籽油含亚油酸约 70%,油酸15%;温暖地区生产的葵花籽油含亚油酸约 20%,油酸 65%;饱和脂肪酸含量 15% 左右,是营养价值较高,有益于人体健康的食用油。富含维生素 E,抗氧化能力较强;含绿原酸,可被水解产生有抗氧化作用的咖啡酸。

芝麻油 俗称香油。不同工艺的产品色味不同,水代法制备的芝麻油色泽深、香味浓,常被称为小磨香油,其中亚油酸的含量可达 37.7%~48.4%,油酸35.0~49.4%。香味物质主要是一些短链醛类和乙酰吡嗪等。脂肪酸组成与花生油和棉籽油相似。维生素 E 的含量不高,但含少量芝麻酚等天然抗氧化物质,可较长时间保存。

亚麻油 又称胡麻油,从油用亚麻仁中提取的油脂。含较多的人体必需脂肪酸——α-亚麻酸。主要用于工业生产,东欧地区作为食用油。α-亚麻酸属 ω-3 系列脂肪酸,是构成人体组织细胞的重要成分,维持人体健康的必需脂肪酸,适量摄取有益于健康。不易保存,放置一段时间后易出现回味现象。

棕榈油 从棕榈树上的棕果肉中榨取的油脂,盛产于马来西亚、印度尼西亚等国家。饱和脂肪酸和不饱和脂肪酸比例接近1:1,室温下呈半液态。饱和脂肪酸主要含棕榈酸(C_{16})和油酸(C_{18})。由于含解酯酶,其游离脂肪酸含量高，但精炼后含量下降。市售棕榈油多为分离提纯产品，有硬脂和软脂之分。精炼棕榈油维生素 E 的含量较高，不易酸败，保质期长。

米糠油 新鲜米糠榨取的植物油。脂肪酸组成简单，亚油酸含量较高。受到解酯酶的影响，游离脂肪酸含量较高。含部分糠蜡，影响口感，故精炼过程中须除去糠蜡方可食用。精炼的米糠油含微量谷维素和一定量维生素 E，故其保质期长，是很好的食用油脂。

茶油 从山茶科山茶属植物的普通油茶成熟种子中提取的食用植物油，又名山茶油、山茶籽油。油茶俗称山茶、野茶、白花茶，是中国特有的一种优质食用油料植物。营养价值高，不饱和脂肪酸含量 > 90%，其中油酸 78% ~ 86%，亚油酸 8.6%，亚麻酸 0.8% ~ 1.6%。精炼可除异味，一般用作煎炸油。

（马爱国 陈 杨）

jiǔlèi yíngyǎng jiàzhí
酒类营养价值 （nutritional value of liquor）

酒类食物所含营养素种类、含量及其满足人体需要的程度。酒以粮食为原料经发酵酿造而成，主要化学成分是乙醇（或称酒精），含微量杂醇和酯类物质，食用白酒的浓度在 60 度（即 60%）以下。酒种类繁多，按酒精浓度分为低度、中度、高度酒；按原料分为黄酒、白酒、果酒；按酿造方法和酒的特性可分为发酵酒、蒸馏酒和配制酒。发酵酒是酿造后只经过简单处理即成的酒类，包括啤酒、黄酒、葡萄酒等，特点是酒精度低，富含氨基酸、矿物质等，但保质期短。蒸馏酒是在发酵原液的基础上经过蒸馏、冷凝等工艺后制得的酒类，包括白酒、威士忌、白兰地等，特点是酒精度高，含有一些易挥发成分，保质期较长。配制酒是以发酵酒或蒸馏酒为原料，采用各种工艺，加入香料、药材等配制而成的酒；加工工艺和原料不同，其营养成分组成差异较大。

酒类成分的共同特点是都含有水和酒精，其余成分复杂。酒精可提供大量能量，1g 乙醇含有 29kJ（7kcal）能量。蒸馏酒的能量主要来自酒精，发酵酒能量还来源于其中所含的碳水化合物。黄酒、啤酒、葡萄酒等酒类中含少量多糖类、蛋白质、氨基酸和矿物质，而蒸馏酒中此类物质含量较少。酒类中还含有一些其他的化学成分，如有机酸、杂醇、乙醛、脂类、酚类等物质，对酒类的香气、口感、色泽及身体健康有很大影响。酒类中还含一些对人体有毒性作用的物质，如甲醇、甲醛和杂醇油，因此饮酒要适度。

（马爱国 陈 杨）

tángguǒ yíngyǎng jiàzhí
糖果营养价值 （nutritional value of candy）

糖果所含营养素种类、含量及其满足人体需要的程度。糖果是以砂糖、糖浆、允许使用的甜味剂、食用色素为原料，按一定生产工艺要求加工制成的固态或半固态甜味食品，可分为八类。①硬质糖果：分为透明类、丝光类和花色类，是以白砂糖、淀粉糖浆为主料的一类口感硬、脆的糖果。②夹心糖果：分为酥心类、粉心类和酱心类，是含有馅心的硬质糖果。③焦香糖果：分为硬质类、胶质类和砂质类，是以砂糖、淀粉糖浆（或其他食糖）、油脂和乳制品为主料制成的，蛋白质不低于 1.5%，脂肪不低于 3.0%，具有特殊乳脂香味和焦香味的糖果。④凝胶糖果：分为琼脂类、淀粉类、果胶类和明胶类，以食用胶（或淀粉）、白砂糖和淀粉糖浆（或其他食糖）为主料制成的质地柔软的糖果。⑤抛光糖果：分为果仁类、糖心类及其他类，是表面光亮坚实的糖果。⑥胶基糖果：分为咀嚼类和吹泡类，是白砂糖（或甜味剂）和胶基物质为主料制成的可咀嚼或可吹泡的糖果。⑦巧克力及巧克力制品：分为巧克力和巧克力制品。⑧充气糖果：分为高度充气类、中度充气类和低度充气类，是糖体内部有细密、均匀气泡的糖果。

糖果中主要含糖营养成分为蔗糖、葡萄糖、麦芽糖、糊精等；能量密度较高，是高血糖生成指数食物，为预防和控制慢性疾病、超重、肥胖、糖尿病等人群应限量食用；儿童应少食用，并且注意口腔卫生，防止龋齿。糖果营养单一，过多摄入会妨碍正常进食，影响人体所需其他营养素的摄取和利用，影响儿童正常生长发育。

（马爱国 陈 杨）

qiǎokèlì yíngyǎng jiàzhí
巧克力营养价值 （nutritional value of chocolate）

巧克力所含营养素种类、含量及其满足人体需要的程度。巧克力是一种由可可脂和结晶蔗糖为基本组成，添加乳固体或香辛料，有很高热值的甜味固体食品。有独特的色泽、香气、滋味、耐保藏。是营养成分较全面、能量较高的食品，适合儿童生长发育需要，也可作为成年人营养和能量的补充，但过量食用易导致肥胖。巧克力中主要成分为可可脂和碳水化合物，不含维生素 C 和维生素 B_{12}；富含类黄酮类物质，研究多认为这种物质对人体有生物活性作用。巧克力具有浓郁而优美的独特香味，现已鉴定出的巧克力香气物质多达 260 种，其中吡嗪类化合物是巧克力独特香气的主要成分；一些游离氨基酸、多元酚和有机酸也会影响巧克力的香味。巧克力香味的品质依赖于可可豆的品种和产地，也与可可豆的发酵、干燥等加工工艺有关，还会受到巧克力加工工艺的影响。

应注意的是，糖尿病患者应少食或不食巧克力；产妇需要给新生儿哺乳，过多食用巧克力，可对婴儿的发育产生不良影响；儿童食用巧克力也应适量，因为巧克力中含有使神经系统兴奋的物质，可使儿童不易入睡和哭闹不安。

(马爱国　陈　杨)

kāfēi yíngyǎng jiàzhí

咖啡营养价值 (nutritional value of coffee)

咖啡所含营养素种类、含量及其满足人体需要的程度。世界第二流行饮料。欧洲是咖啡主要消费地。咖啡的加工首先要经过预混，单种咖啡豆常不具美好的味道和浓厚感觉，原因是某种味道过强。为补此缺陷，或使过强味道淡化，需要将多种咖啡豆混合，发挥味道的立体感，称为预混。预混后需焙炒，这是咖啡加工中最重要的阶段。焙炒使咖啡豆经历复杂物理化学变化，主要是一系列美拉德反应，生成芳香物质和棕色化合物，发生"施特雷克"降解，使美拉德反应产物进一步分解，形成新的味道和更深的颜色。焙炒可分为浅度、中度和深度三种，不同焙炒度形成不同风味。焙炒后随即进行研磨，最终颗粒大小取决于其最终用途和所用煮泡咖啡的

装置。研磨过的咖啡，其芳香和风味耐氧性很差，且极易损失挥发物质，需立即消费，否则应储存在真空或充入惰性气体的瓶罐中。研磨过的咖啡即可煮泡饮用，不同工具做出的咖啡，其味道也不同。

咖啡生豆中含丰富的蛋白质、碳水化合物、维生素和矿物质，但焙炒会发生蛋白质变性、碳水化合物糊化并伴随热降解反应而损失一部分维生素。煮泡咖啡时大部分营养成分留在咖啡渣中。咖啡液中只含少量的营养素，其中 99.5% 是水分，提供的能量很少。咖啡液中所含矿物质种类多，但数量少，不能作为矿物质的主要来源。维生素在焙炒时多受高热和高氧破坏，但烟酸例外。生豆中富含烟酸前体物，经焙炒转化成烟酸，100ml 的咖啡液中就含有 0.2～1.6mg 的烟酸，因此，咖啡是烟酸的良好来源。咖啡的香味成分复杂而多样，已分离出122 种，主要是挥发性的内酯、酮、烷烃、醛、酚等。香味成分可明显增加大脑下丘脑血流量，有提高愉快感的功能；还能使脑电波的振幅变大，证明咖啡香味有集中注意力，提高工作效率的作用。咖啡含多种生物活性成分，如咖啡因、绿原酸、二萜烯、胡芦巴碱等，具有抗氧化、抑制炎症、抑制肿瘤等生物学作用。

(马爱国　陈　杨)

chá yíngyǎng jiàzhí

茶营养价值 (nutritional value of tea)

茶类食物所含营养素种类、含量及其满足人体需要的程度。茶是原产自中国的经济作物茶树叶片制作而成的饮料，世界三大饮料之一，中国、印度、印度尼西亚等国家均有种植。中国茶区主要集中在南方各省，不同

地区、海拔生长着不同类型和品种的茶树。中国饮茶历史悠久，文化底蕴深厚，已形成包括茶叶品评技法、艺术操作手段的鉴赏、品茗美好环境的茶文化。

分类 尚无规范的划分方法。按茶叶发酵程度的不同分为发酵茶、半发酵茶和不发酵茶；按茶叶的色泽分为红、绿、青、黄、白和黑茶；按采制工艺和茶叶品种特点等，分为绿茶、红茶、乌龙茶、白茶、花茶、黑茶六大类。绿茶属不发酵茶，是短时间内将新鲜茶叶干燥制成的，特点是香醇、清汤、绿色。红茶属发酵茶，是酶性氧化最充分的茶叶，特点是汤色金亮、滋味甘醇。乌龙茶属半发酵茶，原料比红茶和绿茶老，特点是香气浓郁、滋味浓厚爽口。黑茶是边疆少数民族日常生活不可或缺的饮料，所用原料较粗老，普洱茶和茯砖茶是典型代表，特点是茶叶黑润、滋味醇和、香气纯正。黄茶是经绿茶发展而来的茶叶，按鲜叶老嫩分为黄芽茶、黄小茶和黄大茶，特点是茶色黄亮、香气清悦、味厚爽口。白茶的特点是汤色杏黄、滋味鲜醇。花茶以茶叶为原料，配以香花窨制而成，既保持了纯正的茶香，又兼有鲜花的香气；可用的香花有茉莉花、珠兰花、栀子花、桂花等；特点是香气鲜美、醇厚鲜美。

此外，还有以茶为原料，用热水萃取茶叶中的可溶物，滤去茶渣，再经浓缩或干燥等工序制成的茶饮料。主要有罐装茶饮料、浓缩茶、速溶茶及果味茶饮等。罐装茶饮料用成品茶叶提取茶汤，加入抗氧化剂后即进行装罐或装瓶，封口灭菌而成；其茶浓度为 2% 左右，符合一般的饮用习惯，开罐即可饮用。浓缩茶是茶汤减

压浓缩或反渗透膜浓缩到一定程度后装罐，封口灭菌制成的；可直接饮用，也可作为原汁制作其他的茶饮料。速溶茶又称可溶茶，是将茶汤浓缩后加入糊精，充入二氧化碳，喷雾干燥或冷冻干燥制成的茶制品粉末；必须密封包装，防吸湿变潮，饮用时加水即可溶化形成茶饮。果味茶是茶汤中加入果汁制成的茶饮料，既有茶味又有果香，其种类因果汁而不同，常见的有荔枝红茶、柠檬红茶、橘汁茶、山楂茶等。

营养成分及生物活性物质

含多种维生素。一般 100g 绿茶维生素 C 含量为 19mg，红茶、乌龙茶因加工中经发酵工序，维生素 C 受到氧化破坏而含量下降，100g 茶叶只剩几毫克，尤其是红茶，含量更低；红茶绿茶中维生素 A 的含量可分别达 645μgRE、967μgRE，胡萝卜素含量分别为 3.87mg、5.8mg。直接吸收利用的水溶性蛋白质含量约 2%，大部分蛋白质为不溶于水的物质，存在于茶渣内。氨基酸多达 25 种，其中有 6 种必需氨基酸，它们在茶叶中含量虽不高，但可作为人体每日需要量不足的补充。茶叶中还含人体所需矿物质，含锌量较高，100g 绿茶平均含锌 4.34mg；1g 红茶平均含 3.97mg；绿茶中铁的平均含量为 1g 干茶中 14.4μg，1g 红茶中 28.1μg。茶汤中主要呈味物质有碳水化合物、氨基酸、酸性物质、嘌呤碱、有机酸和儿茶素等。生物活性物质很多，包括多酚类、色素、生物碱、皂苷、芳香物质、茶氨酸等，含量最多的是多酚类物质，占茶叶干重的 36%，多酚类及其氧化物是茶叶中重要的生物活性成分，茶多酚有一定防癌抗癌功效，还有辅助预防心血管疾病，部分抑菌、消炎、解毒和抗过敏的作用。茶皂苷有一定抗菌、降血压作用。还含嘌呤碱类，最多的是咖啡碱，有兴奋中枢神经系统、助消化、利尿、强心、松弛平滑肌、促进血液循环等作用。茶多糖可辅助降血糖、抗凝血、降血脂、抗辐射、提高机体免疫力等。

泡茶技术

茶的用量、水温及泡茶的时间对茶汤色泽、香味等都有很大的影响。茶的用量依茶叶种类而不同，冲泡一般的红、绿、花茶时，茶与水的比例应把握在 1:50~60，即 3g 茶叶加 150~200ml 水；冲泡普洱茶时，每杯放茶叶 5~10g；乌龙茶的用茶量最大，每次投放量甚至达到茶壶容积的一半。用茶量的多少也与饮用者的习惯、年龄等有关系，中老年人一般饮茶年限长，喜喝浓茶，用茶量大；年轻人一般喜爱淡茶，用茶量少。

水温的控制对茶叶泡制也很重要，适宜水温依茶叶种类而定。绿茶特别是高级绿茶以 80℃ 左右时为宜，茶叶愈嫩愈绿，冲泡的水温应愈低。乌龙茶、普洱茶等茶叶较粗老，需用沸开水冲泡。少数民族饮用的砖茶对水温的要求更高，一般需要将砖茶敲碎熬煮。水温越高，茶叶溶解越易，茶汤浓度越高，60℃ 温水泡茶的浓度只有 100℃ 茶水的 45%~65%。

泡茶的时间与茶叶的种类、泡茶水温、用茶数量以及饮茶习惯有关。泡饮一般红、绿茶每杯放茶 5g，加开水 200ml，加盖 4~5 分钟即可饮用，可冲泡 3 次。颗粒细碎的茶叶，冲泡 1 次，可溶性成分已大部分析出，可一次性快速饮用。速溶茶也一次性冲泡饮用。

(马爱国　陈　杨)

shípǐn shēngwù qiánghuà

食品生物强化（food biofortification）

用育种方法提高现有农作物中能为人体吸收利用的微量营养元素的含量。旨在减少和预防全球性尤其是发展中国家普遍存在的人体营养不良和微量营养缺乏问题。生物强化可从作物育种的角度解决人群微量营养素缺乏的问题，是防止人群微量营养元素特别是铁、锌、维生素 A 等缺乏及其相关疾病发生的有效途径。通过生物强化手段提高农作物中微量元素含量，达到改善人体微量元素营养状况的目的，须达到一定的标准：①与普通农作物栽培品种比较，其产量必须保持一致或增加，使农民能接受。②微量元素的增加水平必须对人体健康有显著改善作用。③微量元素的生物有效性必须经过测试，确保在食用时能增加人体含量。④需测定消费者的认可度（口味、烹调质量等），保证能对人体健康发挥最大影响。

国际上生物强化的研究开始于 1994 年，并于 2004 年设立了专门项目——国际生物强化项目（HarvestPlus）。它所依托的单位是国际热带农业研究中心与国际食物政策研究所，是国际"挑战计划"的一部分。第一批启动的项目包括水稻、小麦、玉米、木薯、甘薯和豆类，经过多年发展，已经取得了一系列的成果。其中，"国际小麦玉米中心"培育的优良小麦品系铁含量达到 47mg/kg，锌为 55mg/kg，比普遍种植的品种高近 1 倍。"国际马铃薯中心"已成功培育出 100 多个富含类胡萝卜素的橘红色肉型甘薯品种。许多发展中国家也意识到生物强化的意义，都积极发展本国的生物强化计划。例如，2004 年印度拨款 150 万美元，用于水稻、小麦和玉米的生物强化研究。巴西也已广泛开展木薯和玉米等作物的生物强化研究。中国生物强化项目始于 2004 年，培育富含微量营养素（铁、锌、维生素 A 原、叶酸等）的营养强化作物，预防并减少人群中营养不良和营养失衡的发生。

（马爱国　陈　杨）

tèshū rénqún yíngyǎng

特殊人群营养（special population nutrition）

不同生理阶段及特殊环境人群的营养需要。生命周期是一个连续的过程，人群处在不同生理阶段，生理状况及营养代谢方面有其各自的特点，因此对营养的需求存在差异。营养是维持生命与生长、发育的物质基础。

妊娠期和哺乳期妇女对于营养的需求，不仅要提供满足胎儿生长发育和乳汁分泌所必需的各种营养素，而且还要满足自身的营养需要，达到预防可能出现的母体、胎儿和婴幼儿营养缺乏及某些并发症的目的。保证妊娠期和哺乳期的合理营养对母体健康和下一代的正常身心发育有重要意义。人的一生按时间顺序可分为婴幼儿期、儿童青少年期、成年期、老年期等，不同年龄、性别、生理状态的个体或人群其生理特点及营养需要也不同，在膳食供应上需做出必要的补充和调整，以满足其营养需要，促进健康，防治营养相关疾病。婴、幼儿生长发育迅速，代谢旺盛，是一生中身心健康发展的重要时期。生命早期膳食营养供给是否充足合理，不仅对童年期体力、智力发育有直接明显影响，而且对其成年后的身体素质和疾病的发生与发展也有重要影响。

特殊环境人群是指长期生活或作业于某种特殊环境（如高温、低温、高原及辐射等），甚至接触各种有毒有害因素的人群。人体受到这些环境因素作用时，生理、生化和营养素代谢可发生损害甚至导致病理性改变或疾病。特殊环境下的机体，需要通过生理上的适应性改变，维持机体处于特殊环境下的生活或作业状态，这些改变导致了机体对营养与膳食的特殊要求。而适宜的营养与膳食可增强机体对特殊环境的适应能力和对有毒有害物质的抵抗力。

（荫士安）

yùnfù yíngyǎng

孕妇营养（maternal nutrition）

根据妊娠妇女生理特点，通过科学合理的安排日常膳食，满足孕妇和胎儿的营养需求，是保证母亲健康和优生优育以及降低出生缺陷的重要物质基础。包括孕早期、孕中期和孕晚期营养。受精卵形成到妊娠满 12 周为孕早期，妊娠 13 周到满 28 周为孕中期，妊娠 29 周到分娩为孕晚期。

生理特点　根据美国医学会最新推荐，对营养良好孕妇，推荐的整个孕期体重增长为 11.5~16.0kg，其中孕早期平均增长 0.5~2.0kg，孕中期和孕晚期平均每周约 0.42kg。对孕前低体重的孕妇，整个孕期体重增加应为 12.5~18.0kg；对于孕前超重孕妇，整个孕期体重增加应为 7.0~11.5kg；对于孕前肥胖的孕妇，整个孕期体重增加应为 5.0~9.0kg。对体重正常的妇女，孕期平均蛋白质增加约为 927g。孕妇通过增加蛋白质摄入量和机体自身调节机制满足自身和胎儿的蛋白质需要量，主要调节机制包括降低血浆氨基氮水平，减少尿素合成，降低支链氨基酸的转

氨基速度。孕期叶酸需要量增加以满足一碳单位代谢、母体和胎儿组织细胞分裂需要和胎儿叶酸储存。血容量从孕早期开始逐渐增加，在孕晚期达到高峰，增加量约 35%（1400ml 左右）。增加的血容量包括血浆和血细胞，且血浆容积的增加大于红细胞数量的增加。与非妊娠妇女相比，血浆容积增加 45%~50%，红细胞数量增加 15%~20%，使血液相对稀释，易发生生理性贫血。孕期铁需要量的增加主要用于母体额外红细胞的合成、胎儿铁储存和胎盘的发育。包括基础铁丢失在内，整个孕期铁的净需要量约 840mg。胎儿的生长发育呈几何线性增长，超过 80% 的胎儿铁储存发生在孕晚期。铁吸收也随孕期铁需要量和储存量而变化。在孕早期，由于铁的需要量较低（没有月经血丢失，胚胎较小），铁的吸收量反而降低。孕中期铁吸收量增加约 50%，孕晚期铁吸收量可增加约 4 倍。

营养需要　合理的孕期体重增长是确保胎儿正常生长发育的前提，也是监测胎儿生长发育的常用指标。定期监测孕期体重可避免体重增长过快或过慢。

能量　根据体重增长的需要，孕期能量需要也要相应增加。2013 年中国营养学会制定的居民膳食营养素参考摄入量（DRIs）中营养状况良好的孕妇，孕中晚期能量需要量约增加 1.26MJ/d 和 1.88MJ/d；对低体重或超重的孕妇，能量摄入应做相应调整以满足其体重增长的需要。孕早期能量摄入增加量可适当少一些，孕中晚期适当多一些。孕妇可根据体重变化调整食物摄入量。孕期能量摄入不足可致胎儿宫内生长迟缓和其他妊娠合并症（如先兆

子痫）。适当的体力活动是维持合理体重增长所必需的。轻中度的体力活动可加强腹部和背部肌肉，有助于保持正确姿势。美国膳食指南推荐，如无医学规定的体力活动禁忌，至少进行 30min/d 的体力活动（如散步和游泳等），但应避免可能摔倒或受伤的活动。

蛋白质 机体合成新细胞（包括胎儿生长、胎盘、羊水、母体组织和血细胞）所必需。2013 年中国营养学会制定的孕期妇女蛋白质推荐摄入量（RNI）从孕中期开始增加，孕中、晚期分别增加 15g/d 和 30g/d。其评价包括蛋白质的数量和质量。世界卫生组织（WHO）推荐用蛋白质消化率校正的氨基酸评分法评价蛋白质的质量，既考虑了蛋白质的消化率，又考虑了蛋白质的氨基酸模式，评分期望值约为 0.7，可通过增加动物性蛋白质（如蛋、奶等）的摄入量提高评分。维持孕期蛋白质的平衡有利于孕妇体重增长和胎儿的生长发育，降低足月小样儿、死产和新生儿死亡率。应该注意的是，补充过量蛋白质可增加足月小样儿的风险。对肥胖和超重的孕妇，限制蛋白质摄入量也会增加足月小样儿的风险。过高或过低的蛋白质摄入量均可能增加儿童成年后肥胖的风险。

脂肪 膳食中能量的重要来源，为机体提供必需脂肪酸，有助于脂溶性维生素的吸收。中国营养学会推荐孕妇的脂肪供能比与非孕妇女一样，均为 20%～30%。机体不能合成必需脂肪酸，需通过膳食提供，包括亚油酸（18：n-6）和 α-亚麻酸（18：n-3）。亚油酸是合成花生四烯酸的前体，亚麻酸是合成二十碳五烯酸和二十二碳六烯酸的前体，可能会影响胎儿头围、身长、体重、

视觉信息处理能力和视网膜功能，应保持足量的亚油酸和 α-亚麻酸摄入及其比例。2013 年中国营养学会制定的孕期妇女二十碳五烯酸（EPA）+二十二碳六烯酸（DHA）的适宜摄入量（AI）为 0.25g/d（其中 DHA 0.20g/d）。反式脂肪酸对健康可能产生远期不良影响，孕期应尽量减少其摄入量。

维生素 A 主要功能包括对机体视觉、细胞生长和分化、生殖、免疫功能和骨代谢的影响。2013 年中国营养学会制定的孕妇维生素 A 的 RNI 为 700μgRAE（孕早期）和 770μgRAE（孕中晚期）。维生素 A 缺乏易发人群中，孕前开始每周补充维生素 A 可显著降低传染病的发病率和孕妇围孕期死亡率。相同剂量的 β-胡萝卜素补充有相似的效果。然而，补充过量视黄醇和异维 A 酸可能引起胎儿畸形，如中枢神经系统、颅面部以及胸腺畸形和心血管缺陷等。所以，对维生素 A 营养状况良好人群，视黄醇的补充应慎重。孕期维生素 A 可耐受最高摄入量（UL）为 3000μgRAE/d。补充 β-胡萝卜素未发现类似的毒性作用。

维生素 D 钙磷代谢的重要调节因子，对维持机体钙磷水平、骨骼矿化、肌肉收缩和神经兴奋性的传导必不可少。主要来源之一为经紫外线照射皮肤，由 7-脱氢胆固醇合成。除维生素 D 强化的食物（如维生素 D 强化牛奶）外，日常膳食中维生素 D 的含量一般较低，所以，维生素 D 水平随季节波动较大。在高纬度的北方地区，冬季皮肤几乎不能合成维生素 D。春季出生的婴儿骨发育状况较夏季出生的婴儿差。孕妇应适当增加户外活动的时间，

增加维生素 D 强化食物的摄入，还可以在医师指导下补充适量维生素 D。孕中期补充维生素 D 有助于改善孕妇维生素 D 的营养状况和预防婴儿先天性佝偻病。2013 年中国营养学会制定孕妇维生素 D 的 RNI 为 10μg/d。

叶酸 与嘌呤、嘧啶、氨基酸、血红蛋白等需要一碳单位的化合物的合成。2013 年中国营养学会制定的孕妇叶酸的 RNI 为 600μgDFE/d，UL 为 1000μg/d。孕期叶酸需要量增加以满足一碳单位代谢、母体和胎儿组织细胞分裂的需要和胎儿叶酸的贮备。孕前和妊娠前 4 周内补充叶酸可显著降低新生儿神经管畸形以及其他出生缺陷（如脊柱裂）发生率。多数妇女不能在妊娠前 4 周内预见妊娠，容易错过这一干预的最佳时机。对计划的妊娠可通过早期补充叶酸预防神经管畸形的发生。对非计划的妊娠可通过改变日常膳食习惯，增加富含叶酸食物（包括动物肝、鸡蛋、豆类、叶酸强化食物、绿叶蔬菜、水果及坚果类）摄入进行预防。

B 族维生素 维生素 B$_1$ 是参与体内能量代谢的重要辅羧酶，严重缺乏可致脚气病。维生素 B$_2$、B$_6$ 和 B$_{12}$ 也参与一碳单位代谢和同型半胱氨酸的代谢，缺乏可增加同型半胱氨酸浓度，可增加先兆子痫、早产和低出生体重的风险，可能还与畸形足和胎盘破裂有关。维生素 B$_2$ 主要参与能量代谢和单电子传递反应，作为 5,10-亚甲基四氢叶酸还原酶的辅酶参与一碳单位代谢。2013 年中国营养学会制定的孕妇维生素 B$_1$ 和 B$_2$ 的 RNI 为 1.2mg/d（孕早期）、1.4mg/d（孕中期）和 1.5mg/d（孕晚期）。维生素 B$_6$ 参与机体蛋白质、脂肪和碳水化合物的代谢，

参与红细胞、抗体和神经递质的合成，对胎儿脑和神经发育至关重要。中国营养学会制定的孕妇维生素 B_6 的 RNI 为 2.2mg/d。孕妇不偏食与挑食，通过日常膳食可满足自身的维生素 B_6 需要量。维生素 B_6 可有效地缓解妊娠呕吐。但是通过血浆维生素 B_6 水平并不能预测维生素 B_6 的治疗效果。维生素 B_{12} 参与高半胱氨酸的甲基化和甲基丙二酸的异构反应，缺乏可增加先兆子痫、早产、习惯性流产、神经管畸形如脊柱裂等的风险。中国营养学会制定的孕妇维生素 B_{12} 的 RNI 为 2.9μg/d。维生素 B_{12} 仅存在于动物性食物，以植物性食物为主的人群中，维生素 B_{12} 缺乏的比例比较高。

钙　构成骨骼和牙齿的主要矿物质，参与许多重要的生理功能（如肌肉收缩、凝血和酶反应的激活等）。2013 年中国营养学会制定的孕期妇女钙的 RNI 为 800mg/d（孕早期）、1000mg/d（孕中晚期）。骨钙的重吸收在孕期升高，但骨矿物质含量在孕前和分娩后并无明显变化。对日常膳食中钙摄入比较充裕的人群，孕期额外需要增加的钙量可能较少。对日常膳食中钙摄入较低的人群（如几乎不饮奶的人群），孕期应适当增加钙摄入量。每日补充 1~2g 钙可显著降低妊娠高血压和先兆子痫的发生率。补充钙还可降低孕产妇死亡率。

铁　参与血红蛋白和肌红蛋白的合成，又是诸多氧化还原酶的辅基。2013 年中国营养学会制定的孕期妇女铁的 RNI，由孕前和孕早期的 20mg/d 增加到孕中期 24mg/d、孕晚期 29mg/d。尽管孕中晚期铁吸收率适应性增加，但如膳食中铁含量较低或存在影响铁吸收的因素（如植酸、草酸、膳食纤维等），膳食铁供给可能难以满足铁的需要量。WHO 推荐孕期应给予铁剂补充（从孕 12 周开始每天 30mg/g）。在没有实行铁补充的地区，孕期贫血发生率较高，可做孕期贫血筛查，对贫血孕妇给予铁补充剂。严重贫血可增加孕产妇死亡率，但轻中度贫血与孕产妇死亡率之间的关系尚不清楚。

碘　参与能量代谢、促进体格生长和大脑发育。妊娠期碘缺乏可致克汀病，可对婴儿的体格生长和智力发育造成不可逆的损害。2013 年中国营养学会制定的孕妇碘的 RNI 为 230μg/d。中国尽管已全面推广强制性碘强化食盐，但仍有个别严重缺碘地区的孕妇还未能食用加碘盐，需要加强宣传、推广。

锌　对 6 类百种以上酶（氧化还原酶、转移酶、水解酶、合成酶类、异构酶和裂合酶）的催化功能是必需的。去除催化位点中的锌，酶就丧失了活性。锌被还原后，酶的功能恢复。锌可能是作为电子受体参与酶的催化反应。锌还可以与半胱氨酸或组氨酸结合形成锌指，参与酶空间结构的形成使之具有活性，如视黄酸受体、铜或锌超氧化物歧化酶等。锌参与几乎所有主要的生化代谢途径、基因调控和表达（DNA 转录和 RNA 翻译），对细胞生长、分化和代谢必不可少。2013 年中国营养学会制定的孕妇锌的 RNI 为 9.5mg/d。妊娠期额外锌需要量约 100mg，约半数存在于胎儿中。在孕晚期，孕妇的锌需要量约为孕前锌需要量的 2 倍。在以植物性食物为主的人群中，膳食植酸含量比较高，锌的生物利用率较低，所以在许多发展中国家锌缺乏和边缘缺乏比较普遍。一项荟萃分析发现，孕期锌补充可使早产发生率降低 14%。虽然尚无确切证据表明孕期锌补充对婴儿出生体重具有影响，但改善孕期锌营养状况不容忽视。孕期宜增加动物性食物或锌强化食品的摄入量，改善孕妇锌营养状况，提高出生质量。

（荫士安）

yùnfù shànshí

孕妇膳食 (diet for pregnant women)

妊娠各期妇女营养需要。妊娠是特殊生理时期，孕期膳食质量的优劣不仅影响孕妇自身健康及为分娩和泌乳储备能量，更重要的是影响胎儿的正常发育及婴幼儿的体质和智力。科学调配妊娠各期膳食，对优孕、优生有重要意义。

孕前膳食　《中国居民膳食指南（2016）》提出，备孕妇女膳食指南在一般人群膳食指南的基础上补充了 3 条关键推荐。①调整孕前体重至适宜水平：肥胖或低体重的育龄妇女是发生不良妊娠结局的高危人群，备孕妇女宜通过平衡膳食和适量运动来调整体重，使体质指数（BMI）控制在 18.5~23.9kg/m²。②常吃含铁丰富的食物，选用碘盐，孕前 3 个月开始补充叶酸：孕前期良好的铁营养状况是成功妊娠的必要条件，孕前缺铁易致早产、孕期母体体重增长不足以及新生儿低出生体重。建议孕前期妇女适当多摄入含铁丰富的食物，如动物血、肝、瘦肉、黑木耳、红枣、黄花菜等。缺铁或贫血的育龄妇女可适量摄入铁强化食物或在医师指导下补充小剂量铁剂（10~20mg/d），多摄入富含维生素 C 的蔬菜、水果，或在补充铁剂的同时补充维生素 C，以促进铁的吸收和利用。另外，适当增加海产品的摄入。妇女围孕期和孕早期碘缺乏均可增加新生儿发生克汀病的风险。除用碘盐外，建议至少每周摄入一次富含碘的海产食品，如海带、紫菜、鱼、虾、贝类等。此外，育龄妇女应从计划妊娠开始尽可能早地多摄取富含叶酸的动物肝、深绿色蔬菜及豆类。妊娠的头4周是胎儿神经管分化和形成的重要时期，此期叶酸缺乏可增加胎儿发生神经管畸形及早产风险。叶酸补充剂比食物中叶酸能更好被机体吸收利用，建议最迟应从孕前3个月开始每日补充叶酸400μg，并持续至整个孕期。③禁烟酒，保持健康生活方式：夫妻一方或双方经常吸烟或饮酒，不仅影响精子或卵子的发育与质量，造成畸形，而且影响受精卵顺利着床和胚胎发育，增加流产风险。酒精可通过胎盘进入胎儿血液，造成胎儿宫内发育不良、中枢神经系统发育异常、智力低下等。计划妊娠前的3～6个月双方都应暂戒烟酒；计划妊娠的妇女要远离吸烟环境，减少被动性吸烟伤害。

孕早期膳食 孕早期胎儿生长发育速度较缓慢，但妊娠反应使其消化功能发生明显变化，多数孕妇可出现恶心、呕吐、食欲缺乏。膳食应富营养、少油腻、易消化及适口。妊娠头4周是胎儿神经管分化形成的重要时期，重视预防胎儿神经管畸形极为重要。中国孕早期妇女膳食指南提出，在一般人群膳食指南的基础上增加5条。①膳食清淡、适口：能增进食欲，容易消化，减轻妊娠反应，使孕妇尽可能多地摄取食物，满足其对营养的需要。包括各种新鲜蔬菜和水果、大豆制品、鱼、禽、蛋及各种谷类食物。

②少食多餐：妊娠反应较重者，不必强调常人饮食的规律性，更不可强制进食，进食的餐次、数量、种类及时间应根据孕妇的食欲和反应轻重及时调整，采取少食多餐的办法，保证进食量。为降低妊娠反应和缓触症状，可口服少量B族维生素。随着妊娠反应的减轻，逐步过渡到平衡膳食。③保证摄入足量富含碳水化合物的食物：孕早期应多摄入富含碳水化合物的谷类食物或水果，保证每天至少摄入150g碳水化合物（约合谷类200g）。妊娠反应严重而完全不能进食者，应及时就医，避免因脂肪分解产生酮体对胎儿早期脑发育的不良影响。④多摄入富含叶酸的食物并补充叶酸：妇女应从计划妊娠开始（尽可能早）多摄取富含叶酸的动物肝、深绿色蔬菜及豆类食物。建议受孕后每日应继续补充叶酸400μg，至整个孕期。叶酸有助于预防胎儿神经管畸形，也有利于减少妊娠高脂血症。⑤戒烟、禁酒：孕妇吸烟或经常被动吸烟，其含有的尼古丁和烟雾中的氰化物、一氧化碳可致胎儿缺氧和营养不良、发育迟缓。酒精可通过胎盘进入胎儿血液，造成胎儿宫内发育不良、中枢神经系统发育异常、智力低下等，称酒精中毒综合征。

孕中、末期膳食 从孕中期开始胎儿进入快速生长发育期，直至分娩。与胎儿的生长发育相适应，母体的子宫、乳腺等器官也逐渐发育，母体还需为产后泌乳储备能量及营养素。因此，孕中、末期均需要相应增加食物量。中国孕中、末期妇女膳食指南提出，在一般人群膳食指南的基础上增加5条。①适当增加鱼、禽、蛋、瘦肉、海产品的摄入量：鱼、禽、蛋、瘦肉是优质蛋白质的良

好来源，鱼类食物还可提供n-3多不饱和脂肪酸，这对孕20周后胎儿脑和视网膜功能发育很重要。蛋类食物尤其是蛋黄，是卵磷脂、维生素A和维生素B_2的良好来源。建议从孕中、末期每日增加总计50～100g的鱼、禽、蛋、瘦肉；鱼类为首选，每周最好能摄入2～3次；每天还应吃1个鸡蛋；每周至少进食一次海产品。②适当增加奶类食物的摄入：奶或奶制品富含蛋白质，对孕期蛋白质的补充有重要意义，也是钙的良好来源。中国传统膳食不含或少有奶制品，每日膳食钙的摄入量400mg左右，远低于建议的钙适宜摄入量。从孕中期开始，每日应至少摄入250ml牛奶或相当量的奶制品及补充300mg钙，或500ml的低脂牛奶。③常吃富含铁的食物：伴随着从孕中期开始的血容量迅速增加、红细胞和血红蛋白增加相对缓慢，孕妇是缺铁性贫血的高危人群。基于胎儿铁储备需要，宜从孕中期开始增加铁的摄入量，建议常摄入含铁丰富的食物，如动物血、肝、瘦肉等，必要时可在医师指导下补充小剂量铁剂。注意多摄入富含维生素C的蔬菜、水果，或在补充铁剂时补充维生素C。④适量身体活动：维持体重的适宜增长。孕期对多种微量营养素需要量的增加大于能量需要的增加，通过增加食物摄入量以满足微量营养素的需要极有可能引起体重过多增长，并增加妊娠糖尿病和出生巨大儿的风险。孕妇应适时监测体重，并根据体重增长的速率适当调节食物摄入量。应依自身的体能每天进行不少于30分钟的低强度身体活动，最好是1～2小时的户外活动，如散步、体操等，以利维持体重增长适宜和自然分

娩，改善维生素 D 营养状况，促进胎儿骨骼发育。⑤禁烟戒酒，少吃刺激性食物：烟草、酒精对胚胎发育的各个阶段都有明显毒性作用，易致早产、流产和胎儿畸形等。有吸烟、饮酒习惯者，孕中末期必须禁烟戒酒，并要远离吸烟环境。避免饮用浓茶、咖啡，少吃刺激性食物。

(荫士安)

yùnfù yíngyǎng xiāngguān jíbìng

孕妇营养相关疾病 (nutrition-related diseases in pregnant women)

与妊娠前期和妊娠期营养素摄入量不平衡有关的孕期疾病。包括贫血、维生素 D 和钙缺乏、妊娠期糖尿病和妊娠期高血压疾病等。

贫血 孕期高发，世界范围内约 42% 孕妇贫血。中国发生率为 28.9%，约一半源于铁缺乏。严重者可能会增加孕产妇死亡率。孕前贫血可能与新生儿死亡率、早产和低出生体重有关。①原因：孕期铁需要量增加和膳食中铁的生物利用率低是主要原因。轻度贫血可能与孕期血容量扩张、血红蛋白浓度降低有关。②预防措施：增加富含铁的食物摄入量（如动物肝、血、瘦肉、豆类、木耳），可改善育龄期妇女铁营养状况，是确保孕妇铁营养状况的理想手段和长期目标。增加维生素 C 的摄入，促进铁的吸收。若膳食无法满足孕妇铁的需求，可给予铁补充剂。孕期应定期进行血红蛋白筛查以及时发现贫血，并予干预。其他原因引起的贫血，如血红蛋白异常、感染、叶酸缺乏、维生素 B_{12} 缺乏等，应尽早明确病因，给予相应治疗。③膳食干预：动物来源的铁（血红素铁）的吸收利用率比植物来源的铁高，孕期增加动物肝、血、瘦肉等的摄入，有利于铁的吸收利用。动物性食物中维生素 A、B_2 的含量较高，有助于铁的利用。动物性食物又是维生素 B_{12} 的主要来源，可预防维生素 B_{12} 缺乏所引起的贫血。增加番茄、沙棘、柑橘、西蓝花等富含维生素 C 的果蔬，促进铁吸收。

维生素 D 和钙缺乏 易影响胎儿生长发育，特别是骨骼发育。孕期维生素 D 和钙缺乏易引起孕妇骨骼矿物质密度减低，严重可造成脊柱、骨盆骨质软化、变形，甚至难产。①原因：维生素 D 的主要来源之一是紫外线照射皮肤，日常膳食中维生素 D 的含量一般较低。户外活动对维生素 D 的状况有很大影响。日常膳食中钙含量低和维生素 D 缺乏是钙缺乏的主要原因。②膳食干预：增加富含钙食物的摄入（如奶类）对于改善钙营养十分重要，虾皮、奶酪和芝麻酱中的钙含量也比较丰富。除增加日照之外，维生素 D 强化食物是膳食维生素 D 的重要来源。

妊娠期糖尿病 妊娠前未患糖尿病，但孕期出现血糖水平升高超过正常值，可增加巨大儿和剖宫产风险。①原因：胎儿和胎盘生长所产生的肾上腺皮质激素、生长素、雌激素和孕激素等可导致正常妊娠妇女的血浆胰岛素水平升高、胰岛素抵抗、空腹低血糖和餐后高血糖。胰岛 B 细胞功能适应性增加以克服胰岛素敏感性降低满足孕期胰岛素量的增加。胰岛素抵抗的比例在正常孕晚期妊娠妇女增加 40%~70%。孕妇胰岛素的敏感性仅为未孕妇女的 1/3。②膳食干预：控制总能量摄入、碳水化合物供能比和增加体力活动是常用的控制手段。总能量摄入应以满足合理体重增加为原则，少食多餐，选择血糖生成指数低的食物如扁豆、绿豆、荞麦、苹果、柚子、樱桃等。美国糖尿病学会推荐每日总能量摄入应在 7950~10 042kJ，碳水化合物供能比为 35%~40%，同时，应增加高纤维碳水化合物和复合糖在总碳水化合物中的比例。

妊娠期高血压疾病 妊娠期出现一过性高血压、蛋白尿，分娩后消失。它可分为妊娠期高血压、子痫前期、子痫和慢性高血压并发子痫前期。子痫前期是指孕妇在妊娠 20 周后新发高血压并伴蛋白尿。①原因：虽然子痫前期的病因尚不清楚，但慢性高血压、慢性肾病、超重或肥胖、多胎、既往子痫病史和孕前糖尿病可能是子痫前期的危险因素。②膳食干预：选用清淡少盐膳食，降低钠盐摄入，确保充足钾盐摄入。控制体重合理增加。钙补充可降低子痫前期高危险人群和低钙膳食人群子痫前期的发生率。n-3 系列多不饱和脂肪酸和抗氧化维生素补充对子痫前期的预防作用尚无定论。硫酸镁可预防子痫前期抽搐，但常规补充镁对子痫前期的预防可能无效。

(荫士安)

rǔmǔ yíngyǎng

乳母营养 (nutrition for lactating women)

哺乳期妇女膳食结构与营养满足自身及哺乳婴儿需要。这一时期乳母的营养是保证乳汁正常分泌，维持乳汁质量恒定的重要前提。乳母膳食中营养素摄入不足，就会动用母体内的营养素储备。乳母营养状况优劣不仅对婴儿正常生长发育很重要，而且影响乳母近期生理调整、产后康复及远期营养与健康。

生理特点 产妇既要自身康复，又需哺育婴儿，能量和营养素需求较多，而泌乳又是一种复杂的神经反射过程，受神经体液调节。

泌乳过程生理变化与调节
乳汁分泌涉及吸吮刺激、神经传导、内分泌配合活动与精神快感等一系列过程，包括乳房血流量增加，淋巴系统活跃性增强，各种合成酶活性增高与内分泌的加强；催乳素明显升高，淋巴系统为乳汁提供免疫活性物质与免疫细胞；吸吮使乳头传递最重要的信息到大脑及下丘脑，这对人类乳汁分泌是不可缺少的重要部分。哺乳前，乳头已勃起为原来体积的 1 倍以上，乳晕初时呈粉红色，以后变为紫黑色，含可见腺体出口，此腺称蒙格马利腺，其分泌的黏液似与性感时性器官的顶浆分泌活动一样，为婴儿的吸吮起着润滑作用，以保护乳头；该腺体特有的气味，对初生的婴儿是可嗅到的信号，这两种作用都将婴儿引向乳头；乳晕变黑为使新生儿容易看到。以上三因素旨在吸引及引导婴儿的根反射或称觅食反射。

从乳腺的发育到泌乳，激素一直发挥重要调节作用，神经系统对乳汁的分泌也发挥重要作用。分娩后产妇血中雌激素浓度迅速降低，对缩宫素的抑制作用解除，乳腺明显增生，腺管延长，腺泡分泌乳汁，开始了乳汁分泌。分娩后 2~3 天乳腺开始分泌乳汁，涉及泌乳和排乳两个过程，即婴儿的吸吮刺激乳头神经末梢，将神经冲动沿胸部脊神经传入中枢至下丘脑，激发腺垂体释放催乳素，经血液循环到达乳腺腺泡，与其上皮细胞催乳素受体结合，生成乳汁并向乳腺腔内分泌。此过程中，除婴儿吸吮，还需乳腺小叶及小乳腺管的肌上皮细胞反

射性收缩。吸吮刺激冲动通过感觉神经经脊髓传导到达下丘脑，激发神经垂体释放缩宫素，后者直接作用于肌上皮细胞，使之收缩而增加乳腺管内压力，乳汁排出。吸吮刺激还使下丘脑催乳素释放抑制素分泌减少，垂体催乳素分泌增加，促肾上腺皮质激素分泌也增加。排乳还受各种条件反射影响，如听见婴儿啼哭声乳母即有乳汁溢出。在乳汁分泌的维持与调节中，不断排空乳房是维持乳汁分泌的重要条件，乳腺排空也可作为一种机械性刺激传到下丘脑-垂体轴，促使催乳素分泌，哺乳婴儿 7~8 次/日，可使催乳素保持于分泌巅峰状态。乳汁未完全排空可引起乳房肿胀，长时间不能排空会影响乳汁分泌量甚至引起乳头感染。婴儿气味、母子接触、婴儿哭声以及对乳头吸吮动作的反复进行，将使催乳激素的分泌量和作用进一步加强，乳汁的分泌量逐渐增加。产后如不哺乳，催乳素的分泌量也呈现无反应性增高，基础分泌量在 3~4 周减低，泌乳也趋于停止。

乳汁　产后 7 天内的乳汁称为初乳，含大量免疫因子、脂肪与蛋白质、矿物质和类胡萝卜素，呈黄色黏稠状液态，对新生儿很重要。产后 7~15 天的乳汁称为过渡乳，继而为成熟乳，后者比其他动物乳汁稀薄，静置呈极浅的蓝白色，是婴儿最优质的食物与营养物质的来源。

泌乳量　人类泌乳量由婴儿的需要调节。婴儿吸吮乳头可使乳汁的分泌明显增加。产后第一天约 50ml，第二天约 100ml，至第二周增到约 500ml，达到有效和持续正常分泌量需到产后 10~14 天，随后继续增加，产后 1 个月时约 650ml/d，3 个月后营养状

况良好的乳母泌乳量为 700~1000ml/d。在哺乳的前 6 个月，平均泌乳量约 750ml/d，其后的 6 个月约 600ml/d。生后 6 个月内母乳喂养期间，不要给婴儿添加其他液体或食物。营养状况良好的乳母，如哺乳期节制饮食，也可使泌乳量迅速减少，能量摄入很低时，可减到正常的 40%~50%；营养较差的乳母产后头 6 个月泌乳量 500~700ml/d，后 6 个月 400~600ml/d；严重营养不良乳母可降低到 100~200ml/d；饥荒时营养不良的乳母甚至可终止泌乳。母亲营养状况极差的地区，以母乳为唯一来源的婴儿于产后 6 个月内导致早期干瘦型蛋白质-能量营养不良患病率显著增加，在发展中国家一般的营养状况下，纯母乳喂养的婴儿在头 4~6 个月可正常生长。判断奶量是否足够的较好指标是婴儿体重增长率。对于营养状况较差的乳母，给予强化食品、营养素补充品等，特别是增加能量和蛋白质的摄入量，可增加泌乳量。

影响乳汁分泌及质量的因素
主要有乳母健康状况、心理因素以及婴儿吸吮程度和频率等，乳母饮食、营养状况也是重要因素，营养不良的乳母将影响乳汁分泌量和泌乳期长短。哺乳开始及维持时间受神经内分泌调节，主要包括哺乳期母亲的内分泌因素、营养状况及情绪状态。内分泌因素对乳汁分泌量的影响包括乳汁分泌反射的调控和影响乳汁分泌量的因素。乳汁分泌受两个反射控制。其一为产奶反射，婴儿吸吮乳头，刺激垂体产生催乳素引起乳腺腺泡分泌乳汁，虽然婴儿吸吮对乳汁产生并不一定必要，但如婴儿不吸乳，泌乳在 3~4 天后不能再维持。其二为下

奶反射，婴儿吸吮乳头还刺激神经垂体释放缩宫素，引起腺泡周围的肌肉收缩，促使乳汁沿乳腺导管流向乳头。心理因素可明显促进或激发泌乳反射。情绪可影响此反射，心理压力将使肾上腺分泌而使乳囊泡周围的血管收缩而妨碍催乳素进入。乳母惶恐和不安，包括担心乳汁不足等因素也能抑制泌乳反射。乳母对喂哺的态度也有决定性影响。泌乳是一个持续过程，婴儿每天吸吮1次以上即可持续产乳。大多数乳母的泌乳能力比婴儿所需大得多，但是个体差异较大。停止吸吮或没有乳汁排出时，乳汁产生可在24~48小时内停止。

乳母营养状况对乳汁营养成分的影响　健康的乳母，其膳食状况不会明显影响乳汁营养素含量，乳汁中的蛋白质含量比较恒定，也不受膳食蛋白质偶然减少的影响。但若乳母蛋白质的质量与能量长期不足或边缘缺乏，会影响乳汁营养素含量。①乳母膳食宏量营养素摄入量对乳汁中含量的影响：乳母膳食的蛋白质质量较差、摄入量又严重不足，将影响乳汁中蛋白质含量和组成。乳母膳食摄入量可影响乳汁中脂肪酸、磷脂和脂溶性维生素的含量，但对乳糖含量的影响不明显。②乳母微量营养素摄入量对乳汁中含量的影响：母乳钙含量恒定，即使膳食中供钙不足时，可动用乳母的钙储备。但是，膳食中长期缺钙也可导致乳汁中钙含量降低。母乳中铁含量很低，膳食中铁含量对乳汁中铁含量的影响甚微；乳汁中的锌含量与膳食锌来源有关系；乳汁中铜的含量也与乳母动物性蛋白质的摄入量有关；乳母的硒和碘的摄入量与乳汁中这两种矿物质的浓度密切相关；

乳汁中维生素的含量，均受乳母膳食摄入量的影响，乳母缺乏维生素时更为明显。乳母膳食中富含维生素A时，乳汁中维生素A也充足。③乳母短期营养不良对乳汁中营养成分的影响：乳母膳食中营养素不足或缺乏，短期内泌乳量不会减少，成分也基本恒定，但会影响母体的健康，最常见的是母体体重减轻，严重时会出现营养缺乏病的症状，如缺钙所致骨皮质变薄。一旦乳母营养不良影响乳汁的质和量，则不能满足婴儿生长发育的需要，导致营养缺乏病。乳母膳食中维生素B_1缺乏导致乳汁中维生素B_1缺乏而引起婴儿急性脚气病是典型的例子。保证充足的营养供给，对母婴都很重要。④哺乳期间微量营养素的补充：哺乳期应优先考虑的营养素包括维生素A、D、B_1、B_2、B_6、B_{12}、碘和硒。乳母补充这些微量营养素可恢复其乳汁中的相应含量。婴儿对这些微量营养素储备少、耗竭快，依赖从母乳获取。

哺乳对乳母健康的影响　从营养学观点，哺乳过程对乳母的影响明显与营养需要有关，哺乳期间营养素利用的改变从母体需要到乳汁合成以及泌乳的代谢调整过程，几乎涉及母体的每个器官系统。

近期影响　①哺乳对排卵恢复的影响：很久以来人们就知道母乳喂养能延迟妇女再次妊娠。母亲"完全"或"几乎完全"用母乳喂养婴儿且继续闭经两个条件都得到满足时，头6个月母乳喂养防止妊娠的保护作用超过98%。②哺乳对性欲的影响：关于产后哺乳对性欲影响的研究中，很少将母乳喂养对性欲的影响与此时妇女正常情况下经历性生活

接受程度和功能的变化分开。因为哺乳所伴随的激素变化可能调节情绪和性欲，且这些变化可能随母乳喂养的强度不同而异，哺乳将会影响性欲，但是这种影响在哺乳的妇女间可能也不同。

长期影响　①哺乳与肥胖的关系：哺乳期间，乳母分泌乳汁要消耗大量的能量，这将促使孕期所贮存的脂肪被消耗以补充母体的能量需要，有利于乳母的体重尽快复原，预防产后肥胖。哺乳期间，营养状况良好、营养状况处于边缘妇女的体格形态变化较小。但是在人类，哺乳对母体能量平衡的长期影响结果还不十分清楚。②哺乳与骨质疏松症的关系：人体的钙含量按去脂体重表示约为23g/kg，55kg体重的妇女体脂含量约25%，钙含量900~1000g。按泌乳750ml/d计，持续6个月的哺乳妇女经乳汁丢失钙约50g，或约占总体钙的5%。假设哺乳期间钙的吸收效率没有变化，平均每天约需要660mg的膳食钙以补充经乳汁丢失的262mg钙。动物实验证明，哺乳期间，钙的吸收率可能增加。但需考虑孕期约30g钙被转运到胎儿。重新构建母体的钙储存，特别对于连续妊娠和哺乳的妇女在降低骨质疏松症危险性方面应具有潜在意义。很少有研究测量母乳喂养孩子的妇女在生育循环的不同时期骨骼矿化程度。当以一定间隔时间研究骨骼矿化时，随哺乳期的终止，没有证据表明哺乳对骨骼矿化有影响，提示妊娠和哺乳期骨骼矿化减少。③哺乳与乳腺癌和卵巢癌的关系：母乳喂养可降低母亲患乳腺癌和卵巢癌的风险。

营养需要　哺乳期妇女的每日营养素需要量高于其孕期的需

要量。为乳母提供良好的营养供给将有助于保证乳汁正常分泌并维持乳汁质量恒定。若纯母乳喂养的婴儿生长良好，可认为母乳喂养成功。婴儿摄取母乳数量及母乳中营养素成分和含量，常被用于估计哺乳期母亲营养状况良好的近似值。

能量 哺乳期母体对能量的需要量增加。产后 1 个月内乳汁分泌量约 500ml/d，乳母的膳食能量适当供给即可，3 个月后泌乳量增加到 700~800ml/d，对能量的需求增高。人乳的能量为 280~320kJ/100ml，平均为 285kJ/100ml。合成 1L 的乳汁约需 3766kJ（900kcal）的能量。虽然妇女在正常妊娠条件下，脂肪储备可为泌乳提供约 1/3 的能量，但另 2/3 需由膳食提供。2013 年中国营养学会制定的乳母每日能量需要量，在正常成年妇女的基础上增加 2.09MJ/d，其中最好有 0.42MJ（100kcal）来自蛋白质。衡量乳母摄入的能量是否充足，可根据母乳量和母亲的体重判断。泌乳量应能使婴儿饱足，母亲应逐步恢复至孕前体重。若母亲比孕前消瘦或孕期储存脂肪不减，表示能量摄入量不足或过多。

宏量营养素 包括蛋白质、脂肪和碳水化合物。人乳蛋白质平均含量为 1.2g/100ml，正常情况下每日泌乳量约为 750ml，所含蛋白质 9g 左右，母体膳食蛋白质转变为乳汁蛋白质的有效率为 70%，故分泌 750ml 的乳汁需要消耗膳食蛋白质 13g。若膳食蛋白质的生物学利用率不高，则转变成乳汁蛋白质的效率更低。乳母的蛋白质营养状况对乳汁分泌能力的影响很大。若膳食中蛋白质的质和量不理想，可使乳汁分泌量减少，并影响乳汁中蛋白质氨

基酸的组成，表现为赖氨酸和蛋氨酸含量的降低。泌乳过程可使体内氮代谢加速，产后 1 个月之内，尽管摄入适量蛋白质，产妇仍呈负氮平衡，故需要补充蛋白质。体内多余的氮储存能刺激乳腺分泌，增加泌乳量。2013 年中国营养学会制定的乳母蛋白质 RNI 应增加 25g/d，达到 80g/d。某些富含蛋白质的食物，如牛肉、鸡蛋和肝，有促进泌乳作用。母乳中脂肪含量可受婴儿吮吸的影响而发生变化，每次哺乳的后段乳中脂肪含量比前段高，有利于控制婴儿的食欲。乳母能量的摄入和消耗相等时，乳汁中脂肪酸与膳食脂肪酸的组成相似，乳中脂肪含量与乳母膳食脂肪摄入量有关。脂类与婴儿的脑发育有密切关系，尤其是其中的长链多不饱和脂肪酸，对中枢神经的发育特别重要，脂溶性维生素的吸收也需脂类，所以乳母膳食中要有适量的脂类。2013 年中国营养学会制定的乳母亚油酸和 α-亚麻酸适宜摄入量（AI）应占能量百分比分别为 4.0% 和 0.60%，二十碳五烯酸（EPA）+二十二碳六烯酸（DHA）的 AI 值为 0.25g/d（其中 DHA 0.20g/d）；碳水化合物平均需要量为 160g/d，占总能量的比例为 50%~65%；脂肪占总能量比为 20%~30%。

矿物质 ①乳母钙需要量包括维持母体钙平衡的量和乳汁分泌所需钙量。母亲膳食钙的摄入量不足，虽不会影响乳汁的分泌量及乳汁中钙含量，但母体动用骨骼钙维持乳汁中钙水平，可造成乳母因缺钙而患骨质软化症，常出现腰腿酸痛、抽搐等症状。因此，应增加乳母钙摄入量。2013 年中国营养学会制定的乳母膳食钙的推荐摄入量（RNI）为

1000mg/d，可耐受最高摄入量（UL）值为 2000mg/d。通过日常膳食很难达到上述推荐摄入量，应在膳食多样化的基础上，增加奶类及奶制品和富含钙的食物摄入量，也可在医师指导下，补充适量钙剂；还要注意补充维生素 D（多晒太阳或服用鱼肝油等），促进钙的吸收与利用。②铁不能通过乳腺输送到乳汁，母乳中铁含量极少，仅为 0.05mg/100ml。增加乳母膳食铁的摄入量虽然可升高乳母血清铁水平，但对乳汁中铁含量的影响并不明显。为防止乳母发生营养性缺铁性贫血，应注意铁的补充，膳食中应多供给富含铁的食物。乳母膳食铁的 RNI 为 24mg/d，UL 值为 42mg/d。食物中铁的利用率低，需另补充铁剂以防缺铁性贫血。③锌与婴儿的生长发育及免疫功能关系密切，可增加乳母对蛋白质的吸收和利用，乳汁中锌含量受乳母膳食锌摄入量的影响。乳母膳食锌的 RNI 为 12mg/d，UL 值为 40mg/d。④乳母的基础代谢率和能量消耗增加，碘的摄入量也需相应增加。乳汁中碘含量高于母体血浆中碘的浓度，乳母摄入的碘可立即出现于母乳中。乳母膳食碘的 RNI 为 240μg/d，UL 值为 600μg/d。食用碘盐和多吃海盐、海带、紫菜等海产品可增加碘的摄入量。

维生素 乳母维生素 A 的摄入量可影响乳汁中的含量，但超过限度则乳汁中的含量将不再按比例增加，产后 2 周内的乳汁富含维生素 A，随着成熟乳汁的产生，含量下降，平均为 60μg/100ml。2013 年中国营养学会制定的乳母膳食维生素 A 的 RNI 为 1300μgRAE/d，UL 值为 3000μgRAE/d。中国日常膳食中

富含维生素 D 的食物很少，而且几乎不能通过乳腺，母乳中的含量很低。乳母膳食维生素 D 的 RNI 为 10μg/d（400U），UL 值为 50μg/d。维生素 E 有促进乳汁分泌的作用，乳母膳食维生素 E 的 RNI 为 17mgα-TE/d，UL 值为 700mgα-TE/d，多吃植物油，特别是豆油、葵花子油和豆类能够满足需要。维生素 B_1 能够改善乳母的食欲和促进乳汁分泌，乳母膳食中维生素 B_1 的 RNI 为 1.5mg/d。维生素 B_2 的情况与维生素 B_1 相似，乳汁中的浓度可反映乳母的膳食摄入状况，给乳母补充维生素 B_2，则乳汁中的含量显著增加。乳母膳食维生素 B_2 的 RNI 为 1.5mg/d。乳母膳食烟酸的 RNI 为 15mgNE/d，通过膳食的合理搭配通常能够满足需要，烟酸的 UL 值为 35mgNE/d。乳母的叶酸需要量也高于正常未孕的妇女，对营养不良的母亲补充叶酸可增加乳汁中叶酸含量，但是对营养状况良好的乳母则无此效果。膳食叶酸的 RNI 为 550μg DFE/d，UL 值为 1000μg/d。母乳中维生素 C 浓度有明显季节性波动，反映乳汁中含量与乳母的膳食有密切关系。膳食中维生素 C 的 RNI 为 150mg/d，UL 值为 2000mg/d。

水分 乳母每天摄入的水量与乳汁分泌量有密切关系。水分不足，可使乳汁分泌量减少，所以乳母每天应多饮水，还要多进流质食物。2013 年中国营养学会制定的乳母饮水量为 2.1L/d，总水分摄入量为 3.8L/d。

（荫士安）

rǔmǔ shànshí

乳母膳食（diet for lactating women） 乳母膳食指南与膳食调配。乳母的膳食特殊性是逐步补偿妊娠、分娩时所损耗的营养素储备，促进各器官、系统功能的恢复；分泌乳汁、哺育婴儿。必须合理安排膳食，保证充足的营养供给。

膳食指南 《中国居民膳食指南（2016）》提出，哺乳期妇女膳食指南在一般人群膳食指南基础上增加 5 条关键推荐。①增加富含优质蛋白质及维生素 A 的动物性食物和海产品，选用碘盐：动物性食品可提供丰富的优质蛋白质和重要矿物质与维生素，乳母应增加总量 100~150g/d 的鱼、禽、蛋、瘦肉，其提供的蛋白质应占总蛋白质的 1/3 以上。如有困难可多食用大豆类食物。为预防或纠正缺铁性贫血，应多摄入一些动物肝、血、瘦肉等含铁丰富的食物。此外，还应多吃一些海产品。为保证乳汁中碘、DHA 和维生素 A 的含量，应选用碘盐烹调食物，适当摄入海带、紫菜、鱼、贝类等富含碘或 DHA 的海产品，增加富含维生素 A 的动物性食物，如动物肝脏等。适当增饮奶类，多喝汤水。奶类含钙量高，易被吸收利用，是钙的最好食物来源。②产褥期食物多样不过量，重视整个哺乳期营养：膳食多样平衡，以满足营养需要为主，无须特别禁忌，但勿过量。中国大部分地区都有将大量食物集中在产褥期消费的习惯；在有些地区，乳母在产褥期膳食单调，大量进食鸡蛋等动物性食品，其他食品（如蔬菜、水果）则很少选用，这种习惯是错误的，应予以纠正。③愉悦心情，充足睡眠，促进乳汁分泌：乳母的心理及精神状态影响乳汁分泌，保持心情愉悦，可以确保母乳喂养的成功。④坚持哺乳，适度运动，逐步恢复适宜体重：科学活动和锻炼，保持

健康体重。大多数妇女生育后，体重都会比孕前增加，有的甚至居高不下，导致生育性肥胖。应控制饮食，并适当运动和做产后健身操，促进机体复原，保持健康体重，减少产后并发症。坚持母乳喂养有利于减轻体重。⑤忌烟酒，避免浓茶和咖啡：忌烟酒，避免饮浓茶或咖啡。乳母吸烟（包括被动吸烟）、饮酒会危害婴儿健康；浓茶、咖啡也能通过乳汁影响婴儿健康。

膳食调配 参考乳母的营养素推荐或适宜摄入量，适当增加富含蛋白质、钙、锌、铁、碘、B 族维生素和维生素 A 的食物摄入量。注意以下几点：①食物多样、平衡膳食与合理营养。不偏食，相应增加食物的量。副食应多样化，一日以 4~5 餐为宜。主食不能单一，更忌只吃精米、精面，应粗细粮与豆类食物搭配。②供给充足的优质蛋白质。要保证每天摄入的蛋白质 1/3 以上来自动物性食品。豆类食品尤其适用经济不发达地区或素食者。③多食富含钙的食品。乳母对钙的需要量明显增加。乳及乳制品（如牛奶、酸奶、奶粉、奶酪等）含钙量最高，易被吸收利用，每天适量摄入。小鱼、小虾米（皮）含钙丰富，可骨壳并用。深绿色蔬菜、豆类食物也可提供钙。④预防缺铁和缺铁性贫血。应多摄入富含铁的食物，如动物的肝、血、肉类、鱼类、某些蔬菜（如油菜、菠菜等），大豆及其制品等。⑤摄入足量的新鲜蔬菜、水果和海藻类食物。它们含多种维生素、矿物质、纤维素、果胶、有机酸等成分，海藻类食物还可供碘。这些食物可增加食欲，防止便秘，促进泌乳，是乳母每日膳食中不可缺少的食物，要保证供应

500g/d以上。⑥注意食品卫生、远离污染环境。少吃盐和盐渍、刺激性大、污染的食品。忌烟酒、不饮咖啡或浓茶、忌服（医师提醒不宜）药物，防止通过乳汁影响婴儿健康。⑦注意烹调方法。对动物性食品，宜煮或煨，少用油炸。经常食用动植物性食物制作的汤汁（如鱼、豆腐、叶菜等），增加营养，补充水分，辅助泌乳。

（荫士安）

rǔmǔ yíngyǎng wèntí

乳母营养问题（nutrition-related problems in lactating women）

乳母常见营养素缺乏的原因、预防措施及膳食调配。中国乳母存在的突出营养问题包括多种微量营养素缺乏，如铁、钙、锌、维生素 A、维生素 D、叶酸等微量营养素缺乏较为普遍；也存在能量摄入过多与营养失衡，导致产后肥胖。应根据哺乳期的营养需要特点，给予适量富含多种微量营养素的食品，并密切关注体重变化，及时调整食物摄入量和身体活动量。

缺铁与缺铁性贫血 贫血影响乳母的健康以及产后的恢复。①原因：铁的摄入量不足和膳食中铁的吸收率较低是主要原因之一；膳食中还存在很多干扰铁吸收的因素，如磷酸盐、植酸等；哺乳期间对铁的需要量增加。②预防措施：增加富含铁食物如动物肝、全血、瘦肉、豆类食物，以及富含水溶性维生素的绿叶蔬菜和水果如番茄、柑橘、萝卜、芹菜、桃等。叶酸与维生素 B_{12} 配合能增强治疗贫血的效果，可预防恶性贫血。维生素 C 则能促进铁吸收。③日常膳食安排：通过增加动物性食品的摄入量来增加血红素铁的摄入量，因为血红

素铁主要存在于畜禽的肝、瘦肉、血液和蛤贝类食物，其吸收利用不受植物性食物中植酸和草酸的影响；动物性食品中富含蛋白质，也有利于铁的吸收；动物肝含较多的维生素 B_2，对铁的吸收也有促进作用。增加维生素 C 的摄入量也有助于预防和治疗贫血，乳母应多吃新鲜蔬菜和水果。增加叶酸、维生素 B_{12} 摄入量。叶酸广泛存在于各种动植物性食品中，其中肝、肾、蛋类及酵母中含量尤为丰富。维生素 B_{12} 主要存在于肉类、贝壳类、鱼类、蛋类及动物肝。④推荐每日摄入量：乳母膳食中铁推荐摄入量（RNI）为 24mg/d。通过调整和改善乳母的不合理膳食结构，保证供给充足的能量和蛋白质，提供充分的铁、维生素 C，可有效地预防和纠正缺铁性贫血。

钙与维生素 D 缺乏 母乳中钙含量比较恒定。若膳食供钙不足时，母体首先动用储备钙；长期缺钙也可导致乳汁中钙含量的降低。①原因：乳母不能从日常的膳食中摄取足以满足分泌乳汁所需的钙。②预防措施：增加奶类及其制品的摄入量，必要时在医师指导下，使用钙或含钙的营养素补充剂，维生素 D 能促进钙的吸收与利用，其主要来源是通过每日户外活动，让紫外线照射皮肤，使 7-脱氢胆固醇转变成维生素 D。③日常膳食安排：奶类是钙的最佳来源，不但含量丰富，而且吸收率高。建议饮 300～500ml/d 的液态奶。虾皮、虾米和鸡蛋也是钙的良好来源，蛋钙主要在蛋黄中。绿叶蔬菜中含钙也不少，但是有些蔬菜中草酸含量很高（如苋菜），影响其他食物（如牛奶）钙的利用。强化维生素 D 的奶制品或食品等也是较好的

来源。④乳母钙的 RNI 为 1000mg/d；一般成人维生素 D 的 RNI 为 10μg/d（400U），日照少的地区可增至 15μg/d（600U），但不可过量摄入。

维生素 A 缺乏 哺乳期缺乏维生素 A 将会使乳母的暗适应能力降低或夜间视力降低；严重时可使在暗处看不清周围物体，俗称夜盲症。①原因：日常膳食中缺少富含维生素 A 的动物性食物、富含类胡萝卜素的深色蔬菜和水果摄入量不足。②预防措施：维生素 A 只存在于动物性食物中，应适当增加摄入量；胡萝卜及有色蔬菜中含胡萝卜素，在体内能转化为维生素 A，应增加摄入量。为促进维生素 A 和胡萝卜素的吸收，富含维生素 A 或胡萝卜素的食物要与植物油或动物脂肪一起食用。③日常膳食安排：日常膳食应增加富含维生素 A 及胡萝卜素的食物，如猪、羊和牛肝，奶、蛋类、西蓝花、小白菜、菠菜、苜蓿、豌豆苗、苋菜、红心甜薯、胡萝卜、青椒和南瓜，芒果、柑橘、枇杷、柿。④乳母维生素 A 的 RNI 为 1300μgRAE/d。

（荫士安）

yīngyòu'ér yíngyǎng

婴幼儿营养（nutrition for infants and young children）

婴幼儿的生理特点、营养需求及母乳的营养价值。根据 0～3 岁儿童生长发育特点和特殊的营养需求，出生后最初 6 个月采用纯母乳喂养，之后在继续母乳喂养到 2 岁或更长时间的同时，及时添加辅助食品以及科学利用食物和喂养技巧，顺利完成由母乳向成人膳食逐步过渡，维持正常的营养需要与生长发育的过程。

生理特点 婴儿指出生至满 1 周岁儿童。幼儿指 1～3 岁的儿

童。0~3岁是一生中大脑和各组织器官生长发育最快、最关键的时期。与出生时相比，1岁时体重约增加2倍。身长平均增加25cm、头围平均增加12cm。婴幼儿的消化吸收系统逐步发育完善，消化酶分泌逐渐增强，逐渐能接受和适应母乳之外的其他食物。如果婴幼儿期间出现体重、身长、头围增长过小或过大，应查明原因及时进行治疗。

营养需要特点 与成人相比，婴幼儿需要更多的营养素和能量。长期能量和营养素供给不足，生长发育就会受到影响，甚至停止。因此，必须为婴幼儿提供营养素全面、密度高、易吞咽和消化吸收的食物。母乳是婴儿最适宜的食物，在母亲身体和营养状况良好时，母乳能满足婴儿6月龄内的所有营养需求。世界卫生组织推荐，6月龄之内纯母乳喂养，6月龄开始添加辅食，并持续母乳喂养到2岁或以上。因疾病等原因不能实现纯母乳喂养时，宜首选婴儿配方食品喂养。

纯母乳喂养是通过母乳提供给婴儿所需要的全部液体、能量和营养素，可补充少量营养素补充剂，如维生素D、鱼肝油等；基本纯母乳喂养是除通过母乳提供给婴儿所需要的全部液体、能量和营养素外，添加不含能量和营养素的液体，如白开水；混合喂养是母乳和其他来源食物提供能量和营养素的共同喂养；人工喂养是指完全由非母乳食物提供能量和营养素，包括吃母乳少于10天的婴儿喂养。辅助食品是婴儿6月龄后继续母乳喂养同时添加的食品。婴儿配方食品是适用于0~12月龄婴儿食用，作为母乳替代品其营养成分能满足0~6月龄正常婴儿的营养需要，有

乳基或豆基婴儿配方食品（蛋白质来源于乳类或大豆原料）。较大婴儿和幼儿配方食品是适用于6月龄以上婴儿和幼儿食用，作为混合食物中的组成部分。特殊医学用途配方食品针对患有特殊紊乱、疾病或医疗状况等特殊医学状况婴儿的营养需求而设计制成的粉状或液态配方食品。在医师或临床营养师指导下，单独食用或与其他食物配合食用时，其能量和营养成分能满足0~6月龄特殊医学状况婴儿的生长发育需求。

母乳营养 母乳的化学组成物质包括有机和无机化学与营养成分、有免疫功能的细胞等。母乳的比重为1.031（1.024~1.030），沸点高于水，冰点低于水，渗透压与血浆渗透压一致，为280~310mmol/L，pH均值为6.8，完全适应婴儿的肾负荷能力，是婴儿最适营养来源。

能量 蛋白质、碳水化合物和脂类是母乳中的供能营养素，蛋白质和碳水化合物的浓度随泌乳期而变化，但是在同一泌乳期基本稳定。脂类浓度在不同人群与不同个体之间则可能存在较大差异。

蛋白质 为母乳喂养婴儿提供约8%的能量，为婴儿提供合成机体蛋白质的必需氨基酸。蛋白质的数量与质量对婴幼儿的健康非常重要，若没有得到满足，就会利用母乳中的蛋白质供能，降低其用于组织构建与代谢功能的效率。蛋白质营养不良将会对机体的生长与神经系统的发育造成长期不良影响。初乳的蛋白质浓度最高，而且含有高浓度的分泌性免疫球蛋白及乳铁蛋白。过渡到成熟乳时，蛋白质浓度下降而相对稳定，一般为8~10g/L。个体差异约15%，乳腺发育成熟者，

乳汁中蛋白质浓度高。与动物乳相比，人乳蛋白质浓度较低但质量极高（利用率高），避免了高蛋白浓度对婴儿发育不成熟肾的负担。母乳蛋白质氨基酸平衡，更适合婴儿的消化吸收和营养需求。主要是乳清蛋白和酪蛋白，分别占50%~90%和10%~50%，二者比例在哺乳过程中有明显变化。人乳中的乳清蛋白主要为α-乳白蛋白，动物乳中主要为β-乳球蛋白，后者是易引起婴儿蛋白质过敏的一种蛋白质。母乳还含1.0~3.2g/L乳铁蛋白，是牛乳中的10倍，人初乳中乳铁蛋白可达6~14g/L，成熟乳降至1g/L。每个乳铁蛋白可与两个铁离子结合，通过夺取细菌生长所需的铁而抑制细菌生长；也可通过破坏细菌细胞膜而杀菌；还可与病毒竞争结合到细胞膜的脂蛋白上、直接结合到病毒颗粒（如肝炎病毒）或通过抑制已侵入细胞病毒的复制，而抑制病毒。母乳还含少量溶菌酶、补体、叶酸结合蛋白、维生素B_{12}结合蛋白、维生素D结合蛋白、甲状腺结合蛋白和皮质激素结合蛋白等，对婴幼儿的营养物质吸收与利用和免疫功能非常重要。

脂肪及脂肪酸 脂类含量约36.5g/L，占母乳提供能量的一半。各地生活习惯和经济条件不同，乳中脂肪含量有一定波动，在一次哺乳过程中，乳汁脂肪含量也有波动，开始时乳脂肪含量低，后段较高。母乳含短链、中链和长链不饱和脂肪酸，其中中链及短链脂肪酸处于容易游离的状态，易吸收。

碳水化合物 乳糖是人乳中的主要碳水化合物，浓度为7g/L，高于其他动物乳含量，是婴儿重要的能源物质之一。母乳

乳糖浓度适合婴儿消化功能的生理需要，可避免高渗透压增加婴儿肾负担。还含少量葡萄糖与半乳糖、寡糖和多糖，对预防感染有重要意义。乳糖含量与泌乳量呈正相关，而与乳清蛋白水平呈负相关。营养状况良好的乳母，短时间低能量供给，并不影响乳糖浓度；长期营养不良状态，则乳糖浓度降低。能量摄入充足的素食者与非素食者比较，乳中的乳糖浓度无明显差异。早产儿的乳母乳汁中乳糖含量低于足月产乳母，可能是早产乳母乳腺仍未完全成熟。年龄过小的乳母，也会由于乳腺发育不成熟而影响乳汁中乳糖含量。乳糖的优点：①双糖，渗透压比单糖低，对于婴儿，单糖的吸收速度与成人接近，容易升高血糖水平。②可通过肠道吸收，被乳酸杆菌利用，促进乳酸杆菌增殖，调节肠道菌群，形成优势菌的主导菌群，抑制致病菌和条件致病菌的定植与生长。③被乳酸杆菌分解为乳酸，降低肠道 pH 值，有利于钙吸收。

矿物质与维生素　正常情况下，母乳可为婴儿提供充足的维生素，但乳母自身维生素缺乏，则可致婴儿发生维生素缺乏，如婴儿脚气病就是乳母长期缺乏维生素 B_1 的结果。维生素 D 是例外。母乳维生素 D 含量较低，难满足需要，应经常带婴儿到户外活动，WHO 建议新生儿出生后即可以开始补充维生素 D 制剂。初乳中维生素 K 含量高于成熟乳 1.5~2 倍，估计婴儿出生 6 个月内需要 $2\mu g/d$，从约 750ml/d 乳汁中可获得 0.9~6.9$\mu g/d$ 维生素 K，为了预防婴儿早期的颅内隐性出血，有的国家或地区推荐以肌内注射方式为新生儿补充维生素 K。乳母补充维生素 K，可升高乳汁中的维生素 K 含量。母乳中铁和锌浓度较低，但是利用率高。母亲铁营养充足时，足月产婴儿铁储备可满足其生长发育需要。低出生体重婴儿，在 6 月龄之内需要补充铁剂。在分娩时，延迟切断脐带（3 分钟）可改善 6 月龄内婴儿的铁营养状况。

抗感染因子　①免疫球蛋白，主要是分泌型免疫球蛋白 A（sI-gA），可保护肠黏膜，防止细菌侵入。②白细胞，可杀灭微生物。③清蛋白，有溶菌酶、乳铁蛋白，有杀菌、抗病毒和真菌作用。④寡糖，防止细菌附着到黏膜上皮。这些保护因子可降低呼吸道和消化道感染性疾病的风险。

（荫士安）

fǔshí tiānjiā

辅食添加（introduction of complementary food）　6 月龄后婴儿需添加母乳外食物并逐渐过渡到完全由非母乳食物喂养的过程。添加的食物称为辅助食品（简称辅食）或过渡食品（过去常被称为断奶食品）。

作用　①补充母乳中能量和营养素的不足：随着婴儿的生长发育对能量和营养素需要量的增加，仅靠母乳不能满足婴儿的能量和营养素需求。②促进消化功能：添加辅食可以增加唾液及其他消化液的分泌量，增强消化酶活性，促进牙齿发育，训练咀嚼吞咽功能。③确立良好的饮食习惯：辅食添加期间，是婴儿对食物形成第一印象的重要时期，制作和使用方法得当将是养成良好饮食习惯的基础。④促进神经系统发育：添加辅食可使婴儿学会使用匙、杯、碗等食具，有助于婴儿神经系统发育，刺激味觉、嗅觉、触觉和视觉。

种类　适合于 6~12 月龄婴儿的辅食，包括果汁、菜汁等液体食物，米粉、果泥、菜泥等半固体食物以及软饭、烂面，切成小块的水果、蔬菜等固体食物。

顺序　首先添加谷类食物（如婴儿营养米粉），其次加蔬菜汁/泥，然后水果汁/泥，最后加动物性食物。建议添加动物性食物的顺序为：蛋黄泥、鱼泥（剔净骨和刺）、全蛋（如蒸蛋羹）、肝泥、肉末。添加的食物性状，顺序为液态与糊状、颗粒状（小颗粒→较大颗粒）、半固体到固体。

原则　每次添加一种新食物，由少到多、由稀到稠，循序渐进；逐渐增加辅食种类和数量；由液体、半固体逐渐过渡到固体食物。建议从 6 月龄开始添加半固体食物（如米糊、菜泥、果泥、蛋黄泥、鱼泥等）；7~9 月龄逐渐过渡到可咀嚼的软固体食物（如烂面、碎菜、全蛋、肉末），10~12 月龄时，大多数婴儿可逐渐转入固体食物为主的食物。

注意事项　①观察婴儿的消化能力和过敏反应。开始添加一种新食物时，如有呕吐、腹泻、皮疹等消化不良反应或过敏症状时，可暂缓添加。待症状消失后，再从小量开始试添加，如仍然不能适应，需暂停食用并咨询医师。②婴儿生病时，不宜添加新的辅食。③对 6~12 月龄的婴儿，可适时选择磨牙饼干（棒）、馒头干、面包干等，刺激牙齿萌出。④制作辅助食品时应少糖、不加盐、不加调味品，但可添少量食用油。

（荫士安）

yīngyòu'ér shànshí

婴幼儿膳食（diet for infants and young children）　适合 0~3 岁婴幼儿消化吸收利用的食物。

包括出生后最初 6 个月的纯母乳喂养，以及之后继续母乳喂养到 2 岁或以上的同时添加的各种辅助食品（如液态的、泥糊状的、颗粒状的等）、辅食营养补充品和某些营养素补充剂等。

0~6 月龄婴儿喂养　除某些特殊疾病或生理缺陷外，母乳是婴儿天然、理想的食品，母乳喂养既能保证婴儿的健康成长，也能促进母体恢复身材和预防乳腺疾病。6 月龄内婴儿喂养指南核心推荐如下 6 条：产后尽早开奶，坚持新生儿第一口食物是母乳；坚持 6 月龄内纯母乳喂养；顺应喂养，建立良好的生活规律；生后数日开始补充维生素 D，不需补钙；婴儿配方奶是不能纯母乳喂养时的无奈选择；检测体格指标，保持健康生长。

7~24 月龄婴儿喂养　继续母乳喂养并从满 6 月龄开始添加辅食。此期婴儿的消化系统功能较前有较大改善，开始萌牙，可对糊状食物和较细软食物进行初步咀嚼，但仍未完全发育成熟，对成人膳食中的蛋白质、脂肪、碳水化合物等的消化吸收尚不完全。12 月龄时，添加的食物种类和数量增多，从富含铁的泥糊状食物开始，逐步多样化，可以达到谷类食物 40~110g/d，蔬菜和水果类各 25~50g/d，鸡蛋黄或鸡蛋每天 1 个，鱼、禽肉、瘦肉等 25~40g/d，植物油 5~10g/d，婴儿配方食品补充母乳的不足（母乳、配方奶 600~800ml/d）。尝试给婴儿多样的食物，逐渐让婴儿自己进食，提倡顺应（按需）喂养，鼓励但不强迫进食。培养良好的进食行为，注意饮食和进食卫生，减少胃肠道疾病发生。辅食不加调味品，尽量减少糖和盐的摄入。

及时合理添加辅食不仅是为满足婴儿对营养物质的需要，而且是婴儿学习进食、逐步适应母乳以外食物、为最后完全停止母乳喂养作准备的过程。接触不同性状的食物，可训练婴儿的咀嚼和吞咽功能；调整婴儿消化系统状态使之逐步适应食物改变；训练儿童的动作协调性；促进牙齿萌出，养成良好饮食习惯。

幼儿膳食　此期幼儿生长发育速率虽比婴儿时期有所下降，但仍然处于高速发展时期，对各种营养素的需求仍较高。体重发育相对早于身长/身高的发育，各项生理功能也在逐步发育完善，12~15 个月时神经系统的发育完成了数量的分裂，细胞间的联系日益增加，髓鞘开始形成；乳牙从 6~8 月龄开始萌出，2.5 岁前乳牙萌齐，咀嚼功能加强但尚未完善；消化酶的分泌水平逐渐达到成人水平，可对食物进行较好的消化。此时，母乳中营养物质含量明显降低，泌乳量也不能满足需要，需由母乳外的食物提供。从生理和心理发育角度，1 岁以后儿童需开始接触其他食物，并逐步过渡到完全非母乳食物。但其在营养需要和摄食能力之间存在供需矛盾，即能量和营养素需要量较高但胃容量小且摄食能力差，膳食安排合理与否既影响营养素的摄取，又关系到儿童饮食习惯的培养和行为、心理发育。科学喂养指南可有助普及合理添加辅食和断乳（停止母乳喂养）的科学知识。此期应该继续母乳喂养至 2 岁或以上，或给幼儿配方食品 80~100g/d。摄入谷类 100~150g/d，蔬菜和水果类各 150~200g/d，蛋类、鱼、虾、肉等 100g/d，植物油 20~25g/d。此期幼儿应逐步过渡到食物多样；

选择营养丰富、易消化的食物；采用适宜的烹调方式、辅食不加调味品；规律进餐，培养良好饮食习惯；鼓励幼儿多做户外游戏与活动，合理安排零食，避免过瘦与肥胖；每天足量饮水，少喝含糖高的饮料；定期监测生长发育状况；确保饮食卫生，严格消毒餐具。

（荫士安）

yīngyòu'ér yíngyǎng quēfábìng

婴幼儿营养缺乏病（nutritional deficiencies of infants and young children）　婴幼儿喂养不当所致的营养不足疾病。婴幼儿生长发育快，但是各器官功能尚未发育完全，对食物的消化吸收能力有限，如果长期婴幼儿摄入的某一种或多种营养素不能满足其发育需要，容易发生营养缺乏病。体重、身长（身高）是评价婴幼儿生长发育最常用的指标，测量方法比较简单，家长和托儿所或幼儿园可以定期、连续性监测，利用称量的体重、身长/身高数据，参考世界卫生组织推荐的儿童生长标准的相应数据（如 Z 评分），即可对儿童的生长发育情况乃至营养状况做出评价，及时发现可能存在的儿童喂养问题或营养缺乏。

蛋白质-能量营养不良　食品供给不足，喂养不当，感染、腹泻等疾病所致。分为消瘦性、恶性和混合性等营养不良。最具特征的指标是血清清蛋白减少。主要并发症和后果有营养性贫血、多种维生素缺乏、感染、自发性低血糖、大脑和智力发展迟缓等。见蛋白质-能量营养不良条。

佝偻病　维生素 D 缺乏、肠内钙磷吸收减少、血清钙磷浓度降低引起的骨骼系统、神经系统、肌肉和免疫器官功能紊乱，严重影响小儿生长发育的疾病。与下列因素有关：日照不足，维生素 D 摄入不足，食品中钙磷含量过低或比例不当，婴幼儿生长发育旺盛造成维生素 D 相对不足。易发生于室外活动少、牛奶喂养、生长发育过快的婴儿和早产儿。佝偻病初期的主要症状是神经精神症状，多汗；颅骨软化多发生于 3~6 月龄婴儿，早期诊断的灵敏指标是血清 1,25-二羟胆钙化醇 $[1,25(OH)_2D_3]$ 水平降低。预防对策为增加户外活动时间，母乳喂养，在医师指导下补充维生素 D，孕妇于孕末期补充维生素 D 及钙剂。

缺铁性贫血 乳类食物含铁量低，食物中铁吸收利用率低，6 月龄以后的婴儿若未及时添加含铁食品，或幼儿偏食、挑食，均可造成铁缺乏和缺铁性贫血。预防对策是母乳喂养，母乳中铁吸收利用率可达 50% 左右，可满足 6 月龄内婴儿铁需要。自 6 月龄起应添加含铁辅食，如强化铁的营养米粉、辅食营养补充品、动物血、肝等。见缺铁性贫血条。

锌缺乏病 锌是核酸代谢和蛋白质合成时重要的辅酶成分，婴儿无锌贮备，需由食物提供，母乳中锌含量及其生物利用率均高于牛奶，母乳喂养儿血浆锌水平高于牛奶喂养婴儿。儿童锌缺乏可致食欲缺乏、味觉异常（异食癖）、生长发育迟缓、性发育不全、大脑和智力发育受损、免疫功能降低等。预防对策是提倡母乳喂养并及时添加含锌辅食。幼儿膳食的安排要注意食物多样化，避免偏食挑食，妇女在妊娠期和授乳期多摄入含锌食品。见锌缺乏病条。

夜盲症 维生素 A 缺乏可致夜盲症，源于早产儿肝内维生素 A 贮备不足，婴幼儿膳食维生素 A 摄入不足，腹泻、肝胆疾病导致吸收利用减少排出增加，感染、发热增加维生素 A 需要量。预防对策是倡导母乳喂养，单纯母乳喂养能为 6 月龄内婴儿提供适宜的维生素 A。对于较大婴幼儿，应适当增加肝、蛋、奶和奶制品的摄入量，多吃新鲜的绿叶和橙黄色蔬菜水果，必要时可在医师的指导下补充维生素 A。

（荫士安）

xuélíngqián értóng yíngyǎng

学龄前儿童营养（nutrition for preschool children）

学龄前儿童生理特点及营养需要。学龄前儿童指 3 周岁后至 6 岁入学前的儿童。根据此期儿童的生理特点和营养需要，安排日常膳食，可预防营养缺乏病，养成良好饮食习惯，促进生长发育。

生理特点 与婴幼儿期相比，学龄前儿童生长发育速度虽有所减慢，但与成人相比，各器官和系统仍然处于迅速生长发育阶段，兼之活泼好动，需要更多的营养。

生长发育一般规律 体重增长约 5.5kg（年增长约 2.0kg），身高增长约 21cm（年增长约 5cm）。头、脊柱和下肢在各年龄时所占比例不同，身长中点 2 岁时在脐下，6 岁时移至脐与耻骨联合之间。生长发育的个体差异及"生长追赶"或"赶上生长"受遗传、环境等诸多因素的影响。评价个体儿童生长发育状况时，需考虑影响其生长的诸多因素，疾病也影响儿童的食欲和营养素摄入量。病后会出现加速生长，即"生长追赶"或"赶上生长"。实现"赶上生长"需要供给更多富含蛋白质、钙、铁、锌和维生素丰富的食物。生长发育状况评价主要指标是身高、体重及其派生指标。①Z 评分法：Z 分 =（体格指标实际测定值-体格指标参考值中位数）/体格指标参考值标准差。此法可评价年龄别体重（WAH），以 <-2 界定为低体重，表示近期营养不良；评价年龄别身高（HAZ），以 <-2 界定生长迟缓，反映较长期的营养状况；也可将体重和身高结合评价，身高别体重（WHZ）反映体格匀称状况，以 <-2 界定为消瘦，>2 界定为超重，>3 界定为肥胖。在用 Z 分评价体格发育状况时，多采用世界卫生组织（WHO）推荐的参考值。②年龄别体质指数（BMI）法：WHO 专家委员会认为，此法是评价儿童生长发育的最好指标，既能反映年龄特征，又能反应体质构成，还能与成人体格评价相连贯。③其他方法：包括百分位法、中位数法、指数法、生长曲线图评价法。

脑及神经系统发育的特点 3 岁时大脑神经细胞的分化已基本完成，但脑细胞体积增大及神经纤维的髓鞘化仍继续进行。随神经纤维髓鞘化的完成，运动转为由大脑皮质中枢调节，神经冲动传导速度加快，改变了婴儿期各种刺激引起的神经冲动传导缓慢、易泛化、疲劳而进入睡眠的状况。

消化功能发育特点 3 岁儿童乳牙已萌齐。6 岁时第一颗恒牙可能萌出，但咀嚼能力只有成人的 40%，此期儿童的消化能力仍有限，尤其是对固体食物的适应需较长时间，不能过早进食家庭成人膳食，以免导致消化吸收紊乱，造成营养不良。

心理发育特征 5~6 岁儿童有短暂控制注意力的能力，时间约 15 分钟。注意力分散仍然是学龄前儿童的行为特征，在饮食行为上的反应是不专心进餐，好奇心强，边吃边玩，进餐时间延长，食物摄入量不足而易发生营养素缺乏，并可伴卫生习惯不良而引起腹泻及消化功能紊乱，导致营养不良。学龄前儿童个性有明显发展，生活基本能自理，主动性强，但失败时易出现失望和内疚。行为方面表现为顺从性降低，自主性增强；饮食行为表现为自己做主，对父母要求其进食的食物产生反感甚至厌恶，易致挑食、偏食等不良饮食行为和营养不良。3~6岁小儿模仿能力极强，家庭成员，尤其是父母的行为常是其模仿的主要对象。

营养需要　学龄前的儿童活泼好动及旺盛的新陈代谢，决定了其对能量和营养素的需要高于成人。

能量　学龄前儿童能量需要以每千克体重计高于成人。与成人相比，除基础代谢、活动耗能和食物的生热效应以外，生长发育的能量消耗为儿童所特有。①基础代谢：3~6岁儿童的基础代谢耗能约为总能量消耗的60%，相当于约184kJ/（kg·d）。值得注意的是，由于空调和暖气的使用，儿童用以适应环境温度的能量消耗减少，维持基础代谢的能量消耗可能有所降低。②生长发育：生长所需能量与生长发育速率成正比。3~6岁较婴儿期生长减缓，能量需要相对减少，21~63kJ/（kg·d）。③活动：能量需要随年龄而增加，个体差异较大。好动儿童的需要比安静儿童需要可能高3~4倍，为84~126kJ/（kg·d）。④食物生热效应：也称食物特殊动力作用，是指因进食而引起的能量消耗的额外增加。蛋白质的食物特殊动力作用最强，为所产能量的30%，不同

蛋白质含量的膳食其食物特殊动力作用不同。学龄前儿童食物特殊动力作用的能量消耗约为总能量的5%。⑤能量需要量：考虑到近年3~6岁儿童的基础代谢耗能、活动耗能有所降低，加上流行病学证实儿童肥胖发生率的增加，儿童总的能量需要估计量可能较以往有所下降。2013年中国营养学会制定的3~6岁学龄前儿童总能量需要量范围是男童5.23~6.69MJ/d，女童5.02~6.07MJ/d。其营养素来源与1岁以内稍有不同，即脂肪提供的能量减少，由婴儿期的40%~48%降到20%~30%，碳水化合物供能比为50%~65%，其余能量来自膳食蛋白质。

宏量营养素　学龄前儿童生长发育每增加1kg体重需要积累约160g蛋白质。以体重计算，需要蛋白质3~4g/（kg·d）。因此，对蛋白质的质量，尤其是必需氨基酸的种类和数量有一定要求，必需氨基酸需要量占总氨基酸需要的36%。2013年中国营养学会制定的学龄前儿童蛋白质推荐摄入量为30~35g/d。蛋白质供能占总能量10%~11%，其中来源于动物性食物的蛋白质应占50%。在农村可充分利用大豆及其制品以摄入优质蛋白质。学龄前儿童需总脂肪4~6g/（kg·d），其膳食脂肪供能比为30%~35%，其中亚油酸和α-亚麻酸的适宜摄入量占总能量的比例分别为4%和0.6%。建议使用含有α-亚麻酸的大豆油、低芥酸菜籽油或脂肪酸比例适宜的调和油为烹调油；选择动物性食品时，也可多用鱼类等富含n-3系列长链多不饱和脂肪酸的水产品。学龄前期儿童已经基本上完成了从以奶和奶制品为主到以谷类为主的过渡。谷类

所含丰富碳水化合物是其能量的主要来源。2013年中国营养学会制定的学龄前儿童碳水化合物平均需要量为120g/d，所提供能量占总能量的50%~65%。但是膳食安排不宜过多的糖和甜食，应以含复杂碳水化合物的谷类和豆类为主。碳水化合物营养素的密度不高，摄入过多会降低其他食物的摄入量，容易导致营养缺乏，应选择多样化膳食。建议学龄前期儿童蛋白质、脂肪、碳水化合物供能比为1:1.1:6。适量膳食纤维对维持儿童肠道的正常功能是必需的。2013年中国营养学会制定的学龄前儿童膳食纤维适宜摄入量为2.4mg/MJ。例如，3岁儿童至少摄入8g/d，4岁儿童至少摄入9g/d，依此类推。粗杂粮（如粗麦面包、麦片粥）、蔬菜、水果等是膳食纤维的主要来源。但过量膳食纤维在肠道易膨胀，引起胃肠胀气、不适或腹泻，影响食欲和营养素吸收。

微量营养素　包括矿物质和维生素，它们不提供能量，不构成人体的组织，主要作为酶的辅酶或活性中心，参与人体生理功能的维持和新陈代谢的调节，不仅可预防营养缺乏病，更有助于预防多种慢性退行性疾病。

矿物质　①钙：为满足学龄前儿童骨骼生长，骨骼钙储留量需100~150mg/d，钙需要量3岁为350mg/d，4~6岁为450mg/d。食物钙平均吸收率为35%。2013年中国营养学会制定的学龄前儿童钙的推荐摄入量（RNI）是800mg/d，可耐受最高摄入量（UL）为2000mg/d。②碘：为减少因碘缺乏导致的儿童生长发育障碍，学龄前儿童碘的RNI值是90μg/d，UL是200μg/d。为保证达到这一摄入量水平，除必

需使用碘强化食盐烹调食物外，建议每周膳食至少 1 次进食海产品。③铁：需要量为 6.1mg/g，考虑到含有推荐量肉类食物的膳食铁吸收率为 15%，学龄前儿童铁的 RNI 值为 10mg/d，UL 为 30mg/d。④锌：缺锌导致生长迟缓。儿童期用于生长的锌为 23～30μg/kg。学龄前儿童锌的 RNI 值是 5.5mg/d，UL 为 12mg/d。

维生素　①维生素 A：其 RNI 值为 360μgRAE/d，UL 为 900μgRAE/d。②维生素 D：是唯一能在人体皮下合成的维生素，除某些鱼肝外，食物维生素 D 含量极少。每日户外活动可维持血中 25-羟胆钙化醇［25（OH）D_3］在正常水平。但人体合成维生素 D 的能力受季节、日照与纬度、大气污染、皮肤暴露程度等多种因素的影响。学龄前儿童维生素 D 的 RNI 值为 10μg/d（400U/d），UL 为 30μg/d。③维生素 B_1、B_2 和烟酸：是能量代谢必需营养素。它们常协同发挥作用，缺乏症可能混合出现，学龄前儿童维生素 B_1、B_2 和烟酸的 RNI 分别为 0.8mg/d、0.7mg/d 和 8mgNE/d。④维生素 C：对免疫功能以及慢性病有预防作用，学龄前儿童维生素 C 的 RNI 值为 50mg/d，UL 为 600mg/d。

（荫士安）

xuélíngqián értóng shànshí

学龄前儿童膳食（diet for preschool children）

3 岁以上至入小学之前儿童的膳食调配。此阶段儿童生长发育速率仍处于较高水平，营养需要相对较高，容易出现膳食不平衡或营养缺乏。合理安排其日常膳食，不仅能保证他们的正常生长发育，也可使其养成良好膳食习惯，为其成年后的健康打下良好基础。此阶段儿童新陈代谢旺盛，对各种营养素需要相对量比成人高；开始具有一定的独立性活动，模仿能力强，易发生饮食无规律、喜好零食、偏食、挑食和厌食的不良习惯。

中国营养学会 2016 年发布了新版学龄前儿童膳食指南与平衡膳食宝塔。学龄前儿童膳食指南包括：①规律就餐，自主进食不挑食，培养良好饮食习惯。②每天饮奶，足量饮水，正确选择零食。③食物应合理烹调，易于消化，少调料、少油炸。④参与食物选择与制作，增进对食物的认知与喜爱。⑤经常户外活动，保障健康生长。此时期儿童对食物的选择表现出自主性，对家长安排食物和饮食不都依从，容易造成偏食和挑食。这个阶段若无良好饮食习惯，也是营养不良的重要原因，如进食不专心，用餐时间延长，可导致进食量减少，引起消化吸收紊乱、营养不良等问题。帮助儿童养成好饮食习惯，不但对儿童期营养有重要促进作用，也对其建立和维持成年期健康膳食模式奠定基础。

（荫士安）

xuélíngqián értóng jiànkāng yǐnshí xíngwéi péiyǎng

学龄前儿童健康饮食行为培养（development of preschool children's healthy dietary behavior）

根据学龄前儿童特点培养其健康饮食习惯，纠正其不良饮食行为。学龄前阶段是儿童个性形成的重要时期，是培养良好习惯和纠正不良行为的最佳阶段，也是营养教育和干预的最佳阶段。

饮食行为特点　此期儿童有好奇心增强、注意力分散、喜欢模仿等特点，使其具有极大的可塑性，是培养良好饮食习惯的重要时期。自然界所有单一食物都不能满足人体的需要。不良饮食习惯（如挑食、偏食甚至厌食）影响能量和营养素摄入量，影响生长发育。长期偏食动物性、高能量、高脂肪、高钠等食物与成年期肥胖、高血压等营养相关慢性病的发生密切相关；长期餐前饮用过多碳酸类饮料，影响食欲和进食量，影响骨骼和牙齿的正常发育。应培养儿童定时、定点、定量、细嚼慢咽、专心进餐的良好饮食习惯。

常见不良饮食行为　①原因：3～6 岁是儿童进入独立成长的阶段。伴随气质和个性的发展，可能有 16%～75% 的儿童有不同程度的饮食行为问题。出现的原因有：婴幼儿期喂养不科学，婴儿期未能及时循序渐进地添加辅食和进行学习吃食物的尝试和训练；3 岁以前过多地依赖液体和半固体食物，对固体食物没有兴趣，也没训练咀嚼技巧，而且咀嚼不充分；婴幼儿期食物品种单调，对新的食物缺乏认识和兴趣。②监护人不良饮食行为的影响：监护人工作繁忙，不能为儿童精心准备早餐，下午从幼儿园接回，不断提供各类食品，正餐时已无食欲，久之形成不良饮食习惯，导致营养不良；有的监护人让此期儿童过早进食成人膳食，如整条蔬菜，烹炒肉丝和肉片，超过了其咀嚼和吞咽能力，使其反感或拒食；受父母偏食和挑食不良饮食习惯的影响；食物烹调不得法，家庭饮食单调。③心理及个性发展的影响：3～6 岁的儿童活泼好动、兴趣增加、贪玩、好奇心增强，注意力易分散，常不能专心进餐，轻正餐而重零食，喜饮料而不好食物，易导致饮食无规律，饥饿或进食过量，影响消化系统的正常功能和营养素的消化和吸收，易发生营养不良。有些儿童受心理因素影响，对某些食物的色、味反感而拒食。

培养健康饮食行为 良好饮食习惯的培养始于胎儿期（孕期营养），并且对食物的感知在婴儿期的母乳喂养和 6 月龄后开始添加辅食过程中得到发展，学龄前期的喂养环境使其饮食行为得到巩固。①受孕妇、乳母饮食习惯的影响：孕期不挑食、不偏食、有良好饮食习惯的母体，其婴儿在 6 月龄后容易添加辅食；由于母乳喂养的婴儿能充分感受和经历乳母进食不同食物时母乳的不同味道，开始添加辅食时容易接受这些辅食的味道，较少出现拒食、挑食。母乳喂养 6 月龄后能成功添加辅食的婴儿成年后多数都有良好的饮食习惯。②良好的进餐环境：学龄前儿童开始有一定的独立性，对外界发生兴趣，好奇心大，容易分神，儿童吃饭环境要清洁、安静；让其参与开饭前的准备，使儿童产生进食兴趣；让儿童与家庭成员共同进餐；吃饭时间充裕但不要超过 30 分钟。③精心制作和烹调食物：经常改变食物制作方式，更换食物的品种，并注意食物的色彩搭配和造型，增加儿童对食物的兴趣；用小容器，提供小份食物；限制糖、含糖饮料、碳酸饮料、高脂肪食物的摄入；饭前饮用汤水忌过量。④儿童监护人以身作则：学龄前期儿童良好饮食习惯有赖于父母及幼儿园老师的培养。进餐时要从正面诱导其对食物的兴趣，不要在儿童面前对食物挑肥拣瘦；进餐时不要责骂儿童，避免因逆反心理或情绪压抑而影响进食；儿童暂时不吃某些或某种食物，不必强求，可尝试改变制

作方法，反复尝试；切忌儿童拒主食时代以零食；开始学习自己进餐时应允许儿童撒食和弄脏衣服。⑤通过食物进行学习：剪下食物图片做成拼图或悬挂装饰品，让儿童认识食物，形成营养知识教育环境；模拟购买食物、模拟烹饪、唱与食物有关的歌，训练对食物的感性认识。通过上述活动，将食物选择等知识传授给学龄前儿童，为健康的食物选择打下基础。

纠正不良饮食行为 不良饮食习惯是影响学龄前儿童营养与健康状况、制约儿童体格发育的重要因素。拒食、偏食和挑食在学龄前儿童中较普遍。纠正不可操之过急，要循序渐进，耐心引导。①强化食物对健康的影响：为儿童准备健康的食物有利于培养儿童健康的饮食行为，可经常给儿童喜欢的健康食物（强化），少给他们无兴趣的不健康的食物（淡化）；给儿童挑选食物的自由和适应的时间，不宜强求更不可强迫。②耐心反复尝试：若儿童不吃家长或老师提供的健康食物，应变换烹调方法，耐心尝试。对儿童的微小进步要予鼓励。③相信儿童对食物摄入量的自我调节能力：儿童可能饿一顿，但决不会饿一天。因为儿童的摄食量在餐与餐之间可能有 40% 的误差，但天与天之间摄取食物数量的误差不到 10%。儿童能够调节 24 小时内食物摄入量，一顿不吃不必担心，更不要追着喂饭。④以理服人，以身作则：学龄前期儿童已有独立意识和思维能力，应通过不同方式耐心教育、启发，使其知道挑食和偏食对健康的危害，逐步建立健康膳食模式的概念。切忌简单、粗暴、生硬、训斥。学龄前儿童好模仿，监护人、老

师应以身作则，让其逐渐纠正不良饮食习惯。⑤精心烹调食物：如儿童不吃肉，最常见的原因是瘦肉嚼不烂，可把肉加工成肉末，制成肉饼、肉包、饺子等；儿童不吃蔬菜，多数原因是因纤维素多，下咽不畅，可将蔬菜切碎，煮饭、煮粥，与瘦肉一起制成饺子或包子；儿童不吃鸡蛋，可将鸡蛋与面粉一起加工成面条、面包、面饼等。

（荫士安）

xuélíng értóng yǔ qīngshàonián yíngyǎng

学龄儿童与青少年营养（nutrition for school-aged children and adolescents） 学龄儿童与青少年的生理特点、营养需要和食物调配。这个时期是从学龄前儿童到成人的过渡时期，所获得的能量与营养素不仅要维持生命活动和生活与劳动，更要满足其迅速生长发育的需要。

生理特点 学龄儿童与青少年指 6 ~ 18 岁的人群，处于人生第二个快速生长发育阶段，体格与智力发育快，身高和体重增长迅速，但身体各器官的功能仍有与成人不同的生理特点，如消化食物的能力仍不如成人，胃容量小，容易发生消化吸收不良和营养缺乏。

营养需要 此阶段人群体内合成代谢旺盛，身高、体重迅速增长，活动力与活动量加大，处于青春发育期的儿童更明显。此期，单位体重的能量和营养素需要量明显高于成人。

能量 2013 年中国营养学会制定的学龄儿童与青少年的能量平均需要量，男童为 7.1 ~ 11.9MJ/d，女童为 6.5 ~ 9.6MJ/d，其中碳水化合物提供的能量占总能量比 50% ~ 65%，总

脂肪提供的能量占总能量比20%~30%。根据少年儿童体力活动的不同，能量的摄入应作相应调整，重体力活动者相应增加能量摄入，轻体力活动者相应减少。随着年龄的增加，推荐的总能量需要量增加。若体力活动水平和年龄相同，男童能量需要往往高于女童，青春后期达到高峰。2012年中国营养调查结果显示学龄儿童与青少年的能量摄入基本达到或超过需要量。

蛋白质 学龄儿童与青少年的快速生长需要摄入充足的蛋白质，在青春期达到高峰。2013年中国营养学会制定的学龄儿童与青少年的蛋白质的推荐摄入量为40~75g/d（男童）和40~60g/d（女童）。2012年中国居民营养与健康状况调查结果显示，学龄儿童与青少年的蛋白质摄入量基本满足。应适当增加学龄儿童与青少年的优质蛋白质（动物蛋白质和大豆及其制品）的摄入量。

脂肪 学龄儿童与青少年对能量的旺盛需求，适宜的脂肪摄入是满足机体能量必需的。必需脂肪酸参与构成细胞膜磷脂，参与免疫应答。这些均与生长发育有密切联系。2013年中国营养学会推荐学龄儿童与青少年亚油酸和α-亚麻酸的适宜摄入量（AI）分别为占总能量的4.0%和0.60%。

矿物质 学龄儿童与青少年的矿物质（主要是钙、铁、锌）摄入不足比较常见。①钙：是保证良好骨骼发育的物质基础。学龄儿童与青少年的骨量在青春期迅速增加，青春末期或成年早期骨量达到峰值。膳食钙摄入与峰值骨量相关。2013年中国营养学会制定的学龄儿童与青少年钙的RNI，7~10岁为1000mg/d，11~13岁为1200mg/d，14~17岁为1000mg/d。首选通过增加含钙丰富的食物（如奶及其制品，虾皮，豆类食物等）改善钙营养状况。钙强化食物（如钙强化奶或果汁等）也有助于增加钙摄入量。②铁：参与血红蛋白和肌红蛋白的合成，又是氧化-还原酶的辅基。学龄儿童与青少年的铁的RNI为13~16mg/d（男），13~18mg/d（女）。2012年中国居民营养与健康状况调查结果显示，中国6岁以上儿童贫血发生率9.7%，12~18岁组女童的贫血发生率明显高于男童。贫血容易引起学习效率下降，还可能影响智力发育。女童进入青春期后，周期性失血使女童的铁需要量超过男童。中国膳食中铁以非血红素铁为主，后者易受膳食中抑制因子的影响（如植酸、多酚类化合物等）。改善铁的营养状况可通过增加动物性食物的摄入量来增加血红素铁的摄入。铁强化食品（如铁强化酱油）是另一种改善铁营养状况的手段。女童青春期铁缺乏如不能得到纠正，可造成成年后孕前贫血发生率升高，增加早产的风险。③锌：随肌肉重量，锌的需要量明显增加。中国营养学会制定的学龄儿童与青少年锌的RNI为7~11.5mg/d（男），7~9.0mg/d（女）。学龄儿童和青少年锌摄入量常较低，因植物性食物为主要膳食，锌的生物利用率较低，发生锌缺乏的风险较大。2012年中国营养调查结果显示中国学龄儿童与青少年锌摄入不足的比例为35.6%。锌缺乏可以导致生长发育迟缓、影响智力发育、性功能减退。

维生素 2013年中国营养学会制定的学龄儿童维生素A的RNI值男童为500~820μgRAE/d，女童为500~630μgRAE/d，UL为1500~2700μgRAE/d；维生素D的RNI值为10μg/d（400U/d），UL为45~50μg/d；维生素B₁、B₂和烟酸的RNI分别为1.0~1.6mg/d（男）和1.0~1.5mg/d（女），1.0~1.4mg/d（男）和1.0~1.2mg/d（女），11~16mgNE/d（男）和10~13mgNE/d（女）；维生素C的RNI值为65~100mg/d，UL为1000~1800mg/d。学龄儿童与青少年维生素A、D、C、叶酸和维生素B₆摄入量不足比较常见，维生素A和D缺乏更突出，钙的吸收利用需维生素D的参与。女童进食量小，她们发生这些维生素缺乏的风险更高。

（荫士安）

xuélíng értóng yǔ qīngshàonián shànshí

学龄儿童与青少年膳食（diet for school-aged children and adolescent） 学龄儿童与青少年的膳食调配。此期不但体格发育速度加快，而且生殖系统迅速发育，第二性征逐步出现，逐渐可接受成人膳食。此阶段也是培养儿童良好饮食行为和习惯的最重要时期。合理安排此期儿童的膳食，预防营养缺乏是此期体格及性征迅速生长发育、增强体魄与预防疾病、获得知识的物质基础与保证。

膳食指南 中国居民膳食指南（2016）规定，学龄儿童与青少年膳食指南在一般人群膳食指南的基础上应强调5条内容。①认识食物，学习烹饪，提高营养科学素养：学龄儿童与青少年时期是学习营养健康知识、养成健康生活方式的关键时期。了解认识食物，学会选择食物、烹饪及合理饮食对于儿童青少年的健康和传承饮食文化具有重要意义。②三餐合理，规律进餐，培养健康饮食行为：2012 年中国居民营养与健康状况调查结果显示，一日三餐不规律、不吃早餐的现象在儿童青少年中较突出。三餐定时定量，保证吃好早餐对于儿童青少年的生长发育、学习都非常重要。③合理选择零食，足量饮水，不喝含糖饮料：足量饮水可以促进健康成长，提高学习能力。合理选择零食，不喝含糖饮料，可以减少超重肥胖和龋齿的发生风险。④不偏食节食，不暴饮暴食，保持适宜体重增长：偏食和过度挑食会影响营养均衡，易出现营养不良。暴饮暴食会加重消化系统的负担，增加超重肥胖的发生风险。超重肥胖不仅影响儿童青少年期，更易延续到成年期，增加慢性病的危险。儿童青少年应当注意饮食多样化，注意调换食物品种，经常吃含铁丰富的食物。⑤保证每天至少活动 60 分钟，增加户外活动时间：这能增强体质和耐力；提高机体各部位的柔韧性和协调性；保持健康体重，预防和控制肥胖；对某些慢性病也有一定的预防作用。接受阳光紫外线照射，有利于体内维生素 D 的合成，保证骨骼的健康发育。

学生营养餐　旨在为学生提供营养平衡的低价或免费午餐，以帮助学生改善营养和健康状况，政府的强力支持是保障学校供餐成功和可持续的重要前提。根据中国卫生部颁发的《营养改善工作管理办法》，学生营养餐是改善中小学生生长发育和营养状况的主要措施之一，通过合理搭配膳食，引导学生养成良好的饮食习惯，改善中小学生生长发育和营养状况。学校配餐应以中国居民膳食营养素推荐摄入量或适宜摄入量为依据进行科学合理配餐，并需结合实际情况充分利用当地食物资源，满足儿童青少年的营养需求。中小学校学生食堂和学生营养配餐食品生产单位，应依据《学生营养午餐营养供给量标准》生产和供应安全卫生、营养丰富、色香味俱佳的学生营养餐。中国政府新近启动实施农村义务教育学生营养改善计划，在集中连片特殊困难地区开展试点，中央财政按照每生每天 3 元的标准为试点地区提供补助。在全国680 个县（市）范围内实施试点，将惠及约 2600 万在校生。这将为大力推动中国学生营养餐提供良好的契机。学校集中供餐时，应特别重视食品安全，防止群体食物中毒、不良反应或相关事件。

（荫士安）

xuélíng értóng yǔ qīngshàonián yíngyǎng wèntí

学龄儿童与青少年营养问题

（nutrition-related problems in school-aged children and adolescents）　学龄儿童和青少年常见的超重和肥胖、微量元素缺乏、不当节食所致饮食失调及特殊时期的营养需要。学龄儿童和青少年有一定的独立性活动，易出现膳食无规律、挑食、偏食、吃零食过多、食物过量等不良饮食习惯；容易发生能量供给与能量消耗不平衡，长期能量摄入不足可导致儿童生长发育迟缓、消瘦和抵抗力下降；摄入过多则超重和肥胖。其他营养问题还有缺铁性贫血、维生素 A 缺乏、B 族维生素缺乏、锌缺乏等。

超重和肥胖　2015 年中国居民营养与健康状况调查结果显示，学龄儿童与青少年的超重发生率城市为 11.1%，农村为 8.2%；肥胖的发生率城市为 7.6%，农村为 5.1%。超重与肥胖通常以体质指数（BMI）判定。当 BMI 超过同年龄同性别的第 85 百分位数时称为超重，超过第 95 百分位数时称为肥胖。判定肥胖应同时考虑身体脂肪的含量。摄入高能量膳食、体力活动减少、看电视时间过长和遗传因素是超重和肥胖的主要原因。社会因素、父母文化程度、家庭经济状况、季节地理因素等都与肥胖的发生有关。青少年肥胖可能会增加患高血压、高脂血症、2 型糖尿病的风险。预防与治疗肥胖需要控制能量摄入与增加体力活动。控制能量摄入需要减少或避免高能量密度和低营养素密度食物的摄入。

微量营养素缺乏　长期膳食微量营养素不足或不合理，易发生微量营养素缺乏症。①维生素 A 缺乏病：影响视力，夜间或光线昏暗处视物不清（夜盲症），严重者可致失明，机体抗病能力降低。②钙与维生素 D 缺乏病：影响骨骼矿化和最佳骨质峰值。③维生素 B_2 缺乏病：表现为口角炎、唇炎、舌炎、脂溢性皮炎、男性易发生阴囊皮炎等。④缺铁性贫血：表现为皮肤黏膜苍白、全身乏力与能力降低、食欲缺乏、注意力降低，影响智力发育。⑤锌缺乏病：影响体格生长发育、性腺等器官成熟。⑥碘缺乏病：体格发育受损（身材矮小），智力低下，影响一生健康。

饮食失调　青少年的自我意识逐渐增强，对自我形体的关注加大。许多女性青少年崇尚过瘦体形、注重减肥，甚至一些人使用不健康手段进行减肥（如长时间禁食、使用呕吐或泻药等），造成饮食失调，出现体重减轻、性成熟延迟、月经不调、便秘、虚弱、烦躁不安、注意力不集中等问题。另一种饮食不当是偏食，易引起营养不良如低体重、生长迟缓、消瘦、微量营养素缺乏，可能与食物的色香味欠佳、偏食环境、放任儿童食物选择、就餐环境等有关。父母或儿童的看护人应从自身做起避免偏食，从小培养儿童正确的进食习惯和进餐时避免环境干扰。

特殊时期的营养需要 学龄儿童和少年期是退乳牙萌恒牙时期，应注意钙磷营养以保证钙盐正常沉积到牙釉质，减少或避免甜食以预防龋齿。乳牙虽最终会被恒牙取代，但其质量与恒牙质量密切相关，对牙床的破坏可能是终身的，因此更应关注此期儿童的牙齿健康。学龄儿童和青少年期处于骨骼快速生长期，膳食要提供富含钙的食物，并少饮碳酸饮料。

（蔺士安）

lǎoniánrén yíngyǎng

老年人营养（nutrition for elderly people） 老年人的生理特点、营养需要及食物调配。中国界定65周岁以上为老年。老年人生理功能逐渐减退，免疫功能和抗氧化功能降低，活动量相应减少和消化功能衰退，导致食欲缺乏、食物摄入量减少、能量摄入降低，多种必需营养素摄入量相应减少，使老年人营养与健康问题突出。应根据此特点，科学安排老年人日常膳食和合理进行营养补充，提高其生存质量，健康衰老。

生理特点 人体衰老过程是复杂的生理过程，伴随体力活动能力减低、精力减退，对疾病的易感性明显增加。衰老过程从成年时期即已开始，只是随着年龄增加，衰老的进程加速。45岁之后衰老进程更快。衰老是自然规律，个体衰老进程的快与慢由基因决定，也受环境因素的影响。消化系统功能逐渐减退，牙齿松动和丢失，牙龈萎缩，唾液减少，咀嚼能力下降，胃酸减少，肠道蠕动与消化、吸收能力下降，排便能力降低等；性激素水平下降，引发机体代谢改变，尤其是女性更易出现钙的负平衡，增加骨质疏松风险。摄入食物的总量逐渐减少，容易出现微量营养素缺乏；甲状腺功能下降，基础代谢率下降，引起体重升高，胰岛功能减退，胰岛素分泌减少；免疫系统功能降低，抵抗力下降，罹患传染病和肿瘤的风险明显增加。截至2015年底，中国65岁以上老年人约占总人口的10%。按照联合国教科文组织的界定，一个国家或地区60岁以上的人口占其人口总数的10%及以上，或者65岁以上的人口占其总人口数的7%或以上，即进入了老龄化社会。

营养需要 老年人的营养不仅为了维持生命的需要，也是预防疾病、减缓衰老进程的重要影响因素。应针对其生理特点和机体现状，及时合理调整日常饮食。

能量 进入老年期以后，脑力与体力活动量逐渐减少，能量消耗降低，能量需要量也降低。老年人经常进行适当的身体活动，尤其是有氧运动，对维持正常食欲和促进健康有重要意义。老年人的能量摄入不是越低越好，过低导致能量负平衡，体重丢失，将会影响其他营养素的吸收和利用。通常男性的能量需要量高于女性，身体活动越多，能量需要量越大。不明原因的体重持续下降，6个月内降低10%，3个月内降低7.5%或1个月内降低5%以上，应及时就医查明原因。中国老年人的能量推荐量：65岁以上、轻体力活动男性8.6MJ/d，女性7.1MJ/d；80岁以上、轻体力活动男性8.0MJ/d，女性6.3MJ/d。

蛋白质 人体衰老的进程中，蛋白质代谢以分解为主，合成减缓，体内蛋白质逐渐被消耗。老年人胃肠功能下降，影响蛋白质的吸收利用，只有摄取足够的优质蛋白质才能保证机体的正常运转。应注意优质蛋白的补充，如肉、蛋、奶等，或补充豆类食物，如大豆及其制品，而且大豆中含有大豆异黄酮，长期食用对改善女性的健康有益。无明显代谢性、消化性疾病的老年人，推荐蛋白质摄入量男性65g/d，女性55g/d。蛋白质提供的能量占总能量12%～15%，但个体差异较大。

碳水化合物与膳食纤维 碳水化合物是容易被人体消化吸收利用的重要能源物质。对老年人，推荐由碳水化合物提供的能量应占总能量的50%～65%。谷类和薯类食物是良好的碳水化合物来源，水果、蔬菜等也可提供碳水化合物。这些食物中富含膳食纤维，膳食纤维有助于刺激唾液和胃液分泌，降低高血糖、高血脂，促进排便，防治便秘及痔疮等。根据能量摄入的不同，总膳食纤维推荐量为20～35g/d。但摄入过多的膳食纤维有一定的副作用，如降低消化系统酶的活性，影响蛋白质和其他营养物质（尤其是矿物质）在体内的消化和吸收，加快肠道蠕动和产气量，引起腹部不适等。老年人胰岛素分泌量减少，血糖呈现升高趋势，过多地摄入小分子碳水化合物易被转化为甘油三酯，增加高脂血症的风险。因此，老年人要控制糖、甜点的摄入量，蔗糖的摄入量不超过 30~50g/d。

脂肪 脂类可增加食物的风味与人的饱腹感，也有利于脂溶性维生素的吸收，植物油中也含有一些脂溶性维生素，如维生素 E。老年人对脂肪的消化与吸收能力与中年人相近，因此除非有肝胆疾病，一般情况下，推荐脂肪提供的能量占膳食总能量的 20%~30%，摄入量 25~30g/d。饱和脂肪酸有升高血脂的作用，不易多食；单不饱和脂肪酸（如橄榄油、茶油中含有的脂肪酸）容易消化，有增加高密度脂蛋白胆固醇的作用，推荐摄入量占 10%；多不饱和脂肪酸，容易被氧化，产生过氧化物，推荐量为 8%~10%；菜籽油、玉米油、大豆油、花生油都富含多不饱和脂肪酸，混合食用优于单用；深海鱼含多种脂类，也可以提供优质的蛋白质。多不饱和脂肪酸分 n-6 系列和 n-3 系列。根据中国居民的膳食状况，n-6 系列脂肪酸摄入量较多，n-3 系列较少，故有人推荐二者的适宜比例为 4：1。n-3 系列中，特别受关注的是二十碳五烯酸（EPA）和二十二碳六烯酸（DHA），被认为对人体正常的生长发育，从脑发育、神经系统发育到预防慢性非传染性疾病，包括血脂异常、心脑血管疾病甚至对糖代谢等，都有重要作用。美国医学会推荐 EPA+DHA，男性为 160mg/d，女性是 110mg/d；国际脂肪酸协会推荐 500mg/d。血脂异常的老年人，适当增加这两种脂肪酸的摄入是有益的。

维生素 ①维生素 A：中国营养学会 2013 年制定的老年人的推荐摄入量（RNI）与成年人相同，男性为 800μgRAE/d，女性为 700μgRAE/d。富含维生素 A 食物有动物肝、蛋黄、鱼肝油；富含

类胡萝卜素的食物有西蓝花、菠菜、空心菜、青辣椒、杏、柿子、橘子等黄绿色、橙色、红色果蔬。②维生素 D：缺乏会严重影响钙和磷的代谢，使血钙、血磷浓度下降，补钙的同时还要补充维生素 D。维生素 D 的 RNI 是 15μg/d，可耐受最高摄入量（UL）为 50μg/d。富含维生素 D 的食物有动物肝、鱼肝油、蛋黄。经常晒太阳是机体获取维生素 D 的重要途径。③维生素 E：若膳食中多不饱和脂肪酸含量增加，应相应增加维生素 E 的摄入量。维生素 E 的适宜摄入量（AI）为 14mg/d。从预防慢性退行性疾病的角度考虑，可摄入更高剂量。维生素 E 的食物来源是植物油、麦胚、坚果、种子、豆类等。④叶酸：在动物肝、鸡蛋、豆类、酵母、坚果、绿叶蔬菜类食物中含量丰富，中国营养学会推荐老年人的叶酸 RNI 与成年人相同，以叶酸当量（DFE）表示，为 400μgDFE/d。

矿物质 老年人最易发生的是钙缺乏与不足和骨质疏松（与维生素 D 缺乏有关）；老年人的铁缺乏也较普遍；进食量和机体消化吸收利用率的降低，锌、硒、铜等矿物质难以达到推荐摄入量或满足需要量。在推荐摄入量范围内，适当地补充复合矿物质是可以接受的。中国营养学会推荐老年人钙 RNI 为 1000mg/d，铁 RNI 为 12mg/d，锌 RNI 为 12.5mg/d（男）和 7.5mg/d（女），硒 RNI 为 60μg/d，铜 RNI 为 0.8mg/d。

（蔺士安）

lǎoniánrén shànshí

老年人膳食（diet for elderly people） 老年人的膳食调配。老年人由于牙齿松动、脱落，咀嚼

能力降低；味蕾萎缩，味觉功能减退、食欲缺乏；胃液和消化酶分泌量下降，胃肠道消化吸收功能降低，容易出现营养相关问题。因此，老年人膳食指南关键推荐内容包括如下几点。

少量多餐细软，预防营养缺乏。食物摄入量减少可导致营养不良，膳食能量、蛋白质摄入量长期不足可导致严重营养不良，其最明显的是体重不足（进行性消瘦）。保证充足的食物摄入、提高膳食质量、适当增加进餐次数（少量多餐）、按需使用营养素补充剂、及时治疗相关疾病（支气管炎、肿瘤、胃肠疾病等）。用蒸、煮、炖、炒等烹调方式制作松软的食物，适合老年人咀嚼和消化吸收。

主动足量饮水，积极户外活动。饮水不足，对老年人的健康造成明显影响，因此要足量饮水。应少量多次，主动饮水，首选温热的白开水。身体活动不足、能量摄入过多是引起超重和肥胖的重要原因。运动可促进血液循环、改善全身组织细胞的供氧、延缓老年人机体功能衰退。接受阳光紫外线，有利于体内维生素 D 的合成，预防或延缓骨质疏松症的发生。运动强度与持续时间应当适度。

延缓肌肉衰减，维持适宜体重。延缓肌肉衰减对维持老年人活动能力和健康状况极为重要。有效方法是吃动结合，一方面增加优质蛋白质的摄入，另一方面进行有氧运动和适当的抗阻运动。提高膳食和营养素的摄入量和吸收率，及时发现和纠正营养不良，定期测量体重，维持适宜体重。

摄入充足食物，鼓励陪伴进餐。应增加优质蛋白食物摄入量，如奶、大豆及制品、鱼、蛋、瘦

肉等；脂肪提供的能量占20%~30%为宜；适当选择少量含能量低的零食；不宜多食用蔗糖，以降低高血糖的风险；与家人、同伴一起进餐可增加进餐乐趣、促进消化液分泌、增进食欲、增进食物的消化吸收。

（荫士安）

lǎoniánrén yíngyǎng wèntí

老年人营养问题 （ common nutrition-related problems in elderly people） 老年人常见的能量和蛋白质负平衡、能量过剩与肥胖、微量元素及维生素缺乏等诸多问题。老年人因为消化吸收能力、活动能力、激素水平、免疫力逐渐衰退，容易出现一些营养问题，如营养不良、与营养相关的慢性非传染性疾病（肥胖、冠心病、脑血管疾病、糖尿病、痛风、癌症、骨质疏松症和骨折等）以及过早死亡等。老年人的健康和衰老进程个体差异较大，也与社会环境、家庭条件、经济条件及机体生理与病理状况有关，通过改善生活方式、平衡膳食与合理营养可预防衰老的过早发生，延缓衰老的进程，提高老年时期的生活质量。

能量和蛋白质负平衡：随着年龄增加，老年人出现牙齿脱落、咀嚼能力减退、消化吸收能力减退或排泄能力降低等问题，而活动量减少直接影响食物摄入量。若老年人长期摄入的食物种类和数量不足，容易发生营养缺乏。在宏量营养素方面，老年人最易出现负氮平衡（有的表现为明显消瘦），伴随逐渐加重的钙缺乏与不足（表现为骨质疏松）。年龄越大的老人，发生负平衡的风险越高（消瘦），骨质疏松也越严重（女性尤为突出）。

能量过剩与肥胖：有些老人食量不减但运动量减少导致消耗减少，或因激素水平变化等导致能量消耗低于能量摄入，出现超重或肥胖，使高血脂、高血糖、冠心病、糖尿病、痛风等慢性非传染性疾病的发病风险明显增加。

微量营养素缺乏与不合理补充：伴随消化吸收能力、食量和食物种类的下降，并受疾病或药物的影响，老年人容易出现微量营养素缺乏或不足的情况，但也存在不合理服用补充剂的问题，如维生素 E、D 和 A 以及其他健康相关产品的过量补充，可能对健康造成负面影响。

钙丢失与维生素 D 缺乏：整体上老年人的钙摄入量严重不足，维生素 D 营养状况较差且普遍缺乏。老年人，尤其是绝经后的女性，体内钙丢失大于钙沉积，易发生骨质疏松症；由于骨脆性增加，骨韧性降低，摔倒容易发生骨折，尤其是髋骨骨折。因此，老年人应增加钙摄入量，适当进行户外活动并在医师指导下定期补充维生素 D。

（荫士安）

yùndòng rénqún yíngyǎng

运动人群营养 （nutrition for athletes and exercisers） 运动人群的代谢特点、营养需要和膳食调配。运动人群的运动能力不仅取决于科学的训练、优秀的身体素质和心理素质，而且取决于良好的健康状态和合理营养。合理营养提供运动所需的能源物质，有助于提高运动人群的功能状态、促进运动后机体的迅速恢复、减轻运动性疲劳程度或延缓其发生。合理营养是保证运动员良好健康状态和运动能力的基础，有助于运动员充分发挥训练效果和竞技能力。

代谢特点 ①不同强度身体活动者的能量代谢差别很大，轻体力活动者约 0.50MJ/h，中等体力活动者约 0.71MJ/h，重体力活动者约 1.13MJ/h，极重体力活动者约 1.55MJ/h。多数项目的运动员在训练时间内的能量消耗率均相当于或超出重体力或极重体力劳动强度的消耗率。②运动员的能量代谢特点是强度大、消耗率高、伴有不同程度的氧耗竭等。体育运动的能量消耗可达到静息的 2~3 倍，甚至 100 倍以上，集训运动员在 1 小时训练课内的能量消耗量可达 0.42~2.51MJ。运动与重体力劳动的能量消耗不同，其能量消耗常常是集中在几分钟（如举重、体操）或几个小时内。③运动能量来源于维持人体生命和活动的能源物质，包括碳水化合物、蛋白质和脂肪。运动中的主要能源是糖和脂肪酸，两者供能的比例取决于运动强度，并受不同生理系统（如神经、内分泌和心血管）调控。当运动强度达到最大吸氧量（VO_2max）的 75% 或以上时，糖氧化供能比例增加，运动强度降低至最大吸氧量的 65% 以下时，脂肪供能比例增加。根据运动强度、类型及缺氧程度的不同，以一种能源物质供应为主。蛋白质、酮体和乙酸仅在某些情况下提供少量能量。④能量的代谢水平受运动强度和持续时间、骨骼肌纤维的类型、训练水平和体内能源物质的储备情况、膳食摄入量及结构的影响。

营养需要 运动人群的基本目标是保持能量摄入和消耗的平衡，以优化运动效能，保持瘦体重、提高训练效果、增强免疫和生殖功能。

能量 一日能量总消耗量由静息代谢率（RMR）、运动消耗（TEE）、食物热效应（TEF）及适应性生热作用四部分组成。RMR 是静息状态下的能量消耗量,用于维持体温和循环、呼吸功能等不自主的肌肉运动。TEF 是餐后食物消化吸收的能量消耗,被称为食物特殊动力作用,现称为膳食的生热作用或食物热效应。TEF 约占基础代谢消耗的 10%,运动员膳食中蛋白质占总能量的百分比较高,常占基础代谢的 15%左右。RMR 和 TEF 仅占机体总能量消耗中较少部分,个体变异很小。适应性生热作用也称兼性生热作用,是能量消耗的另一个重要部分,是环境温度、进餐、情绪应激和其他因素变化引起的能量消耗,此生热作用低于一日总能量消耗的 10% ~ 15%。适应性生热作用在人体还很难证明,但可能对长期体重变化有明显影响。TEE 代表身体活动所消耗的能量。在引起个体间能量消耗差异的因素中,TEE 的变化影响最大。中等强度活动时,TEE 占总能量消耗的 15% ~ 30%。高强度运动时,能量消耗增加可达到 RMR 的 10 ~ 15 倍。除了做功外,影响 TEE 的因素很少。运动员的 TEE 因运动量(包括运动强度、密度、持续时间)不同有很大差异。集训队运动员在训练课内的能量消耗范围是 1255 ~ 10 878kJ,平均是 4184kJ,约为一日总能量消耗的 40%,高的可达到总能量的 50%。运动员的能量需要实际上主要取决于不同运动项目的能量消耗率、运动训练或比赛的持续时间等。

碳水化合物 在运动中发挥重要作用。①提供运动所需的能量:短时间大强度运动时的能量绝大部分由碳水化合物供给;长时间小强度运动,也首先利用碳水化合物氧化供给能量,可利用的碳水化合物耗竭时,才动用脂肪或蛋白质供给能量。②延缓运动性疲劳出现:长时间剧烈运动时,肌糖原耗竭或低血糖可引起运动性疲劳,补糖有助于提高运动能力。③抗酮体生成:碳水化合物可减少脂肪酸分解,即有抵抗酮体生成的作用。④节约蛋白质:机体碳水化合物充足时,碳水化合物首先被动用,对蛋白质有保护作用。

一般碳水化合物推荐量范围是 6~10g/(kg·d),随活动能量消耗和运动类型而变化,如耐力训练者消耗 10g/(kg·d)。普通运动人群膳食中碳水化合物的摄入量应占总能量的 50% ~ 55%,运动员应占 55%~65%,大强度耐力训练运动员的应占 60% ~ 70%,中等强度运动时为 50% ~ 60%,缺氧运动项目为 65%~70%。

碳水化合物的补充分为运动前、运动中、运动后。运动前补糖可增加体内肌糖原、肝糖原储备和血糖的来源。运动中补糖可提高血糖水平、减少肌糖原耗损以延长耐力时间。运动后补糖可促进肌糖原的合成和有助于疲劳的恢复。①运动前补糖:大运动量前数日增加膳食中碳水化合物至总能量的 60% ~ 70%(或 10g/kg),也可采用改良的糖原负荷法(即在赛前一周内逐渐减少运动量、直至赛前一天休息,同时逐渐增加膳食中的含糖量至总能量的 70%);或赛前 1~4 小时补糖 1~5g/kg(赛前 1 小时补糖时宜采用液态糖)。②运动中补糖:长时间或高强度的运动中,运动员应在运动中每小时补充 30~60g 碳水化合物,可选择液态糖补剂或容易消化吸收的含糖食物如面包、蛋糕、巧克力。③运动后补糖:为了快速补充肌糖原

储备,补糖时间越早越好。应在训练或比赛后立即摄入 1.0g/kg(1.0~1.5g/kg)以上的糖,然后每 2 小时补糖 1 次,使运动后 6 小时内肌糖原储备达到最大速率。少量多次补糖也同样有效,但每次补糖量>1.5g/kg 对提高肌糖原储量无明显效果,还会引起恶心、呕吐等不良反应。24 小时内补糖总量可达到 9 ~ 16g/kg(500~600g 糖)。

葡萄糖和低聚糖主要合成肌糖原,葡萄糖吸收速度最快;果糖吸收较慢,主要合成肝糖原,通常与葡萄糖联合使用,用量大于 35g/L 可引起胃肠道功能紊乱。运动后补充由葡萄糖或低聚糖组成的糖补充剂比补充果糖对肌糖原的恢复更有效。淀粉类食物含糖量为 70% ~ 80%,释放慢,不会引起血糖或胰岛素的突然增加,通常是赛后较靠后时间给予的膳食。建议让运动员试用不同类型、不同浓度及口感的固态和液态糖补剂,以选择赛前或赛中使用的糖补充剂。

脂肪 脂肪重量轻、能量密度大、产能高,是运动能量的重要来源;为长时间低强度运动提供能量。高强度训练运动员对脂肪氧化分解能力强,可节约糖原、提高耐久力。其不利影响是不易消化吸收,增加胃肠道负担;代谢物增加肝肾负担;可使血脂升高,血液黏稠度上升,对运动和运动员的健康不利。最佳的脂肪摄入量还没有固定标准,运动人群膳食中适宜的脂肪量应占总能量的 25% ~ 30%。饱和脂肪酸、单不饱和脂肪酸、多不饱和脂肪酸的比例为 1:1:(1~1.5)。显著减少膳食脂肪摄入量将会影响运动表现。为增进健康,建议脂肪摄入量不应超过膳食能量的

35%，而且至少70%应该是来自不饱和脂肪酸。

摄入含20%脂肪膳食的运动员耐力不如能量相同而含35%脂肪膳食的运动员，因此运动员的膳食要求量少质精，产能量高，且不可过多减少脂肪供给量。紧张训练期间，进食低脂膳食很难增加碳水化合物和蛋白质的摄入量，人体必需脂肪酸和脂溶性维生素也需要通过膳食脂肪补充，低脂或无脂膳食可能导致营养不良。滑雪、滑冰、游泳及冬季运动项目，食物中脂肪量可以比其他项目高，但不宜超过总能量的35%。

蛋白质和氨基酸　蛋白质在运动中供能的比例最小。肌糖原储备充足时，蛋白质供能仅占总能量需要的5%左右；肌糖原储备耗竭时，氨基酸供能可增至10%~15%。高强度和大运动量训练可造成肌肉组织损伤，蛋白质可维持细胞组织生长、更新和修补功能。蛋白质的需要量取决于人体蛋白质的消耗量，受多种因素影响。运动员的蛋白质需要量高于一般人群。中国运动员蛋白质的适宜摄入量（AI）应占总能量的12%~15%，为1.2~2.0g/kg，其中应包括使用的蛋白质或氨基酸营养补充剂。国外估测的运动员蛋白质需要量见表1。运动员蛋白质营养不仅应满足数量要求，而且应保证1/3以上为必需氨基酸齐全的优质蛋白质。

维生素　缺乏或不足时可对运动能力产生不良影响，表现为食欲缺乏、头痛、便秘、易激惹、疲劳、活动能力减弱，抵抗力下降，工作和运动效率降低；进一步缺乏可导致生活能力及器官功能衰退。大多数B族维生素是代谢酶的辅酶，主要参与能量代谢，

维持红细胞的正常生长和功能。维生素C可防止肌细胞受损，缓解肌肉酸痛，促进运动后肌肉的恢复。运动使机体代谢加快，运动人群对维生素的需求量比一般人群高。表2为中国推荐的运动员每日膳食维生素AI值。运动员补充维生素应遵循适量原则，摄入过量维生素对人体有害。

矿物质　①钙有维持神经和肌肉细胞的兴奋性、骨骼肌收缩、细胞内第二信使等重要功能，钙营养平衡对保持运动能力很重要。钙缺乏可引起肌肉抽搐，长期钙摄入不足可导致骨密度下降，骨

质疏松和应激性骨折。推荐的钙AI为1000~1500mg/d。对于从事大运动量的运动员，在高温环境下训练或比赛时，推荐钙摄入量采用上限值。奶和奶制品是钙的良好来源，也可使用钙补充剂。海产品、豆及豆制品、绿叶蔬菜、带骨头的鱼罐头、虾皮、强化钙的食品等都含有较多的钙。②铁营养状况与运动能力有关，铁储备低增加贫血的危险。推荐的中国运动员铁和锌AI均为20mg/d，大运动量或高温环境下训练或比赛为25mg/d。运动员应增加动物性食品来源的铁摄入，主要是血

表1　推荐的运动人群每日蛋白质摄入量

目标人群	蛋白质需要量［g/（kg·d）］
成人，非运动员（男、女）	0.8
优秀男子耐力运动员	1.6
耐力运动员	1.2~1.4
业余耐力运动员	0.84
力量运动员（早期训练）	1.5~1.7
力量运动员（稳定状态）	1.0~1.2
休整力量运动员	1.0
女运动员	比男运动员减少15%

引自：Tarnopolsky M. Gender differences in metabolism: Practical and nutritional implications. CRC, 1999

表2　推荐的中国运动员每日维生素适宜摄入量（AI）

名称	AI
维生素 B_1	3~5mg
维生素 B_2	2~2.5mg
维生素 B_6	2.5~3.0mg
维生素 B_{12}	2μg
烟酸	20~30mg
叶酸	400μg
维生素C	140mg（比赛期200mg）
维生素A	1500μgRE（视力紧张项目1800μgRE）
维生素D	10~12.5μg
维生素E	30mg（高原训练30~50mg）

引自：陈吉棣，等.推荐的中国运动员膳食营养素和食物适宜摄入量.中国运动医学杂志，2001

红素铁，比蔬菜来源的铁更容易吸收。肉类食物与蔬菜混合食用可增加蔬菜来源铁的吸收；与含维生素C的食物（如橙汁）同时食用也可增加动物性食物来源铁的吸收，但过量补铁，可能发生毒性反应。对已出现贫血的运动员，需要给予补铁治疗。③锌营养对肌肉的正常代谢十分重要，锌缺乏可引起肌肉生长发育缓慢和重量减少。运动员通过选择富含锌的食物，可以满足锌的需要量。锌的主要食物来源是动物性食品。若膳食锌供给不足，可考虑使用补充剂。

钠、钾、镁对维持神经兴奋的传导和肌肉收缩有重要作用，运动员因出汗量大，随汗液丢失增多，运动员对其需要量高于普通人。推荐每日钠、钾、镁的AI分别为：钠<5g（高温环境训练<8g），钾3~4g，镁400~500mg。一般情况下通过增加蔬菜、水果摄入可满足需要量；高温环境进行大运动量训练或比赛时，可补充含电解质的运动饮料或适当摄入含盐较多的食物，但是无机盐片刺激性大，不易吸收，不提倡使用。

（荫士安）

yùndòng rénqún hélǐ shànshí

运动人群合理膳食 （rational diet for athletes and exercisers）

从事长期规律性运动（专业体育和大众体育），使机体代谢加快和营养素需要量增加，常出现运动疲劳与肌细胞受损和某些微量营养素缺乏等。通过合理安排膳食，保持运动群体的能量摄入和消耗的平衡、预防营养缺乏，不仅可优化运动效能，保持瘦体重、提高训练效果、增强免疫和生殖功能，还有助于缓解肌肉酸痛，促进运动后肌肉疲劳的恢复。

原则 运动人群有强度大、消耗高、时间集中的特点，合理膳食和科学补充将有助于改善运动能力、保持身体健康、减轻运动疲劳。①食物的质和量应满足运动需要：首先是能量平衡，保持适宜的体重和体脂；其次注重蛋白质、脂肪和碳水化合物的比例适当，满足不同项目运动训练的营养需要量。一般蛋白质占总能量的12%~15%；脂肪占总能量的25%~30%，水上运动或冬季运动项目可适当增加，但不宜>35%；碳水化合物的能量占总能量的55%~65%，耐力运动增至70%。②食物多样化、平衡膳食、合理营养：食物应包括谷类食物（米、面和适量的粗杂粮和薯类）、果蔬、动物性食物（奶和奶制品，肉、鱼、禽、蛋、水产品）、豆和豆制品及烹调油等食物。集训运动员，当其能量消耗为14.6~18.4MJ时，每日基本食物应包括500g主食、300~400g肉类、250~500ml牛奶、500g以上蔬菜、少量的豆腐或其他豆制品。③一日三餐食物能量分配应符合健身锻炼或比赛任务的需要：早餐应由含有较高的能量、丰富的蛋白质、无机盐和维生素等的食物组成。午餐还应适当增加食物量，但是要注意避免胃肠道负担过重。晚餐的能量不宜过多，以免影响睡眠。三餐的能量大致分配比例为25%、35%~40%和不超过30%。大运动量训练时，能量消耗增加至20.9~25.1MJ或更多时，或因训练时间长，膳食受时间限制时，可考虑加餐。④进食时间应考虑消化功能和饮食习惯：正常情况下，胃的食物排空时间为3~4小时，不易消化的食物如牛肉，可在胃内停留5~6小时，故大运动量训练或比赛前的

一餐一般应在3小时以前完成。进食和运动训练间隔的时间过短，不仅影响食物消化，而且还会影响运动成绩或运动效果。⑤运动员的食物应当浓缩、体积重量小：每日食物的总重量不宜超过2.5kg。

比赛期间合理营养与膳食

分为4个时期：比赛前期、比赛当日赛前一餐、比赛中和比赛后的饮食营养。比赛期的膳食应是高碳水化合物、低脂肪、适量的蛋白质和充足水分，并含有丰富的矿物质和维生素，应是运动员喜爱的食物。应避免高脂肪、干豆、含纤维多的粗杂粮、韭菜等容易产气或延缓胃肠排空的食物，以及辛辣和过甜食品，以防食物对胃肠道的刺激。

比赛前期 ①保持适宜的体重和体脂：运动员均在赛前不同程度地减少运动量，膳食能量供给应随运动量的变化而调整，使运动员达到获得最佳竞赛能力。②减少蛋白质和脂肪摄入：蛋白质和脂肪的代谢产物是酸性的，可使体液偏酸，容易提前发生疲劳。赛前切忌大量补充氨基酸，防止血氨浓度增加、消耗丙酮酸、影响有氧氧化代谢、刺激胃肠道，并使水分吸收减少。③增加碱储备：多食果蔬，或在医师指导下应用碳酸氢钠。④纠正体内维生素缺乏：增加富含维生素食物摄入量或服用维生素补充剂。⑤采用赛前补糖和糖负荷技术。⑥增加体内抗氧化酶活力：增加食物的抗氧化成分，进食适量的瘦肉类食物（以合成谷胱甘肽合成酶）、增加新鲜果蔬、减少食物的脂肪，必要时在医师指导下给予维生素和/或微量元素补充剂。

比赛当日赛前一餐 ①赛前应进食体积小，重量轻的食物，

提供2.09～4.18MJ的能量。②赛前一餐应在比赛前3小时完成。③比赛当日进食可口并富含营养的食品，不宜进食自己不熟悉的食物或改变已习惯的膳食。④大量出汗的比赛项目及在高温环境下比赛时，赛前应补液500～700ml。不宜服用咖啡、浓茶及含酒精的饮料。⑤耐力性项目应赛前补糖，应在赛前15～30分钟内，补糖量应控制在每小时50g或1g/kg体重左右。

比赛中 剧烈比赛中大量出汗使体液处于高渗状态，赛中应补充低张力和低渗透压的（即含糖和含盐量低的）饮料。能量消耗较大的项目，可途中补充易消化吸收的液体型或质地柔软的半流质食物。比赛中每隔15～30分钟补液100～300ml，或每跑2～3km补液100～200ml；不宜大于800ml/h。以补水为主，应含少量钠盐（18～25mmol/L），补充15%低聚糖饮料也可以收到良好效果。

比赛后 赛后膳食应是高糖、低脂、适量蛋白质和容易消化的食物。应尽早补液，以糖类食物或含糖饮料为主，开始时间越早越好。还应补充电解质、微量元素、维生素和碱性食物，以及具有抗氧化性质的天然食物。

（荫士安）

gāowēn huánjìng rénqún yíngyǎng

高温环境人群营养（nutrition for population exposed to high temperature environment） 高温环境对人群健康的影响及其食物供给与营养保障。环境温度>35℃或生产劳动环境>32℃为高温环境。下列情况也属于高温环境：相对湿度超过80%，且环境温度超过30℃；热源散热量超过83.7kJ/(m³·min)，且通风不良；辐射热强度超过4.2J/(cm²·min)。可分为自然高温环境和生产劳动作业的高温环境。

对健康的影响 在高温环境中，人体为散热维持体温平衡而产生一系列生理反应，出汗是最常见的反应之一。大量矿物质和水溶性维生素随汗液流出丢失，血液浓缩，血红素含量和红细胞计数增加，血液黏度增高，心脏负担加重，血压下降；肾水分排出减少，影响肾功能；胃肠道蠕动减弱，消化液和消化酶分泌减少，消化功能下降；还会影响神经系统活动、运动协调能力和机体的免疫力等，严重时发生中暑，如不及时纠正可危及生命。

营养保障措施 在高温环境中生活或从事生产劳动的人群，机体代谢增强，营养素消耗增加，蛋白质分解加速，机体对维生素B_1、B_2、C及无机盐（如钾、钠）等营养素的需要量增加，适当调整营养与膳食，使机体能更好地适应高温环境，合理使用营养素补充剂，能有效改变或降低高温环境对人体的不良影响。

注意饮料供给和盐分补充 优先选择含盐饮料，可及时补充人体大量出汗丢失的矿物质和水。饮料的温度应适宜，切忌过热过冷。建议饮料的温度控制在10℃左右。宜少量多次饮用。推荐全天补充液体量：中等气温的中等劳动强度应补充3～5L；高温及高辐射热强度的中高强度劳动时，应补充5L以上。补充的盐分种类：首先补充氯化钠，如全天出汗量<3L时，食盐补充量为15g/d；3～5L时，补充量为15～20g/d；5L以上时，补充量为20～25g/d。饮料中氯化钠浓度以0.1%～0.2%为宜。随汗液丢失的还有其他元素，如钾、钙、镁、锌以及一些阴离子（氯、磷酸根、硫酸根）等，含多种盐类的盐片或运动型饮料也可补充这些盐分。

给予维生素或其他复合营养素补充剂 出汗导致较多的维生素排出，尤其是维生素C、B_1和B_2等。根据高温程度和劳动强度，每日膳食应含维生素B_1和B_2各5mg，维生素C 150～200mg。许多营养因子对促进热适应，提高耐热能力有重要作用，包括多种氨基酸（如酪氨酸、苯丙氨酸、谷氨酸、谷氨酰胺、精氨酸），某些必需微量元素（如锌、铁、铜、硒、钴、铬），维生素B_1、B_2、C、烟酸、维生素A、E及泛酸钙等，建议在运动营养师指导下，针对性服用复合营养素或维生素矿物质补充剂或给予维生素强化饮料、强化食品等。

注意优质蛋白质的供给 高温环境导致机体蛋白质分解加速，大量出汗使氮随汗液丢失增加，尿氮也增加，其中1/3是来自必需氨基酸，以赖氨酸的丢失最多。日常膳食应适当增加富含优质蛋白质的食物供给。

合理安排膳食 高温环境可致食欲降低或缺乏，导致能量摄入不足，注意改善日常膳食。应保证优质蛋白质的供应，如鱼、肉、蛋、奶及豆类食品，同时还可增加钾和镁的摄入量；在一般人群能量需要量的基础上增加摄入量，温度在30～40℃时，按环境温度每升高1℃增加0.5%的能量进行计算，蛋白质提供的能量占总能量的12%～15%，碳水化合物应不低于58%，脂肪占25%～30%。日常膳食应是各种无机盐和维生素的主要来源，通过合理安排膳食，增加富含多种维生素和矿物质的新鲜蔬菜和水果摄入量、供给适量谷类食物；为

增进食欲和补充盐分，配餐中可安排适量可口的调味汤，安排在凉爽的环境中就餐等。

监测营养状况 为做好高温环境人群的营养保障工作，应定期监测此类人群的营养与健康状况，并据实调整膳食结构或有针对性给予营养素补充。

（荫士安）

gāowēn huánjìng rénqún yíngyǎng

低温环境人群营养 （nutrition for population exposed to low-temperature environment） 低温环境对人群健康的影响及其食物供给与营养保障。环境温度≤10℃为低温环境。除冬季低温外，主要见于高山、南极和北极等地区以及水下。对人体的实感温度，还应当考虑当时环境的空气湿度、风速和海拔等因素。

对健康的影响 在低温环境中，机体的甲状腺分泌和交感-肾上腺系统的活动均增加，产热增多，能量消耗增加。尤其是一些特殊的低温环境（如寒潮或环境温度骤降）造成气候剧烈变化导致的气象灾害，人体受到强烈的非特异性刺激，诱发疾病发生或加重，甚至死亡，属重要公共卫生事件。

营养保障措施 低温环境下，机体代谢耗能增加，对能量和某些营养素的需要量明显增加，如同时存在，高海拔会增加更多能量消耗，加速肌肉和肝糖原的利用、液体丢失和铁更新。因此需要采取相应的营养保障措施。

供给充足能量 一般应提高5%～25%；相应调整三大产能营养素的供能比例。蛋白质的供能比例可保持不变或略微增加（13%～15%），主要应提高脂肪和碳水化合物的供给，尤其是在极其寒冷环境下，增加膳食脂肪摄入量（达到总能量的35%～40%）

有助于提高机体耐寒能力；碳水化合物仍是能量的主要来源，占总能量的45%～50%。

供给充足的水分和无机盐 低温环境生活或作业的人群由于机体代谢增加，尿液增多等原因，矿物质丢失增加（如钙和钠等），呼吸中水分丢失增加，加剧水分丢失。即使没有口渴感也必须注意随时补充水分，宜少量多次，优先选择含盐的饮料，及时补充人体大量出汗丢失的无机盐和水。

调整食物供给 应增加富含碳水化合物的谷类食品以及食用油的比例，多摄入含优质蛋白质的食物（如肉、蛋、奶、鱼以及豆制品）；保证蔬菜的供给，低温环境应储藏些易于长期保存的蔬菜，如土豆、胡萝卜、大白菜、大葱或葱头等蔬菜，也可以食用冷冻脱水的蔬菜。

补充复合营养素 低温环境下，机体对矿物质（如钙、钠、钾、镁等）和维生素（如 B_1、B_2、A、D、烟酸等）需要量增加。合理补充这些微量营养素非常重要，尤其是要注意维生素 C 的补充，每日 100～150mg。

合理安排膳食 在低温环境下，尽可能保证日常热食供应；不食冷饭菜；每日上午安排一次加餐。建议一日能量分配比例为早餐25%，上午加餐15%，中餐35%，晚餐25%。不提倡低温环境下饮酒，防止皮肤小血管和毛细血管扩张，加速体温丢失；大量饮酒还会减少其他食物摄入量，容易发生能量摄入不足。

监测营养状况 为做好低温环境人群的营养保障工作，应定期监测此类人群的营养与健康状况，并据实调整膳食结构或有针对性给予营养素补充。

（荫士安）

gāoyuán huánjìng rénqún yíngyǎng

高原环境人群营养 （nutrition for population living in highlands） 高原环境对人群健康的影响及其食物供给与营养保障。合理营养与膳食安排以及营养素补充可有效预防或减轻高原反应，增强机体的高原适应性和提高劳动生产效率。海拔 3000m 以上的地区为高原。

对健康的影响 高原的主要特点是空气稀薄、气压低、气温低、湿度低、气流快、太阳辐射和电离辐射强，人体呼吸、消化、循环以及神经系统对这些环境因素产生一系列应激反应，表现呼吸频率和肺通气量增加、呼吸困难；胃肠道蠕动及消化腺分泌功能受限，消化吸收动能减弱；心脏收缩次数增加，心悸气短；反应迟钝、嗜睡、昏迷等，甚至导致死亡。

营养保障措施 在高原环境中，供氧严重不足，导致食欲缺乏或降低，机体营养物质的吸收利用与转化受影响。应根据实际营养需要进行膳食调配。

调整膳食结构 在高原地区，人体的基础代谢、休息和运动时的能量消耗均大于平原，能量需要增加，应保证能量特别是碳水化合物的摄入量。高碳水化合物膳食还可以减轻高原缺氧反应。碳水化合物供能比增至55%～65%（上限可达70%），脂肪25%～30%，蛋白质12%～13%。初入高原者的膳食中脂肪含量不宜过高。

补充水和矿物质 高原风大、空气干燥，体表丢失水分量显著大于平原，皮肤和肺不显性蒸发丢失的水分增加，应及时补充水分和矿物质，以维持体内的水盐代谢和酸碱平衡，消除疲劳和肌肉痉挛；初入高原时，每 4 小时应饮水 1L；每日膳食供给 10～15mg 铁，适量补充钾、镁和钠。

增加优质蛋白质摄入量　虽然缺氧时蛋白质和氨基酸分解代谢增强，但是高蛋白膳食并不利于人体对缺氧环境的习服，也不易消化，并且可能引起组胺等成分的聚积，因此在缺氧习服的过程中，不需要增加蛋白质的摄入量，而应适当增加优质蛋白的供给比例。

合理安排膳食　膳食安排应突出食物多样化，增加新鲜果蔬及豆或豆制品的供应；适当增加动物内脏、鱼及其制品等食物；尽量避免使用高压锅烹饪叶菜类蔬菜，防止维生素的大量损失；少吃多餐，增加食物摄入量，提供一些小吃类食品，如面包、糖果、饼干等；减少难消化的食物供给，如动物脂肪（肥肉），油炸、腌渍、烟熏类食品。

服用复合营养素补充剂　补充维生素可促进有氧代谢，提高机体对低氧的耐力。高原缺氧初期易发生食欲减退或缺乏和水分丢失增加，导致某些微量营养素摄入量不足；机体对缺氧的代偿和适应性反应使维生素的消耗增加。补充维生素 B_1、B_2、E、C、烟酸等多种微量营养素可减少组织耗氧，提高氧的利用率和机体的耐缺氧能力，补充量均可按正常推荐摄入量的 5 倍给予。某些氨基酸（如酪氨酸、色氨酸、牛磺酸等）有助于提高人体在高原环境中的作业能力，减轻高原反应。肉碱能促进体内长链脂肪酸的 β-氧化，对碳水化合物和氨基酸的利用亦有促进作用。胆碱通过影响 5-羟色胺和乙酰胆碱的合成与释放，可改善高原低氧条件下的精神状态。

监测营养状况　为做好高原环境人群的营养保障工作，应定期监测此类人群的营养与健康状况（如膳食调查和血尿成分生化分析等），并据实调整膳食结构或有针对性给予营养素补充。

（荫士安）

jiēchù huàxué dúwù rénqún yíngyǎng
接触化学毒物人群营养 （nutrition for population exposed to chemical toxicants）　接触化学毒物人群的健康损害及食物供给与营养保障。化学毒物是进入体内后能与机体组织和细胞发生生物化学反应以及生物物理学作用，破坏机体的正常生理功能，导致机体发生暂时性或永久性病理改变的物质。分为两类：工业生产接触和日常生活接触毒物。工业生产接触与从事有害有毒的作业有关，日常生活接触主要来源于工业"三废"、农药、煤烟及某些化工产品。有毒有害物质的污染几乎涉及每个角落（食物、饮水、空气）和每个人。

对健康的影响　接触化学毒物对健康的影响。轻度影响表现为皮疹，通常存在多种慢性长期伤害，甚至可致癌；严重危害可致化学性灾害事故，危害极大。营养缺乏或长期营养失衡可使机体对外源性化学毒物的易感性和毒性作用增加。胚胎发育期间接触化学毒物可致胚胎畸形或死亡。

营养素与化学毒物的相互作用　毒物进入体内，需进行生物转化，此过程所涉及的酶活性受多种营养素影响。某些营养素可能通过与毒物结合达到清除自由基，防止脂质过氧化，或破坏已形成的有害代谢物，降解毒素或减轻毒物的毒性；有些毒物则影响营养素的吸收和利用，甚至加速某些营养素的降解破坏。

蛋白质　接触化学毒物可加速体内蛋白质的代谢。优质蛋白有助于增强机体的解毒能力，因为毒物在体内的代谢转化过程需要多种酶的参与，膳食蛋白质供给不足，将抑制酶合成和酶活性。蛋白质还可络合多种重金属，形成络合物沉淀达到解毒目的。某些毒物通过影响膳食蛋白质的消化和吸收及体内合成，影响蛋白质的代谢。例如，黄曲霉毒素 B_1 和 M_1 可明显抑制肝蛋白的合成。

脂肪　膳食脂肪增加脂溶性毒物在肠道的吸收和体内蓄积，对机体产生不良影响。例如，脂肪能增加脂溶性有机氯农药在体内的蓄积，增加苯及氟的毒性。膳食中促脂解物质处于边缘性缺乏时，可增加黄曲霉毒素 B_1 在动物体内的致癌作用；聚氯联苯可致血管细胞的氧化应激和炎症反应，膳食脂肪（如亚油酸）能够增强聚氯联苯对血管细胞的毒性作用。

碳水化合物　在体内可快速氧化供能，为毒物在体内代谢过程提供所需能量，还可为肝提供结合反应所需要的葡萄糖醛酸（解毒作用）。机体肝糖原丰富时，对有害物质的解毒作用增强；肝糖原不足时，解毒作用显著下降。

脂溶性维生素　维生素 A 缺乏使生物膜受损，还会增加呼吸道对致癌物的敏感性，其前体胡萝卜素是消除自由基的重要成分之一，有多种毒物可通过抑制维生素 A 吸收影响其代谢过程，甚至造成维生素 A 缺乏症。对于职业性毒物接触者，应增加维生素 A 的供给。维生素 E 缺乏使微粒体内毒物代谢酶的活性下降，不利于对外源性化学物的解毒。维生素 E 通过其抗氧化作用保护细胞膜上多不饱和脂肪酸免受自由基的攻击，达到解毒目的。增强体液免疫功能、提高细胞介导的免疫应答、增强吞噬细胞功能等可增强机体对毒物的防御功能。

水溶性维生素 维生素 B_1 作为丙酮酸脱羧酶的辅酶，催化丙酮酸氧化，快速为组织提供能量，是体内糖代谢的关键环节。维生素 B_2 是各种黄素酶的重要组成成分，维生素 B_2 缺乏时，肝及肠道细菌中参与毒物代谢的偶氮还原酶活性下降，补充维生素 B_2 可使其得到恢复。维生素 B_6 缺乏也会影响多种参与毒物代谢酶的活性。维生素 B_{12} 和叶酸为红细胞成熟所必需的营养素。烟酸是毒物生物转化中极为重要的递氢体，能促进机体的新陈代谢，增强解毒功能。维生素 C 通过参与羟化反应和还原反应，抑制或降低某些金属毒物在消化道的吸收，降低重金属对机体的毒副作用；通过保护巯基和促进巯基再生可提高机体的解毒能力；维持机体氧化与抗氧化平衡，可保护细胞成分免受自由基的攻击。

矿物质 钙离子在神经传导、肌肉收缩、激素分泌、促进血液凝固、维持心脏正常功能、DNA 合成等方面发挥重要作用。钙缺乏可致免疫功能紊乱，影响信号转导，使机体对外源化学物的识别能力降低。铁在体内主要与蛋白质结合成含铁蛋白，包括铁卟啉类蛋白和非铁卟啉类蛋白的铁蛋白、运铁蛋白、硫铁蛋白和铁钼蛋白等，其中硫铁蛋白和铁钼蛋白起电子传递作用，参与体内的氧化还原反应。某些毒物能干扰铁的吸收与利用，直接或间接引起缺铁性贫血。锌是体内多种金属酶的组成成分或激活因子，对金属毒物有拮抗作用，如在消化道内可拮抗镉、铅、汞等元素

的吸收；也能诱导肝脏合成金属硫蛋白，与镉、汞等毒物结合。锌是构成生物膜脂蛋白的成分之一，在维持生物膜的结构完整和功能中发挥重要作用；锌也有抗氧化能力，可保护机体免受自由基的攻击。硒以硒半胱氨酸的形式存在于谷胱甘肽过氧化物酶的分子中，该种酶有抗氧化作用，可保护生物膜结构的完整性和功能，故硒可拮抗重金属（汞、砷、镉等）的毒性，减轻中毒症状。

营养保障措施 接触化学毒物人群的膳食和营养安排一般遵循提供充足蛋白质和碳水化合物，特别是补充优质蛋白；鉴于化学毒物一般有亲脂特性，应限制脂肪摄入量；补充适量维生素和矿物质可有效拮抗化学毒物的吸收或促进毒物降解与排泄。

铅作业人员的营养保障 铅及其化合物都对人体有明显的毒性，铅的用途广泛，是中国最常见的化学污染毒物之一，日常生活中铅的来源包括工业废气、废水、废渣污染的食物、水与空气以及室内吸烟，生活、学习用品用具涂料的铅污染等；职业性接触主要有铅矿开采、油漆作业、金属冶炼等。长期膳食蛋白质供应不足时，血浆蛋白和血红蛋白含量以及机体排铅能力均显著降低，增加体内铅潴留和对铅毒性的敏感性。甲硫氨酸能明显降低肾和肌肉中的铅含量。脂肪能增加铅在体内的蓄积，对于职业性接触铅的人员，应限制膳食脂肪的供给。果胶和纤维素可减少铅在肠道的吸收。膳食铁缺乏时增加铅吸收；铁充足时，可减轻贫血状态和拮抗铅的吸收与毒性。膳食供给充足的锌可减少铅吸收。维生素 C 对降低铅的毒性有较好效果。B 族维生素对神经系统有

保护作用。因此，铅接触者的日常膳食中应含有充足蛋白质，特别是应保证优质蛋白质、维生素和铁、锌和硒等多种微量营养素的供给，多摄入蔬菜、水果和豆类食物。

汞作业人员的营养保障 汞及其化合物主要用于电气器材制造、仪器仪表制造和维修、化工、军火、医药和农药。主要以蒸气形式经呼吸道进入体内，通过肺泡壁毛细血管吸收，通过肾和肠道排出。汞可使肾受损，出现蛋白尿，导致蛋白质丢失。锌能诱导增强合成金属硫蛋白（MT）的能力，通过 MT 分子中的锌与汞置换，使汞失去活性部位的亲和力；还能诱导肝细胞合成谷胱甘肽，减少自由基生成，拮抗汞所致的脂质过氧化反应。硒对汞（有机汞和无机汞）毒性有明显的拮抗作用，减轻中毒症状。维生素 C、E 能清除活性氧自由基和脂质过氧化自由基，可降低汞的毒性与氧化损伤。B 族维生素可保护口腔黏膜和酶的活性。因此，接触汞作业人员的日常膳食安排应增加蛋白质摄入量，提高优质蛋白的比例（如增加动物来源蛋白质的摄入量），多食用富含含硫氨基酸的食物（如蛋类、干酪、贝壳类食物和其他海产品、禽肉类、豆类、坚果类食物）；控制脂肪摄入量；每日应摄入充足的果蔬，供给适量的粮谷类食物。

镉作业人员的营养保障 镉及其化合物主要用于电镀、工业颜料、塑料稳定剂、镍镉电池及半导体元件制造。非职业性接触镉包括吸入镉污染的空气、食入镉污染水灌溉生产的粮食等，还可经呼吸道和消化道进入体内，主要蓄积在肾和肝。镉对机体最常见的损伤是对肾、肺和骨骼的

影响。膳食蛋白质供给不足时，镉经消化道的吸收明显增加；膳食脂肪可增加镉吸收；镉还可引起维生素 D 代谢紊乱，影响钙的吸收和利用，发生骨质疏松症和软化等。镉和铁在肠道内的吸收存在竞争性抑制，补充铁、铜可明显改善镉所致的贫血。镉可影响锌的代谢过程，机体的锌营养状况在一定程度上影响镉在体内的利用与转化。硒能促进体内镉的排泄，预防镉污染对机体造成的伤害。维生素 C 可拮抗镉所致精子畸形，改善镉对红细胞谷胱甘肽过氧化物酶活性的抑制作用。维生素 B_6 可能促进镉在肠道的吸收。因此，接触镉作业者的膳食，应补充优质蛋白质和富含钙、铁、锌、硒、维生素 D、维生素 C 的食物，如瘦肉、鸡蛋、牛奶、海产品、豆类食物及其制品等。

苯作业人员的营养保障 苯是一种芳香族碳氢化合物，职业性接触主要从事苯生产、用苯作为化工原料和使用有机溶剂者。苯主要通过呼吸道进入体内，皮肤接触液态的苯也可以进入体内。苯在胃肠道可完全被吸收，在体内苯先转化成环氧苯或苯甲醇，再转化成酚（对苯二酚与邻苯二酚）被代谢。急性苯中毒主要是对中枢神经系统的麻醉作用，源于苯的亲脂性，可吸附在神经细胞表面，抑制细胞的氧化还原反应，降低细胞的活性和三磷酸腺苷（ATP）含量，不能形成乙酰胆碱。慢性苯中毒可抑制造血系统，使全血细胞数减少（如白细胞数减少），发展成为再生障碍性贫血或白血病。提供优质的膳食蛋白质有防止苯毒性的作用。苯解毒过程需要谷胱甘肽和硫酸的参与，苯中毒时体内谷胱甘肽含量减少，膳食中含硫氨酸是体内

谷胱甘肽和硫酸的来源。苯的生物转化需要酶，酶活性又与机体蛋白质的营养状况有关。体脂可增加苯在体内的蓄积。碳水化合物可提高机体对苯的耐受力，提供解毒所需葡萄糖醛酸和能量。维生素 C 可使氧化型谷胱甘肽还原，也可提高混合功能氧化酶的活性，促进铁的吸收与利用，对血红蛋白的合成和造血过程均有促进作用。维生素 B_6、B_{12} 和叶酸有升高白细胞的作用。维生素 B_1 与糖代谢有关，并有促进消化液分泌、增进食欲和改善神经系统功能等作用。维生素 K 也有防治苯中毒的效果。因此，苯作业人员的膳食安排，首先是保障平衡膳食与合理营养，增加优质蛋白质摄入量；膳食脂肪不宜过高；适当增加碳水化合物摄入量；补充适宜量复合维生素，如维生素 C、B_6、B_{12} 和叶酸等。

（莴士安）

jiēchù wēibō rénqún yíngyǎng

接触微波人群营养 （nutrition for population exposed to microwave）

接触微波人群的健康损害及食物供给与营养保障。微波是频率在 300MHz～300GHz，波长 1mm～100cm 的电磁波。其能量取决于波长或频率，波长越短或频率越高，能量越大。频率（f）和波长（λ）的关系为 λ（m）= 300/f（MHz）。微波辐射的电磁场强度用功率密度表示，指与电磁波传播方向相垂直的单位面积所流过的辐射能，常用 mW/cm^2 表示。微波应用广泛。

对健康的影响 微波应用对周围产生的电磁辐射（增加游离自由基）将给人类健康带来一种新的危害（氧化损伤）——微波辐射。①神经系统：长期低强度暴露微波可引起神经衰弱症和自

主神经功能紊乱，如头晕、头痛、疲劳、抑郁、乏力以及睡眠和记忆力障碍等。②内分泌系统：长期低功率微波辐射可引起丘脑-垂体-肾上腺素系统和丘脑-甲状腺系统以及交感-肾上腺髓质系统的反应，导致肾上腺皮质激素、甲状腺素、生长激素的分泌发生变化。③心血管系统及造血：长期低强度微波接触者可发生血流动力学失调、血管通透性改变、心电图变化，还可引起血液成分改变（如白细胞数减少、淋巴细胞和血红蛋白增加）等。④生殖系统：长期从事微波作业的男性可出现阳痿、性功能减退，女性出现月经紊乱，异常妊娠、畸胎、死胎和流产率均高于未接触者。⑤泌尿系统：低功率微波辐射可引起肾血管收缩、尿量减少，导致血、尿中矿物质离子浓度改变。⑥眼睛伤害：高强度电磁波辐射还可伤害角膜、虹膜和前房，造成视力减退或完全丧失。其他症状还可能有食欲差、恶心和体重减轻等。

微波对人体的生物学效应取决于波长、电磁场强度和作用持续时间，也与接受照射组织吸收的剂量有关。分为致热效应和非致热效应。职业性微波辐照所致健康损害多是长时间次强度辐射。致热效应是指微波辐射导致机体整体或局部加热，温度上升至超过机体的体温调节能力，温度平衡失调引起某些组织器官发生生理变化，功能失调，甚至发生形态或结构改变。非致热效应是指机体受到辐射后出现的除了致热效应外的生物学效应，如淋巴细胞微核率增加等。

营养保障措施 微波辐射动物可引起蛋白质代谢紊乱，总蛋白、清蛋白、球蛋白含量降低，

血清中氨基酸成分变化。不同强度的微波引起碳水化合物代谢的变化可能不同，如低强度照射引起家兔肌糖原下降，增加辐射剂量可致血糖异常。根据微波对机体代谢和营养状况的影响，为了预防职业接触所导致的营养缺乏，对于微波作业人员，可适当增加动物性食物摄入量，其作用一是补充优质蛋白；二是动物性食品中富含铁、锌、硒等微量元素且易吸收利用，如硒对微波损伤有保护作用；三是动物性食品富含B族维生素，可补偿微波作用引起的维生素丢失。蛋白质提供的能量占总能量的 12%～15%。还要注意补充富含维生素C的食物，必要时在医师指导下服用复合营养素补充剂。为做好接触微波人员的营养保障工作，应定期监测此类人群的营养与健康状况，并据实针对性调整膳食结构或给予营养素补充。

(荫士安)

jiēchù diànlí fúshè rénqún yíngyǎng
接触电离辐射人群营养 （nutrition for population exposed to ionizing radiation）

接触电离辐射人群的健康损害及食物供给与营养保障。电离辐射是由可致物质电离的带电粒子、不带电粒子或电磁构成的辐射。能引起电离的粒子有带电的 α 粒子、β 粒子和质子等，有不带电的中子；电磁辐射有 X 射线和 γ 射线。天然存在的电离辐射来自宇宙射线和地壳中的放射性元素。非天然的电离辐射（人工辐射）已遍及各个领域，可来自核试验、核动力生产、医疗照射和职业照射等。

对健康的影响　接触电离辐射损伤的程度取决于暴露剂量、辐射类型和被暴露的组织等。短期接触低剂量电离辐射一般不会造成伤害，但长期或过量接触电离辐射可使人体组织内释放能量，导致细胞变成非正常细胞、损伤（或癌变，如引起白血病），甚至死亡。

营养保障措施　长期接触电离辐射的人群，其营养保障措施包括下列几个方面。

提供充足能量　辐射可影响氧化磷酸化和三羧酸循环，造成能量消耗增加，影响蛋白质的合成，增强糖原异生。因此，对接触或可能受到辐射影响的人员，应该供给充足的能量。

提供优质蛋白质　辐射引起机体损伤时，高蛋白膳食可减轻辐射对机体造成的损伤。特别是补充适量利用率高的优质蛋白质，可减轻放射性暴露造成的损伤，促进恢复。

增加必需脂肪酸和油酸摄入　辐射可促进脂肪降解，如缺乏必需脂肪酸的动物对辐射的敏感性较高，受到照射的动物若摄取无脂肪饲料则症状较重，且存活率低。从事放射性工作的人员，应增加必需脂肪酸和油酸的摄入量，以降低对辐射损伤的敏感性。辐射可升高血脂，所以不宜增高脂肪占总能量的百分比。

补充矿物质和维生素　电离辐射的全身效应可影响矿物质的代谢，需要补充。电离损伤主要是自由基引起的损伤，接受照射前和受到照射后，补充大量维生素 C、E 和 β-胡萝卜素可减轻自由基引起的损伤。维生素 E 作为自由基的消除剂和脂质过氧化连锁反应的阻断剂，可明显减轻辐射所致的脂质过氧化反应。

膳食安排　蛋白质提供的能量占总能量的 12%～18%，增加优质蛋白质的供给有助于改善照射后产生的负氮平衡，改善抗坏血酸、维生素 B_2 或烟酸的代谢异常，提高存活率。膳食中应有适量脂肪，选用富含必需脂肪酸和油酸的油脂。碳水化合物供给的能量应占总能量 60%～65%，增加水果摄入量以提供对辐射防护效果较好的果糖和葡萄糖。还应选用富含维生素、矿物质和抗氧化剂的蔬菜，如卷心菜、马铃薯和番茄等。海藻类和菌类食物有明显的抗辐射损伤作用；酵母、蜂蜜、杏仁等对辐射损伤也有一定的防护作用，可适量选用。辐射会影响消化与吸收功能，在安排膳食时，尽可将蔬菜切得细一些，急火快炒，利于保存维生素及消化吸收。维生素在体内有重要的生理功能，已有人将维生素作为电离辐射损伤的防护剂，但需指出，维生素对放射损伤的防治效果有限。

监测营养状况　为做好接触电离辐射人员的营养保障工作，应定期监测此类人群的营养与健康状况，并据实针对性调整膳食结构或给予营养素补充。

(荫士安)

hángkōng zuòyè rénqún hé yǔhángyuán yíngyǎng
航空作业人群和宇航员营养 （nutrition for aviation operators and astronauts）

航空航天作业人员的健康损害及特殊食物供给与营养保障。

对健康的影响　航空航天作业是既复杂又紧张的劳动，飞行人员或航天员在狭小的座舱，在立体空间做轨迹多变的长时间长距离飞行劳动，将受到噪声、震动、加速度、低氧、低气压、温度骤变甚至电离辐射等诸多环境理化因素的影响，这些因素综合作用于人体，将影响人体的能量以及多种营养素的需要量和体内代谢过程；持续时间较长时可能出现睡眠紊乱、工作能力降低等，影响心血管的正常功能。

营养保障措施 在特殊环境下，针对人体代谢特点以及营养特殊需求，科学设计安排膳食，是保证航空航天作业人员良好体力与精力、预防疾病和提高飞行耐力的重要措施。

调整膳食结构 中国飞行员总能量供给标准为 12.97 ~ 15.06MJ，推荐每日膳食中蛋白质、脂肪和碳水化合物提供的能量比例分别为 12% ~ 14%、20% ~ 25% 和 60% ~ 70%；提高优质蛋白质（如动物性食物）占总蛋白质的比例（30% ~ 50%），动物性脂肪摄入量不宜超过摄入脂肪总量的 50%，蔗糖提供的能量不宜超过总能量的 10%，胆固醇的摄入量控制在 800mg/d 以下。

增加维生素 A 摄入量 航空航天作业人员用眼时间较长，特别是夜间飞行照明度低、视觉紧张和用眼时间长，增加维生素 A 需要量。暗处视物不清（暗适应时间延长）提示维生素 A 营养不良，应每天补充 1500 ~ 3000μgRAE（视黄醇活性当量）。膳食中维生素 A 的摄入量至少应有 1/3 来源于动物性食物，如肝、鸡蛋等；适当增加新鲜黄绿色叶菜类食物、胡萝卜等摄入量，可增加维生素 A 前体类胡萝卜素摄入量。

预防高空饮食性胃肠道胀气 飞行日的膳食供给特点宜量少质精，易消化；飞行前禁食不易消化及含膳食纤维较多的食物，避免过多的食物残渣在肠内发酵而产气，如飞行前的主餐甚至前一日的晚餐中，不宜食用甘薯、粗杂粮、干豆类、坚果、萝卜、黄豆芽等食物。

合理膳食安排 航空航天作业可使体内多种营养素的消耗增加，尤其是维生素类，膳食安排特点应注意多样化并兼顾口味，供给充足的水果；飞行前避免摄入纯碳水化合物膳食，不宜摄入含脂肪高或油煎炸食物；禁止空腹、饱腹飞行；睡前应少进食，以免干扰睡眠；防止高空中胃肠道胀气；夜航膳食多采用富含维生素 A 的食物；白天飞行超过 4 ~ 5 小时，应加餐一次，加餐应量少质精易消化的食品；夜间飞行，除适当调整进餐时间外，还应供应夜餐，以半流质食物为宜，蛋白质含量不宜过多；禁止饮酒。

补充复合营养素 长期航空航天作业，将会影响多种营养素的代谢和需要量，尤其是要注意维生素 A 的补充。夜航前一周及夜间飞行期间可每天适量服用多种维生素补充剂。

监测营养状况 为做好航空航天人员的营养保障工作，应定期监测此类人群的营养与健康状况，并据实针对性调整膳食结构或给予营养素补充。

（荫士安）

hánghǎi yǔ qiánshuǐ rényuán yíngyǎng
航海与潜水人员营养 （nutrition for mariner and diver） 航海和潜水作业人群的健康损害及特殊食物供给与营养保障。

对机体的影响 长时间航海过程中，航行时的振动、寒冷、生物节律扰乱、睡眠时间减少等多种因素造成舰（船）员精神和肌肉紧张，基础代谢和劳动的能量消耗增加。恶劣天气导致船体剧烈摇摆，发生晕船呕吐等身体不适可使食欲缺乏，营养素摄入量减少，易发生营养不良。长时间潜水作业人员，机体除受到大气压的影响外，还受到静水压的

影响，人体处于精神紧张状态，机体的能量消耗增加，高压环境可导致潜水员食欲缺乏，食物摄入量减少，易发生减压病。

航海人员营养保障 航海时的各种不良刺激可使人食欲缺乏，进食量和营养素摄入量减少。

增加能量供给 航海作业的早期可出现能量负平衡，导致体重下降；长期航海作业人员由于逐渐适应了环境，可通过增加进食量达到能量平衡，使能量供给达到 12.47 ~ 14.63MJ。

调整膳食结构 长期航海作业的人员蛋白质分解代谢增强，氮排出增加，蛋白质消耗增多，应增加蛋白质摄入量，其提供的能量占总能量 12% ~ 15% 为宜，应增加优质蛋白质的供给比例；减少高脂肪食物的摄入，如油炸类食品、含脂肪较多的肉类食品等，脂肪提供的能量占总能量比例为 25% ~ 30%，动物性脂肪不超过摄入脂肪总量的 50%，膳食中胆固醇摄入量应控制在 800mg/d 以下；增加水果蔬菜供给；碳水化合物提供的能量占总能量的比例为 55% ~ 60%，蔗糖提供的能量不应超过总能量的 10%。

营养素补充 航海环境中许多因素可使多种维生素与矿物质的消耗量增加。长期航海作业人员，由于缺乏新鲜蔬菜与水果，体内维生素 C 水平常常显著降低，每天补给维生素 C 100mg，可维持其正常状态；维生素 B_2、D 等其他维生素也呈现类似状况；高温环境使机体水溶性维生素丢失增多；晕船时，血中维生素 B_6 水平降低等。在高温环境中大量出汗，可使体内矿物质大量丢失（如钠、氯、锌等）。因此，每天补充适量复合维生素、矿物质或

矿物质维生素补充剂是有益的。

潜水作业人员营养保障 水下环境与高气压环境对机体代谢产生诸多影响，使机体产生应激反应，因食欲缺乏和进食量减少，导致能量摄入减少，使能量呈负平衡状态，潜水员的体重减轻。

增加能量供给 潜水作业时，潜水员的能量消耗增加，增加量与潜水作业的高压环境、呼吸气体成分以及环境温度有关。例如，使用空气潜水时，每日能量供给13.39～15.06MJ；使用氦氧潜水特别是大深度、长时间作业潜水时，每日能量供给量为16.74MJ；潜水环境的水温较低，劳动强度较大时，增加每日能量供给量至18.83MJ。潜水员在训练期间就需要注意供给充足的能量。

注意补充水分 在高压条件下，尿量排出增加，应注意补充水分，推荐补充量约2L/d。

合理膳食安排 虽然潜水员营养需要量较高，但是为预防减压病，要控制潜水员的体脂及血脂水平在正常范围内，供给充足的能量和易消化的食物，避免供给过多脂肪；进餐与潜水作业的时间间隔至少2小时；水下作业时间较长，中间休息时应供给一次食物，如快速供给能量及补充水分的含糖点心及除含酒精以外的饮料；潜水作业完成后的膳食安排与潜水前一样，供给含有充足能量的平衡膳食。食物的口感尽可能满足潜水员要求。

补充复合维生素 高压环境使人体处于应激状态时，维生素的消耗量较大，需供给充足，尤其是B族维生素，推荐每日供给量为一般成人的150%～200%。

监测营养状况 为做好潜水员的营养保障工作，应定期监测此类人群的营养与健康状况，并据实针对性调整膳食结构或给予营养素补充。

（蔺士安）

nǎolì láodòng rénqún yíngyǎng
脑力劳动人群营养 （nutrition for mental labor population） 脑力劳动人群的健康影响及食物供给与营养保障。脑力劳动人群是指长期从事以脑力（大脑神经系统）消耗为主的工作者。脑力劳动是一种复杂劳动，单凭传统经验是无法完成，必须具有丰富的文化科学知识，如科研与工程技术人员、行政和管理人员、医务工作人员、文艺工作者、教育与新闻工作者等。工作特点是少动多静。

对健康的影响 成年人大脑虽然仅占体重的2%，但接受心脏血液输出量的20%左右，需氧量占全身的20%～25%。葡萄糖消耗量占全身的65%。按人脑平均重量1400g计算，则相当于每分钟需氧50ml，需葡萄糖77mg，通过脑组织的血流量750～1000ml，代谢率高于其他组织。脑细胞对其能量来源（氧和供能底物）的供应失调异常敏感，中枢神经系统对缺氧的耐受力很差，高级中枢耐受缺氧的能力更差。长期从事脑力劳动者，对能量和某些营养素的需要量明显增加，供给不足可降低大脑的工作效率、思维能力和记忆力。

营养保障措施 脑力劳动者的脑功能活动和代谢过程明显增强，营养需要和膳食安排有其特殊性。

营养需要增加 人体长时间进行脑力活动时，对蛋白质、碳水化合物和多种微量营养素的需要量增加明显。大脑的活动过程需许多蛋白质和/或氨基酸的参与；大脑灰质神经元集中、功能活动强，其蛋白质含量明显高于白质；增加蛋白质特别是必需氨基酸的摄入量，能增强大脑皮层的兴奋和抑制功能，提高工作效率。磷脂是构成脑细胞膜的组成成分，有增强大脑记忆的功能。碳水化合物的主要功能是迅速提供能量，并可节省蛋白质，通过迅速减少脂肪燃烧而有抗生酮作用。因此，供给适量的糖有助于提高大脑的工作效率。血中色氨酸能刺激产生5-羟色胺，后者是神经元之间的化学递质，与脑活动密切相关。钙能帮助脑发挥功能，对脑神经兴奋异常有抑制作用，充足的钙可使脑细胞正常工作，钙不足时往往发生异常性病态兴奋。铁缺乏可明显影响大脑功能，大脑的氧化功能明显降低，代谢障碍，容易出现思维和情绪异常。维生素C与儿茶酚胺、5-羟色胺的生成有关，是提高脑功能非常重要的营养素，在调节脑神经活动发挥重要作用。B族维生素包括维生素B_1、B_2、B_6、B_{12}及烟酸等参与蛋白质代谢，对维持大脑的正常活动也很重要。维生素A参与大脑的生长与修复过程，维生素E能防止不饱和脂肪酸氧化，构成细胞膜的多不饱和脂肪酸发生过氧化反应，可明显降低细胞的活力。

改善营养状况 脑组织中几乎没有能源物质贮备，贮存的糖原也很少（脑组织中糖含量仅0.7～1.5μg/g），仅够几分钟使用，主要依靠血液不断输送的葡萄氧化供能，碳水化合物是脑力劳动者经济而方便的能量来源。供给适量的蛋白质和必需氨基酸对脑力劳动者有重要意义，长期蛋白质摄入不足不仅对脑生长发育不利，而且影响脑功能。大脑白质和灰质中均含有大量神经鞘磷脂,必需脂肪酸参与其合成。n-3系列脂肪酸对神经系统较重要,与脑神经系统功能关系密切。为改善脑力劳动者大脑的营养状况,维持脑及神经系统的正常功能,脑力劳动者需要多选择富含维生素 A、B_1、B_2、B_6、C 和叶酸的食物。钙、锌、铁、铜和碘等矿物质,对学习记忆、中枢神经系统的兴奋性、大脑氧的供应等均发挥重要作用。

膳食安排 脑力劳动者总能量消耗不多,即使进行最紧张的脑力劳动,总能量的增加量不超过基础代谢的 10%。脑功能活动所需的能量主要靠血糖氧化供给。一般原则是供给足够能量、优质蛋白质、适宜脂肪、维生素和矿物质。脑细胞的代谢很活跃,应注意能量供应,脑力劳动者消耗能量虽不像体力劳动者,但是供给充足能量对保持大脑能量供应非常重要,碳水化合物、蛋白质与脂肪提供能量的适宜比例为 65%、15% 和 20%。碳水化合物和蛋白质的摄入与提高脑力和学习效率(记忆力)的关系最密切。每日需要供给 116~145g 的碳水化合物,其消化吸收后产生的葡萄糖是大脑进行正常代谢的重要物质。食物选择,应少摄取动物脂肪,多用含有较多必需脂肪酸的植物油,多食大豆及其制品,常食海产鱼及其他海产品(富含 n-3 系列不饱和长链脂肪酸)、蛋类食物,以增加优质蛋白质和磷脂的摄入量。摄取 500g/d 新鲜深色绿叶蔬菜和适量水果,以保证各种维生素和矿物质的摄入量。应增加户外活动时间和运动量,如散步、跑步或参加一些球类运动,提高大脑思维能力的同时,还可改善维生素 D 的营养状况。

(荫士安)

dīzhàodù zuòyè rényuán yíngyǎng

低照度作业人员营养 (nutrition for low-illumination/light workers)

低照度作业人员的健康影响及食物供给与营养保障。低照度是 <30 勒克斯(lx)的照度。视网膜是感受光刺激的神经组织,视觉功能照度范围极广,从晴天的 100 000lx 至黑夜的 0.03lx。当照度 <2lx 时,视敏度明显开始降低,而夜间自然照度不超过 0.25lx。视网膜的感光刺激神经组织中的光感受细胞视锥细胞接受 30lx 以上照度,视杆细胞可接受 0.01lx 以下照度。夜间视力指视杆细胞的视力,与暗适应能力有关,暗适应好,则夜间视力强。

对健康的影响 自动化设备的操作多在低照度下进行,影像设备(电视、电脑、电影、录像)和游戏机等一般都在低照度条件下观看。长时间在低照度环境下工作或娱乐,容易发生暗适应功能和夜间视力降低,可能与维生素 A、蛋白质及某些微量元素的膳食供给不足和消耗增加有关。低照度作业人员长期膳食蛋白质、维生素 A 及 B_2 摄入不足时,容易出现暗适应时间延长,微光近视力变差,还可能出现视物模糊与视力疲劳。干预试验结果表明,低照度环境下作业人员,为维持良好的暗适应能力,除需要额外补充维生素 A 类胡萝卜素和维生素 B_2 外,还需要补充锌、硒等微量营养素。保护暗适应能力与提高夜视力,对作战人员与公安人员、司机、飞行员、雷达操作人员、井下和隧道作业以及其他低照度作业人员都有重要意义。

营养保障措施 长时间在低照度环境作业的人员,其营养保障措施包括以下几个方面。

营养需要量增加 低照度作业人员对某些营养素的需要量明显增加。例如,维生素 A 摄入量(以视黄醇活性当量"RAE"表示),雷达员维生素 A 需要量为 1590μgRAE/d,超过一般成年男性,推荐摄入量(RNI)应达到 1920μgRAE/d;维生素 B_2 需要量为 1.25~1.38mg/d,RNI 为 1.50~1.66mg/d。低照度作业人员的蛋白质 RNI 为 100~110g/d。应适当增加能量摄入,建议为 10.88~12.55MJ/d。雷达操纵人员的血清锌和硒含量明显降低,需要增加锌和硒的 RNI,建议低照度下作业人员锌的 RNI 为 20mg/d,硒为 60μg/d。

改善营养状况 预防蛋白质营养不良,维生素 A 和 B 族维生素、锌和硒等微量营养素缺乏。蛋白质营养不良影响维生素 A 的吸收、贮存、转运和利用。维生素 A 营养状况良好时,暗适应时间短,反之则延长,严重缺乏时可发生夜盲。膳食中长期缺乏维生素 B_1,导致脱羧辅酶不足,引起视觉紊乱;补充维生素 B_2 能提高暗光下对蓝、紫色的分辨能力,改善光的敏感度减轻和缓解视疲劳。锌和维生素 A 代谢密切相关,视黄醇结合蛋白对锌缺乏很敏感,可影响肝细胞中维生素 A 释放入血,视黄醇脱氢酶是一种含锌的金属酶,缺锌时酶活性降低,影响视网膜中视黄醇转变为视黄醛。视网膜中的硒可能与视神经的兴奋性有关。在视网膜中,牛磺酸是含量最丰富的游离氨基酸,也是视网膜发育所必需的营养因子。

膳食安排 经常食用富含维生素 A 的食物,如每周食用 1~2 次肝、蛋类食物;增加富含维生素 A 前体类胡萝卜素的摄入量，如胡萝卜、其他深色蔬菜（菠菜、油菜、西蓝花等），供给蔬菜500g/d。供给充足的蛋白质，其中优质蛋白应占一半，多食用豆及其制品，常食肝、肾、蛋类食物还可增加维生素 B₂ 的摄入量。动物性食品含锌比较多，海产品中含硒丰富。也可在医师指导下，给低照度作业人员补充牛磺酸、锌和硒以及含维生素 A、B 族维生素和维生素 C 的复合营养素补充剂，可明显改善作业人员的暗适应能力。

监测营养状况　为做好低照度作业人员的营养保障工作，应定期监测此类人群的营养与健康状况，并据实针对性调整膳食结构或给予营养素补充。

(荫士安)

yíngyǎng xiāngguān jíbìng

营养相关疾病 （nutrition-related diseases）

营养不足、过剩或膳食结构不合理导致的疾病。随着经济发展，中国居民的膳食结构发生了重大改变，营养状况明显改善，营养缺乏病大幅减少，但也存在食物调配不当、营养素比例失衡所致的另一类营养缺乏；另外，营养过剩的发生率逐渐增加，与其密切相关的慢性疾病如肥胖、高血压、糖尿病、血脂异常等患病率不断增加，已成为威胁健康的重要公共卫生问题。营养在这些疾病的发生、发展中起着非常重要的作用。重视、研究、预防、治疗营养相关疾病是新时期的重要公共卫生问题。

(马爱国)

yíngyǎng quēfábìng

营养缺乏病 （nutritional deficiency diseases）

机体长期缺乏一种或多种营养素所致疾病。蛋白质及能量、维生素 A、维生素 C、碘、铁等营养素摄入不足或缺乏可分别出现蛋白质-能量营养不良、眼干燥症（或夜盲症）、维生素 C 缺乏病（坏血病）、碘缺乏病（地方性甲状腺肿或克汀病）、缺铁性贫血等。这些营养素得到补充后，相应疾病症状逐渐消失。营养缺乏病多发生在发展中国家及地区，学龄前儿童尤其普遍。中国儿童生长迟缓、缺铁性贫血、佝偻病等虽逐年减少，但患病率仍较高；中国居民维生素 A、维生素 B₂ 和钙摄入量普遍不足等问题不容忽视。

与膳食营养的关系　主要有营养素摄入不足、营养素吸收利用障碍以及机体需要量或消耗量增加，源于营养素的供给和机体需要不平衡。

食物供给不足　社会、政治和经济因素均可影响食物供应和消耗。灾难事件如旱灾、水灾、地震和社会动乱都会阻碍农业的发展，造成食物的生产和供应不足；出生率的持续上升、人口增长极大增加了食物的消耗；食物价格昂贵是贫穷者营养缺乏的原因之一。

食物摄入不足　一方面是食物供给不足；另一方面是由于疾病状态导致人体摄食功能减退或丧失，如厌食症、消化系统疾病导致食欲缺乏；还有一些疾病导致摄食困难，如消化系统肿瘤、消化道外科手术等。

食物中营养素缺乏　天然食物中某些营养素的缺乏。不科学的饮食方式，如食品种类单一、过度食用精制食品、不良烹调方式等均会造成营养物质的破坏和损失。饮酒或常吃零食也可影响机体对营养素的摄取。

营养素吸收不良或利用减少　营养素的正常吸收和利用受很多因素影响，如饮食因素、药物影响、胃肠道功能和食品的卫生状况等，都会造成营养素吸收利用不良而导致营养缺乏。

营养素消耗和排泄增加　结核病、艾滋病、恶性肿瘤等都可造成机体营养消耗增加，再如外伤大出血可致铁元素缺乏，严重蛋白尿能使患者产生蛋白质缺乏。

营养素需要量增加　在人体生长发育旺盛及妊娠、哺乳等生理过程中，营养素需要量明显增加。另外，维生素可在消化道吸收之前或之后发生破坏，如维生素 B₁ 和维生素 C 在碱性溶液中不稳定，在胃酸缺乏或用碱性药物治疗疾病时可造成此类维生素大量破坏。

发病过程　此类疾病是一个逐步进展的过程，依次为：①膳食营养摄入不足；②组织中营养素缺乏，取决于营养不良的程度、营养素贮存量的多少以及机体对营养素的需要量；③生物化学变化；④功能改变，如疲劳、失眠、注意力不集中、胸部沉闷、心悸等症状，常被误诊为神经衰弱，遇到此类患者应考虑到营养不良或营养缺乏病；⑤形态改变，发病初期表现为组织学改变，随后才有肉眼可见的病变发生。

分类　按年龄将营养缺乏病分为儿童、青少年、成人及老年人营养缺乏病。其中儿童、青少年营养缺乏病以生长迟滞为特征，体重增长与年龄不成比例。按发生原因分为原发性和继发性营养缺乏病，前者是直接由营养素摄入不足所致；后者主要是其他原因引起的营养素摄入不足、吸收减少和利用下降诱发。按营养素缺乏种类分为蛋白质-能量营养不良、维生素缺乏（眼干燥症、糙皮病、脚气病、坏血病等）和矿物质缺乏（缺铁性贫血、地方性甲状腺肿等）。

诊断 根据膳食史、人体测量、生理生化分析及临床表现做出诊断，少数疑似病例可做诊断性治疗。①膳食史：详细了解患者患病前后的饮食习惯及每天摄入的食物种类及数量，判断各类营养素是否不足或缺乏。②人体测量：用于评价儿童青少年生长发育和营养状况，常用指标是体重和身高。体质指数（BMI）是评估成人营养状况的常用指标，公式为 BMI＝体重（kg）／［身高（m）］^{2}。世界卫生组织 1997 年建议：BMI＜18.5kg/m^2 为消瘦，18.5～24.9kg/m^2 为正常，25～30kg/m^2 为超重，＞30kg/m^2 为肥胖。中国营养学会的推荐标准为：BMI＜18.5kg/m^2 为消瘦，18.5～23.9kg/m^2 为正常，24～27.9kg/m^2 为超重，≥28kg/m^2 为肥胖。③生理生化分析：检测血、尿及组织中各种营养素的浓度、血常规及临床生化指标、营养素缺乏的相关或特异性指标及免疫功能指标。④临床表现：可根据各种特定营养素缺乏引起的特异临床表现进行判断和鉴别。⑤试验性治疗：如维生素 B$_2$ 缺乏临床不易诊断，若对患者采用补充适宜剂量的维生素 B$_2$ 一段时间，症状明显改善或消失，即可诊断。

膳食防治 应加强对人群的公共营养指导，提倡居民遵照《中国居民膳食指南》安排一日三餐。合理选择食物，注重平衡膳食，保证各种营养素比例平衡。谷薯类、动物食物（肉、禽、蛋、奶）、大豆及其制品、蔬菜水果四大类食物中所含的营养及其比例各不相同，尽可能选择不同品种，达到营养平衡；养成良好的饮食习惯，不暴饮暴食，儿童尤应注意不偏食、挑食、厌食；注意不

同生理条件下个体的膳食需求，孕妇、乳母、儿童对热能、蛋白质、钙和磷、铁、碘、锌、维生素 A 和维生素 D 等的需要量增加，应相应增加摄入。老年人的膳食应注意减少热量，增加优质蛋白质和微量营养素，控制脂肪摄入量。治疗应针对病因，适当补充。从营养素之间的相互关系综合考虑，循序渐进，充分利用食物补充营养素的缺乏。严重者所需治疗剂量比正常生理需要量高很多倍，宜采用高纯度的营养素以精确的剂量治疗。胃肠吸收不良者应注射给药。

（马爱国）

dànbáizhì-néngliàng yíngyǎng bùliáng

蛋白质-能量营养不良 （protein-energy malnutrition，PEM）

能量和蛋白质摄入不足而引起的营养缺乏病。是营养不良中最严重的一种，成人和儿童均可发生，儿童受影响最大，其中婴幼儿最敏感。

病因 常见原因有食物短缺、低蛋白质低能量饮食、胃肠道疾病、严重低体重、高代谢状态、营养素丢失增加、慢性消耗性疾病、使用某些药物或治疗等。易感人群包括：①婴幼儿，尤其是因母亲胎次过多得不到母亲照顾的断乳期婴儿；②各种原因引起的摄食过少、体重减轻的人群；③住院患者，尤其是外科手术、胃肠道疾病及消耗性疾病的患者。

生化代谢的改变 蛋白质-能量摄入不足最终引起体重减轻、体内各种器官组织的重量减轻、功能降低。短期摄入不足时，机体首先利用体内储备的能量物质，胰岛素水平下降和胰高血糖素水平上升，有利于葡萄糖的释放和脂肪动员，以保证葡萄糖或脂肪酸分解产生的酮体为大脑提供能

量，重新分布体内的蛋白质，动用肌肉蛋白，保证内脏和血浆蛋白质合成，引起负氮平衡；长期摄入不足时，体内多种激素水平和机体成分明显改变，使得分解代谢加强，酮体生成增加，蛋白质分解增强，出现贫血、免疫功能下降、疲劳、体重明显降低、心、肝、肾、脑等器官明显萎缩、功能下降。

临床表现及分型 可分为五种类型。

恶性营养不良 又称水肿型营养不良。患者以蛋白质供给不足为主，体重为标准体重的60%～80%，表现为水肿、腹泻、常伴突发感染、生长迟缓、皮肤色素沉着或剥脱性皮炎、头发稀少变红、表情淡漠或情绪差、虚弱无力等。①水肿：表现为凹陷性水肿，常见于腹部、腿部，下肢最明显。水肿情况主要取决于蛋白质缺乏的程度及膳食中盐和水的量。患者皮下仍保留一些脂肪，体重减轻不像干瘦型严重，但其生长仍处于停滞状态。②皮肤：可出现色素沉着、红斑、过度角化和鳞样改变或剥脱，全身各部位均可出现，以下肢、臀部和会阴部常见、受损程度较重，着力点和皮肤皱褶处可出现溃疡，严重者类似广泛的烧伤，出现压疮。③头发：细软、稀少、变色、变脆、易脱落，黑人头发失去其特有的卷曲，颜色可变成红色、金黄色、白色。头发变色可反映儿童近 1～3 个月的营养状况。④黏膜：可见口角炎、唇炎、舌萎缩，肛周可见溃疡。⑤胃肠道：常见水样便或大量稀便，呈酸性，有时肝明显变大变硬。⑥贫血：程度不一，原因包括患者膳食铁、叶酸等摄入不足或缺乏，以及蛋白质-能量营养不良造成的肠道黏

膜损伤引起铁吸收障碍。⑦精神状态：表情冷漠或情绪低落为其特征，有些患者可出现类似帕金森病性震颤。⑧其他：低血压、低体温和心动过速，血尿素氮、血清肌酐和胆固醇水平低于正常。易伴发脱水、低血糖、感染、酸中毒。

消瘦型营养不良 或称干瘦型营养不良。患者以能量供给不足为主，表现为极度消瘦，体重低于其标准体重的60%，无明显水肿；儿童生长发育迟缓、消瘦无力、贫血、无水肿、抵抗力下降、容易感染其他疾病而死亡。患者肌肉萎缩无力，皮肤黏膜干燥萎缩，皮下脂肪严重减少，四肢犹如“皮包骨”；神情冷漠或烦躁易激惹；多数患者有饥饿感，或食欲缺乏；常见腹泻，多为水泻或稀便，量多，大便呈酸性；呈舟状腹或因胀气呈蛙状腹，腹壁薄甚至可见到肠蠕动或摸到粪便包块。

混合型营养不良 临床表现介于恶性营养不良和消瘦型营养不良之间，患者体重低于标准体重的60%，有水肿。此种情况常呈区域性出现，与膳食中蛋白质、脂肪、碳水化合物等能量物质缺乏的程度有关。

营养性侏儒 体重低于标准体重的60%，身高别体重最低。一些患儿对长期蛋白质和能量缺乏习以为常，其结果是生长滞后，身材矮小。

低体重 轻至中度亚临床能量-蛋白质营养不良，患者体重为标准体重的60%~80%，血浆清蛋白减少，其他与蛋白质缺乏相关的指标也可发生改变。

治疗 补充蛋白质和能量，全面改善营养。原则是：逐步增加，蛋白质和能量同时补充，婴儿尽量保证母乳喂养；及时纠正并发症，逆转病情发展，如纠正失水、电解质紊乱，对感染、低血糖、心力衰竭等并发症进行对症处理。

预防 ①营养教育：重点宣传中国居民膳食指南、特定人群膳食指南和平衡膳食宝塔；提高母乳喂养率，恰当使用断奶期食物；指导临床患者患病期间和康复期的营养等。②补充能量和蛋白质：作为重要的营养物质，每天足量补充，并充分发挥食物蛋白质的互补作用，全面改善营养。③早期诊断和治疗，减少感染：营养不良和感染可相互作用，营养不良时应注意防止感染并尽早诊断治疗；腹泻儿童应尽早补液预防营养不良的发生。④社会营养措施：长期的政府监管、有效的政府行动和政策消除潜在的营养不良，组织医师、营养师、公共健康工作者及教育者积极参与防治工作，针对易感人群采取切实有效的营养措施和公共保健措施。

(马爱国)

wéishēngsù A quēfábìng

维生素 A 缺乏病 （vitamin A deficiency） 维生素 A 缺乏所致以眼、皮肤改变为主的全身性疾病。多见于婴幼儿。是世界卫生组织确认的世界四大营养缺乏病之一。患病率较高，特别在许多发展中国家的部分地区，甚至呈地方性流行。中国为中度儿童维生素 A 缺乏国家，不同年龄儿童差别明显，总的趋势是随年龄增大缺乏率减少。6 个月以内婴儿是重点人群。

病因 ①摄入不足及吸收不良：维生素 A 或胡萝卜素长期摄入不足，如长期供给淀粉类食物、不吃荤菜；慢性消化道疾病、胆管或胰管的阻塞、严重腹泻等均可妨碍维生素 A 的吸收；②储存和转运障碍：维生素 A 在肝中含量最高，其转运由一种在肝内合成的特殊蛋白质完成，肝病可影响维生素 A 的储存和转运；③营养因素影响：膳食脂肪摄入不足可影响脂溶性维生素 A 的吸收，蛋白质摄入不足常伴有维生素 A 缺乏；④其他因素：如酗酒、长期使用某些药物等。

病理 病变主要累及眼结膜、角膜的上皮细胞，其次为呼吸道、泪腺、泌尿道的黏膜上皮细胞。全身上皮细胞萎缩，出现增生性反应、过度角化、易脱落。病变的腺体细胞失去正常的分泌功能。坏死脱落的细胞可阻塞管腔，局部防御功能降低，易发生感染。

临床表现 可引起眼病变、上皮损伤、骨骼发育迟缓，以及影响免疫功能和生殖功能。

眼部症状 是致盲的重要原因。①眼干燥症：常见的临床表现之一，患者眼部不适、发干、有烧灼感，常畏光、流泪、眨眼，并可出现毕脱斑，即在球结膜靠近角膜缘处形成的三角形白斑，有特征性，对诊断有参考意义。②夜盲症：黑暗中看不见物体。最早表现为暗适应障碍，暗光下视力减退，黄昏时视物模糊，最后发展为夜盲症。③角膜软化：眼干燥症进一步发展恶化，角膜因干燥混浊而软化，易形成溃疡、穿孔、继发感染，并可导致失明，多见于后期。

皮肤症状 典型症状是干燥，表现为皮肤干燥、脱屑、毛囊出现角化性丘疹，上臂与股伸侧最早出现。皮脂腺萎缩且分泌减少，皮肤干燥并有皱纹，严重时皱纹明显，如鱼鳞。

其他 儿童可见骨组织停止生长，发育迟缓，齿龈增生角化，牙齿生长迟缓，容易发生龋齿。免疫功能降低，容易引起感染；还可影响性器官上皮细胞生长，生殖功能受损。

诊断　根据病史、维生素A摄入情况、临床表现，尤其是眼部和皮肤改变，容易诊断。实验室检查可测定血清维生素A含量，婴幼儿正常水平为$300\sim500\mu g/L$，$200\sim300\mu g/L$为亚临床缺乏状态，$<200\mu g/L$可诊断；成人正常水平$\geq200\mu g/L$；血浆视黄醇结合蛋白、尿液脱落细胞、暗适应能力、眼结膜印迹细胞学等检查亦有助于早期诊断。皮肤表现需与银屑病、毛囊角化病、毛发红糠疹、维生素C缺乏病、实质性眼干燥症等鉴别。

治疗　供给富含维生素A及A原的食物，如动物性食物、深绿色蔬菜、胡萝卜、红薯等；不偏食、不挑食；维生素A安全摄入量范围较小，大量摄入可引起中毒；监测易感人群维生素A营养状况，包括对婴幼儿、儿童、孕妇、乳母等的暗适应能力、眼部症状、血清维生素A含量等方面的监测；及时发现、处理亚临床的缺乏者。

预防　对易患人群进行预防性干预，$4\sim6$个月婴幼儿口服补充维生素A是最常用的措施。妇女产后及时一次性给予20万U维生素A（通常在8周内）是一种改善乳母和婴儿维生素A水平的有效方法；积极开展健康教育活动，选用维生素A强化食品；应积极治疗原发疾病，对症治疗并发症。

（马爱国）

wéishēngsù D quēfábìng

维生素 D 缺乏病 （vitamin D deficiency）

维生素D缺乏引起钙磷代谢异常所致以骨骼病变为主要特征的慢性营养性疾病。主要发生在日光照射不足、维生素D长期摄入不足的人群，婴幼儿、家庭妇女和老年人是易患人群。维生素D缺乏在儿童常表现为佝偻病；孕妇易出现骨质软化症，中老年人可出现骨质疏松。

病因　①日光照射不足：天然食物中维生素D的含量普遍较少，日光照射条件下皮肤内合成是维生素D的主要来源。日光照射不足仍是世界性维生素D缺乏的主要原因。②维生素D及钙磷摄入不足：维生素D缺乏不仅与维生素D的营养状况有关，还与食物的钙磷含量、比例及其他成分也有关。如母乳中钙磷比例约为$2:1$，优于牛乳，易吸收，故母乳喂养的婴幼儿很少发生佝偻病。③维生素D及钙磷的肠道吸收障碍：维生素D依赖肠道吸收，胃肠道疾病、肝病均能引起缺乏。④其他原因：肝肾是活化维生素D的主要器官，肝肾疾病时可直接影响维生素D的正常代谢。

临床表现　佝偻病主要临床表现是精神神经症状和骨骼的变化。①精神神经症状：是佝偻病初期的主要临床表现，与低血磷引起的神经功能紊乱有关，表现为多汗、夜惊、好哭闹等。②骨骼表现：头部表现有颅骨软化、头颅畸形（如"方颅"）、前囟门闭合延迟、出牙晚；胸部表现有肋骨串珠、胸廓畸形；四肢及脊柱表现有腕踝部膨大形如"手镯"与"脚镯"、上下肢畸形出现"O"形腿或"X"形腿、脊柱弯曲。③其他表现：发育不良、神情呆滞、条件反射的建立缓慢且不巩固等。

诊断　根据膳食史、症状、体征、生化检验及X线检查做出诊断，以血清25-羟胆钙化醇[$25-(OH)-D_3$]的水平测定为最可靠的诊断标准。它是维生素D_3在血液中的主要存在形式。血中$25-(OH)-D_3$低于$10ng/ml$（$25nmol/L$）为严重缺乏，低于$20ng/ml$（$50nmol/L$）为缺乏，$21\sim29ng/ml$（$52\sim72nmol/L$）为不足，$\geq30ng/ml$（$75nmol/L$）为充足，其正常值的上限为$100ng/ml$（$250nmol/L$），当超过$150ng/ml$（$375nmol/L$）时，可发生中毒。应与克汀病、脑积水、软骨营养障碍、家族性低磷酸血症佝偻病、先天性成骨不全、先天性肌弛缓等鉴别。

预防和治疗　预防应从妊娠后期（$7\sim9$个月）开始，此时胎儿对维生素D和钙磷的需要量不断增加，鼓励孕妇晒太阳，食用富含维生素D、钙磷和蛋白质的食品；提倡母乳喂养，尽早开始晒太阳；婴幼儿生长发育快，是佝偻病的高发人群，人工喂养婴儿可用维生素A和维生素D强化乳粉喂养。佝偻病治疗旨在控制活动期，防止畸形和复发。充分利用日光紫外线和选用维生素D丰富的食品，最主要的措施是使用维生素D制剂。

（马爱国）

wéishēngsù K quēfábìng

维生素 K 缺乏病 （vitamin K deficiency）

维生素K缺乏所致、主要发生在新生儿及婴儿、以出血为特征的凝血障碍性疾病。又称新生儿出血症。出血可发生在任何部位，最严重的是颅内出血。多发生于发展中国家，中国发病率较高。

病因　新生儿凝血因子低下、母体内维生素K难通过胎盘、新生儿及婴儿合成维生素K的肠道菌群不足等是主要原因。95%以上发生在纯母乳喂养婴儿。母乳中维生素 K 含量低，新鲜牛奶中含量为母乳的 4～10 倍；母乳中含多种抗体，抑制婴儿肠道合成维生素 K 的正常细菌。妊娠妇女接受抗惊厥药、抗凝血药、抗结核药等，婴儿肝胆系统疾病、代谢性疾病、慢性腹泻等可加重维生素 K 缺乏。

临床表现 早发型：常发生在出生后 24 小时内，程度不一，以头皮血肿多见，可危及生命；典型：常在出生后 2～5 天发生，胃肠道出血最常见，可呕血或便血，其次是皮肤、脐部出血；迟发型：发生在婴儿期，多见于以母乳喂养为主、出生时未给予维生素 K 的婴儿，可发生致命性的颅内出血。

诊断 根据病史、母乳喂养、孕妇乳母服药及新生儿或婴儿存在肝胆系统疾病、慢性腹泻史，结合临床表现进行诊断。实验室检查凝血酶原活力和其他维生素 K 依赖因子降低，表明维生素 K 缺乏。凝血酶原时间和部分促凝血酶原激酶时间延长即可确诊。诊断性治疗有助于排除肝病。给予 1mg 溶于多氧乙基化脂肪酸 IV 的叶绿醌（也称可注射的维生素 K₁）后，2～6 小时内凝血酶水平明显增加，则可排除肝病。维生素 K 缺乏病误诊率较高。与颅内出血、胃肠道出血、头颅血肿、皮肤出血及其他部位出血等应进行鉴别诊断。

预防和治疗 妊娠及哺乳期妇女应多食用富含维生素 K 的食物，如深色绿叶蔬菜、肝脏、鱼肉、海带、蛋黄等。婴儿配方奶粉需强化维生素 K。使用维生素 K 制剂预防缺乏可采用下列方法：肌注改为口服、一次变为多次、婴儿服用扩展为母亲服用。治疗可用维生素 K₁，1mg 即能纠正出血；严重出血应给予新鲜血或血浆 10～20ml/kg 体重，补充凝血因子，迅速纠正出血；重症颅内压增高予以迅速利尿。

（马爱国）

wéishēngsù B₁ quēfábìng

维生素 B₁ 缺乏病（vitamin B₁ deficiency） 维生素 B₁ 缺乏所致以多发性神经炎、肌肉萎缩、组织水肿、心脏扩大、循环失调及胃肠道症状为主要特征的疾病。又称脚气病。持续 3 个月以上维生素 B₁ 摄入量不能满足机体需要即可出现缺乏。中国南方发病率较高，这些地区以精米为主食，且气候炎热潮湿，汗液中丢失的维生素 B₁ 较多。中国居民因饮酒造成的维生素 B₁ 亚临床缺乏者较多见，应引起关注。

病因 ①摄入不足：谷类为中国居民维生素 B₁ 的主要来源，过度碾磨、洗米次数过多或淘米弃汤，可使维生素 B₁ 丢失。②吸收不良或利用障碍：胃肠道疾病及肝胆疾病，如慢性腹泻、肝硬化等可使维生素 B₁ 吸收和利用障碍而导致缺乏。③需要量增加或消耗过多：消耗性疾病、甲状腺功能亢进（简称甲亢），以及高温作业、妊娠哺乳等均使其消耗增多；糖尿病或使用利尿剂，可使其排出增多。④抗硫胺素因子：有些食物（贝类、虾、淡水鱼、部分海鱼等）含抗硫胺素因子，可使硫胺素变构而降低其生物活性。⑤慢性乙醇中毒：酗酒已成为维生素 B₁ 缺乏病的常见原因之一；乙醇可使维生素 B₁ 摄入减少并妨碍小肠对其吸收，亦能使肝硫胺素向焦磷酸硫胺素的转化减少，影响其代谢和活性。

临床表现 婴幼儿起病较急，成人起病缓慢。分为 4 型。①亚临床型：疲乏无力、烦躁不安、食欲缺乏、下肢倦怠酸痛。②神经型（干型和脑型脚气病）：主要累及肢体远端，下肢较上肢发病早，感觉异常先于运动障碍，下肢疲软无力，有针刺或烧灼样感觉，肌肉酸痛，尤以腓肠肌最明显，患者下蹲时可因腓肠肌痛而不能起立（蹲踞试验阳性）；脑型脚气病综合征为累及中枢神经系统的表现，较罕见，多见于酗酒患者。③心血管型（湿型脚气病）：水肿是其常见症状，从踝部发展至整个下肢甚至全身；病程可呈慢性过程，患者常出现心悸、气促、心前区胀闷，X 线检查可见心脏扩大、肺动脉弓突出明显、右心扩大为此病特征；亦可呈急性暴发，以心肌病为主要表现，可因心衰于几小时或几天内死亡。④婴儿脚气病：多发生于出生数月的婴儿，病情急，初期食欲缺乏、呕吐、兴奋和心跳快，呼吸急促和困难；晚期有发绀、水肿、心脏扩大、心力衰竭和强制性痉挛，常在症状出现 1～2 天后突然死亡。

诊断 主要根据膳食营养缺乏史和临床表现进行诊断，多用尿维生素 B₁ 排出量和红细胞转酮醇酶活性系数进行分析。有神经症状的患者，需与铅、砷中毒引起的神经炎以及白喉等引起的神经病变鉴别；水肿需与肾炎、肝病等鉴别；此病引起的心功能不全为高输出、双心室心力衰竭，需与甲亢性心脏病、贫血性心脏病及病毒性心肌炎等鉴别。

治疗 主要措施是治疗原发疾病，如消化道疾病、糖尿病、甲亢等。一般患者除改善饮食外，口服维生素 B₁ 10mg，每日 3 次，可加用酵母片及其他 B 族维生素。对急重患者应尽快给予大剂量维生素 B₁ 治疗，婴儿脚气病亦需立即治疗。

预防 主要措施是通过食物摄入和补充维生素 B_1 制剂。粮食避免碾磨过细，提倡粗细粮搭配，淘米次数不宜过多，煮饭不要丢弃米汤，烹调食物不要加碱，不生吃含有抗硫胺素因子的鱼类、贝类等，饮茶和咖啡要适量，用新鲜食物代替腌制食物。对婴幼儿、儿童、孕妇、乳母等易感人群进行尿维生素 B_1 排出量等监测，及时发现亚临床缺乏者并予以纠正。加强营养知识的普及与教育，宣传食物多样化，避免偏食、挑食，提高人群自我保健意识。食用维生素 B_1 强化食品。

(马爱国)

wéishēngsù B_2 quēfábìng
维生素 B_2 缺乏病（vitamin B_2 deficiency）

维生素 B_2 缺乏所致以阴囊炎、舌炎为特征的疾病。又称核黄素缺乏病。在中国是一种常见的营养缺乏病，多与其他 B 族维生素缺乏同时出现，若膳食中长期缺乏动物蛋白和新鲜蔬菜，或大米淘洗过度或婴儿所食牛奶多次煮沸等，均可导致维生素 B_2 缺乏。

病因 主要有摄入不足、吸收障碍、需要量增加或消耗过多、遗传因素、药物影响等。体内维生素 B_2 贮存很少，食物中维生素 B_2 摄取过多时，即随粪或尿迅速排出。单纯的维生素 B_2 缺乏少见，一般是多种营养素联合缺乏。维生素 B_2 缺乏还可影响其他营养素的摄取和利用。

临床表现 最突出的表现为阴囊炎，其次为舌炎，唇炎和口角炎不具有特异性。阴囊炎又称阴囊湿疹样皮炎，与阴囊湿疹酷似，可分干性、湿性及化脓性三种。阴囊皮肤有渗液、糜烂、脱屑、结痂、皲裂及合并感染，还有浸润、增厚及皱褶深厚等变化。损伤范围多大于阴囊面积的 1/3，阴毛部位可有红色丘疹及脓疱。舌炎表现为舌色紫红，舌乳头肥大，有不规则的侵袭，可见红斑和舌乳头萎缩。维生素 B_2 缺乏还可发生脂溢性皮炎，好发于皮脂腺分泌旺盛的部位，如鼻唇沟、下颌、眉间、胸部及身体各皱褶处；可出现视物模糊、畏光流泪、视力疲劳、角膜充血及血管增生等眼部症状；常干扰铁在体内的吸收、贮存及动员，导致铁含量下降，严重时可导致缺铁性贫血。

诊断 常与其他维生素缺乏并存，临床诊断较困难。详细了解膳食史有助于诊断，试验性治疗亦可用于诊断，实验室检查较可靠，主要指标有：红细胞核黄素测定、尿核黄素测定、核黄素负荷实验、全血谷胱甘肽还原酶活力系数测定等。

预防和治疗 增加摄入富含维生素 B_2 的食物是预防缺乏的根本途径。其最佳来源是牛奶、人奶、鸡蛋、动物内脏及绿叶蔬菜。豆类中核黄素含量也很丰富。合理调配膳食，改进烹调方法，减少烹调过程中维生素的损失，可有效减少维生素 B_2 缺乏病的发生。对孕妇、乳母及学龄前儿童应及时补充维生素 B_2。治疗主要是临床药物补充，核黄素片治疗效果显著，每日 10mg，直至症状消失。阴囊炎视具体情况对症处理，一般多在一周内痊愈，口腔症状则需 $2\sim3$ 周方可消失。

(马爱国)

cāopíbìng
糙皮病（pellagra）

烟酸及色氨酸缺乏所致以皮肤、胃肠道及神经系统症状为主要表现的疾病。又称烟酸缺乏病，曾称癞皮病。在以玉米等谷类为主食、又缺乏适当副食品的地区曾广泛流行。可发生于任何年龄，有季节性，常在春季、夏初急性发作。新中国成立前新疆少数地区曾有流行，现在国内已很少见。

病因 主要是烟酸缺乏及色氨酸摄入不足。早已发现此病与食用玉米有关，烟酸治疗有效。玉米中的烟酸属结合型，不易被人体水解利用；玉米中缺乏色氨酸（色氨酸在体内可转变为烟酸），因此食物单一、主食玉米的居民易发生此病。烟酸缺乏常伴叶酸、维生素 B_1、维生素 B_2、维生素 B_{12} 不足或缺乏；日光暴晒、局部摩擦、重度劳动、酗酒、肼类药物等均可引起此病。

临床表现 主要累及皮肤、胃肠道及中枢神经系统，典型症状为3D 特征，即腹泻（diarrhea）、皮炎（dermatitis）和痴呆（dementia）。皮疹发生于体表暴露部位，鲜红或紫红色，呈对称性的实质性肿胀斑片，形态酷似晒斑，皮损在颈部呈现项链状的分布。皮肤对光敏感，皮损程度夏季重，冬季轻，可反复发作，故皮肤增厚、粗癞而有癞皮病之称。消化道症状首先出现舌炎和口腔炎，舌有特征性肿胀、疼痛和"牛肉红色"表面，对热、咸或酸性食物特别敏感。精神神经方面，早期多个部位皮肤有烧灼和麻木感并常有头晕、头痛、失眠、紧张。严重者不及时治疗可致智力发育障碍、痴呆。

诊断 除临床表现外，应重视膳食史，测定尿中烟酸及其衍生物的排出量，包括 4 小时尿负荷试验、尿 2-吡啶酮/N-甲基烟酰胺 比值、红细胞辅酶 I（NAD）/辅酶 II（NADP）比值等。应与非营养性糙皮病鉴别，如糙皮病样综合征、类癌综合征、先天性的色氨酸代谢异常、蔬菜日光皮炎、迟发型皮肤卟啉病等。

预防和治疗 合理搭配膳食，改善营养状况是预防此病的关键。烟酸食物来源丰富，食物多样化，无偏食习惯，无疾病者不会发生烟酸缺乏。含烟酸较多的食物有肉类、肝、豆类、小麦、花生等，绝大部分为游离型，可直接为人体利用。玉米中加碱可使游离烟酸含量升高，加碱量以 0.6% ~ 0.8% 为宜。异烟肼对烟酸有拮抗作用，长期服用应补充烟酸。烟酸或烟酰胺是治疗此病患者舌炎、皮炎、消化道和智力症状的特效药。对严重腹泻和痴呆者应进行抢救，每日服烟酰胺 2~3 次，每次 200mg，直至急性症状消失。

(马爱国)

wéishēngsù B$_6$ quēfábìng

维生素 B$_6$ 缺乏病 (vitamin B$_6$ deficiency)

维生素 B$_6$ 缺乏所致的营养缺乏病。主要表现为中枢神经症状、周围神经病变等，腹泻、贫血和癫痫发作是婴儿和儿童维生素 B$_6$ 缺乏的特征。严重缺乏现已罕见，但轻度缺乏常见，常与其他 B 族维生素缺乏并存。

病因 主要有摄入不足、需要量增加、胃肠吸收减少、药物因素（如异烟肼、环丝氨酸、青霉胺、左旋多巴及口服避孕药）、维生素 B$_6$ 依赖症等。酗酒亦可引起维生素 B$_6$ 缺乏。

临床表现 成人有疲倦、皮肤红斑和脂溢性皮炎等症状，常伴虚弱、紧张、易激惹、失眠或嗜睡、体重减轻等。尿中尿素、草酸盐排出增多，易致肾结石。儿童有生长速度减慢、神经兴奋性增高、尖声哭叫、肌肉痉挛甚至抽搐等症状，也可发生末梢神经炎、肾结石、贫血等。维生素 B$_6$ 以辅酶的形式参与氨基酸等代谢过程，故一些疾病虽无维生素 B$_6$ 缺乏的表现，但需大量维生素 B$_6$ 才能治疗，称维生素 B$_6$ 依赖综合征，包括维生素 B$_6$ 依赖性惊厥、维生素 B$_6$ 依赖性贫血、胱硫醚尿症、Ⅰ型高胱氨酸血症、维生素 B$_6$ 依赖性支气管哮喘等。

诊断 根据患者的临床表现，饮食习惯和饮食史及服药情况，可做初步诊断。还可进行 24 小时尿中维生素 B$_6$ 含量测定、色氨酸负荷实验、血浆吡哆醇含量测定、红细胞谷丙转氨酶和/或红细胞谷草转氨酶活力测定。与其他 B 族维生素缺乏病、新生儿早期惊厥相鉴别；儿童维生素 B$_6$ 依赖性惊厥需与癫痫鉴别；维生素 B$_6$ 依赖性贫血需与缺铁性贫血鉴别。

预防和治疗 注意饮食平衡，食物多样化；食品加工避免高压加热；牛奶不宜反复加热煮沸；高蛋白质、低碳水化合物饮食时，应增加维生素 B$_6$ 的摄入。使用异烟肼等对维生素 B$_6$ 有拮抗作用的药物时，应补充维生素 B$_6$。含有 B 族维生素的食物一般都含有维生素 B$_6$，如酵母、葵籽仁、米糠、麦麸、花生、大豆、糙米、鱼类、瘦肉、肝、家禽等均为维生素 B$_6$ 的良好膳食来源。食物摄入不足的患者，可每日给予维生素 B$_6$ 10mg，妊娠和哺乳期患者每日可给予 10~20mg。维生素 B$_6$ 依赖综合征的治疗需用较大剂量的维生素 B$_6$。

(马爱国)

jùyòuxìbāo pínxuè

巨幼细胞贫血 (megaloblastic anemia)

叶酸、维生素 B$_{12}$ 缺乏或其他原因引起的 DNA 合成障碍所致的贫血。特点是骨髓中出现巨幼细胞。在中国，叶酸缺乏所致者较常见，维生素 B$_{12}$ 缺乏所致者少见。

病因 ①叶酸缺乏：摄入量不足、需要量增加、小肠吸收功能不良、使用影响叶酸代谢或吸收的药物如甲氨蝶呤、环丝氨酸等。②维生素 B$_{12}$ 缺乏：长期素食、胃肠道功能紊乱、寄生虫或细菌夺取维生素 B$_{12}$，如外科手术后的盲袢综合征。③小儿营养性巨幼红细胞性贫血：母乳及牛奶中叶酸和维生素 B$_{12}$ 的含量低、铁吸收率低、喂养方法不当造成的蛋白质摄入不足、4 个月后未及时添加辅食等。

临床表现 起病缓慢，从无自觉症状到逐渐出现贫血、乏力、活动后心悸气短。可出现一系列消化道症状，并伴舌炎反复发作、舌面光滑及味觉消失。可出现轻度黄疸，口唇、指甲等明显苍白，头发细黄稀疏，并常伴感染及出血倾向。可发生手足对称性麻木，感觉障碍，共济失调等，味、嗅、触、痛觉障碍。心前区可听到功能性收缩期杂音，心脏扩大，易并发心功能不全。

诊断 骨髓中出现较多的典型巨幼红细胞，卵圆形大红细胞增多，明显的大小不均和异形，中性粒细胞分叶过多等。诊断成立后，根据病史、体征、某些特殊的实验室检查及试验性治疗的结果综合分析，明确是叶酸缺乏还是维生素 B$_{12}$ 缺乏。应与遗传性乳清酸尿症出现的巨幼红细胞性贫血鉴别。实验室检查可确定叶酸缺乏，方法有血清叶酸测定、红细胞叶酸测定、亚氨甲基谷氨酸排泄试验、叶酸吸收试验、叶酸治疗性试验等。

预防和治疗 改善人群膳食结构，增加富含叶酸食物的摄入，主要有：绿叶蔬菜、柑橘、番茄、菜花、西瓜、酵母、菌类、牛肉、动物肝脏和内脏等。富含维生素

B_{12} 的食物有：香菇、大豆、鸡蛋、牛奶、动物肾脏及豆制品等。叶酸缺乏患者可每天口服叶酸 15~20mg，不能口服时可肌内注射，每天 3~6mg。孕妇可每天口服 400μg 作为预防性治疗。维生素 B_{12} 缺乏患者可肌内注射维生素 B_{12}。

（马爱国）

维生素 C 缺乏病（vitamin C deficiency）

wéishēngsù C quēfábìng

维生素 C 缺乏所致以牙龈肿胀、出血、皮肤淤点淤斑及全身性广泛出血为特征。又称坏血病。成人维生素 C 缺乏病已少见，但在婴幼儿和老年人中仍易发生。病因主要有摄入不足、吸收障碍、需要量增加等。

维生素 C 摄入不足或缺乏 3~4 个月后可出现症状，以疲乏和困倦为主要症状。患者皮肤碰压后易出现紫癜和淤斑，进而可有毛囊周围角化及出血，亦常见齿龈肿胀及出血；骨骼异常，可致假性瘫痪，婴儿早期四肢疼痛呈蛙状体位，晚期常伴贫血；也可出现精神异常。

根据患者的膳食史，典型的临床表现，尤其是特征性的皮肤病变，一般可做诊断。儿童多见于 6 个月~2 岁的婴幼儿。若母亲在妊娠期间患病，则新生儿出生即出现症状。实验室检查可帮助了解机体维生素 C 储存状态，常见检查有：毛细血管脆性实验（又称束臂实验）、血浆维生素 C 含量测定、维生素 C 负荷实验。假性瘫痪应与脊髓灰质炎及神经系统疾病相区别，维生素 C 缺乏病肋骨串珠应与佝偻病相区别，皮肤及齿龈出血应与血液系统疾病相区别，关节肿痛应与其他病因所致的关节炎相区别。

预防：均衡饮食，增加含维生素 C 丰富的新鲜水果和蔬菜摄入。合理加工食物，不挑食，不偏食，改变酗酒等不良嗜好。孕妇、乳母、出生后 2~3 个月婴儿需增加（添加）富含维生素 C 的食物。

治疗：儿童每天口服 200mg 维生素 C 1 周；成人每天 3~5 次，每次 100mg，最多 2g。病情严重者可每天静脉滴注维生素 C 1g。

（马爱国）

铁缺乏（iron deficiency，ID）

tiěquēfá

血清铁蛋白和血清铁含量减少，血清转铁蛋白饱和度下降，红细胞游离原卟啉增加。铁是人体必需的微量元素，亦是微量元素中含量最多也最易缺乏的一种。高危人群是婴幼儿、学龄儿童、育龄妇女、孕妇和老年人。中国妊娠中晚期妇女铁缺乏患病率约为 50%。其他与铁缺乏有关的因素有：婴幼儿喂养不当、儿童鼻出血、营养不良、蛋白质特别是动物蛋白摄入较低、妇女月经量过多、多次妊娠、哺乳及某些疾病如慢性腹泻、钩虫感染等。铁缺乏的原因主要有：①食物铁摄入不足，含铁丰富的肉类食品摄入少、偏食挑食；②膳食铁的生物利用率较低，食物中铁分为血红素铁和非血红素铁，前者主要存在于动物性食物中，吸收率较高，约 20%~25%，后者主要存在于植物性食物中，吸收率较低，一般为 3%~5%，吸收过程受多种因素影响；③机体对铁的需要量增加。

铁缺乏可表现为血清铁蛋白<12μg/L，血清铁<8.95μmol/L，血清转铁蛋白饱和度<15%，红细胞游离原卟啉 > 1.26μmol/L。一般经历 3 个阶段。①储存铁缺乏期：储存铁减少，血清铁蛋白含量下降；②红细胞生成缺铁期：血清铁蛋白及血清铁含量下降，总铁结合力上升，转铁蛋白饱和度下降，红细胞游离原卟啉浓度上升；③缺铁性贫血期：除以上指标变化外，血红蛋白和血细胞比容下降。前两期机体虽然缺铁，但血红蛋白值仍在正常范围，称为隐性贫血，如果不能及时发现和治疗，则进一步发展为缺铁性贫血。

（马爱国）

缺铁性贫血（iron deficiency anemia，IDA）

quētiěxìng pínxuè

机体对铁的需求与供给失衡，导致体内贮存铁耗尽，继之红细胞内铁缺乏而引起的贫血。又称小细胞低色素贫血。此为最常见的贫血。

早期常无症状或仅有一些非特异症状，如易疲劳、头晕等，症状不一定和贫血程度平行。贫血严重时面色、口唇黏膜和睑结膜苍白、肝脾轻度肿大；身体发育和智力发育受影响；活动和劳动耐力降低；机体免疫功能和抗感染能力下降；可有胃炎表现，伴胃酸缺乏；毛发干枯脱落，指（趾）甲变薄而易折，呈现直的条纹状隆起，重者出现反甲（匙状甲）；神经精神系统异常；可有异食癖，如嗜食煤球、石灰等，是缺铁的特殊表现之一，可加重铁的缺乏；还可有月经紊乱、吞咽困难或吞咽时有梗塞感等症状。

诊断标准为成年男性血红蛋白（Hb）< 120g/L，女性 Hb < 110g/L，孕妇 Hb<100g/L；血清（血浆）铁<10.7μmol/L；血清铁蛋白<14μg/L。实验室检查包括形态学检查和铁生化检验。

治疗原则：补充铁以满足血液和组织需要，补足储存铁直到恢复正常。病因治疗，去除缺铁性贫血的原因。

预防措施：①健康教育。积极宣传防治铁缺乏的重要性，指导人们科学、合理膳食。②铁强化食品。在高危人群的食品中加入一定量的铁剂，以预防缺铁的发生，如中国实行的铁强化酱油。③铁补充。高危人群还可口服铁剂以预防铁缺乏。④提高食物铁的利用率。多摄入富含维生素C的食物，少摄入抑制铁吸收的食物和饮料，避免进食铁剂的同时喝茶等。

（马爱国）

diǎnquēfábìng

碘缺乏病（iodine deficiency disorders，IDD）

水、土壤缺碘造成植物、粮食中碘含量降低，使机体碘的摄入不足所致疾病。包括地方性甲状腺肿、地方性克汀病等，是一个全球性公共卫生问题，是世界上分布最广泛、侵犯人群最多、严重危害人类身心健康的一种地方病。中国是受碘缺乏严重威胁的国家之一，从1995年开始实施全民食盐加碘并取得了历史性的成就。

病因 基本原因是外环境缺碘导致机体碘的摄入量不足。碘缺乏病地区的土壤、水、动植物中的碘含量不足，导致人们碘摄入不足。其他发病因素包括致甲状腺肿物质（含硫有机物）、其他微量元素（如钙、氟、硒、锂）缺乏、能量不足、蛋白质缺乏、环境污染（如水源的硝酸盐污染）等亦增加发病风险。

临床表现 取决于缺碘的程度、缺碘时机体所处发育时期以及机体对缺碘的反应性或对缺碘的代偿适应能力。碘缺乏发生在脑组织发育的关键时期（从妊娠开始至出生后2岁），主要影响智力发育，并有身体发育及性发育

障碍，即为克汀病。例如，碘缺乏发生在儿童或成人即可发生甲状腺肿。

地方性甲状腺肿 甲状腺肿是甲状腺对缺碘的代偿性增生，本质是由代偿到失代偿的过程。弥漫性甲状腺肿补碘后经数月到数年的时间可以复原，但若缺碘发展到结节性甲状腺肿，则不能复原，结节的形成标志着甲状腺肿进入了不可逆阶段。甲状腺肿分弥漫型、结节型和混合型。甲状腺肿大的临床分度，0度，特点是看不见、摸不着；Ⅰ度，特点是摸得着；Ⅱ度，特点是看得见。体征和并发症：主要是巨大甲状腺肿造成的压迫症状，包括呼吸及吞咽困难、声音嘶哑等。中国制定的诊断标准有三条，即患者居住在碘缺乏病区；甲状腺肿大超过受检者拇指末节，或小于拇指末节而有结节者；排除甲亢、甲状腺炎、甲状腺癌等其他甲状腺疾病。

地方性克汀病 也称呆小病，是胚胎时期和出生后早期碘缺乏导致甲状腺功能低下所造成的中枢神经发育受损和体格发育障碍。临床表现有精神发育迟滞、聋哑、斜视、运动功能障碍、甲状腺肿、生长发育落后、甲状腺功能减退等。临床分为神经型、黏液水肿型和混合型。诊断必备条件是出生、居住在低碘甲状腺肿病区；精神发育不全，有不同程度的智力障碍；辅助条件为神经系统症状、甲状腺功能减退症状。具备必备条件和辅助条件中一项或两项即可诊断。

预防和治疗 关键是预防。预防的主要手段是补碘，应遵循长期性、生活化和全民性的防治原则。补碘可采用碘盐、碘油和其他补碘办法，如碘化水、碘化

食物、碘酸钾的片剂、糖丸等制剂。巨大甲状腺肿或伴并发症的应手术治疗；甲状腺萎缩或甲减者可用甲状腺素替代治疗；克汀病患者的智力障碍是不可逆的，可进行后天训练以增进生活自理能力。

（马爱国）

xīnquēfábìng

锌缺乏病（zinc deficiency disorders）

缺锌导致生长发育和生理功能障碍的疾病。人群中普遍存在，尤其在经济落后的发展中国家及地区，经济状况较差的人群中更严重。高发人群是婴儿、儿童、孕妇和育龄妇女。

病因 原发性因素主要是锌的生理需要量增加，摄入量和生物利用率低，如肉类食物摄入过少，食物中的植酸、膳食纤维、钙、铁等可影响锌的吸收。继发性因素包括肠吸收障碍、锌丢失增加和锌的病理性需要增加（如烧伤、严重感染、肾病综合征、慢性失血等）、疾病状态时锌供应不足等。

临床表现 ①生长发育障碍：胎儿期严重缺锌可使胚胎畸形，出生后缺锌可导致侏儒症。②性发育障碍与性功能低下：性发育障碍是青少年缺锌的一个主要表现，患者生殖器为幼稚型，无第二性征出现，成人可有阳痿、性欲减退等。③味觉及嗅觉障碍：患者味、嗅觉迟钝或异常，异食癖和食欲缺乏是公认的缺锌症状。④伤口愈合不良：缺锌影响伤口愈合是制约外科手术治疗效果的重要因素。⑤神经精神障碍：锌在脑中含量较高，锌缺乏患者常有精神萎靡、嗜睡、欣快感或幻觉，小脑功能受损可出现共济失调。⑥免疫功能减退：易被感染。小儿锌缺乏时易诱发呼吸道感染

如肺炎等。⑦皮肤表现：如口角溃烂、萎缩性舌炎，多见眼、口、肛门等周围，肘膝、前臂等处有对称性糜烂或水疱。⑧常伴铁缺乏：锌缺乏也会造成贫血。患者面色苍白，有明显贫血面貌。长期的贫血缺氧则会出现反甲（匙状甲）。

诊断 临床表现无特异性，亦无特异性强且敏感的生化评价指标，故无理想的诊断方法和判断标准。一般结合患者的临床检查、膳食营养状况和实验室生化检验及诊断性治疗实验等综合判定。常用的指标有：血清或血浆锌、红细胞或白细胞锌含量、血中含锌酶活力、血中含锌蛋白质含量、发锌及唾液中锌含量、尿锌排出量及味觉测定。诊断性治疗实验可能是评价轻度锌缺乏病最简单有效的方法。

预防和治疗 针对缺乏原因采取措施。原发性锌缺乏主要是调整膳食，包括增加动物性食物的摄入量，特别是红肉、动物内脏、贝类等；对高危人群给予锌补充或锌强化食物。继发性锌缺乏应结合原发疾病的治疗，及时补锌，可口服硫酸锌、醋酸锌、枸橼酸锌及葡萄糖酸锌。锌盐胃肠道刺激较强，应使用较小剂量，餐后服用，既可达到相当的血锌水平又可减少恶心、呕吐等胃肠道反应。

(马爱国)

màn xìng fēi chuán rǎn xìng jí bìng
慢性非传染性疾病（chronic non-communicable diseases, NCD）
自发病之日起超过 3 个月病程的非传染性疾病。简称慢病。主要包括心血管疾病、糖尿病、癌症和慢性呼吸系统疾病。慢病是世界上除非洲以外大多数国家人群的最主要的死因。NCD的高发很大程度上和职业与环境暴露、不良生活与行为方式有关，吸烟、大量饮酒、不良饮食习惯、缺少身体活动为四种主要慢病相关的不良行为习惯，慢病发生与经济转型、城市化进程加快、生活方式转变关系密切，通过改变生活方式，摒弃上述不良行为习惯可以显著降低多种慢性病的发病率和死亡率。

流行情况 据世界卫生组织（WHO）2018 年发布的全球非感染性疾病状况的报告，2016 年全球总死亡数为 5700 万人，其中因 NCD 死亡者约占 71%，高达 4100 万。慢病的主要死因有心血管疾病（占 44%）、恶性肿瘤（占 22%）、慢性呼吸系统疾病（占 9%）、糖尿病（占 4%），78% 的慢性病死亡发生在中低收入国家。2016 年全球范围内，11 亿成年人血压高于正常、4.22 亿成年人患有糖尿病。2018 年 WHO 各成员国慢病谱报告数据显示，中国 NCD 导致的死亡数占总死亡数的 89%。其中，占总死亡百分比由高到低依次为心血管疾病、癌症、慢性阻塞性肺疾病、糖尿病。

与膳食和营养的关系 随着经济的发展与生活水平的提高，因不良生活方式引起的慢性非传染性疾病已经占据慢性疾病谱的主导地位。膳食结构不合理，过多的能量和高脂肪摄入、食物加工过度精细导致微量营养素和膳食纤维的丢失、快餐食品及方便食品的大量食用、饮酒量的增加以及生活工作节奏加快和不良的饮食行为导致营养素摄取的不平衡，均可使得慢性非传染性疾病发病率增加。大量的流行病学调查结果显示，饮食行为与人群健康密切相关，如饮食中脂肪总的摄取量与动脉粥样硬化发病率和死亡率关系密切。长期摄入富含饱和脂肪酸的食物，可引起机体内分泌紊乱，增加子宫、睾丸、前列腺等发生肿瘤的概率。高盐饮食可提高罹患高血压的风险以及高能量膳食导致肥胖等。

膳食预防 预防慢病应采取的膳食措施应包括保持能量平衡，使身体活动水平与能量摄入之间达到平衡；限制来自膳食脂肪的能量供应（不超过总能量的 30%），减少饱和脂肪酸和增加不饱和脂肪酸的摄入，避免反式脂肪酸的摄入；限制精制糖以及各种来源的钠盐摄入；增加水果、豆类、全谷类及坚果类的摄入。

(李文杰　那立欣)

féi pàng
肥胖（obesity）
一种多因素引起的体内脂肪堆积过多和/或分布异常并达到危害健康程度的慢性代谢性疾病。肥胖是很多慢性病如心血管病、糖尿病以及某些癌症的危险因素。肥胖的特征性组织学变化是脂肪组织量的增加。肥胖在全球范围内快速增长、蔓延，儿童肥胖亦明显增加。中国改革开放以来，随着居民膳食结构和生活方式的改变，肥胖率也在以惊人的速度增长。肥胖的发生及其防治已经引起了学者和各国政府的高度重视。

与膳食营养的关系 膳食营养因素与肥胖的关系非常密切，无论是单纯性肥胖还是继发性肥胖，均有能量摄入过多和/或消耗减少，属于以正平衡为特征的能量失衡状态。多数肥胖者经常摄入高能量密度食物（高脂肪、高糖、低维生素和矿物质），而身体活动却因静态工作方式、便利交通工具、城市化加速等原因而明显减少。儿童肥胖除遗传因素外，家长不良的饮食习惯对子女的影响起重要作用。进食速度快且选择食物的餐份大是一些肥胖者常见的不良饮食习惯。

临床表现 轻度肥胖者多无症状。中重度肥胖症可出现气急、关节痛、肌肉酸痛、体力活动减少以及焦虑、抑郁等。肥胖与多种慢性病的高发和死亡率升高有关，如心脑血管系统的缺血性心脏病、高血压、充血性心力衰竭、脑卒中、深静脉血栓形成等；消化系统的裂孔疝、胃食管反流、脂肪肝、胆石症等；多种癌症，如食管、结肠、胃、肝胆胰腺癌症，乳腺、卵巢、前列腺、宫颈等癌症；糖尿病；睡眠呼吸暂停低通气综合征和换气不足综合征；月经周期紊乱、不孕症、妊娠并发症、胎儿宫内死亡、新生儿出生缺陷等；骨关节炎、腰腿疼痛；痛风等。肥胖者常出现胰岛素分泌增加伴有胰岛素抵抗、胰高血糖素分泌增加、糖耐量受损，较正常体重者有更高的罹患 2 型糖尿病的风险。肥胖者体脂过多，血液检测多表现为高甘油三酯、升高的极低密度脂蛋白、高乳糜微粒，严重肥胖者的高密度脂蛋白水平下降，血游离脂肪酸水平升高。

诊断 根据标准身高体重法、体质指数法、皮褶厚度测量及体脂测量结果判断个体是否肥胖。

体质指数（body mass index，BMI） 简便易行、实用，考虑了身高和体重两个因素，是常用的判断肥胖的指标。BMI 的计算方法为以体重（以 kg 为单位）除以身高（以 m 为单位）值的平方得出，即 $BMI=$ 体重（kg）／〔身高（m）〕^{2}。不同国家的判断标准略有不同，美国为 $BMI \geq 30kg/m^2$，日本为 $BMI \geq 25kg/m^2$，

中国成人则为 $BMI \geq 28kg/m^2$。BMI 也有局限性，BMI 值升高也可见于肌肉发达者，但其体脂含量并非明显增加，因此需要结合其他指标判断个体是否肥胖。

腰围/臀围比值 对于内脏脂肪堆积明显的肥胖者，根据其腰围与臀围的比值（waist/hip ratio，WHR），可进一步判断是否为向心性肥胖。向心性肥胖是指脂肪在腹壁和腹腔内蓄积过多，表现为腰围增加、腰围/臀围比值升高。WHR 为一种简便实用的测量指标，与身高无关，能较近似地反映腹腔内脂肪量和总体脂，WHO 建议 WHR≥0.9（男性）或 0.8（女性）、腰围 ≥102cm（男性）或 88cm（女性）可判断为向心性肥胖。中国提出腰围≥90cm（男性）或 85cm（女性）为成人中心型肥胖。向心性肥胖是心血管病的高危因素。

标准体重法 最简单的判断方法，即体重超过身高标准体重的20%为肥胖，＞30%为中度肥胖，＞50%属于重度肥胖。标准体重法在亚洲国家比较适用的计算公式为：标准体重（kg）= 身高（cm）-105。

皮褶厚度 通过测量身体一些部位，如：肱三头肌、肩胛下角、腹壁、髂嵴处的皮肤皱褶厚度，间接测定皮下脂肪量。对于均匀性肥胖者，皮褶厚度可反映体脂的量。肱三头肌+肩胛下皮褶厚度之和＞40mm（男）和50mm（女）为肥胖。由于年龄、性别、脂肪分布的差异，皮褶厚度法在诊断肥胖中的应用受到限制。

膳食防治 按照膳食指南的建议，应合理营养、平衡膳食、适量运动，培养良好的饮食习惯和健康的生活方式。妊娠期能量摄入要适量，体重增长不宜过多。

婴儿期提倡母乳喂养，合理添加辅食，避免过量甜食和含糖饮料的摄入。随着年龄增长，儿童期逐渐养成良好的饮食习惯，不偏食、挑食，避免高糖、高油脂食物的摄入，参加适当的体育活动。中年后人体的能量需求逐渐减少，50 岁后，年龄每增加 10 岁，能量需求减少 10%，所以要相应地调整膳食摄入量，避免过多的能量在体内蓄积而导致肥胖。

能量控制 控制总能量摄入，经常运动，保持能量平衡，维持健康体重。超重/肥胖者的能量摄入必须低于能量消耗，使能量代谢处于负平衡状态。轻度和中度肥胖者，以每天能量摄入分别减少 523～627kJ（125～150kcal）和 627～2090kJ（150～500kcal）的标准确定一日三餐总能量，体重下降速度控制在每周不超过 1.0kg，过快减重使胆石症和脂肪肝的风险增加。对儿童青少年肥胖者，限制总能量摄入要同时考虑到生长发育的特点，避免过度限制能量而影响发育。对老年肥胖者，能量摄入的限制需循序渐进，使其逐渐减少。

蛋白质 膳食中蛋白质供能比例应有所增加，对选择低能量膳食的肥胖者，其食物蛋白质提供的能量应占总能量的 20%～25%，并选择优质蛋白质作为食物蛋白质的主要来源，如牛奶、鱼、鸡、瘦肉等，但同时要避免过多的蛋白质摄入所致肾负担的增加。

脂肪 限制脂肪供能比例，应占总能量的 20%～30%，以富含不饱和脂肪酸的食用油，如橄榄油、茶油、芥花籽油、玉米油、花生油、豆油、菜籽油等植物油为主要膳食脂肪来源。减少猪油、牛油等动物性油脂的摄入。

碳水化合物 以谷类作为主要的碳水化合物来源，尤其是粗杂粮类，如玉米面、荞麦面、燕麦、莜麦等。严格限制糖的摄入，如糖果、巧克力、含糖饮料及甜点零食等。碳水化合物提供能量应占总能量的45%～50%。

膳食纤维 肥胖者膳食中应含一定量的膳食纤维，增加粗杂粮、蔬菜、水果等富含膳食纤维的食物摄入量，每日膳食纤维摄入25～30g。

维生素和矿物质 肥胖者膳食治疗是一个长期过程，新鲜水果、蔬菜可提供丰富的水溶性维生素和一些矿物质，且含能量低、饱腹感强，是肥胖膳食防治中不可或缺的成分。

（李文杰 王玲）

guānzhuàng dòngmài zhōuyàng yìnghuàxìng xīnzàngbìng

冠状动脉粥样硬化性心脏病

（coronary atherosclerotic heart disease，CHD） 冠状动脉硬化使管腔狭窄或阻塞导致心肌及其周围组织缺血、缺氧而引起的心脏病。简称冠心病。据世界卫生组织2018年报告，死于心血管疾病者占总死亡人数的31%，其中男性是女性的3～5倍。

与膳食营养的关系 膳食能量、各种营养素的摄入量以及食物来源都与冠心病的发病有一定关系。

能量 超重/肥胖是冠心病的独立危险因素，体质指数（BMI）每增加1，冠心病发病危险增高12%，向心性肥胖对冠心病发病危险性更大。肥胖者的糖、脂肪代谢障碍进一步增加冠心病的危险性。

蛋白质 以低脂动物蛋白替代部分膳食碳水化合物，可以提高血高密度脂蛋白胆固醇（HDL-C）、降低总胆固醇（TC）、低密度脂蛋白胆固醇（LDL-C）、甘油三酯（TG）和极低密度脂蛋白胆固醇（VLDL-C）水平，有利于降低冠心病的危险。大豆蛋白摄入有益于血脂调节，可降低血TC、LDL-C和TG水平，升高血HDL-C，大豆蛋白及其相伴的异黄酮还有抑制血小板聚集、降低LDL氧化易感性以及减少血管平滑肌移行增殖作用，降低冠心病的风险。

脂类 冠心病重要的膳食影响因素，而且其种类比总量与冠心病的发生关系更密切。饱和脂肪酸（SFA）摄入增加可使LDL受体减少、升高血中LDL-C和血TG的水平，从而促进动脉粥样硬化的形成。以单不饱和脂肪酸（MUFA）替代SFA，可降低TG和LDL-C水平，降低冠心病的危险。以多不饱和脂肪酸（PUFA）代替SFA可显著降低血TC及LDL-C水平，且不会导致TG的升高。膳食中的n-3系列PUFA，如α-亚麻酸、二十二碳六烯酸（DHA）、二十碳五烯酸（EPA）能降低血TG和TC，升高HDL-C。n-3系列PUFA还有抗心律失常、促进血管壁产生血管扩张和抗血小板凝聚因子作用。膳食中n-6系列PUFA的亚油酸是人体内合成花生四烯酸和前列腺素的前体物，和EPA和DHA同样有抗血小板凝聚作用，可降低冠心病风险。但是，过量的PUFA摄入可提高机体内的氧化应激水平，导致氧化型LDL-C水平的升高；过量的PUFA还可降低HDL-C，这些因素会增加患冠心病的风险。反式脂肪酸（TFA）是食物中常见的顺式脂肪酸的异构体，在将植物油氢化过程中，有一些未被饱和的不饱和脂肪酸的空间结构发生变化，双键从顺式变成反式，形成反式脂肪酸。摄入过多反式脂肪酸可致血中LDL-C升高和HDL-C降低，增加冠心病的危险。

碳水化合物 摄入过多会导致血TG升高，膳食中碳水化合物供能比与血HDL-C呈负相关。可溶性膳食纤维可降低血LDL-C和TC水平，其摄入量与冠心病的危险性呈负相关。

维生素与矿物质 动脉粥样硬化的形成与LDL-C的氧化有关，维生素E和维生素C、β-胡萝卜素有抗氧化和清除自由基的作用，但大量补充对冠心病的防治效果尚未明确。维生素B$_6$、维生素B$_{12}$和叶酸对同型半胱氨酸转化为胱氨酸和蛋氨酸起重要作用，缺乏可致血浆同型半胱氨酸水平升高、损伤血管内皮细胞、促进血栓形成、促进血管平滑肌增生以及增加氧化应激和氧自由基。血浆同型半胱氨酸水平与冠心病的风险呈正相关，被认为是冠心病的独立危险因素。微量元素硒是抗氧化酶——谷胱甘肽过氧化物酶的核心成分，后者能使体内形成的过氧化物迅速分解，减少氧自由基对组织的损伤，对心血管有保护作用。

膳食的抗氧化成分 食物（如水果和蔬菜）中的一些植物化学物被认为对心血管有保护作用。大蒜和洋葱富含的硫化物有抗氧化作用，对心血管有保护作用。多酚类（黄酮、异黄酮）、皂苷以及花青素等可抗氧化和抗慢性炎症因子，降低血TC，故有防治冠心病的作用。

酒精 少量饮酒可提高HDL-C水平，而大量饮酒则使TG和LDL-C均升高，可增加冠心病的发生风险。

临床表现 冠心病平时一般无明显症状和体征，心绞痛发作时表现为发作性胸痛、心前区不适，疼痛部位主要在胸骨体中段或上段之后，可波及心前区，常放射到左肩、左臂内侧达无名指和小指。胸痛常为压迫或紧缩性，也可有烧灼感，偶伴濒死感。常伴心率增快、血压升高、焦虑、皮肤冰冷或出汗，有时出现第三或第四心音奔马律。可有暂时性心尖部收缩期杂音，是乳头肌缺血以致功能失调引起二尖瓣关闭不全所致。心肌梗死最先出现的症状是疼痛，部位和症状与心绞痛类似，但程度比单纯心绞痛剧烈，多发生于清晨，可伴有全身症状，如发热、心悸等。常有频繁的恶心、呕吐和上腹痛。有些患者伴心律失常，严重者出现低血压休克，甚至心力衰竭。实验室检查可见白细胞增多和血沉增快等。

诊断 冠心病临床类型包括隐匿型或无症状性冠心病、心绞痛、心肌梗死、缺血性心肌病和猝死。

心绞痛：根据典型心绞痛的发作特点和体征，含用硝酸甘油后缓解，结合年龄和存在的冠心病危险因素，除外其他原因所致的心绞痛，一般可诊断。

心肌梗死：根据典型的临床表现，结合特征性的心电图改变及心肌酶学检查，可确定诊断。对老年患者，突然发生严重心律失常、休克、心力衰竭而原因未明，或突然发生较重而持久的胸闷或胸痛者，都应考虑此病的可能。宜先按急性心肌梗死处理，并尽快进行心电图、血清心肌酶测定和肌钙蛋白测定以确定诊断。对非 ST 段抬高性心肌梗死，血清肌钙蛋白测定的诊断价值更大。64 排螺旋 CT 检查、冠状动脉造影等有助于明确诊断。

膳食防治 冠心病的膳食防治原则应以平衡膳食为基础，控制总能量和总脂肪的摄入、限制饱和脂肪酸和胆固醇的摄入、摄入充足的膳食纤维、适量的维生素/矿物质及抗氧化物质。能量摄入与消耗要平衡，以保持理想体重为目标，避免超重与肥胖。蛋白质摄入量占总能量的 15% 左右，蛋白质来源宜选自大豆蛋白和低脂畜禽鱼肉类食品，还可选择低脂奶及其制品。摄入的膳食脂肪所提供的能量应占总能量的 20%～25%，其中，SFA 不超过总能量的 10%、MUFA 占总能量的 13%～15%、PUFA 占总能量的 7%～10%，其中 n-6 系列与 n-3 系列 PUFA 要保持适当的比例［(4～6)：1］，避免反式脂肪酸的摄入。对代谢异常者，膳食胆固醇应严格限制在<200mg/d。食物选择高脂海洋鱼类和坚果类以获得 n-3 系列脂肪酸。烹调用油宜选择菜籽油、葵花籽油、玉米油、豆油、芝麻油、花生油、橄榄油等以获取不饱和脂肪酸，减少猪油、牛油等富含饱和脂肪酸的油脂摄入。碳水化合物以粮谷类为主，可选择全谷类及一些粗杂粮类。增加新鲜水果蔬菜的摄入量以提供丰富的维生素（如维生素 C、叶酸、维生素 B_6 和维生素 B_{12}）、抗氧化植物化学物和膳食纤维。中国营养学会建议每天蔬菜水果的摄入量为 400～500g。饮酒要适量，以红酒类为宜，不提倡烈性酒。膳食营养素推荐摄入量可参考世界卫生组织 2002 年日内瓦会议提出的建议（表）。

（李文杰 王 玲）

yuánfāxìng gāoxuèyā

原发性高血压（essential hypertension） 以动脉血压 ≥ 140/90mmHg 的常见心血管疾病。简称高血压。主要危险因素有遗传因素（高血压病家族史）、过量饮酒、超重/肥胖、高盐饮食。高血压不但发病率、致残率、死亡率高，且可导致脑、心、肾并发症，是冠心病、脑卒中、慢性肾功能不全的高危因素。据 2018 年世界卫生组织公布的数据，全球

表 预防心血管疾病的推荐营养素摄入量

营养素	推荐摄入量
总脂肪	15%～30%总能量（TE）
SFA	<7% TE
PUFA	6%～10% TE
n-6PUFAs	5%～8% TE
n-3PUFAs	1%～2% TE
反式脂肪酸	<1% TE
MUFA	其余部分的脂肪
胆固醇	<300mg/d
总碳水化合物	55%～75% TE
精制糖	<10% TE
蛋白质	10%～15% TE
钠盐	<5g/d（<2g/d）
蔬菜水果	≥400g/d

引自：Draft report of the WHO/FAO consultation on diet, nutrition and the prevention of chronic disease. Geneva, 2002. TE：(total energy)

高血压患病人数达 11 亿，其中 2/3 分布于东南亚地区，1/3 的东南亚地区成年人患有高血压。预计 2025 年全球患病人数会达到 15 亿。每年因高血压死亡人数为 800 万，其中 150 万在东南亚地区。根据《中国心血管病报告》（2016）提供的数据，2012 年全国调查结果显示中国成人高血压患病率为 25.2%，患病率随年龄而增加，城市高于农村，北方高于南方，沿海高于内地，高原少数民族地区患病率较高。估计全国高血压患者有 2.7 亿。

与膳食营养的关系　公认的与高血压关系密切的膳食营养因素主要有超重、盐摄入量及饮酒。采取控制体重，减少钠盐摄入，增加钾、钙、镁摄入，戒烟限酒等措施有助于高血压的防治。

能量　能量过剩导致的超重与肥胖是高血压的危险因素。体质指数（BMI）与血压呈正相关，超重与肥胖人群中高血压的发病率显著高于正常体重人群，肥胖的高血压患者通过体重控制可以有效地降低血压。肥胖者发生高血压的可能原因有：血容量增加、心排出量增加而外周阻力无相应降低、交感神经紧张性升高和胰岛素抵抗。其中肥胖者交感神经紧张的原因有：血浆瘦素水平升高、脂联素降低、肾上腺素与去甲肾上腺素水平升高。肥胖者的肾素-血管紧张素-醛固酮系统活跃以及肾对钠的重吸收增强都是其导致高血压的原因。

脂类　膳食脂肪与高血压的因果关系尚不明确。减少总膳食脂肪，增加单不饱和脂肪酸（MUFA）、二十碳五烯酸和二十二六烯酸摄入虽有助于降血压，但是膳食脂肪的改变通常伴有膳食其他成分的变化，其对血压的

影响可能不属于膳食脂肪的单独作用。

膳食纤维　与高血压发病呈负相关，高血压患者增加膳食纤维摄入量有助于降低血压，不同来源的膳食纤维均有此效果。

矿物质　钠盐的摄入量与血压尤其是收缩压密切相关，在随年龄的增长而血压升高者中更明显，控制盐摄入量有明显降压作用。补钾可使高血压者的收缩压和舒张压都有下降，缺钾可使肾对钠的重吸收增加，导致高血压。钙摄入量与高血压的发生呈负相关，低钙摄入人群高血压发病率较高，补钙能够降低收缩压。镁摄入与高血压发病呈负相关，低镁膳食者有高血压倾向，使用降压药同时补充镁可提高降压疗效。

酒精　少量饮酒使血管扩张，大量饮酒使血管收缩而导致血压升高。经常饮酒者高血压发生率明显高于不常饮酒者，且饮酒量与发病率呈正相关。减少饮酒量、以不含酒精饮料代替酒精饮料可明显降低高血压者的血压。

膳食模式　膳食因素对高血压的影响是多因素的，改变任何一种营养素都可能影响到其他营养素的作用，故通过改变膳食模式而不是营养素的量观察其对高血压的干预效果更科学。美国国立卫生研究院和美国心脏、肺和血液研究所根据一项多中心高血压膳食干预试验提出了一种有效

的防治高血压膳食模式，简称为 DASH，包括丰富的水果蔬菜，低脂或脱脂奶类，粮谷类特别是全谷类，瘦肉、禽类、鱼类、坚果和豆类。该膳食限制了饱和脂肪酸（SFA）和胆固醇的摄入量，提高了钾、钙、镁及膳食纤维的摄入量，降低总脂肪摄入量，人群实验证实该膳食有明显的降压效果。其各种营养素的含量举例见表。

临床表现　大多数起病缓慢、渐进，无特殊临床表现。约 20% 患者无症状，仅在测量血压时或发生心、脑、肾等并发症时发现。一般症状有头晕、头痛、颈项板紧、疲劳、心悸等，呈轻度持续性，多数症状会自行缓解，并在紧张或劳累后加重。也可出现视物模糊、鼻出血等较重症状。症状与血压水平有一定关联，因高血压性血管痉挛或扩张所致。典型的高血压性头痛在血压下降后即消失。

诊断　高血压诊断主要根据测量的血压值，测量静息坐位时上臂肱动脉部位血压。中国采用国际统一诊断标准，非同日三次测血压，收缩压 ≥140mmHg 和/或舒张压 ≥ 90mmHg。收缩压 ≥ 140mmHg 而舒张压 <90mmHg，属单纯性收缩期高血压。

膳食防治　控制体重是防治高血压的有效方法之一。限制能量摄入和适当有氧运动可有效减

表　DASH 膳食每日营养素摄入目标

营养素	摄入量	营养素	摄入量
总脂肪	20%总能量（TE）	钠	2300mg
SFA	6%TE	钾	4700mg
蛋白质	18%TE	钙	1250mg
碳水化合物	55%TE	镁	500mg
胆固醇	150mg	膳食纤维	30g

以 8.8MJ/d 为能量标准

重。对于很多肥胖者难以达到理想体重，其减重目标可定于减少原体重的10%，即使不能降至理想体重，也能有效降低血压、减少降压药物的使用及降低高血压并发症的危险。减少高能量密度食物的摄入，少吃动物油脂和油炸食品及甜点，脂肪提供的能量应低于总能量的25%，膳食脂肪宜选择富含MUFA和必需脂肪酸的油类，如橄榄油、葵花籽油、菜籽油、豆油、玉米油等。海鱼可提供丰富的n-3系列多不饱和脂肪酸，有益于防治高血压。多吃蔬菜水果、杂粮类。减少钠盐摄入量，食盐摄入量每日不超过6g。少吃盐腌制食品及含盐高的加工食品。增加钾、钙的摄入量，中国膳食指南建议正常成人钾的适宜摄入量为2000mg/d，预防高血压的建议摄入量（PI）为3600mg/d。钾的食物来源广泛，100g豆类含量600~800mg、蔬菜和水果含量200~500mg，绿叶菜、芹菜、马铃薯、木耳、蘑菇、柑橘、梨、香蕉、桃等的含量尤为丰富。100g谷类和鱼类分别含钾100~200mg和200~300mg。富含钾食物（每百克含钾>800mg）有麸皮、赤豆、杏干、蚕豆、扁豆、冬菇、竹笋、紫菜等。乳和乳制品、大豆类、杏仁、芝麻等食物中含钙量丰富，其中乳类食物的钙吸收率高，是首选补钙食品。高血压者要限制酒精摄入量。

坚持规律性体育活动有助于降低血压，运动还可促进能量消耗，有助于体重控制。运动量以达到50%~70%的最大心率范围为宜；运动频率以每周3~5次、持续时间以每次20~60分钟为宜，根据个人体力及可耐受程度选择。

（李文杰　王玲）

tángniàobìng

糖尿病（diabetes mellitus, DM）以血葡萄糖水平升高为特征的代谢性疾病。基本病理生理为绝对或相对胰岛素不足和胰高血糖素活性增强所引起的代谢紊乱，包括碳水化合物、脂肪、蛋白质、水及电解质等代谢紊乱，严重时甚至导致酸碱平衡失调。以高血糖、糖尿、糖耐量降低为主要特征，易发生在超重、肥胖、静坐少动、喜食高脂肪膳食尤其是高动物性油脂的人群。糖尿病主要分为四型。①1型糖尿病，以往也称胰岛素依赖型糖尿病。②2型糖尿病，非胰岛素依赖型。③妊娠糖尿病，妊娠前无糖尿病，妊娠期间高血糖，可能发展为2型糖尿病。④其他类型糖尿病，其中2型糖尿病的发生率最高，超过90%的糖尿病属于此类型，而且与膳食和营养的关系最密切。

据世界卫生组织2016年公布的数据，截至2014年，全球糖尿病患者人数已上升至4.22亿，占全球总人口的8.5%，并且患者比例在中等和低收入国家中上升更为迅速。糖尿病是失明、肾衰竭、心脏病、卒中和截肢的主要原因。根据《中国心血管病报告》（2016）的数据，中国20岁以上人群中糖尿病的总体患病率达9.7%。中老年人群多见，发病率随年龄增加而升高，脑力劳动者高于体力劳动者，城市高于农村，体质指数（BMI）≥24者糖尿病发病率是BMI正常者3倍。

与膳食营养的关系　糖尿病的发生与遗传因素和环境因素密切相关，环境因素中的膳食因素在糖尿病的发生、发展过程中起重要作用。

能量　超过75%的2型糖尿病患者存在超重或肥胖。长期高能量摄入所导致的肥胖是公认的糖尿病高危因素。超重与肥胖人群患糖尿病的比例远远高于非肥胖人群，而向心性肥胖者比全身性肥胖者更易发生糖尿病，腰臀比（WHR）预测糖尿病比BMI更可靠，WHR与糖尿病的发生率呈正相关。

脂肪　糖尿病者脂肪摄入量比非糖尿病者高，高脂肪膳食导致机体内游离脂肪酸增多，脂肪酸与葡萄糖在肌肉能量利用方面产生竞争，因此，肌肉利用脂肪酸氧化供能增加，使葡萄糖利用减少。高脂膳食带来的高负荷脂代谢刺激胰岛素分泌，加重胰岛负担，诱发胰岛素抵抗（insulin resistance，IR）。IR是指机体胰岛素靶组织（肝、骨骼肌及脂肪组织）对胰岛素敏感性下降，使正常浓度的胰岛素不能发挥效应，导致胰岛素介导的葡萄糖利用障碍，葡萄糖不能有效地进入靶细胞，血葡萄糖浓度升高，刺激胰岛B细胞产生更多胰岛素，需超常量胰岛素才能发挥正常糖代谢反应，保持血糖浓度维持在正常范围之内。

碳水化合物　高碳水化合物膳食是胰岛素分泌的直接刺激因素。一次进食大量碳水化合物，可致血糖快速升高，机体为维持血糖稳定而分泌大量胰岛素，以加速葡萄糖分解、糖原合成、脂肪合成代谢等。长期大量摄入碳水化合物，可致胰腺负担过重，胰岛素分泌量相对不足而诱发糖尿病。碳水化合物的分子量、结构不同，摄入后对血糖升高的幅度及高峰出现的时间也不同，其影响程度可用血糖指数（glycemic index，GI）来衡量。GI越高的食物进入肠道后，其消化越快、吸收越完全，升血糖作用越明显。

低 GI 的食物摄入后，在胃肠道停留时间长，吸收速度慢，餐后血糖升高的幅度较低，血糖曲线的下降速度较慢。见食物血糖生成指数。

临床表现 典型表现为"三多一少"，即：多饮、多食、多尿、体重下降。高血糖导致高渗性利尿，尿明显增多，夜尿尤为明显。多尿导致脱水，患者饮水量增加，每天饮水量可达 3~4L。组织细胞能量得不到补充，患者饥饿感明显，摄食量远超同年龄、同性别、同体力活动者。胰岛素分泌延迟，有些患者出现餐前低血糖。高血糖刺激可导致全身皮肤瘙痒，尿液局部刺激引起外阴瘙痒。糖尿病患者易出现皮肤化脓性感染，如疖、痈，且难以愈合。相当数量的 2 型糖尿病起病隐匿，症状不典型，直至在健康体检或因并发症就诊时才被发现。心脏病变、脑血管病变、肾衰竭、双目失明、下肢坏疽等为糖尿病致死致残的主要原因。高渗综合征是糖尿病的严重急性并发症，初始阶段可表现为多尿、多饮、倦怠乏力、反应迟钝等，随着机体失水量的增加病情急剧发展，出现嗜睡、定向障碍、癫痫样抽搐、偏瘫等类似脑卒中的症状，甚至昏迷。

糖尿病的标志性代谢异常是高血糖，并以此为根源而引发机体多重代谢紊乱。正常状态下，胰岛只有部分 B 细胞处于活跃状态。持续的血糖升高使胰岛大部分 B 细胞处于激活状态，胰岛素合成与分泌增加，表现为高胰岛素血症，但 B 细胞内胰岛素的储备减少，细胞的应激能力下降。同时，长期的高血糖抑制 B 细胞的增殖。这种高血糖导致的 B 细胞功能障碍又被称为"高血糖毒

性作用"。糖尿病患者常出现血脂代谢异常，表现为空腹血中游离脂肪酸（FFA）较正常人高，升高的 FFA 还可导致 B 细胞死亡和加重外周组织的胰岛素抵抗，被称为"脂毒性作用"。未能良好控制的糖尿病常见血脂紊乱均有血甘油三酯（TG）升高、高密度脂蛋白胆固醇（HDL-C）水平降低。2 型糖尿病还有低密度脂蛋白（LDL）水平的升高，其颗粒中含 TG 的量增多。血浆脂蛋白 a〔Lp(a)〕升高，Lp(a) 有纤溶抑制作用，导致凝血和血栓形成，上述因素都可导致动脉粥样硬化形成的危险性增加。

诊断 血糖测定是糖尿病诊断的主要依据，根据空腹血糖、随机血糖或口服糖耐量试验中的 2 小时血糖值进行。2010 年美国糖尿病协会（ADA）颁布的糖尿病诊断标准为：①糖化血红蛋白（HbA1c）≥6.5%。②空腹血糖（FPG）≥7.0mmol/L，空腹定义为至少 8 小时内无能量摄入。③口服糖耐量试验 2 小时血糖≥11.1mmol/L。④高血糖的典型症状或高血糖危象者，随机血糖≥11.1mmol/L。对无明确高血糖者，应重复检测来证实诊断标准①~③。中国使用的糖尿病诊断标准见表 1。

糖尿病前期：空腹血糖受损和糖耐量异常统称为糖调节受损，也称糖尿病前期，为无临床症状、血糖高于正常但尚未达到糖尿病诊断标准的状态，此时机体细胞已经出现 IR，如果不加控制，约 11% 的糖尿病前期在 3~10 年内可能发展成糖尿病。其患心血管疾病的风险是血糖正常者的 1.5 倍。糖尿病前期早期开始进行每周 5 天每天 30 分钟适度的锻炼身体、减轻体重 5%~10% 有可能使血糖

恢复正常。

膳食防治 膳食治疗是糖尿病治疗五项治疗方法（饮食、运动、药物、自我监测、教育）中最基本的治疗方法，是病情控制的决定性因素之一。原则是：控制每日总能量摄入；均衡饮食，合理调控各种营养素的摄入；规律定量饮食，少食多餐，与运动和药物治疗密切配合；戒烟限酒；饮食治疗个体化，满足生长发育、妊娠哺乳妇女的特殊需要；严格遵守，长期坚持。

控制能量摄入是糖尿病饮食治疗能够取得成效的关键，应以维持成人理想体重，保持儿童生长发育，保证妊娠哺乳妇女充足营养，利于合并其他慢性病患者的康复为原则。肥胖者应使体重控制在理想体重的 ±5% 范围。体重明显低于标准体重的消瘦者应适当增加 10%~20% 的能量摄入，以适应患者的需要和恢复体重。根据患者的体型和理想体重，可估计每日能量需要（表 2）。

蛋白质摄入应占总能量的 15%~20%，以每日 0.8~1.2g/kg 标准体重为宜，特殊人群（生长发育期的儿童、孕妇等）及有特殊需要者（消耗性疾病、消瘦者等）动物性蛋白质的比例要适当提高。其中动物性蛋白质应占 1/3 以上。膳食蛋白质过高可加重肾负担，特别是糖尿病肾病患者，故摄入量不宜过多。碳水化合物是人体能量的主要来源，建议糖尿病患者每天摄入能量的 50%~55% 来自碳水化合物。宜选择低 GI 的食物，包括一定的杂粮，减少精制糖类的摄入量。膳食脂肪摄入量应以提供总能量的 20%~25% 为宜。脂肪种类以富含单不饱和脂肪酸的橄榄油、菜籽油为优先选择，还要摄入足够的

表1　糖尿病、糖耐量异常、空腹血糖异常的诊断标准

糖代谢分类	静脉血糖	
	空腹（mmol/L）	糖负荷后2小时（mmol/L）
正常血糖	<6.1	<7.8
空腹血糖受损	6.1~7.0	<7.8
糖耐量异常	<7.0	7.8~11.1
糖尿病	≥7.0	≥11.1

引自：中华医学会糖尿病学分会. 中国2型糖尿病防治指南（2013年版）. 中华糖尿病杂志. 2018,10（1）:4-64

表2　成人糖尿病患者每日能量供给量（kJ/kg）

体力活动级别	消瘦	正常	肥胖
卧床	84~105	63~≤84	<63
轻体力劳动（办公室职员、教师、售货员、钟表修理工）	146	125	84~105
中体力劳动（学生、司机、外科医师）	167	146	125
重体力劳动（农民、建筑工、搬运工、舞蹈演员）	188~209	167	146

必需脂肪酸，如玉米油、大豆油、鱼油为必需脂肪酸的良好食物来源。多不饱和脂肪酸摄入量以不超过总能量的10%为限。限制富含饱和脂肪酸的动物性油脂摄入，以每日摄入量占总能量的8%以下为宜。增加富含可溶性膳食纤维的豆类、水果、海带摄入。不溶性膳食纤维（谷物和豆类外皮、植物的茎叶中含量丰富）可降低餐后血糖、血脂，增加饱腹感，建议每日膳食纤维摄入量为30g。

建议糖尿病患者每日摄入β-胡萝卜素15~25mg，维生素E 100~200mg，维生素C 100~500mg。B族维生素摄入量要充足。多摄入富含三价铬的食物如海带、莲子、绿豆等，富含硒的食物如海带、紫菜、大蒜等，以及富含锌的贝壳类及肉类食物等。

糖尿病仍属难以治愈的疾病，关键在预防。健康教育在糖尿病的一级预防中非常重要，通过公众健康教育，使人们充分认识糖尿病及其危害，了解易导致糖尿病的饮食行为因素。对已经患病者，着重进行改善膳食、行为等方面的教育，通过合理膳食和体育运动，控制体重、血糖，减少并发症。提倡进行有氧运动。

（李文杰　王玲）

dàixiè zōnghézhēng

代谢综合征（metabolic syndrome，MS）　集肥胖、高血糖、血脂异常、高血压及胰岛素抵抗等多种心血管病危险因素于一个体的临床综合征。是代谢上相互关联的危险因素的组合，可增加2型糖尿病的风险，直接促进动脉粥样硬化性心血管疾病的发生。1988年，雷文（Reaven）等根据病理生理学的研究认为，胰岛素抵抗（IR）是MS多种疾病发病的基础，并以"X综合征"命名。后来，哈夫纳（Haffner）等还提出"胰岛素抵抗综合征"的命名。1998世界卫生组织（WHO）专家组将其命名为代谢综合征，并制定了诊断标准。2004年中华医学会糖尿病分会（CDS）建议采用WHO的命名——代谢综合征，并制定了适用于中国人的MS诊断标准。

随着经济的发展，生活方式的改变，MS发病呈流行趋势，按照国际糖尿病联盟（IDF）的标准，2002年美国人群MS发病率为39.1%。中国第四次（2002年）全国营养调查数据显示，按照中国疾病预防控制中心和美国胆固醇教育计划成人治疗组第三次报告所定的标准，中国18岁以上居民患病粗率分别为6.6%和13.8%。中国2010年慢病监测数据分析显示，MS总体患病率已达33.9%，有明显增加趋势。50岁以上中老年人群女性高于男性，城市高于农村。

与膳食营养的关系　参见肥胖、糖尿病、血脂异常和原发性高血压。

病因与临床表现　MS多见于50岁以上中老年人。与静态生活方式有关，体力活动少的人患MS的概率远高于体力活动多者。肥胖与IR和MS的发生关系密切，有些人体质指数（BMI）值不高，但体脂分布异常，腹部脂肪堆积明显，而腹部内脏脂肪增加与IR强相关，即向心性肥胖是MS的主要危险因素及构成成分之一。与心血管病有关的MS组成成分有：肥胖尤其是向心性肥胖，IR，高血糖包括糖尿病及糖尿病前期，血脂紊乱如甘油三酯升高、高密度脂蛋白胆固醇（HDL-C）降低，高血压，高尿酸血症，微量蛋白尿。非酒精性脂肪肝、痛风、多囊卵巢综合征等也是MS的高危因素。长期精神紧张、压力可使下丘脑-脑垂体-肾上腺轴系统失衡，皮质醇分泌增多，而使血糖、血胰岛素水平升高，可导致向心性肥胖、血脂紊乱、IR。冠心病患者中约半数患有 MS。

诊断　CDS 制定的 MS 诊断标准以下具备 3 项或以上。①腹部肥胖（即中心型肥胖）：男性腰围 ≥90cm，女性 ≥85cm。②高血糖：空腹血糖 ≥6.1mmol/L 或糖负荷后 2 小时血糖 ≥7.8mmol/L 和/或已确诊为糖尿病并治疗者。③高血压：血压 ≥130/85mmHg 和/或已经确诊为高血压并治疗者。④空腹甘油三酯（TG）≥1.7mmol/L。⑤空腹 HDL-C <1.04mmol/L。

IDF 诊断 MS 的标准需符合以下条件：向心性肥胖（欧洲男性腰围 ≥94cm，女性 ≥80cm，不同种族腰围有各自的参考值），同时符合以下 4 项指标中任 2 项。①血 TG 水平升高：空腹血 TG>1.7mmol/L，或已接受相应治疗。②血 HDL-C 水平降低：男性空腹血 HDL-C<0.9mmol/L，女性空腹血 HDL-C<1.1mmol/L，或已接受相应治疗。③血压升高：收缩压 ≥130mmHg 或舒张压 ≥

85mmHg，或已接受相应治疗或此前已诊断为高血压。④FPG 升高：FPG≥5.6mmol/L，或此前已诊断 2 型糖尿病或已接受相应治疗。当 FPG ≥5.6mmol/L 时，强烈推荐进行口服葡萄糖耐量试验（oral glucose tolerance test，OGTT），但 OGTT 在诊断 MS 时并非必要。

美国心脏病协会（AHA/NHLBI）、WHO、IDF、美国胆固醇教育计划成人治疗项目组（NCEP ATP Ⅲ）对于 MS 的诊断标准基本上达成共识，认为应加入腰围，2005 年制定的诊断标准见表。美国采用 ATP Ⅲ 标准，男性腰围 ≥102cm，女性 ≥88cm。中国人群腰围切点的确定，主要基于中国上海市和香港的流行病学资料，男性 ≥90cm，女性 ≥85cm。

膳食防治　各国尚没有统一的针对 MS 的膳食防治方案，MS 的组分也是心血管病的危险因素，故其膳食防治原则也与之相似。CDS 提出，防治 MS 的主要目标

是预防临床心血管疾病以及 2 型糖尿病，对已有心血管疾病者则要预防心血管事件复发。策略上主要针对两种人群。①有发生 MS 危险因素者，对该人群应进行生活方式重塑、针对已有的 MS 组成成分及 MS 伴发病，如多囊卵巢综合征、痛风等进行治疗，并加强定期监测 MS 诊断指标的变化。②MS 极具异质性，诊断为 MS 者必须进行个体化治疗，应针对个体的 MS 组成成分进行多环节联合治疗。应先启动生活方式干预，然后是针对各种危险因素的药物治疗。生活方式干预不仅能减轻胰岛素抵抗和高胰岛素血症，也能改善糖耐量和其他心血管疾病危险因素，如保持理想体重、适当运动、改变饮食结构以减少能量摄入，避免吸烟和适度减少饮酒等；针对各种危险因素如糖尿病或糖尿病前期、高血压、血脂紊乱及肥胖等的药物治疗。**治疗目标**：体重降低 5% 以上，争取达到正常 BMI 和腰围；血

表　代谢综合征的诊断标准

危险因素	分类切点			
	NCEP ATP Ⅲ ≥3 项	AHA/NHLBI 3 项	IDF 肥胖+两项其他标准	WHO IR+以下任意两项危险因素
腰围增加				肥胖 腰臀比（WHR）
男性	>102cm	≥102cm	种族特异 欧洲 ≥94cm	男性>0.90 女性>0.85
女性	>88cm	≥88cm	欧洲 ≥80cm	和/或 BMI>30
TG ↑	≥1.7mmol/L	≥1.7mmol/L	≥1.7mmol/L	≥1.7mmol/L
HDL-C ↓				
男性	<1.03mmol/L	<1.03mmol/L	<1.03mmol/L	<0.9mmol/L
女性	<1.30mmol/L	<1.30mmol/L	<1.30mmol/L	<1.0mmol/L
血压 ↑	≥130/85mmHg 或目前 用降压药物	≥130/85mmHg 或目前 用降压药物	≥130/85mmHg 或目前 用降压药物	≥140/90mmHg 或目前用 降压药物
空腹血糖 ↑	≥6.1mmol/L	≥5.6mmol/L 或药物 治疗	≥5.6mmol/L 或原被诊 断为 2 型糖尿病	
微蛋白尿				尿清蛋白>20mg/ml 清蛋白/肌酐>30mg/g

压 < 125/75mmHg；LDL-C < 2.6mmol/L、TG < 1.7mmol/L、HDL-C > 1.04mmol/L（男）和 > 1.3mmol/L（女）；空腹血糖 < 6.1mmol/L、负荷后 2 小时血糖 < 7.8mmol/L 及糖化血红蛋白（HbA1c）<6.5%。

（李文杰　王玲）

yíngyǎng yǔ miǎnyìxìng jíbìng
营养与免疫性疾病（nutrition and immunological diseases）

免疫反应是指机体对包括病原微生物在内的"异己"物质的免疫应答，其中有对机体有利的，即起保护作用的一面，也有对机体不利的，即造成损害的一面，导致过敏反应或自身免疫性疾病。当机体免疫系统的免疫器官、免疫活性细胞（淋巴细胞、吞噬细胞）及免疫活性分子（免疫球蛋白、淋巴因子、补体和细胞膜表面分子）发生缺陷而引起某种免疫反应缺失或降低，导致机体防御能力下降，引起一组免疫功能受损的临床综合征为原发性免疫缺陷病。许多疾病可伴有继发性免疫缺陷病。

免疫与膳食营养的关系　机体营养状况与免疫功能关系密切且相互影响，营养不良导致免疫功能减退，易发生感染，甚至产生肿瘤，而严重的感染或长期慢性感染又会诱发或加重营养不良。合理营养是维持正常免疫功能的基本条件，多种营养素与免疫功能密切相关。

蛋白质　维持机体免疫防御功能的物质基础，蛋白质参与构成上皮、黏膜、胸腺、肝、脾等组织器官，以及血清中的抗体和补体。蛋白质的质和量都影响着免疫功能。蛋白质缺乏导致的营养不良可以导致不可逆性胸腺萎缩、淋巴结的生发中心缩小、脾

和肠系膜淋巴结的细胞数量减少、循环血中 T 淋巴细胞减少，营养不良还导致肠黏膜上皮分泌性免疫球蛋白 A 减少，肠道抗感染能力降低。多数氨基酸的缺乏均对机体免疫功能产生不良影响，抑制抗体合成和细胞介导的免疫反应，必需氨基酸的不足或过量都会影响到免疫功能，有些氨基酸的补充可以明显改善免疫功能。部分氨基酸与免疫功能的关系列于表。

脂肪　有调节免疫功能的作用，膳食脂肪摄入量及脂肪酸的种类对细胞膜，包括淋巴细胞膜正常功能的维持至关重要。高浓度多不饱和脂肪酸（PUFA）对细胞免疫有抑制作用。油酸、亚油酸和花生四烯酸等能抑制植物血凝素和结核菌素诱导的人淋巴细胞的增殖反应。受膳食脂肪的影响，淋巴细胞膜脂肪酸的构成会发生改变，膜磷脂的变化可影响免疫球蛋白的分泌和转运、膜的流动性与通透性、细胞与抗原的结合、信息传递甚至细胞增殖。PUFA 与正常的体液免疫关系密切，当 PUFA 缺乏时，特别是必需脂肪酸缺乏，可以导致体液免疫反应下降。富含 n-3 系列脂肪酸的摄入有利于抑制自身免疫性疾病。

维生素　维生素 A 对体液免疫和细胞免疫都起重要作用，能提高抗感染和抗肿瘤能力。维生素 A 缺乏可导致核酸和蛋白质合成减少而影响淋巴细胞分裂、分化和免疫球蛋白的合成，血清抗体水平降低。β-胡萝卜素可以增强自然杀伤细胞与吞噬细胞的活性以及刺激多种细胞因子的生成。维生素 E 与维生素 A 类似，维生素 E 也可以通过影响核酸和蛋白质的代谢而影响免疫功能，维生素 E 缺乏可损害体液和细胞免疫功能。维生素 E 可影响淋巴细胞膜结构及流动性，进而影响膜受体运动、受体对配体的识别和结合。维生素 E 可保护淋巴细胞免受巨噬细胞产生的抑制物的作用，这些抑制物有前列腺素、白三烯、超氧阴离子、过氧化氢等，它们有免疫抑制作用。维生素 B_6 在核酸和蛋白质合成及细胞的增殖中起重要作用。维生素 C 对胸腺、脾脏、淋巴结等组织器官生成淋巴细胞有显著影响，可通过提高人体内其他抗氧化物的水平而增强机体免疫功能。补充维生素 C 对呼吸道感染有一定预防作用。维生素 C 能促进吞噬细胞的吞噬杀菌功能、促进免疫球蛋白 G（IgG）、免疫球蛋白 M 的产生。维生素 C 缺乏可抑制淋巴组织的

表　氨基酸状态对免疫功能的影响

氨基酸种类	状态	效应
异亮氨酸、缬氨酸	缺乏	胸腺、外周淋巴组织受损
蛋氨酸、半胱氨酸	缺乏	胸腺、淋巴结、脾脏迟发性不良反应，淋巴细胞生成障碍，肠道淋巴组织淋巴细胞减少
色氨酸	缺乏	IgG、IgM 生成减少
苯丙氨酸、酪氨酸	正常水平	免疫细胞对肿瘤细胞的免疫应答
天门冬氨酸	大剂量	改善免疫抑制性疾病
精氨酸	正常水平	增加 T 细胞数量，促进免疫应答
谷氨酰胺	正常水平	为淋巴细胞、吞噬细胞提供能源，改善肠道免疫功能，起免疫调节剂作用

发育及功能、白细胞对细菌的反应、吞噬细胞的吞噬功能、异体移植的排斥反应。

矿物质　多种微量元素都参与免疫应答，缺乏时导致免疫功能减退。铁缺乏可导致多种免疫异常，降低免疫应答，如：抑制迟发型高敏反应和中性粒细胞和吞噬细胞的杀菌能力、抑制淋巴细胞增殖、减少淋巴细胞数量、抑制白细胞介素的释放、导致淋巴样组织萎缩等。可影响核糖核酸酶活性，胸腺、脾、肝脏蛋白质合成减少，影响抗体生成。锌缺乏影响体液及细胞免疫，可引起免疫器官组织萎缩，T细胞数量减少及活性下降、抑制迟发型高敏反应、影响胸腺素的产生、自然杀伤细胞活力下降、白细胞介素减少等。母亲补充锌可改善新生儿的免疫状态、降低新生儿疾病的发病率和婴儿感染发生率、降低感染性疾病的发病率和死亡率。但是，过多的锌摄入对免疫功能有不利影响。给予健康成年人高锌补充剂会影响淋巴细胞增殖、降低中性粒细胞的趋化性和吞噬能力。硒与免疫功能的关系研究得比较多，已证实硒有明确的免疫增强和抗肿瘤作用。硒缺乏会影响T淋巴细胞对有丝分裂原刺激的反应性而影响细胞增殖、降低吞噬细胞的趋化性和氧化还原状态、血清IgG和IgM浓度下降、中性粒细胞杀菌能力下降；补充硒可改善免疫功能，降低肺癌、肠癌和前列腺癌发生的危险。铜是多种酶的组成成分，如超氧化物歧化酶（superoxide dismutase，SOD）、细胞色素氧化酶、单胺氧化酶等，其中SOD催化超氧化自由基的歧化反应，防止毒性超氧化自由基堆积，从而减少自由基对生物膜的损伤。细胞色素氧化酶是线粒体传递链的末端氧化酶，其催化活性的下降导致氧化磷酸化作用减弱，后者可直接破坏免疫活性细胞的功能。SOD在吞噬细胞杀伤病原微生物过程中起重要作用。铜缺乏还可导致吞噬细胞抗菌能力减弱、胸腺素和白细胞介素的分泌减少、淋巴细胞增殖抑制，抗体合成减少、自然杀伤细胞活性降低等。

营养与继发性免疫缺陷病

营养不良可以降低免疫功能，削弱机体抗感染能力，使人体处于易感状态，而感染导致的机体消耗以及对胃肠道的不良影响可以加重营养不良，形成恶性循环。多数疾病和状态可伴发继发性免疫缺陷病，包括感染（风疹、麻疹、麻风、结核病、巨细胞病毒感染、球孢子菌感染等）、恶性肿瘤（霍奇金病、急性及慢性白血病、骨髓瘤等）、自身免疫性疾病（系统性红斑狼疮、类风湿关节炎等）、蛋白丢失（肾病综合征、蛋白丧失肠病）、免疫球蛋白合成不足、淋巴细胞丢失（因药物、系统感染等）以及其他疾病（如糖尿病、肝硬化、亚急性硬化性全脑炎）和免疫抑制治疗等。继发性免疫缺陷病可以是暂时性的，当原发疾病得到治疗后，免疫缺陷可恢复正常；也可以是持久性的。继发性免疫缺陷由多因素参与而致，例如肿瘤伴发的继发性免疫缺陷病可由于肿瘤、抗癌治疗和营养不良等因素所致。全球性公共卫生难题——艾滋病也属于继发性免疫缺陷病，以下以该病为例对继发性免疫缺陷病进行介绍。

获得性免疫缺陷综合征（acquired immunodeficiency syndrome，AIDS）简称艾滋病，是由人类免疫缺陷性病毒（human immunodeficiency virus，HIV）引起的病毒性传染病。病理基础是免疫缺陷。HIV病毒直接侵犯人体免疫系统，杀伤CD4淋巴细胞，引起机体免疫衰竭，诱发多种合并症，最终导致死亡。主要传染途径为：①性接触感染，最为常见，占95%以上。②共用HIV污染针头。③输血和血制品的应用。④母体病毒经胎盘感染胎儿或通过哺乳、黏膜接触等方式感染婴儿。该病的危险性主要在于机会性感染所引起的严重后果。该病的特点为T细胞免疫缺陷伴机会性感染和/或继发性肿瘤。AIDS的预后差，病死率达100%。

艾滋病流行情况　该病自1981年首先由美国疾病控制中心报道以来，不仅在美国而且在全球日益蔓延。1985年中国发现了首例输入性HIV感染者，以后陆续在各个省区发现艾滋病患者。根据2010年世界卫生组织报告的数据显示，全球范围内已经有199个国家和地区报告有HIV/AIDS。截至2017年，全球有超过3690万艾滋病患者，其中新发病例180万，非洲仍然是艾滋病高发地区；有2570万HIV感染者，2/3新发病例在非洲；有94万人死于HIV相关疾病。截至2018年第一季度，中国大陆报告的现存活HIV感染者和艾滋病患者分别为460 551和329 066例，报告的死亡病例为245 498例。

艾滋病与膳食营养的关系　营养状况是决定AIDS患者生存时间长短和生存质量的重要因素之一。严重营养不良是AIDS后期的常见症状，消瘦是AIDS晚期患者最突出的特征之一。营养状态不是患AIDS的直接决定因素，但是在感染早期可影响机体对HIV的易感性。营养缺乏特别是维生素

A、维生素 B_6 以及维生素 B_{12} 的缺乏，与免疫功能缺陷有关，并可加速 AIDS 的进程。AIDS 患病后会影响人体的消化吸收功能，同时精神压力致摄食量减少，两者均可导致营养不良，而营养不良进一步削弱免疫功能，加上病毒感染对免疫功能的直接抑制作用，患者机会性感染的发生率明显增加，加剧营养不良。

艾滋病临床表现　发热、乏力、咽痛、体重下降、腹泻、全身不适等症状，个别有头痛、皮疹、脑膜脑炎或多发性神经炎，颈、腋下、枕部有肿大淋巴结类似传染性单核细胞增多症，肝脾肿大。患者常因食欲缺乏、肠道吸收功能减退、机体代谢率增加，蛋白质和能量不能满足身体需要而消瘦（皮下脂肪减少甚至肌萎缩）。50%患者有肺部机会性卡氏肺孢子菌感染，其他机会性病原有曲霉、白色念珠菌、隐球菌、巨细胞病毒、疱疹病毒和弓形虫等。此外，约有 1/3 患者有多发性卡波西肉瘤、淋巴瘤等。

艾滋病诊断　结合流行病学史（不安全性生活史、静脉吸毒、与 HIV/AIDS 有密切接触史、输过未经 HIV 抗体检测的血液或血液制品、HIV 抗体阳性者所生子女），和上述临床表现，实验室检查发现周围血白细胞总数下降、淋巴细胞升高、可见异常淋巴细胞，CD4$^+$ 细胞 < 200/μl，CD4$^+$/CD8$^+$>1，HIV 抗体由阴性转为阳性可诊断 AIDS。

艾滋病膳食防治　营养缺乏症患者免疫力低下，是各种感染包括 HIV 感染的易患人群，而患 AIDS 后又进一步加剧营养不良。为了打破营养不良和免疫功能低下的恶性循环，应给予 AIDS 患者营养支持。营养状况是决定 AIDS 患者生存时间长短和生存质量的重要因素之一。对 AIDS 患者给予营养支持的目的在于促进体内蛋白质合成，为免疫功能恢复提供必要营养，贮存能量以维持器官功能。AIDS 患者的膳食应该以高能量、高蛋白质、食物多样、均衡为原则。能量应比常人增加 10%~15%，蛋白质的摄入量应该是常人的 1.5~2 倍。要增加肉、蛋、奶及豆类食物的摄入。因患者多处于能量负平衡状态，不必担心膳食高脂肪的问题，脂肪供能占总能量的百分比应较正常人高。可提供高糖饮食（糖浆、蜂蜜等）。增加蔬菜水果，特别是富含 β-胡萝卜素、维生素 C、维生素 E、锌、硒的食物以提高免疫功能。因患者的胃肠道功能减退，进餐量和餐次分配要科学合理，少量多餐，避免一次进餐量过大而导致消化不良，每日可以进餐 5~6 次。

（李文杰　王 玲）

zhǒngliú

肿瘤（tumor）　在各种致瘤因素作用下，基因失去调控导致细胞结构、功能和代谢异常而形成的新生物。根据肿瘤细胞的生长速度、分化程度、有无转移和浸润，将肿瘤分为良性与恶性，后者通常生长速度快、低分化、易发生转移和浸润。恶性肿瘤发生于上皮细胞者称癌，占所有恶性肿瘤的 90%以上；起源于间叶细胞者称肉瘤。

恶性肿瘤是继心血管病之后的威胁人类生命的第二大类疾病，发病率明显升高。据世界卫生组织的《全球癌症报告 2014》，癌症是影响全球发病率和死亡率的主要原因，2012 年全世界大约有 1400 万新发癌症病例，癌症相关死亡有 820 万例。2018 年全球癌症新发病例 1810 万，其中发病率位于前五位的是肺癌、乳腺癌、结直肠癌、前列腺癌、胃癌；死亡约 900 万，其中死亡率位于前五位的是肺癌、结直肠癌、胃癌、肝癌、乳腺癌。全球范围内癌症发病率有明显地区、性别差异。亚洲癌症发病率占全球的 48.4%，2018 年亚洲和中国的肝癌发病率分别占全球新发病例的 72.5% 和 46.9%，死亡率分别占全球的 72.4% 和 48.7%。男性五种最常见癌症分别为肺癌、前列腺癌、结肠直肠癌、胃癌和肝癌，女性五种最常见癌症分别为乳腺癌、结肠直肠癌、肺癌、子宫颈癌和胃癌。

与膳食营养的关系　恶性肿瘤的发生受多种因素的综合影响，既有环境因素也有机体内部影响，包括遗传因素和精神心理因素。环境因素中，饮食、吸烟、酗酒及静态生活方式在癌症的发生中起重要作用。其中，35% 的癌症发病可以通过膳食营养干预预防。

能量　摄入能量过多（如超重、肥胖）者患乳腺癌、结肠癌、胰腺癌、子宫内膜癌、前列腺癌的危险性增加，增加运动量能降低结肠癌、乳腺癌、肺癌的危险性。

脂肪　膳食脂肪摄入量与结肠癌、直肠癌、乳腺癌、肺癌、前列腺癌的危险性呈正相关。饱和脂肪酸和动物性油脂摄入可增加肺癌、乳腺癌、直/结肠癌、子宫内膜癌、前列腺癌的风险。

蛋白质　食物蛋白质摄入过低与食管癌、胃癌高发相关，摄入过高与肠癌、乳腺癌、胰腺癌高发相关。

碳水化合物　高淀粉食物摄入与胃癌发病相关，但与肠癌和乳腺癌的发病率呈负相关。膳食纤维通过其在肠道内吸附致癌物质、增加肠内容积、稀释致癌物质，可降低直/结肠癌发病率。食用菌类多糖有提高免疫功能，起一定的防癌作用，海洋生物多糖有抑制肿瘤细胞增殖作用。

矿物质和维生素 硒有抗氧化活性，可抑制肿瘤生长，摄入量与多种癌症的发病率呈负相关。锌摄入不足或过高均可影响免疫功能。铁摄入过多可能增加肠癌的发病危险。

膳食模式 全球各地区的膳食模式有很大差别，不同膳食模式的国家和地区，其癌症发生率与发生部位不尽相同。

东方膳食模式 主要指大多数发展中国家的膳食模式。特点是，以谷类为主食，富含淀粉的食物占总能量的 50%～60%，脂肪占 23%～25%，肉类消费量仅占 3%～14%，蔬菜水果占 20%。以食管癌、胃癌高发为主，乳腺癌、前列腺癌较少。膳食模式的改变对癌症谱有明显的影响，以中国为例，随着经济发展，生活水平的提高，谷类和蔬菜水果摄入减少、肉类与脂肪和酒精摄入增加，乳腺癌、结肠癌和前列腺癌的发病率在过去 20 年间明显增加。

经济发达国家膳食模式 主要为包括美国、澳大利亚、新西兰等国家在内的经济发达国家的膳食模式，其特点是，高脂肪、低碳水化合物，谷类食物摄入仅占总能量的 23%～25%，脂肪占 36%～37%。肉类消费量占 10%～20%，蔬菜水果仅占 5%～6%，糖占 16%，酒占 5%。乳腺癌、结肠癌、前列腺癌发病率高，胃癌、食管癌发病率低。

日本膳食模式 动植物食物较为平衡的膳食结构，以日本为代表。既保留了东方膳食的特点，也吸收了西方膳食的优点，膳食少油、少盐、多海产品，蛋白质、脂肪和碳水化合物的供能比例合适，膳食结构合理。

地中海膳食模式 主要是地中海周边的国家，如希腊、法国、葡萄牙、西班牙等的膳食模式，其膳食特点是，蔬菜水果及豆类、块根类摄入较多，小麦是主要能量来源（占总能量的 25%），鱼类和海产品消费量较多，橄榄油摄入较多。膳食总脂肪摄入量占总能量的 40%，其中脂肪和植物油占 19%，其他脂肪来源为肉类及乳类。各种癌症死亡率明显低于西欧和北美国家，原因可能与其摄入较多橄榄油和鱼类有关，前者富含单不饱和脂肪酸和橄榄多酚，后者富含 n-3 系列脂肪酸。

加工烹调 食物的加工、烹调不当可增加某些癌症的危险度。食用油高温加热产生的油烟雾、烧烤食物产生的多环芳烃类物质、蛋白质高温裂解产生的强致突变物质均可诱发恶性肿瘤。盐腌制食品（鱼、咸菜、火腿等）含大量的氯化钠、亚硝酸盐，其摄入量与胃癌的发生密切相关。

临床表现 癌症患者能量消耗增加，易出现消瘦、体重减低。还可出现多种代谢异常，例如，胰岛素释放不足，血糖清除延迟而发生糖耐受不良；脂肪分解增加、合成减少，高脂血症。肌肉蛋白质合成减少、分解增多。患者血中抗氧化营养素如维生素 C、维生素 E、β-胡萝卜素、硒以及锌水平通常很低。

诊断 主要依据病史、体格检查和辅助检查。病史应包括年龄、职业、生活习惯、婚育史、家族史及既往病史。吸烟史、矿工职业、石棉作业等有助于肺癌的诊断。体格检查发现的体表肿块可能是肿瘤瘤体或转移的淋巴结，根据肿块的大小、质地、与周围组织的关系有助于对肿瘤性质的判断。超声波、X 线、磁共振、CT 扫描等影像学资料有辅助诊断价值，内镜可直观发现肿瘤并通过组织活检辅助确诊。瘤体组织的病理学检查是癌症的确诊依据。一些肿瘤相关血液检测指标也可以辅助诊断。

恶性肿的瘤预后不佳，早期诊断非常重要。下列征象为公认的肿瘤发病信号：①吞咽困难，胸骨后灼痛，进行性食欲缺乏，上腹部不适，新出现的胸腹痛。②尿便习惯改变，特别是新出现便血和血尿。③刺激性咳嗽，经久不愈的痰中带血。④身体任何部位，包括舌、黏膜自发性溃疡超过一个月仍不愈合或外伤后局部肿胀迟迟不消退。⑤异常出血，包括回缩性鼻血、阴道不规则出血、乳头血性排液。⑥身体任何部位出现肿物、增厚、结节。⑦进行性头痛，伴呕吐及视力障碍。⑧原因不明声音嘶哑。⑨黑痣迅速增大、破溃、出血。⑩原因不明的发热、贫血、体重下降。

膳食防治 保持平衡膳食，增加保护性食物的摄入，提高机体免疫力，减少致癌物和致癌物前体的摄入，可达到膳食防癌目的。世界癌症研究基金会和美国癌症研究所 2007 年联合出版的《食物、营养与癌症预防》给出了可供全球范围内参考的癌症预防宣教指南，提出了 8 条通用的和两条特殊的癌症预防目标和建议，以期降低人群的癌症发生率。

身体肥胖度 在正常体重范围内尽可能瘦。提倡婴儿母乳喂养，并保持从童年期到青春期的体重适宜，到 21 岁时使体重能处于正常体质指数（BMI）的低端，从 21 岁起保持体重在正常范围，整个成年期避免 BMI 增长和腰围增加。

身体活动　将从事积极的身体活动作为日常生活的一部分。建议每天进行至少 30 分钟的中度身体活动（相当于快走），随着身体适应能力的增加，每天进行 60 分钟或以上的中度身体活动，或者每天进行 30 分钟或以上的重度身体活动，保持体力活动水平（PAL）高于 1.6（PAL ＝ 总能量消耗/基础代谢率），避免久坐（指 PAL≤1.4）。

限制摄入高能量密度的食物，避免高糖饮料　通过适当的膳食选择预防和控制体重增加、超重和肥胖。建议膳食的平均能量密度低于 523kJ/100g。少吃高能量密度的食物，避免喝含糖饮料。

膳食以植物来源的食物为主　植物来源为主的膳食指富含营养素、膳食纤维（包括非淀粉多糖）和低能量密度的植物性食物为主的膳食。建议每人每天至少吃 5 份（400g 以上）不同种类的非淀粉蔬菜和水果，每餐吃相对未加工的谷类和/或豆类，限制精加工的淀粉类食物。以淀粉类或根茎类食物为主食者，应保证足够的非淀粉蔬菜水果和豆类的摄入。最好摄入各种不同颜色的非淀粉蔬菜和水果，包括番茄类和葱属蔬菜。通过相对未加工的谷类和/或豆类平均每天获得 25g 非淀粉多糖。超过两万种不同的植物化学物有潜在的抑制肿瘤作用。这些植物化学物安全，且能够作用于多个细胞通路，从水果和蔬菜中已经鉴定出来的主要具有抑制肿瘤作用的植物化学物有：胡萝卜素、白藜芦醇、槲皮素、水飞蓟素和吲哚-3-甲醇等。

限制红肉摄入，避免摄入加工的肉制品　主要指牛、羊和猪肉。红肉中含易吸收的血红素铁，大量摄入可导致氧化应激增强并因此导致 DNA 氧化损伤而诱发癌症。膳食中过量的血红素铁可诱导结肠细胞的过度增殖。加工肉类主要指用烟熏、风干、盐腌或加入防腐剂而保存的肉制品（多指红肉类）。亚硝酸盐能和氨基酸的降解产物发生反应生成 N-亚硝基化合物，可在肉类腌制过程中形成，也可在机体内（尤其是胃）由膳食中的亚硝酸盐（或硝酸盐）转变而成。多种 N-亚硝基化合物对人有致癌性。肉类在高温烹调过程中会形成杂环胺，能增加患癌症风险。肉类烹调温度决定了杂环胺产生的量，经过煎、明火烤和炭火烤制的肉食所产生的杂环胺最多。吃红肉者，建议平均每周摄入量小于 500g，尽可能少吃加工的肉类制品。

限制含酒精饮料的饮用量　酒精的活性代谢产物（如乙醛）有致癌作用；可通过前列腺素合成、脂质过氧化和氧自由基的生成诱发癌症；还能作为溶剂增加其他致癌物分子渗入黏膜细胞。大量饮酒可致一些必需营养素的缺乏，使组织对致癌物的作用更敏感。酒精是烟草的协同致癌物，烟草可致 DNA 发生特异性突变，这些突变在酒精存在时无法有效修复。建议如果饮酒，要适量。男性每天不超过两份、女性不超过一份（含乙醇 10～15g）。儿童和孕妇禁止饮酒。

限制盐的摄入量，避免霉变谷类和豆类摄入　建议每人每天食盐摄入量低于 6.0g。限制摄入含盐的加工食品。尽量不用腌制的方法保存食品。黄曲霉毒素污染的食物是肝癌高发的主要原因。

要正确存放、加工粮谷类食品，防止发霉。不要吃霉变的谷类和豆类。

膳食补充剂　尽管高剂量补充剂对人体可能有保护作用，但也可能诱发癌症。对于健康人群，最好通过高营养素膳食解决营养素摄入的不足。对特别有需要的或某些营养素吸收不良者，可在医师或营养师指导下使用补充剂。

特殊建议一：母乳喂养　生命早期，人乳能最好的维持和增进健康以及预防其他疾病。母乳喂养对母亲和婴儿均有保护作用。哺乳能预防母亲各年龄段患乳腺癌。建议进行完全母乳喂养 6 个月，之后在添加辅食的同时继续母乳喂养。

特殊建议二：癌症幸存者遵循癌症预防的建议　所有癌症幸存者需要接受合格专业人员的营养指导。遵循以上 8 项关于膳食、健康体重和身体活动的建议。癌症患者应尽量做到合理营养、食物多样、多吃高蛋白、低动物脂肪、易消化的食物及富含维生素的新鲜水果、蔬菜，不吃陈旧变质或刺激性的食物，少吃熏、烤、腌泡、油炸、过咸的食品。

（李文杰　王　玲）

tòngfēng

痛风（gout）　可逆性尿酸盐晶体异常沉积性疾病。嘌呤代谢长期紊乱导致高尿酸血症，并由此引起反复发作性急性关节炎、痛风石沉积、慢性关节炎和关节畸形，常累及肾引起慢性间质性肾炎和尿酸盐结石形成。痛风常与肥胖、血脂紊乱、糖代谢异常、高血压、冠心病并存，是代谢综合征的危险因素之一。痛风有家族性发病倾向，10%～25%的患者有阳性家族史，属常染色体显性遗传。但多数病例没有遗传史，而后天因素如膳食、饮酒、疾病等与本病的发生有关。凡能引起嘌呤合成或尿酸形成增加、和/或使尿酸排泄减少的代谢缺陷、疾病或药物，如高嘌呤饮食、酒精摄入、肥胖、高血压、慢性肾衰竭、糖尿病酸中毒、利尿剂、水杨酸制剂使用等，均有可能导致高尿酸血症。

全球范围内都有发病，发病率有种族差异，黑人发病率高于白人。进入20世纪90年代以来，亚洲国家如中国、日本、印度尼西亚等国家的痛风发病率上升速度较快。日本人和中国台湾土著居民发病率较高。男性45岁后发病率明显升高，女性发病率低于男性。中国缺乏全国的痛风流行病学资料，2003年上海4个社区15岁以上的人群调查，年龄性别标化后痛风患病率为0.22%；2004年山东沿海地区20岁以上人群年龄标化后痛风患病率为男性2.4%，女性0.44%。

与膳食营养的关系 超重/肥胖是痛风、高尿酸血症的危险因素，体质指数与痛风发病率成正相关。肥胖者血尿酸比相同年龄、性别的非肥胖者高，经饮食控制后尿酸可以降低。饮食中蛋白质含量过高可导致高尿酸血症及诱发痛风急性发作。原因可能为蛋白质摄入过多或核酸分解增多。高脂肪饮食导致血中脂肪增加，血酮浓度升高，可以抑制尿酸通过肾排泄；高碳水化合物摄入使5′-磷酸核糖增加，磷酸核糖焦磷酸增加，后者作为嘌呤合成的底物使嘌呤合成增加，分解后尿酸产生量增加。酒精能诱发高尿酸血症，当血中酒精浓度近2.2μmol/L时，即容易导致高尿酸血症。

核酸氧化分解产生嘌呤，进一步氧化形成尿酸，70%~75%的尿酸通过肾排泄。人体内的嘌呤大部分（80%）为内源性，通过食物摄入的仅占20%。痛风患者常表现为血尿酸升高，可能源于尿酸产生过多（尿酸合成酶活性增强）或尿酸排泄受限。其中，原发性痛风及高尿酸血症者有20%~25%是因尿酸生成增多所导致。肾功能减退、尿液pH值均对尿酸的排泄产生重要影响。痛风患者每天的尿酸生成量可高达2000~3000mg，远高于正常人的600~700mg，大量尿酸不能及时排出体外，使得血尿酸升高，达到超饱和状态（超过420μmol/L）时，容易在组织器官（关节周围、耳郭、肾等）沉积，形成痛风结节而影响功能。

临床表现 多见于40岁以上的男性，女性多在更年期后发病，有些患者有家族遗传史。在无症状期，仅有波动性或持续性高尿酸血症。急性痛风性关节炎是痛风最常见的首发症状。通常首次发作在夜间，多数为单关节受累，最常见于第一跖趾关节。在痛风石及慢性关节炎期，痛风石是特征性临床表现。痛风石又名痛风结节，为尿酸盐结晶沉积于软组织，引起慢性炎症及纤维组织增生形成的结节肿。最常见于耳郭，亦多见于第一跖趾关节、指、腕、肘及膝关节等处，也可在关节附近的滑囊膜、腱鞘与软骨内发现。痛风石大小不一，小的如芝麻，大的如鸡蛋。指、趾关节因反复发作关节炎及慢性炎症而畸形。痛风的肾病变，主要表现为痛风性肾病和尿酸性肾石病。

诊断 男性和绝经后女性血尿酸>420μmol/L、绝经前女性尿酸>350μmol/L可诊断为高尿酸血症。中老年男性如出现特征性关节炎表现、尿路结石或肾绞痛发作，伴高尿酸血症应考虑痛风。关节液穿刺或痛风石活检证实为尿酸盐结晶可诊断为痛风。X线、CT或磁共振扫描对明确诊断有价值。急性关节炎期诊断有困难者，秋水仙碱试验性治疗有诊断意义。中国临床诊断痛风的标准参照2015年美国风湿病学会和欧洲抗风湿疾病联盟共同制定的痛风分类诊断标准，金标准为偏振光显微镜镜检证实在（曾）有症状关节或滑囊或痛风石中存在尿酸钠结晶；有至少一个外周关节或滑囊肿胀、疼痛或压痛。诊断标准：①中年肥胖。②单关节炎反复发作，首次多为第一跖趾关节。③起病突然，关节红肿热痛，活动受限，日轻夜重。④反复发作，关节肥厚、畸形、僵硬。⑤耳郭、关节附近、腱鞘软骨内、皮下组织有痛风结节。⑥高尿酸血症，男性和绝经后女性血尿酸大于420μmol/L、绝经前女性血尿酸大于350μmol/L。⑦发作可自行停止。⑧秋水仙碱治疗有效。⑨X线检查可见关节附近骨质中有穿凿样、虫蚀样缺损。

膳食防治 治疗目标是减少尿酸产生、增加尿酸排泄。控制能量摄入，达到并维持理想体重，但也要避免过度饥饿诱发过多酮体产生而影响尿酸排泄。出现高尿酸血症性肾病时，有肾功能不全者，要选择低蛋白饮食，以免加重肾脏负担。暴饮暴食或一次进食过多肉类，常常为痛风性关节炎急性发作的诱因。进食肉类时应将汤汁弃掉以减少嘌呤摄入。痛风患者应该按膳食指南的建议，控制膳食脂肪及饱和脂肪酸的摄入量。合理分配热能营养素的供能比，供给充足能量避免饥饿性酮症的发生。

应避免高嘌呤食物的摄入。急性期每日嘌呤摄入量须控制在150mg以下。缓解期适当放宽，但是每日肉类摄入量仍以不超过120g为宜。避免含高嘌呤的动物内脏、鱼类、浓汤汁的摄入。多数植物性食物如各种蔬菜、水果、马铃薯、甘薯、海藻等含较多的钠、钾、钙、镁，在体内氧化生成碱性离子，被称为碱性食物。增加碱性食物的摄入，可提高尿液pH值，有利于尿酸排泄。大量液体摄入有利于尿酸排泄和预防尿酸盐肾结石。每天饮水量应>2000ml，有肾结石者应>3000ml。液体种类可为普通水、蔬菜汁、水果汁、淡茶、豆浆等。乙醇代谢使血乳酸浓度升高，可抑制肾小管分泌尿酸，使尿酸排泄减少。啤酒富含嘌呤，可使血尿酸明显升高。因此，痛风患者应禁酒。

(李文杰 王玲)

gǔzhì shūsōng

骨质疏松（osteoporosis） 以骨强度受损，骨折危险性增加为特征的骨骼代谢性疾病。特点是单位体积内骨组织量减少，骨皮质变薄、海绵骨骨小梁数及大小均减少，髓腔增宽，骨骼荷载能力下降而产生腰背、四肢疼痛，脊柱畸形甚至骨折。病理改变以低骨量及骨组织微结构蜕变为特征。

全球约有2亿人受到骨质疏松的威胁，有7500万人患骨质疏松症。2000年，中国的华北、华东、中南、西南、东北五地区48 615人的流行病学调查结果显示，40岁以上人群骨质疏松患病率男性为11.5%，女性为19.9%，60岁以上人群的骨质疏松患病率男性为15%，女性为28.6%。2006年的全国调查结果显示，50岁以上人群男性和女性骨质疏松发生率分别为14.4%和20.7%。

美国50岁以上人群中有1/3的女性和1/12的男性患有不同程度的骨质疏松。全球50%的骨质疏松症发生于亚洲国家。

与膳食营养的关系 骨量受遗传、营养、运动、激素调节及疾病的影响。遗传因素对骨密度和骨代谢有很大影响，约70%的骨量取决于遗传因素。非遗传因素中，膳食和运动对骨密度影响较大。膳食因素能影响峰骨量和年龄相关的骨量丢失。

蛋白质摄入与骨密度密切相关，骨基质含大量蛋白质，低蛋白摄入可加速骨量的丢失，蛋白质营养不良是峰骨量减少、骨质疏松的主要原因之一，但摄入蛋白质过多可导致尿钙排泄增加，钙缺乏会导致骨量减少。膳食纤维影响肠道钙吸收，过多摄入富含膳食纤维的食物有增加骨质疏松的风险。增加钙摄入量可使骨密度增加，特别是青少年补钙可明显提高峰值骨密度。青年时期峰骨量的高低和中老年阶段骨丢失速度是骨质疏松发生的主要影响因素。长期低钙导致血钙降低，甲状旁腺激素分泌增加，骨钙动员以维持血钙，导致骨密度下降。老年人骨质疏松的发生与膳食摄入量，特别是奶制品的摄入减少、肠道和肾钙吸收能力减退等有关。

钙、磷是骨骼构成的重要成分，儿童膳食钙摄入不足会影响骨的正常发育。妇女摄入钙不足易导致骨质疏松，给绝经前妇女补钙可以明显减少骨质疏松导致的骨折发生率。绝经后妇女单纯提高钙的摄入量对骨钙的快速丢失难以奏效。接受雌激素替代疗法的绝经期妇女补钙可以使体内钙代谢处于平衡状态。补钙可以减少老年人因骨质疏松而导致骨折的风险。磷摄入增加可以降低

肠道对钙的吸收以及减少肾合成$1, 25 (OH)_2D_3$，不利于骨钙的沉积。

膳食纤维影响肠道钙吸收，过多摄入富含膳食纤维的食物可增加骨质疏松的风险。

维生素D可通过食物摄入，也可以通过皮肤合成，促进肠道吸收钙、促进成骨细胞的矿化，有利于骨质疏松的预防。老年人户外活动少，摄食量少，体内维生素D不足为其骨质疏松高发的原因之一。维生素K参与骨基质的形成，其缺乏导致骨生成障碍，易发生骨折。运动可增加峰值骨密度，特别是负重锻炼可提高峰骨量，青春发育期推迟则使峰骨量下降。

临床表现 轻者无症状，较重患者出现腰背疼痛、乏力或全身骨痛症状。常因轻微活动、创伤、弯腰、负重、挤压或摔倒后发生骨折。并发症有胸廓、脊柱畸形，常伴胸闷、气短、呼吸困难、甚至发绀等。肺活量、肺最大换气量和心排血量下降，易并发上呼吸道和肺部感染。

诊断 详细的病史和体检是临床诊断的基本依据，但是确诊有赖于X线检查或骨密度测定，骨密度低于同性别峰骨量的1个标准差（SD）以上但小于2.5个SD者为低骨量，低于峰骨量的2.5个SD以上者可诊断为骨质疏松，骨质疏松伴骨折可诊断为严重骨质疏松。骨质疏松性骨折的诊断主要根据年龄、外伤骨折史、临床表现及影像学检查。CT和磁共振对椎体骨折和微细骨折有较大诊断价值。

膳食防治 从营养与运动等方面进行预防。预防重点在于保证足够的钙和维生素D，同时要满足机体对维生素K和蛋白质的

需要。补钙对骨密度的影响尽管在不同研究中结果不尽一致，但是总体上对骨密度增加是有帮助的，可以预防骨质疏松导致的骨折发生。不同年龄、性别、生理状态，补钙量有所不同。可以通过提高摄入富含钙的食物，如牛奶、羊奶、奶酪、酸奶、西蓝花、花椰菜等进行补钙。膳食钙的来源中，奶制品的钙比蔬菜中的钙更易吸收。每天 250g 牛奶可提供 300mg 钙，奶中的乳糖和氨基酸有助于钙的吸收。大豆制品也是良好的膳食钙的来源，其他富含钙的食品还有虾皮、芝麻酱、海带、紫菜、黑木耳、核桃和绿叶蔬菜，钙强化果汁也是良好的钙源。各种原因不能通过膳食摄入足够钙者，可摄入钙的补充剂，如柠檬酸钙、碳酸钙等，但每日摄入量以不超过 600mg 为宜。根据骨骼发育的特点，不同人群对钙的需求量有所不同。维生素 D 参与钙磷代谢的调节，其主要食物来源有鱼油及一些海鱼如沙丁鱼、鲱鱼、鲑鱼等，其他食物中含量有限。老年人较易出现维生素 D 缺乏，补钙的同时适当接受阳光照射以及摄取强化维生素 D 的奶制品、适量补充维生素 D 制剂将有助于预防老年人的骨质疏松。使用抗菌药、抗凝剂可使血清维生素 K 减少，对骨骼代谢产生不良影响。维生素 K 含量不足者，可肌内注射补充。适量蛋白质摄入有利于钙的吸收和储存、骨骼再生和延缓骨质疏松，对各年龄段人群的骨骼健康都是有益的。运动可使老年人骨量增加，可以减少中老年妇女的骨丢失。

（李文杰　王　玲）

jiǔjīng zhòngdú

酒精中毒（alcoholism）

一次大量饮酒或长期过度饮酒导致躯体和精神出现功能障碍。长期大量的饮酒会导致心肌病变、心功能衰竭、胃炎、消化性溃疡、胰腺炎、肝脏病变（酒精性肝炎、酒精性脂肪肝，甚至酒精性肝硬化），促进尿钙、尿镁排泄，导致甲状旁腺功能异常；影响骨代谢，使骨折的风险增加；导致一些肿瘤的高发，如口腔、食管、胃、肝、结肠等部位的恶性肿瘤；孕妇饮酒会导致流产、孩子出生缺陷，特别是中枢神经系统发育障碍。

世界卫生组织的全球饮酒与健康状况报告指出，2016 年全球 15 岁以上人群有 43% 的饮酒者，折合为酒精量为人均 32.8g/d，因酒死亡者有 300 万人。饮酒所带来的健康问题已经成为全球范围的严重公共卫生问题。

与膳食营养的关系　酒精主要在肝代谢，经过氧化形成乙醛、乙酸，乙醛的毒性远超过乙醇，有致突变、致癌性，酒精性肝硬化、多种肿瘤、酒精中毒都与其密切相关。酒精可导致肝损伤从而影响蛋白质、脂肪、碳水化合物的代谢。酒精中毒可导致营养不良及某些营养素缺乏。酒精性营养不良的主要原因有肠黏膜损伤、胰腺炎、肝损伤、营养素的转运利用障碍。酒精导致的肠黏膜损伤直接影响到营养物质的消化吸收及转运。酒精中毒导致的胰腺炎影响多种营养物质的消化，特别是脂肪的消化，导致脂肪消化不良及脂溶性维生素缺乏。酒精还会影响营养素在生物膜的转运效率，干扰这些营养素的利用。长期酗酒可导致一些营养素吸收不良，如叶酸、水溶性维生素缺乏及维生素 A 缺乏。酒精中毒者中常见维生素 A、维生素 D、维生素 E、维生素 K、维生素 B_1、维生素 B_6 和叶酸的缺乏。酗酒者血中维生素 A 和视黄醇结合蛋白水平降低，酒精还可影响维生素 A 原转化为维生素 A，肝细胞损伤使肝细胞内维生素 A 耗竭。酒精影响维生素 D 前体在肠道的吸收，肝损害导致 25-羟化酶活性降低，影响活性维生素 D 的合成，导致维生素 D 缺乏。酗酒者因维生素 E 吸收不良和储存减少而出现缺乏。酗酒导致肝功能不全者常见维生素 K 缺乏。由于摄入不足和酒精对红细胞内的磷酸吡哆醛的加速破坏作用，半数以上的酗酒者都有维生素 B_6 缺乏。摄入不足及吸收利用障碍是酗酒者多种矿物质缺乏的主要原因，常见的有镁、钙、锌、硒等缺乏，对骨骼代谢、机体免疫功能等方面有不利影响。

临床表现　一次大量饮酒可导致急性酒精中毒，中毒症状与饮酒量有关。血中酒精浓度为 4.4 ~ 21.5mmol/L 时，可出现情绪、人格与行为改变，肌肉运动不协调，随着酒精浓度的升高，出现恶心、呕吐、复视、共济失调、体温降低、发音困难等，血液酒精浓度达到 87.0 ~ 152.2mmol/L 可导致昏迷、呼吸衰竭，甚至死亡。长期酗酒会导致多系统病变，如原发性高血压，酒精摄入量在 30~60g/d 与血压升高之间有因果关系。大量饮酒是出血性脑卒中的独立危险因素。

酒精依赖症是对酒渴求的心理状态，可连续或周期性出现。在 12 个月中出现下列 7 项中的任意 3 项即可判定为酒精依赖症：①对酒精的耐受性增加。②出现戒断综合征或戒断症状反复出现。③比预期的饮酒量大或饮酒时间长。④强烈的饮酒欲望。⑤酒后身体状况恢复需很长时间。⑥社会的、职业的、休闲的活动因饮酒而减少或取消。⑦明知饮酒对身体和心理有伤害，仍然饮酒。

酒精中毒分为急性酒精中毒和慢性酒精中毒。急性酒精中毒是威胁生命的临床急症，需要紧急处理。一次大量饮酒常导致精神亢奋、情绪不稳甚至失控、运动不协调和肌肉震颤、血管扩张而颜面潮红、眼部充血，严重者可发展到意识模糊、抽搐、呼吸缓慢、皮肤湿冷；还可导致急性胰腺炎和急性胃炎。一些酒精敏感性高的个体，即使一次饮酒量不大也可出现急性酒精中毒，可表现为急性精神病样发作，出现幻觉和妄想，并伴攻击行为。慢性酒精中毒的表现包括震颤、谵妄、酒精中毒性幻觉症、酒精性肝硬化等。震颤、谵妄是在慢性酒精中毒的基础上的急性发作性精神障碍，可因一次大量饮酒或机体处于应激状态，如创伤、感染、激动等诱发；可有定向障碍、肌束震颤、共济失调、出汗、心动过速、血压升高等表现。酒精中毒性幻觉症以在意识清醒状态下出现幻听为特点，可持续数年。酒精性肝硬化是酒精长期作用于肝细胞而导致类似脂肪肝样的改变，继续长期大量饮酒而形成。

诊断　根据饮酒史结合上述临床表现可做出诊断。

膳食防治　广泛进行宣传教育，让大众充分了解酒精对健康的危害，大力宣传膳食指南中提出的"如饮酒应限量"的建议。对嗜酒者要逐渐减少饮酒量，防止发展为酒精依赖症。对于已经成为酒精依赖症者要采取药物、心理和行为疗法帮助其戒酒。急性酒精中毒者可以采用催吐、洗胃等方法治疗。慢性酒精中毒者

要积极纠正其营养不良、补充维生素及矿物质。

（王　玲　那立欣）

fēijiǔjīngxìng zhīfánggān

非酒精性脂肪肝（non-alcoholic fatty liver disease，NAFLD）　无过量饮酒史，以肝实质细胞脂肪变性和脂肪蓄积为特征的临床病理综合征。广义的脂肪肝是指肝细胞内脂质蓄积过多的病理状态。正常肝细胞内的脂质含量占肝湿重的2%～4%，其中14%为甘油三酯，64%为磷脂，8%为胆固醇，14%为脂肪酸。脂肪肝时，肝细胞内甘油三酯常占总脂质的一半以上。根据病因可以将脂肪肝分为急性和慢性，急性脂肪肝有妊娠脂肪肝、中毒性脂肪肝（四氯化碳、皮质激素等）及药物性脂肪肝；慢性脂肪肝可因肥胖、糖尿病、营养不良、肝脏病变等导致。根据病变分为：①单纯性脂肪肝，仅见肝细胞脂肪变性。②脂肪性肝炎，脂肪变性基础上伴肝细胞变性坏死和炎细胞浸润。③脂肪性肝纤维化，脂肪性肝炎基础上，出现中央静脉周围和肝细胞周围纤维化。④脂肪性肝硬化，继发于脂肪肝的肝小叶结构改建，假小叶及再生结节形成。NAFLD虽不属于恶性病变，但其病理学改变的最终结局有可能导致肝癌，已经引起广泛关注。

NAFLD是发达国家人群肝功能酶学异常和慢性肝病最常见的原因，40～49岁人群发病率最高。亚洲国家NAFLD患病率增长迅速且呈低龄化发病趋势，中国的上海、广州和香港等发达地区成人患病率在15%左右。

与膳食营养的关系　高脂肪高能量膳食结构、多坐少动的生活方式、胰岛素抵抗、代谢综合征都是NAFLD的危险因素。全球

脂肪肝的流行主要与肥胖症患病率迅速增长密切相关，但亚太地区NAFLD患者体质指数（BMI）和/或腰围正常的也不少见。腰围比BMI更能准确预测脂肪肝。

临床表现　起病隐匿，发病缓慢，常无症状。少数可有乏力、右上腹轻度不适、肝区隐痛或上腹胀痛等非特异性症状。严重脂肪性肝炎可出现黄疸、食欲缺乏、恶心、呕吐。部分患者可有肝大。发展至肝硬化失代偿期则其临床表现与其他原因所致肝硬化相似。

诊断　具备下列第1～5项和第6或7项中任何一项者即可诊断：①无饮酒史或饮酒折合乙醇量男性每周低于140g，女性每周低于70g。②除外病毒性肝炎、药物性肝病、全胃肠外营养、肝豆状核变性等可导致脂肪性肝病的特定疾病。③除原发疾病的临床表现外，可有乏力、消化不良、肝区隐痛、肝脾大等非特异性症状及体征。④可有超重和/或向心性肥胖、空腹血糖增高、血脂代谢紊乱、高血压等代谢综合征相关组分。⑤血清转氨酶和γ-谷氨酰转肽酶水平可有轻至中度增高，以谷丙转氨酶增高为主。⑥肝脏影像学表现符合弥漫性脂肪性肝病的影像学诊断标准。⑦肝活体组织检查组织学改变符合脂肪性肝病的病理学诊断标准。

膳食防治　积极治疗代谢相关的原发病，如糖尿病；均衡营养，避免过多能量摄入；维持理想体重，肥胖者要有计划、适度地减重；保持相对正常的血糖、血脂水平。以理想体重为基础计算能量需要，满足机体对各种营养素的需求。蛋白质、脂肪、碳水化合物的供能分别占总能量的10%～15%、20%～25%和50%～60%。每日蛋白质摄入量不

低于 60g，且优质蛋白质不低于总蛋白质的 1/3。低脂肪饮食，脂类选择以植物性油脂为主，增加单不饱和脂肪酸的摄入量，高胆固醇血症者，胆固醇摄入量不高于 150mg/d。增加膳食纤维的摄入量，可达 40～60g/d。选择富含可溶性膳食纤维的食物，如全麦粉、糙米、豆类、坚果、海带、木耳、香菇、魔芋等；摄入富含维生素 A、E 和 B 族维生素的食物。

（王　玲　那立欣）

mànxìng wèiyán

慢性胃炎（chronic gastritis）

胃黏膜慢性炎症或萎缩性炎症。临床常见，占接受胃镜检查者的 80%～90%，发病率随年龄而升高。其发生与酗酒、经常服用非甾体抗炎药、外伤、严重感染、胆汁反流、精神紧张、自身免疫、幽门螺杆菌（Hp）感染等有关，Hp 感染占多数，80%～95% 的慢性活动性胃炎患者胃黏膜中有 Hp 感染。该菌能分泌尿素酶分解尿素产生 NH_3，使其免受胃酸、胃蛋白酶的破坏，在很低的 pH 环境中得以生存。其产生的空泡细胞毒素及细胞毒素相关蛋白是重要致病因子，Hp 毒素与 Hp 的其他酶共同作用，对胃黏膜产生局部炎症反应和免疫反应，使胃黏膜遭受炎症和免疫损伤，易受胃酸、胃蛋白酶的侵袭。慢性胃炎分为慢性浅表性胃炎、萎缩性胃炎和特殊性胃炎三种类型。慢性浅表性胃炎多因急性胃炎反复发作，胃黏膜病变经久不愈而致。

与膳食营养的关系　发病与饮食关系密切，经常摄入浓茶、咖啡、辛辣刺激性食物及粗糙食物可反复刺激胃黏膜，导致炎症性改变。大部分患者经调整饮食、合理治疗可痊愈，仅少数患者发展为萎缩性胃炎。慢性萎缩性胃炎患者胃腺体萎缩，胃黏膜分泌功能低下，胃酸、胃蛋白酶和内因子分泌减少。内因子缺乏可导致维生素 B_{12} 吸收不良，诱发巨幼红细胞性贫血。

临床表现　Hp 所致慢性胃炎多无症状；有症状者表现为上腹痛或不适、腹胀、嗳气、恶心等消化不良症状，其严重程度与内镜所见及组织病理学改变并无肯定的相关性。

诊断　确诊必须依靠胃镜检查及胃黏膜活组织病理学检查。Hp 检测有助于病因诊断。怀疑自身免疫性胃炎时检测相关自身抗体及血清促胃液素可辅助诊断。

膳食防治　增加优质蛋白质摄入，注意维生素的补充，贫血时要注意补铁，如摄入富含血红素铁的动物血制品、肝、瘦肉等；选择保护胃黏膜的食物，胃酸分泌过多的浅表性胃炎可选择牛奶、豆浆、蛋汤等食物，以稀释胃酸，保护黏膜；胃酸缺乏的萎缩性胃炎可选择浓肉汤、鸡汤、酸味果汁等刺激胃酸分泌。尽量用蒸、煮、炖、烩的烹饪方法使食物细、软、烂；宜少量多餐，减轻胃的机械性负担；养成良好的进餐习惯，细嚼慢咽，充分发挥唾液功能，减轻胃的消化负担。

（王　玲　那立欣）

xiāohuàxìng kuìyáng

消化性溃疡（peptic ulcer）

胃肠道黏膜被胃酸及胃蛋白酶消化所致溃疡。98% 发生于胃和十二指肠，故又称胃溃疡和十二指肠溃疡。发病机制尚不完全明了，可能与多种因素有关，如胃酸分泌过多、幽门螺杆菌感染、胃黏膜保护能力下降、药物因素（非甾体抗炎药、糖皮质激素）、胆汁反流、遗传因素、环境因素（地理、季节、烟草、食物）和精神因素（紧张、焦虑、应激）等。其中，幽门螺杆菌（Hp）感染或非甾体抗炎药物的使用是消化性溃疡的主要产生原因，Hp 感染导致者占 70%～90%。

2002 年的调查，中国人群患病率高达 5%～10%，男性多于女性，以 20～50 岁者居多，青壮年十二指肠溃疡发病率高，中老年胃溃疡发生率高。南方高于北方。发病有一定季节性，秋冬和冬春之交高发。根除 Hp 可显著降低发病率。

与膳食营养的关系　食物种类与物理性状、摄食量、摄食行为及食品卫生等都对消化性溃疡的发生、发展有影响。摄入粗糙、过硬、过热的食物以及暴饮暴食均可造成胃黏膜机械性损伤而诱发溃疡。精制糖类的摄入与十二指肠溃疡的发生呈正相关。亚油酸提供前列腺素合成的前体物，促进胃内前列腺素合成，可保护胃黏膜。多不饱和脂肪酸、维生素 A 和维生素 C 的摄入与十二指肠溃疡发病呈负相关。吸烟、饮酒、低膳食纤维摄入、Hp 感染是十二指肠溃疡发生的危险因素。高盐食物摄入有利于 Hp 在胃内生长繁殖，是消化性溃疡的致病性膳食因素。柑橘类、胡萝卜和豆类的可溶性膳食纤维的摄入可降低十二指肠溃疡的风险。饮酒量对胃肠道功能的影响不同，少量饮酒可促进胃排空，大量饮酒可延缓胃排空、抑制肠蠕动，导致浅表性、慢性胃炎，甚至诱发消化性溃疡。酒精依赖与消化性溃疡的发生明显相关。发酵酒的琥珀酸和顺丁烯二酸有刺激胃酸和胃蛋白酶分泌的作用。含酒精饮料（主要指葡萄酒）对 Hp 和其他肠道致病菌有杀菌作用。

临床表现　多表现为反复发

作的规律性上腹疼痛，胃溃疡的疼痛常见于餐后 1 小时，经过 1~2 小时后缓解，下次进餐后症状可再现；十二指肠溃疡的疼痛多发生于两餐之间，餐后或服用抗酸药物可缓解。消化性溃疡本身不致命，但其并发症（出血、穿孔）若得不到及时救治则有生命危险。典型的消化性溃疡的特点有：①慢性病程，病史可达数年至数十年；②周期性发作；③发作时上腹痛呈节律性，表现为空腹痛即餐后 2~4 小时或（及）午夜痛。

诊断　慢性病程、周期性发作的节律性上腹痛，且上腹痛可为进食或抗酸药所缓解的临床表现是诊断的重要临床线索。单纯依靠病史难做可靠诊断，确诊有赖于胃镜检查。

膳食防治　目标是促进溃疡愈合、防止溃疡复发和减少并发症。以平衡膳食为原则，摄入充分的能量，控制脂肪摄入量，选择清淡、易消化食物，摄入足够的新鲜蔬菜和水果以增加可溶性膳食纤维。尽管多种调味料中的植物化学物有抑制 Hp 作用，但根据患者的可耐受程度决定是否摄入此类食物，原则上在溃疡活动期尽量避免辛辣刺激性食物。进餐量要控制，避免饥饿过度和暴饮暴食，养成良好进餐习惯，细嚼慢咽刺激唾液分泌，提高中和胃酸的能力，减轻食物对胃黏膜的机械性刺激。饮酒应适量，要戒烟。

（王　玲　那立欣）

dǎnshízhèng yǔ dǎnnángyán

胆石症与胆囊炎（cholelithia-sis and cholecystitis）　胆道系统最常见的疾病。两者常并存且互为因果。细菌感染和胆道机械性阻塞（胆结石或胆道蛔虫）是胆囊炎的常见原因。胆石症是胆道系统中，包括胆囊和胆管的结石性病变。胆石可存在于胆囊、胆囊管、胆总管，当结石堵塞胆管后可影响胆汁排泄，继发胆道系统细菌感染，导致急性炎症，属于临床急症。

根据成分，胆结石分为胆固醇结石、胆色素结石和混合型结石。胆固醇和胆色素结石的成因不同，前者与代谢关系密切，故又称代谢性结石，占胆结石总数的 80%。肝合成的胆固醇和卵磷脂均为非水溶性，分泌到胆汁，与胆汁酸形成微胶粒后才能溶于水，三者比例关系影响结石的形成。胆固醇结石的形成分为三个阶段，即成核期（结石产生的初期阶段，受肝和胆囊的理化环境影响）、结晶形成期（胆固醇形成结晶）、成长期（结晶聚集成肉眼可见结石）。若胆固醇含量升高或卵磷脂、胆汁酸含量减少，胆汁内的胆固醇就会处于超饱和状态而形成胆固醇结晶，形成结石。胆石症发病率随年龄而升高，女性发病率高于男性。发达国家胆石症 75% 为胆固醇型，且多为胆囊内结石。

与膳食营养的关系　胆石症多见于肥胖合并高血脂者，大量胆固醇不能转化为胆汁酸，胆汁中胆固醇含量增高是形成胆结石的基础。高胆固醇膳食（每日 500~1000mg，连续 3 周）可增加胆汁中胆固醇的饱和度而使得胆石症的风险增加。高饱和脂肪酸、高反式脂肪酸膳食与胆石症的发生相关。多不饱和脂肪酸、必需脂肪酸可降低胆汁中的胆固醇饱和度而使胆石症的风险下降。精制糖类（蔗糖、果糖）也可使胆汁中胆固醇饱和度增加，患胆石症的风险提高。经常（每周 5 次及以上）摄入坚果者，胆石症发生率明显低于不常摄入者。肥胖是胆石症的危险因素，但是过快减肥（每周超过 1.5kg）也会增加胆石症的风险，因为过快减重可致胆囊中胆固醇与胆盐的比例升高及胆囊收缩减弱而引起胆汁淤积。高胰岛素血症可增加肝胆固醇的分泌和胆汁中胆固醇饱和度，减弱胆囊收缩功能而促进胆石症形成。素食者胆石症发生率较低，其含有的植物蛋白质可能是重要保护因素。膳食纤维可促进胆汁排泄，为胆石症的保护因素。咖啡因有降低胆石症风险的作用。维生素 C 是 7α-羟化酶（胆固醇转化为胆汁酸的限速酶）的辅助因子，大剂量（2g/d）服用可以促进胆固醇转化为胆盐、提高胆汁中磷脂水平、明显延长结石成核时间而防治胆石症。

胆色素结石的主要成分是胆红素，胆汁及大肠埃希菌中有 β-葡萄糖醛酸酶，可使结合胆红素水解为非结合胆红素，后者不溶于水，可与钙离子结合成为胆红素钙盐而沉淀，形成结石核心。胆汁中的葡萄糖二醛-1,4-内酯是 β-葡萄糖醛酸酶的抑制物。低蛋白质、低脂肪膳食时胆汁中的葡萄糖二醛-1,4-内酯减少，导致非结合胆红素增多，利于结石的形成。胆道蛔虫可将大肠埃希菌带入，细菌中的 β-葡萄糖醛酸酶导致大量非结合胆红素形成，虫体和虫卵本身可成为胆石的核心。胆道蛔虫、胆道感染是胆色素性结石胆石症的常见原因。

临床表现　急性胆囊炎主要症状为右上腹持续性疼痛，常有右肩放射痛，伴恶心呕吐。腹肌紧张或强直。慢性胆囊炎有些病例缺乏临床症状，有些有右上腹隐痛、腹胀、嗳气和厌食，进食高脂膳食后消化不良明显。胆石症可反复发作，可无症状或间歇性右上腹钝痛，结石阻塞胆囊管时发生绞痛并向右肩放射，常伴恶心、呕吐、发热甚至黄疸。

诊断 根据临床表现结合胆囊影像学检查结果可诊断。

膳食防治 以低脂肪、低胆固醇、充足能量、适量优质蛋白质提供足够必需氨基酸为原则。食物选择以清淡、少刺激性食物为宜，急性发作期宜选择高碳水化合物的流质、半流质食物。非急性期、无胆管梗阻时可摄入适量植物性油脂以维持胆囊正常功能，但要避免油炸食品，适量增加碳水化合物摄入以满足能量需求。动物内脏和脑属高胆固醇食物，应避免摄入。摄入富含维生素的食物，如富含维生素 C 的食物可提高 7α-羟化酶的活性，促进胆固醇的代谢，丰富的维生素 A 有利于维持胆道系统上皮的完整性和促进损伤修复。胆囊炎慢性期摄入丰富的膳食纤维有利于刺激肠蠕动，促进胆盐排泄。

（王 玲 那立欣）

mànxìng yíxiànyán

慢性胰腺炎（chronic pancreatitis，CP） 胰腺组织和功能的持续性损害。其病理特征为胰腺纤维化，最终导致胰腺内外分泌功能障碍甚至永久消失。发达国家以酗酒为主要病因，刺激胰液和胰酶分泌、胰腺腺泡的直接毒性作用、十二指肠壶腹部水肿导致胰管阻塞等被认为是酒精导致慢性胰腺炎的可能机制。中国近半数的慢性胰腺炎是胆道系统疾病导致，胆石阻塞胰胆管使得胰液排出受阻，胰腺腺泡破裂、胰腺组织受损。人群发病率为 0.04%~5%，男性多于女性，多发生于中老年人。

长期高脂膳食是此病的诱因之一。慢性胰腺炎致胰蛋白酶和胰脂肪酶不足，影响蛋白质和脂肪的消化吸收而出现消化不良、脂肪泻，并因脂肪吸收障碍而影响脂溶性维生素，特别是维生素 D 的吸收。慢性胰腺炎病变累及到胰岛时，可引起糖耐受不良甚至糖尿病。患者常因疾病反复发作时限制饮食致营养素摄入不足，和同时存在的消化吸收不良共同作用造成营养不良，导致多种营养素，如维生素 A、维生素 E、B 族维生素和硒缺乏。慢性胰腺炎的病程常超过数年。

临床表现为无症状期与症状轻重不等的发作期交替出现，也可无明显症状而发展为胰腺功能不全。典型病例可出现五联症：腹痛、胰腺钙化、胰腺假性囊肿、脂肪泻及糖尿病。约 60% 的患者有糖耐量异常，50% 的慢性胰腺炎患者有糖尿病。尚无慢性胰腺炎的早期诊断检查手段。2018 年中国慢性胰腺炎诊治指南提出，主要诊断依据有：①影像学典型表现（胰腺钙化、胰管结石、胰管狭窄或扩张等）。②病理学典型改变（胰腺腺泡组织减少和纤维化）。次要诊断依据有：①反复发作上腹痛。②血淀粉酶异常。③胰腺外分泌功能不全表现。④胰腺内分泌功能不全表现。⑤基因检测发现明确致病突变。⑥大量饮酒史（达到酒精性慢性胰腺炎诊断标准）。主要诊断依据满足一项即可确诊，影像学或组织学表现不典型者，同时次要诊断依据至少满足 2 项亦可确诊。

患者的膳食应该以低脂、富含优质蛋白质和维生素、易消化食物为主，严格禁酒，避免辛辣刺激性食物，为减轻胰腺分泌负担，可少量多餐方式进食。合并糖尿病则按照糖尿病的膳食原则进行饮食调控。若患者不能进食或进食量不能满足营养需求，则应考虑肠内或肠外营养支持。

（王 玲 那立欣）

rǔtáng bùnàishòu

乳糖不耐受（lactose intolerance） 小肠刷状缘乳糖酶缺乏或活力降低而不能有效地将摄入的乳糖分解为单糖，未被消化的乳糖不能被小肠有效吸收。乳糖是乳中的双糖，是新生儿主要的碳水化合物来源，摄食后经小肠黏膜上皮的乳糖酶分解产生果糖和半乳糖方可被吸收。乳糖酶缺乏者，在小肠未被分解的乳糖进入大肠，在结肠菌群所含酶的作用下发酵分解，产生 CO_2、H_2、CH_4 等气体和短链脂肪酸。产生的气体可很快弥散入血进入肺部被呼出体外，未被吸收的气体可导致腹胀。由于饮食习惯的不同及乳类食品的摄入量的差异，各国乳糖不耐受症的发生率不同。中国 3~13 岁儿童乳糖不耐受的发生率为 30.5%，成人乳糖不耐受症的发生率高于 60%。

临床表现为腹痛、腹泻、腹胀、产气增多，分为三类。①先天性乳糖酶缺乏：为罕见的常染色体隐性遗传性疾病。出生时即缺乏乳糖酶，难以耐受母乳喂养，频繁呕吐、腹泻，泡沫样大便并含有乳糖和乳酸，常出现营养不良。②继发性乳糖酶缺乏：各种疾病使小肠上皮损伤而导致的暂时性乳糖酶活性低下，如感染性腹泻、短肠综合征、癌症患者放疗和化疗后等。③原发性乳糖酶缺乏（即成人型乳糖酶缺乏）：占多数。乳糖酶活性随年龄增长而逐渐降低。人类在婴儿期有充分的乳糖酶用以消化吸收乳糖，断奶后随着年龄增长，小肠乳糖酶活性明显下降，成人的乳糖酶活性不及婴儿期的 10%。

膳食防治方法为限制牛乳和乳制品的摄入量，一般无须完全停止摄入乳及乳制品，但要避免空腹饮奶。可采取少量多次饮奶和饮奶同时进食固体食物的方法。正常成人每日可耐受乳糖量为 70g，乳糖不耐受者每日摄入 10~15g 乳糖（相当于一杯牛奶）不会引起不良反应，可食用酸奶，酸奶在发酵过程中，乳酸菌中的半乳糖苷酶分解了部分乳糖，乳糖含量明显下降，易于消化吸收。重症乳糖不耐受应避免进食含乳糖食物，可选择发酵酸奶和添加有乳糖酶的乳类及其制品。

（王　玲　那立欣）

pútaotáng-6-línsuāntuōqīngméi quēfázhèng

葡萄糖-6-磷酸脱氢酶缺乏症

（glucose-6-phosphate dehydrogenase deficiency，G-6-PD 缺乏症）　葡萄糖-6-磷酸脱氢酶基因突变导致该酶活性降低的遗传性疾病。俗称蚕豆病。为最常见的一种遗传性酶缺乏病，属 X 连锁不完全显性遗传。酶缺乏的表现程度不一。一些女性杂合子，酶活性可能正常。在糖代谢的磷酸戊糖途径中，G-6-PD 催化葡萄糖-6-磷酸氧化生成磷酸戊糖和还原型辅酶Ⅱ即烟酰胺腺嘌呤二核苷酸磷酸（nicotinamide adenine dinucleotide phosphate，NADPH），反应产生的 NADPH 是良好的还原剂，所携带的氢可以使谷胱甘肽从氧化型转变成还原型，后者在保护红细胞免受活性氧的氧化攻击中起重要作用。磷酸戊糖途径是红细胞获得还原型谷胱甘肽的唯一来源。此病发病原因是 G-6-PD 基因突变，导致该酶活性降低，红细胞还原型谷胱甘肽水平降低，不能发挥抗氧化作用而使红细胞膜受到破坏，引起溶血性贫血。

全世界约 2 亿人罹患此病。男性多于女性。中国是高发区之一，主要分布在长江以南各省，以海南、广东、广西、云南、贵州、四川发病率较高。

与膳食营养的关系　一些 G-6-PD 缺乏症患者进食新鲜蚕豆后数小时或数日可发生溶血反应，病情与进食蚕豆量无关，机制不明，对于确诊的 G-6-PD 缺乏症患者要避免进食新鲜蚕豆。

临床表现　与一般溶血性贫血大致相同，全身不适、疲倦乏力、畏寒、发热、头晕、头痛、畏食、恶心、呕吐、腹痛。巩膜轻度黄染，尿色如浓红茶或甚至如酱油。症状一般持续 2~6 天。部分患者可表现为慢性溶血性贫血症状。常因食用蚕豆、服用或接触某些药物、感染等诱发急性溶血反应。G-6-PD 缺乏诱发严重的急性溶血性贫血，因红细胞破坏过多，如不及时处理，出现面色极度苍白、全身衰竭，血压下降，反应迟钝或烦躁不安，少尿或闭尿等急性循环衰竭和急性肾衰竭的表现，甚至死亡。此病又是新生儿病理性黄疸的主要原因之一。中国一项调查统计数据显示，患 G-6-PD 缺乏症的新生儿中，约 50% 出现新生儿黄疸，其中约 12% 可发展为胆红素脑病，导致脑部损害，引起智力低下。

诊断　根据病史、临床表现，结合 G-6-PD 酶活力测定可诊断。

膳食防治　G-6-PD 缺乏症在无诱因不发病时，与正常人一样，无须特殊处理。关键在于预防，要防止接触各种导致发病的诱因，如避免进食蚕豆及其制品、避免接触樟脑丸、禁服磺胺、呋喃、奎宁类抗疟疾药物和水杨酸制剂等。对妊娠晚期孕妇或新生儿服用小剂量苯巴比妥，可有效减低新生儿胆红素脑病的发生。要给予足够的蛋白质和维生素。

（王　玲　那立欣）

tángyuán zhùjīzhèng

糖原贮积症

（glycogen storage disease，GSD）　糖原分解或合成酶缺陷所致的糖中间代谢紊乱的遗传性疾病。又称糖原沉着症、糖原累积病。是一组少见的隐性遗传性糖原代谢紊乱的疾病，为常染色体隐性遗传，磷酸化酶激酶缺乏型则是 X-性连锁遗传。其特征改变是肝组织糖原含量超过 70mg/g、肌肉组织超过 15mg/g。以活产婴儿为基数，该病发病率为 1/20 000。多数属于糖原分解酶缺乏，糖原在组织中分解障碍而沉积过多；极少数则是糖原合成酶缺乏，表现为组织中糖原贮存过少。

临床表现　GSD 累及多器官组织，主要为肝、肾、心脏和肌肉，大多表现为低血糖。按受累器官和临床表现分为主要累及肝的 GSD 和主要累及肌肉的 GSD 两大类。根据酶缺陷的不同可分为 12 型。以Ⅰ型和Ⅲ型为多见。Ⅰ型最常见，由于缺乏葡萄糖-6-磷酸酶，不能将 6-磷酸葡萄糖水解为葡萄糖，出现空腹低血糖，糖酵解增强，产生过多丙酮酸和乳酸，生成大量乙酰辅酶 A，导致甘油三酯、胆固醇、低密度脂蛋白、游离脂肪酸和尿酸水平升高。Ⅱ型为溶酶体酸性 α-葡萄糖苷酶不足。Ⅲ型为脱支酶缺陷，肝堆积有多分支糖原，又称界限糊精病。Ⅳ型为肝脏分支酶缺陷，肝堆积有少分支糖原，又称支链淀粉病。Ⅴ型为肌肉缺乏磷酸化酶

（成人期多见）。Ⅵ型为磷酸化酶活性低下。Ⅶ型为肌肉缺乏磷酸果糖激酶。Ⅷ或Ⅸ型为磷酸酶 b 激酶缺乏症。Ⅹ型为磷酸化酶激酶缺陷。Ⅺ为磷酸葡萄糖变位酶缺陷。O 型为糖原合成酶缺乏。其中Ⅰ、Ⅲ、Ⅵ、Ⅸ型以肝脏病变为主，主要表现为肝大、低血糖。Ⅱ、Ⅴ、Ⅶ型以肌肉组织受损为主，主要表现为肌肉萎缩、肌张力低下、运动障碍。Ⅰ型主要表现有严重低血糖，患儿出生后即出现低血糖，惊厥以至昏迷。长期低血糖影响脑细胞发育，智力低下，多于 2 岁内死亡；伴酮症和乳酸性酸中毒；高脂血症，臀和四肢伸面有黄色瘤、向心性肥胖、腹部膨隆；高尿酸血症；肝细胞和肾小管上皮细胞大量糖原沉积。新生儿期即出现肝大，肾增大。成长为成人后，可出现单发或多发肝腺瘤，进行性肾小球硬化、肾衰竭；生长迟缓，形成侏儒状态。

诊断　根据病史、临床表现，结合缺陷酶测定及基因定位可进行诊断。

膳食防治　GSD 主要以对症治疗为主，肝受损为主者，可少量多次喂以碳水化合物以直接预防低血糖和乳酸酸中毒。血乳酸高者应服碳酸氢钠。血尿酸升高者给予别嘌呤醇治疗。以肌肉受损为主的 GSD，应限制无氧锻炼。高蛋白饮食对部分类型糖原贮积症有益。

（王　玲　那立欣）

benbingtongsuanniaozheng

苯丙酮酸尿症（phenylketonuria，PKU）

苯丙氨酸代谢异常导致尿苯丙酮酸含量升高的遗传性疾病。属常染色体隐性遗传，是高苯丙氨酸血症的典型类型。高苯丙氨酸血症（hyperphenylala-

ninemia，HPA）指血苯丙氨酸浓度>120μmol/L。遗传性 HPA 是因苯丙氨酸羟化反应障碍所致的血苯丙氨酸持续升高的一类常染色体隐性遗传疾病，绝大多数是苯丙氨酸羟化酶缺乏所致，即 PKU；少数是苯丙氨酸羟化反应所需的辅酶-四氢生物蝶呤（tetrahydro-biopterin，BH₄）缺乏。两类高苯丙氨酸血症治疗方法完全不同，PKU 用低苯丙氨酸饮食治疗，BH₄ 缺乏用药物治疗，故早期鉴别诊断非常重要，可通过新生儿筛查进行早期诊断。

苯丙氨酸是必需氨基酸，正常小儿每日需要量为 200~500mg，其中 1/3 用于蛋白质合成，2/3 通过肝细胞中苯丙氨酸-4-羟化酶（PAH）的作用转化为酪氨酸，用以合成甲状腺素、肾上腺素和黑色素等。PKU 患儿由于基因突变导致肝 PAH 活性降低或丧失，通过食物摄入的苯丙氨酸不能用于形成酪氨酸，血中苯丙氨酸含量增加，过多的苯丙氨酸进入旁路代谢，产生大量苯丙酮酸、苯乳酸及苯乙酸等旁路产物，由尿和汗液排出，产生苯丙酮酸尿，患儿尿液有特殊的鼠尿臭味。苯丙氨酸及其代谢产物（苯乙酸、苯乳酸、苯丙酮酸）对神经细胞有不可逆性毒性损伤作用，酪氨酸的形成减少可影响神经纤维的髓鞘形成，导致智力发育落后。高苯丙氨酸血症的发病率因种族而异，中国约为 1/16 500。

临床表现　PKU 患儿出生时可无异常，如未进行早期筛查诊断和干预，随着体内苯丙氨酸浓度升高，可出现典型临床表现：色素减少，头发由黑变黄或棕色、虹膜色浅；特殊气味，尿液和汗液有鼠尿味；神经精神症状，患儿烦躁、哭闹，可出现惊厥；智

能障碍，出生后 3~4 个月后逐渐表现出智能发育落后，动作发育及对外界反应能力落后，未经治疗者的智商可低于 50，偶有小头畸形，轻度肌张力增高和腱反射亢进。

诊断　典型症状出现后，临床诊断不难，但已失去最佳治疗时机，故强调症状前诊断，即新生儿期的早期诊断。通常在新生儿期，根据血苯丙氨酸和酪氨酸浓度测定筛查，尿液蝶呤分析，BH₄ 负荷试验，血红细胞二氢蝶呤还原酶活性测定等实验室检查结果可确诊。

膳食防治　一旦确诊，应立即治疗。开始治疗愈早，效果愈佳。最有效的治疗方法是限制饮食中苯丙氨酸的摄入。饮食控制的原则是摄入苯丙氨酸仅仅满足人体所需的最小值。由于苯丙氨酸是合成蛋白质的必需氨基酸，婴幼儿缺乏时会导致神经系统损害，故应按每日 30~50mg/kg 供给，以能维持血中苯丙氨酸浓度在 0.12~0.6mmol/L。饮食控制至少需持续到青春期以后。婴儿可喂以特制的低苯丙氨酸奶粉；为幼儿添加辅食时应以淀粉类、蔬菜和水果等低蛋白质食物为主。

（王　玲　那立欣）

linchuang yingyang

临床营养（clinical nutrition）

研究人体处于各种病理状态下的营养需求和营养输注途径。在正常生理需要量的基础上，根据疾病的种类、病情、患者的营养状况等，合理安排饮食，增强机体抵抗力，改善代谢、修补组织，积极地促使疾病的转归，使患者早日康复。疾病的营养治疗是现代综合治疗的重要组成部分，是根据疾病的病理生理特点，按不同时期制定符合其特征的营养治

疗方案和膳食配方，以达到治疗、辅助治疗或诊断目的。根据人体的基本营养需要和各种疾病的治疗需要而制订的医院患者膳食，分为基本膳食、治疗膳食、特殊治疗膳食、儿科膳食、诊断膳食和代谢膳食等。根据供给患者营养素的途径将临床营养支持分为肠内营养和肠外营养两类。

（王　玲　那立欣）

zhùyuàn huànzhě shànshí

住院患者膳食（diet for hospitalized patients）

医院对患者实施营养治疗的基本载体。其膳食的制定应以满足患者的基本需要和疾病的治疗需要为目的，主要包括基本膳食、治疗膳食、诊断及代谢膳食。

基本膳食　是医院膳食的基础，也称常规膳食，适用于半数以上的患者。根据其物理性状分为：普通膳食、软食、半流质膳食、流质膳食。

普通膳食　简称普食，接近正常人的膳食。餐次及三餐分配与正常人基本一致。适用于体温正常，咀嚼、消化功能正常，无特殊营养治疗需要的患者。

软食　质地软、易咀嚼、比较易消化的膳食。适用于轻度发热、手术后恢复期、老年人、有咀嚼困难者。膳食原则：平衡膳食，提供的营养素基本满足患者的营养需要。食物的加工要细软烂。注意补充食物加工过程中丢失的维生素与矿物质。

半流质膳食　介于流质与软食之间的膳食。适用于高热、重症、衰弱、咀嚼吞咽困难、大手术后恢复期患者。膳食原则：平衡膳食，食物种类尽可能多样，每日蛋白质摄入量40~60g，食物呈半流体状，细软，易咀嚼消化吸收，以限量多餐次方式进食，

每日进餐 5~6 次，每次容量300ml 左右。

流质膳食　呈流体状态或入口即融化为液体的膳食，属不平衡膳食，不宜长期食用。适用于高热、重症、极度衰弱、大手术后、咀嚼吞咽困难患者。膳食原则：食物呈液体状，尽可能选择营养价值高的食物，无刺激性，口味适中，不宜过咸或过甜。总能量约4.01MJ/d，蛋白质35g/d，脂肪35g/d，碳水化合物130g/d。少量多餐，每次进食容量250ml左右，每日进食6~8次。如果需要长期使用，则宜选择匀浆膳、要素膳、配方奶等，并配合肠外营养。

治疗膳食　根据患者的病情，在常规膳食的基础上，调整膳食的营养成分，以达到治疗疾病、促进康复的目的而采用的膳食。其基本原则为以平衡膳食为基础，除特殊需要限制的成分外，其他营养素应齐全。

高蛋白膳食　蛋白质含量高于正常的膳食。适用于营养不良、严重烧伤、创伤、慢性消耗性疾病。膳食原则：供给充足能的基础上，增加膳食蛋白质摄入量，每日总量达 90~120g，但不超过总能量的 20%，其中优质蛋白质达 1/2~2/3。肝肾功能不全者不适宜高蛋白膳食。

低蛋白膳食　为减少机体氮的代谢产物，减轻肝肾负担而制的含蛋白质低的膳食。适用于急性肾炎、急慢性肾衰竭、肝昏迷前期的患者。膳食原则：控制蛋白质摄入量，但能量供应要充足，增加碳水化合物供能比重。根据病情确定蛋白质摄入量，一般控制在每日 20~40g，选用优质蛋白质以满足必需氨基酸的需要。其他营养素摄入量要基本足够。

低盐膳食　含钠量较低的膳食。限制膳食中钠含量，减轻心脏和肾负担，减少水钠潴留，维持机体水、电平衡。低盐膳食每日食盐摄入量 1~4g。如果每日膳食总钠量在 1g 以下，则为无盐膳食。对于急/慢性肾小球肾炎、心功能不全、肝硬化腹水、高血压、妊娠高血压患者，每日膳食钠摄入量宜低于 500mg。

低脂膳食　控制膳食中脂肪的摄入量，改善脂肪吸收、代谢不良而导致的疾病病情。适用于肥胖、高脂血症、冠心病、肝炎、胰腺炎、胆囊炎、肠炎、短肠综合征患者。膳食原则：依病情确定膳食脂肪的限制程度。一般限制适用于高血压、冠心病、高脂血症患者，每日脂肪摄入量占总能量的 25% 以下，总量不超过50g；中等限制适用于胆囊炎恢复期，每日脂肪摄入占总能量的20%以下，总量不超过30g；急性胰腺炎、急性胆囊炎应当严格限制脂肪摄入量，每日总摄入量低于15g。

低纤维膳食　又称少渣膳食，是膳食纤维含量低、易消化的膳食。目的是减少对胃肠道的刺激，减慢肠蠕动、减少粪便量。适用于急慢性肠炎、伤寒、痢疾、消化道出血、食管静脉曲张。膳食原则：食物质地细软少渣、少粗纤维，无刺激性，便于咀嚼和吞咽。少用粗粮及富含纤维的蔬菜。少量多餐，平衡营养。不宜长期使用，随病情好转适当增加膳食纤维摄入量。

高纤维膳食　又称多渣膳食，是在平衡膳食基础上增加膳食纤维的膳食。每日膳食纤维摄入量不低于25g。目的是刺激肠蠕动，促进粪便排出。适用于单纯性便秘、无肠道蠕动力的便秘、误食

异物需刺激肠道蠕动排出异物者、肥胖、冠心病、高脂血症、糖尿病等。膳食原则：增加每日膳食纤维摄入量（可达 40g/d 以上），多摄入茎、叶蔬菜，粗杂粮等。多饮水以刺激肠蠕动。膳食纤维摄入过多会干扰矿物质吸收，应注意补充。

诊断及代谢膳食 临床诊断、治疗过程中，短期在患者膳食中限制或添加某种营养素，以达到诊断疾病或观察治疗效果目的而采用的膳食。

潜血试验膳食 辅助诊断消化道有无隐性出血的试验膳食。适应于胃癌、消化性溃疡可疑有消化道出血，原因不明的贫血患者。试验期 3 天，期间主食不受限制，副食为无肉类及动物血、绿色蔬菜的膳食，留取粪便送潜血检验。

胆囊影像检查膳食 用于辅助诊断胆囊和胆管疾患的膳食。适用于慢性胆囊炎、胆石症，疑有胆囊疾病者，检查胆囊及胆管功能。检查前一天午餐进食高脂肪检查餐，前一天晚餐进食无脂肪纯碳水化合物食物，晚 8 时服碘造影剂，之后禁食、禁水。检查当日禁早餐，检查中按指定时间进食高脂肪餐。食物选择，高脂肪餐的脂肪不少于 30g，可选食物有：高脂牛奶、油煎鸡蛋、肥肉等，检查过程中按照指定时间进食高脂肪餐。无脂肪碳水化合物为低膳食纤维、无油脂食物，可选择食物有：大米粥、藕粉、馒头、果酱、糖包等。

糖耐量试验膳食 协助糖尿病诊断的膳食。通过进食定量的碳水化合物，并测定空腹和餐后血糖，了解机体糖代谢情况。适用于疑似糖尿病者。患者试验前一天晚餐后禁食，禁茶、咖啡饮料，次日清晨空腹抽血，随后口服含 75g 葡萄糖的液体，要求 5 分钟饮完，然后分别于 30 分钟、60 分钟、90 分钟、120 分钟抽静脉血测血浆葡萄糖水平。结果判断：空腹血糖 3.61～6.11mmol/L；血糖高峰出现于 30～60 分钟，峰值<11.1mmol/L；120 分钟血糖<7.8 mmol/L 为正常，空腹血糖≥7.0mmol/L 和/或餐后 2 小时血糖≥11.1mmol/L 则为糖尿病；空腹血糖为 6.2～6.9mmol/L 和/或餐后 2 小时血糖为 7.8～11.0mmol/L 时，则属糖耐量受损。

纤维肠镜检查膳食 调整膳食减少膳食纤维和脂肪的摄入量，进食少渣或无渣饮食，以减少粪便量，为肠镜检查做肠道准备。适用于便血原因不明，怀疑肠道肿瘤，结肠息肉检查，结肠术后复查等。检查前 3 天，进食少渣软食和半流质膳食；检查前 1 天，进食低脂低蛋白全流质膳食；检查前 6～8 小时禁食，检查后 2 小时，待麻醉作用消失后方可进食，以少渣半流质膳食开始，逐渐过渡到正常膳食。如果有取活检，检查后进食温牛奶，随后再进食少渣半流质膳食 1～2 天。

（王 玲 那立欣）

chángnèi yíngyǎng

肠内营养（enteral nutrition, EN）

经口或胃肠道置管提供营养物质到胃肠道的方法。该方法充分利用了胃肠道的消化吸收功能，费用少、易监护、并发症少、有利于胃肠道功能的恢复。在肠道功能允许的条件下，首选肠内营养。通过鼻胃导管提供营养物质的发展主要见于 18 世纪末，至 19 世纪已经得到广泛应用。最早的肠内营养制剂是 Nutramigen，1942 年推入市场，用于治疗儿童肠道疾病。对化学配方的改进主要得益于 20 世纪 50～60 年代航天事业的发展。该配方中化学成分明确，不含残渣，无须消化即能吸收，称为要素膳。正常人在 6 个月内仅靠该要素膳即可维持正常营养和生理状态。

途径 广义包括经口和管饲两种，临床应用多指管饲。不能经口进食者可用置管的方法将营养制剂送到胃肠道。根据喂养管的入口和导管出口所处位置不同，分为鼻胃管、鼻十二指肠管、鼻空肠置管、食管造瘘、胃造瘘、空肠造瘘等。通常情况下，鼻胃管、鼻十二指肠管适用于肠内营养不超过 4 周者，如果需要更长时间，则宜考虑造瘘置管。

制剂 中国于 2013 年发布了特殊医学用途配方食品（food for special medical purpose，FSMP）的食品安全国家标准（标准号为 GB 29922-2013），FSMP 定义：为了满足进食受限、消化吸收障碍、代谢紊乱或特定疾病状态人群对营养素或膳食的特殊需要，专门加工配制而成的配方食品。并规定该类产品必须在医师或临床营养师指导下，单独食用或与其他食品配合食用。制剂要求易消化吸收或不需消化即能吸收，根据其组成，将以往分为要素膳、非要素膳、组件膳和特殊营养膳食四类的，分为全营养配方食品（制剂）、特定全营养配方食品（制剂）和非全营养配方食品（制剂）三类。

全营养配方食品（制剂）可作为单一营养来源满足目标人群营养需求的特殊医学用途配方食品。适用于 1～10 岁人群的全营养配方食品，每 100ml（液态产品或可冲调为液体的产品在即食状态下）或每 100g（直接食用的非液态产品）所含有的能量应不低于 250kJ（60kcal），蛋白质的含量应不低于 0.5g/100kJ（2g/100kcal），其中优质蛋白质所占比例不少于 50%，亚油酸供能比应不低于 2.5%；α-亚麻酸供能比应不低于 0.4%，矿物质和维生素应满足该人群需要。适用于 10 岁以上人群的全营养配方食品，每 100ml（液态产品或可冲调为液体的产品在即食状态下）或每 100g（直接食用的非液态产品）所含有的能量应不低于 295kJ（70kcal），蛋白质的含量应不低于 0.7g/100kJ（3g/100kcal），其中优质蛋白质所占比例不少于 50%，亚油酸供能比应不低于 2.0%；α-亚麻酸供能比应不低于 0.5%，矿物质和维生素应满足该人群需要。

特定全营养配方食品（制剂）能量和营养成分含量以全营养配方食品为基础，但依据疾病以及疾病不同阶段或医学状况，因人而宜进行适当调整，最大程度满足患者的营养需求和降低病变脏器的代谢负担。常见的特定全营养配方食品有糖尿病全营养配方食品、呼吸系统疾病全营养配方食品、肾病全营养配方食品、肿瘤全营养配方食品、肝病全营养配方食品等。

非全营养配方食品（制剂）常见的非全营养配方食品主要包括营养素组件、电解质配方、增稠组件、流质配方和氨基酸代谢障碍配方等。主要有蛋白质组件、脂肪组件、碳水化合物组件、维生素及矿物质组件制剂，可将两种或两种以上组件制成组件配方，以满足患者的营养需要，可对全营养制剂进行补充或强化，以弥补全营养制剂在适应个体差异方面欠缺灵活的不足。该类产品不能作为单一营养来源满足目标人群的营养需求，需要与其他食品配合使用，故对营养素含量不作要求。非全营养特殊医学用途配方食品应在医师或临床营养师的指导下，按照患者个体的特殊状况或需求而使用。

并发症与防治 并发症主要表现在胃肠道症状、代谢紊乱、感染及机械损伤。其中胃肠并发症最常见，主要表现有恶心、呕吐、腹泻。产生腹泻的原因有营养液温度过低、吸收不良、肠道菌群失调、乳糖酶缺乏或医源性感染等。代谢并发症如水电解质紊乱、非酮症高渗性昏迷等，也见于肠内营养，营养液渗透压高，易引起高血糖、高渗性脱水；营养液中钾含量高而患者有肾功能不全时，易导致高血钾。吸入性肺炎和营养液污染可导致感染并发症。还有机械并发症，如因鼻饲管机械性刺激所导致的鼻黏膜、咽部、食管黏膜损伤、溃疡，鼻饲管移位、阻塞等。为避免上述并发症，营养液配制要符合无菌操作，每天更换，定期细菌培养检测。营养液管饲时的温度要接近人体的体温，每次输入量不宜太多，根据患者液体出入量调整每日输入量。保持正确的鼻饲管位置及喂养体位，鼻饲管端位置应保证在胃中，可采用胃内吸出喂养物或 X 线检查的方法来证实，床头抬高 30° 或 45°，以免胃内容物反流误吸。要注意观察胃内残留物的量，每隔 3~4 小时检查一次，残留量不应大于前 4 小时输注量的 2 倍。每 24 小时更换管饲输液管和输液袋以防止感染并发症。要保持喂养管通畅，每次输注间歇前后，以 20ml 左右温水冲洗鼻饲管道。经常性（开始每日 1 次，稳定后每周 2~3 次）监测血电解质、血糖、血脂等生化指标，及时发现代谢异常。每日监测 24 小时尿量、尿素氮及肌酐排出量。

（王 玲 那立欣）

chángwài yíngyǎng

肠外营养（parenteral nutrition, PN）

经静脉为无法经胃肠道摄取营养素或摄取的营养素不能满足代谢需要者提供营养素。包括氨基酸、脂肪、碳水化合物、维生素及矿物质。旨在抑制分解代谢，促进合成代谢并维持结构蛋白的功能。其中，所有营养素完全经肠外获得的营养支持方式称全肠外营养（total parenteral nutrition，TPN）。

途径 分为周围静脉营养与中心静脉营养。周围静脉营养（peripheral parenteral nutrition，PPN）是营养物质经外周静脉输入体内的营养支持方法。优点是易操作，不会对大血管造成损害。缺点是每日输入量有限，不能满足人体的全部营养需要，静脉血管刺激易导致周围静脉炎。通常连续使用时间以不超过 15 天为宜。中心静脉营养（central/total parenteral nutrition，TPN）是利用大血管将营养物质输入体内的营养支持方法。适用于长期不能接受肠内营养支持、周围静脉营养也满足不了营养需求者。需要通过手术将导管植入体内，常用锁骨下静脉或颈内静脉。优点为管腔大、流速快，适合高浓度营养液输入，可以避免周围静脉营养时的静脉炎的发生。缺点为操作复杂，并发症严重（气胸、气栓、血管神经损伤等）。

制剂 直接通过静脉输注到患者体内的制剂。主要包括葡萄糖、脂肪乳、氨基酸溶液、维生素和矿物质。

氨基酸溶液 有平衡氨基酸溶液和不平衡氨基酸溶液，为患者提供氮源。不平衡氨基酸溶液主要因病情需要调整氨基酸构成，如为肝病患者制备的高支链氨基酸溶液，为肾病患者准备的必需氨基酸溶液。平衡氨基酸溶液含有必需和非必需氨基酸，适用于无肝肾功能障碍的营养不良患者的营养支持。

脂肪乳 水包油性乳剂，主要由植物油、乳化剂、等渗剂组成，能量密度高，能为患者提供能量和必需脂肪酸。

糖类 中心静脉营养能量的主要来源，占总能量的 70% ~ 80%。以葡萄糖为主，其他有果糖、麦芽糖、木糖醇等。足够的糖可节约蛋白质，但糖过多可以导致高血糖，甚至转化为脂肪而诱发脂肪肝。每日摄入量不宜超过 400g。

维生素与矿物质 因体内没有水溶性维生素贮存，中心静脉营养者需要常规补充，短期中心静脉营养者较少出现脂溶性维生素和微量元素的缺乏，不必常规补充。但是长期的中心静脉营养需要补充。

适应证与禁忌证 肠外营养支持适用于有消化系统疾病者，如胃肠道梗阻、新生儿肠道闭锁、短肠综合征、肠瘘、严重腹泻、重症胰腺炎；肿瘤手术前后及放化疗期间，高分解代谢状态（如大面积烧伤、严重创伤、败血症）、重度营养风险或蛋白质-能量营养不良，经口或经肠道营养素摄入不足，并且短期内（10 ~ 14 天）无法恢复正常进食者。严重水电解质代谢紊乱、酸碱失衡者，休克、器官功能衰竭终末期禁用肠外营养支持方法。

并发症 常见有置管并发症、感染并发症和代谢并发症。

置管并发症 包括静脉穿刺导致的气胸、血管神经损伤，留管过程中发生的气栓，导管内血栓形成，周围静脉营养时可发生血栓性浅静脉炎。

感染并发症 主要有导管性感染和肠源性感染。①导管性感染：穿刺部位的局部感染常见于置管后数天至数周，导管性感染可由营养液或输液管道污染导致，严重者可危及生命。②肠源性感染：中心静脉营养患者长期禁食，胃肠道黏膜缺乏代谢燃料和食物刺激，腺体分泌减少，黏膜萎缩变薄、绒毛变短；肠黏膜结构和屏障功能受损、通透性增加而导致肠道内细菌易位、并发全身性感染。

代谢并发症 包括糖代谢紊乱、脂代谢紊乱、电解质紊乱以及肝损害等。①糖代谢紊乱：有低血糖反应、高血糖、高渗性非酮性昏迷等。突然停输高渗葡萄糖溶液后，或溶液中外源性胰岛素用量过多，可导致低血糖，甚至出现休克。输入葡萄糖过多或速度过快，超出机体耐受限度，特别是患者有糖尿病、隐性糖尿病或感染应激等情况时，易导致高血糖的发生。②高脂血症：脂肪乳剂输入速度过快或输入总量过多时可发生高脂血症。③电解质紊乱：在应激及禁食状态下实施中心静脉营养，容易发生电解质紊乱，常见有低钾、高钾、低钙、低磷和低镁。④肝损害：营养液中含过量的葡萄糖、高剂量的脂肪、长期大量使用氨基酸制剂等，可能造成转氨酶和碱性磷酸酶升高，导致肝功能损害、肝脂肪变性等。多数中心静脉营养所致的肝损害在停用中心静脉营养 1 ~ 2 周后可恢复正常。

预防 需要做好肠外营养监测，包括生命体征的密切观察，每日测定体温、血压、脉搏、体重，记录 24 小时液体出入量；导管的监测，导管部位是否正确、局部有无红肿、导管是否扭曲或脱出；生化指标监测，起初 3 天每日测血糖、电解质，必要时每天测数次，稳定后每周测 2 次；每周测肝肾功能 1 ~ 2 次；每日计算氮平衡；复查血常规、血浆清蛋白、凝血酶原时间；适时进行血气分析、营养评价等。

（王 玲 那立欣）

gōnggòng yíngyǎng

公共营养（public nutrition）

通过营养调查、营养监测发现人群中存在的营养问题及其影响因素，在此基础上有针对性地提出解决营养问题的措施，以及为提高、促进居民健康而制定指南、政策和法规等。公共营养曾被称为公共卫生营养、社会营养和社区营养，1997 年第十六届国际营养大会决定使用公共营养的概念。公共营养是营养学的重要组成部分，以社会群体的营养与健康为核心，在增强国民身体素质、提高社会生产力、促进经济发展方面发挥积极作用。

特点 公共营养以人群的营养和健康为核心，关注影响人群营养状况的多种因素，涉及社会多个部门，具有鲜明的特点。

实践性 公共营养的突出特点是实践性。公共营养注重将营养学基础理论知识运用于实践中，在人群层面上开展调查研究和营养干预，将营养学的研究成果转化为提高人群营养与健康的社会措施。

宏观性 公共营养的研究对象是特定的社会群体（如来自一个国家、省或地区的人群），需要针对人群的营养状况，制定宏观的国家或地区性营养政策、食品经济政策，才能有效地调整食品生产与消费结构，引导公众平衡膳食。同样，国家的经济实力、政策导向也制约营养政策的制定，影响国民的营养状况。

社会性 人们的饮食行为受社会经济、法律、政策、制度、文化、行为习惯、政治背景和宗教信仰等方面的影响。因此，探索解决人群营养问题的途径，不仅需要研究制定营养改善政策，更需要各部门紧密协作和全社会共同参与，才能保证公共营养目标的顺利实现。

多学科性 尽管公共营养是营养学的一部分，但是其宏观性、实践性和社会性的特点决定了公共营养涉及自然科学和社会科学，自然科学主要包括基础医学、临床医学和预防医学等，社会科学主要包括人类学、社会与行为科学、经济学和政治科学等。

工作内容 公共营养的核心目标是预防营养相关疾病和追求更高的健康水平，包括延长寿命和提高生命质量。实现这一目标需要有效地运用营养科学知识和方法，阐述人群的膳食及营养问题，并制定相关的营养政策和措施，引导公众形成合理膳食行为。中国公共营养工作的具体内容包括：①开展营养调查，全面了解人群膳食结构和营养状况。②开展营养监测，从环境与社会经济方面分析影响人群营养状况的因素，探讨改善人群营养状况的社会措施。③制/修订膳食营养素参考摄入量，并应用它评价和计划膳食。④分析居民的营养状况和膳食结构，制/修订膳食指南，倡导平衡膳食。⑤开展公共营养的科学研究，如修订食物成分表、

培养与考核营养专业人才、设计与评估营养干预项目，以及开展社区营养服务等。⑥为制定国家食物与营养的政策、法规，以及协调公共营养相关部门工作提供技术咨询。⑦开展营养教育，倡议科学的饮食行为（合理选择食物、科学烹调等）和食品生产加工导向。⑧高度重视食品安全问题，为加强食源性疾病的管理提供技术咨询。

地位与作用 ①事关国家发展的战略性问题，营养素摄入不足与营养结构失调，给社会进步和国民经济发展带来不可低估的影响。②保护社会生产力，提高人口素质，无论发达国家或是发展中国家，都存在与营养相关的疾病，居民尚未很好应用现有的营养学知识，因此，开展公共营养工作能促使居民改变不良的饮食习惯和食物结构，达到预防营养相关疾病，提高居民健康水平的目的。③为国家的社会经济发展提出政策建议，公共营养工作是一项横跨社会发展和经济发展两大领域、综合性强的系统工程，营养对经济带来的效益或损失是潜在、不可见的，统计者和决策者对效益或损失的程度难有确切估算，因此，开展好公共营养工作，将有利促进社会和经济发展。

（糜漫天　赵　艳）

hélǐ yíngyǎng

合理营养（rational nutrition）

人体每天从食物中摄入的能量和各种营养素的数量及其相互间的比例，能满足在不同生理阶段、不同劳动环境及不同劳动强度下的需要，使机体处于良好的健康状态。因为各种不同的营养素在机体代谢过程中均有其独特的功能，一般不能互相替代，因此，

营养素的种类应该齐全；同时，在数量上要充足，能满足机体对各种营养素及能量的需要。另一方面，各种营养素彼此间有着密切的联系，起着相辅相成的作用，因此，各种营养素之间还要有一个适宜的比例。合理营养通过平衡膳食来实现。为了达到合理营养的目标，针对人体，提出能量和营养素摄入的原则性要求（定性要求）：①种类要齐全，一个不能少。人体需要 50 多种营养素。②数量要充足。③能量与某些营养素之间及各种营养素之间的比例要适宜。因为能量和营养素发挥生理功能时，需要相互配合、协作，同时又存在着相互竞争和干扰。

（糜漫天　赵　艳）

pínghéng shànshí

平衡膳食（balanced diet）

能满足合理营养要求的膳食，从食物中摄入的能量和营养素在一个动态过程中，能提供机体一个合适的量，避免出现某些营养素的缺乏或过多而引起机体对营养素需要和利用的不平衡。又称合理膳食。此为合理营养的物质基础，是达到合理营养的唯一途径，也是反映现代人类生活质量的一个重要标志。

基本要求 主要包括以下几个方面。

食物种类齐全、数量充足、比例合适 人类需要的基本食物一般可分为谷薯类、蔬菜水果类、畜禽鱼蛋奶类、大豆坚果类和油脂类五大类，不同食物中的营养素及有益膳食成分的种类和含量不同。除供 6 月龄内婴儿的母乳外，没有任何一种食物可以满足人体所需的能量及全部营养素。因此，只有多种食物组成的膳食才能满足人体对能量和各种营养

素的需要。食物多样是平衡膳食模式的基本原则。每日膳食应包含五大类食物，平均每天摄入12种以上食物，每周25种以上，而且在数量上要满足各类食物适宜的摄入量。动物性食物与植物性食物之间或之内的比例要适宜，从而保证能量与各营养素之间的比例要适宜。

从食物种类的角度讲，除了摄入量外，种类的比例也要达到几个平衡：①植物性与动物性食物比例的平衡。②植物性食物中谷类、薯类、豆类、坚果类、水果蔬菜等之间的比例的平衡。③动物性食物中畜、禽肉类、鱼虾类、蛋类、奶类之间的比例的平衡。

从能量和营养素的角度讲，有几个比例也要达到平衡：①产能营养素供能比例的平衡。②与能量代谢有关的B族维生素与能量消耗之间比例的平衡。③优质蛋白质与总蛋白质之间的比例，以保证必需氨基酸之间比例的平衡。④必需脂肪酸与总能量摄入之间的比例的平衡。⑤饱和、单不饱和及多不饱和脂肪酸之间的比例的平衡。⑥复合碳水化合物与总碳水化合物之间的比例的平衡。⑦钙与磷的比例，及其他矿物质之间的比例的平衡。

保证食物安全　食物不得含有对人体造成危害的各种有害因素且应保持食物的新鲜卫生，以确保居民的生命安全。食品中的微生物及其毒素、食品添加剂、化学物质以及农药残留等均应符合食品安全国家标准的规定。一旦食物受到有害物质污染或发生腐败变质，食物中营养素就会受到破坏，不仅不能满足机体的营养需要，还会造成人体急、慢性中毒，甚至致癌。

科学的烹调加工　食物经科学加工与烹调的目的在于消除食物中的抗营养因子和有害微生物、提高食物的消化率、改变食物的感观性状和促进食欲。因此，加工与烹调时，应最大限度地减少营养素的损失，提高食物的消化吸收率，改善食物的感官性状，增进食欲，消除食物中的抗营养因子、有害化学物质和微生物。

合理的进餐制度和良好的饮食习惯　根据不同人群的生理条件、劳动强度以及作业环境，对进餐制度给予合理安排。合理的进餐制度有助于促进食欲和消化液有规律地分泌，使食物能得到充分消化、吸收和利用。成年人应采用一日三餐制，并养成不挑食、不偏食、不暴饮暴食等良好的饮食习惯。

遵循《中国居民膳食指南》的原则　食物多样，谷类为主；吃动平衡，健康体重；多吃蔬果、奶类、大豆；适量吃鱼、禽、蛋、瘦肉；少盐少油，控糖限酒；杜绝浪费，兴新食尚。

组成　早在2000年前，《黄帝内经·素问》中就提出"五谷为养、五果为助、五畜为益、五菜为充"的配膳原则，初步提出了平衡膳食的要求。现代营养学认为，一种平衡膳食的食物构成必须包括五大类食物，即粮食类（包括谷类、薯类、杂豆类）、动物类（包括肉、禽、鱼、蛋、奶）、大豆及其制品、蔬菜水果类和纯能量食品。粮食类主要提供碳水化合物、B族维生素、蛋白质和矿物质，是中国膳食能量的主要来源。一个从事中等劳动强度的人，每日粮食的摄入量应占膳食总量的约40%。动物类提供优质蛋白质、脂肪、矿物质、B族维生素、维生素A和维生素D。

大豆及其制品主要提供蛋白质、脂肪、矿物质、B族维生素和膳食纤维。理想的蛋白质摄入是动物蛋白占1/4，豆类蛋白占1/4，其余2/4由粮食供给。蔬菜、水果主要提供维生素C、胡萝卜素、矿物质和膳食纤维，成年人每天应进食300~500g的蔬菜水果，其中深色蔬菜应占1/2以上。纯能量食品包括动植物油脂、各种食用糖和酒类。烹调用油应占膳食总量的2%。

调配原则　①确定能量和营养素供给量。②确定主、副食的数量。③计算能量和各种营养素含量。④制订一日及一周食谱。居民每天的膳食不宜吃得太精，更忌暴饮暴食，要做到粗细搭配、有荤有素、膳食多样化。

（糜漫天　赵艳）

Zhōngguó jūmín shànshí yíngyǎngsù cānkǎo shèrùliàng

中国居民膳食营养素参考摄入量（Chinese dietary reference intakes）　为了保证人体合理摄入营养素，避免缺乏和过量，在推荐膳食营养素供给量（recommended dietary allowance，RDA）的基础上发展起来的每日平均膳食营养素摄入量的一组参考值。制定RDA的目的是预防营养缺乏病；2000年制定的膳食营养素参考摄入量（dietary reference intakes，DRIs）把RDA的单一概念发展为包括平均需要量（estimated average requirement，EAR）、推荐摄入量（recommended nutrient intake，RNI）、适宜摄入量（adequate intake，AI）、可耐受最高摄入量（tolerable upper intake level，UL）在内的一组概念，其目的是预防营养缺乏病和防止营养素摄入过量对健康的危害。中国营养学会修订的2013版DRIs

增加了与慢性非传染性疾病有关的三个参考值：宏量营养素可接受范围（acceptable macronutrient distribution ranges，AMDR）、预防慢性非传染性疾病的建议摄入量（proposed intakes for preventing non-communicable chronic diseases，PI-NCD，简称建议摄入量，PI）和特定建议值（specific proposed levels，SPL），提出了预防慢性病的营养素参考摄入量。为了帮助个体和群体安全摄入各种营养素，避免可能产生的营养不足或营养过多的危害，各个国家根据有关营养素需要量的知识，结合各国的实际情况，提出了适用于各个国家各年龄、性别及劳动、生理状态人群的膳食营养素参考摄入量，并对如何使用这些参考值来评价膳食质量提出了建议。各国所制定的每日能量和营养素摄入量有一定差别。

推荐膳食营养素供给量（RDA） 各国行政当局或营养权威团体根据营养科学的发展，结合各自具体情况，提出的对社会各人群一日膳食中应含有的能量和各种营养素种类、数量的建议值。中国最早于 1937 年制定了膳食营养需要量标准，以后曾修改过六次。1937 年，侯祥川教授主要负责制订中国第一个营养素供给量《中国民众最低限度之营养需要》；1938 年，中华医学会公共卫生委员会正式公布，提出在温带居住的成年人，不从事体力劳动者，每人每日最低能量需要量 10.04MJ（2400kcal），成人蛋白质需要量 1.5g/（kg·d）。1941 年郑集教授发表"中国民众最低限度营养需要之管见"，建议应根据中国人生理及营养方面的研究成果，对各年龄组人群的能量和蛋白质需要量进行调整。第

一次修订于 1952 年，中央卫生研究院营养学系编著出版的《食物成分表》中附录的"营养素需要量表（每天膳食中营养素供给标准）"纳入了钙、铁和 5 种维生素（维生素 A、B₁、B₂、烟酸和维生素 C）的需要量。第二次是中国医学科学院营养系修改了 1952 年的建议，定名为"每日膳食中营养素供给量（RDA）"，附录于 1955 年修订再版的《食物成分表》。第三次修订于 1962 年，在中国生理科学会的生物化学、营养学学术讨论会，进一步讨论 1955 年制定的 RDA，并参照国内外有关资料重新作了修订，附录于第三版《食物成分表》。这次修订对劳动强度分级做了说明，并根据年龄和气候变化提出了能量需要量的测定方法。第四次修订于 1976 年，中国医学科学院卫生研究所再次修订 RDA，但变动不大。第五次修订于 1981 年 5 月，在中国生理科学会全国营养学术会议暨成立大会上，再次修订了中国的 RDA。而第六次修订于 1988 年，中国营养学会对 RDA 作了新的修订，对年龄分组、宏量营养素的供能比以及某些微量营养素的建议值做了一些调整或说明，但尚未考虑到预防某些慢性病的问题。

营养素生理需要量 机体为维持良好的健康状态在一定时期内平均每日必须获得的该营养素的最低量，是制定膳食营养素参考摄入量的基础。鉴于对"良好的健康状态"有不同认定标准，世界粮农组织（FAO）/世界卫生组织（WHO）联合专家委员会提出三个不同水平的营养素生理需要量：①基本需要量，是指为预防临床可察知的功能损害所需要的营养素量，满足这种需要，机

体能够正常生长和繁育，但机体组织内很少或没有该营养素储备，如果短期内膳食供给不足就可能造成缺乏。②储备需要量，是指维持组织中储存一定水平的该营养素的需要量，这种储备可在必要时用来满足机体的基本需要。③预防需要量，预防明显的临床缺乏症的需要量，比基本需要量水平更低。

营养素生理需要量受年龄、性别、生理特点、劳动状况等多种因素的影响，即使在个体特征一致的群体内，由于个体生理机能的差异，营养素生理需要量各不相同。所以不可能提出一个适用于群体中所有个体的营养素生理需要量，只能用群体中个体营养素生理需要量的分布状态概率曲线来表示。通常使用的正是这个群体的营养素生理需要量，简称营养素需要量。

获得营养素需要量的方法很多，如通过测量摄入量与排出量的平衡关系来确定蛋白质的需要量；通过耗竭、补充、平台饱和方法来确定水溶性维生素的需要量；通过测定人体能量消耗量来确定能量需要量。这些方法主要包括动物实验、人体代谢试验、人群观察试验和随机性临床试验等，每一种研究方法都有其优势和缺陷。在探讨营养素与健康的因果关系时要综合考虑各种证据，并对资料的质量及形成的基础进行适当调整。

膳食营养素参考摄入量 1998 年中国营养学会成立了中国居民膳食营养素参考摄入量专家委员会及秘书组。2000 年 10 月出版了《中国居民膳食营养素参考摄入量》。该书是一部系统论述营养素摄入量的专著。专家委员会进一步将一些主要数据集中和简

化，制成"中国居民膳食营养素参考摄入量表"，包括：①能量和蛋白质的参考摄入量及脂肪供能比。②常量和微量元素的 RNI 或 AI。③脂溶性和水溶性维生素的 RNI 或 AI。④某些微量营养素的 UL。⑤蛋白质及某些微量营养素的 EAR。2010 年后中国营养学会启动 DRIs 修订工作，2014 年发布了《中国居民膳食营养素参考摄入量（2013 版）》。

制定原则 DRIs 的制定和修订必须收集充分的、系统的营养科学研究资料，并对资料进行比较、分析和筛选，以获得可靠的科学基础。修订《中国居民膳食营养素参考摄入量（2013 版）》过程中，应用了循证营养学与风险评估的原则和方法。

循证营养学的原则 循证营养学（evidence based nutrition, EBN）是在循证医学的基础上发展起来，用于营养学研究和评价的一种原则和方法，其核心内容是要求有效利用现有的资料、系统收集最佳证据，以便进行 DRIs 的制定、营养政策的制定和营养干预行动的指导。

循证营养学可避免无效的营养实践可能带来的资源浪费，受到政策制定者的广泛欢迎，国际组织和各国专家均强调合理选择证据和遵循一定原则。为了合理选择证据，2012 年 WHO 专门制定了《指南制定手册》；国际食品法典委员会营养与特殊膳食食品法典委员会始终强调循证营养学的基本原则；美国专家强调主要应用"同行评议"杂志发表的研究；日本学者要求应用循证营养学的系统检索方法。然而，在循证营养学研究中，如果文献检索方法有误或纳入标准不当，以及研究资料本身设计不合理，循证

营养学也可能得出不合理的结论。

循证营养学是按照证据的论证强度将各种来源的研究证据分成不同等级，以便选择利用最佳的研究证据或相对优良的证据进行决策。研究资料按照从强到弱的论证强度进行分类，依次排列为：系统综述和荟萃分析，随机对照研究，队列研究，病例–对照研究，病例系列研究，病例报告，专家的想法、评论、观点，动物实验，体外实验。2003 年，FAO/WHO 联合专家委员会在报告中采用了世界癌症研究基金会的标准，将膳食、营养和慢性病关系的科学证据划分为确信的证据、很可能的证据、可能的证据、不充分的证据四个不同的等级。

《中国居民膳食营养素参考摄入量（2013 版）》按照循证营养学的原则，在 WHO 推荐证据等级标准的基础上，对每一项研究的证据强度（试验设计水平、研究质量）、效应量（统计学意义及临床意义）和结局变量的临床相关性进行评价，得出相应的证据等级。然后，再综合评价分析所获得该证据体的证据等级、一致性、健康影响、研究人群及适应性，形成最终推荐意见和强度。

风险评估的原则 风险评估是一种系统的评估方法，用来评估人体暴露于某些危险因素后出现不良健康作用或反应的可能性和严重程度。营养领域涉及的风险问题主要是营养缺乏和营养过量引起的健康危害，而这两个方面都是 DRIs 的基本内容。因此，风险评估也是制定和修订 DRIs 需要遵循的主要原则。

平均需要量（EAR） 某一特定性别、年龄及生理状况群体中的所有个体对某营养素需要量的平均值。按照 EAR 的水平摄入

营养素，根据某些指标判断可以满足这一群体中 50% 个体需要量水平。

应用 EAR 是制定 RNI 的基础，也可用于评价或计划群体的膳食摄入量，或判断个体某营养素摄入量不足的可能性。由于某些营养素的研究尚缺乏足够的资料，因此并非所有的营养素都已制定出其 EAR。针对人群，EAR 可用于评估群体中摄入不足的发生率。针对个体，可检查其摄入不足的可能性。EAR 不是计划个体膳食的目标和推荐量，当用 EAR 评价个体摄入量时，如某个体的摄入量远高于 EAR，则此人的摄入量有可能是充足的；如某个体的摄入量远低于 EAR，则此个体的摄入量很可能为不足。

制定方法 成年人营养素 EAR 的制定采用平均值计算法。根据某目标群体测定的营养素需要量分布，估计其总体营养素需要量的平均值。即使是相同年龄和性别的个体，他们的营养素需要量也不同。但是当样本量足够大时，人群的营养素需要量为正态分布，其平均值就是 EAR。对于体重正常的健康成人来说，其能量的摄入量应与其能量消耗量相等，因此，测定其总的能量消耗量（TEE）即为其能量的需要量，能量的需要量计算 EAR 即可。目前直接测定成人自由活动条件下总能量消耗量的方法有双标水法（doubly labeled water, DLW）（金标准）和要因加算法。要因加算法计算 TEE 的步骤是基础代谢率（BMR）乘以身体活动水平（PAL），双标水法可对要因加算法计算获得的 TEE 进行验证。儿童能量需要量还包括组织生长需要的能量；孕妇能量需要量还包括胎儿和母体组织生长需

要的能量；乳母能量需要量还包括乳汁分泌需要的能量。

推荐摄入量（RNI） 可以满足某一特定性别、年龄及生理状况群体中绝大多数个体（97%~98%）需要量的某种营养素摄入水平。长期摄入 RNI 水平，可以满足机体对该营养素的需要，维持组织中有适当的营养素储备和机体健康。RNI 相当于传统意义上的 RDA。

应用 RNI 的主要用途是作为个体每日摄入该营养素的推荐值，是健康个体膳食摄入营养素的目标。RNI 在评价个体营养素摄入量方面的作用有限，当某个体的日常摄入量达到或超过 RNI 水平，则可认为该个体没有摄入不足的危险，但当个体的营养素摄入量低于 RNI 时，并不一定表明该个体未达到适宜营养状态。

制定方法 RNI 是在 EAR 的基础上制定的，当人群营养素需要量的分布为近似正态分布时，可计算出该营养素需要量的标准差（SD），EAR 值加 2 倍 SD 可计算出 RNI，RNI = EAR+2SD；如果资料不充分、不能计算标准差，则用变异系数（一般设定为 10%）代替 SD 进行计算，SD = 10% EAR = 0.1EAR，则 RNI = 1.2× EAR。当人群营养素需要量呈偏态分布时可以将数据转换成正态分布，利用转换后的数据计算，用百分位数 P50 来估算 EAR，用百分位数 P97.5 来估算 RNI，然后再将这 2 个百分位数换算回原始单位。

适宜摄入量（AI） 通过观察或实验获得的健康人群某种营养素的摄入量。当某种营养素的个体需要量研究资料不足而不能计算出 EAR，从而无法推算 RNI 时，可通过设定 AI 来代替 RNI。

例如纯母乳喂养的足月产健康婴儿，从出生到 6 个月，他们的营养素全部来自母乳，故母乳中的营养素含量就是婴儿所需各种营养素的 AI。AI 和 RNI 的相似之处是两者都可以作为目标人群中个体营养素摄入量的目标值，可以满足该群体中几乎所有个体的需要。但值得注意的是，AI 的准确性远不如 RNI，可能高于 RNI，因此，使用 AI 作为推荐标准时要比使用 RNI 更加谨慎。

应用 AI 主要用作个体的营养素摄入目标，当某群体的营养素平均摄入量达到或超过 AI 水平，则该群体中摄入不足者的危险性很小。

制定方法 成年人 AI 是以健康人群为观察对象（无明显营养缺乏表现），通过营养素摄入量的调查得出，一般采用膳食调查中营养素摄入量的中位数值，也可以是通过实验研究或人群观察确定的估算值。

可耐受最高摄入量（UL） 营养素或食物成分的每日摄入量的安全上限，是一个健康人群中几乎所有个体都不会产生毒副作用的最高摄入量。

应用 UL 的主要用途是检查摄入量过高的可能，避免发生健康损害。对一般群体来说，摄入量达到 UL 水平对几乎所有个体均不致损害健康，但并不表示达到此摄入水平对健康是有益的。对大多数营养素而言，健康个体的摄入量超过 RNI 或 AI 水平并不会产生益处，因此 UL 并不是一个建议的摄入水平。在制定个体和群体膳食时，应使营养素摄入量低于 UL，以避免营养素摄入过量可能造成的危害。但 UL 不能用来评估人群中营养素摄入过多而产生毒副作用的危险性，因为 UL 对健

康人群中最易感的个体也不应造成危害。对许多营养素来说，目前尚缺乏足够的资料来制定它们的 UL，但没有 UL 值并不意味着过多摄入这些营养素没有潜在的危害。

制定方法 UL 主要通过营养素摄入的剂量-反应关系评估获得。首先确定未观察到有害作用的剂量（no observed adverse effect level，NOAEL），在该水平不能观察到有害效应。如果没有足够适宜的数据，也可以使用观察到有害作用的最低剂量（lowest observed adverse effect level，LOAEL）。在危险性评估的所有步骤中都存在资料不充分和推论不确定的问题，通常需要对获得的 NOAEL 进行不确定性系数（uncertainty factor，UF）调整（UL = NOAEL/UF）。当数据资料质量较高、不良作用相对较轻而且可逆时，不确定性系数可适当小些。如使用 LOAEL 计算，则应使用较大的 UF。如果某营养素的有害作用与摄入总量有关，则该营养素的 UL 值需要依据食物、饮用水及补充剂提供的总量而定。影响营养素危害作用的因素包括个体敏感性、营养素生物利用率、营养素间的相互作用等。

宏量营养素可接受范围（AMDR） 脂肪、蛋白质和碳水化合物理想的摄入量范围，该范围可以提供这些必需营养素的需要，并且有利于降低慢性非传染性疾病（NCD）的发生危险，常用占能量摄入量的百分比表示。蛋白质、脂肪和碳水化合物为产能营养素，属于人体的必需营养素，而且三者的摄入比例还影响微量营养素的摄入状况。另外，当产能营养素摄入过量时又可能导致机体能量储存过多，增加

NCD 的发生风险。因此提出 AMDR 以预防营养素缺乏，同时减少摄入过量而导致 NCD 的风险。传统上 AMDR 常以某种营养素提供的能量占摄入总能量的比例来表示，其显著的特点之一是具有上限和下限。如果个体的摄入量高于或低于推荐范围，可能引起必需营养素缺乏或罹患 NCD 的风险增加。

预防慢性非传染性疾病的建议摄入量（PI-NCD，简称建议摄入量，PI） 以 NCD 的一级预防为目标，提出的必需营养素的每日摄入量。某些营养素（如维生素 C、钾等）的 PI 是预防疾病的最低需要量，人群摄入量高于 PI 时可以降低发生 NCD 的风险。而另外一些营养素（如钠）的 PI 是需要量的高限，即每日摄入量应低于 PI，以利于降低 NCD 的发病风险。

特定建议值（SPL） 某些疾病易感人群膳食中某些生物活性成分的摄入量达到这个建议水平时，有利于维护人体健康。专用于营养素以外的其他食物成分而建议的有利于人体健康的每日摄入量。

通过对营养流行病学调查、营养干预研究、系统综述（Meta 分析）这三类研究资料的检索和分析，判别某种营养素或植物化学物与预防和控制慢性病有因果关系。在此基础上，对其有效摄入量进行比较和筛选，作为提出 AMDR（上限）、PI-NCD 或 SPL 的基本依据。由于婴幼儿和儿童青少年阶段慢性病的研究资料很少，因此，目前没有提出未成年人的 AMDR、PI-NCD 或 SPL。

综上所述，人体每天都需要从膳食中获得一定量的各种必需营养素。如果人体长期摄入某种营养素不足就有发生该营养素缺乏症的危险（图）。当每日摄入量为 0 时，摄入不足的概率为 1.0。当摄入量达到 EAR 水平时，发生营养素缺乏的概率为 0.5，即有 50% 的机会缺乏该营养素。摄入量达到 RNI 水平时，摄入不足的概率变得很小，也就是绝大多数的个体都没有发生缺乏症的危险。摄入量达到 UL 水平后，若再继续增加就可能开始出现毒副作用。RNI 和 UL 之间是一个"安全摄入范围"。

（糜漫天 赵 艳）

jūmín yíngyǎng zhuàngkuàng diàochá

居民营养状况调查（nutrition survey）

运用各种手段准确地了解某一人群或特定个体各种营养指标的水平，以判断其营养和健康状况。简称营养调查。中国曾于 1959 年、1982 年、1992 年和 2002 年分别进行了四次全国营养调查。2002 年的全国营养调查，与肥胖、高血压和糖尿病等慢性病的调查结合在一起，是中国第一次全国性的营养和健康调查。2010 年卫生部将中国居民营养与健康状况调查列为重大医改项目，确定进行常规性全国营养与健康监测工作。

目的 ①了解不同地区、年龄和性别人群的能量和营养素摄入情况。②了解与能量和营养素摄入不足、过剩有关营养问题的分布和严重程度。③分析营养相关疾病的病因、影响因素。④监测膳食结构变迁及其发展趋势。⑤提供居民营养与健康状况数据。⑥为国家或地区制定干预策略和政策提供信息。

内容与步骤 营养调查的内容包括：膳食调查、人体测量、人体营养水平生化检验、营养相关疾病临床体征及症状检查。上述四部分内容互相联系、相互验证，一般应同时进行。全面的营养调查应与健康检查同步进行，可以综合地分析人群营养与健康的关系，找出其原因和影响因素，提高营养干预的针对性和有效性。营养调查一般包括下列步骤：①确定营养调查的目的。②根据调查目的确定调查对象和人群。③确定抽样方法。④制定调查工作内容、方法和质量控制措施。⑤调查前人员准备，包括组织动员调查对象以及调查员的培训。⑥现场调查、体格检查、样本采集及指标检测。⑦数据管理、统计分析及结果反馈。⑧形成调查报告。在营养调查工作中，调查计划的科学性、严谨性和可行性是保证调查质量的前提，同时调查对象的配合程度、调查人员的

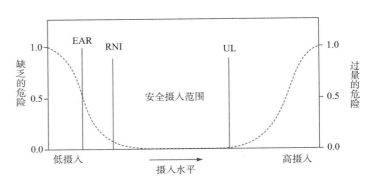

图　营养素摄入水平与健康风险的关系

专业知识技能水平和工作态度以及各级领导的支持也是影响调查质量的重要因素。

结果分析评价 营养调查结果主要用于分析评价以下内容。①膳食结构：膳食结构与食物的分类有关，可根据研究目的和需要来划分食物的分类。实际应用中常以"中国居民平衡膳食宝塔"为依据，对被调查人群的膳食结构进行评价。②能量和营养素摄入量：依据膳食营养素参考摄入量（DRIs）将调查人群的能量和各种营养素的摄入量与其推荐值比较，以评价其满足程度。但对个体而言，其摄入量和参考值都是估算值，为确定其能量和营养素的摄入量是否适宜，一方面需准确描述摄入量和恰当选择推荐值，另一方面需结合该个体的人体测量、临床检查、生化检测结果进行综合评价。③能量、蛋白质的食物来源：着重评价三大供能营养素所提供的能量占总能量的构成比和豆类、动物性食物提供的优质蛋白质占总蛋白质的比例。④各餐能量分配比例：一般人群就餐应定时和定量，其能量比约为3∶4∶3，儿童和老人可以在三餐之外适当加餐。除此之外，应坚持每天吃早餐并保证其营养充足，午餐要吃好，晚餐要适量。不暴饮暴食，不经常在外就餐。零食作为一日三餐之外的营养补充，可以合理选用，尽量选择一些营养素含量高而能量含量低的食物，如新鲜水果和奶类，注意来自零食的能量应计入全天能量摄入之中。⑤其他：判断被调查者是否存在动物性食物摄入过多所致的肥胖症；评价营养素摄入不足或过剩与营养相关疾病的因果关系；分析是否存在过多摄取方便食品、快餐食品等；评价食

物来源、储存条件、烹调加工方法、就餐方式等饮食习惯与营养状况的关系。

（糜漫天 赵艳）

shànshí diàochá

膳食调查（dietary survey） 了解被调查对象在一定时间内通过膳食摄取的能量、各种营养素的数量和质量，据此来评价被调查对象能量和营养素需求获得满足的程度。用称量法、记账法、询问法、化学分析法和食物频数法调查人群营养状况。既是营养调查工作中一个基本组成部分，又是相对独立的内容。单独膳食调查的结果可作为对所调查的单位或人群进行营养咨询、营养改善和膳食指导的主要依据。

称量法 又称称重法，系对某一饮食单位（集体食堂或家庭）或个人一日三餐中每餐各种食物的食用量进行称重，计算出每人每天各种营养素的平均摄入量。称重法要连续进行3~7天的膳食调查。步骤：①准确记录每餐各种食物及调味品的名称。②准确称取每餐各种食物的烹调前毛重、舍去废弃部分后的净重、烹调后的熟重以及剩余的饭菜重量。③计算生熟比例，生熟比值＝烹调前各种食物可食部分的重量/烹调后熟食物的重量，按生熟比值计算出所摄入的各种食物原料生重量。④调查期间就餐人数。⑤将调查期间所消耗的食物按品种分类、综合，求得每人每日的食物消耗量。⑥按食物成分表计算每人每日的营养素摄入量。如果被调查对象在年龄、性别、劳动强度上差别较大，则必须折算成相应"标准人（指轻体力劳动的60kg成年男子）"的每人每日各种食物的摄入量。称重法可用于个人、家庭或集体单位，该方

法细致准确，但比较耗费人力、物力。

记账法 通过查账或记录某单位一定时间内各种食物消耗总量和用餐人日数，计算出平均每人每日的食物消耗量，一般可统计1个月，一年四季各进行一次。为保证调查数据的可靠性，对食堂账目有如下要求：食物的消费量需逐日分类准确记录，应具体写出食物名称；对进餐人数应统计准确并要求按年龄、性别和工种、班次等分别登记；自制的食品要分别登记原料、产品及其食用数量。记账法适用于有详细账目的集体单位，过程相对简便，节省人力物力。该法如果被调查对象在年龄、性别、劳动强度上差别较大时，与称重法一样，也要用折算成"标准人"的每人每日各种食物摄入量。

回顾法 对被调查对象连续3天各种主副食物摄入情况进行回顾调查（包括在外就餐），获得个人每日各种食物摄入量，根据食物成分表计算出能量和营养素的摄入量。又称询问法。成人在24小时内对所摄入的食物有较好的记忆，一般认为24小时膳食的回顾调查最易取得可靠的资料，简称24小时回顾法。此方法简便易行，但所得资料比较粗略，有时需要借助食物模具或食物图谱来提高其准确性。

食物频率法 收集被调查对象过去一段时间（数周、数月或数年）内各种食物消费频率及消费量，从而获得个人长期食物和营养素平均摄入量。食物频率法可快速得到平时各种食物摄入的种类和数量，反映长期膳食行为，其结果用来研究膳食、营养与慢性病的关系，也可供膳食咨询指导之用。

化学分析法 收集调查对象一日膳食中所摄入的全部主副食品，通过实验室化学分析方法测定其营养素含量。样品收集方法有两种，一为双份饭法，是最准确的样品收集方法，即制作两份完全相同的饭菜，其中一份供食用，另一份作为分析样品；第二种方法是收集整个研究期间消耗的各种未加工的食物或从市场上购买相同食物作为样品。后者的优点是收集样品较容易，缺点是收集的样品与食用的不完全一致，所得的结果为未烹饪食物的营养素含量。

（糜漫天　赵　艳）

réntǐ cèliáng

人体测量（anthropometric measurement）

根据调查对象的年龄、性别选用适当的人体测量指标，可以较好地反映调查对象的营养状况。常用指标包括身高、体重、腰围、上臂围度与皮褶厚度。若开展专题调查，还可以选用胸围、头围、骨盆径、小腿围、背高、坐高、肩峰距和腕骨X线等指标。体格测量数据可用于评价个体或群体的营养状况，学龄前儿童的测量结果常被用于评价一个地区人群的营养状况。此外，研究者也可依研究目的综合多个指标，通过建立各项指标的评价指数或标准化的方法，综合分析被调查对象的营养状况。

体重和身高 人体测量资料中最基础的数据，在反映人体营养状况上比较确切。体重可以反映较短时间内营养状况的变化；身高可反映较长时期的营养状况。

理想体重 或称标准体重，应用于成年人，一般以此来衡量实际测量的体重是否在适宜范围，常用计算公式：

理想体重（kg）= 身高（cm）- 100
（Broca 公式）

理想体重（kg）= 身高（cm）- 105
（Broca 改良公式）

理想体重（kg）= ［身高（cm）- 100］×0.9
（平田公式）

实际体重在理想体重 ±10% 为正常范围，±10% ~ 20% 为超重或瘦弱，±20% 以上为肥胖或极瘦弱，+20% ~ +30% 为轻度肥胖，+30% ~ +50% 为中度肥胖，+50% 以上为重度肥胖。理想体重的概念虽容易被接受，但其"真值"难以估计，故理想体重的准确性有时会受到质疑，作为判断标准已较少使用。

体质指数（body mass index, BMI）　BMI = 体重（kg）/ ［身高（m）］^{2}。BMI 是评价人体营养状况最常用的方法之一。世界卫生组织（WHO）1997 年建议标准为：BMI 正常值为 18.5 ~ 24.9；BMI < 16.0 为重度消瘦，16.0 ~ 16.9 为中度消瘦，17.0 ~ 18.4 为轻度消瘦；25.0 ~ 29.9 为超重，> 30.0 为肥胖。亚洲人的体型较小，不适宜用 WHO 的标准来衡量。根据亚太地区人群的体质及其与肥胖有关疾病的特点，2002 年 WHO 肥胖专家顾问组提出了亚洲成年人标准为 BMI 18.5 ~ 22.9 为正常水平，23.0 ~ 24.9 为超重，≥25.0 为肥胖。2001 年中国肥胖问题专家根据流行病学心血管并发症与体重关系的研究建议，提出中国成人标准：BMI 18.5 ~ 23.9 为正常，< 18.5 为消瘦，24.0 ~ 27.9 为超重，≥28 为肥胖。

身高别体重 此指标用于儿童。达不到相同身高儿童应有的体重标准，表示为消瘦。这一指标主要反映当前营养状况，对区别急性营养不良和慢性营养不良有意义。

年龄别身高 此指标用于儿童。长期慢性营养不良可致儿童生长发育迟缓，表现为身高比相同龄儿童矮小，可反映较长期的营养状况。

腰围和臀围 腰围反映内脏脂肪的储存情况，是评价人体营养状况的重要指标。测量腰围时受检者应空腹直立、双臂自然下垂、双脚分开 25 ~ 30cm，测量时平稳呼吸、不要收腹或屏气，在肚脐以上 1cm、以腋中线肋弓下缘和髂嵴连线中点的水平位置为测量点。臀围是耻骨联合和背后臀大肌最凸处的水平周径，反映髋部骨骼和肌肉的发育情况。WHO 还建议采用腰臀比（腰围与臀围的比值）反映腹部脂肪的分布情况。

上臂围与皮褶厚度 测量上臂围时一般量取左上臂肩峰至鹰嘴连线中点的臂围长。中国 1 ~ 5 岁儿童上臂围 13.5cm 以上为营养良好，12.5 ~ 13.5cm 为营养中等，12.5cm 以下为营养不良。皮褶厚度是通过测量皮下脂肪厚度来估计体脂含量的方法，WHO 推荐选用肩胛下、上臂肱三头肌和脐旁三个测量点。偏瘦、正常和肥胖的判断值，男性分别为低于 10mm、10 ~ 40mm 和高于 40mm；女性分别为低于 20mm、20 ~ 50mm 和高于 50mm。

人体测量资料的各种评价指数 这类指数较多，都是利用体重、身高、胸围、坐高等基础数值，按一定公式计算的，其评价标准因地区、民族、性别、年龄而不同。

人体脂肪含量测定 Brozek 公式较好，即 $F(\%) = (4.570/D - 4.142) \times 100$。式中 F 为人体脂肪含量%，D 为人体密度，$D =$

$M/(Vt-RV)$，M 为被测者体重，Vt 为人体总容积（人体在尽量呼气下在水中测定的排水容积），RV 为肺残气容积（人体在水平齐颈状态下所测肺残气容积）。

（糜漫天　赵　艳）

réntǐ yíngyǎng shuǐpíng shēnghuà jiǎnyàn

人体营养水平生化检验（biochemical detection of nutrition status）

借助实验室检测发现人体营养储备水平低下、营养不足、营养缺乏或营养过剩等状况，以预防营养相关疾病的发生。此类检验旨在较早地掌握营养不良的早期改变和变化动态，及时采取必要的预防措施。严重营养不良在临床上比较容易诊断。但是较轻或亚临床营养不良，只靠饮食调查或体检很难做出诊断，必须进行有关化验检查，才能得出正确结论。

血清蛋白质测定　血清蛋白质种类很多，其浓度不仅受合成和分解代谢的影响，且也受体液总量及分布影响，如毛细血管通透性、外部丢失及淋巴回流等因素，也可改变血浆蛋白含量，故所测定蛋白质浓度，均要结合患者具体情况进行综合分析。

白蛋白　肝合成的主要蛋白质，体内含量较多，为 4~5g/kg 体重，半衰期为 20 天左右，是临床上评价蛋白质营养状况的常用指标之一。

运铁蛋白　又叫转铁蛋白，在体内的周转率比白蛋白快，半衰期为 8~10 天，是评价蛋白质营养状况较敏感的指标。常用测量方法是用免疫放射法和总铁结合量法。运铁蛋白半衰期较短，细胞外存贮量仅 4mg，可作为测量内脏蛋白质贮存的方法。但其代谢复杂，影响因素较多，缺铁、

肝功能损害与蛋白质丢失等均可影响测定值。作为人群营养状态的检查指标有一定准确性，但用作测定个体营养状况则价值不大。

视黄醇结合蛋白（RBP）和甲状腺素结合前蛋白（TBPA）　它们的半衰期比白蛋白短，半衰期 TBPA 约 2 天，RBP 约 0.5 天。肥胖的健康人饥饿后，两者变化比运铁蛋白快得多。在摄入足够能量，蛋白质早期缺乏时，TBPA 下降不太明显，但只限制能量即可使 TBPA 降低。与白蛋白相似，这两种蛋白质都在肝内合成，严重肝功能障碍时血清浓度都下降。以前的研究集中在与维生素 A 代谢的关系上。后来发现蛋白质缺失其血浆含量降低，且反应比上述血浆蛋白更灵敏；补充蛋白质后血浆浓度迅速升高。现常用视黄醇结合蛋白研究营养治疗早期效应。

纤维连接蛋白和生长调节素　纤维连接蛋白　糖蛋白对免疫抗体很重要，饥饿、严重创伤及肿瘤时均有下降；半衰期介于 RBP 和 TBPA 之间，为 20 小时。全胃肠外营养患者以上指标反应不明显，而纤维连接蛋白有明显变化，故可用纤维连接蛋白作为短期应用全胃肠外营养不良患者的评定营养状况指标。生长调节素纤维连接蛋白为主要参与脂肪、肌肉和软骨合成代谢的物质。饥饿时生长调节素纤维连接蛋白水平下降，进食后上升，半衰期为 2~8 小时，与内脏蛋白间相关性尚未证实

免疫功能测定　免疫功能不全是脏器蛋白质不足的另一指标，包括迟发型皮肤超敏试验、血液淋巴细胞总数、血清补体水平和细胞免疫功能等。宿主防御功能发挥作用有赖于 B 细胞、T 细胞、

辅助淋巴细胞及淋巴因子、补体等各种细胞免疫和体液免疫成分相互配合。这些反应都在不同程度上需要蛋白质合成。

迟发型皮肤超敏反应　常用致敏剂有链球菌激酶、链球菌 DNA 酶、流行性腮腺炎病毒和白色念珠菌。皮内注射后 24~48 小时测量红肿硬结大小，直径<5mm 提示细胞免疫功能不良，至少有中度蛋白质营养不良。

总淋巴细胞计数（TLC）　反映免疫功能的简单指标，TLC 降低可反映细胞防御功能低下或营养不良。迟发型皮肤超敏反应试验无反应者，TLC 比正常值低 1/3。多种原发性疾病，如心脏衰竭、尿毒症、霍奇金淋巴瘤及使用免疫抑制剂，尤其是肾上腺皮质激素，都可导致 TLC 降低，故判断时要结合临床情况。TLC 不是营养不良的特异性指标，与预后的相关性差。血液淋巴细胞总数 = 白细胞总数/（μl）× 淋巴细胞（%）× 10^9/L。评价标准：(2.5~3.0)×10^9 个/L 为营养正常，(1.8~1.5)×10^9 个/L 为轻度营养不良，(0.9~1.5)×10^9 个/L 为中度营养不良，<0.9×10^9 个/L 为重度营养不良。

补体水平测定　蛋白质能量营养不良患者，如无感染、应激，C3 水平较低；如有感染、应激或创伤时，C3 作为急性相蛋白，通常是正常或升高。

功能检查与负荷试验　营养缺乏病出现体征改变，常有一个较长时间过程。生物化学及功能变化常出现在解剖学损害之前，故在膳食调查同时进行实验室检查，可早期发现营养不足或缺乏。实验室检查包括生理功能检查和生化检验。生理功能检查常检查眼暗适应能力，以判断维生素 A

营养状况。生化检验是收集受检者血、尿、毛发标本，进行生化检测，如血营养素浓度、尿中营养素排出量、血液或尿液中营养素有关代谢产物等。必须注意，人数过少或个别检验结果，只能作为参考，不能单独据此判断该调查单位的营养情况。若在同一单位用同样方法进行 2 次以上检验，则前后对比可说明实际营养状况，比较可靠。

（糜漫天　赵　艳）

yíngyǎng xiāngguān jíbìng línchuáng jiǎnchá

营养相关疾病临床检查（clinical detection of nutrition-related diseases）

根据症状和体征判断是否存在营养不足或过剩所致营养相关疾病、明确其严重程度。某种营养素缺乏或过剩引起的营养相关疾病，在不同的疾病发展阶段呈现出相应的特征性症状和体征。但实际上，个体可能同时存在多种营养素的摄入不足或过剩，表现出的症状和体征可能并不典型。

临床检查的目的是根据症状和体征判断是否存在营养不足或过剩所致营养相关疾病、明确其严重程度。

营养缺乏病体征检查比较简便，但正确诊断比较困难。临床上检查发现或疑似营养素缺乏患者，在治疗前应作相应实验室检查，如维生素或矿物质检测等加以证实。检查顺序：坐位时，可检查头发、面部皮肤、眼睛、口唇、口角、牙齿、牙龈、舌头、指甲等。卧位时，检查全身皮肤，包括颈部、胸背部、上下肢、臀部；心、肺、肝、脾、骨骼及神经系统。常见临床体征与可能缺乏的营养素关系见表。

（糜漫天　赵　艳）

yíngyǎng jiāncè

营养监测（nutrition surveillance）

长期动态监测人群的营养状况，同时收集影响人群营养状况的有关环境和社会经济条件等方面的资料，探讨从政策上、社会措施上改善营养状况和条件的途径。营养监测还收集与食物生产、食物消费、食物分配有关的信息，因此又称食物营养监测（food and nutrition surveillance，FNS）。

监测目的 ①及时了解和掌握社会发展过程中居民食物消费及营养状况的变化和趋势。②为决策者提供信息，有针对性地调整食物生产、流通政策，有的放矢的解决营养问题，预防疾病的发生。③保证社会发展过程中食物生产、人群健康与环境的平衡发展和优化提高。

监测特点 一是突出重点，如以妇女和儿童等需要重点保护的人群为对象，分析影响其营养状况的社会因素和探讨能采取的社会性措施；二是动态监测，以有限的人力物力尽可能搜集现成资料，分析掌握一个国家或地区的常年动态。将营养状况信息向上反馈，并为制定营养政策提供科学依据。

监测内容 ①居民营养及相关健康状况的监测。②居民食物、能量和营养素摄入情况的监测。③居民营养知识、营养态度、饮食行为和生活方式的监测。④食物成分和营养数据库变化的监测。⑤食品供应情况及其影响决定因素的监测。⑥社会经济发展水平的监测。一项综合性营养监测的内容是对以上几个方面的营养监测活动进行的数据收集、数据分析、信息发布以及利用，三者之间相互联系，便于数据交流及信

表　常见临床体征与可能缺乏的营养素关系

部位	体征	可能缺乏的营养素
全身	消瘦或水肿，发育不良	能量、蛋白质、锌
	贫血	蛋白质、铁、叶酸、维生素 B_{12}、B_6、B_2、C
皮肤	干燥，毛囊角化	维生素 A
	毛囊四周出血点	维生素 C
	癞皮病皮炎	烟酸
	阴囊炎，脂溢性皮炎	维生素 B_2
头发	稀少，失去光泽	蛋白质、维生素 A
眼睛	毕脱斑，角膜干燥，夜盲	维生素 A
唇	口角炎，唇炎	维生素 B_2
口腔	齿龈炎，齿龈出血，齿龈松肿	维生素 C
	舌炎，舌猩红，舌肉红	维生素 B_2、烟酸
	地图舌	维生素 B_2、烟酸、锌
指甲	舟状甲	铁
骨骼	颅骨软化，方颅，鸡胸，串珠肋，"O" 形腿，"X" 形腿	维生素 D
	骨膜下出血	维生素 C
神经	肌肉无力，四肢末端蚁行感，下肢肌肉疼痛	维生素 B_1

息传递。

监测指标 常用指标包括健康指标、社会经济指标和饮食行为与生活方式指标。

健康指标 应根据可得到的资料和基线调查数据确定。根据监测目的和监测人群选择合适的指标。

一般健康指标 世界卫生组织推荐的指标有体重、身高、0~4岁死亡率、婴儿哺乳/喂养方式、某种营养缺乏病的新病例等。

特殊情况下的附加指标 上臂围、毕脱斑伴有结膜干燥症、角膜瘢痕、血清维生素A、血红蛋白、地方性甲状腺肿等。

肥胖和慢性病人群的指标 血清胆固醇和甘油三酯、血压、三头肌皮褶厚度，成年人身高别体重及冠心病死亡率等。

社会经济指标 常用的指标包括经济状况指标、环境指标和各种服务指标。

经济状况指标 包括再生产的物质财富如住房（房间、人数、电器、供水）、耐用消费品（电视机、机动车、家畜）、储蓄存款、设备（农具、经商用具）；不再生产的自然财富如拥有土地面积、农业供水；无形的财富如教育水平、受教育年限、文化程度等。反映个人收入的调查资料主要来自国家发展改革委员会和国家或地方统计局，常见的指标包括：①恩格尔（Engel）指数。食物支出占家庭总收入的比重（恩格尔指数＝用于食品的开支/家庭收入×100%），它是衡量一个国家或地区居民消费水平的标志，是反映贫困富裕的指标。该指数在60%以上者为贫困，50%~59%为勉强度日，40%~49%为小康水平，30%~39%为富裕，30%以下为最富裕。②收入弹性。收入

弹性＝食物购买力增长（%）/收入增长（%）。该指标在贫困地区相当于0.7~0.9，即如果收入增长10%，用于购买食品的增长率增加7%~9%；在富裕的地区收入弹性值减小。③人均收入及人均收入增长率。人均收入＝实际收入/家庭人口数，人均收入增长率（%）＝［（第二年度人均收入－第一年度人均收入）/第一年度人均收入］×100%。

环境指标 包括供水、粪便及垃圾处理、拥挤情况。

各种服务指标 包括卫生机构、农业推广、灌溉、信贷、生产投资（种子、化肥）。

饮食行为与生活方式指标 饮食行为和生活方式影响人们对食物的选择和营养素的摄取，因而与营养状况及许多慢性疾病的发生、发展密切相关。饮食行为与生活方式的常见监测指标为吸烟、饮酒、身体活动、锻炼、生活规律以及知识、态度和行为的改变等。

监测系统 营养监测系统需要建立组织机构，配备人员，提供所需物质和经费；制定政策，建立工作程序和工作制度，以保证数据的准确性；设置和完善监测质量的评价体系。营养监测系统的功能概括如下：①制定国家及部门的规划和政策。②项目监控与评价。③食物短缺的预警。④确定问题与宣传动员。⑤监测结构调整政策的效应。一般一个营养监测系统很难完成所有的功能。世界上许多国家都设立了营养监测系统，但是不同国家由于其营养问题、任务及目的不同，营养监测系统的设计与特征各异。其中，美国营养监测系统比较完善。中国的营养监测系统开始于1988年，2010~2012年中国居民

营养与健康状况监测是中国首次开展全国常规性营养监测，选取的监测人群具有良好的代表性，在内容上较以往的营养监测项目更为全面。

工作程序 在营养监测实践中，营养监测具体目的的确定、监测人群和监测点的选取以及监测指标的确定是开展营养监测的重要前期工作。营养监测工作的程序还包括营养监测的核心内容，即数据收集、数据分析、信息发布以及利用。

具体目的的确定 营养监测的目的决定营养监测的内容。营养监测的总目的是为政府有关部门决策、制定干预项目提供信息。营养监测常见的具体目的有以下几方面：①分析人群营养状况及人群、时间、地理位置的分布。②动态监测人群营养状况的变化趋势。③找出营养状况不良的易感人群。④确定影响人群营养状况的有关因素。⑤分析、评价营养干预措施的效果。⑥确定预防策略，制定工作重点。每次营养监测的重点都会有所不同，因此，营养监测的目的是选择监测方式和监测内容的前提。

监测人群和监测点的选取 监测人群的确定和监测点的选择是建立营养监测系统的基本环节。监测人群选择的原则是既要保证样本有代表性，又要避免过多耗费人力和财力。监测点的选择可以是随机抽样，也可是根据监测目的选择其他的抽样方法。选择监测点时要考虑监测点的基本条件，确保能够收集到真实、准确的数据。确定监测点的标准：①领导重视，组织健全。②有健全的监测工作网络。③具体监测工作有经过培训的专人负责。④有健全的工作制度、工作程序、

工作质控和考核制度、资料管理制度。⑤能保质保量完成监测任务。⑥能分析利用当地的营养监测资料，为制定政策提供科学依据。如果抽到的监测点不能胜任监测工作时，可以在同类地区进行调换。监测点选择后必须经过建设才能成为一个合格的监测点，建设内容包括工作制度的建立、必要设备的配备，以及人员的培训等。

监测指标的确定　选择营养监测指标时应考虑其灵敏性、特异性与可行性。指标宜少不宜多，以使营养监测容易进行，并尽可能多的选择无损伤性的监测指标。在实践中还要考虑到所需的人力、物力及调查对象接受的程度。监测食物营养现状时一般需要较大的样本；而在监测营养状况的变化趋势或作预测时，只采用一个有代表性的小样本即可。

数据收集　营养监测的数据收集有以下几种常见方式：①人口普查资料。②政府部门的统计资料。③国家卫生行政部门常规收集的资料。④社区资料。⑤监测过程中调查获得的家庭资料和个人资料，如食物消费和营养素摄入情况，体格检查和生化检查数据等。在数据收集过程中，必须进行营养监测资料的质量控制，达到正确性、完整性、可靠性和可比性的控制标准。质量控制是全面、系统的工作，它不仅是简单地核对数据，找出并修改差错，而是贯穿于整个监测工作的全过程。

数据分析　根据营养监测系统收集的资料性质、涉及人群、营养素摄入状况、相关影响因素及其趋势、干预的效果评价等，可从多方面对数据进行分析。一般有描述性分析方法、趋势性分析方法和干预性分析方法。

信息发布及结果利用　营养监测的结果可以通过监测系统、正式简报、非正式报告（会议、专业接触）、出版物等综合方式发布。营养监测结果的利用包括：①发现高危人群，制定或评价营养目标以及监测食物的生产和销售。②制定营养干预措施。③制定相关法律、政策和指南。④营养的科学研究。此外，还可用于建立国家营养领域的信息系统，加强营养信息交流，促进营养信息资源共享。

（糜漫天　赵艳）

shànshí jiégòu

膳食结构　（dietary pattern）

一个国家、一个地区或个体日常膳食中各类食物的种类、数量及其所占的比例。理想的膳食结构应该是平衡膳食。一个国家或区域的膳食结构反映了当地资源、文化和民族等特征。在没有科学设计和干预的情况下，每一种膳食结构，都有着其各自的优势或不足。根据各类食物所能提供能量及各种营养素的数量和比例来衡量膳食结构的组成是否合理。

影响因素　膳食结构的形成是一个长期的过程，受一个国家或地区人口、农业生产、食品加工、饮食习惯等多因素的影响。不同历史时期、不同国家或地区、不同社会阶层的居民，膳食结构也有很大差异。膳食结构也随影响因素而变化。采取适当干预措施可使其向更合理的方向发展，提高健康水平。但是，影响因素变化较慢，所以一个国家、民族或人群的膳食结构有相对的稳定性，变化具渐进性。

演变过程　在漫长的历史发展进程中，人类的膳食结构发生了三次较大变化，可据此分为三个阶段。①原始社会阶段：人类

直立行走以后，主要通过采集野生植物性食物和昆虫，狩猎野生的飞禽和走兽，捕捞江、河、湖、海中的鱼类、海兽及其他水生动植物。食物的获得受季节、天气等因素影响较大，因此人类食物摄入的数量和质量都不能得到保证，只能以共同劳动的方式寻找食物维持最低限度的生存与生活。②原始农业至传统农业阶段：距今一万年左右，人类在长期的实践中，随着经验的积累和生产力的提高，逐步学会了栽培植物和驯养动物，进入原始农业及畜牧业时代。大约距今 3000 年前，随着冶炼业的出现以及铁制工具在农业中的广泛应用，人类由原始农业时代转入传统农业时代，自给自足的食物供给模式有效改善了人类的食物构成和身体素质，并且为社会转入文明时代奠定了物质基础。③农业现代化阶段：20 世纪 60 年代以来，随着科学技术的不断革新，发达国家都在工业现代化的基础上，逐步实现了农业生产的机械化、电气化以及自动化。用现代科学方法培育和改良农作物及畜禽品种以提高其生产效能成为现代农业物质生产的主要特征，农牧业及食品加工业的飞速发展带来了食物供给的充足，居民有条件选择多种食物。然而，在当前情况下，如何合理选择食物和搭配膳食，避免走入发达国家营养过剩模式的误区，是摆在人类面前最重要的问题。

分类　膳食结构的划分有很多种方法，但最重要的仍是动、植物性食物在膳食中所占的比例。根据膳食中动物性食物及植物性食物所占的比重及能量、蛋白质、脂肪和碳水化合物的摄入量作为划分膳食结构的标准，可将世界

各国的膳食结构分为四种类型。①以植物性食物为主的膳食结构，又称东方膳食模式。大多数发展中国家属此类型，以植物性食物为主，动物性食物为辅。营养缺乏病是这些国家的主要营养问题。②以动物性食物为主的膳食结构，又称经济发达国家膳食模式，或西方膳食模式。以动物性食物为主、植物性食物为辅是多数欧美发达国家的典型膳食结构，属于营养过剩型膳食。③动植物食物平衡的膳食模式，又称日本膳食模式。膳食中动物性食物与植物性食物比例适当，因此有利于避免营养缺乏病和营养过剩性疾病。此类膳食结构已经成为世界各国调整膳食结构的参考。④地中海膳食结构，又称地中海膳食模式。该膳食结构以地中海命名是因为该膳食结构的特点是居住在地中海地区的居民所特有的，意大利、希腊可作为该类膳食结构的代表。地中海地区居民心脑血管疾病的发生率很低，已引起西方国家的关注，并纷纷参照这种膳食模式改进自己国家的膳食结构。

（糜漫天　赵　艳）

dōngfāng shànshí móshì

东方膳食模式（oriental dietary pattern）

以植物性食物为主的膳食结构。大多数发展中国家如印度、巴基斯坦、孟加拉和非洲一些国家等属于此类型。主要特点：①谷类食物消费量大，平均摄入550g/d以上。②动物性食物消费量小，25～50g/d。③能量摄入为2000～2400kcal/d（8.37～10.04MJ/d），基本满足人体需要，其中植物性食物提供的能量占总能量近90%。④蛋白质摄入量较低，摄入量为50g/d左右，其中动物性蛋白质一般占总蛋白质的

10%～20%，甚至更低。⑤脂肪摄入量较低，摄入量为30～40g/d。⑥来自动物性食品的营养素如铁、钙、维生素A等摄入量不足。

此模式的优点是以植物性食物为主的膳食结构，膳食纤维充足，动物性脂肪摄入较低，有利于冠心病、高脂血症及其他慢性病的预防；缺点是动物性食物摄入不足，该膳食模式人群容易出现蛋白质、能量营养不良，以致人的体质较弱，健康状况不良，劳动能力降低。

（糜漫天　赵　艳）

xīfāng shànshí móshì

西方膳食模式（dietary pattern of developed countries）

以动物性食物为主的膳食结构。这是美国、西欧、北欧等西方发达国家典型膳食结构。主要特点：①粮谷类食物消费量小，人均150～200g/d。②动物性食物及糖的消费量大，肉类摄入300g/d左右，糖甚至高达100g/d。③人均能量摄入高达3300～3500kcal/d（13.81～14.64MJ/d），蛋白质100g/d以上，脂肪130～150g/d。④蔬菜、水果摄入少。

此模式的优点是优质蛋白质在膳食结构中所占的比例高，不容易发生能量、维生素及矿物质的缺乏；缺点是易导致营养过剩。高能量、高脂肪、高蛋白质、低纤维的膳食摄入，使得肥胖、高血压、冠心病、糖尿病等营养过剩性慢性病的发病率逐年上升，心脏病、脑血管疾病和恶性肿瘤已成为发达国家居民重要的死亡原因。

（糜漫天　赵　艳）

Rìběn shànshí móshì

日本膳食模式（Japanese dietary pattern）

动物性食物和植物性食物比例适当的膳食结构。此

是一种平衡膳食，主要的特点：①谷类食物人均消费量为300～400g/d。②动物性食品消费量100～150g/d，其中海产品比例达到50%。③奶和奶制品摄入100g/d左右，蛋类40g/d左右，豆类60g/d左右。④能量和脂肪的摄入量低于欧美发达国家，能量摄入约为2000kcal（8.37MJ/d），脂肪为50～60g/d。⑤蛋白质为70～80g/d，动物蛋白质约占总蛋白的50%。

此模式的优点是既保留了东方膳食的特点，又吸取了西方膳食的长处，少油、少盐、多海产品，蛋白质、脂肪和碳水化合物的供能比合适，副食种类多样并且以海产品和新鲜蔬菜为主，有利于维持营养平衡，膳食结构基本合理；缺点是生食摄入过多，也存在一定的食品安全隐患，并且日本居民更喜欢吃精制白米，腌制食品摄入也较多，可增加疾病的风险。

（糜漫天　赵　艳）

Dìzhōng Hǎi shànshí móshì

地中海膳食模式（Mediterranean dietary pattern）

地中海地区居民的膳食模式，意大利、希腊可作为该种膳食结构的代表。主要特点：①富含植物性食物，包括谷类（350g/d左右）、水果、蔬菜、豆类、果仁等。②食物的加工程度低，新鲜度较高，居民以食用当地、当季的食物为主。③主要的食用油是橄榄油。④脂肪提供能量占膳食总能量的25%～35%，饱和脂肪所占比例较低（7%～8%）。⑤每日食用适量的鱼、禽、少量蛋、奶酪和酸奶。⑥新鲜水果作为典型的每日餐后食品，甜食每周只食用几次。⑦红肉（猪、牛和羊肉及其产品）每月食用几次。⑧大部分成年人

有饮用葡萄酒的习惯。

此模式的优点是食物品种丰富，营养均衡。饱和脂肪摄入量低，不饱和脂肪摄入量高，膳食含大量复合碳水化合物，新鲜蔬菜及水果的摄入量较高，心脑血管疾病和癌症的发病率、死亡率都很低。缺点是有较强的地域特征，难在内陆地区推广；部分居民酗酒习惯使他们获得了超过自身需要量30％的能量。

（糜漫天　赵　艳）

Zhōngguó shànshí jiégòu

中国膳食结构（Chinese dietary pattern）

中国居民传统膳食模式。以植物性食物为主，谷类、薯类和蔬菜的摄入量较高，肉类摄入量比较低，豆制品总量不高且因地区而不同，奶类消费在大多数地区不大。

膳食特点　①高碳水化合物：南方地区居民多以大米为主食，北方以小麦为主，谷类食物的供能比例占70％以上。②高膳食纤维：谷类食物和蔬菜中所含的膳食纤维丰富，因此中国居民膳食纤维的摄入量也很高。③低动物脂肪：中国居民传统的膳食中动物性食物的摄入量很少，动物脂肪的供能比例一般在10％以下。中国城乡居民的膳食仍然以植物性食物为主，动物性食物为辅。但中国幅员辽阔，各地区、各民族以及城乡之间的膳食构成存在着很大的差别，富裕地区与贫困地区差别较大。而且，随着社会经济的快速发展，中国居民膳食结构正向"西方"膳食结构的方向转变。

《中国居民营养与慢性病状况报告（2015年）》显示，居民营养和慢性病状况发生了较大变化。①婴幼儿、青少年的营养状况逐步得到改善：中国新生儿出生体重和身长进一步增加，母乳喂养率进一步提高，5岁以下儿童营养状况得到显著改善，生长迟缓率、低体重率和消瘦率均明显下降。②营养不良患病率大幅度下降：城乡居民身高和体重有所增加，营养不良率和贫血率呈下降趋势。③营养缺乏和营养缺乏病依然存在：儿童营养不良已有很大改善，但在贫困人群中依然存在。钙、铁、维生素A、D等营养素缺乏依然存在。④城乡居民超重和肥胖率迅速上升：肥胖和超重已经成为中国面临的主要公共卫生问题。其中，18岁及以上成年人的超重率为30.1％、肥胖率为11.9％，6~17岁儿童青少年超重率为9.6％、肥胖率为6.4％。大城市成年人的超重和肥胖比例均大于农村。⑤慢性病不断增加：慢性非传染性疾病已成为威胁中国居民健康的主要因素。其中，18岁及以上成人高血压患病率为25.2％，糖尿病患病率为9.7％；40岁及以上人群慢性阻塞性肺疾病患病率为9.9％；癌症发病率为235/10万；居民慢性病死亡率为533/10万，占总死亡人数的86.6％，其中心脑血管病、癌症和慢性呼吸系统疾病为主要死因。吸烟、过量饮酒、身体活动不足和高盐、高脂等不健康的饮食，是慢性病发生、发展的主要行为危险因素。经济社会快速发展和社会转型给人们带来的工作、生活压力，对健康造成的影响也不容忽视。

膳食结构优化　随着中国经济的高速发展，充足的食物供应和居民生活水平的不断提高，城乡居民的膳食结构发生了显著变化。当前中国居民存在三种膳食结构，即贫困和偏远地区居民保持了东方膳食结构，经济发达地区（大城市）居民已经是西方经济发达国家膳食结构，其他地区的居民从原来的东方膳食结构向西方经济发达国家膳食结构过渡，中国正处于膳食结构变迁的关键期。尽管居民营养缺乏和营养过剩并存，但是目前更值得关注的是膳食结构的变化引起疾病谱的变化，即肥胖、糖尿病、心脑血管病、癌症等慢性病迅速增加。正确引导居民选择食物，建立科学合理的膳食结构，是一项紧迫而艰巨的任务。

为了纠正目前中国居民膳食结构存在的问题，达到平衡膳食，需要全社会多部门联合采取措施：①加强政府的宏观指导，建立和完善国家营养及慢性病监测体系，尽快制定国家营养改善相关法律法规，将国民营养与健康改善纳入国家与地方政府的中长期发展规划。②发挥农业、食品加工、销售（市场）等领域在改善居民营养中的重要作用。发展豆类、奶类、禽肉类和水产类的生产和食品深加工，增加这些食品的消费量，改变牲畜肉类消费过快增长的局面。③加强营养健康教育，广泛宣传《中国居民膳食指南》，坚持合理膳食，提高公众对平衡膳食和健康生活方式的认识，并付诸行动。④加强营养和食品领域专业队伍能力建设，培养高素质专业人才。培训基层医疗机构、社区医疗机构和农村卫生院的相关工作人员，以便更好地解决目前居民营养过剩和营养缺乏双重问题。

（糜漫天　赵　艳）

yíngyǎng zhèngcè hé fǎguī

营养政策和法规（nutrition policies and regulations）

根据人群营养状况和问题，制定并实施相应政策和法规，增强体质，提高健康水平。政策是指国家或政党为实现一定历史时期的路线而制定的行动准则。法规是由国家制定或认可，并由国家强制力保证实施的，反映着统治阶级意志的规范体系，这一意志的内容由统治阶级物质生活条件所决定，它通过规定居民在社会关系中的权利和义务，确认、保护和发展有利于统治阶级的社会关系和社会秩序。随着营养科学的发展及一些国家采取的营养干预不断取得的成就，越来越多的营养学家和政策制定者认识到，营养学不能再停留在说明人群营养现状上，而应该分析人群营养的制约因素和人群营养问题的形成条件，包括环境条件和社会经济条件，并制定相应的营养改善政策，实施营养政策，达到改善人群营养状况、增强体质和提高健康水平的目的。

改善国民营养和健康状况，需要有法律来保障营养政策改善行动的落实，这是根本解决营养问题的基础。国民良好的营养和健康状况是社会经济发展的主要物质基础。随着世界各国逐渐认识到营养工作在国民经济与社会发展中的战略地位与作用，为确保营养事业的持续发展，维护和增强国民的健康体质，发达国家及发展中国家都相继致力于对本国营养政策的研究和制定。营养政策和法规的制定与实施，对改善食物发展宏观环境，引导居民合理食物消费，促进人群的营养与健康状况有至关重要的作用。

改善人群营养状况，需要得到政府公共政策的支持。营养工作有明显的公共物品性质，需要全社会，尤其是政府部门的介入。营养立法促使责任人更负责地采取措施，民主制度下的立法更能反映弱势人群的需求。如果政府能积极参与营养工作，即使经济增长缓慢，人群营养状况仍能得到显著改善，显著提高社会发展水平。反之，如果政府忽视营养工作，即使经济快速增长，人群营养状况也未必能够有显著的改善。中国现阶段的营养问题仍然相当突出，表现为营养缺乏和营养过剩并存，与营养相关的慢性非传染性疾病已成为社会经济发展的沉重负担。中国营养专业机构不健全、专业人才缺乏等问题对营养改善工作的开展带来困难，食物生产消费不协调及生产结构不合理也使食物的质量和安全存在隐患。想要根本改善中国人群营养状况，提高国民健康素质和综合国力，必须依靠完善的营养政策和法规来提供强有力的法制保障。

(糜漫天 赵艳)

Guómín Yíngyǎng Jìhuà

国民营养计划（National Nutrition Plan） 为贯彻落实《"健康中国2030"规划纲要》，提高国民营养健康水平而制定的计划。国务院办公厅于2017年颁布并实施了《国民营养计划（2017—2030年）》。要坚持以人民健康为中心，以普及营养健康知识、优化营养健康服务、完善营养健康制度、建设营养健康环境、发展营养健康产业为重点，关注国民生命全周期、健康全过程的营养健康，将营养融入所有健康政策，不断满足人民群众营养健康需求，提高全民健康水平。主要目标是健全营养法规标准体系，完善营养工作体系，发展食物营养健康产业，提升营养健康信息化水平，提高居民营养健康素养，改善营养健康状况。

实施策略：①完善营养法规政策标准体系。②加强营养科研能力建设和人才培养。③强化营养和食品安全监测与评估。④发展食物营养健康产业。⑤大力发展传统食养服务。⑥加强营养健康基础数据共享利用。⑦普及营养健康知识。

开展的重大行动：①生命早期1000天营养健康行动。②学生营养改善行动。③老年人群营养改善行动。④临床营养行动。⑤贫困地区营养干预行动。⑥吃动平衡行动。

(糜漫天 赵艳)

Zhōngguó Shíwù Yǔ Yíngyǎng Fāzhǎn Gāngyào

中国食物与营养发展纲要（China Food and Nutrition Development Program，CFNDP） 为保障食物有效供给，优化食物结构，强化居民营养改善，国务院先后发布了《中国食物与营养发展纲要（2001—2010年）》和《中国食物与营养发展纲要（2014—2020年）》。《中国食物与营养发展纲要（2014—2020年）》提出，要把保障食物有效供给、促进营养均衡发展、统筹协调生产与消费作为主要任务，把重点产品、重点区域、重点人群作为突破口，着力推动食物与营养发展方式转变，着力营造厉行节约、反对浪费的良好社会风尚，着力提升人民健康水平。

基本原则：①坚持食物数量与质量并重。②坚持生产与消费协调发展。③坚持传承与创新有机统一。④坚持引导与干预有效结合，普及公众营养知识，引导科学合理膳食，预防和控制营养相关疾病；针对不同区域、不同人群的食物与营养需求，采取差别化的干预措施，改善食物与营养结构。

发展目标：①食物生产量，确保谷物基本自给、口粮绝对安全，全面提升食物质量，优化品种结构，稳步增强食物供给能力。②食品工业，加快建设产业特色明显、集群优势突出、结构布局合理的现代食品加工产业体系，形成一批品牌信誉好、产品质量高、核心竞争力强的大中型食品加工及配送企业。③食物消费量，推广膳食结构多样化的健康消费模式，控制食用油和盐的消费量。④营养素摄入量，保障充足的能量和蛋白质摄入量，控制脂肪摄入量，保持适量的维生素和矿物质摄入量。⑤营养性疾病控制，基本消除营养不良现象，控制营养性疾病增长。

发展重点：食物与营养发展的重点产品是优质食用农产品、方便营养加工食品、奶类与大豆食品；重点区域是贫困地区、农村地区、流动人群集中及新型城镇化地区；重点人群是孕产妇与婴幼儿、儿童青少年和老年人。

政策措施：①全面普及膳食营养和健康知识。②加强食物生产与供给。③加大营养监测与干预。④推进食物与营养法制化管理。⑤加快食物与营养科技创新。⑥加强组织领导和咨询指导。

（糜漫天 赵 艳）

Zhōngguó xuéshēng yǐnyòngnǎi jihuà

中国学生饮用奶计划（school milk of China）

政府提倡并在政府的行政与政策的支持下，通过专项计划向在校中小学生提供由定点企业按国家标准生产的学生饮用奶。在该项计划的实施中，国家实行统一管理，并对定点生产企业的质量标准、销售方式、销售范围、销售价格和消费对象等都有一定的限制性规定。

为改善中国中小学生的营养状况，保证青少年的健康成长，按照实施"学生饮用奶计划"的要求，必须坚持"安全、营养、方便、价廉"的原则和"统一部署、规范管理、严格把关、确保质量"的工作方针，制定实施方案。①制定实施步骤：首先在京、津、沪、穗、沈五城市进行试点，然后向省会城市扩展，最后向中小城市和其他有条件的城镇推广，以点带面、分步实施，充分调动各方面的积极性，必须防止一哄而起。②组织领导和运作：如成立国家"学生饮用奶计划"部际协调小组，负责"学生饮用奶计划"的规划、组织、协调与指导工作。成立国家"学生饮用奶计划"部际协调小组办公室（简称"学生饮用奶计划"办公室），负责日常工作。③宣传教育和政策扶持：要通过各种新闻媒体对实施国家"学生饮用奶计划"进行大张旗鼓的宣传。降低学生饮用奶的价格，减轻学生家长负担，是"学生饮用奶计划"顺利实施的必要保证。

（糜漫天 赵 艳）

xībù tuìgēng huánlín yíngyǎngsù qiánghuà

西部退耕还林营养素强化（nutrients fortification in western China's conversion of farmland to forests，NFWCCFF）

在西部退耕还林（草）地区实施补助粮营养强化。强化面粉中添加维生素 A、B$_1$、B$_2$、烟酸、叶酸、铁、锌共七种营养素。2002 年 8 月，国家首先以西部退耕还林（草）地区河北省围场县、甘肃省兰州市开展退耕还林补助面粉营养强化试点工作。退耕还林补助面粉营养强化试点营养素配方为：维生素 A 2mg/kg、维生素 B$_1$ 3.5mg/kg、维生素 B$_2$ 3.5mg/kg、烟酸 35mg/kg、叶酸 1mg/kg、铁 40mg/kg 和锌 25mg/kg。以国家补助粮为营养素添加的载体，试点区群众在不增加任何支出的情况下，不仅能得到国家补助标准数量的粮食，而且能得到营养丰富的粮食，最终达到营养改善的目的，提高当地群众的身体素质。

退耕还林补助面粉强化试点的主要目的：①通过基线调查及年度检测，观察营养强化面粉的人体利用效果（在本试验中经特别批准添加了维生素 A，以进行相关的效果观察）。②通过大规模人群食用强化面粉试验，了解消费者对强化面粉的接受程度。③通过试点地区有组织地加工、发放、食用强化面粉，观察利用补助粮进行营养强化的可行性和进一步扩大发放范围的可能性。④观察强化面粉从生产原料的准备到消费者采用各种方式加工并食用的全过程，了解可能存在的问题。通过试点，西部农村妇女的营养状况明显改善。

（糜漫天 赵 艳）

tūfā shìjiàn gōnggòng yíngyǎng zhīchí yǔ bǎozhàng

突发事件公共营养支持与保障（emergency support and protection of public nutrition，ESPPN）

在公共卫生突发事件中，针对事件发生的性质，为人群提供相应的营养支持和保障。突发事件发生时，对参与救助人员和需要救助人员的营养支持与保障的快速应急反应能力，是提高控制突发事件效率、成功救助的重要保障措施之一。应建立系统的突发事件营养支持与保障体系，制定和完善国家救灾粮食、食品贮备政策、完善贮备机制，保障灾害发生时居民紧急应对所需基本能量的同时，还要考虑到灾后对特殊人群的长期健康影响。对于婴幼儿、孕妇乳母、老年人等特殊人群，一般人群的应急救助措施不能满足其特殊的营养需要，应予以特殊的政策支持。建立和制定灾后特殊人群的营养状况评估和监测流程，以保证能及时评估和了解灾区脆弱人群的营养状况，有针对性地对灾区特殊人群进行营养改善干预和提供自救指导，预防大面积营养缺乏病和其他营养相关疾病的发生。

工作内容和方法：①建立灾害下营养应急处理的组织机构和专业技术储备，开展专业技术人员营养应急处理培训和演练。②根据上级指令，组织专家对发生灾害时可能出现的营养问题进行分析和评估，派出专业技术人员协助有关政府部门启动灾害下营养应急处理预案，为受灾人群，尤其是重点人群、特殊人群提供相应的营养支持和保障。③为下级疾控机构实施灾害下营养应急处理提供专业技术指导。

工作流程和步骤：①成立组织机构，由单位主管营养工作的领导为组长，从事营养工作的业务科室主任为副组长，营养专业技术人员为工作组成员，成立突发营养事件应急处理工作组。②技术培训，根据突发营养事件应急处理工作的实际需要，编制或选用实用性较强的培训教材，对专业技术人员进行专项技术培训，并适时开展应急演练。③接受突发营养事件处理任务，在接到上级下达的应急处理任务书后，由应急处理工作组立即启动应急预案，组织开展工作。④实施应急处理，组织应急处理小组成员赴现场调查和分析，提出相关营养对策建议，协助政府部门采取营养应急处理措施。⑤效果评估

和总结报告，对突发营养事件的应急处理工作进行总结，评估处理效果，提出相关建议，向任务下达部门汇报。

(糜漫天　赵艳)

shíwù yíngyǎng guīhuà yǔ yíngyǎng gǎishàn

食物营养规划与营养改善

(food and nutrition planning and nutrition improvement，FNPNI)

食物营养规划包括规划过程的所有活动，旨在确定、发展、执行和评价把营养改善作为优先目标的政策和项目。营养改善是指为改善居民营养状况而开展的预防和控制营养缺乏、营养过剩和营养相关疾病等工作。食物营养规划首先通过营养调查和营养监测收集资料，分析现状，提出营养相关问题和解决措施，确定改善居民营养状况的短期和长期目标。营养改善工作应以平衡膳食、合理营养、适量运动为中心，贯彻科学宣传、专业指导、个人自愿、社会参与的原则。营养改善工作包括营养教育和营养干预。

营养监测应包括下列内容：①不同人群的食物摄入、膳食结构变化状况。②宏量营养素、微量营养素的营养状况。③蛋白质-能量营养不良、贫血、钙缺乏、维生素A缺乏等状况。④超重、肥胖及营养相关疾病状况。⑤其他需要监测的内容。

营养指导应从实际出发，结合经费、当地资源、食品供应等条件，因地制宜，循序渐进。应当：①加强对中小学校学生食堂和学生营养配餐单位的指导。中小学校学生食堂和学生营养配餐单位应合理搭配膳食，引导学生养成正确的饮食习惯，改善中小学生生长发育和营养状况。②鼓励医疗机构、大专院校、科研院

所、营养学会等单位协助或参与学校营养促进工作。③医疗机构应加强临床营养工作，改善患者饮食和营养，发挥营养干预对促进患者辅助治疗和康复的作用。④卫生行政部门应当将营养干预纳入地震、水灾、旱灾等自然灾害和突发公共卫生事件的应急预案，对营养食物的供给和储备提供专业技术指导，预防与减少急性营养不良的发生。⑤鼓励社会力量资助贫困地区中小学校改善学生营养状况。

(糜漫天　赵艳)

shànshí zhǐnán

膳食指南

(dietary guidelines，DG) 由政府和科学团体根据营养科学的原则和人体的营养需要，结合当地食物生产供应情况及人群生活实践，专门针对食物选择和身体活动提出的指导意见。中国居民膳食指南是以营养科学原理为基础，针对当前主要的公共卫生问题，提出的食物选择和身体活动的指导意见，其目的是为了实现平衡膳食，满足人体对营养素需要量的要求。

为了适应居民营养与健康的需要，帮助居民合理选择食物，1989年首次发布了《中国居民膳食指南》，1997年和2007年进行了两次修订，2016年发布了《中国居民膳食指南（2016）》系列指导性文件。《中国居民膳食指南（2016）》是以理想膳食结构为导向，汇集了近年来国内外最新研究成果以及近10年中国居民的膳食结构及疾病谱变化资料，参考了国际组织及其他国家膳食指南的制定依据，充分考虑中国营养和社会经济发展现状，还广泛征求筛选了相关领域专家、管理者、食品行业、消费者的重点建议，最终提出的符合中国居民营

养与健康状况和基本需求的膳食指导建议。《中国居民膳食指南（2016）》由一般人群膳食指南、特定人群膳食指南和中国居民平衡膳食实践三部分组成。

一般人群膳食指南 适用于2岁以上健康人群，结合中国居民的营养问题，提出6条核心推荐条目，明确了平衡膳食、能量平衡、多吃的食物、少吃的食物和限制的食物。一般人群膳食指南的内容包括：①食物多样，谷类为主。②吃动平衡，健康体重。③多吃蔬果、奶类、大豆。④适量吃鱼、禽、蛋、瘦肉。⑤少盐少油，控糖限酒。⑥杜绝浪费，兴新食尚。

特定人群膳食指南 根据孕妇、乳母、婴幼儿、学龄前儿童、儿童青少年、老年人和素食人群的生理特点及其对膳食营养需要而制定的。其中，0~2岁的婴幼儿喂养指南全面地给出了核心推荐和喂养指导，其他特定人群膳食指南均是在一般人群膳食指南的基础上对其膳食选择提出补充指导。

中国居民平衡膳食实践 指导大众如何在日常生活中具体实践膳食指南。平衡膳食模式是中国居民膳食指南的核心。为了更好地理解和传播中国居民膳食指南和平衡膳食的理念，除了对中国居民平衡膳食宝塔进行了修改和完善外，还同时推出两个新的可视化图形，分别是中国居民平衡膳食餐盘（图）和儿童平衡膳食算盘，以便于平衡膳食知识的理解、学习、操作和传播。

（糜漫天 赵 艳）

pínghéng shànshí bǎotǎ

平衡膳食宝塔（food guide pagoda）

根据《中国居民膳食指南（2016）》的核心内容和推荐，结合中国居民膳食的实际情况，把平衡膳食的原则转化为各类食物的数量和比例的图形化表示。它遵循了平衡膳食的原则，体现了一个在营养上比较理想的基本构成（图）。

平衡膳食宝塔共分5层，各层面积大小不同，体现了5类食物和食物量的多少，其食物数量是根据不同能量需要而设计的。

宝塔旁边的文字注释，标明了在能量1600~2400kcal时，一段时间内成人每人每天各类食物摄入量的平均范围。第一层为谷薯类食物，成人每人每天应摄入谷、薯、杂豆类食物为250~400g，其中全谷物（包括杂豆类）为50~150g，新鲜薯类50~100g；第二层为蔬菜水果，每人每天应摄入蔬菜300~500g，水果200~350g，深色蔬菜占总体蔬菜摄入量的1/2以上；第三层为鱼、禽、肉、蛋等动物性食物，每天摄入120~200g，其中畜禽肉40~75g，水产品40~75g，1个鸡蛋（50g左右）；第四层为乳类、大豆和坚果，每天应摄入相当于鲜奶300g的乳类及乳制品，大豆和坚果制品摄入量为25~35g，其中坚果每周70g左右；第五层为烹调油和盐，每天烹调油不超过25~30g，食盐摄入量不超过6g。

水和身体活动的图示也包含在可视化图形中，强调增加身体活动和足量饮水的重要性。水的需要量主要受年龄、身体活动、环境温度等因素的影响，轻体力

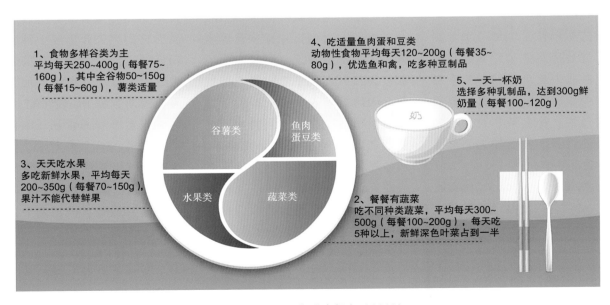

图　中国居民平衡膳食餐盘（2016）
引自：中国营养学会

1、食物多样谷类为主
平均每天250~400g（每餐75~160g），其中全谷物50~150g（每餐15~60g），薯类适量

4、吃适量鱼肉蛋和豆类
动物性食物平均每天120~200g（每餐35~80g），优选鱼和禽，吃多种豆制品

5、一天一杯奶
选择多种乳制品，达到300g鲜奶量（每餐100~120g）

3、天天吃水果
多吃新鲜水果，平均每天200~350g（每餐70~150g），果汁不能代替鲜果

2、餐餐有蔬菜
吃不同种类蔬菜，平均每天300~500g（每餐100~200g），每天吃5种以上，新鲜深色叶菜占到一半

谷薯类　鱼肉蛋豆类　水果类　蔬菜类　奶

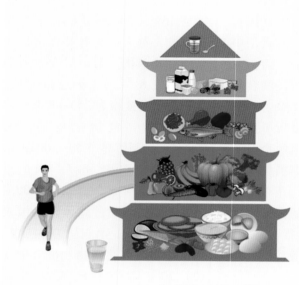

盐	<6g
油	25~30g
奶及奶制品	300g
大豆及坚果类	25~35g
畜禽肉	40~75g
水产品	40~75g
蛋 类	40~50g
蔬菜类	300~500g
水果类	200~350g
谷薯类	250~400g
全谷物和杂豆	50~150g
薯类	50~100g
水	1500~1700ml

图　中国居民平衡膳食宝塔
引自：中国营养学会

活动的成年人每天至少饮水1500~1700ml（7~8杯），在高温或强体力活动的条件下应适当增加。提倡饮用白开水和茶水，不喝或少喝含糖饮料。鼓励养成天天运动的习惯，坚持每天多做一些消耗体力的活动。推荐成人每天进行至少相当于快步走6000步以上的身体活动，每周最好进行150分钟中等强度的运动。

(糜漫天　赵　艳)

shípǐn yíngyǎng qiánghuà

食品营养强化 （food fortification）

根据营养需要，向食品中添加天然或人工合成的营养素和其他营养成分，以提高食品营养价值的过程。补充某些缺少或特别需要的营养成分而加工的食品称强化食品。

食物载体 （food carrier, FC） 被强化的食品，一般使用居民食用量大、使用普遍而且便于强化剂加入和不宜破坏的食品。各国均以粮食、儿童食品、饮料、乳制品、食用油和调味品等作为强化食品的载体。营养强化剂的载体应符合的原则：①应当选择目标人群普遍消费并且容易获得的食品进行强化。②作为强化载体的食品消费量应当比较稳定，有利于比较准确地计算出营养强化剂的添加量，同时能够避免由于食品的大量摄入而发生的人体营养素过量。③中国居民膳食指南中提倡减少食用的食品不宜作为强化的载体。

强化目的 ①弥补食品在正常加工、储存时造成的营养素损失。②在一定的地域范围内，有相当规模的人群出现某些营养素摄入水平低或缺乏，通过强化可以改善其摄入水平低或缺乏导致的健康影响。③某些人群由于饮食习惯和/或其他原因可能出现某些营养素摄入量水平低或缺乏，通过强化可以改善其摄入水平低或缺乏导致的健康影响。④补充和调整特殊膳食用食品中营养素和/或其他营养成分的含量。

强化要求 ①生产企业必须对拟生产的食品强化，针对给什么人解决什么营养问题提出明确论证，即使用强化食品的对象和强化目的。②强化食品的配方应符合营养学原理，不破坏营养素平衡，确有效应，而且有相应的理论和实验依据。③必须保证强化食品的食用安全性。④强化食品在感官、口感、价格和工艺等商业方面必须有可行性和竞争力。

营养强化剂 为了增加食品的营养成分（价值）而加入到食品中的天然或人工合成的营养素和其他营养成分。常用的食品营养强化剂主要包括维生素类、氨基酸及含氮化合物类、矿物质类、脂肪酸类、膳食纤维（低聚糖类），以及有营养意义的植物化学物质如叶黄素和β-胡萝卜素等。

使用方法 将食品营养强化剂加到载体食品，消费者通过摄入强化食品而达到改善营养、促进健康的目的。因此，食品营养强化剂必须以合理的方式、合理的剂量水平加到适当的载体，才能安全、有效地发挥作用。一般可分为四种类型。①营养素强化：向食品中添加原来含量不足的营养素，如向谷类食物中添加赖氨酸。②营养素复原：补充食品加工、储存过程中损失的营养素，如向精细加工的米、面制品中添加B族维生素。③配方食品或全营养食品生产：为使一种食品尽可能满足食用对象全面的营养需要，而向食品中按比例加入多种复合的营养素，如婴儿配方食品、住院患者全营养食品、宇航员专用食品等。④维生素强化：向不含某种维生素的食品中添加该种维生素，如饮料中强化维生素C、维生素B族等，植物油中强化维生素A和维生素D等。营养强化剂可单独使用，为单一强化食品；也可多种营养素配合添加，为复合强化食品。

在食品营养强化剂的实际应用中，首先需要针对人群营养问题，依据营养学原理制订食品营养强化的方案，包括食品营养强化剂种类和品种选择，确定使用剂量，选择适宜的食物载体。在制定方案时，食品营养强化剂的品种、用量和目标载体食物必须符合《食品营养强化剂使用标准》。

使用要求　营养强化剂必须遵循科学、合理的营养强化原则，按要求使用：①营养强化剂的使用不能导致人群食用后营养素及其他营养成分摄入过量或不均衡，不应导致任何营养素及其他营养成分的代谢异常。②营养强化剂的使用不应鼓励和引导与国家营养政策相悖的食品消费模式。③添加到食品中的营养强化剂应能在特定的储存、运输和食用条件下保持质量的稳定。④添加到食品中的营养强化剂不应导致食品一般特性如色泽、滋味、气味、烹调特性等发生明显不良改变。⑤不应通过使用营养强化剂夸大强化食品中某一营养成分的含量或作用，误导和欺骗消费者。此外，食品营养强化应符合相关法律、法规和卫生标准，严格依照《食品安全国家标准 食品营养强化剂使用标准（GB 14880-2012）》规定的营养强化剂种类、品种、使用范围、最大使用量进行生产加工，并按照《食品安全国家标准 食品添加剂使用标准（GB 2760-2014）》的规定进行严格的管理。

维生素类　维生素在食品强化中应用最早，也是国际上应用最多、最广的一类营养强化剂。允许使用的维生素中，脂溶性维生素有维生素 A、D、E、K，水溶性维生素有维生素 B_1、B_2、C、烟酸（或烟酰胺）、维生素 B_6、B_{12}、胆碱、肌醇、叶酸、泛酸、生物素等。

维生素 A　一类有视黄醇活性的物质，全反式视黄醇为其典型代表。在体内发挥生物活性的主要形式是视黄酸，参与调节和控制细胞核内信使 RNA 的激活与表达；视黄醛则参与视觉过程。中国允许使用的化合物来源为视黄酯，包括醋酸视黄酯（醋酸维生素 A）、棕榈酸视黄酯（棕榈酸维生素 A）和全反式视黄醇。在维生素 A 原类胡萝卜素中允许使用 β-胡萝卜素。可使用的食品类别有调制乳、调制乳粉、植物油、人造黄油、冰淇淋类、大米、小麦粉、豆粉、豆浆、即食谷物、西式糕点、饼干、含乳饮料、固体饮料、果冻以及膨化食品。

维生素 D　类固醇衍生物，主要参与机体钙磷等矿物质代谢调节，也在组织和细胞分化、增殖中发挥重要作用。最重要的活性物质是维生素 D_2 和维生素 D_3。中国允许使用的化合物来源为麦角钙化醇（维生素 D_2）和胆钙化醇（维生素 D_3）。可使用的食品类别有调制乳、调制乳粉、人造黄油及其类似品、冰淇淋类、豆粉、豆浆、藕粉、即食谷物、饼干、果蔬汁饮料、含乳饮料、风味饮料、固体饮料、果冻、膨化食品。

维生素 E　有 α-生育酚抗氧化活性的物质的统称，至少有 8 种不同的结构的生育酚和生育三烯酚具有 α-生育酚抗氧化活性。天然存在的 α-生育酚为 RRR-α-生育酚（也称为 d-α-生育酚），化学合成的 α-生育酚的构象和天然存在的不同，为全消旋 α-生育酚，是 8 种异构体的等量混合物，也称 dl-α-生育酚。维生素 E 营养强化剂常用 α-生育酚的各种酯，如 α-生育酚乙酸酯、琥珀酸酯或烟酸酯等。中国允许使用的化合物

来源为 d-α-生育酚、dl-α-生育酚、d-α-醋酸生育酚、dl-α-醋酸生育酚、d-α-琥珀酸生育酚、dl-α-琥珀酸生育酚和混合生育酚浓缩物，可使用的食品类别有调制乳、调制乳粉、植物油、人造黄油及其类似制品、豆粉、豆浆、胶基糖果、即食谷物、饮料类、固体饮料、果冻。

维生素 K　在自然界中以两种形式存在，一种是植物来源的叶绿醌，又称 2-甲基-3-叶绿基-1，4-萘醌，即维生素 K_1，由植物合成；另一种是甲基萘醌类，即 2-甲基-1，4-萘醌或维生素 K_2，由细菌合成。维生素 K 是体内许多蛋白酶的辅酶，主要参与凝血过程或其他某些细胞调节过程。中国允许使用的维生素 K 为植物甲萘醌，允许使用的食品只有儿童和孕产妇用调制乳粉。

维生素 C　又称抗坏血酸，是多种羟化酶的辅助因子，参与许多生物大分子的合成，包括胶原蛋白、肉碱和去甲肾上腺素等。中国允许使用的化合物来源为 L-抗坏血酸、L-抗坏血酸钙、L-抗坏血酸钠、维生素 C 磷酸酯镁、L-抗坏血酸钾、L-抗坏血酸棕榈酸盐。可使用的食品类别包括风味发酵乳、调制乳粉、水果罐头、果泥、糖果、豆粉、即食谷物、果蔬汁饮料、含乳饮料、水基调味饮料、固体饮料、果冻。

维生素 B_1　又称硫胺素，作为辅酶参与糖和能量代谢，对维持正常神经传导及心脏和消化系统的正常功能有重要作用。中国允许使用的化合物来源为盐酸硫胺素和硝酸硫胺素。允许使用的食品类别有调制乳粉、大米及其制品、小麦粉及其制品、杂粮粉及其制品、豆粉、豆浆、即食谷物、面包、西式糕点、饼干、果

蔬汁类、含乳饮料类、风味饮料、果冻。

维生素 B_2　又称核黄素，主要功能是以辅酶黄素单核苷酸和黄素腺嘌呤二核苷酸形式，广泛参与氧化-还原反应相关的许多代谢过程，故与细胞能量代谢密切相关。允许使用的化合物来源有核黄素和核黄素-5′-磷酸钠，允许使用的食品类别与维生素 B_1 相同。

维生素 B_6　有三种天然形式的同效维生素，即吡哆醇、吡哆醛和吡哆胺，其盐酸盐类和磷酸酯类极易溶于水。在体内主要以 5′-磷酸吡哆醛的形式，作为辅酶参与氨基酸代谢中的多种酶促反应。允许使用的化合物来源有盐酸吡哆醇和5′-磷酸吡哆醇，允许使用的食品类别包括调制乳粉、即食谷物、饼干、焙烤食品、饮料类、固体饮料和果冻。

维生素 B_{12}　又称钴胺素，是一种含钴元素的有非常复杂分子结构的维生素，主要作为甲基转移酶的辅助因子，参与蛋氨酸代谢以及嘌呤、嘧啶的合成。允许使用的化合物来源为氰钴胺、盐酸氰钴胺和羟钴胺，允许使用的食品类别为调制乳粉、即食谷物、饮料类、固体饮料和果冻。

烟酸（或烟酰胺）　又称尼克酸或尼克酸酰胺，是形成烟酰胺腺嘌呤二核苷酸和烟酰胺腺嘌呤二核苷酸磷酸所必需的原料，在生物氧化还原反应中发挥电子传递作用。膳食中的色氨酸可在体内转变为烟酸衍生物。允许使用的化合物来源为烟酸和烟酰胺，允许使用的食品类别为调制乳粉、大米及其制品、小麦粉及其制品、杂粮粉及其制品、豆粉、豆浆、即食谷物、饼干、蛋白饮料类、果蔬汁类、风味饮料、固体饮料以及豆奶粉。

叶酸　膳食中的天然叶酸为多聚谷氨酰叶酸盐。允许使用的化合物来源为人工合成的叶酸，生物效率约为食物中天然叶酸的2倍。允许使用的食品类别有孕产妇用调制乳粉、大米、小麦粉、即食谷物、饼干、焙烤食品、果蔬汁饮料、固体饮料和果冻。

泛酸　又名遍多酸，主要作用是参与合成乙酰辅酶 A 和脂肪酸合成复合体中酰基载体蛋白，与碳水化合物、脂质和蛋白质代谢有关。允许使用的化合物来源为D-泛酸钙和D-泛酸钠，允许使用的食品类别有调制乳粉、即食谷物、碳酸饮料、风味饮料、茶饮料、固体饮料和果冻。

生物素　可以作为多种羧化酶的辅酶，参与线粒体的能量代谢。允许使用的化合物只有 D-生物素，仅用于儿童用调制乳粉的强化。

胆碱　允许使用的化合物有氯化胆碱和酒石酸氢胆碱，允许使用的食品有儿童和孕产妇用调制乳粉和以及果冻。

肌醇　允许使用的化合物形式为肌醇本身，允许使用的食品由儿童用调制乳粉、果蔬汁饮料和风味饮料。

氨基酸及含氮化合物类　主要包括赖氨酸、牛磺酸、左旋肉碱等。

赖氨酸　允许使用的化合物形式包括L-盐酸赖氨酸和L-赖氨酸天门冬氨酸盐，允许使用的食品类别有大米、小麦粉、杂粮粉及其制品、面包。

牛磺酸　又称氨基乙基磺酸，允许使用的化合物形式为牛磺酸本身，允许使用的食品类别有调制乳粉、豆粉、豆浆、含乳饮料、特殊用途饮料、风味饮料、固体饮料和果冻。

左旋肉碱　允许使用的化合物有左旋肉碱酒石酸盐和左旋肉碱，允许使用的食品类别有调制乳粉、果蔬汁饮料、含乳饮料、风味饮料、固体饮料和运动饮料。

矿物质类　包括常量元素和微量元素。

铁　允许使用的化合物有硫酸亚铁、葡萄糖酸亚铁、柠檬酸铁铵、富马酸亚铁、柠檬酸铁、乳酸亚铁、氯化高铁血红素、焦磷酸铁、铁卟啉、甘氨酸亚铁、碳酸亚铁、柠檬酸亚铁、琥珀酸亚铁、血红素铁和乙二胺四乙酸铁钠等，允许使用的食品类别有调制乳、调制乳粉、糖果、大米及其制品、小麦粉及其制品、杂粮粉及其制品、即食谷物、西式糕点、饼干、酱油、饮料类、固体饮料和果冻。

钙　允许使用的化合物有碳酸钙、葡萄糖酸钙、柠檬酸钙、乳酸钙、L-乳酸钙、磷酸氢钙、L-苏糖酸钙、甘氨酸钙、天门冬氨酸钙、柠檬酸苹果酸钙、醋酸钙、氯化钙、磷酸三钙、维生素 E 琥珀酸钙、甘油磷酸钙、氧化钙、硫酸钙、骨粉，允许使用的食品类别有调制奶粉、干酪、大米及其制品、小麦粉及其制品、杂粮粉及其制品、藕粉、豆腐、即食谷物、西式糕点、饼干、肉松类、脱水蛋制品、醋、果蔬汁类、含乳饮料、固体饮料类和果冻等。

锌　允许使用的化合物有硫酸锌、葡萄糖酸锌、甘氨酸锌、氧化锌、乳酸锌、柠檬酸锌、氯化锌、乙酸锌和碳酸锌，允许使用的食品类别有调制乳、调制乳粉、大米及其制品、小麦粉及其制品、杂粮粉及其制品、即食谷物、面包、西式糕点、饼干、饮料、固体饮料类和果冻。

硒　允许使用的化合物有亚

硒酸钠、硒酸钠、硒蛋白、富硒酵母、富硒食用菌粉、硒化卡拉胶和 L-硒-甲基硒代半胱氨酸，允许使用的食品类别有调制乳粉、大米及其制品、小麦粉及其制品、杂粮粉及其制品、面包、饼干、含乳饮料。

镁　允许使用的化合物有硫酸镁、氯化镁、氧化镁、碳酸镁、磷酸氢镁和葡萄糖酸镁，允许使用的食品类别有调制乳粉、饮料类、固体饮料。

铜　允许使用的化合物有硫酸铜、葡萄糖酸铜、柠檬酸铜和碳酸铜，只允许用于调制乳粉。

锰　允许使用的化合物有硫酸锰、氯化锰、碳酸锰、柠檬酸锰和葡萄糖酸锰，只允许用于调制乳粉。

钾　允许使用的化合物有葡萄糖酸钾、柠檬酸钾、磷酸二氢钾、磷酸氢二钾和氯化钾，只允许用于孕产妇用调制乳粉。

磷　允许使用的化合物有磷酸钙和磷酸氢钙，允许使用的食品有豆粉和固体饮料。

脂肪酸类　主要是多不饱和脂肪酸。

γ-亚麻酸　允许使用的化合物为 γ-亚麻酸本身，允许使用的食品类别有调制乳粉、植物油和饮料。

二十二碳六烯酸　允许使用的物质来源有裂壶藻、吾肯氏壶藻、寇氏隐甲藻和金枪鱼鱼油，允许使用的食品类别有婴幼儿谷类辅助食品、儿童和孕产妇用调制乳粉。

花生四烯酸　允许使用的化合物为来源于高山被孢霉的花生四烯酸油脂，仅用于儿童调制乳粉和婴幼儿谷类辅助食品。

1,3-二油酸 2-棕榈酸甘油三酯　为一种结构调整的甘油三酯，降低 1,3-位棕榈酸的比例，减少消化时钙皂形成，有利于婴儿对钙和脂肪酸的吸收。仅限于婴幼儿配方食品。

膳食纤维（低聚糖类）　主要品种为低聚果糖，允许使用的食品有婴幼儿配方食品、婴幼儿谷类辅助食品、儿童和孕产妇用调制乳粉。低聚半乳糖、多聚果糖（含低聚果糖）和棉子糖也被允许用于婴幼儿配方食品和婴幼儿谷类辅助食品。

（糜漫天　赵艳）

shíyán jiā diǎn

食盐加碘（salt iodization，SI）

食盐中添加一定剂量的碘酸钾。旨在防治碘缺乏的危害。1979 年 12 月 21 日，中国国务院批准了《食盐加碘防治地方性甲状腺肿暂行办法》，从 1980 年 1 月 1 日起施行。1994 年 8 月 23 日，中国以国务院令第 163 号的形式发布了《食盐加碘消除碘缺乏危害管理条例》，确定国家对消除碘缺乏危害采取长期供应加碘食盐为主的防治措施。从 1995 年起推行全民食用加碘盐。

碘缺乏病预防控制的根本措施是补碘。人体对碘的储存能力有限，自然环境缺碘是长期存在的，因此补碘应遵循长期、微量、日常和生活化原则。食盐是人体每日需要的，符合长期、微量、日常和方便的原则。《食品安全国家标准 食用盐碘含量》（GB 26878-2011）规定，食用盐中碘含量的平均水平（以碘元素计）为 20~30mg/kg；食用盐中碘含量的允许范围为碘含量平均水平±30%；提出各省、自治区、直辖市根据人群实际碘营养水平，选定适合本地的食用盐碘含量平均水平。

（糜漫天　赵艳）

yíngyǎng jiàoyù

营养教育（nutrition education）

WHO 定义为通过改变人们的饮食行为而达到改善营养目的的一种有计划活动。营养教育是一种改善人群营养状况的有效方法，具有容易实施、成本低、效益高、受益面广等特点，对居民营养状况的改善和健康水平的提高具有重要作用。世界各国的经验证实，营养教育是值得提倡的低投入、高收益措施。通过组织开展多种形式的营养宣传教育，推广《中国居民膳食指南》，帮助居民形成符合营养要求的饮食习惯以及健康的生活方式，提高改善膳食营养的能力。营养教育分为营养信息传播和行为干预两大类。目的是提高人群对营养与健康的认识，通过普及营养知识，倡导健康行为和生活方式，合理利用天然食物资源，纠正营养缺乏和不平衡，促进人群的营养健康状况改善，减少各种营养相关疾病的患病风险。

主要内容：①营养基础知识。②健康生活方式。③中国居民膳食指南、中国居民平衡膳食宝塔。④中国人群的营养及存在的膳食营养相关疾病的状况和变化趋势。⑤膳食营养相关慢性疾病的预防与控制。⑥营养相关的法律、法规和政策。

开展营养教育的步骤和方法：①制订教育计划。②选择教育途径和资料。③准备教育资料和预试验。④营养教育计划实施。⑤效果评价等。

（糜漫天　赵艳）

yíngyǎng biāoqiān yǔ biāoshí

营养标签与标识（nutrition label and mark）

预包装食品标签上向消费者提供食品营养信息和特性的说明。包括营养成分表、营养声称和营养成分功能声称。营养标签是预包装食品标签的一部分。

为指导和规范食品营养标签的标示，引导消费者合理选择食品，促进膳食营养平衡，保护消费者知情权和身体健康，2007年，中国发布了《食品营养标签管理规范》，2011年发布了《食品安全国家标准 预包装食品营养标签通则》（GB 28050-2011）。实施营养标签标准，要求预包装食品必须标示营养标签内容，一是有利于宣传普及食品营养知识，指导公众科学选择膳食；二是有利于促进消费者合理平衡膳食和身体健康；三是有利于规范企业正确标示营养标签，科学宣传有关营养知识，促进食品产业健康发展。下列预包装食品豁免强制标示营养标签：①生鲜食品，如包装的生肉、生鱼、生蔬菜和水果、禽蛋等；②乙醇含量≥0.5%的饮料酒类；③包装总表面积≤100cm² 或最大表面面积≤20cm² 的食品；④现制现售的食品；⑤包装的饮用水；⑥每日食用量≤10g 或 10ml 的预包装食品；⑦其他法律法规标准规定可不标示营养标签的预包装食品。

营养成分表 标有食品营养成分名称、含量和占营养素参考值（nutrient reference values, NRV）百分比的规范性表格。《食品安全国家标准 预包装食品营养标签通则》（GB 28050-2011）规定，营养标签中的核心营养素包括蛋白质、脂肪、碳水化合物和钠。所有预包装食品营养标签强制标示的内容包括能量、核心营养素的含量值及其占营养素参考值的百分比。食品配料含有或生产过程中使用了氢化和/或部分氢化油脂时，营养成分表还应标示出反式脂肪（酸）的含量。预包装食品中能量和营养成分的含量应以每100g 和/或每100ml 和/或每份食品可食部中的具体数值标示。当用份标示时，应标明每份食品的量，份的大小可根据食品的特点或推荐量规定。

营养声称 对食物营养特性的描述和说明，包括含量声称和比较声称。含量声称是指描述食物中能量或营养含量水平的声称，声称用语包括"含有""高""低"或"无"等。比较声称是指与消费者熟知的同类食品的营养成分含量或能量值进行比较后的声称，声称用语包括"增加"或"减少"等。

营养成分功能声称 某营养成分可维持人体正常生长、发育和正常生理功能等作用的声称。只有当能量或营养成分含量符合营养声称的要求和条件，才可根据食品的营养特性，选用一条或多条功能声称标准用语。同一产品可以同时对两个及以上符合要求的成分进行功能声称。

基本要求 ①预包装食品营养标签标示的任何营养信息，应真实、客观，不得标示虚假信息，不得夸大产品的营养作用或其他作用。②预包装食品营养标签应使用中文，如同时使用外文标示，其内容应与中文相对应，外文字号不得大于中文字号。③营养成分表应以一个"方框表"的形式表示（特殊情况除外），方框可为任意尺寸，并与包装的基线垂直，表题为"营养成分表"。④食品营养成分含量应以具体数值标示，数值可通过原料计算或产品检测获得。⑤食品企业可根据食品的营养特性、包装面积的大小和形状等因素选择使用《食品安全国家标准 预包装食品营养标签通则》（GB 28050-2011）中规定的一种格式。⑥营养标签应标在向消费者提供的最小销售单元的包装上。

（糜漫天 赵 艳）

yíngyǎng pèicān

营养配餐（nutritious meal）按居民身体需要和食物各种营养物质的含量，设计一天、一周或一段时间的食谱。旨在使人体摄入的蛋白质、脂肪、碳水化合物、维生素和矿物质等营养素及能量的数量充足，比例合理，达到平衡膳食要求。

意义：①可将各类人群的膳食营养素参考摄入量具体落实到每日膳食中，保证摄入足够的能量和各种营养素，同时又防止过量。②结合当地食物的品种、生产季节、经济条件和厨房烹调水平，合理选择各类食物，达到平衡膳食。③指导食堂管理人员和家庭有计划的管理膳食和成本核算。

理论依据：①中国居民膳食营养素参考摄入量，包括一组参考值。②中国居民膳食指南和平衡膳食宝塔。③合理营养和平衡膳食理论，三种产能营养素必须保持一定的比例，优质蛋白质占一定的比例，饱和脂肪酸、单不饱和脂肪酸和多不饱和脂肪酸之间的平衡等。

（糜漫天 赵 艳）

shípǔ zhìdìng

食谱制定（recipe development）根据人体需要和食物营养素的含量设计食谱的过程。通过营养配餐使人体摄入的营养素种类齐全、数量充足，达到平衡膳食的要求。营养配餐是实现合理营养和平衡膳食的重要手段和措施。

原则 按《中国居民膳食指南》的要求，遵循下列原则：①平衡膳食，合理营养。包括品种要多样，数量要充足，既要能满足就餐者需要又要防止过量；各营养素之间的比例要适宜；食物的搭配要合理；三餐要合理。②注意饮食习惯和饭菜口味。③考虑季节和市场供应情况。④兼顾经济条件。

方法 主要包括计算法和食物交换份法。

计算法 ①根据用餐对象的劳动强度、年龄、性别，确定其平均每日能量供给量。②计算宏量营养素每日应提供的能量，三种产能营养素占总能量的比例取中等值分别为蛋白质占15%、脂肪占25%、碳水化合物占60%。③计算三种能量营养素每日需要量。④计算三种能量营养素每餐需要量，早餐占30%，午餐占40%，晚餐占30%。⑤主副食品种和数量的确定。⑥食谱的评价和调整。⑦营养餐的制作。⑧食谱的总结、归档管理等。

食物交换份法 简单易行，将常用食物按其所含营养素量的近似值归类，计算出每类食物每份所含的营养素值和食物质量，将每类食物的内容列出表格供交换使用，计算出各类食物的交换份数和实际重量，并按每份食物等值交换表选择食物。为方便使用，可用于交换的食物按组分类列于表1~表7。

食物交换份法是一个比较粗略的方法，在食谱设计的实际应用中，可将计算法与食物交换份法结合使用，首先用计算法确定食物的需要量，然后用食物交换份法确定食物种类及数量。通过食物的同类互换，可以一日食谱为模版，设计出一周、一月食谱。以中等能量需求为例，按照中国营养学会制定的膳食指南，各类食物的选择参考量见表8。

表1 谷类、薯类食物交换（能量相当于50g米、面的食物）

食物名称	重量（g）	食物名称	重量（g）
稻米或面粉	50	烙饼	70
面条（挂面）	50	烧饼	60
面条（切面）	60	油条	45
米饭（籼米）	150	面包	55
（粳米）	110	饼干	40
米粥	375	鲜玉米	350
馒头	80	红薯、白薯（生）	190
花卷	80		

成品按照与原料的能量比折算。每份提供能量约756kJ、蛋白质4g、碳水化合物38g

表2 蔬菜类食物交换（相当于100g可食部重量）

食物名称	重量（g）	食物名称	重量（g）
萝卜	105	菠菜、油菜、小白菜	120
樱桃番茄	100	圆白菜	115
番茄	100	大白菜	115
柿子椒	120	芹菜	150
黄瓜	110	蒜苗	120
茄子	110	菜花	120
冬瓜	125	莴笋	160
韭菜	110	藕	115

按照可食部百分比折算

表3 水果类食物交换（相当于100g可食部重量）

食物名称	重量（g）	食物名称	重量（g）
苹果	130	柑橘、橙	130
梨	120	香蕉	170
桃	120	芒果	150
鲜枣	115	火龙果	145
葡萄	115	菠萝	150
草莓	105	猕猴桃	120
柿子	115	西瓜	180

按照可食部百分比折算

表4 肉类食物互换（相当于50g生鲜肉）

食物名称	重量（g）	食物名称	重量（g）
瘦猪肉（生）	50	羊肉（生）	50
猪排骨（生）	85	整鸡、鸭、鹅（生）	75
猪肉松	30	烧鸡、烧鸭、烧鹅	60
广式香肠	55	鸡肉（生）	50
肉肠（火腿肠）	85	鸡腿（生）	90
酱肘子	35	鸡翅（生）	80
瘦牛肉（生）	50	炸鸡	70
酱牛肉	35	鸭肉（生）	50
牛肉干	30	烤鸭	55

以可食部百分比及同类畜、禽生肉的蛋白质折算，烤鸭、肉松、大排等食物能量密度较高，与瘦肉相比，提供等量蛋白质时，能量是其2~3倍，在选择这些食物时应注意总能量控制

表 5　鱼虾类食物互换（相当于 50g 可食部重量）

食物名称	重量（g）	食物名称	重量（g）
草鱼	85	大黄鱼	75
鲤鱼	90	带鱼	65
鲢鱼	80	墨鱼	70
鲫鱼	95	蛤蜊	130
鲈鱼	85	虾	80
武昌鱼	85	蟹	105

按照可食部百分比折算

表 6　大豆类食物互换（相当于 50g 大豆的豆类食物）

食物名称	重量（g）	食物名称	重量（g）
大豆（黄豆、青豆、黑豆）	50	豆腐丝	80
北豆腐	145	素鸡	105
南豆腐	280	腐竹	35
内酯豆腐	350	豆浆	730
豆腐干	110		

豆制品按照与黄豆的蛋白质比折算

表 7　乳类食品互换
（相当于 100g 纯鲜牛奶的乳类食物）

食物名称	重量（g）
纯奶（牛、羊）	100
奶粉	15
酸奶	100
奶昔	10

奶制品按照与纯鲜奶的蛋白质比折算表
1~表 7 数据均来自《中国居民膳食指南》

表 8　中等能量需求者每日各类食物
需要量参考值（提供能量约 10.04MJ）

食物	重量（g）
谷类	300
蔬菜	500
水果	350
畜禽肉类	75
蛋类	50
水产品	75
大豆	25
乳制品	300
烹调油	30
食盐	<6

引自：中国居民膳食指南（2016）

根据个人年龄、性别、身高、体重、劳动强度及季节等情况适当调整。从事轻体力劳动的成年男子如办公室职员等，可参照上表膳食安排每日进食量；然后根据不同能量的各种食物需要量，参考前述食物交换量表，确定不同能量供给量的食物交换份数。以上表为例，每日食物选择相当于 8 份（400/50）谷薯类食物交换份、1~2 份果蔬类交换份、4 份肉蛋奶等动物性食物交换份、2 份豆类食物交换份、5 份油脂类食物交换份。这些食物为一日的摄入量，需要合理地分配到三餐中。

（糜漫天　赵　艳）

shípǐn wèishēngxué

食品卫生学（food hygiene）

研究食品中可能存在并危害人体健康的有害因素及其对机体的作用规律和机制，提出具体、宏观的预防措施，提高食品卫生质量，保护食用者安全的科学。

食品卫生与食品安全密不可分，但又有明显的区别。中国《食品安全法》中食品安全的定义是指"食品无毒、无害，符合应当有的营养要求，对人体健康不造成任何急性、亚急性或者慢性危害"。食品卫生是为防止食品在生产、收获、加工、运输、储存、销售等各个环节被有害物质（包括物理、化学、微生物等方面）污染所采取的各项措施，从而保证人体健康不受损害。在较早时人们对食品安全的认识等同于食品卫生，两者没有严格的区别。1996 年世界卫生组织在《加强国家级食品安全性计划指南》中把食品安全与食品卫生作为两个不同的概念加以区别。将食品安全解释为对食品按其原定用途进行制作和食用时不会使消费者受到损害的一种担保；将食品卫生界定为为确保食品安全性和适合性在食物链的所有阶段必须采取的一切条件和措施。总之，食品卫生虽然也是一个具有广泛含义的概念，但是与食品安全相比，食品卫生无法涵盖作为食品源头的农产品种植、养殖等环节；而且从过程安全、结果安全的角度来看，食品卫生是侧重过程安全的概念，食品安全既强调过程安全、又强调结果安全，更为全面。在立法过程中曾经出现的关于法律名称的争论，即叫食品卫生法，还是叫食品安全法，绝不是简单的概念之争，而是立法理念的变革。将原来的"食品卫生法"修改为"食品安全法"，扩大了法律调整范围，不仅对食品生产、经营阶段发生的食品卫生问题进行规定，而且还涵盖了"从农田到餐桌"的全过程，对涉及食品安全的相关问题（例如食品添加剂的生产经营）等都做出全面规定；并且在一个更为科学的体系下，可以用食品安全标准来统筹食品相关标准，避免之前食品卫生标准、食品质量标准、食品营养标准之间的交叉与重复。食品卫生具有针对性，食品安全更具有综合性，已成为系统工程，而不是单一的食品卫生。总之，食品安全是一个大概念，从纵向上看，它包括了食物的种植、养殖、加工、包装、储存、运输、销售、消费等各个环节；从横向上看，它包括食品卫生、质量安全、数量安全、营养安全、生物安全和可持续性安全等。

简史 经历了古代食品卫生学和现代食品卫生学两个阶段。

古代食品卫生学 关于食品可能造成人体健康损害甚至死亡的认识，最早可追溯到人类的起源。那时人类已认识到有些动植物是有毒的，可使人中毒甚至死亡。人类生产的食物出现过剩时，出现了食品腐败变质和食物中毒问题，于是食物各种保存方法和生产耐贮藏食品的新技术应运而生。大约在公元前6000年，古巴比伦尼亚首次酿造啤酒；大约在公元前3000年，闪族人（阿拉伯半岛的游牧民族）首次制作奶酪、黄油。中国的周朝时期就能控制一定卫生条件制造出酒、醋、酱等发酵食品，其后又出现了腌制、熏制、自然风干和冷冻等食品保存技术和食品添加剂的应用。中国夏商周时期，食品容器引发的中毒事件经常发生。随着农业的发展，出现了玉米、小麦被真菌污染而发生中毒的事件。公元前600年，亚洲西部就曾发生因食用裸麦而引起的麦角中毒事件。食品卫生问题引起了当时统治阶层的高度重视，并制定了相应的法律，如中国周朝时期就已经设置了"凌人"，专司食品冷藏防腐；

唐朝时期制定的《唐律》规定了处理腐败食品的法律准则，如"脯肉有毒曾经病人，有余者速焚之，违者杖九十；若与人食，并出卖令人病者徒一年；以故致死者，绞"。国外也有类似的食品卫生管理的记载，但当时关于食品卫生与人类健康关系的认识还处于感性的、经验的积累阶段。古希腊著名医生希波克拉底（公元前460~前377）在他的题为"箴言"的论文集中，辑录了"暴食伤身"等启示名言。早在商代我国就有了关于食品安全管理的记录（《礼记·王制第五》），历朝历代对食品安全都很重视，并在国家的法律中做出了相应的规定。

现代食品卫生学 分为形成期和快速发展期两个时期。

形成期 18世纪末至20世纪中叶是自然科学具有划时代意义的重大发现和突破的鼎盛时期，也是现代诸多学科形成和建立的繁荣时期，现代食品卫生学就是其中之一。18世纪末法国的"化学革命"，为食物中化学污染物的发现与研究奠定了基础；1837年巴斯德第一次认识到食品中微生物的存在及其作用，证明牛奶变酸是微生物所致；1860年他第一次用加热的方法杀死了葡萄酒和啤酒中的有害微生物（即"巴氏消毒法"）。巴斯德的发现为现代食品微生物的发展奠定了基础。此时期由于化学、微生物学、物理学、生理学等学科的发展，现代食品卫生学取得了许多成就：①逐渐认识到食品中的化学性污染物（如汞、镉、砷、铅等）和生物性污染物（如沙门菌、肉毒杆菌等）的性质与结构，并建立了相应的分析、检测与鉴定方法。②明确了微生物污染在食品腐败变质以及在食物中毒过程中的作

用。③开始尝试用高压灭菌消毒、防腐剂及其他一些方法延长食品保存期。④西方资本主义国家最早建立了食品法。这一时期食品存在的主要卫生学问题是细菌污染与食品腐败变质，食物中毒，食品伪造、掺假、掺杂等问题。

快速发展期 第二次世界大战结束以后，科学技术的快速发展带动了工业、农业、商业等的迅猛发展。这种快速发展直接或间接促进了食品卫生学科的进一步发展与完善，并取得了令人瞩目的成就。①理论与技术研究方面：食品毒理学理论与食品安全性评价程序的建立及风险分析方法的应用，为评价食品中各种有害因素的毒性及制订食品卫生标准提供了依据与保证；食品卫生监督管理概念及理论体系的提出，为确保食品安全提供了强有力的保障；现代化、高精度仪器在食品卫生学领域的应用，使发现与鉴定食品中新的化学性污染物及检测食品中痕量污染物成为可能；生物技术及同位素示踪技术等的应用，进一步阐明了食品污染物在体内的代谢、毒性作用和机制，及其敏感、特异的生物标志物，为进一步修订污染物的食品卫生标准奠定了基础。②食品污染物研究方面：食品的化学性污染是二战结束后食品卫生的最主要问题，也是发展最快、最具特征的一个领域；食品的生物性污染物研究取得的重大成就是发现了霉菌污染的严重性，鉴定了一系列霉菌毒素的化学结构，并阐明了这些毒素的毒作用性质及作用机制；食品的放射性污染是20世纪50年代中期提出并纳入食品卫生学的新问题。③食品卫生监督与管理研究方面：鉴于食品污染的广泛性和严重性，世界各国都非

常重视食品卫生监督与管理工作，提出了食品卫生监督与管理的概念及理论体系，还成立了相应的组织管理机构，建立了相应的法律法规体系。

1950 年中国组建了中央人民政府卫生部药品食品检验所，对食品卫生相关工作进行了重新部署。1953 年，在全国范围内建立了各级卫生防疫站，并在省级防疫站建立了食品卫生科或食品卫生监督所，开展食品卫生检验和监督管理工作。卫生部于 1976 年颁布《食品卫生检验方法（微生物学部分）》，1978 年颁布《食品卫生检验方法（理化部分）》，并在 20 世纪 80 年代初上升为国家标准。1981 年 9 月，中华医学会卫生学会食品卫生学组成立，陈春明任组长。1985 年 11 月，食品卫生学组直接隶属医学会，成立中华医学会食品卫生学会，主任委员为陈春明。1994 年中国颁布《食品安全性评价程序和方法》及《食品毒理学试验操作规范》（GB 15193-1994，2003 年进行了修订），使得食品毒理安全性评价工作逐步规范化和标准化。中国于 1982 年全国人大常委会颁布了《中华人民共和国食品卫生法（试行）》，规定国家实行食品卫生监督制度；1995 年 10 月 30 日，第八届全国大会常委会第十六次会议通过了修订的《中华人民共和国食品卫生法》，规定了食品卫生的基本原则和基本制度。2009 年 2 月 28 日，第十一届全国人大常委会第七次会议通过了《中华人民共和国食品安全法》，2015 年 4 月进行了修订，对保障食品安全起了极其重要的作用。

研究内容 ①食品污染，主要阐明食品中可能存在的有害因素的种类、来源、性质、数量和污染食品的程度，对人体健康的影响与机制以及防止食品污染的措施等。②食品及其加工技术的卫生问题，主要包括食品在生产、运输、储存、销售等各环节可能或容易出现的卫生问题及预防管理措施，以及由于食品新技术的应用与形成的新型食品存在的卫生问题及管理。③食物中毒、食源性肠道传染病、人畜共患传染病、食源性寄生虫病等食源性疾病及食品安全评价体系的建立。④食品安全法律体系、食品安全标准、食品生产企业自身安全管理等食品安全的监督管理。⑤食品安全风险监测与预警。

研究方法 分为食品卫生学检验（食品中有害化学物质检验和微生物检验）方法、食品毒理学方法、食品安全性评价方法、食品中有毒物质限量标准的制订方法、食物中毒的调查处理方法、风险分析方法、食品良好生产规范和危害分析关键控制点的建立方法及行政和法制监督管理方法等。

应用和有待解决的问题 从 20 世纪 90 年代以来，食品卫生又出现了一些亟待解决的新问题、新挑战。①新的生物性污染物出现：生物性污染物所致的食源性疾病不断上升，在食品腐败变质等传统的食品卫生问题已基本得到解决的同时不断出现新的生物性污染物，一些传统的细菌性食物中毒又有上升的趋势。因此，食品卫生学今后的一个发展方向或亟待解决的问题是不断发现、认识和研究食品中新出现的生物性污染物；建立和执行生物性有害因素污染食品及引起食源性疾病的常规监测制度和监测网络；用风险分析方法评估微生物性危害，通过定量微生物风险评价和危害分析与关键控制点体系的建立，实现降低微生物性危害的最终目标。②新的化学性污染物不断出现：食品化学性污染形势依然（或更加）严峻。因此，食品卫生学今后的任务是继续发现、鉴定食品中新的化学性污染物，建立高效、灵敏、特异、高通量的检测方法，以便加强对化学性污染物的监督、监测和风险分析，为国际和国家标准的建立、采取预防措施提供科学依据。此外，还需要研究多个化合物低剂量长期接触的累积和联合毒性。③食品新技术和新型食品的出现：带来了食品安全新问题。因此，食品卫生学要密切注意并加强该领域的研究。④健全和实施食品安全法规：加强食品安全管理体制改革，建立和完善食品安全监测系统和信息系统，建立食品安全风险监测和预警系统；加强食品安全控制技术与规范；建立"从农田（或养殖场）到餐桌"食品安全的全过程管理模式；与国际食品法典委员会标准接轨。

（孙长颖）

shípǐn wūrǎn
食品污染（food contamination） 在各种条件下，导致外源性有毒有害物质进入食品，或食物成分本身发生化学反应而产生有毒有害物质，从而造成食品安全性、营养性和/或感官性状发生改变的过程。食品从种植、养殖到生产、加工、储存、运输、销售、烹调直至餐桌整个过程中的各个环节，都有可能受到某些有毒有害物质或微生物的污染，以致降低食品卫生质量，对人体造成不同程度的危害。在人类历史上，由食品污染引发的食品安全事件层出不穷。1960 年在英国南部地区，短短几个月内有十万只火鸡突然死亡，这就是历史上有名的"火鸡事件"，由于病因不明，当时称为火鸡 X 病。后来发现，系饲料中含从巴西进口的霉变花生饼粉所致，用这种霉变花生饼粉喂养大白鼠能诱发肝癌。而进一步的研究也表明，导致中毒和致癌的物质是黄曲霉毒素。1999 年，比利时发生因二噁英污染饲料导致畜禽产品及乳制品含高浓度二噁英的事件，使比利时蒙受了巨大的经济损失。2008 年中国发生的三聚氰胺污染奶粉事件，不仅危及婴幼儿的健康，而且对中国食品的国际声誉造成了严重的不良影响。

分类 分为三大类：生物性污染、化学性污染和物理性污染。

生物性污染 包括微生物及其毒素、寄生虫及其虫卵、昆虫等污染。微生物污染包括细菌与细菌毒素、病毒、真菌及其毒素污染等，是最重要的生物性污染。微生物污染引起的食源性疾病也是影响中国食品安全的最主要因素。2008 年中国食源性疾病监测网共收到食源性疾病事件 406 起，累计发病 8385 人。在病因明确的 244 起事件中，微生物病原所致者占 54%；若按患者数统计，微生物病原所致者高达 74%。2014 年中国报告食物中毒事件 160 起，中毒 5657 人，其中微生物性食物中毒事件 68 起，中毒 3831 人，分别占食物中毒事件总起数和中毒总人数的 42.5% 和 67.7%。

化学性污染 食品的化学性污染涉及范围较广，来源种类多。主要包括：①农药、兽药不合理使用，残留在食品中。②工业"三废"（废水、废渣、废气）排放，造成有毒金属和有机物污染环境，继而转移至食品，如铅、砷、镉、汞、酚等。③食品接触材料、运输工具等接触食品时溶入食品中的有害物质。④滥用食品添加剂。⑤在食品加工、储存过程中产生的物质，如腌制、烟熏、烘烤类食物产生的亚硝胺、多环芳烃、杂环胺、丙烯酰胺等以及酒中有害的醇类、醛类等。⑥掺假、制假过程中加入的物质，如在乳粉中加入三聚氰胺。

物理性污染 包括放射性污染和杂物污染。环境中的放射性核素可通过水及土壤污染农作物、水产品、饲料等，进而污染食品，称为放射性污染。天然放射性物质在自然界中分布很广，存在于矿石、土壤、天然水、大气和动植物组织中。鱼贝类等水产品对某些放射性核素有很强的富集作用，可使其体内放射核素的含量明显超过周围环境中该核素水平。环境中放射性核素的人为污染主要有四种来源：核试验的降沉物污染，核电站和核工业废物排放的污染，意外事故或核泄漏造成的局部性污染，人工放射性同位素的生产和科研、医疗方面的使用。杂物污染主要是食品生产加工过程中混入了杂质，如金属物、沙石等。

健康危害 可表现在多个方面。一次大量摄入受污染的食品可引起急性中毒（即食物中毒），如细菌性食物中毒、农药食物中毒和真菌毒素中毒等。长期少量摄入含一定量污染物的食品可引起慢性中毒，即通过摄入食物，有害物质持续进入机体所引起的生理、生化及病理学方面的改变，包括出现临床症状体征，使机体处于中毒状态或疾病状态；某些污染物还可产生致癌、致畸和致突变作用等远期效应。已证实可污染食品的致癌物包括多环芳烃类化合物、芳香胺类、氯烃类、亚硝胺类化合物、黄曲霉毒素和生物烷化剂等，如已证实黄曲霉素 B_1 可引发多种动物肝癌。远期效应还可表现为生长迟缓、不孕、流产、死胎等生育功能障碍，并可产生致畸效应，已知与食品有关的致畸物质有醋酸苯汞、甲基汞、狄氏剂、艾氏剂、滴滴涕（DDT）、氯丹、七氯、敌枯双、二噁英等。与食品有关的致突变物包括苯并（a）芘、黄曲霉毒素、DDT、狄氏剂和烷基汞化合物等。突变如发生在生殖细胞，可使正常妊娠过程发生障碍，导致不孕、胎儿畸形或早死等。突变如发生在体细胞，则可使在正常情况下不再增殖的细胞发生异常增殖而构成癌变的基础。

控制 根据污染的类型而定。

生物性污染控制 主要是在从农田到餐桌的全过程中注意防止污染、控制微生物生长繁殖、杀灭或去除有害生物。在作物采摘和畜禽宰杀后应注意贮存条件，防止微生物在食品内生长繁殖并产生毒素；食品在食用前的加工、烹调过程中注意充分加热等各种措施，有效杀灭食品中的微生物和破坏其产生的毒素；注意防止生熟食品交叉污染等。

化学性污染控制 研究环境中可能的化学污染因素及其向食品中转移的途径和可能产生的危害；应用风险评估方法，科学制定化学污染物的限量标准；增强对食品化学污染物的监测能力，根据监测结果采取降低污染水平和保护消费者健康的相应措施。

放射性污染控制 调查环境中放射性核素的可能来源，监测使用放射性核素的单位对放射性废物的排放；在进行核爆炸试验或发生核事故时，及时进行环境和食品的放射性污染监测。

（张立实）

shípǐn shēngwùxìng wūrǎn

食品生物性污染 （biological contamination of food）

有害微生物及其毒素、寄生虫及其虫卵、昆虫等对食品造成的污染。以微生物（细菌、真菌）及其毒素污染最为重要。污染途径：①食品原料污染，食品原料品种多、来源广，生物污染的性质和程度因食品原料品种和来源的不同可有很大差异；②食品加工过程中污染；③食品贮存、运输、销售过程中造成的污染。

反映食品细菌污染的指标主要有菌落总数、大肠菌群、致病菌等。易污染食品的常见细菌有假单胞菌、微球菌和葡萄球菌、芽胞杆菌与芽胞梭菌、肠杆菌、弧菌和黄杆菌、嗜盐杆菌、乳杆菌等。肉、鱼、蛋和奶等动物性食品易被致病菌及其毒素污染，存放或处理条件不当可能会引起细菌性食物中毒，还可能引起炭疽、结核和布氏杆菌病等人畜共患传染病。

真菌广泛分布于自然界，农作物易受真菌污染。部分真菌菌株在适宜条件下可产生有毒代谢产物，即真菌毒素。不同真菌的产毒能力不同，其毒素的毒性和危害也不同。污染食品的常见真菌毒素有黄曲霉毒素、赭曲毒素、杂色曲霉毒素、岛青霉毒素、黄天精、桔青霉毒素、展青霉素、单端孢霉烯族化合物、丁烯酸内酯等。真菌和真菌毒素污染食品产生的危害主要包括两方面，即真菌引起的食品腐败变质和真菌毒素引起的中毒。真菌毒素中毒主要是食用被真菌污染的粮食、油料作物和发酵食品所致，往往表现出明显的地方性和季节性。真菌毒素中毒可表现为一次大量摄入被真菌毒素污染的食品造成的急性中毒，或长期摄入低剂量真菌毒素而造成的慢性中毒或致癌、致畸效应等。

污染食品的寄生虫主要有蛔虫、绦虫、旋毛虫、华支睾吸虫等，污染源可以是患者、病畜、病原携带者和水生生物等，污染途径主要是通过患者、病畜或病原携带者的粪便污染水源或土壤，然后再使家畜、鱼类和蔬菜等受到感染或污染。粮食等如贮存条件不当，容易滋生各种仓储害虫。

昆虫污染可使食品品质和外观受到破坏。

（张立实）

shípǐn wēishēngwù wūrǎn

食品微生物污染 （microbiological contamination of food）

微生物及其毒素对食品造成的污染。微生物污染发生在食品加工、运输、贮藏、销售等过程中。研究并阐明食品的微生物污染源、污染途径及其在食品中的消长规律，对切断污染途径、延长食品保藏期、防止食品腐败变质和食物中毒的发生等都有重要意义。

分类 污染食品的微生物按其对人体的致病能力，可分为三类。①致病微生物：如致病性细菌和产毒真菌等。②条件致病性微生物：指在特殊条件下可以致病或产毒的细菌和真菌等。③非致病性微生物：如非致病性细菌，不产毒真菌和某些酵母等。微生物是自然界分布最广泛、数量最大的一类生物。微生物个体微小、繁殖速度快、营养需要类型多样、适应能力强，在土壤、水、空气、动植物体表及体内均广泛存在，并可存在于高山、海洋等极端环境中。不同环境存在不同类型和数量的微生物。污染食品的微生物大多来自环境。据世界卫生组织估计，全世界每年数以亿计的食源性疾病患者中，70%是各种致病性微生物污染食品和饮用水所致。

主要来源 ①来自土壤中的微生物：土壤中的微生物可通过污染粮食和蔬菜进入食物中，如固氮菌、硝化细菌和腐生细菌等，造成蔬菜的腐败变质。②来自水中的微生物：各种天然水源（地表水和地下水）是微生物污染食品的重要污染源和主要污染途径。③来自空气中的微生物：空气中的微生物可随尘埃的飞扬和沉降等污染食品；人的痰沫、鼻涕和唾液均含有微生物，故在讲话、咳嗽和打喷嚏时，可直接或间接地污染食品。④来自人及动植物的微生物：人接触食品时，可将其携带的微生物传给食品，手污染食品最常见；直接接触食品的从业人员的工作服、工作帽等如不经常清洗、消毒和保持洁净，也易将附着于其上的大量微生物带入食品而造成污染；有食品的地方也是鼠、蝇、蟑螂等活动频繁的场所，其体表或消化道常带有大量微生物，也是微生物污染的主要来源之一，如鼠类常是沙门菌的带菌者，故被鼠类污染的食品，可引起沙门菌食物中毒。⑤接触食品的一切用具和包装材料：如原料的包装物、运输工具、生产加工设备以及成品的包装材料和容器等，都有可能造成食品的微生物污染。

（张立实）

shípǐn shuǐfèn huódù

食品水分活度 （water activity of food）

食品中可被微生物利用的水。食品中的水分有两种存在形式，即结合水和游离水。结合水是与食品中非水成分以氢键形式结合的水，游离水指与食品中非水成分基本无作用或作用很弱的水。微生物只能利用食品中的游离水，故微生物在食品中的生长繁殖不是取决于总含水量，而是取决于游离水的含量。

水分活度（Aw）也等于用百分率表示的相对湿度，即在相同条件下，食品中水的蒸气分压 P 与纯水蒸气压 P_0 的比值，Aw = P/P_0。食品的 Aw 值都在 0~1，纯水的 Aw=1，无水食品 Aw=0。Aw 值对食品保藏具有重要意义。不同食物由于水分活度不同，其储藏期的稳定性也不同。水分活度已成为检验和评价食品保质期的重要指标。测定方法主要有直接测定法和间接测定法两类。直接测定法是指利用水本身的物理性质和化学性质，去掉样品中的水分，再对其进行测量，如烘干法、化学干燥法、蒸馏法等；间接测定法则是利用食品的密度、折射率、电导等物理性质进行测定，不需去掉样品中的水分。

各类微生物生长都需要一定的水分活度，即只有食物的水分活度大于某一临界值时，特定的微生物才能生长。大多数细菌生长所需的水分活度为 Aw>0.9，酵母为 Aw>0.87，真菌为 Aw>0.8。每种微生物都有其生长的最低、最佳、最高水分活度。0.85 的水分活度是控制病原体生长的安全界限，此界值主要是根据金黄色葡萄球菌产生毒素所需的最低水分活度得来。水分活度在 0.85 以上的食品需要辅以冷藏或其他措施控制微生物的生长，如大部分生肉、水果和蔬菜都属于 Aw>0.85 的高水分食品。水分活度 0.60~0.85 的食品为中等水分食品，一般不需要冷藏等措施控制微生物的生长，但某些耐较高渗透压的酵母菌和真菌也可引起腐败变质，故需要限定其保质期。

对大部分水分活度在 0.6 以下的低水分食品，可有较长的保质期，也不需冷藏。有些独特风味的产品如酱油，表面上像是高水分产品，但因其中盐、糖或其他成分等结合了水分，其水分活度只在 0.80 左右。果酱和果冻的水分活度可满足酵母菌和真菌生长，故需在包装前适当加热将酵母菌和真菌杀灭，以防腐败。常见的控制食品中水分活度的方法包括干燥法以及加入大量盐或糖等，均能有效地降低食品中游离水含量和水分活度。

（张立实）

shípǐn xìjūn wūrǎn

食品细菌污染（bacterial contamination of food）

可致食品质量发生不良改变的细菌及其毒素对食品造成的污染。污染途径：①食品原料污染，食品原料品种多、来源广，其细菌污染的程度可因不同的品种和来源而异。②食品加工过程中的污染。③食品在贮存、运输、销售过程中造成的污染。

细菌属于原核生物类，传统的细菌分类法大多是基于其形态学、营养型和染色反应等特征。根据其对人体的致病能力，可将污染食品的细菌分为三类。①直接致病菌：可直接对人体致病而造成危害。②相对致病菌：即通常条件下不致病，但在特殊条件下亦有致病能力的细菌，故亦称"条件致病菌"。③非致病菌：此类细菌本身对人体无害，但其中许多与食品腐败变质有关，常导致食品出现特异颜色、气味、荧光、磷光以及相对致病性等，是评价食品卫生质量的重要指标，也是研究食品腐败变质原因、过程和控制方法的主要指标。

根据细菌繁殖所需要的温度

范围，可将污染食品的细菌分为三大类。①嗜冷菌：生长在 10~20℃ 环境中，是导致鱼类腐败变质的主要微生物，常见的嗜冷菌如耶氏菌和李斯特菌等。②嗜温菌：生长在 20~45℃ 环境中（最适温度为 37℃），大多数腐败菌和致病菌都属于此类。③嗜热菌：可生长在 45~75℃ 温度中，是导致热加工食品腐败的主要因素。

指标　主要有细菌菌相、菌落总数、大肠菌群、致病菌。

细菌菌相　共存于食品中的细菌种类及其相对数量构成。其中相对数量较大的细菌称为优势菌。食品在细菌作用下发生变化和腐败变质的程度与特征主要取决于细菌菌相，特别是优势菌的种类和数量。可因污染细菌的来源、食品本身的理化特性、所处环境条件和细菌之间的共生与抗生关系等因素的影响而表现不同。通过食品的理化性质及其所处的环境条件往往可预测污染食品的菌相。如常温下放置的肉类，早期常以需氧的芽胞杆菌、微球菌和假单胞菌污染为主；随着腐败进程的发展，肠杆菌会逐渐增多；中后期变形杆菌又会占到较大的比例。食品细菌菌相及其优势菌种不同，食品腐败变质也会表现出不同的特征。检验食品细菌菌相可对食品腐败变质的程度及特征进行估计。例如，分解蛋白质的细菌主要有需氧的芽胞杆菌、假单胞菌、变形杆菌、厌氧的梭状芽胞杆菌等，分解脂肪的细菌主要为产碱杆菌，分解淀粉、纤维素类的细菌有芽胞杆菌、梭状芽胞杆菌等。又如，有些细菌可产生色素而使受污染的食品带有特异颜色，红色主要来自黏质沙雷菌、粉红微球菌；黄色与黄绿色来自微球菌、黄杆菌、假单胞菌等；黑色来自产黑梭菌、变形杆菌及假单胞菌等。

菌落总数 被检样品的单位质量（g）、容积（ml）内，所含能在严格规定的条件下（如培养基及其 pH 值、培养温度和时间、计数方法等）培养所生成的细菌菌落总数，以菌落形成单位（colony forming unit，CFU）表示。有些厌氧或微需氧菌、有特殊营养要求的细菌及非嗜中温的细菌等不能在上述培养条件下生长繁殖，菌落总数不表示样品中的所有细菌总数，且菌落总数不能区分细菌种类，所以有时也被称为杂菌数、需氧菌数等。菌落总数代表食品中细菌污染的程度，故其主要的卫生学意义是作为食品清洁状态的标志，也有助于判定食品腐败变质的可能性和程度，以及预测食品的耐保藏性和货架寿命。菌落总数虽不能直接反映食品对人体健康的危害程度，但总数增加提示存在致病菌的可能性增加，即危害人体健康的风险性也随之增加。检测食品中细菌总数，有助于判定食品的卫生质量，以及食品在产、储、销等过程中的卫生措施和管理情况。许多国家的食品安全和卫生标准中都采用了此项指标，即规定了各类食品中菌落总数的最高允许限量。

食品中的细菌数量对食品卫生质量的影响很大。细菌在生长繁殖过程中可分解食品成分，故若食品中细菌数量多，则腐败变质的速度加快。例如，10^5CFU/g 的牛肉在 0℃ 下可保存 7 天，10^3CFU/g 在同样条件下可保存 18 天；鱼的菌落总数为 10^5CFU/g 在 0℃ 条件下可保存 6 天，10^3CFU/g 在同样条件下可保存至 12 天。因此，菌落总数在一定程度上能反映食品的腐败变质程度。但因为菌落总数与食品腐败程度之间的相互关系较复杂，还很难找出适合于任何情况下的菌落总数与食品腐败变质的严密对应关系，故使用菌落总数判断食品腐败变质程度和预测食品的耐保藏性应慎重。国家标准方法规定，测定食品的菌落总数，需将被检样品制成几个不同浓度（一般使用 10 倍递增）的稀释液，然后从每个稀释液中分别取出 1ml 置于灭菌平皿中与营养琼脂培养基混合，在 37℃ 下，培养 48 小时后，记录每个平皿中形成的菌落数量，依据稀释倍数，计算出每 g（ml）原始样品中所含细菌的菌落总数。国内外菌落总数的测定方法基本一致，只是在某些具体要求上有一定差异。

大肠菌群 并非细菌学分类学名称，即并不代表某一种属的细菌，而是卫生细菌领域的专门用语，指具有某些共同特性的一组与粪便污染有关的细菌，在生化及血清学方面并非完全一致。大肠菌群一般定义为：在一定培养条件下能发酵乳糖、产酸产气的需氧和兼性厌氧革兰阴性无芽胞杆菌，主要包括肠杆菌科的埃希菌属、柠檬酸杆菌属、肠杆菌属和克雷伯菌属的细菌。最早作为肠道致病菌的指示菌，用于饮用水的水质检验，后来在食品卫生领域也广泛使用了该指标，包括中国在内的许多国家已将其作为评价食品卫生质量的重要指标。大肠菌群都直接来自人与温血动物粪便，其中以埃希菌属为主体，俗称典型大肠菌群，其他三种菌属除直接来自粪便外，也可能来自典型大肠菌群排出体外 7 天至 1 个月后在外界环境影响下产生的菌群变化，称为非典型大肠菌群。

所以，大肠菌群的主要卫生学意义就是作为食品受到人或温血动物粪便污染的标志。食品中检出典型大肠菌群，说明是粪便近期污染，而检出其他菌属则可能是粪便的陈旧污染。

大肠菌群的另一个重要卫生学意义是可作为肠道致病菌污染食品的指示菌，其原因一是大肠菌群的来源有特异性，仅来自肠道，与肠道致病菌来源相同；二是在肠道和粪便中的数量较多，有代表性；三是在外界环境中有足够抵抗力，能生存一定时间，在外界环境中生存时间与主要肠道致病菌一致；四是检验方法敏感，易于检出。大肠菌群还可用于检测食具、工具和人手等的污染情况。但大肠菌群是嗜中温菌，在 5℃ 以下的温度基本不能生长，不适用低温菌占优势的水产食品，尤其是冷冻食品。有些学者建议将肠球菌也列为反映粪便污染的指示菌。肠球菌属链球菌科、革兰阳性菌，有长链，抵抗力较强，其自然宿主是人和动物的肠道。

《食品安全国家标准 食品微生物学检验 大肠菌群计数》（GB 4789.3-2016）中包括两种检验方法。第一法为大肠菌群 MPN 计数法，是基于泊松分布的一种间接计数方法，适用于大肠菌群含量较低的食品中大肠菌群的计数，其结果用最可能数（most probable number，MPN）表示。MPN 是根据在一定条件下的检验结果，通过统计学公式推算出来的，具体操作采用两步法。①初发酵试验：样品稀释后，选择 3 个稀释度，每个稀释度接种 3 管月桂基硫酸盐胰蛋白胨（LST）肉汤，（36±1）℃培养（24±2）小时，观察是否产气。未产气者为大肠菌群阴性，继续培养至（48±2）小时；产气者进行复发酵试验。②复发酵试验：将产气管培养物接种于煌绿乳糖胆盐（BGLB）肉汤管中，（36±1）℃培养（48±2）小时，观察产气情况。以 BGLB 产气为阳性。查 MPN 表，报告每 g（ml）样品中大肠菌群的 MPN 值。第二法为平板计数法，采用倾注结晶紫中性红胆盐琼脂（VRBA）平板，（36±1）℃培养 18～24 小时，计数典型（为紫红色，菌落周围有红色的胆盐沉淀环，菌落直径为 0.5mm 或更大）和可疑菌落数（菌落直径较典型菌落小），再将典型和可疑菌落接种于 BGLB 肉汤进行证实试验。其结果报告为每 g（ml）样品中大肠菌群的菌落形成单位，即 CFU/g（ml）。该法适用于大肠菌群含量较高的食品中大肠菌群的计数。

致病菌 此类细菌随食物进入人体后可引起食源性疾病。常见者如沙门菌、志贺菌等。与菌落总数和大肠菌群的卫生学意义不同，致病菌与疾病直接相关，食品中不允许检出。菌落总数和大肠菌群属于卫生指示菌，主要用于评价食品的卫生质量，可允许在食品中存在，但不得超过规定的限量标准。除典型致病菌外，还应该注意一些条件致病菌和"非致病菌"的致病作用，如腹泻大肠埃希菌、变形杆菌、蜡样芽胞杆菌等。

常见食品细菌 主要包括下列各菌属。

假单胞菌属 食品腐败性细菌的代表，为革兰阴性无芽胞杆菌，需氧，嗜冷，兼或嗜盐，广泛分布于各类食品中，特别是蔬菜、肉、家禽和海产食品中，是导致新鲜的冷冻食物腐败的重要细菌。

微球菌属和葡萄球菌属 均为革兰阳性、过氧化氢酶阳性球菌，嗜中温，前者需氧，后者厌氧。因其营养要求较低，在食品中极为常见，可分解食品中的糖类并产生色素。

芽胞杆菌属和梭状芽胞杆菌属 为革兰阳性菌，前者需氧或兼性厌氧，后者厌氧。均属于嗜中温菌，兼或有嗜热菌，在自然界分布广泛，是肉类食品的常见腐败菌。

肠杆菌属 肠杆菌中除志贺菌属及沙门菌属外，均是常见的食品腐败菌。为革兰阴性无芽胞杆菌，需氧或兼性厌氧，嗜中温，多与水产品、肉及蛋类的腐败有关。其中变形杆菌分解蛋白质能力非常强，是需氧腐败菌的代表；沙雷菌可使食物发生表面变红、变黏等改变。

弧菌属和黄杆菌属 两者均为革兰阴性直型或弯曲型杆菌，兼性厌氧，主要来自海水或淡水，可在低温和 5% 食盐中生长，故在鱼类及水产品中多见。后者与冷冻肉制品及冷冻蔬菜的腐败有关，并可利用植物中的糖类生成黄、红色素。

嗜盐杆菌属和嗜盐球菌属 均为革兰阴性需氧菌，嗜盐，在高浓度盐（至少为 12%）中生长，故可存在于极咸的鱼类，可产生橙红色素。

乳杆菌属 经常与乳酸菌同时出现，革兰阳性、过氧化氢酶阴性杆菌，厌氧或微需氧，是乳品中常见的腐败菌。

（张立实）

shípǐn zhēnjūn yǔ zhēnjūn dúsù wūrǎn
食品真菌与真菌毒素污染
（contamination of fungus and mycotoxin of food） 真菌及其毒素对食品的污染。真菌分两类，单细胞的称酵母菌和类酵母菌，多细胞的称霉菌。此条阐述后者。真菌繁殖能力较强，在自然界中可依赖无性或有性孢子进行繁殖。真菌孢子形态多样，有休眠期长和抗逆性强等特点，使其易散播和繁殖，造成污染和传播动植物真菌病害。种类多，分布广，与食品污染关系密切的主要有曲霉属、青霉属和镰刀菌属。真菌毒素是产毒真菌在代谢过程中产生的具有生物毒性的次级代谢产物。从 1960 年英国火鸡死亡事件发现黄曲霉毒素以来，已发现 300 余种真菌毒素，其化学性质大多较稳定、耐高温、作用持久、耐加工过程中的各种处理。真菌毒素主要通过污染粮食作物及饲料而进入动物食物链。据联合国粮农组织（FAO）调查，全球约有 25% 的作物受到真菌毒素的污染。重要的真菌毒素包括黄曲霉毒素、赭曲毒素、单端孢霉烯族化合物、玉米赤霉烯酮、伏马菌素、展青霉素、岛青霉毒素、黄绿青霉素、桔青霉毒素、黄天精等。

影响真菌生长繁殖及产毒因素 因素较多，如水分、温度、食品基质、通风、光照等，控制这些因素可影响食品中真菌污染和产毒。

水分 真菌生长繁殖的必要条件是保持一定的水分，水分活度（Aw）接近 1 是微生物生长繁殖的最佳条件，Aw 值降到 0.7 以下时，几乎所有的微生物包括真菌均不能生长繁殖。大米、小麦等谷类水分在 14% 以下，豆类在 11% 以下，干菜和干果在 30% 以下，真菌很难生长。

温度 不同种类真菌的最适生长温度不一，大部分在 20～28℃ 生长良好，最适生长温度为 25℃。10℃ 以下或 30℃ 以上，真菌的生长减慢，产毒能力受到抑制。曲霉菌和青霉菌可耐受的温度范围较大，在10℃到50℃范围内都可生长和产生毒素。

食品基质　真菌的主要营养来源是碳水化合物、少量氮和无机盐，故营养丰富的食品，特别是含糖较多的食品真菌生长的可能性较大。同一真菌菌株在同样培养条件下，以富含糖类的小麦、米为基质，比以油料为基质者黄曲霉毒素产量更高。在天然基质上比在人工培养基上产毒量高。

通风、光照、氧分压　通风的好坏直接影响真菌的繁殖和产毒，快速风干的情况下不易繁殖和产毒。真菌的生长不依赖于光照，但光照可影响温度、湿度等真菌生长所需的环境条件。生长繁殖也依赖于一定的氧分压。

生物间的竞争作用　其他真菌或微生物的联合生长可竞争性抑制产毒真菌的增殖和产毒。

污染所致食品安全问题　主要是真菌毒素中毒和真菌所造成的食品腐败变质问题。真菌毒素中毒是指人、畜禽等摄入真菌毒素污染的粮食或饲料而发生对人畜健康的各种损害，包括急性中毒、慢性中毒和致癌致畸作用。真菌污染食品可导致和/或加快食品腐败变质，降低食物的营养价值和感官品质。每年全球约有2%的粮食因为霉变而不能食用。评估真菌对食物污染程度的指标主要有真菌污染度和真菌菌相。真菌污染度即单位重量或容积内所含的真菌菌落总数；真菌菌相则是指某种食品中真菌的种类构成及相互比例。

真菌毒素致病特点　①真菌产毒一般只限于某些真菌中的少数产毒菌株，且产毒菌株与真菌毒素之间没有严格的专一性，同一菌株可产生几种毒素，同种真菌毒素亦可由几种真菌产生。②真菌产毒有易变性特点，某一菌株在一定的环境条件下可产毒，在环境条件改变后可停止产毒。③真菌毒素的毒作用机制主要是细胞毒性和致DNA损伤，可产生遗传毒性、致癌作用、中毒性肝损伤、中毒性肾损伤和免疫毒性等。④真菌毒素多为小分子有机化合物，在体内一般不产生抗体，不能引发免疫反应。⑤真菌毒素中毒有明显季节性和地域性，甚至表现出地方病的某些特征。

真菌毒素的控制和去毒　首先要在作物收割前后控制真菌污染和合理贮存。对已污染食物，可采取某些针对性去毒措施。

粮食或其他农作物收割前后控制真菌污染　适时播种，合理密植，提高植株的抗病能力，确保足够的生长期；加强田间管理，及时消杀田间和地下病虫害，合理灌溉和避免在高温条件下灌溉；合理收割和适时收割。由于土壤中含有镰刀菌孢子，故不收割倒伏作物和增加收割高度等可减少此类真菌的污染；采取良好的收割方式，保证果实不受损伤；收割后严禁堆积，应迅速摊开晾晒，降低水分含量；控制贮藏条件，贮藏前精心挑选，剔除霉变、破损和昆虫污染的粮食；贮藏时尽可能降低粮食水分和环境湿度，控制贮藏温度；定时倒翻堆积粮食，可避免局部温度过高并降低湿度。

真菌毒素的去除方法　①物理法：较传统的方法有筛选法（利用机械或人工方法对污染粮食进行剔除），漂洗法（对玉米、大豆等粮食作物，可在粉碎后用清水或2%石灰水反复漂洗），热处理法，脱壳法，高压蒸煮法等。

在动物饲料中加入活性炭、钠钙硅磷酸盐、磁性纳米吸附材料等吸附剂可有效去除饲料中的黄曲霉毒素、展青霉素等真菌毒素，但可能会影响动物体内微量营养素的吸收。近年来，利用辐照清除污染食物中的真菌及其毒素已获得了较满意的效果。②化学法：利用活性强或与真菌毒素能产生化学反应的物质将其转变为其他物质，达到降解或去毒的目的。例如，碱处理可降解粮食中的黄曲霉毒素、伏马菌素、玉米赤霉烯酮等；臭氧、过氧化氢溶液等强氧化性物质、氨化和有机酸处理等也可有效降解粮食中的真菌毒素。③生物法：主要是利用生物间的拮抗作用，抑制产毒菌株的生长；或利用生物间的黏附作用降解、去除真菌毒素。例如，在作物收获前利用微生物间的自然竞争抑制产毒菌株繁殖；利用微生物发酵法去除毒素；选取特定微生物或酶制剂降解毒素等。

真菌毒素检测方法　包括下列方法。

化学分析法　包括薄层色谱法，主要用于半定量检测；高效液相色谱法，其灵敏度较高、检测限低、分离效能高、可同时测定多种真菌毒素，与质谱联用还可大大提高检测灵敏性和可靠性，已广泛应用；微柱筛选法，多用于快速筛选；此外，还有毛细管电泳检测法、气相色谱-质谱联用法等。

免疫分析法　利用真菌毒素的半抗原性质，制备单克隆抗体进行检测。常用的方法有酶联免疫吸附法、放射免疫检测法和亲和层析法等。其中酶联免疫吸附法特异性强、灵敏度高、前处理简单，适用于大量样品中真菌毒素的检测工作。

生物鉴定法 利用真菌毒素能影响生物体的细胞代谢鉴定其存在，特异性较差，主要用于定性检测，包括细菌发光实验、抑菌实验等。

生物芯片技术 高通量、快速、准确、可多参数同时分析，已成为食品安全检测的热点技术。利用抗体芯片技术检测真菌毒素，可实现同时检测多种真菌毒素和有害化学物的目的。

几种重要的真菌毒素 主要包括黄曲霉毒素、赭曲霉毒素、镰刀菌毒素、展青霉素、伏马菌素、黄变米毒素等。

黄曲霉毒素（Aflatoxin，AF）一类黄曲霉和寄生曲霉中部分产毒菌株产生的次生代谢产物。1960年英国发生10万火鸡死亡事件，其病因是火鸡饲料花生粉中含有的一种荧光性物质，其后证实该物质是黄曲霉的代谢产物，故将其命名为黄曲霉毒素。已分离鉴定并明确其结构的有20多种，其基本结构均含有二呋喃环和双香豆素，常见者包括 AFB_1、AFB_2、AFG_1、AFG_2、AFM_1 等，其结构见图。

生物学特性 AF在紫外光照射下能发出特定的荧光，根据其荧光下颜色的不同，可分为发蓝紫色荧光的B族和黄绿色荧光的G族两大类及其衍生物。AF的毒性与结构有关，二呋喃环末端有双键者毒性较强，如 AFB_1 和 AFG_1。AF中最常见的是 AFB_1，其毒性和致癌性也最强，故许多国家都以 AFB_1 作为食品AF污染的监测指标；AFB_1 在体内代谢过程中可转化为 AFM_1，故在动物乳中可检测到 AFM_1，可作为乳类AF污染的监测指标。AF难溶于水、己烷、乙醚、石油醚，易溶于甲醇、乙醇、氯仿、二甲基乙酰胺等有机溶剂，其在中性溶液中较稳定，在强酸性溶液中少量分解；在强碱性条件下，其内酯环可被破坏，形成水溶性的香豆素钠盐。AF耐热，AFB_1 的分解温度为268℃，高压（0.103MPa）4小时才可被破坏，故一般烹调温度不能破坏AF。低浓度毒素可被紫外线降解。AF经消化道吸收后，分布于内脏、肌肉等组织中，以肝内分布最多，乳汁中也分布较多，停止食用一周后即可从粪尿中完全排出。AFB_1 属于间接致癌物，需在体内代谢活化（主要是通过脱甲基、羟化和环氧化反应）后形成最终致癌物，并与生物大分子（如DNA或蛋白质）形成加合物，表现出致癌性。其中 AFB_1-血清白蛋白和 AFB_1-DNA 是生物体内的主要加合物形式，可作为生物学标志物反映AF的暴露程度。

毒性与致病机制 ①急性毒性：AF为剧毒物质，对人和多种动物可产生明显的急性毒性，主要是肝毒性，可致肝细胞坏死，胆管上皮增生，肝脂肪浸润及肝内出血等急性病变，脾和胰腺也可有轻度病变，以黄疸、肝区痛、呕吐、发热等为主要表现。②慢性毒性：主要表现为生长障碍、发育迟缓、亚急性或慢性肝硬化，可致动物食物利用率下降、体重减轻、产奶量减少、产仔率降低等。③致癌性：其致癌性比二甲基亚硝胺高数十倍。1988年国际癌症研究机构（IARC）将 AFB_1 列为1A类致癌物质，即确定的人类致癌物。AF可诱发多种动物多器官肿瘤，特别是实验性肝癌，且长期低剂量作用和一次性冲击剂量均可致癌。AF的污染程度及人群AF膳食暴露水平与原发性肝癌的发生呈正相关。AF致癌作用的机制尚未完全阐明，现认为与其氧化应激引起DNA损伤和其环

图 几种主要黄曲霉毒素的结构式

氧化代谢产物与 DNA 形成加合物而致 DNA 损伤有关。食品添加剂联合专家委员会（JECFA）多次评价了 AF 的危险性，先后得出了 AF 是可能导致人类肝癌的强致癌物、乙肝病毒可能会加强 AF 的致癌性及应将膳食中 AF 水平尽可能降低等结论。

食物污染概况　黄曲霉是空气和土壤中普遍存在的微生物，许多地区，尤其高温高湿地区的绝大多数食品原料及其制品均有不同程度的污染。黄曲霉在有氧、温度高（30～33℃）和湿度大（89%～90%）的条件下容易生长，并可抑制其他拮抗菌种如青霉菌和镰刀菌的生长，造成贮存的花生、玉米、大米、小麦、大麦、棉籽和大豆等多种谷物霉变，以花生和玉米污染最严重。在全球范围内，AF 污染以亚热带和热带地区最严重，在中国则以长江沿岸及长江以南地区污染严重。全球每年至少有 2% 的农产品因污染 AF 而失去其食用价值。玉米和大米是中国 AF 膳食暴露的主要来源。污染乳品的 AF 主要是 AFM_1。

限量标准　世界卫生组织（WHO）推荐食品、饲料中 AF 最高允许限量为 15ng/kg；欧盟规定，在一般食品中，总黄曲霉素残留限量为 4μg/kg，AFB_1 残留限量为 2μg/kg，婴幼儿食品为 0.1μg/kg；美国规定，在所有食品中，总黄曲霉素的残留限量应小于 15μg/kg。中国现行《食品安全国家标准 食品中真菌毒素限量》（GB 2761-2017）中对 AFM_1 的限量规定为：乳及乳制品、特殊膳食用食品 0.5μg/kg。对 AFB_1 的限量规定见表。

镰刀菌毒素　主要有单端孢霉烯族化合物、玉米赤霉烯酮、伏马菌素等。镰刀菌属普遍存在于土壤中和动植物体内，在产毒真菌中，镰刀菌的分布最广。其毒素对动物机体的主要毒性是诱导细胞凋亡，特别是有丝分裂活跃的免疫系统和胃肠道系统。

单端孢霉烯族化合物（TCTC）　一大类由镰刀菌、单端孢霉、木霉等产生的结构相似的化合物，基本结构是四环状 12,13-环氧单端孢霉烯骨架，其环氧基团为主要的毒性基团。所有单端孢霉烯族毒素都能通过结合 60S 核糖体亚基而抑制肽转移酶活性，阻止蛋白质合成，多为蛋白质合成的强抑制剂，特别是 T-2 毒素。

脱氧雪腐镰刀菌烯醇（DON）和雪腐镰刀菌烯醇（NIV）广泛存在于谷物及其制品中。DON 于 1970 年被提纯分离，易溶于水、乙醇等溶剂，有较强的热抵抗力和耐酸性，碱性条件下高温加热可被破坏；最显著的特点是引起动物呕吐，非反刍动物较敏感，故又称呕吐毒素。DON 和 NIV 急性中毒表现为呕吐、皮炎出血、便血、拒食。DON 还可通过诱导免疫细胞凋亡，影响细胞因子分泌而抑制免疫系统功能。1998 年，IARC 将 DON 列为第三类致癌物

表　黄曲霉毒素 B_1 限量指标

食品	限量 （ML）/（μg/kg）
玉米、花生及其制品、玉米油、花生油	20
大米、植物油（玉米油、花生油除外）	10
其他粮食、豆类、发酵食品	5
婴幼儿配方食品	0.5

（无法分类为对人类有致癌效应的物质），有一定的胚胎毒性和致畸作用。中国《食品安全国家标准 食品中真菌毒素限量》（GB 2761-2017）中规定 DON 在小麦、大麦、玉米及其制品中的限量均为 1000μg/kg。

T-2 毒素的性质稳定，室温下放置 6～7 年或 200℃加热 1～2 小时毒力未明显减弱。吸收后可快速分布到全身各组织器官，并可迅速被酯酶代谢为 HT-2，被微粒体酶代谢为 3′-OH-HT-2 和 3′-OH-T-2 等。消除很快，在血中的半衰期仅有几分钟，并可通过乳汁分泌。主要作用于细胞分裂旺盛的器官，如胸腺、骨髓、肝、脾、胃肠黏膜等，导致胸腺萎缩、T 淋巴细胞和淋巴因子减少和活力降低，抑制补体形成，降低抗体效价，破坏皮肤黏膜屏障的完整性，降低机体的免疫功能；作用于血液系统，可致骨髓组织坏死，抑制造血干细胞，影响血液中各细胞成分的数量及功能，可破坏软骨组织，并具有致畸作用。可通过胎盘，分布到胚胎组织内，导致胚胎致死，胚胎脑损伤，骨畸形。硒对 T-2 毒素引起的氧化损伤有部分拮抗作用。食物中毒性白细胞减少症及大骨节病等地方病与 T-2 毒素污染有一定的正相关。对 T-2 毒素制定限量标准的国家和国际组织尚不多。1973 年，FAO/WHO 曾将 T-2 毒素列为与黄曲霉素同样重要的、自然存在的食品污染物。

玉米赤霉烯酮（ZEN）　又称 F-2 毒素。最初于 1962 年在污染了禾谷镰刀菌的玉米中分离得到，主要由禾谷镰刀菌和三线镰刀菌污染玉米、大麦和小麦等作物而产生，是一类 2,4-二羟基苯甲酸内酯类化合物。易溶于醇类、

苯、氯仿、二氯甲烷，不溶于水，但溶于碱性水溶液，其甲醇溶液在紫外光下呈明显的蓝绿色荧光。经胃肠道吸收后主要由胃肠道排出，少量可随乳汁排出。有内分泌干扰作用、免疫抑制作用和肝毒性，还有致畸作用、生殖毒性和遗传毒性。其内分泌干扰作用的主要机制是 ZEN 及其在体内还原的醇类代谢产物与雌激素竞争受体，动物食用被污染的作物和饲料后可能引起雌激素综合征，尤以猪对其最为敏感。欧盟明确规定，不含玉米的未加工谷物、谷粉、快餐和早餐食品中 ZEN 的最大限量分别为 100、75 和 50μg/kg，并规定了以谷物为主的婴幼儿配方食品的 ZEN 最大限量为 20μg/kg。中国 GB 2761-2017 规定小麦（粉）和玉米（面、渣、片）中 ZEN 限量为 60μg/kg。

伏马菌素（FB） 一类主要由串珠镰刀菌产生的多氢醇和丙三羧酸的双酯化合物，包括多种结构类似的物质，污染粮食者主要是 FB$_1$。1988 年南非和美国研究人员在发霉玉米中首次分离出 FB$_1$。水溶性化合物，对热较稳定。普遍存在于各种粮食作物中，以污染玉米为主。FB 与黄曲霉毒素共同污染的现象较严重。与神经鞘氨醇和二氢神经鞘氨醇结构相似，两者均为神经鞘脂类的长链骨架，故认为其作用机制之一是干扰神经鞘脂代谢。还有免疫抑制作用，可使淋巴细胞和中性粒细胞减少。毒性作用有种属特异性，如可引起马脑白质软化症和神经性中毒；可引起猪肺水肿综合征；对鸡胚有致病性和致死性。FB 暴露是食管癌发生的危险因素之一。动物实验可观察到肝肾损害，并可诱发动物肝、肾肿瘤。1993 年，IARC 将 FB 列为 2B

类物质，即人类可能致癌物。JECFA 确定其无作用剂量为 20mg/kg 体重。美国食品药品管理局将 FB 在食物中的最大限量定为 2mg/kg。

黄变米毒素 20 世纪 40 年代，日本从大米中发现部分米粒受真菌污染而变黄，称之为黄变米，可分离出岛青霉毒素、黄绿青霉素、桔青霉毒素等真菌毒素。

桔青霉毒素 可由青霉属、曲霉属和红曲霉属产生，最早于 1931 年从青霉属中的桔青霉中分离得到，1995 年证实红曲霉部分菌株亦可产生桔青霉毒素。红曲霉发酵生产食品和药品历史悠久，国内外都在致力于低产毒和不产毒的生产用菌株的研发。有肾毒性，能引起狗、猪、鼠、鸟类等多种动物肾病变；还能与其他真菌毒素（如赭曲毒素、展青霉素）起协同作用。欧盟规定食物中桔青霉毒素的限量为 100μg/kg，日本规定食品添加剂红曲色素中桔青霉毒素的限量为 200μg/kg。

黄绿青霉素 主要由黄绿青霉菌产生，由 α-吡喃酮色基、多烯部分和氢呋喃环组成，易溶于乙醇、乙醚、苯和氯仿等，不溶于水和己烷，具有亲脂性。毒性较强，有心脏毒性、神经毒性和遗传毒性。急性中毒主要表现为上行性和进行性麻痹，最后可因呼吸及循环衰竭而死亡。

岛青霉毒素和黄天精 岛青霉可产生多种真菌毒素，如黄天精、环氯素、岛青霉毒素、红天精等，其中黄天精和环氯素已被证实具有肝毒性和致癌作用。小鼠每天摄入受岛青霉污染的黄变米，约一周可死于肝大；如每天饲喂 0.05g 黄变米，持续 2 年可诱发肝癌。

三硝基丙酸（3-NPA） 霉

变甘蔗中毒于 1972 年在中国首次报道，1984 年证明其主要致病微生物为节菱孢霉，1986 年证实 3-NPA 为霉变甘蔗主要致病物质。节菱孢霉是一类植物腐生菌，中国北方地区的甘蔗样品中可检出节菱孢霉和 3-NPA。3-NPA 是一种毒性很强的神经毒素，主要作用于中枢神经系统，可抑制细胞的氧化磷酸化反应，干扰其能量代谢从而导致细胞损伤；可引起大鼠、小鼠、狗等多种动物的急性神经性中毒；人对 3-NPA 较啮齿类动物更敏感。对霉变甘蔗中毒尚无特效治疗方法，死亡率较高。

杂色曲霉毒素（ST） ST 及其衍生物是一类结构相似的化学物，由二呋喃环和氧杂蒽醌组成，与黄曲霉毒素的结构相似。日本学者于 1954 年从杂色曲霉中分离并命名，主要污染小麦、玉米、花生和饲草等。已证实在一定条件下，ST 可转化为黄曲霉毒素 B$_1$。ST 对动物主要表现为肝毒性，与宁夏地区马属动物的"黄肝病"有一定的关系；可通过多种途径对大小鼠致癌。

展青霉素 又称棒曲霉素，主要由扩展青霉、棒型青霉、棒曲霉、雪白丝表霉等真菌产生，易溶于水、乙醇、丙酮、氯仿等，不溶于石油醚，酸性条件下稳定。主要污染水果及其制品，尤其是苹果、山楂及其制品，如苹果汁、山楂汁等。急慢性中毒可引起肝、肾、胃肠道病变，并有神经毒性和胚胎毒性；经皮下注射染毒可诱发小鼠肿瘤。其主要毒作用机制是抑制巯基酶的活性。WHO 推荐展青霉素在苹果汁中的最高限量为 50μg/kg。中国现行 GB 2761-2017 将苹果和山楂制品中展青霉素的最大限量定为 50μg/kg。

赭曲毒素（OT） 主要由赭

曲霉、疣孢青霉、纯绿青霉、炭黑曲霉等产生，是异香豆素连接L-苯丙氨酸的 7 种结构类似物，以赭曲霉毒素 A（OTA）毒性最大，其分子式为 $C_{20}H_{18}ClNO_6$，溶于极性溶剂和碳酸氢钠溶液，微溶于水。OTA 对光照和空气不稳定，在潮湿环境中，短暂光照即可使之分解，对热不稳定，在紫外灯下呈绿色荧光；主要污染谷类、大豆、绿豆、坚果，近年来发现在咖啡豆、葡萄酒、调味品中也可有污染。OTA 进入机体后可蓄积，故在动物肾、肝、肌肉、血液和乳制品中也可检出；毒作用的主要靶器官为肾，可造成多种肾病变，并可导致肾癌，还有一定的肝毒性、免疫毒性和致突变、致畸作用。IARC 将其列为 2B 类致癌物，即人类可能的致癌物。OTA 污染与巴尔干地区的地方性肾病有一定关系。WHO 建议，谷物中 OTA 的最高限量为 5μg/kg，欧盟对 OTA 最大限量规定为谷物原料 5μg/kg，谷物加工制品 3μg/kg，婴幼儿食品及特殊医疗目的食品 0.5μg/kg。中国 GB 2761-2017 规定谷物、豆类及其制品、烘焙咖啡和咖啡豆中 OTA 的限量为 5μg/kg，速溶咖啡的限量为 10μg/kg，葡萄酒的限量为 2μg/kg。

（张立实）

shípǐn kūnchóng wūrǎn

食品昆虫污染（insect contamination of food） 昆虫爬行、停留于食品表面或生活在食品中所致污染。昆虫主要是通过虫卵污染食品，在温度、湿度适宜时，各种害虫可迅速繁殖，对人体健康造成危害。干果、枣、栗及含糖多的食品易受昆虫污染。粮食中常见的昆虫有甲虫类、蛾类、螨虫类等，鱼、肉、酱、腌菜中常见的是蝇蛆，腌鱼中常见的是干酪蝇幼虫。

危害 虽然尚未见因食用昆虫而造成食物中毒的报道，但食品的昆虫污染可影响食物的食用价值并危害人类健康。

食物食用价值降低 食品被昆虫污染后，感官性状恶化、营养成分也可能被破坏，食用价值降低，并可造成经济损失。根据国际植物保护组织的估计，全世界由昆虫所造成的粮食收获后的损失约为 10%。在中国东北、四川和沿海等相对湿度较大的地区，螨虫污染对粮食造成的损失十分严重。

食源性疾病风险增加 多数昆虫有边吃、边吐、边泄的生活习性，其身上也常携带大量的病原微生物，在它们爬过的食物上，往往会留下大量的病原微生物如伤寒杆菌、痢疾杆菌、大肠埃希菌、肺结核菌、炭疽杆菌、癞病菌以及绦虫类、蛔虫类、血吸虫类的卵等，可能导致诸如痢疾、副霍乱、肝炎、结核病、白喉、猩红热、蛔虫病等疾病的传播。

人类过敏 食用带有昆虫的虫卵、尸体或活虫的食品可引起人体过敏。包括蟑螂、蝶蛾、蚂蚁、苍蝇、蚊等在内的 12 个纲目的昆虫均已有报道可引起人体的过敏反应。昆虫衍生物，如脱落的毛发、排泄物和身体碎片等，也可能引起人体的过敏反应。

仓储害虫 在仓库温度和湿度较高、适于虫卵繁殖的条件下，粮食在储存过程中常会受到仓库害虫的侵害。已发现的仓储害虫有 300 余种，中国常见的有 50 余种，如谷象、米象、蛾类、螨类等。甲虫类是危害储存粮食的重要仓储害虫，常见的有玉米象、米象、谷象、咖啡豆象、谷蠹等

20 多种。玉米象是中国最主要的蛀蚀性储粮害虫，在小麦碾磨成面粉的同时，也可把其内部的虫体（卵、幼虫、蛹和羽化前成虫）以及在其外表面的成虫也一起碾磨，混入面粉中，影响面粉的品质。这类昆虫的新陈代谢产生脲酸，可使面粉中的脲酸含量增加，质量下降。谷蠹原来仅分布于中国南方各省区，但现在已随着粮食流通而蔓延全国。螨类主要损害小麦、面粉、花生等。螨类发育繁殖迅速、分布广泛，且大量接触、吸入或大量食入均可导致过敏性反应、呼吸系统疾病、腹泻和精神不振等。

预防 以环境治理为主，粮仓选址时应远离阴湿地等昆虫易于繁殖的地点，采光良好，保持粮仓内和食品贮存地点的干净卫生，清除周围垃圾，保持通风良好，选择适当的散热器具。应根据贮存粮食的种类进行适当消毒，并认真细致进行检查。及时清除房前屋后、饮食摊点和存放食品的地方的卫生死角，食品存放场所应设置防蝇灭蝇等设施。定时清理生活垃圾，做到日产日清、无害化管理。熟食和食具等要用纱橱存放或用纱罩盖好，防止被苍蝇、蟑螂等昆虫污染。

（张立实）

shípǐn jìshēngchóng wūrǎn

食品寄生虫污染（parasitic contamination of food） 寄生虫及其幼虫、虫卵或囊尾蚴对食品造成的污染。食品的寄生虫卵和囊尾蚴污染可来源于患者、病原携带者、病畜及水生物等。污染方式多为粪便污染水源或土壤，人在食用被污染的食品后可引发寄生虫病。

食源性寄生虫病指进食生鲜或未经彻底加热的含有寄生虫卵

或幼虫的食品而引起的人体寄生虫感染性疾病,包括人畜共患寄生虫病如旋毛虫病、囊尾蚴病、弓形虫病等,以及摄入被寄生虫卵污染的食物而引起的疾病,如蛔虫病、绦虫病、钩虫病等。食物中寄生虫的主要来源是在饲养和生产过程中被污染,人们的饮食习惯不当,生食或半生食猪肉、牛肉、鱼肉、蛇肉、蛙肉、螺、蟹、菱角、荸荠等动植物食品而可使人体感染寄生虫。寄生虫污染炊具、手和饮生水等也可造成感染(见食源性寄生虫病)。

寄生虫污染食品的种类不同,可分为肉源性寄生虫、水生动物源性寄生虫、水生植物源性寄生虫和蔬菜水果源性寄生虫等。寄生虫病的感染途径多种多样,人们在进食烧、烤、涮食物时,可因食入未熟透的动植物食品而导致感染寄生虫病。通过肉、鱼、蔬菜等各类食品感染人的寄生虫主要有:猪带绦虫及其囊尾蚴、牛带绦虫、裂头绦虫及其幼虫、短膜壳绦虫、细粒棘球绦虫、华支睾吸虫、布氏姜片吸虫、并殖吸虫、肝片形吸虫、猫后睾吸虫、异形吸虫、横川后殖吸虫、伊族真缘吸虫、蛔虫、鞭虫、蛲虫、旋毛形线虫、棘腭口线虫、肠内滴虫、蓝氏贾第鞭毛虫、肉孢子虫、结肠小袋纤毛虫、溶组织内阿米巴原虫、弓形虫等。随着人们生活水平的不断提高,食物种类的扩展和饮食习惯的改变,中国由食源性寄生虫病而造成的食品安全问题日益突出。

中国主要流行且感染率明显升高的食源性寄生虫病有华支睾吸虫病、卫氏并殖吸虫病、带绦虫病、猪囊尾蚴病、旋毛虫病、弓形虫病和管圆线虫病等,轻者为腹痛腹泻、血便等,重者可引

发肠穿孔、肠梗阻等。此外,寄生虫还可移行至患者脑部、肝、肺或妇女阴道,引起头晕头痛、肝疾病、肺部感染或妇科炎症等,甚至可引起癫痫发作和精神障碍。食源性寄生虫病是影响中国食品安全的重要因素之一,对经济欠发达地区和贫困地区妇女和儿童的危害尤为严重。

预防寄生虫感染首先应在动物的饲养过程和蔬果的种植过程中防治寄生虫污染,用于生食的食品应进行相关的寄生虫检验;其次要保证制作食品的水的卫生质量,并选用合理的烹调食物的方法。

(张立实)

shípǐn fǔbài biànzhì

食品腐败变质(food spoilage)

食品在以微生物为主的各种因素作用下,其原有化学性质和/或物理性质发生变化,营养价值和商品价值降低和/或完全失去的过程。

原因和条件 食品本身、环境因素和微生物三者互为条件、相互影响、综合作用的结果。

食品的组成和性质 ①食品所含的酶:动植物在宰杀或收获后一定时间内,在其所含酶类的催化下会继续进行一些生化过程,可引起组织成分分解,加速腐败变质。例如,果蔬类食品,在其中氧化酶的作用下,由于呼吸作用可分解其营养成分,使新鲜绿色的蔬菜发黄、枯萎,失去了原有的外观和风味。在食物酶的催化下产生热量,可使食品温度升高,也会加速食品的腐败变质。②食品的营养成分:食品一般都含有蛋白质、碳水化合物、脂肪、矿物质、维生素和水分等,是微生物天然的良好培养基,微生物污染食品后可利用其所含的营养

成分迅速生长繁殖,造成食品腐败变质。不同食品的营养成分差异很大,各种微生物分解各类营养物质的能力也不同,决定了食品腐败变质的进程及特征。③食品的氢离子浓度:各类微生物都有其最适宜的pH范围,食品的pH值高低是制约微生物生长、影响食品腐败变质的重要因素之一。大多数细菌最适生长的pH值是7.0左右,酵母菌和真菌生长的pH值范围较宽,非酸性食品适合于大多数细菌及酵母菌、真菌的生长。细菌生长的pH值下限在4.5左右,pH 3.3~4.0或更低时只有少数耐酸细菌能生长,故酸性食品的腐败变质主要由酵母和真菌造成。④食品的水分:食品中存在的可供微生物利用的有效水(即水分活度)是微生物生长繁殖的必须前提。食品水分活度越低,微生物越不易繁殖,故食品越不易腐败变质。⑤食品的渗透压:渗透压与生物的生命活动有一定关系。如将食品放在低渗溶液中,微生物菌体可吸收水分发生膨胀甚至破裂;若置于高渗溶液中,则菌体可发生脱水甚至死亡。在食品中加入一定量的糖或盐,可形成一定的渗透压,抑制腐败菌的生长。⑥食物的状态:食品组织破溃和细胞膜碎裂可为微生物的广泛侵入与作用提供条件,促进食品腐败变质。例如,细碎的肉馅、破溃的水果、解冻后的鱼和肉更容易腐败变质,外观和结构完好无损的食品,一般不易发生腐败变质。食品的状态和所含的不稳定物质对食品的腐败变质也有作用,如胶体的变化,不饱和脂肪酸、色素、芳香物质等的变化均可引起食品色、香、味、形的改变。

微生物 微生物污染是致食

品腐败变质的根源。彻底灭菌或过滤除菌则长期贮藏也不会腐败。反之，如果某食品污染了微生物，一旦条件适宜，就易引起食品腐败变质。分解蛋白质而使食品变质的微生物包括细菌、真菌和酵母菌，它们大多是通过分泌胞外蛋白酶而产生作用。绝大多数细菌都有分解某些糖的能力，特别是利用单糖的能力极为普遍。多数真菌也都有分解简单碳水化合物的能力，但能分解纤维素的真菌不多。大多数酵母菌有利用有机酸的能力。分解脂肪的微生物能分泌脂肪酶，使脂肪水解为甘油和脂肪酸。

环境因素 ①温度：微生物可分为嗜冷、嗜温、嗜热三大类。每类都有最适宜生长的温度范围，但大多可在 20～30℃ 生长繁殖，故食品处于此温度下，各种微生物都可生长繁殖而引起食品腐败变质。②氧气：微生物的生长与氧关系密切，在有氧环境中，可进行有氧呼吸，其新陈代谢速度较快，食品变质的速度也快；缺乏氧条件下，主要由厌氧微生物引起食品变质，其速度较慢。③湿度：对于微生物生长和食品腐败变质也有重要作用，尤其是对未经包装或包装密闭性较差的食品。例如，把含水量很少的脱水食品放在湿度大的地方，食品极易吸潮，使水分迅速增加。中国长江流域梅雨季节，粮食容易发霉即源于湿度太大。

常见表现 ①变黏：以碳水化合物为主的食品发生腐败变质时常见，主要是由细菌生长代谢产生的多糖所致。②变酸：常见于以碳水化合物为主的食品和乳制品的腐败变质，主要是由于微生物的代谢作用产生有机酸等酸性物质所致。③变臭：常见于蛋白质含量丰富的食品腐败变质，主要是细菌分解食品中的蛋白质而产生有机胺类物质、氨气、硫醇、吲哚和粪臭素等所致。④变味：如油脂酸败后可产生刺激性气味（哈喇味）；蛋白质分解产物产生的特异臭味等。⑤变色：微生物代谢产生的色素类物质所致。

化学过程 食品的腐败变质涉及复杂的生物化学反应过程，涉及食品内酶的作用、污染微生物的生长和代谢等，但主要是微生物的作用。

蛋白质分解 食物中的蛋白质在细菌的蛋白酶和肽链内切酶的作用下，先后分解为胨、肽和氨基酸。氨基酸及其他含氮低分子化合物在相应酶的作用下进一步分解，产生有机胺类物质、氨气、硫醇、吲哚和粪臭素等物质而使食品表现出腐败变质的特征。

脂肪酸败 油脂酸败的化学过程复杂，但主要是经水解和氧化反应产生相应的分解产物。脂类酸败产生的不良风味，主要是不饱和脂肪酸氧化的氢过氧化物进一步分解产生的醛、酮等化合物所致。

碳水化合物分解 粮食、蔬菜、水果、糖类及其制品等含有较多的碳水化合物。这类食品的腐败变质主要是碳水化合物在微生物或动物组织中酶的作用下，产生双糖、单糖、有机酸、醇、醛等一系列变化，最后分解为二氧化碳和水。此过程的主要变化是酸度增高，也可伴有其他产物所特有的气味。

鉴定指标 食品腐败变质的鉴定可采用感官、物理、化学和微生物指标。

感官鉴定 通过视觉、嗅觉、触觉、味觉对食品的组织状态和外在的卫生质量进行鉴定。食品腐败（尤其是蛋白质腐败）可产生腐败臭味，发生颜色变化（褪色、变色、着色、失去光泽等），出现组织变软、变黏，都可以通过感官分辨。

物理指标 主要是根据蛋白质、脂肪分解时低分子物质增多的变化，测定食品浸出物量、浸出液电导度、折光率、冰点、黏度等指标。

化学鉴定 微生物的代谢和腐败变质过程可引起食品化学组成变化，产生多种腐败性产物，测定这些腐败产物可作为判断腐败变质程度和食品质量的依据。

挥发性盐基总氮（TVBN）亦称挥发性碱性总氮，指食品水浸液在碱性条件下能与水蒸气一起蒸馏出来的总氮量。TVBN 与食品腐败变质程度之间有明确的对应关系。中国食品安全标准中，该指标现已被列入鱼、肉类蛋白腐败鉴定的化学指标。

三甲胺 鱼虾等水产品中的季铵类化合物经微生物还原可产生三甲胺，主要用于测定鱼、虾等水产品的新鲜程度。

组胺 食品腐败变质时，许多细菌含有的组氨酸脱羧酶可使鱼贝类的组氨酸脱羧生成组胺。鱼肉中的组胺超过 200mg/100g，可引起过敏性食物中毒。

K 值 腺苷三磷酸（ATP）分解的低级产物肌苷（HxR）和次黄嘌呤（Hx）占 ATP 系列分解产物 ATP+腺苷二磷酸（ADP）+腺苷一磷酸（AMP）+肌苷一磷酸（IMP）+HxR+Hx 的百分比，主要用于鉴定鱼类早期腐败。K≤20%，说明鱼体绝对新鲜；K≥40%，说明鱼体开始有腐败迹象。

pH 值 腐败开始时略微降低，随后上升，多呈现 V 字形变动。先是微生物的作用或食品原料本身酶的消化作用，使食品中 pH 值下降；而后蛋白质分解，产生氨等碱性物质从而促使 pH 值上升。

过氧化值和酸价　过氧化值增加是脂肪酸败的早期指标，其次是酸价的上升。在脂肪分解的早期，酸败尚不明显，产生过氧化物和氧化物后过氧化值上升，其后则由于形成各种脂酸而使酸价升高。

微生物检验　常用指标为菌落总数和大肠菌群。对食品进行微生物数量测定是判定食品生产的一般卫生状况以及食品卫生质量的重要依据。食品中的活菌数达 $10^8 CFU/g$ 时，可认为处于初期腐败阶段。

危害　主要表现在三个方面。

食品感官性状恶化　蛋白质在分解过程中可产生有机胺、硫化氢、硫醇、吲哚、粪臭素等，有蛋白质腐败所特有的恶臭；细菌和真菌在繁殖过程中能产生色素，使食品出现各种异常的颜色，失去原有的色香味；脂肪腐败的"哈喇"味和碳水化合物分解产生的特殊酸味等，往往使人们难以接受。

食品营养价值降低　食品中蛋白质、脂肪、碳水化合物腐败变质后结构发生变化，原有的营养价值降低甚至丧失。例如，蛋白质腐败后产生低分子物质，使原有营养价值降低；脂肪酸败、水解、氧化产生过氧化物，再分解为羰基化合物、低分子脂肪酸与醛、酮等，丧失了对人体的生理作用和营养价值。

中毒或潜在危害　某些腐败变质的食品可引起组胺中毒；脂肪腐败产物可引起不良反应及中毒等。食品被污染的程度和方式不同，菌相复杂，食品腐败变质产生的有毒物质也多种多样。腐败变质食品由于微生物污染严重，菌量增多，致病菌和产毒真菌等存在的可能性也相应增加。菌量增多，还可使某些致病性弱的细菌引起人体的不良反应，甚至中毒。常引起急性中毒，轻者为急性胃肠炎症状、呕吐、恶心、腹痛、腹泻、发热等；重者可出现呼吸、循环、神经等系统症状和体征，贻误救治时机还可危及生命。腐败变质食品还可导致慢性毒性或某些潜在危害。有些变质食品有毒物质含量较少，毒性较弱，不引起急性中毒，但长期食用可造成慢性中毒，甚至致癌、致畸、致突变。

处理原则　对腐败变质食品要及时准确鉴定，并严加控制，但此类食品的处理还必须考虑具体情况。如轻度腐败的食品，可将局部变质的部分去掉，食用非变质部分；部分腐烂的水果蔬菜可作拣选分类处理；单纯感官性状发生变化的食品可对其进行适当的加工处理，如轻度腐败的肉、鱼类，可煮沸以消除异味。但严重腐败变质的食品，应销毁或改作工业用。一切处理都必须以确保人体健康为原则。

预防措施　食品保藏的基本原理是改变食品的温度、水分、氢离子浓度、渗透压或采用其他抑菌杀菌的措施，将食品中的微生物杀灭或抑制。防止腐败变质最有效的方法是减少食品中残留的微生物。各种食品保藏方法都难将食品微生物完全杀灭，大多仅是延缓其生长繁殖，达到延缓食品腐败变质的目的。常见的措施有食品化学保藏、食品低温保藏、食品加热杀菌保藏、食品干燥保藏、食品辐照保藏。各有优点，应根据食品的耐久性、品质、价格等因素选择使用。其他保藏措施有 3 种。①酸发酵：多数微生物在酸性条件下可受到严重抑制，甚至被杀死。将新鲜蔬菜和牛乳等食品进行乳酸发酵，不仅可产生特异的风味，还可明显延长其贮存期，如中国四川、湖南、湖北、江西、贵州、云南等地的泡菜、腌菜、内蒙古、西藏等牧区的干酪、酸奶、酸酪乳等。②烟熏：用木材不完全燃烧时生成的挥发性物质对食品进行熏制，是一种历史悠久的食品加工方法。可使食品脱水，使食品具有独特的风味，改善食品颜色，还有杀菌、防腐和抗氧化作用，延长食品的保质期，如熏肉、熏鱼、熏豆腐干等。但常吃烟熏食物是消化道癌症的危险因素之一。其致癌性主要是燃料（松柏枝叶、锯末、炭火、天然气等）不完全燃烧时产生的多环芳烃等致癌物。食品与烟雾直接接触即可被烟中的多环芳烃污染。③微波灭菌：微波的热效应和生物效应，可在较短的时间杀死真菌和细菌，最大限度保存食品的色、香、味和营养成分。微波灭菌作为食品加工新技术应用于传统加工食品的保鲜工艺，得到较大发展，如糕点类、豆制品、畜肉加工制品（如盐水鸭、鱼片干等）经微波灭菌处理，可较好地保存加工食品原有的风味特色，延长其货品保质期。

（张立实）

shípǐn gǎnguān jiǎnchá

食品感官检查 （sensory examination of food）

利用感觉器官进行食品感观质量评价。包括食品视觉上的澄清、混浊，组织状态上的软、硬、松、色、香、味，以及其他凭感觉所能判定的性质和状态。凡是作为食品原料、半成品或成品的食物，都能使用感官检查对其品质优劣做出评价。

原理与检查方法 主要包括对食品的色泽、声音、气味、触觉等进行检查。

色泽与视觉 不同食品有不同的颜色，因为不同种食品中含不同有机物，吸收不同波长的光，吸收的是可见光区域内的某些波长的光，会呈现各自的颜色。明度、色调、饱和度是识别每一种色的3个指标。明度指颜色的明暗程度，新鲜食品常具有较高的明度，明度降低表明食品不新鲜，例如，因酶褐变、非酶褐变或其他原因使食品变质时，食品色泽常发暗甚至变黑；色调就是红、橙、黄、绿以及黄绿、蓝绿等不同的颜色和中间色，新鲜食品会保持其原本的色调属性，变质食品则会褪色或变色；饱和度是指颜色的深浅和浓淡程度，食品颜色的深浅和浓淡变化对于感官检查而言也是很重要的。视觉检查内容主要为食品的外观形态和色泽，因为二者对于评价食品的新鲜程度、食品是否有不良改变以及蔬菜、水果的成熟度等有重要意义。视觉检查应在白昼的散射光线下进行，以免灯光隐色发生错觉。检查时应注意整体外观、大小、形态、块形的完整程度、清洁程度，表面有无光泽、颜色的深浅色调等。检查液态食品时，要将其注入无色的玻璃器皿中，透过光线观察，还可将瓶子颠倒，观察其中有无夹杂物下沉或絮状物悬浮等。

声音与听觉 食品的质感尤其是食品在被咀嚼时发出的声音，也可反映食品的质量和可接受性，如爆米花和某些膨化制品，咀嚼时应该发出特有的声音，否则即可认为其质量已经改变。对同一物体而言，受外来机械敲打时应该发出相同的声音，但当其中某些成分、结构发生变化以后，会导致原有的声音发生变化，据此可检查许多产品的质量，如敲打罐头，听其声音以判断其质量；还可通过敲打容器发出的声音来判断其有无裂缝。听觉检查应该在保证听力正常的环境中进行。

气味与嗅觉 食品本身所固有的、独特的气味，即是食品的正常气味。形成原理：①生物合成，食品在生长成熟过程中，合成香味成分而表现出香味，如香蕉、苹果、梨等水果香味。②直接酶作用，酶直接作用于香味前体物质，形成香味成分。例如，当蒜的组织被破坏以后，其中的蒜酶将蒜氨酸分解而产生的气味。③氧化作用，亦称间接酶作用，即在酶的作用下生成氧化剂，再使香味前体物质氧化，生成香味成分而表现出香味，如红茶的浓郁香气。④高温分解或发酵作用，通过加热或烘烤等处理，使食品中原来存在的香味前体物质分解而产生香味成分。例如，芝麻、花生炒后可产生诱人香味。⑤发酵，如酒、酱发酵过程中产生的许多香味物质。添加香料和食品腐败变质亦能改变食品的气味。嗅觉是指含有挥发性物质的微粒子浮游于空气中，经鼻刺激嗅觉神经所引起的感觉。人的嗅觉非常敏感，甚至用仪器分析的方法也不一定能检查出来的极轻微的变化，用嗅觉检查却能发现，如核桃仁酸败变质所产生的哈喇味、西瓜变质产生的馊味、新鲜果蔬是否有清香等，都可使用嗅觉评价方法鉴别。食品的气味常是挥发性物质形成的，检查时常需稍稍加热，但最好是在15~25℃进行，气味挥发性物质可随温度的高低而增减。液态食品可滴在清洁的手掌上摩擦，以增加气味的挥发。鉴别畜肉等大块食品时，可将尖刀稍微加热刺入深部，拔出后立即嗅闻气味。食品气味检查的顺序应当是先鉴别气味淡的，后检查气味浓的，以免影响嗅觉的灵敏度。检查前禁止吸烟和饮酒。

滋味与味觉 食品中的可溶性物质溶于唾液或液态食品直接刺激舌面的味觉神经，便可产生味觉。分为甜、酸、咸、苦、辣、涩、浓、淡、碱味及异味。味觉的强度、味觉产生的时间都与食品的水溶性有关，水溶性好的食品味觉产生快，消失也快，水溶性差的食品味觉产生慢，但维持时间长；味觉还与温度有关，最能刺激味觉的温度范围是10~40℃，尤其30℃时味觉最敏感，温度的降低和升高都会使味觉减弱；年龄、性别、生理状况及食品的化学结构等对味觉也有影响。检查食品滋味时，最好使食品处在20~45℃，以免影响其对味觉器官的刺激。感官评价不同味道食品时，应按刺激性由弱到强的顺序进行。味觉神经在舌面的分布并不均匀，味觉评价食品品质时，应通过舌的全面品尝方可做出决定。检查大量样品时，中间必须休息，每检查一种食品后必须用温水漱口。

触觉 辨别物体表面机械特性和温度的感觉。触觉评价是用手和皮肤接触食物鉴别食品质量和特性。包括食品的表面粗糙度和光滑度、软硬、柔性、弹性、韧性、塑性、冷热、潮湿和干燥、黏稠等，还需要同时与视觉、听觉检查配合进行。分辨食品表面的冷热程度时，环境温度和检查者的体温等都会对温觉造成感觉误差。人的皮肤（手指、手掌）

是否光滑，对分辨食品表面的粗糙、光滑和细致程度也有影响，皮肤表面有伤口、炎症、裂痕时，触觉的误差可能增大。

意义 食品感官检查对保证食品安全、营养质量和维护消费者权益都有重要意义。

食品安全性 某些明显影响食品安全性的因素，常会伴随食品感官性状的改变，如腐败变质的食品常有颜色的改变，并出现组织变软，变黏等现象；又如含氰苷类植物多有苦味或不愉快的辣味，常可根据感官性状的改变判断食品是否安全。

食品营养质量 食物的营养质量一般不直接表现在感官性状上，但可通过间接的方式判断。例如，香的食品多是营养丰富的，甜的食品多是富含能量的；发生颜色改变、产生异常气味的食品则多已发生腐败变质，营养价值也随之下降。

食品可接受性 食品的外观、形状、价格等对人体产生的正面或负面的感受。人以外的动物，对食物的选择往往基于满足其生理需要。食物的感官性状及其评价作为生物体进化过程的产物，必然有其人群差异性和地区差异性，即不同人群和不同个体之间感官检验结果可能完全不同。

评价方法 根据检验的目的、要求及统计方法不同而选择适宜的方法。常用有四类。

敏感性检验 用于选择或培训评价员，包括阈检验和稀释检验。

差别检验 要求评价员回答两个或两个以上的样品中是否存在感官差异，以得出两个或更多的样品间是否存在差异的结论。差别检验的结果分析是以每一类别的评价员数量为基础的。该类方法包括二点检验、三点检验、二－三点检验、五中取二检验、"A"与"非A"检验等。

使用标度和类别的检验 用于估计差别的顺序或大小或样品归属的类别或等级。包括排序、分类、评估、评分等检验。

分析或描述性检验 用于识别存在于某样品中的特殊感官指标。该检验可以是定性的，也可以是定量的，前者指简单的描述检验，而后者指定量描述和感官剖面检验。

影响因素 食品感官检查是根据客观情况进行主观意识判断分析的方法，必然会受多种因素的影响，使结果产生偏差。①食品本身：食品本身的形状、气味、色泽等会影响人的心理，使评判结果产生差异。②检查人员的动机和态度：检查人员对食品感官检查工作感兴趣，且认真负责时，检查结果往往比较可靠。③检查人员的习惯：人的饮食习惯、操作习惯等可影响感官检查结果。④检查形式：感官检查可分为分析型和偏好型，分析型是依据标准化感官指标对食品进行评价，适用于分析及描述性检验；偏好型感官检查是依据个人反应而做出评价，适用于市场调查；人们对于不同的检查形式会产生不同的心理反应，故应根据不同的目的选择合适的检查形式。⑤提示误差：检查中，人的脸部表情、声音等都将使检查人员之间产生互相提示，使评判结果出现误差。⑥检验环境：环境条件不适合时，可使检察人员产生不舒适感，导致检查结果偏差。⑦年龄、性别和身体状况：年龄和性别因素也会造成检查结果的不同；某些疾病会使检查者丧失、降低或改变其感官感觉的灵敏度；睡眠状况、是否吸烟及饱腹等也可影响检查结果。⑧实验次数：对同一食品品尝次数过多，常会引起感觉的疲劳，降低感觉敏感性。⑨评判误差：不合适的评判尺度定义可引起结果的偏差；提供试样的顺序也会影响检查结果；对食品所作记号等也会影响判断结果。

（张立实）

shípǐn huàxué bǎocáng

食品化学保藏（chemical preservation of food） 食品生产、贮藏和运输中用化学物和生物制剂抑制微生物生长和推迟化学反应的发生，提高食品耐藏性的措施。属于暂时性保藏，即在有限时间内保持食品原来的品质状态。防腐剂只能延缓细菌的生长繁殖时间，只有对未遭细菌严重污染的食品，使用化学防腐剂才有效。抗氧化剂也是如此。化学保藏并不能改善低质食品的品质，如食品腐败变质和氧化反应已经开始，则不能通过使用防腐剂和抗氧化剂，将已经腐败变质或已发生氧化的食品恢复正常。

常用方法：①盐腌法和糖渍法。其机制是使微生物处于高渗介质，其菌体原生质脱水收缩，与细胞膜脱离，原生质凝固，使微生物死亡。盐腌法一般需盐浓度达10%，方可抑制大多数细菌；糖渍时糖浓度必须达至60%～65%。②酸渍法。针对大多数微生物在pH 4.5以下不能很好生长的原理，可利用提高氢离子浓度来达到防腐目的，如泡菜和渍酸菜等。③防腐剂保藏。防腐剂是指能抑制微生物生长繁殖，延长食品保存期的一类食品添加剂。防腐剂的防腐原理大致有三方面，即抑制或干扰微生物的酶活性，破坏其正常的新陈代谢；破坏微生物的遗传物质，抑制其生存和繁殖；与细胞膜作用，使细胞通透性增加，导致细胞内物质逸出而失活。常用的防腐剂包括无机防腐剂如二氧化硫、二氧化碳、硝酸盐、亚硝酸盐等；有机防腐剂如苯甲酸及其钠盐、山梨酸及其钾盐、酯、脂肪酸等。④抗氧化剂保藏。抗氧化剂是指能推迟、延缓或预防食品腐败变质（主要是脂肪酸败）或风味劣化的物质。常用的抗氧化剂有丁基羟基茴香醚、二丁基羟基甲苯、没食子酸甲酯、叔丁基对苯二酚、维生素E、β-胡萝卜素等。

（张立实）

shípǐn dīwēn bǎocáng

食品低温保藏 （low-temperature preservation of food）

用人工制冷技术降低食品的温度，并维持其低温或冻结状态，阻止或延缓食品腐败变质的保藏方法。其主要原理是食品在低温下，酶活性降低、化学反应速度延缓，食品中残存微生物生长繁殖速度降低或完全被抑制，在一定期限内，可较好保持食品的品质。包括冷藏和冷冻两种方式。

冷藏 0~10℃条件下贮藏食品的方法。大多数病原菌和腐败菌为中温菌，在10℃以下，大多数微生物难于生长繁殖；食品内原有的酶的活性大大降低，化学反应速度减慢，因此冷藏可延缓食品变质。某些在贮藏期间仍可保持一定生命力的食品，如已采摘或收获的新鲜水果和蔬菜等，一方面有一定免疫力，能抵抗外界微生物的侵袭，另一方面则还要继续呼吸，消耗积贮于组织内的营养物质以维持其生命活动。贮藏这类食品，要保持其活体状态，还要尽量减弱其呼吸强度以减少其内在营养物质的消耗和腐败变质的发生。

冷冻 冰点以下贮藏食品的方法。工业化食品冷冻保藏的温度一般要求应在-18℃以下，在此低温条件下几乎所有的微生物不再生长繁殖，食品能较长期保藏。食品中的微生物处于冷冻时，细胞内游离水形成冰晶体，失去可利用的水分，水分活度（即Aw值）降低，渗透压提高，细胞质因浓缩而黏性增大，引起pH值和胶体状态改变，使微生物的活动受到抑制，甚至死亡。当然，冷冻对食品细胞也可造成损伤。快速冻结有利于保持食品（尤其是生鲜食品）的品质。在贮藏期间已失去生命的食品，如已屠宰的牲畜，由于已失去免疫力，无法抵抗外界微生物的侵袭，同时由于机体死亡后组织内的自溶分解酶的作用，很容易使这类食品在短期内分解变质。对于这类食品，冷却冷藏只是短期贮藏的手段，长期贮藏必须对其进行冻结冻藏。只有足够的低温才能长期保藏这类食品。根据食品的冻结速度，可将食品的冷冻保藏分为快速冻结和缓慢冻结。食品中心温度从-1℃下降至-5℃所经历的时间在30分钟以内，属于快速冻结，超过30分钟则属于缓慢冻结。速冻食品的质量高于缓冻食品。其原因主要是速冻形成的冰晶体颗粒小，故对细胞的破坏性也较小；冻结时间短，允许盐分扩散和分离出水分的时间也随之缩短，可将食物成分浓缩的危害性下降到最低程度；将食品温度迅速降低到微生物生长繁殖所需的温度以下，能及时阻止在冻结过程中对食品的分解。

（张立实）

shípǐn jiārè shājūn bǎocáng

食品加热杀菌保藏 （heat sterilization of food）

加热杀灭微生物以延长食品保藏期的食品保藏形式，也是食品加工中用于改善食品品质的重要处理方法之一。热处理能杀死致病菌等有害微生物，钝化过氧化物酶和抗坏血酸酶等分解酶，并破坏食品中不需要的或有害的成分和因子，如大豆中的胰蛋白酶抑制因子等，还能改善食品的品质与特性，提高食品中营养成分的可利用率和可消化性等。当然，热处理也会对食品带来负面影响。热处理可破坏食品中的热敏性成分，使其造成一定损失，如导致一些热敏性的维生素大量损失；还可能影响食品的口感和色泽，并增加食品加工的能量消耗。

对微生物的影响 食品物料都携带有微生物，食品的采收、运输、加工和保藏中也可能污染微生物。微生物是导致食品腐败变质最主要的原因。在适宜的条件下，微生物生长繁殖可以对食品的营养成分和感官品质等造成不良影响，甚至可能产生有毒有害物质。不同微生物生长繁殖所需要的最适温度不同，对加热的反应也不尽相同。例如，嗜热菌生长的最适温度为50~70℃，嗜温菌为30~45℃。温度高于55℃时，嗜温菌的生长繁殖即可受到抑制甚至可致其死亡；嗜热菌只有当温度超过90℃时，才能致其死亡。

对酶的影响 任何一种酶都有其最适作用温度。实际操作中，可根据酶活性-温度关系曲线，控制加热温度，使酶失活或抑制酶的催化反应，以保持食品的品质，延缓其腐败变质。影响酶的耐热性的因素主要有两个：一是酶的来源和种类；二是热处理的条件。食品中含有很多酶类，如过氧化物酶、多酚氧化酶、脂肪氧合酶、蛋白酶类等。其所催化的反应可造成食品在加工和贮藏中的质量下降，如常见的过氧化物酶类可致蔬菜变味、水果褐变。不同食品物料中所含的酶类不同，加热对其活力和特性的影响也不尽相同，如过氧化物酶耐热，热处理使其失活时，其他酶可能失活，因此过氧化物酶的钝化程度可作为热处理对酶破坏程度的指标。

对食品营养成分和感官品质的影响 加热对食品成分和营养价值既可产生有益的影响，也可能会造成营养成分的损失。可破坏食品中的有害成分，如禽类蛋白中的抗生物素蛋白、豆类食物中的胰蛋白酶抑制因子等，提高营养素的可利用率，还有改善食品口味和颜色的作用。但加热也会造成营养成分的损失和感官品质的劣化，如加热可使蛋白质变性，使还原糖因美拉德反应而有所损失；还可造成维生素的不同程度损失。

热杀菌分类 主要分巴氏消毒和商业杀菌两种形式。巴氏消毒的处理温度通常在100℃以下，典型的巴氏消毒条件是62.8℃，30分钟，能杀死繁殖型微生物，可最大限度保持食品结构和营养素，多用于鲜奶、啤酒、酱油和某些饮料等食品的杀菌。达到同样的杀菌效果，还可以有不同的温度和时间组合，如72~95℃，10~30秒的高温瞬间巴氏消毒法。商业杀菌是一种较强烈的热处理形式，把食品加热到较高的温度并维持一定的时间（如罐头食品需加热到121℃，并维持10分钟以上）以杀死所有致病菌、腐败菌，食品可保藏更长时间。100℃煮沸也是常用的热杀菌方法，此温度可杀灭绝大多数病原微生物。130~150℃，1~3秒的超高温瞬时杀菌方法适用于鲜奶等能做成

薄层进行热处理的食品，其杀菌效果与传统巴氏消毒法相同或更好，但前提是必须有灵敏准确的升降温控制条件。

（张立实）

shípǐn gānzào bǎocáng

食品干燥保藏（drying preservation of food） 自然或人工条件下将食品物料水分含量降到防止和延缓腐败变质水平并保持低水分状态的食品保藏方法。

分类 包括自然干燥和人工干燥。还可根据不同的标准进行分类。按干燥过程中向物料供能的方法，可分为对流干燥、传导干燥、能量场作用下的干燥以及综合干燥法；按干燥时空气压力来分类，可分为真空干燥和常压干燥法；按干燥的连续性，可分为间歇干燥和连续干燥法。

自然干燥 人类很早就采用干制法保藏食物，如用太阳光照射晒干谷类、果蔬和鱼、肉制品等。中国很多传统食品即是用晒干、风干方法达到长期保藏的目的，如火腿、腊肉、红枣、葡萄干和柿饼等。

人工干燥 一般在室内进行，需要专用设备，其优点是不受自然气候条件限制，并能缩短干燥时间和提高产品质量。常用的方法有烘房烘干、真空干燥、冷冻干燥和热空气干燥等。食品工业中的食品干燥主要用此方法。

基本原理 湿热传递是食品干燥的基本原理，其基本过程是食品物料从外界吸收热量使内部水分向外部转移，使水分含量不断降低。此过程包含热量交换和质量交换。

作用 干燥食品的耐藏性主要取决于干燥后的水分活度（Aw）或水分含量，只有将食品物料中的水分降低到一定程度，

才能抑制微生物的生长发育、降低酶的活性、防止氧化和非酶促褐变，保持食品的优良品质。但是，干燥脱水只是使微生物处于休眠状态，适宜条件下可重新吸湿恢复活力，故干制并不能代替杀菌，脱水食品并非无菌。酶也是降低食品品质的关键因素。干燥脱水使Aw降低，也降低了酶的活性，但可能导致食品中的碳水化合物、油脂、维生素和蛋白质等有不同程度的损失。常见的物理变化有干缩、干裂、表面硬化和物料内多孔性形成等。还会发生一系列的化学变化，如蛋白质变性、脂质氧化、淀粉老化、维生素损失和食品褐变等。蛋白质变性可使食品在复水后，外观、硬度和含水量都不能回到新鲜时的状态，影响感官性状。干燥温度越高，蛋白质变性越严重。食品中的油脂在干制过程中极易被氧化，不仅可影响色泽和风味，且可促进蛋白质变性，使其营养价值和食用价值降低。

（张立实）

shípǐn fúzhào bǎocáng

食品辐照保藏（radiation preservation of food） 射线照射食品抑制新鲜食品的生命活动，对食品消毒、杀菌、杀虫和防霉的食品保藏方法。辐照保藏不仅可延长食品的保藏期，而且还有稳定或改善食品质量的作用。

原理 辐照保藏通常是用X射线、γ射线、电子射线等照射食品，使食品及食品中的微生物和昆虫等发生理化反应，使有生命物质的新陈代谢和生长发育受到抑制或破坏，达到杀灭或控制食品中微生物目的。其效果可受多种因素影响，如剂量大小、射线种类、微生物状态、食品物料水分和氧气含量，以及食品辐照

后的贮藏条件等。

特点 优点：①辐射所致食品温度升高幅度很小，质地、结构和色、香、味、形变化很小，有利于保持食品原有品质。②辐射保藏可节约能源。③射线穿透力强，杀虫、灭菌彻底。④辐射保藏是物理加工过程，不会留下残留物，不污染环境。

缺点：需要较大投资和专门设备，成本较高；辐射保藏不适用于某些食品；其灭菌效果与微生物种类密切相关；常需要与其他保藏技术结合才能充分发挥其优越性；辐照装置必须配备安全防护设施。

对食品成分的影响 水是大多数食品的重要组分，高能电磁辐照或高能电子可激发和电离水分子，产生正离子、激发分子和电子。蛋白质随照射剂量的不同，其一级结构、二级结构或三级结构可相应发生变化，如分子变性、凝聚、黏度下降和溶解度变化等。例如，辐照干燥状态下的氨基酸，可发生脱氨基作用而产生氨，某些食品经辐照后，会出现蛋白质变性、游离氨基酸增加和褐变等现象；低分子糖类经照射后，糖的旋光性可能降低，其还原性会发生变化，还可发生褐变反应。一般使用的辐照剂量引起糖类物质的变化很小。脂类对辐照较敏感，可导致理化性质的变化、自氧化性变化和非自氧化性辐照分解等，发生令人不快的感官变化。维生素对辐照也很敏感，维生素 A 和 E 对辐照最敏感，辐照易致其分解和损失；维生素 B_1 和维生素 C 对辐照也很敏感。

辐射剂量选择 对农产品进行辐照保藏采用的辐射剂量必须以中国卫生行政部门颁布的有关规定作为依据，中国有关食品辐照的法规与国际惯例基本一致。国际上一般公认，使用低于 10kGy 的剂量辐照食品，不致于产生安全性的问题。低剂量辐照（≤1kGy）一般用于蔬菜、水果，在采摘后对其进行辐照处理，使其处于"休眠状态"，抑制其发芽等生命活动，还能杀死食品中带有的昆虫和寄生虫等，并可抑制水果、蔬菜中多种酶的活性，降低植物体的生命活力，延缓后熟过程和腐烂。中剂量辐照（1~10kGy）一般用于保藏在冷冻条件下的未烹调预包装食品和真空包装的预烹调肉类食品等，以保证食品在室温条件下保藏的货架稳定性，还广泛应用于改良食品的品质等工艺需要。高剂量辐照（10~50kGy）常用于香料和调味品等的灭菌处理。

（张立实）

shípǐn huàxuéxìng wūrǎn

食品化学性污染（chemical contamination of food） 有毒有害化学物质对食品的污染。生产、加工、包装、储存、运输、销售和烹调等环节进入到食品的有毒有害化学物质，除此之外还包括非法添加和滥用的以及由化学反应产生的各种有害化学物质。化学污染将成为 21 世纪最严重的食品污染问题。食品的化学污染物种类繁多，较常见以及重要的有农药和兽药、有毒金属、N-亚硝基化合物、多环芳烃化合物、杂环胺、二噁英、氯丙醇、丙烯酰胺以及来自食品容器和包装材料的各种化学性污染物。

（凌文华）

shípǐn nóngyào wūrǎn

食品农药污染（pesticide contamination of food） 农药以母体、衍生物、降解物和杂物形式残存于食品或食品原料中所致污染。根据《中华人民共和国农药管理条例》（2017）的定义，农药是指用于预防、控制危害农业、林业的病、虫、草、鼠和其他有害生物以及有目的地调节植物、昆虫生长的化学合成或者来源于生物、其他天然物质的一种物质，或者几种物质的混合物及其制剂。农药残留是指由于使用农药而在食品、农产品和动物饲料中出现的特定物质，包括农药本身的残留及具有毒理学意义的农药衍生物。

农药分类 农药品种很多，各国注册的农药有 1500 多种，常用的有 300 多种。中国已能生产 300 多种原药，3000 多种制剂，出口 100 多个国家和地区，产量居世界第一位。农药的分类方式主要分为三种。①按主要用途分类：杀（昆）虫剂、杀（真）菌剂、杀螨剂、杀鼠剂、除草剂、熏蒸剂、落叶剂和植物生长调节剂等。②按化学结构分类：有机合成农药的化学结构类型有数十种之多，主要包括有机磷、氨基甲酸酯、拟除虫菊酯、有机氯、有机砷、有机汞等。③按来源分类：矿物源农药（无机化合物）、生物源农药（天然有机物、抗生素、微生物）及化学合成农药三大类。

农药作用 使用农药的最大效益在于减少农作物的损失、提高农作物产量、提高农业生产的经济效益和增加食物的供给。据估计，全世界因各种病虫害造成的农作物损失约占当年农业总产值的 35%，而仓储的粮食每年约有 10%因虫害而损失，中国每年因为各种病虫害损失的粮食可达 4000 万吨。由于农药的使用，人类有效地控制了病、虫、草害，使农作物大幅度增产。随着世界人口的不断增长，工业的发展以及自然灾害造成土地荒漠化使可利用的耕地面积不断减少，靠有限的土地养活不断增长的人口，必须提高单位面积的产量，很重要的手段之一是使用农药。但另一方面，由于农药大量和广泛的使用，其对水、土壤和空气的污染日趋严重，残留在环境中的农药通过食物链、空气吸入和皮肤接触等途径对人体造成多方面的危害，如急、慢性中毒甚至致癌、致畸和致突变作用等。不仅对人畜产生不良影响，还可以通过食物链对整个生态系统造成破坏，使环境质量恶化，物种减少，生态平衡遭到破坏。农药残留已经成为全世界重要的食物安全性问题之一。

农药残留限量 使用农药后，农药母体、衍生物、代谢物、降解物和杂质会残存于环境、生物体和食品中，残留的数量称为残留量。食品中的农药残留量不仅直接影响本国消费者的身体健康，最高残留限量也成为贸易国之间重要的技术壁垒。世界各国都非常重视食品中农药残留的研究和监测，制定了农药允许限量标准，世界卫生组织和联合国粮农组织（WHO/FAO）对农药最大残留限量（maximum residue limit，MRL）

的定义为：按良好的农业生产规范（GAP），直接或间接使用农药后，在食品和饲料中形成的农药残留物的最大浓度。中国也非常重视食品中农药残留及其危害问题，并且根据食品毒理学评价资料和中国食品中农药残留的实际情况，制定和颁布了农药的每日允许摄入量值以及食品中农药的MRL（GB 2763-2016）。FAO/WHO制定的部分食品中的农药残留限量见表1。

污染途径 动植物在生长期间或食品在加工和流通过程中均可受到农药的污染。各类食品主要通过下述途径受到污染。

施药后直接污染 直接施用农药后可造成食物原料，包括农作物、农产品、畜禽等被污染，以蔬菜和水果最常见。施用于作物上的农药，其中一部分附着于农作物的茎、叶、花和果实表面，造成农产品的污染。部分农药被农作物吸收进入植株的内部，经代谢后残留于植物中，以皮、壳和根茎部的残留量较高。在畜禽的养殖过程中，对饲养场所及畜禽身上施用农药，用药量过大可被动物吸收或舐食，造成畜禽产品的农药残留。在农产品的贮藏过程中，为了防治其霉变、腐烂和发芽，施用农药造成农产品的

直接污染，如粮食贮藏使用熏蒸剂，柑橘和香蕉使用杀菌剂，马铃薯、洋葱和大蒜使用抑芽剂等。

从污染环境中吸收 农药施药以后，一部分会散落在土壤、大气和水中，成为环境污染物，可逐渐累积，通过多种途径进入生物体内，致使农产品、畜产品和水产品出现农药污染。进入土壤后，植物通过根茎部从土壤中吸收农药，引起植物性食物中农药残留。水体被污染后，鱼、虾、贝和藻类等水生生物从水体吸收而引起残留；污染的水体灌溉农田可致农产品农药残留，畜禽类也可通过饮用污染水吸收农药。

通过食物链污染 农药污染环境，经食物链传递时可发生生物浓集、生物蓄积和生物放大效应，从而导致农药的轻微污染造成食品中农药高度残留。尤其一些比较稳定的农药（如有机氯、有机汞等），可与特殊组织器官高度亲和而贮存于脂肪组织，通过食物链的作用逐级浓缩。例如，水鸟体内的DDT残留为25mg/kg，比DDT污染的水（0.000003mg/kg）要高出800多万倍（表2）。

其他污染途径 食品加工、运输和销售的容器或工具，被农药污染或与农药混放、混装均可造成污染；事故性污染，生产农

表1 FAO/WHO制定的部分食品中农药残留限量标准

食品	滴滴涕*（mg/kg）	BHC**（mg/kg）	狄氏剂（mg/kg）	氯丹（mg/kg）	马拉硫磷（mg/kg）	敌敌畏（mg/kg）
成品粮食	0.2	0.3	0.2	0.05	2.0	2.0
蔬菜水果	0.1	0.2	0.045~0.1	0.02~0.2	0.5~4.0	0.1~0.5
低脂肉类	0.2	0.4	0.2	0.5	ND	0.05
牛奶	0.1	0.1	0.15	0.5	ND	0.05
蛋	<0.1	<0.1	0.1	0.5	ND	0.05
鱼	1.0	2.0	ND	ND	ND	ND
食用菌	0.1	0.1	ND	ND	ND	ND
茶叶	0.2	0.4	ND	ND	ND	ND

*双对氯苯基三氯乙烷（dichlolrodiphenyl trichloroethane，DDT）；**六六六（benzene hexachloride，BHC）；ND：未检测

表2　DDT在食物链中的富集和浓缩

食物链	DDT含量（mg/kg）	浓缩倍数
水	$3×10^{-6}$	1
浮游生物	0.04	1.3万
小鱼体内	0.5	17万
大鱼体内	2.0	66.7万
水鸟体内	25.0	833万

药的工厂事故性泄漏、将拌过农药的种子误当粮食或拌鼠药的食品被孩童当零食、误将农药加入或掺入食品中；施用时用错品种或剂量而致农药高残留等。

生物农药　食品中的生物农药又称生物源农药，是用微生物、昆虫、植物及其代谢产物提取的有杀虫、杀菌、杀鼠、除草及生长调节作用的活性物质。生物农药的残留普遍较低，正常使用都低于最高残留量，生物源农药对人畜较为安全，不污染环境，可保护生态平衡，不杀害虫天敌，也不易产生抗药性。但是不可忽视的是生物农药对环境生物的危害，例如，使用雷公藤、烟草碱制成的生物农药对鸟、蜜蜂、蚕的毒性比较高，鱼藤酮对鱼的毒性也很大。长期使用某种农药会使病虫抗药性增强，增加对天敌的杀伤，可以考虑将两种或两种以上作用方式或作用机制不同的药剂混合使用。混配合理，不仅可扩大使用范围，兼治几种害虫，还可减少用量，降低成本，减缓害虫的抗药性，有效保护天敌。但混用也可增加污染和对健康的威胁。

控制措施　主要措施包括下列各项。

加强对农药生产和经营的管理　为实现农药管理的法制化和规范化，加强农药生产和经营管理，许多国家设有专门机构、严格登记制度和法律法规。美国农药归属环保局、食品和药品监督管理局和农业部管理。中国颁布了《农药登记规定》，要求农药在投产之前或国外农药进口之前必须进行登记，凡需登记的农药必须提供农药的毒理学评价资料和产品的性质、药效、残留、对环境影响等资料。中国1997年颁布、2001修改的《农药管理条例》，规定了农药的登记和监督管理工作归属于农业行政主管部门，并实行农药登记制度、农药生产许可证制度、产品检验合格证制度和农药经营许可证制度。未经登记的农药不准用于生产、进口、销售和使用。《农药登记毒理学试验方法》（GB/T 15670.1-2017）和《食品安全国家标准　食品安全性毒理学评价程序》（GB 15193.1-2014）对农药和食品中农药残留的毒理学试验方法以及结果评价作了具体的规定和说明。

合理安全使用农药　中国于1982年颁布了《农药安全使用规定》，将农药分为高、中、低毒三类，规定了各种农药的使用范围。《农药合理使用准则》（GB/T 8321.1～9）规定了常用农药所适用的作物、防治对象、施药时间、最高使用剂量、稀释倍数、施药方法、最多使用次数和安全间隔期（即最后一次使用后距农产品收获天数）、最大残留量等，以保证农产品中农药残留量不超过食品卫生标准中规定的最大残留限量标准。农药的使用必须按国家标准和相应行业标准执行，严格控制施药量和安全间隔期。注意要对农民的宣传和指导，加强安全防护工作，防止农药污染环境和农药中毒事故的发生。

制定和完善农药残留限量标准　FAO/WHO及世界各国对食品中农药的残留量都有相应规定，并进行广泛监督。中国《食品中农药最大残留限量标准》（GB 2763-2016）中规定了食品中433种农药4140项最大残留限量和相应的残留限量检测方法标准，确定了部分农药的每日允许摄入量值，并对食品中农药进行监测。2013年国际食品法典农药残留委员会（CCPR）在第45届年会上审议并通过了第36届国际食品法典委员会（CAC）大会关于食品和饲料中农药最大残留限量标准草案，农药残留限量标准涉及333种食品中188种农药的4106项。还要加强食品卫生监督管理，建立和健全各级食品卫生监督检验机构，加强执法力度，不断强化管理职能，建立先进的农药残留分析监测系统，加强食品中农药残留的风险分析。

消除残留于食品中的农药　农产品中的农药，主要残留于粮食糠麸、蔬菜表面和水果表皮，可用机械的或热处理的方法予以消除或减少。尤其是化学性质不稳定、易溶于水的农药，在食品的洗涤、浸泡、去壳、去皮、加热、发酵和烹调等处理过程中均可以破坏或除去部分农药。粮食加工后，农药残留量会有所减少（表3）。

制定适合中国的农药政策　为了逐步消除和从根本上解决农药对环境和食品的污染问题，减

表3　粮食加工后农药残留量减少的百分率

农药	小麦→面粉（%）	小麦→面包（%）	稻谷→大米（%）	稻谷→米饭（%）	大麦→麦芽（%）
敌敌畏	80	100	96	100	–
杀螟松	92	99	97	99	30
马拉硫磷	75	95	97	98	98
西维因	98	99	98	99	97
二氯苯醚菊花酯	88	94	–	–	–

少农药残留对人体健康和生态环境的危害，除了采取上述措施外，还应积极研制和推广使用低毒、低残留、高效的农药新品种，尤其是开发和利用生物农药，逐步取代高毒、高残留的化学农药。进一步加强环境中农药残留检测，健全农田环境监控体系，防止农药经环境或食物链污染食品和饮水。还须加强农药在贮藏和运输过程中的管理，防止农药污染食品，或被人畜误食而中毒。不得将农药与食品混合装运或与食品同库贮藏，被农药污染的运输工具和包装材料应及时处理干净。要规范食品安全生产的法规和政策，完善管理制度，实施食品生产、加工、贮藏、运输和销售全过程中农药残留监控。加强食品中农药残留的检测，严禁受污染或农药残留量超标的食品进入市场。大力发展无公害食品、绿色食品和有机食品，开展食品卫生宣传教育，普及食品安全知识，增强生产者、经营者和消费者的食品安全意识，严防食品农药残留及其对人体健康和生命的危害。

（凌文华）

shípǐn yǒujīlínlèi nóngyào wūrǎn

食品有机磷类农药污染

（organophosphorus pesticide contamination of food）　含有机磷的有机化合物对食品的污染。有机磷农药是人类最早合成而且

仍在广泛用于农作物的杀虫、杀菌、除草的一类杀虫剂，也是中国使用最主要的农药之一。早期大多数有机磷农药是高效高毒品种，如对硫磷、甲胺磷、毒死蜱和甲拌磷等；后期逐步发展了许多高效低毒低残留品种，如乐果、敌百虫、马拉硫磷、二嗪磷和杀螟松等，成为农药的一大家族。几种有机磷农药的结构见图。

有机磷农药大部分是磷酸酯类或酰胺类化合物，多为油状，有挥发性和大蒜臭味，易溶于有机溶剂，在碱性溶液中易被水解破坏，因此其化学性质不稳定，绝大多数在土壤存留仅数天。其生物半衰期短，在作物、动物和人体内的蓄积性小，具有降解快

和残留低的特点。但是，使用量越来越大，而且对农作物往往要反复多次使用，对食品的污染日趋严重。主要是在植物性食品中残留，尤其是水果和蔬菜最易吸收有机磷，且残留量高。有机磷农药虽然蓄积性弱，但有较强的急性毒性，在中国，有机磷农药引起的化学性食物中毒事件越来越多。

有机磷农药可以通过消化道、呼吸道和皮肤被吸收，随血液分布于全身，之后在体内被迅速代谢和排出，一般不会在生物体内蓄积。急性毒性主要是迟发性神经毒性，与胆碱酯酶结合，使其丧失对乙酰胆碱的分解能力，导致乙酰胆碱在体内累积，使胆碱能神经元过度兴奋而出现相应的中毒症状，表现为流涎、流泪、出汗、恶心、呕吐、腹痛、腹泻、心动过缓和瞳孔特征性缩小等，严重者可致呼吸中枢抑制、呼吸肌麻痹、支气管平滑肌痉挛，因缺氧和窒息而死亡。喷施有机磷农药的农民容易产生有机磷急性中毒。菜农在蔬菜销售前大量喷施农药也可造成消费者的急性中毒。

图　有机磷杀虫剂的结构

有机磷农药慢性毒性作用已得到确认并逐渐引起重视。长期反复摄入有机磷农药可造成肝损害。虽然还没有有机磷导致实验动物产生恶性肿瘤的报告，但马拉硫磷和敌敌畏在埃姆斯试验（Ames 试验）中呈现致突变性，在哺乳动物体内有使核酸烷化的作用，可造成 DNA 损伤，推测可能具有一定的诱变性。

（凌文华）

shípǐn ānjījiǎsuānzhǐlèi nóngyào wūrǎn

食品氨基甲酸酯类农药污染

（carbamates pesticide contamination of food） 母体含氮合成的氨基甲酸酯衍生物对食品的污染。氨基甲酸酯类农药能抑制昆虫体内乙酰胆碱酯酶治性，阻断正常的神经传导，使昆虫中毒死亡。氨基甲酸酯类杀虫剂是 20 世纪 40 年代美国加州大学的科学家研究卡立巴豆时发现的毒性生物碱——毒扁豆碱后合成的类似物。氨基甲酸酯杀虫剂使用量较大的有速灭威、西维因、涕灭威、克百威、叶蝉散和抗蚜威等。氨基甲酸酯农药选择性强，对温血动物、鱼类和人的毒性低；在酸性条件下较稳定，遇碱易分解，暴露在空气和阳光下易被破坏，在土壤中的半衰期为数天至数周，不易在生物体内蓄积。其高选择性、低毒、低残留的特点使其在农业、林业和牧业等方面得到了广泛的应用。

尽管氨基甲酸酯的残留量较有机氯和有机磷农药少，但随着其使用量和应用范围扩大、使用时间延长，残留问题也逐渐突出。氨基甲酸酯农药的中毒机制和中毒症状与有机磷相似，抑制胆碱酯酶治性，但它对胆碱酯酶的抑制作用是可逆的，氨基甲酸酯农药水解后，胆碱酯酶的活性可有

不同程度的恢复，中毒症状较轻，恢复也较快。氨基甲酸酯农药引起的急性中毒症状是特征性的胆碱能神经兴奋症状，如流泪、流涎、瞳孔缩小、惊厥等，但并未发现有迟发性神经毒作用。对氨基甲酸酯类农药的致突变、致畸和致癌毒性的报道不完全一致，但西维因等氨基甲酸酯类农药进入人体后，在胃的酸性条件下可与食物中的硝酸盐和亚硝酸盐生成 N-亚硝基化合物，可能具有一定的潜在致癌作用。但目前还没有氨基甲酸酯类农药直接致癌的流行病学证据。

（凌文华）

shípǐn nǐchúchóngjúzhǐlèi nóngyào wūrǎn

食品拟除虫菊酯类农药污染

（synthetic pyrethroids pesticide contamination of food） 一类改变天然除虫菊酯化学结构衍生的仿生合成酯类杀虫剂对食品的污染。人们很早就认识到从菊科植物的除虫菊干花提取的除虫菊酯可杀灭有害昆虫。20 世纪 50 年代第一个商用拟除虫菊酯——丙烯菊酯被合成以来，以天然除虫菊酯化学结构为模型合成的杀虫剂和杀螨剂已得到广泛使用并迅速发展。有 60 多种拟除虫菊酯杀虫剂投入使用，拟除虫菊酯杀虫剂类主要的品种有氯氰菊酯、氰戊菊酯、溴氰菊酯和甲氰菊酯等。

拟除虫菊酯农药对人和哺乳动物的毒性均很低，有低残留和低污染的优势，广泛用于蔬菜、水果、粮食、棉花和烟草等农作物。其在环境中的降解以光解为主，其次是水解和氧化反应，还可在土壤微生物作用下转化为极性化合物，不易造成环境污染。缺点是高抗性，即昆虫在较短时间内可对其产生抗药性而使其杀

虫活性降低甚至完全丧失。拟除虫菊酯的毒作用机制是通过改变神经细胞膜的钠离子通道功能，引起神经细胞传导阻滞或重复放电而阻断神经传导，中毒后表现出神经系统损害症状，出现痉挛和共济失调等。

（凌文华）

shípǐn yǒujīlǜ nóngyào wūrǎn

食品有机氯农药污染

（organochlorine pesticide contamination of food） 多氯有机合成的杀虫剂对食品的污染。有机氯农药主要分为以苯为原料和以环戊二烯为原料的两大类。有机氯农药是早期最广泛用于杀灭农业、林业、牧业和卫生害虫的农药。常用的包括双对氯苯基三氯乙烷（滴滴涕，DDT）、六六六（BHC）、林丹、艾氏剂、狄氏剂、氯丹和毒杀芬等。绝大部分有机氯农药的残留严重，并有一定的致癌活性，中国在使用 DDT 和 BHC 30 多年后，于 1983 年停止生产，1984 年停止使用。但对停止使用有机氯农药（尤其是半衰期较短的品种硫丹、甲氧滴滴涕等）的问题仍存在争议，硫丹已于 2011 年被正式纳入斯德哥尔摩公约中。DDT 和 BHC 的结构见图 1 和图 2。

有机氯农药在环境中稳定，不易降解，易在生物体内蓄积，如 DDT 在土壤中消失 95% 的时间为 3~10 年，平均 10 年。该农药有高度的选择性，多贮存在动植

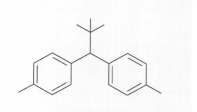

图 1 双对氯苯基三氯乙烷（DDT）的结构

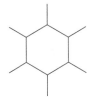

图 2　六六六（BHC）的结构

物体内脂肪组织或含脂肪多的部位，在各类食品中普遍存在。有机氯农药虽然已经停止使用 20 多年，但仍对人类的食物造成污染，是食品中重要的农药残留物质。DDT 的污染有全球性。在人迹罕至的南极，企鹅、海豹、北极的北极熊、甚至未出生的胎儿体内均可检出 DDT，其中南极企鹅脂肪中 DDT 同系物的含量可高达 0.152mg/kg。

有机氯多属低毒和中等毒性。急性中毒主要表现为神经系统和肝、肾损害，主要表现为慢性毒性。实验动物长期低剂量摄入有机氯农药所致的慢性毒性表现为肝病变、血液和神经系统损害。某些有机氯农药有一定的雌激素活性，尤其是 DDT 及其代谢产物双对氯苯基二氯乙烷、双对氯苯基乙烯等，均证实可引起雄性动物雌性化，并可增加乳腺癌等激素相关肿瘤发生的危险性。可进入胎盘，使胚胎发育障碍，导致死亡或出生后发育不良。早产儿血液 DDT 代谢产物双对氯苯基乙烯的浓度明显高于足月婴儿。DDT 对生殖系统、免疫和内分泌系统也有明显的影响。是否具有致癌性仍存有争议，较大剂量（800mg/kg 体重）的 DDT 可使小鼠、兔和豚鼠等肝癌发生率明显增高。但尚无与人体恶性肿瘤相关的确切证据。

（凌文华）

shípǐn shājūnjì nóngyào wūrǎn

食品杀菌剂农药污染（fungicide pesticide contamination of food）

防治病原微生物性植物病害的农药对食品的污染。杀菌剂主要分为有机砷类、有机汞类、苯骈咪唑类、有机硫类四大类。含砷农药容易污染土壤，被动植物摄取、吸收后能产生蓄积作用，进入人体后可转变为毒性很强的三价砷，有致癌作用；有机汞农药半衰期可达 10~30 年，主要损害神经系统及肝，这两类农药都已停止生产并禁止使用。

杀菌剂常用的种类有多菌灵、托布津、苯菌灵、噻菌灵等苯骈咪唑类和代森锌、代森胺、代森锰锌、福美双、克菌丹等有机硫类制剂。多菌灵是一种广谱杀菌剂，其用量少，次数少，一般不会残留，高效低毒，常用于果树和蔬菜。

中国 2014 年颁布的《食品安全国家标准 食品中农药最大残留限量》（GB 2763-2014）中规定了多菌灵的最大残留限量：番茄≤3mg/kg，大米≤2mg/kg，黄瓜≤0.5mg/kg，柑橘≤5mg/kg，苹果、梨、葡萄 ≤3mg/kg，桃、杏≤2mg/kg，其他水果 ≤0.5mg/kg。代森类农药属含硫氨基甲酸酯类农药，对人畜毒性低，但对人体皮肤、黏膜有刺激作用。2014 年中国《食品中农药最大残留限量》中规定了食品中代森锌的最大残留限量：芦笋≤2mg/kg，西瓜≤1mg/kg，马铃薯≤0.5mg/kg。

（凌文华）

shípǐn chúcǎojì nóngyào wūrǎn

食品除草剂农药污染（herbicide pesticide contamination of food）

用于消灭和控制杂草生长的除草剂对食品的污染。杂草的生长每年可使全世界谷物的损失高达 10% 以上，因此除草剂使用量很大。常用的除草剂有 2,4-二氯苯氧乙酸（2,4-D）、2,4,5-三氯苯氧乙酸（2,4,5-T）、除草醚、敌草隆、灭草隆等。

大多数除草剂对人和动物的毒性较低，且由于多在农作物早期使用，收获后的残留量一般很低，对人和动物危害性较小。但部分除草剂的毒性较大，甚至有不同程度的致畸、致突变和致癌作用，如 2,4-D 和 2,4,5-T 可引起体重减轻，肾肿大和肝细胞增大。人中毒后出现肌肉无力，严重时肢体僵硬、共济失调、麻痹和昏迷；2,4,5-T 在生产和降解中产生的剧毒杂质 2,3,4,7-四氯二苯对二噁英具有很强的致癌、致畸和免疫抑制作用。

（凌文华）

shípǐn shòuyào wūrǎn

食品兽药污染（veterinary drug contamination of food）

预防、治疗、诊断动物疾病或调节动物生理功能的制剂所致食品污染。兽药残留是指给动物使用药物后蓄积和贮存在细胞、组织和器官内的药物原形、代谢产物和药物杂质。兽药或其代谢产物与内源性大分子的结合产物称为结合残留。动物组织中存在结合残留表明该兽药对动物的靶器官有潜在毒性作用。动物性食物中常见的残留兽药有抗生素类、磺胺药类、呋喃药类、抗球虫药、激素药类和驱虫药类等。

随着中国居民膳食结构的改变和对各种动物性食物需求不断增加，动物饲养多用集约化生产，大量使用化学药物，药物残留造成对健康和环境的潜在危害。国际食品法典委员会下设立了食品中兽药残留法典委员会，表明国际组织高度关注兽药在食品中的残留及其安全性问题。

兽药作用 ①预防和治疗疾病：动物在集约化饲养条件下，密度高，疾病极易蔓延，必须用药物预防、治疗疾病。药物不可避免地残存在动物体内。②促进生长和泌乳、改变肌肉脂肪分布：为提高饲料的利用效率，促进动物生长以及提高产肉量、产奶量或者瘦肉率等而使用的药物，如促生长激素、甲状腺素、性激素、孕激素、蛋白同化激素等。③催眠镇静剂：如地西泮、甲喹酮等，这些药物会不同程度地残留于动物性食物中。④食品保鲜的需要：为了保鲜食品有时加入某些抗生素等药物抑制微生物生长、繁殖，也会造成食品的污染。

污染途径 兽药残留污染的主要原因可归纳如下。①使用违禁或淘汰药物：一些农户为促进畜禽生长，提高产（瘦）肉率或产奶率，往往使用未经批准的药物（如禁用的激素），造成食用动物的兽药残留，如为增加瘦肉率，减少肉品的脂肪含量而违规使用盐酸克伦特罗（瘦肉精），为使甲鱼和鳗鱼长得肥壮而使用违禁的己烯雌酚等。②不遵守休药期规定：休药期是指畜禽停止给药到其产品允许上市或制成食品的间隔时间。通常规定，休药期为4~7天，部分养殖场（农户）受经济利益驱使，将不到休药期的动物或动物产品送到市场，使其兽药的残留量超过标准规定。③不遵守兽药使用量和使用规定：用药剂量、途径、部位和动物的种类都不符合用药规定，尤其出现耐药菌而使抗生素的作用不明显时，把治疗用药作为饲料添加剂而长期使用是常见的引起兽药残留的原因。④饲料在加工、生产过程中受到污染：将盛过抗菌药物的容器用于贮藏饲料，或使用没有充分洗净的盛过药物的贮藏容器，造成饲料加工过程中的兽药污染。⑤屠宰前使用兽药：屠宰前使用兽药掩饰临床症状或逃避检查，可能造成食用动物兽药残留。

毒性作用 兽药在动物体内的分布与残留量与兽药投予时动物的状态、给药方式、兽药种类以及不同的组织器官中都有很大的关系。对兽药有代谢作用的脏器，如肝、肾，其兽药浓度高；脂溶性高的兽药在富含胆固醇的鸡蛋蛋黄中蓄积而浓度增高。进入动物体内的兽药其代谢和排出体外的量随时间而增加，在体内的浓度则相反。兽药半衰期因兽药种类和动物个体而不同。例如，药物在鸡体内的半衰期大多数在12小时以下，多数鸡用药物休药期为7天，如果按国家规定的休药期给药，食品是安全的；使用了激素或抗生素的乳牛可将药物原形或其代谢产物通过泌乳而排到牛奶中；给蜜蜂超量使用抗生素类药物或使用时间不当可造成蜂产品抗生素残留量超标。兽药残留量在人体蓄积可引起不良反应。

一般毒性作用 人长期摄入含兽药残留的动物性食品后，药物蓄积达到一定量，就会产生毒性作用。例如，磺胺类药物可引起肾损害，特别是乙酰化磺胺在酸性尿中溶解性降低，析出结晶后引起肾损害；氯霉素可造成再生障碍性贫血；氨基糖苷类抗生素如链霉素可引起药物性耳聋等。一些兽药有急性毒性，如β受体阻断剂、β受体激动剂、镇静剂、血管扩张剂以及青霉素等，其带来的健康危害更应引起关注。

变态反应 经常食用含低剂量抗菌药物残留的食品能使易感个体出现变态反应，包括青霉素、四环素、磺胺类药物以及某些氨基糖苷类抗生素等。严重者可引起休克，短时间内出现血压下降、皮疹、喉头水肿、呼吸困难等严重症状。

细菌耐药 动物经常反复接触某一种抗菌药物后，其体内的敏感菌株可能会受到选择性抑制，耐药菌株大量繁殖。在某些情况下，经常食用含药物残留的动物性食品，动物体内的耐药菌株可通过动物性食品传播给人体，人体发生疾病时，会给治疗带来一定的困难。多国学者研究证明，在乳、肉和动物脏器都存在耐药菌株。这些食品被人食用后，耐药菌株可能进入消化道。耐药性的微生物通过动物性食品迁移到人体内而对人体健康产生危害的问题尚未得到解决。

菌群失调 在正常条件下，人体肠道内的细菌与人体及细菌之间互相适应、制约，维持动态平衡。过多应用药物可其关系紊乱，菌群平衡失调，造成危害。

致畸、致癌、致突变作用 苯并咪唑类药物是兽医临床上常用的广谱抗蠕虫药，可持续残留于肝内并对动物具潜在致畸性和致突变性。例如，丁苯咪唑对绵羊有致畸作用，使胎仔出现骨骼畸形；苯咪唑、阿苯达唑和苯硫苯氨酯有致畸作用，埃姆斯试验（Ames 试验）表明洛硝哒唑有致突变性，提示有潜在的致癌作用。

其他影响 儿童长期食用残留促生长激素的食品可导致性早熟；一些属于类甲状腺素药物的β受体激动剂，如盐酸克伦特罗，可导致嗜睡、心动过速甚至强直性惊厥等不良反应。20世纪后期，发现环境中存在一些影响动物内分泌、免疫和神经系统功能物质，称为环境激素样物质或环境内分泌干扰物质，它们通过食物链进入人体，会产生一系列的健康效应，如导致内分泌相关肿瘤、生长发育障碍、出生缺陷和生育缺陷等。

控制措施 ①加强药物的合理使用规范：合理配伍用药、使用兽用专用药，能用一种药的情况下不用多种药，特殊情况下一般最多不超过三种抗菌药物。②严格规定休药期和制定动物性食品药物的最大残留限量：为保证给予动物内服或注射药物后动物组织中残留浓度能降至安全范围，必须严格规定药物休药期，并制定最大残留限量。③加强监督监测：肉品检验部门、饲料监督检查部门以及技术监督部门应该加强动物饲料和动物性食品中的药物残留检测，建立并完善分析系统，以保证动物性食品的安全性，提高食品质量，减少因消费动物性食品而引起健康损害的危险性。④选择合适的食品食用方式：消费者可通过烹调加工、冷藏等加工方法减少食品中的兽药残留。如世界卫生组织估计肉制品中的四环素类兽药残留经加热烹调后，5～10mg/kg 的残留量可减低至 1mg/kg。氯霉素经煮沸 30 分钟后，至少有 85% 失去活性。⑤制定适合中国的兽药政策：国务院颁布的《兽药管理条例》明确规定，凡用于防治动物疫病，促进动物生长的兽药（含饲料药物添加剂）品种，必须经农业部批准。未经批准，不得生产和使用。经中国农业部批准使用的兽药品种归入《中国兽药典》。对农牧民日常使用最多的饲料药物添加剂，中国农业部于 1997 年公布了《允许作饲料药物添加剂的兽药品种及使用规定》，批准使用的

饲料药物添加剂品种共三大类 31 个品种。中国农业部 2002 年发布了最新的《动物性食品中兽药最高残留限量》标准，规定了 101 种兽药的使用品种及其在靶组织的最大残留限量。为加强激素、抗生素使用的管理，农业部还于 1997 年和 1999 年先后下发了《关于严禁非法使用兽药的通知》以及《关于查处生产、使用违禁药物的紧急通知》，特别重申，禁止所有激素类及有激素样作用的物质作为动物促生长剂使用。农业部严禁使用的促生长作用的激素和兽药包括：β 受体激动剂，如盐酸克伦特罗、沙丁胺醇等；性激素，如己烯雌酚；促性腺激素；同化激素；具有雌激素样作用的物质，如玉米赤霉醇等；催眠镇静药，如地西泮、甲喹酮；肾上腺素能药，如异丙肾上腺素、多巴胺等。

(凌文华)

shípǐn kàngshēngsùlèi shòuyào wūrǎn

食品抗生素类兽药污染

（antibiotics veterinary drug contamination of food） 预防、治疗动物疾病和促进生长的兽用抗生素所致食品污染。按畜牧业应用的目标和方法，抗生素分为两类：治疗动物临床疾病的抗生素；用于预防和治疗亚临床疾病的抗生素，即作为饲料添加剂低水平连续饲喂的抗生素。治疗用抗生素主要有青霉素类、四环素类、杆菌类、庆大霉素、链霉素、红霉素、新霉素和林可霉素等。预防性药物添加抗生素有盐霉素、马杜霉素、黄霉素、土霉素、金霉素、潮霉素、伊维菌素、庆大霉素及泰乐菌素等。

抗生素作为饲料添加剂可在动物性食品残留。但由于其除了具有防治疾病外，还具有促进动

物生长、提高饲料转化率和改善动物产品品质等作用，世界上主要饲料生产国几乎都在饲料中添加各种抗生素。抗生素应用广泛，用量大，造成动物性食品抗生素的残留比较严重。据统计，美国每年生产的抗生素约有 45% 用于饲料，约 80% 家禽、75% 猪、60% 肉牛及 75% 奶牛都曾在其生长中使用过饲用抗生素，因此，美国曾有 12% 的肉牛、58% 的犊牛、23% 的猪以及 20% 的禽肉被检出有抗生素残留；日本曾有 60% 的牛和 93% 的猪被检出有抗生素残留。抗生素的残留及耐药性的产生可严重影响到人类的健康，甚至威胁到人类的生命。消费者食用了含抗生素原药或其主要的代谢物的动物食品，可直接对人体产生危害或通过生物富集作用对人产生不良影响，引起急、慢性中毒或过敏反应等，还可对人体神经系统、血液系统、消化系统等产生毒害作用，削弱抵抗力，有的甚至产生致畸、致癌或致突变作用。为控制动物食品的抗生素残留，必须严格按相关的法律法规和行业标准，对抗生素的生产和使用进行有效的监督和管理。

(凌文华)

shípǐn huáng'ànlèi shòuyào wūrǎn

食品磺胺类兽药污染 （sulfonamide veterinary drug contamination of food） 对位氨基苯磺酰胺为基本结构的化学药物所致食品污染。对位氨基苯磺酰胺简称磺胺。磺胺类兽药价格便宜，疗效确实，使用广泛；常用的有磺胺嘧啶、磺胺甲基嘧啶、磺胺二甲嘧啶及磺胺醋酰等；能被迅速吸收（2～6 小时），一般给药后在 24 小时内就可从肉中检出，大部分以原形自机体排出，且在自然环境中不易被生物降解，易致再

污染，引起兽药残留超标。猪接触排泄在垫草中低浓度磺胺类药物后，猪体内便可测出此类药物残留超标。磺胺类药物主要在肉、蛋、乳中残留；常和一些磺胺增效剂合用，使疗效明显增强，抗菌范围增大。增效剂多属苄氨嘧啶化合物，常用的有三甲氧苄氨嘧啶、二甲氧苄氨嘧啶和二甲氧甲基苄氨嘧啶。由于增效剂常和磺胺类药合并使用，因此也要关注增效剂的残留问题。

（凌文华）

shípǐn fūnánlèi shòuyào wūrǎn

食品呋喃类兽药污染（furane veterinary drug contamination of food）

呋喃类兽药用于养殖业造成对动物性食品及制品的污染。该类药物价格低且效果好，广泛用于畜禽及水产养殖业。常用的呋喃类药物如呋喃西林，其外用时很少被吸收，呋喃唑酮内服时极少吸收，呋喃妥因吸收后排泄迅速，因此，常用的呋喃类药物在组织中的残留问题曾被忽视。硝基呋喃类药物当中的呋喃西林、呋喃唑酮及其代谢物已被发现有致突变和致癌作用，欧盟已于1995年禁止在食用动物中使用呋喃类抗生素，规定了畜禽产品中呋喃类最高残留限量。英美国家对呋喃类兽药在食品中的允许最大残留限量规定为：呋喃西林、呋喃唑酮在猪肉不允许残留。2005年，中国农业部颁布公告，呋喃西林、呋喃妥因等硝基呋喃类兽药物禁止用于动物性食品。

（凌文华）

shípǐn jīsùlèi shòuyào wūrǎn

食品激素类兽药污染（hormonal veterinary drug contamination of food）

激素类兽药用于养殖业造成对动物性食品及制品的污染。激素类兽药可影响动物的生理功能并协调各组织器官的作用，促进畜禽生长，加速催肥、增加胴体的瘦肉与脂肪的比例，提高增重率和饲料转化率，在畜禽养殖业上广泛应用。激素残留不利于人体健康，中国农业部规定，禁止所有激素类及有激素类作用的物质作为动物促进生长剂使用。但实际生产中违禁使用者颇多，给动物性食品安全带来很大威胁。激素按其来源分可分为天然激素和合成激素。前者指动物体内自身分泌的激素；后者是人工合成激素，比天然激素效力更高，有雄激素、孕激素、十六亚甲基甲地孕酮以及己烯雌酚、甲基睾酮等。

性激素是被广泛研究和应用并有显著效果的甾体类生长促进剂。20世纪60~70年代，美国约80%~90%的育肥牛用了此类激素。生长激素是动物脑垂体分泌的单链多肽分子，促进蛋白质合成及糖、脂和水代谢，促进动物生长发育，使其增重效果明显。将生长激素基因直接转入动物体内，创造出了转基因鱼、转基因猪和转基因牛，增加内源性生长激素的数量代替外源性生长激素，提高动物的生长发育速度。动物性食物中过量残留的激素进入人体后，有可能对人体的生殖系统和生殖功能造成严重影响，损害人体肝功能以及诱发肿瘤（如子宫癌、乳腺癌、睾丸癌和白血病等）。性激素还可能促进幼儿早熟，应加强对动物性食品中激素类兽药残留的监督管理。

（凌文华）

shípǐn yánsuān kèlúntèluó wūrǎn

食品盐酸克伦特罗污染（clenbuterol hydrochloride contamination of food）

β受体激动剂盐酸克伦特罗所致食品污染。该药添加于饲料中能提高家畜包括猪的瘦肉率。β受体激动剂是一类化学结构与肾上腺素相似的类激素添加剂物质，主要有克伦特罗、息喘宁、莱克多巴胺和沙丁胺醇等十余种。β受体激动剂可以促进动物的营养再分配，又称重新分配剂。20世纪80年代美国率先将其应用在畜禽饲料，应用效果表现为动物酮体瘦肉率提高，动物生长加快。盐酸克伦特罗主要毒性作用的症状表现为手发抖，脚发沉，有嗜睡、心动过速以及强直性惊厥等症状。盐酸克伦特罗是世界上许多国家（如欧盟）都明令禁用的药物，中国也将其列入禁用名单。

（凌文华）

shípǐn yǒudú jīnshǔ wūrǎn

食品有毒金属污染（toxic metal contamination of food）

有毒有害的金属元素单体或化合物在生产、加工、包装、储存、运输、销售和烹调等环节中混入食品所致污染。环境中的金属元素可通过食物和饮水进入人体，有些是人体必需，有些则对正常代谢功能有损害，且较低摄入量即能引起明显毒性作用，称为有毒金属。毒性较大的有5种：汞、镉、铅、砷、铬。即使是人体生理功能所必需的微量元素，如铬、锰、锌、铜等，摄入过量也会对人体产生毒性作用。

污染途径 主要源于两种途径。①特殊自然环境中高本底含量：有些特殊地区如矿区、海底火山活动频繁的地区，使该地区的地层中有毒金属的含量较高，动植物体内重金属含量显著高于一般地区。②人为环境污染：工业生产中各种含重金属废气、废水和废渣的排放；含重金属农药、兽药和化肥的大量使用，造成水体、土壤和大气等的污染，导致食品直接或间接的污染；食品加工、储存、运输和销售中使用或接触的机械、管道、容器以及添加剂含有的有毒金属元素导致食品的污染。

毒性作用 有毒金属元素污染食品对人体产生多方面的毒性，并受多种因素的影响。

毒性特点 有毒金属元素污染食品对人体的毒性具有下列共同特点。①蓄积性强：多数金属元素进入人体后排出缓慢，生物半衰期较长，如铅在人体的生物半衰期为 4 年，而在骨骼中可达 10 年，长期低剂量接触可以引起蓄积而造成慢性损害。②可通过食物链的生物富集而在生物体及人体内达到很高浓度：如鱼虾等水产品中，汞和镉等有毒金属的含量可能高达其生存环境浓度的数百倍甚至数千倍。③对人体的毒性以慢性中毒和远期效应为主：食品中有毒有害金属的污染量一般都比较低，但是由于人们食用这些食品的经常性和广泛性，其对人体的损害作用不容易被及时发现。但毒性蓄积到一定程度后，就容易引起大范围人群慢性中毒和远期健康潜在危害。④意外事故污染或事故性投毒等可引起急性中毒。

影响因素 ①存在形式影响毒作用的大小：以有机形式存在的金属或水溶性大的金属盐类，因其较易经消化道吸收，通常毒性较大。例如，有机汞的毒性大于无机汞，氯化镉和硝酸镉的毒性因其水溶性大于硫化镉和碳酸镉，故毒性较大。②机体健康和营养状况，以及食物中某些营养素的含量和平衡情况，尤其是蛋白质、维生素的营养水平对金属毒物的吸收和毒性有较大影响。

例如，维生素 C 能使六价铬还原成三价铬，可使其毒性降低；金属元素间或金属与非金属元素间的相互作用产生拮抗效应，如锌可拮抗镉的毒性，镉与锌共同竞争与金属硫蛋白上的巯基结合，当食物中锌镉比值较大时，镉的毒性则降低；铁可拮抗铅的毒性作用。③某些有毒金属元素间可产生协同作用，如砷和镉的协同作用可造成对巯基酶的严重抑制而增加毒性；铅和汞可共同作用于神经系统，加重其毒性作用。

控制措施 ①严格监管工业"三废"排放。②农田灌溉用水和渔业养殖用水应符合《农田灌溉水质标准》（GB 5084-2005）和《渔业水质标准》（GB 11607-1989）。③限制或禁止使用含有毒金属的农药，如含汞、含铅以及含砷农药。④限制食品加工设备、管道、包装材料和容器有毒金属镉和铅的含量。⑤制定食品中有毒金属的允许限量标准并加强监督检验。

(凌文华)

shípǐn gòngwūrǎn

食品汞污染 （mercury contamination of food）

环境汞及其化合物所致食品污染。汞（Hg）俗称水银，银白色液体金属，原子量 200.59，比重 13.59，常温下升华为汞蒸气；是一种储量很大、分布极广的重金属元素和重要的工业原料。汞及其化合物在皮毛加工、制药、选矿、造纸、电解、电镀工业等方面应用广泛。许多有机汞也是常用作临床医疗仪器的消毒剂。汞与稀盐酸和稀硫酸不起反应，但能与热的浓硫酸和硝酸反应。

污染途径 医药和化工废水中的汞是环境污染的重要因素。汞在环境中易被微生物转变成甲

基汞而在生物体内蓄积。无机汞是植物性食物汞的主要存在形式，主要来自植物对外环境中无机汞的吸收。不同植物对汞的吸收不同。大多数植物性食物中汞含量很低，马铃薯、豆类和大米的含量为 $1\sim7\mu g/kg$，小麦等谷类中的水平 $<50\mu g/kg$。鱼和贝类是被汞污染的主要食品，污染水体的无机汞在某些微生物的作用下转变成毒性更大的甲基汞，并经食物链的生物富集而在鱼体内达到很高的含量，如日本水俣湾的鱼、贝中汞含量可高达 $20\sim40mg/kg$，为其生活水域汞含量的数万倍。鱼贝类汞污染是人类膳食中汞的主要来源。

体内代谢 人体和其他动物对汞的吸收率取决于其被吸收的部位和汞的化学形式。人体经胃肠道对金属汞的吸收率低于 0.01%。无机汞（汞盐）在消化道内的吸收率取决于其溶解度，一般为 7%～15%。但胃肠道对有机汞的吸收率很高，如苯基汞的吸收率为 50%～80%，甲基汞可达 90%，其吸收和分布均比其他非有机形式广泛。吸收后的甲基汞进入血液后，迅速与红细胞结合，输送到胃、结肠、肌肉和其他组织中。因甲基汞的亲脂性和与巯基的结合力很强，可通过血脑屏障而在脑内蓄积，脑中甲基汞浓度比血高 10 倍。甲基汞从脑中清除比其他组织慢。甲基汞在人体中的半衰期约为 80 天，而在脑组织的半衰期约为 200 天。甲基汞还可通过胎盘屏障和血睾屏障，兼之胎儿血的血红蛋白浓度较高，胎儿血中甲基汞浓度比母体高约 20%，易引起胎儿和新生儿汞中毒。进入体内的汞可通过尿、粪便排出。甲基汞等烷基汞主要由肝排泄，通过胆汁分泌和

胃肠道上皮细胞脱落形成粪便后排出，速度较慢。90%以上的甲基汞可经肠道再吸收，这是其生物半衰期较长的主要原因。进入体内的汞约10%进入毛发，故毛发中的汞含量可反映体内汞储备的情况。

毒性作用 无机汞可引起急性中毒，其早期症状是胃肠不适、腹痛、恶心、呕吐和血性腹泻，中毒主要影响肾，可造成尿毒症。长期摄入甲基汞污染的食物可引起甲基汞中毒，其中毒的主要表现是神经系统受损，如运动失调、语言障碍、视野缩小、听力障碍、感觉异常及精神症状等，严重者可致瘫痪、肢体变形、吞咽困难甚至死亡。血汞200μg/L以上，发汞50μg/g以上，尿汞2μg/L以上，即表明有汞中毒的可能。血汞>1mg/L以上，发汞>100μg/g可出现明显的中毒症状。甲基汞还有致畸及胚胎毒性作用。

允许限量标准 世界粮农组织/世界卫生组织（FAO/WHO）提出无机汞和甲基汞的暂定每周可耐受摄入量（PTWI）分别为4μg/kg和1.6μg/kg。中国现行的《食品安全国家标准 食品中污染物限量》（GB 2762-2017）中规定了食品中汞的限量（表）。

控制措施 参见食品有毒金属污染。

（凌文华）

shípǐn géwūrǎn

食品镉污染（cadmium contamination of food）

环境中的镉及其化合物所致食品污染。镉（Cd）为银白色金属，原子量112.41，比重8.64；在自然界中常与锌、铜、铅并存，是铅、锌矿的副产品。镉主要用于电容器、电线及其他金属的电镀，防止其被腐蚀。

污染途径 水和土壤中的镉主要来自电镀、电解和蓄电池等使用镉工业所排出的废水。用含镉废水灌溉农田可引起土壤镉积累。农作物通过根部吸收镉，并在植物体内富集。镉主要通过对水源的直接污染及食物链的生物富集对健康造成危害。一般食物中均能检出镉，含量为0.004～5mg/kg，也可过食物链的富集而在某些食品中达到很高的浓度。鱼和贝类可从周围水体中富集镉，其体内浓度比水高数千倍。肾是镉的主要蓄积器官，各种食用动物的肾其镉含量远高于相同地区的植物性食物。镉盐颜色鲜艳且耐高温，常用作玻璃、陶瓷类容器的上色颜料、金属合金和镀层成分及塑料稳定剂等，使用这类食品容器和包装材料可对食品造成污染，尤其是用于存放酸性食品时，可致其中的镉大量溶出。

体内代谢 镉进入人体的主要途径是通过食物摄入。镉经口喂饲动物只有约5%经胃肠道吸收，约有50%分布在肾和肝中，在其他器官中浓度相对很低。镉的吸收与其化学形式密切相关，水溶性高的镉盐吸收率高。镉在人体内的吸收受营养因素影响，钙、蛋白质和锌缺乏明显增加人体对镉的吸收能力。镉与牛奶一起喂饲动物比无牛奶时对镉的吸收高20倍。镉在体内相当稳定，其摄入后与低分子量硫蛋白结合成金属硫蛋白，主要蓄积于肾，其次是肝，分别占合身蓄积总量的1/3和1/6。镉的生物半衰期较长，肝中约10年，肾中则长达约20年。吸收至体内的镉，最后都通过粪便和尿排出，少量经毛发、指（趾）甲、乳汁以及汗液排至体外。

毒性作用 镉可与硫酸、盐酸、硝酸作用生成相应的镉盐，与碱作用可生成氢氧化镉沉淀。镉的硫酸盐、硝酸盐和卤化物均可溶于水，有较大毒性。镉化合物毒性差异较大，以氧化镉的毒性最大，急性中毒症状大多表现为呕吐、腹痛、腹泻，继而引发中枢神经中毒。几种镉及其化合物的半数致死量（LD_{50}）见表1。

表1 几种镉化合物对小鼠的经口毒性

镉化合物	LD_{50}（mg/kg）
金属镉	890
氧化镉	72
硫酸镉	88
氯化镉	150
硝酸镉	100
硫化镉	1160
硒磺酸镉	2425

镉的慢性毒性主要损害肾、骨骼和生殖系统。肾是对镉最敏感的器官，主要损害肾近曲小管

表 食品中汞的限量标准

食品	汞（mg/kg）	
	总汞（以Hg计）	甲基汞
粮食（成品粮）	0.02	—
蔬菜	0.01	—
鲜乳	0.01	—
肉、蛋	0.05	—
鱼（不包括食肉鱼类）及其他水产品	—	0.5
食肉鱼类（如鲨鱼、金枪鱼及其他）	—	1.0

上皮细胞，使其重吸收功能障碍，出现蛋白尿、氨基酸尿、糖尿以及高钙尿，导致体内出现负钙平衡，严重骨质疏松而使骨的脆性剧增。日本神通川地区出现的骨"痛痛病"就是环境污染通过食物链而引起的人体慢性镉中毒。镉及镉化合物对动物和人体有一定的致畸、致突变和致癌作用。

允许限量标准　2010 年世界粮农组织/世界卫生组织（FAO/WHO）提出镉的暂定每周可耐受摄入量（PTWI）为 25μg/kg。中国现行的《食品安全国家标准 食品中污染物限量》（GB 2762-2017）中规定了食品中镉的限量（表2）。

控制措施　参见食品有毒金属污染。

（凌文华）

shípǐn qiānwūrǎn

食品铅污染（lead contamination of food）　环境中铅及其化合物所致食品污染。铅（Pb）为银白色重金属，原子量 207.1，比重为 11.34；其氧化态为二价或四价。铅能与稀硝酸和热的浓硫酸反应，也能与浓盐酸发生反应生成氯化铅。除乙酸铅、亚硝酸铅和氯化铅外，大多数铅盐不溶或难溶于水。铅是地壳中含量最丰富的重金属元素之一。铅及其化合物广泛用于冶金、油漆、印刷、陶瓷、医药、农药、塑料等制造工业。

污染途径　铅大部分以各种形式排放到环境中造成环境污染，包括废弃的含铅蓄电池和汽油防爆剂（含铅汽油）对土壤、水源和大气的污染。因半衰期较长（4年），易在食物链中产生生物富集，对食品造成严重污染。①环境中某些微生物可将无机铅转变成毒性更大的有机铅。②汽油中常加入有机铅作为防爆剂，交通工具排放的废气中含大量铅，可造成公路干线附近农作物严重污染。例如，生长在高速公路附近的稻谷含铅量约是种植在乡村区域的 10 倍。③使用含铅、锡合金的金属管道和劣质陶瓷器皿运输、盛装和烧煮食品，可造成铅对食品的直接污染，尤其是铅制容器盛装酸性食物使铅被溶出较多，釉上彩和粉彩容器、食具的铅溶出量更高。④印制食品包装的油墨和颜料等常含有铅，亦可污染食品。⑤食品加工机械、管道和聚氯乙烯塑料的含铅稳定剂等均可致食品污染。⑥含铅农药如砷酸铅的使用可造成农作物的铅污染。⑦含铅的食品添加剂或加工助剂，如加工皮蛋时加入的黄丹粉和某些劣质食品添加剂等亦可造成食品的铅污染。

体内代谢　人群体内的铅主要来自食品，铅在人体胃肠道内的吸收率取决于铅的化学形式，虽然人体从食品中摄取的铅较多，但为无机铅形式，只有 5%～10% 被消化道吸收，大部分从尿（75%）和粪便（16%）中排出。吸收入血的铅 90% 以上与红细胞结合，部分以不溶性磷酸铅的形式沉积在骨骼中，少部分于肝、肾、肌肉和中枢神经系统并产生毒性作用。铅在体内的生物半衰期较长，可长期在体内蓄积。尿铅、血铅和发铅是反映体内铅负荷的常用指标。

毒性作用　经食物引起的急性铅中毒较少见，多数见于职业性中毒。慢性毒性主要是长期蓄积造成对造血系统、神经系统和肾功能的损害，可表现为贫血、神经衰弱、神经炎和消化系统的症状，面色苍白、头晕、头痛、乏力、口腔金属味、腹痛、食欲缺乏、失眠、易激惹、多动、注意力不集中、攻击行为、反应迟钝、嗜睡、运动不协调等，严重者有狂躁、视觉障碍、神经麻痹等铅中毒脑病。儿童对铅比成人敏感，过量铅摄入可影响其生长发育，导致智力低下。铅对实验动物有致癌、致畸和致突变作用。但还没有证据显示铅可使人致癌。

允许限量标准　2010 年世界粮农组织/世界卫生组织（FAO/WHO）取消了铅的暂定每周可耐受摄入量（PTWI），尚未制定新的健康指导值。中国现行的《食品安全国家标准 食品中污染物限量》（GB 2762-2017）中规定了食品中铅的限量（表）。

控制措施　参见食品有毒金属污染。

（凌文华）

表2　食品中镉的限量标准

食品	镉（mg/kg）	食品	镉（mg/kg）
大米	0.20	禽畜肾	1.00
大豆	0.20	水果	0.05
花生	0.50	根茎类蔬菜（芹菜除外）	0.10
面粉	0.10	叶菜、芹菜、食用菌等	0.20
杂粮（玉米、小米、高粱、薯类）	0.10	其他蔬菜	0.05
禽畜肉类	0.10	鱼	0.10
禽畜肝	0.50	鲜蛋	0.05

表 食品中铅的限量标准

食品	铅（mg/kg）	食品	铅（mg/kg）
谷类、豆类、薯类	0.20	球茎蔬菜、叶菜类	0.30
禽畜肉类	0.20	鲜乳	0.05
禽畜内脏	0.50	婴儿配方奶粉（以粉状产品计）	0.15
鱼类	0.50	鲜蛋	0.20
水果	0.10	蒸馏酒、黄酒	0.50
小水果、浆果、葡萄	0.20	冷冻饮品	0.30
蔬菜（球茎、叶菜、食用菌类除外）	0.10	茶叶	5.00

shípǐn shēnwūrǎn

食品砷污染 （arsenic contamination of food）

环境中的砷及其化合物所致食品污染。砷（As）的原子量 74.92，比重为 5.73，无机砷多为三价和五价化合物，有机砷主要为五价化合物。砷属非金属元素，但其许多性质类似于金属，故常将其归为"类金属"。砷在潮湿的空气中氧化或在燃烧时可形成三氧化二砷（As_2O_3），俗称砒霜。无机砷化物在酸性环境中经金属催化或生成砷化氢（AsH_3）气体。As_2O_3 和 AsH_3 都是强毒化合物。砷及其化合物广泛存在于环境中。砷在工农业生产中应用广泛。

污染途径 农田用水污染和含砷农药广泛使用，是农作物受污染的主要来源。海水中砷为 2~30ng/kg，而工业城市毗邻的沿海水域可达 140~1000ng/kg。砷在中国大部分地区的蔬菜中检出率都很高，粮食、水果、蔬菜、肉、乳、蛋、鱼类及其制品、茶叶等食品亦均有检出，但含量较低，一般 < 0.5μmol/L，极少数<1μmol/L。水生生物对砷有很强的富集能力，使其体内砷含量可高出生活水体数千倍。有报道，中国海产品中螃蟹中的砷含量较高，为 7.5μmol/L，虾和蛤蚌为 2.1μmol/L，鱿鱼为 0.3μmol/L。鱼类以鲔鱼较高，砷含量为 2.3μmol/L，硬鳞鱼为 0.8μmol/L，鳕鱼为 0.8μmol/L。食品加工过程中原料、添加剂及容器、包装材料等的污染以及误用等原因均可造成加工食品的砷污染。

砷污染的主要来源：①砷化物的开采和冶炼，特别是在中国流传广泛的土法炼砷，常造成砷对环境的持续污染。②在某些有色金属的开发和冶炼中，常有或多或少的砷化物排出，污染周围环境。③砷化物的广泛利用，如含砷农药的生产和使用，又如作为玻璃、木材、制革、纺织、化工、陶器、颜料、化肥等工业的原材料，均增加了环境中的砷污染量。④煤的燃烧，可致不同程度的砷污染。

体内代谢 食物和饮水中的砷经消化道吸收入血后，主要与血红蛋白中的球蛋白结合而迅速分布到全身各组织器官，经生物转化为甲基砷化物后，主要经尿和粪便排出。砷与头发和指（趾）甲中角蛋白的巯基有很强的结合力，也是砷的排泄途径之一。砷的生物半衰期是 80~90 天。砷在组织中的分布以膀胱最多，其次是肾、皮肤和肝组织，砷化物在组织中的聚积与砷诱发人的癌变

的靶器官基本一致。

毒性作用 食品中砷的毒性与其存在的形式与价态有关。元素形态的砷不溶于水，几乎没有毒性。砷的硫化物毒性亦低，砷的氧化物和盐类毒性较大。三价砷毒性大于五价砷，无机砷毒性大于有机砷。其毒性作用主要是三价砷离子与人体酶系统的巯基有很强的亲和力，对含双硫基结构的酶，如胃蛋白酶、胰蛋白酶、丙酮酸氧化酶、α-酮戊二酸氧化酶、ATP 酶等有很强的抑制能力，可致物质代谢异常。砷也是一种毛细血管毒物，可引起毛细血管通透性增高，引起多器官的广泛病变。急性砷中毒多见于消化道摄入，主要表现为剧烈腹痛、腹泻、恶心、呕吐。严重者可致中枢神经系统麻痹而死亡。砷慢性中毒主要表现为末梢神经炎和神经衰弱综合征。皮肤色素高度沉着、皮肤角化以及皲裂性溃疡是砷慢性中毒的特点。无机砷化合物亦有一定的致畸、致突变和致癌作用。多种砷化物可致基因突变、染色体畸变并抑制 DNA 损伤修复。砷酸钠可透过胎盘屏障，对小鼠和仓鼠有一定的致畸性。无机砷化合物与人类皮肤癌和肺癌的发生有关。

急性中毒多为误服或使用含砷农药或大量含砷废水污染用水所致。1972 年日本因砷污染奶粉造成 1.2 万余例婴幼儿急性中毒，死亡达 130 余例。中国某地冶炼企业由于大量超标排放废水、废气，曾发生大规模居民急性砷中毒事件。砷化物的致癌作用已为国际癌症研究机构（IARC）所肯定，且砷有潜伏期较长的远期效应。1968 年曾报道过中国台湾西南沿海地区居民，因长期饮用高砷水导致皮肤癌发病增加；湖南

雄黄（砷的硫化物）矿区职工由于接触砷及其化合物，在1971~1982年肺癌发病增加。

允许限量标准 2010年世界粮农组织/世界卫生组织（FAO/WHO）确定无机砷的基准剂量下置信限的范围为0.3~0.8μg/kg。中国现行的《食品安全国家标准 食品中污染物限量》（GB 2762-2017）中规定了食品中砷的限量（表）。

控制措施 参见食品有毒金属污染。

（凌文华）

shípǐn gèwūrǎn

食品铬污染（chromium contamination of food） 环境中的铬及其化合物所致食品污染。铬（Cr）原子量为51.996，铬在自然界中最常见的价态是三价和六价。六价铬离子主要与氧结合成铬酸盐或重铬酸盐，是一种很强的氧化剂，在酸性溶液中很容易还原成三价铬。三价铬是最稳定的氧化态，也是生物体内最常见的一种形式，但在碱性溶液中却有较强的还原性，较易被氧化六价铬。铬广泛存在于自然界中，因颜色美观、耐磨、耐腐蚀而被广泛应用。

污染途径 环境中的铬污染主要来源于采矿、金属加工、电镀、皮革鞣制、印染、建筑、制药等行业中废水和废气的排放。天然食品中的铬主要以三价形式存在，含量和毒性均较低，安全剂量范围较宽，尚未见膳食中铬过量而引起的中毒。六价铬多见于工业排放的废水和废气。六价铬盐多溶于水，是引起食物及饮水中六价铬污染的主要来源。

体内代谢 人体每日从环境（主要是食物）中摄取数微克的铬，对无机铬的吸收利用率<1%；对有机铬的利用率则达10%~25%。胃肠道对三价铬的吸收率仅约0.5%，对六价铬则略高。草酸盐和植酸盐可干扰铬的吸收。摄入体内的铬95%以上从尿液中排出，少量从胆汁、毛发和皮肤排出。进入人体内的铬化合物主要蓄积在肝、肾和内分泌腺中。

毒性作用 三价铬的毒性较小，而且为人体所必需。其主要生理功能是作为葡萄糖耐量因子的组成，增加胰岛素的功能，还能促进胆固醇和脂肪酸的代谢。六价铬的毒性比三价铬大100倍。

铬经皮肤接触或者经呼吸道吸入时表现为皮肤、黏膜刺激，引起皮炎、湿疹，气管炎、鼻炎和鼻中隔穿孔，多见于职业性接触。经食物摄入的铬被还原为五价铬或四价铬时产生大量自由基，有致癌和诱发基因突变的作用。进入细胞的六价铬，在细胞内还原为三价铬后与细胞内DNA等大分子结合，引起细胞突变和癌变，这与肺癌和鼻咽癌等癌症的发生有关。

允许限量标准 中国《生活饮用水卫生标准》（GB 5749-2006）规定，六价铬限量为0.05mg/L。中国现行的《食品安全国家标准 食品中污染物限量》（GB 2762-2017）中，规定了食品中铬的限量（表）。

控制措施 参见食品有毒金属污染。

（凌文华）

shípǐn sānjùqíng'àn wūrǎn

食品三聚氰胺污染（melamine contamination of food） 乳及乳制品中非法添加及动物饲料中添加三聚氰胺所致食品尤其是乳类污染。三聚氰胺是一种三嗪类含氮杂环有机化合物，主要用于生产三聚氰胺-甲醛树脂，广泛用于木材加工、塑料、涂料、造纸、纺织、皮革、电气、医药等行业。还可以用作阻燃剂、减水剂、甲醛清洁剂等。该品为白色晶体，无色无味，掺入后不易发现，不法商贩为增加食品中蛋白质含量，人为加入三聚氰胺，引发2007年美国宠物食品污染和2008年中国三聚氰胺奶粉事件等严重的食品安全事件。三聚氰胺俗称蛋白精，其化学名为2,4,6-三氨基-1,3,5-三嗪，分子式$C_3H_6N_6$，氮原子重量占总分子量的66%。常温下为白色单斜晶体，没有显著气味，

表 食品中砷的限量标准

食品	砷（mg/kg）	
	总砷	无机砷
粮食		
大米	–	0.2
面粉	0.50	
杂粮	0.50	
蔬菜	0.50	
畜禽肉类、乳粉	0.50	
鲜乳	0.10	
水产动物（鱼类除外）	–	0.50
鱼类	–	0.10
食用油脂	0.10	–
食糖、可可及巧克力	0.50	–

表 食品中铬的限量标准

食品	铬（mg/kg）	食品	铬（mg/kg）
大米、面粉	1.0	水产动物	2.0
豆类、肉类	1.0	鲜乳	0.3
蔬菜	0.5	乳粉	2.0

不可燃，低毒。常压熔点是354℃，急剧加热则分解。微溶于冷水，溶于热水、甲醇、甲醛、热乙二醇、甘油等。呈弱碱性，其水溶液的pH值为8，在酸性条件下能形成三聚氰胺盐，在中性或微碱性条件下能与甲醛缩合而成各种羟甲基三聚氰胺，但在微酸性中（pH 5.5~6.5）与羟甲基的衍生物进行缩聚反应生成树脂产物。遇强酸或强碱水溶液水解，胺基逐步被羟基取代，先生成三聚氰酸二酰胺，进一步水解生成三聚氰酸一酰胺，最后生成三聚氰酸。

污染途径 主要出现在婴幼儿配方奶粉、宠物饲料、家禽饲料的非法添加。三聚氰胺氮原子重量占总分子量的66%。1L牛奶中加入3g三聚氰胺，可使以凯式定氮法测定的蛋白含量增加1.2%，在液态奶中，相当于使蛋白质含量表面上增加30%。部分奶农或原奶收购商利用三聚氰胺的上述特性，在原奶中添加三聚氰胺，使掺水的原奶得以通过质量检测。在奶粉生产过程中，原奶被浓缩成干粉，使奶粉成品中的三聚氰胺浓度显著提高。饲料中添加三聚氰胺，也会使这些动物性食品中检出的三聚氰胺含量增加，通过食物链传递给人类。

体内代谢 三聚氰胺属小分子非极性物质，只有动物实验的代谢数据。不能经动物体内代谢，很快以原型从肾排出。成年雄性Fischer 344大鼠研究表明，一次性口服给予^{14}C标记的三聚氰胺0.38mg，24小时内约90%以原型形式从尿中排出。其呼出的气体和排出的粪便几乎没有放射性，^{14}C的浓度在血和肝中几乎无区别。肾和膀胱的放射性水平明显高于血浆，膀胱中的水平最高。24小时后没有观察到^{14}C的放射性残留物。血浆消除半衰期约为2.7小时。三聚氰胺进入人体内亦不发生任何类型的代谢变化，很快以原形式或三聚氰酸等同系物形式通过尿液排出，在血浆中的半衰期约为3小时。

毒性作用 三聚氰胺经口急性毒性的人体资料不足。在对小鼠的急性毒性研究中，不同的给药途径表现不同，大鼠经口给药，其LD_{50}为3161mg/kg。三聚氰胺的毒性主要表现为长期反复接触的慢性毒性，对机体生殖、泌尿系统产生影响。三聚氰胺进入人体后，特别是在胃酸的作用下，能生成少量的三聚氰酸，三聚氰胺和三聚氰酸都为低毒性，两者同时存在形成的三聚氰胺-三聚氰酸盐溶解度很低，沉淀于肾小管或者尿道或者膀胱，引起肾结石、尿道结石和膀胱结石，肾小管进行性堵塞和变性，严重者甚至出现急性肾衰竭或尿毒症，结石刺激引发尿道或者膀胱癌变。婴幼儿泌尿系统未发育成熟，功能较差，婴幼儿饮水也比成人少，无法及时将摄入的三聚氰胺经尿液排出，比成年人更易产生结石。

允许限量标准 2008年10月中国规定了三聚氰胺在乳与乳制品中的临时管理限量值；2011年4月规定了三聚氰胺在食品中的限量值，婴儿配方食品中三聚氰胺的限量值为1mg/kg，而其他食品中三聚氰胺的限量值则为2.5mg/kg。各国三聚氰胺的限量标准见表。

控制措施 加强宣传力度，打击食品中非法添加；加强三聚氰胺及其衍生物检测技术的研究，加强市场监管，加大执法力度。

（凌文华）

shípǐn diǎnwūrǎn

食品碘污染（iodine contamination of food） 碘及其化合物所致食品污染。碘（I）为紫色片状晶体，熔点114℃，沸点183℃，比重4.93；易升华，稍溶于水，易溶于氯仿、二硫化碳、乙醇、苯等；有强氧化性，与乙炔或氨等相遇能引起爆炸。食物中的碘经胃肠道吸收后分布于各组织，主要在甲状腺内代谢。在促甲状腺激素的作用下，碘通过与酪氨酸结合生成一碘酪氨酸和二碘酪氨酸，最终合成具有活性的甲状腺素，包括T_3和T_4，经肝肾等组织器官代谢后重新释放碘，释放的碘可被腺体再利用。碘在体内主要经肾排泄。长期摄入过量碘可引起急性甲亢、甲状腺肿，甚至引发甲状腺癌。海带、紫菜、海参、海蜇等海产品是含碘较丰富的食物。食品中碘污染或碘超标主要见于地方性高碘饮用水、腌制海产品、婴幼儿奶粉以及核泄漏地区的食物。当婴幼儿摄入过量碘可引起中毒和发育不良。成年人碘过量可引起甲状腺功能减退，中国营养学会2013年修订的营养素参考摄入量建议成年人碘的可耐受最高摄入量的上限值为600μg/d。

（凌文华）

表　各国三聚氰胺的限量标准

国家/地区	品名	限量（μmol/L）	信息来源
欧盟	含乳食品、高蛋白食品	2.5	英国食品标准局
美国	婴幼儿配方奶粉	未确定	美国食品和药品管理局
	其他食品	2.5	
澳大利亚	婴儿配方奶粉	1.0	澳新食品标准局
新西兰	乳制品及含乳成分的食品	2.5	
	作为食品成分的原料	5.0（新西兰）	
加拿大	婴儿配方奶粉和唯一营养来源食品	1.0	加拿大卫生部
	乳制品及含乳成分的食品	2.5	
中国香港	奶类以及供36个月以下/婴幼儿、孕妇及供哺乳女性食用的食品	1.0	香港食物环境卫生署
	其他食品	2.5	
	婴儿配方奶粉	1.0	联合国粮农组织
	其他食品、动物饲料	2.5	世界卫生组织
	液态婴儿奶（2012年新增）	0.15	

shípǐn N-yàxiāojī huàhéwù wūrǎn

食品 N-亚硝基化合物污染

（N-nitroso compounds contamination of food） 食品生产和加工过程中 N-亚硝酸盐所致污染。

N-亚硝基化合物是一类具有 =N—N=O 基本结构的化合物，对人与动物有较强的致癌作用，在已研究过的 300 多种亚硝基化合物中，90% 以上对动物有致癌性，其中以二甲基亚硝胺作用最强。按其分子结构，N-亚硝基化合物可分成 N-亚硝胺和 N-亚硝酰胺两大类。N-亚硝胺在一定条件下可以发生加成、转亚硝基、氧化还原反应，有些反应中间产物具有一定的致癌性，因此 N-亚硝胺是一种间接致癌物。N-亚硝酰胺因其化学性质活泼，在酸性条件下，分解为相应的酰胺和亚硝酸，在弱碱性条件下亚硝酰胺分解为重氮烷，是一种直接致癌物。

污染途径 食物中 N-亚硝基化合物天然含量极微，环境和食品中常见的是亚硝基化合物的前体物质如硝酸盐、亚硝酸盐和胺类，在适宜的条件下，这些前体物质可通过化学或生物学途径合成各种形式的 N-亚硝基化合物。土壤和肥料中的氮在土壤中的硝酸盐生成菌作用下，可转化为硝酸盐而被蔬菜吸收用于氨基酸或蛋白质的合成。光合作用不充分、土壤缺钼等因素可使蔬菜内硝酸盐积蓄，在还原菌作用下亦可转变成亚硝酸盐。蔬菜腌制时间不够长、蔬菜不新鲜等都使蔬菜中的亚硝酸盐含量明显增加。硝酸盐和亚硝酸盐作为一种护色剂（发色剂）被广泛使用于鱼、肉等动物性食物的腌制，是动物性食物中硝酸盐和亚硝酸盐的主要来源。不新鲜或腐败食物，尤其是肉、鱼等食物的蛋白质分解成氨基酸后再脱羧形成 N-亚硝基化合物的另一类前体——胺类物质，肉、鱼等动物性食物在腌制、烘烤，尤其是在高温煎炸等加工烹调中，均可产生较多胺类化合物。硝酸盐、亚硝酸盐和胺类在长期贮藏和加工处理过程中，可发生反应生成微量的亚硝胺；一些乳制品如干奶酪、奶粉等存在微量的挥发性亚硝胺。传统的啤酒酿造工艺中，大麦碱和仲胺等能与空气中的氮氧化物发生反应，生成二甲基亚硝胺。

N-亚硝基化合物除在食品中可由其前体物质合成外，人体也能少量合成。合成反应的最适 pH 值为 2.5~3.5，与正常人胃液 pH 值（1~4）接近，胃是形成该化合物的主要场所。慢性胃炎患者胃液 pH 值升高，胃内硝酸盐还原菌增多，代谢活性加强，有利于将硝酸盐还原成亚硝酸盐。

毒性作用 各种 N-亚基化合物的急性毒性有较大差异，对称性烷基亚硝胺的碳链越长，急性毒性越低。N-亚硝基化合物对多种实验动物有很强的致癌作用，多次反复低剂量给予或一次大剂量给予都可诱发动物的多器官癌变，并与其他致癌物产生协同作用；有致突变性，但其致突变性强弱与致癌性强弱无明显相关性。大量的动物实验和许多国家和地区的流行病学调查资料表明，人类的某些癌症可能与接触 N-亚硝基化合物有关。例如，中国河南林县为中国食管癌高发区，这与当地食品中亚硝胺检出率较高、当地居民食用的酸菜中含大量亚硝酸盐和硝酸盐等因素有关；日本人胃癌高发与居民食用咸鱼和咸菜有关；赞比亚人食管癌高发与当地自酿酒中含大量二甲基亚硝胺有关；智利胃癌高发可能与大量使用硝酸盐肥料，土壤中硝酸盐还原菌把它转变为亚硝酸盐，在作物和动物胃内与仲胺类化合物合成亚硝胺类化合物有关。

控制措施 ①改进食品加工方，加工腊肉和腌制鱼类食品时，最好不用或少用硝酸盐和亚硝酸盐，在加工工艺可行的情况下，尽可能使用亚硝酸盐的替代品。②防止食品霉变和微生物污染，保证食品新鲜不变质。③增加维生素 C 等亚硝基阻断剂的摄入量。④施用钼肥可降低作物中硝酸盐的含量。⑤制订并严格执行人体每日容许摄入量及食品残留量标准。中国《食品安全国家标准 食品中污染物限量》（GB 2762-2017）中对各类食品中的 N-亚硝胺有严格的限量。

（凌文华）

shípǐn duōhuánfāngtīng huàhéwù wūrǎn

食品多环芳烃化合物污染

（polycyclic aromatic hydrocarbons contamination of food） 食品生产和加工中多环芳烃化合物所致污染。多环芳烃化合物（PAH）是一类由 2 个以上苯环组成的化合物，是具有较强诱癌作用的食品化学污染物，苯并(a)芘［benzo(a)pyrene, B(a)P］是食品中最重要的多环芳烃化合物，由 5 个苯环构成的多环芳烃，结构式见图。常温下溶于浓硫酸，能与硝酸、过氯酸、氯磺酸起化学反应，可利用此性质来消除它。

污染途径 食品中的多环芳烃及 B(a)P 主要来自以下途径：食品在烟熏、烘烤中与燃料燃烧产生的多环芳烃；食品成分在高

热烘烤时，其中的脂肪成分经高温热解、热聚而形成大量多环芳烃，其中以 B(a)P 最多；粮食在柏油路上晾晒及将牛奶在涂石蜡的容器中存放，都可使其中的 B(a)P 升高；植物性食物从污染的环境间接受到污染；食品加工中受机油和食品包装材料等的污染；污染的水可使水产品受到污染；植物和微生物可合成微凉的多环芳烃。

毒性作用 通过水和食物进入人体的 B(a)P 很快通过肠道吸收入血后迅速分布于全身，蓄积于乳腺和脂肪组织，在微粒体混合功能氧化酶系的芳烃羟化酶作用下，代谢活化为多环芳烃环氧化物，成为终致癌物，与 DNA、RNA 和蛋白质大分子结合而呈现致癌作用。多环芳烃环氧化物有的可进一步代谢，形成带有羟基的化合物，最后可与葡萄糖醛酸、硫酸或谷胱甘肽结合从尿中排出。B(a)P 的急性毒性属中等或低毒性，但对人类和动物是强致癌物，其致癌性最早从职业接触人群易患阴囊癌和皮肤癌得到证实。B(a)P 对多种动物有确定的致癌性，并可经胎盘使仔代发生肿瘤，可致胚胎死亡或导致仔鼠免疫功能下降。食品中 B(a)P 含量与胃癌等多种肿瘤的发生有一定相关性。拉脱维亚沿海渔民喜食熏鱼、波罗的海沿岸居民经常食用大量烟熏食物、冰岛居民食用自制的含 B(a)P 较高食品、日本居民喜

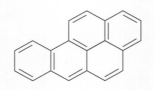

图 苯并（a）芘结构

食炭火烤鱼都与当地消化道癌（尤其是胃癌）的高发有关。

控制措施 改进烹调和加工方法，尽量避免高温烧烤食品，不使食物直接接触炭火熏烟；加强环境治理，不在柏油路面晾晒粮食和种子、食品生产过程中防止润滑油污染等，是减少食品中 B(a)P 的有效措施；制定并且严格执行食品允许限量标准。中国《食品安全国家标准 食品中污染物限量》（GB 2762-2017）中规定 B(a)P 的限量标准为：粮食和熏烤肉 ≤5μg/kg，植物油 ≤10μg/kg。

（凌文华）

shípǐn záhuán'ànlèi huàhéwù wūrǎn

食品杂环胺类化合物污染

（heterocyclic amines contamination of food） 食品高温烹调中杂环胺类化合物所致污染。蛋白质含量丰富的动物性食品高温烹调时更容易发生杂环胺类化合物污染。该化合物在 20 世纪 70 年代首次被日本学者从烤鱼和烤肉中分离，并证实其具有强致突变性和致癌性。包括氨基咪唑氮杂芳烃（AIA）和氨基咔啉两类。AIA 包括喹啉类（IQ）、喹噁啉类（IQx）和吡啶类，其咪唑环的 α 氨基在体内可转化为 N-羟基化合物而具有致癌和致突变活性。氨基咔啉类包括 α-咔啉、β-咔啉、γ-咔啉和 δ-咔啉，在酸性条件下其吡啶环上的氨基易与亚硝酸钠反应，脱氨后形成羟基衍生物失去活性，也失去致突变作用。AIA 在同样条件下与亚硝酸钠作用则不发生脱氨反应，其致突变性无明显变化。

污染途径 影响杂环胺产生和形成的因素主要有烹调方式、食物成分和美拉德反应等。

烹调方式 加热温度是杂环胺形成的重要影响因素。温度从

200℃升至300℃时，生成量增加5倍。其前体物是水溶性的，加热后向表面迁移并逐渐干燥，主要反应是产生 AIA 类杂环胺，食物的内部温度较低，表面检测到的杂环胺比食物内部高。烹调时间对杂环胺的生成也有一定影响。在200℃油炸温度时，杂环胺主要在前5分钟形成，在5~10分钟形成减慢，延长烹调时间则生成量不再明显增加。食品中的水分是杂环胺形成的抑制因素。若烹饪前食物中水含量较高，或烹饪时采取防止水分蒸发措施，可极大减少杂环胺的产生。加热温度越高、时间越长、水分含量越少的食物，产生的杂环胺越多。烧、烤、煎、炸等直接与火接触或与灼热的金属表面接触的烹调方法，可使水分很快丧失且温度较高，产生杂环胺的数量远远大于炖、焖、煨、煮及微波炉烹调等温度较低、水分较多的烹调方法。

食物成分 在烹调温度、烹调时间和食物水分含量相同的情况下，营养成分不同的食物产生的杂环胺种类和数量也有很大差异。蛋白质含量较高的食物产生的杂环胺较多，蛋白质的氨基酸构成则直接影响杂环胺的种类。用埃姆斯试验（Ames 试验）检测高效液相色谱（HPLC）技术分离的馏分，发现鸡肉和牛肉经油炸所产生的致突变性 HPLC 馏分轮廓图非常相似，说明所有烹调含有肌肉组织的食品都产生相似的前体物，补充肌酐可增加总致突变物的产率而不影响致突变物轮廓，显示肌酸和肌酐是杂环胺的限速前体物，肌酸或肌酐是杂环胺中 α-氨基-3-甲基咪唑部分的主要来源，含有肌肉组织的食品能大量产生 AIA 类杂环胺。

美拉德反应 能产生诱人的焦黄色和独特的风味。但是美拉德反应除形成褐色素、风味物质和多聚物外，还可形成大量杂环物质，其中一些可进一步生成杂环胺。例如，美拉德反应生成的吡嗪和醛类可缩合为喹噁啉；吡啶可直接产生于美拉德反应；咪唑环可产生于肌酐，不同的氨基酸在美拉德反应中生成杂环胺的种类和数量不同，最终生成的杂环胺也有较大差异。

体内代谢 通过食物摄入的杂环胺，可迅速分布到全身。有学者把用核素标记的 IQ 经口给予大鼠，发现24小时内70%左右的 IQ 在胆汁中，72小时后完全经粪便排出。将标记的 IQ 经皮注射小鼠，短时间内便可分布全身脏器。IQ 可通过胎盘并可迅速进入胎仔的肝、小肠和膀胱。摄入体内的杂环胺经混合功能氧化酶系作用转化成羟胺衍生物，此代谢产物可与 DNA 形成复合体而导致 DNA 链断裂。N-羟胺化合物在胞质内再在一系列酶作用下进行酯化转变成生物活性更强的代谢产物。如给大鼠喂饲咪唑喹啉（MeIQx）的饲料后可从其尿中检测到 MeIQx 和它的3种代谢产物：侧链羟化的 MeIQx、N-乙酰基化的 MeIQx 以及 N-脱甲基 MeIQx。人食用煎牛肉饼后在其粪便中也检测到了类似的 MeIQx 的代谢产物。

毒性作用 杂环胺是间接致癌物和致突变物，需经过活化后才具有致癌性和致突变性，其活性代谢产物是 N-羟基化合物。杂环胺可以在细胞色素 P450IA2 的作用下进行 N-氧化，再经乙酰转移酶、硫转移酶等催化 O-酯化，活化成为终致突变物。

致突变作用 杂环胺是绝大多数鼠伤寒沙门菌的诱变剂，在啮齿类动物肝 S_9 的活化系统中，对移码突变型菌株（TA1538、TA98 和 TA97）的诱变性较强，提示它可能是移码突变物。杂环胺经 S_9 活化后亦可诱导哺乳类细胞的基因突变、染色体畸变、姐妹染色单体交换、DNA 断裂及修复异常等遗传学损伤，但比对细菌的致突变性弱。杂环胺还有诱变性，其诱变作用发生的机制可能是通过影响代谢活化或 DNA 解螺旋，以使诱变剂攻击 DNA，导致诱变率增加。

致癌作用 杂环胺对啮齿类动物有致癌性，其主要靶器官是肝，其次是血管、肠道、前胃、乳腺、阴蒂腺、淋巴组织、皮肤和口腔等。某些杂环胺对灵长类也有致癌性。杂环胺的 N-羟基代谢产物可直接与 DNA 结合，但活性较低，N-羟基衍生物与乙酸酐或乙烯酮反应生成 N-乙酰氧基酯后与 DNA 的结合能力显著增加。攻击 DNA 的亲电子反应物可能是 N—O 键断裂后形成的芳基正氮离子，大多数杂环胺在肝内形成加合物的量最多，其次是肠、肾和肺等组织，杂环胺-DNA 加合物的形成有剂量-反应效应和剂量-时间效应。极低剂量杂环胺亦能形成 DNA 加合物，即可能不存在阈剂量。

杂环胺与人类肿瘤 人摄入大量的煎炸食品、烤鱼、烤肉时，患结直肠癌的风险显著升高，如患结肠癌的风险增加 2.8 倍，直肠癌的风险增加 6 倍。

控制措施 ①用合适的烹饪方法，改变不良的饮食习惯，少吃煎炸烧烤食物。杂环胺的生成与不良烹饪方式有关，特别是高温烹调食物可产生较多的杂环胺。用合适的烹饪温度和烹饪时间可减少杂环胺的产生。如用煎、烤等方式烹饪食物时，食物应远离热源以避免和火焰直接接触。在煎炸的鱼外面挂上一层淀粉再炸，也能预防杂环胺形成。②增加新鲜蔬菜水果的摄入量，很多新鲜的蔬菜、水果类食物中因含有酚类、黄酮类以及维生素C等成分不仅可抑制杂环胺的形成，而且也可预防杂环胺的致突变和致癌的作用。富含膳食纤维的蔬菜和水果有吸附杂环胺并降低其活性的作用，增加蔬菜水果摄入量对减轻杂环胺的危害有积极的作用。③灭活、次氯酸、过氧化酶等处理可使杂环胺氧化失活，亚油酸可降低其诱变性。④加强监测，建立和完善杂环胺的检测方法，加强食物中杂环胺含量的监测，深入研究杂环胺的生成及其影响条件、体内代谢、毒性作用及其阈剂量，尽快制定有关食品中的杂环胺限量标准。

(凌文华)

shípǐn huánjìng chíjiǔxìng yǒujī wūrǎnwù wūrǎn

食品环境持久性有机污染物污染 (enviromental persistent organic pollutants contamination of food)

人类生产生活中产生能持久存在于环境中的有机污染物所致食品污染。环境持久性有机污染物（POP）通过食物链的生物富集（累积）作用对人类健康造成有害影响，其可通过大气、水等环境介质长距离迁移导致全球性的传播，有抗光解性、抗化学分解和生物降解性，在土壤、水体、底泥以及生物体的半衰期短则几年，长则几十年甚至几百年；有高亲脂性和高疏水性，能在生物体的脂肪组织中蓄积，很多POP不仅具有致癌、致畸、致突变作用，而且还具有内分泌干扰作用。

2004年5月17日生效的《关于持久性有机污染物的斯德哥尔摩公约》（简称《斯德哥尔摩公约》）决定在世界各地禁止或限制使用12种POP，它们分别是艾氏剂、氯丹、滴滴涕、狄氏剂、异狄氏剂、七氯、六氯苯、灭蚁灵以及毒杀芬9种有机氯农药以及多氯联苯、多氯二苯并二噁英和多氯二苯并呋喃。2009年又将9种严重危害人类健康与自然环境的环境持久性有机污染物增列入《斯德哥尔摩公约》，包括3种杀虫剂副产物（α-六氯环己烷、β-六氯环己烷、林丹）、3种阻燃剂（六溴联苯醚和七溴联苯醚、四溴联苯醚和五溴联苯醚、六溴联苯）、十氯酮、五氯苯以及全氟辛烷磺酸盐类物质（全氟辛磺酸、全氟辛磺酸盐和全氟辛基磺酰氟）。2011年又增加了硫丹。至此，所列入禁止生产和使用的环境持久性有机污染物数量增加到22种。该公约规定，受控的环境持久性有机污染物的清单是开放性的，还会随时依据规定的筛选程序和标准进行扩充。以下以二噁英为例对POPs进行介绍。

二噁英是指一类氯代含氧三环芳烃类化合物，包括有75种同系物的多氯代二苯并-对-二噁英（PCDD）和有135种同系物的二氯代二苯并呋喃（PCDF）。其他一些与其毒性相似的氯代芳烃类化合物，包括多氯联苯、氯代萘、氯代二苯醚等，统称为二噁英类似物。二噁英是非人为生产，没有任何用途的一类POP。化学性质稳定，熔点较高，极难溶于水，溶于有机溶剂，脂溶性强，非常容易蓄积在生物体的脂肪组织中。

污染途径 食品中的二噁英及其类似物主要来自环境的污染，包括使用有机氯农药对环境的污染、纸浆漂白通入的氯气产生四氯二苯并-对-二噁英（TCDD）对江河湖海的污染、城市垃圾和汽车尾气不完全燃烧释放出一定量的PCDD/PCDF对环境的污染。医院污物的焚烧、光化学反应等均可引起PCDD/PCDF的污染。食品包装材料，如发泡聚苯乙烯、PVC塑料以及纸制品为主要食品包装材料可将其中的PCDD/PCDF及其类似物迁移到食品中。

毒性作用 二噁英的毒性极高，致癌性强，其毒性主要表现为下列几个方面。

一般毒性 PCDD/PCDF的毒性属极强毒性毒物。其中2,3,7,8-四氯二苯并-对-二噁英（2,3,7,8-TCDD）的毒性最强，豚鼠经口LD_{50}仅为$1\mu g/kg$体重，可使动物体重明显降低，肌肉、脂肪组织急剧减少，称为废物综合征。高剂量经皮及全身染毒均可发生氯痤疮，并伴随腺胸萎缩。

肝毒性 PCDD/PCDF可使多种动物的肝受损，主要表现为肝大、肝细胞坏死以及肝功能异常。肝损害也是人类接触PCDD/PCDF的较常见的表现。

免疫毒性 PCDD/PCDF对动物的体液免疫和细胞免疫均有抑制作用，非致死剂量引起的胸腺萎缩也会影响免疫功能。

生殖毒性和内分泌系统毒性 PCDD/PCDF属环境内分泌干扰物，其生殖毒性以雄性的雌性化最为突出，在雌性动物，可降低大鼠、小鼠及灵长类雌性动物的受孕率，女性职业暴露可出现月经不调、受孕率下降以及流产等。

遗传和发育毒性 PCDD/PCDF通过改变生长因子及其受体水平影响胎鼠的生长发育，对多种动物均有致畸作用。胎儿对PCDD/PCDF敏感比成年人高得多，越战中使用了含二噁英的落叶剂，参加越战的退伍美军的妻子自发性流产和所生子女出生缺陷增加 30%。PCDD/PCDF 对正在发育的神经系统有明显的神经毒性，孕妇摄入受其污染的鱼可致子女出生后学习能力下降。

致癌性 2,3,7,8-TCDD 对动物有极强的致癌毒性，致大鼠肝癌的最低剂量为 10μg/kg 体重。人群所有癌症的总体危险性增加与其接触 2,3,7,8-TCDD 及其同系物有关。国际癌症研究机构于 1997 年将 TCDD 列为 I 级致癌物。将多氯联苯（PCB）和 PCDF 定为 II 类致癌物。

控制措施 应控制环境中 PCDD/PCDF 的污染，如减少含氯化合物的使用；控制垃圾焚烧和汽车尾气排放等；加强食品中 PCDD/PCDF 的监测，同时制定相应的限量标准。世界卫生组织规定人体暂定的每日容许摄入量为 1~4pg/kg。

（凌文华）

shípǐn lǜbǐngchún wūrǎn

食品氯丙醇污染 （propylene chlorohydrin contamination of food）

用盐酸水解法生产水解植物蛋白的过程中氯丙醇所致食品污染。最常见于盐酸水解蛋白工艺生产酱油。氯丙醇指丙三醇羟基被 1~2 个氯原子取代所构成一系列化合物的总称。在酸水解植物蛋白过程中主要形成 4 种氯丙醇化合物，包括单氯取代的 3-氯-1,2-丙二醇（3-MCPD）、2-氯-1,3-丙二醇（2-MCPD）和双氯取代的 l,3-二氯-2-丙醇（l,3-DCP）、2,3-二氯-L-丙醇（2,3-DCP）。氯丙醇化合物均比水重，沸点 > 100℃，常温下为无色液体，溶于水、丙酮、苯、甘油、乙醇、乙醚、四氯化碳。

污染途径 氯丙醇主要存在于用盐酸水解法生产的水解植物蛋白调味液及以其为原料制成的各类食品，主要见于酱油、鸡精和蚝油。固体汤料、快餐和方便面调料以及膨化食品等也含氯丙醇。传统方法生产的天然酿造酱油中没有氯丙醇。但在生产水解植物蛋白时，原料中的脂肪被水解为甘油，再与盐酸的氯离子发生亲核取代反应，优先生成单氯取代的 3-MCPD 和 2-MCPD，主要是 3-MCPD。它们再进一步与盐酸的氯离子发生亲核取代反应，生成 1,3-DCP 和 2,3-DCP。在生成的一系列氯丙醇污染物中，3-MCPD 约占 70%。

毒性作用 3-MCPD 经消化道吸收后广泛分布于全身的组织器官，可与谷胱甘肽结合形成硫醚氨酸而部分解毒，在体内主要被氧化为 β 氯乳酸，并进一步分解成 CO_2 和草酸，还有一部分形成有致突变和致癌作用的环氧化物。3-MCPD 的大鼠经口 LD_{50} 为 150mg/kg 体重，其主要的靶器官为肾；1,3-DCP 的大鼠经口 LD_{50} 为 120~140mg/kg 体重，其主要的靶器官是肝，也损伤肾；3-MCPD 可使动物精子数量减少、活性降低，抑制雄性激素生成，降低生殖能力。3-MCPD 对大鼠和小鼠同样表现为脑干的对称性损伤的神经毒性。虽然大鼠骨髓微核试验及肝程序外 DNA 合成试验均未显示 3-MCPD 有遗传毒性，但细菌和哺乳动物体外培养试验均证实 1,3-DCP 有明显的致突变和遗传毒性，剂量为 19mg/kg 体重时有明显致癌作用，靶器官为肝、肾、口腔上皮以及甲状腺等。

控制措施 改进水解植物蛋白的生产工艺，用蛋白质含量高而脂肪含量较低的原料可大大降低氯丙醇的含量；加强行业自律，酱油和植物蛋白水解液生产企业应当严格按照国家和行业相关标准来组织生产；加强食品中氯丙醇的监测，中国《食品安全国家标准 食品中污染物限量》（GB 2762-2017）中对添加酸水解植物蛋白的液态调味品规定 3-MCDP 限量值是 0.4mg/kg，固态调味品限量值 1.0mg/kg。

（凌文华）

shípǐn bǐngxīxiān'àn wūrǎn

食品丙烯酰胺污染 （acrylamide contamination of food）

淀粉类食品在高温（>120℃）烹调下产生丙烯酰胺所致食品污染。丙烯酰胺（$CH_2{=}CH{-}CONH_2$）是一种白色晶体物质，分子量 70.08，沸点 125℃，熔点 84~85℃，能溶于水、乙醇、乙醚、丙酮、氯仿，不溶于苯及庚烷。室温和酸性环境中稳定，遇碱水解成丙烯酸，在食品中也较稳定。2002 年 4 月瑞典国家食品管理局率先公布，在一些高温油炸和焙烤的淀粉类食品中检出丙烯酰胺。丙烯酰胺有潜在的神经毒性、遗传毒性和致癌性，食品中丙烯酰胺的污染引起了国际社会和各国政府的高度关注。2005 年 2 月，联合国粮农组织和世界卫生组织联合食品添加剂专家委员会对食品中的丙烯酰胺进行了系统的风险评估，并呼吁各国采取措施以减少丙烯酰胺带来的危害。

污染途径 丙烯酰胺主要在高碳水化合物、低蛋白质的植物性食物加热 120℃以上烹调过程中游离天门冬氨酸（土豆和谷类中的代表性氨基酸）与还原糖发生美拉德反应生成。其形成与烹调加工方式、温度、时间、水分等有关。淀粉类食物加热到 120℃时丙烯酰胺开始形成，140~180℃为生成的最佳温度；加工温度较低，如用水煮时，丙烯酰胺生成量很低，但在烘烤油炸的最后阶段，由于食品水分减少而表面温度升高，丙烯酰胺的生成大大增加。食品中形成的丙烯酰胺比较稳定。

毒性作用 丙烯酰胺可通过多种途径被人体吸收，其中经消化道吸收最快。进入体内后，可生成环氧丙酰胺并与DNA结合形成加合物，导致遗传物质损伤和基因突变。环氧丙酰胺被认为是丙烯酰胺的主要致癌活性代谢产物。大鼠、小鼠的经口 LD_{50} 为 $150 \sim 180mg/kg$，属中等毒性物质。动物实验表明丙烯酰胺可引起神经退行性变和降低生育能力；可引起哺乳动物体细胞和生殖细胞基因突变和染色体异常，可致大鼠多组织器官肿瘤。国际癌症研究机构将丙烯酰胺列为ⅡB类致癌物（即人类可能致癌物）。但还没有充足的人群流行病学证据表明通过食物摄入丙烯酰胺与人类某种肿瘤的发生有明显相关性。

控制措施 加强对食物中丙烯酰胺的监测与控制，开展中国人群丙烯酰胺的暴露评估，尽快制定中国食品中丙烯酰胺的限量标准。世界卫生组织规定成年人每日容许摄入量为 $1\mu g/(kg \cdot d)$；食品生产加工企业要改进食品加工工艺和条件，研究减少加工食品中丙烯酰胺形成的方法；教育居民提倡平衡膳食，减少油炸和烧烤食品摄入。

(凌文华)

shípǐn jiēchù cáiliào jíqí zhìpǐn duì shípǐn de wūrǎn

食品接触材料及其制品对食品的污染 (food contamination from food contact materials and products)

在正常使用条件下，各种已经或预期可能与食品接触，或其成分可能转移到食物中的材料和制品所致食品污染。食品接触材料及其制品包括食品生产、加工、包装、运输、贮存和使用过程中用于食品的包装材料、容器、工具和设备，及可能直接或间接接触食品的油墨、黏合剂、润滑油等。它们在与食品、食品添加剂接触的过程中，其中的有毒有害成分会向食品、食品添加剂迁移，如塑料、合成橡胶等材料和容器中未聚合单体、添加剂和其他低分子物质的溶出；玻璃、陶瓷、金属容器中铅、镉、锡等有害金属溶出；纸、竹、木、布等包装材料导致的食品微生物污染等。古代主要以竹、木、陶瓷、植物茎叶、动物皮和内脏等为原料制造包装容器。中国以陶瓷器具酿酒和贮藏食品已有约4000年历史。希腊人在公元前1000多年就用木桶盛葡萄酒。罗马人在公元前750年用羊胃制袋盛装牛乳和干酪。玻璃瓶罐头和马口铁罐头的出现，标志着近代食品包装的出现与发展。

基本安全要求 食品接触材料及制品在推荐的使用条件下与食品接触时，迁移到食品中的物质水平不应危害人体健康；迁移到食品中的物质不应造成食品成分、结构或色香味等性质的改变，不应对食品产生技术功能（但有特殊规定的除外）。食品接触材料及制品中使用的物质在能达到预期效果的前提下应尽可能降低在食品接触材料及制品中的使用量，并应符合相应的质量规格要求。食品接触材料及制品生产企业应对产品中的非有意添加物质进行控制，使其迁移到食品中的量符合要求。对于不与食品直接接触且与食品之间有有效阻隔层阻隔的、未列入相应食品安全国家标准的物质，食品接触材料及制品生产企业应对其进行安全性评估和控制，使其迁移到食品中的量不超过 0.01mg/kg。致癌、致畸、致突变物质及纳米物质不适用于以上原则，应按照相关法律法规执行。

食品接触材料及制品的总迁移量应符合相应产品安全标准中对于总迁移限量的规定。食品接触材料及制品中物质的使用量、特定迁移量、特定迁移总量和残留量等应符合相应食品安全国家标准的规定。

卫生问题 食品接触材料及制品的卫生问题主要来源于其组成成分的迁移（金属、塑料单体、胶黏剂和添加剂等）和微生物污染。食品接触材料及制品污染食品的影响因素主要有：①食品本身的性质，如醋、果汁等酸性食品和酒类易溶解陶瓷和金属容器中有害金属。②食品接触材料及制品的理化性质、纯度、材质是否稳定、小分子物质是否易于溶出等。③食品接触容器的时间。容器使用时间越长，越易污染食品，如长期使用铝制品盛放盐以及碱性、酸性食物易使容器表面的氧化铝保护膜遭到腐蚀和破坏，使部分铝进入食物。④食品接触容器的温度。温度越高，污染越严重，如复合薄膜食品包装袋采用聚氨酯型黏合剂，在食品蒸煮温度过高时，甲苯二异氰酸酯可迁移至食品中并水解生成具有致癌性的2,4-二氨基甲苯。⑤容器本身结构的完整性。容器不完整易溶解出有害物质，罐头盒内皮如镀锡不均匀，易造成电位差，使金属溶出增加。一些传统包装材料、新型包装材料和容器也存在潜在的安全问题。

竹材容器按形状可分为竹篮、

竹筐、竹箱、竹筒等，常用于酒、茶叶、水果、腊肉、笋干、鱼类等包装。使用竹材料生产餐具或食品包装容器，不仅原材料丰富，且生产和使用中污染少，有利于环境保护。竹制餐具或食品包装容器还保留了竹子的自然清香等特性。但竹材易吸湿和失水、开裂，且易被虫蚀，因此，竹材容器存在隔离性不佳、透气、渗水、易受微生物污染等问题。

布制容器如麻袋和布袋等，主要用于包装粮谷类和干豆类等。麻袋和布袋的密闭性和抗生物侵入性均不佳，食品容易受到微生物的污染以及害虫和鼠类的危害。夏秋季节和环境气温较高时，易引起被包装食品失水、发芽和腐烂变质等。麻袋生产过程中使用的软麻油含微量致癌物苯并（a）芘。用麻袋和布袋包装时，必须注意保持清洁、完好，无异味，无害虫，无啮齿类动物危害，储存和运输过程中应注意清洁、卫生，防止异物异味，并保持通风和干燥。

（张立实）

shípǐn jiēchù sùliào cáiliào jí zhìpǐn duì shípǐn de wūrǎn

食品接触塑料材料及制品对食品的污染（food contamination from plastic packaging materials and containers）

在食品生产、加工、包装、运输、贮存和使用过程中，各种已经或预期与食品接触，或其成分可能转移到食品中的塑料材料及制品对食品造成的污染。塑料是以合成树脂（由大量小分子单体通过共价键聚合而形成的高分子化合物）为基础原料，加（或不加）塑料助剂（添加剂）、增强材料和填料，在一定温度和压力下，加工塑制成型或交联固化成型而得到的固体

材料或制品。使用塑料包装材料和容器的历史不长，自20世纪初合成纤维树脂用于食品包装以来，相继出现了聚氯乙烯、聚苯乙烯、聚酰胺、聚偏二氯乙烯、聚乙烯、聚丙烯、聚酯等包装材料，以及它们与纸、铝箔等构成的复合材料，已广泛用于塑料袋等软包装和半刚性、刚性的塑料杯、瓶、盘类容器。塑料有加工简便、美观、价廉、质轻和良好的柔韧性等优点，已大量取代了玻璃、金属、纸类等传统包装材料，成为最主要的食品包装材料。

塑料分类 根据受热后性能的变化，分为热塑性塑料和热固性塑料两大类。中国允许用于食品接触材料及制品的热塑性塑料有聚乙烯、聚丙烯、聚苯乙烯、聚氯乙烯、聚偏二氯乙烯、偏氯乙烯-氯乙烯共聚树脂、聚碳乙烯、聚酰胺等；热固性塑料主要是三聚氰胺甲醛树脂。

污染因素 食品接触塑料材料及其制品对食品卫生和安全方面的隐患主要有以下几个方面。

塑料组成成分迁移污染 树脂本身具有一定的毒性，尤其是其中未聚合或聚合后裂解的游离单体、老化产生的有毒物质等对食品安全有较大影响。例如，聚氯乙烯材料加热或用于包装含油脂食品时，会释放出有毒的氯乙烯单体，该物质能引起肝功能异常，且其代谢产物氯化醛属于烷化剂，可干扰DNA的正常复制，有致突变、致癌作用。

食品接触塑料材料表面污染 塑料易带电，故易造成其表面被尘埃、杂质及微生物污染，进而污染食品；塑料的阻隔性较差，也会增加食品被微生物污染的机会，未经严格消毒的一次性塑料容器和包装材料，以及长期积压

的产品等微生物学指标常超标；塑料上附着的杂质和污染物也不易洗刷。

油墨印刷及添加剂污染 塑料制品企业普遍用油墨在产品上印制公司名称、商标、装饰图案等，但油墨质量参差不齐，一些劣质油墨中往往含有重金属和苯类溶剂等有害物质，可对食品造成污染。制作塑料包装材料时需加多种添加剂，如稳定剂和增塑剂等，其中某些物质（如邻苯二甲酸酯、己二酸二己酯等）有一定的致癌性和致畸性，与食品接触可向食品中迁移，对人体产生危害。

回收塑料带来的污染 塑料制品中的塑料饭盒、餐具、杯盘、饮料瓶及小食品的塑料外包装等，废弃后上百年不烂、不降解，成为"白色污染"。做好废旧塑料的回收利用，可起到保护环境和节约能源的作用。但由于回收渠道复杂，回收的容器上常残留有害物质，难保证清洗和处理完全；且有的厂商为掩盖回收品的质量缺陷，往往添加大量涂料和色素，导致其残留量大，并容易混入回收的大量医用塑料垃圾，故一般规定再生塑料制品不得用于食品包装。

含氯塑料产生的二噁英污染 二噁英属持久性有机污染物（POP），有不可逆的"三致"（即致癌、致畸和致突变）作用和内分泌干扰毒性。含氯塑料垃圾的焚烧可产生大量二噁英，在环境中可持久存在并不断富集，一旦摄入生物体就很难分解或排出，有食物链生物富集效应。人类处于食物链的顶端，更容易受到危害。

常用塑料制品及其主要安全性问题 各种塑料制品理化性质不同，其主要食品安全问题也不

尽相同。

聚乙烯（polyethlene，PE）
半透明和不透明的固体物质，是乙烯的聚合物，可分为低密度聚乙烯和高密度聚乙烯。前者主要用于制造食品塑料袋和保鲜膜等，后者主要用于制造食品塑料容器和管材等。PE属聚烯烃类长直链烷烃树脂，本身无毒。PE塑料的安全性问题主要来源于其中的乙烯单体、添加剂残留以及回收制品中的污染物。乙烯单体有低毒，沸点低，极易挥发，在PE塑料包装材料中残留量很低，且PE塑料中通常加入的添加剂种类和量都很少，基本上不存在残留问题，因此一般认为聚乙烯塑料是较安全的包装材料。但低分子量的PE可溶于油脂使油脂具有腊味，影响食品的质量。

聚丙烯（polypropylene，PP）
丙烯单体聚合而成，与PE的性质相似，本身亦无毒性。其缺点是易老化，生产工艺中常要加入稳定剂，而有些稳定剂对人体有害，如铅盐和钡盐可能溶出而造成食品的重金属污染。

聚氯乙烯（polyvinylchioride，PVC）
以聚氯乙烯树脂为主要原料，添加增塑剂、稳定剂等加工制成。聚氯乙烯树脂本身是一种无毒聚合物，但其游离单体氯乙烯有麻醉作用，可引起四肢血管收缩而产生痛感，并有致癌和致畸作用。氯乙烯在肝中形成氧化氯乙烯，后者具有强烈的烷化作用，可造成DNA结构和功能损伤，引发肿瘤。PVC塑料中常加有增塑剂等多种添加剂，其安全问题主要是残留的氯乙烯单体、降解产物以及添加剂的溶出所致食品污染。中国《食品安全国家标准 食品接触用塑料树脂》（GB 4806.6-2016）规定，食品接触用

PVC成型品中氯乙烯单体残留量≤1mg/kg。PVC塑料有软质和硬质之分，前者增塑剂含量较大，安全性较差，除果蔬外一般不直接用于食品包装；后者不含增塑剂或含量很少，安全性较好，可用于食品包装。此外，聚偏二氯乙烯塑料中也有氯乙烯残留。聚偏二氯乙烯和偏二氯乙烯-氯乙烯共聚树脂中的偏二氯乙烯单体有致突变作用。

聚苯乙烯（polystyrene，PS）
由苯乙烯单体聚合而成，本身无毒、无味、无臭，不易生长真菌。其安全性问题主要是苯乙烯单体及甲苯、乙苯和异丙苯等小分子化合物残留。苯乙烯可抑制动物的繁殖能力，可使肝、肾重量减轻；苯可使白细胞和红细胞减少；甲苯、乙苯、异丙苯对神经系统有毒性作用；乙苯可导致肝和肾重量减轻和病变；异丙苯可使肝重量减轻。用PS制成的容器装牛乳、肉汁、糖汁及酱油等，在常温下放置24小时就会产生异味，不适用做食具，一般多用于制作糖盒之类的容器。可发性（发泡）聚苯乙烯系在普通聚苯乙烯中浸渍低沸点的物理发泡剂而制成，加工过程中受热发泡，常用于制作泡沫塑料制品，如一次性发泡塑料餐盒等。

聚碳酸酯（polycarbonate，PC）
分子链含碳酸酯基的高分子聚合物，无毒、耐油脂，已广泛用于食品包装，如水壶、水瓶、水杯、奶瓶等。其主要问题是合成PC大多需要添加双酚A，而后者有一定类雌激素活性。材料质量问题或特殊环境下溶出一定量的双酚A污染食品，可能诱发性早熟。2008年4月加拿大禁止食品包装材料添加双酚A，欧盟从2011年3月起禁止生产含双酚A

的婴儿奶瓶。中国分别于2011年6月1日和9月1日起，禁止生产和销售含双酚A的婴幼儿食品容器。PC生产中产生的中间体苯酚对皮肤、黏膜有腐蚀性，对中枢神经有抑制作用，对肝、肾功能有损害作用。

三聚氰胺甲醛塑料（melamine formaldehyde，MF）
三聚氰胺与甲醛缩合热固而成，可耐120℃高温，可制成食具。聚合时可能有未充分参与聚合反应的游离甲醛存在，故游离甲醛是MF塑料制品的主要卫生问题。甲醛可造成神经、肌肉、感官等组织器官的损伤，大剂量时可导致死亡。中国《食品安全国家标准 食品接触用塑料树脂》（GB 4806.6-2016）规定，三聚氰胺甲醛树脂中三聚氰胺的特定迁移限量为2.5mg/kg，特定迁移总量限量（以甲醛计）为15 mg/kg。用于生产接触婴幼儿食品的塑料材料或制品时，三聚氰胺的特定迁移限量为1mg/kg；生产的材料或制品不得用于微波炉加热使用。

中国规定不得用酚醛树脂制作食具、容器、生产管道、输送带等直接接触食品的材料。

塑料添加剂及其主要安全性问题 塑料在加工过程中，为提高其制品质量，改善其加工性能和增加花色品种等，常需加入添加剂，常用的有增塑剂、稳定性、抗氧化剂、抗静电剂、润滑剂、着色剂等，其中某些添加剂对人有一定毒性。

增塑剂 用于增加塑料制品的可塑性，使其变软以便能在较低温度下加工的物质。常用的有邻苯二甲酸酯类、磷酸酯类、柠檬酸酯类、脂肪酸酯类以及脂肪族二元酸酯类等。大多数品种安全无害，但某些增塑剂也有一定

的毒性，如磷酸三甲苯酯毒性较大，已禁止用于塑料食具。增塑剂的毒性以内分泌干扰活性（环境类激素）毒性为主，主要影响体内激素类物质的正常生理功能。如邻苯二甲酸二辛酯在中国广泛用作白色塑料袋、一次性饭盒、农用地膜等塑料制品的添加剂。塑料中的邻苯二甲酸二辛酯可伴随使用而释放到空气中，或污染食品而进入生物体内，干扰动物和人体的正常内分泌功能，影响泌尿生殖器发育，可引起多方面的不良后果。

稳定剂 用于防止塑料制品在空气中长期受光的作用或长期在较高温度下逐渐降解的一类物质。大部分为金属盐类，如铅盐、钡盐、镉盐、锌盐、钙盐等。稳定剂的毒性主要是重金属元素迁移，进入人体后易积累而造成慢性中毒。其中铅、钡及镉等金属毒性大，不可作为稳定剂添加到食品用的塑料容器、包装材料和工具、用具。

抗氧化剂 主要有酚类、胺类、含硫化合物、含磷化合物以及有机金属盐类抗氧化剂，其中酚类和胺类应用最广泛。某些抗氧化剂进入生物机体后可破坏机体组织结构，特别是体内的细胞、黏膜和酶等，使细胞组织变性；某些抗氧化剂有遗传毒性，对人体有一定的致癌作用。

抗静电剂、润滑剂和着色剂 抗静电剂如烷基苯磺酸钠盐、α-烯烃磺酸盐等。润滑剂主要是一些高级脂肪酸、高级醇类或脂肪酸酯类。着色剂主要为染料和颜料。多数毒性较低，但应注意着色剂对食品的污染。质量较差的着色剂可能带来诸多卫生隐患，如致癌物质芳香胺等超标、成品脱色试验不合格以及重金属含量超标等。不合格着色剂还可能含多氯联苯等有害物质。

卫生要求 对不同种类的塑料制品的卫生要求不同，但总的要求是应无毒、无害。中国对食品接触用塑料树脂和成型品都制定了相应的食品安全标准。食品接触用材料及制品通常要进行一般溶出试验和特异性指标检测。溶出试验是根据食品接触材料及制品的不同用途（盛装水性、酸性、油性、醇性食品等），分别用水（代表水和中性食品）、4%乙酸（代表酸性食品）、植物油（代表油脂食品）、乙醇（代表含酒精食品）浸泡后测定总迁移量、高锰酸钾消耗量（代表向食品中迁移的总有机物质及不溶性还原性物质的量）、重金属（以铅计）、脱色试验等。特异性指标检测是根据食品包装材料的特性，检测可能污染食品的砷、氟、有机物单体残留物（如氯乙烯单体、苯乙烯单体）、裂解物（如氯乙烯、苯乙烯、酚类、甲醛）、助剂、荧光性物质等，如对复合包装袋检测二氨基甲苯。具体可参照食品安全国家标准（GB 31604 系列）。

（张立实）

túliào duì shípǐn de wūrǎn

涂料对食品的污染（food contamination from coating material） 使用涂料造成的食品污染。为防止食品对容器的腐蚀或防止容器中某些有害物质对食品的污染，常需要对食品容器内壁涂上涂料，使其形成一层耐酸碱、抗腐蚀的涂膜。涂料分为两大类：非高温成膜涂料和高温固化成膜涂料。前者主要包括环氧聚酰胺树脂涂料、过氧乙烯涂料、生漆等；后者主要包括有机氟涂料、环氧酚醛涂料、有机硅防粘涂料等。《食品安全国家标准 食品接触用涂料及涂层》（GB 4806.10-2016）规定，涂料及涂层的总迁移量不应超过 $10mg/dm^2$，高锰酸钾消耗量不超过 $10mg/kg$，重金属（以 Pb 计）不应超过 $1mg/kg$。

环氧聚酰胺树脂涂料 双酚A（二酚基丙烷）与环氧氯丙烷聚合而成。聚合程度不同，分子量也不同。分子量越大越稳定，有害物质越不易溶出和向食品中迁移，其安全性越高。聚酰胺作为环氧聚酰胺树脂涂料的固化剂，是一种高分子化合物，未见有毒性报道。环氧聚酰胺树脂涂料的质量安全性取决于其环氧树脂的环氧值、固化剂的配比以及固化度。固化剂配比适当，固化度越高，环氧树脂涂料向食品中迁移的未固化物质就越少。按照中国《食品安全国家标准 食品接触用涂料及涂层》（GB 4806.10-2016）规定，环氧聚酰胺树脂中环氧氯丙烷的最大残留量为 $1mg/kg$，特定迁移限量为 $0.01mg/kg$；双酚A的特定迁移限量为 $0.6mg/kg$。环氧聚酰胺树脂仅用于生产用于食品容器内壁作为防腐蚀用的涂层，不得用于生产婴幼儿专用食品接触材料及制品。

过氯乙烯涂料 主要卫生问题是过氯乙烯树脂含致癌物氯乙烯单体，成膜后可能有氯乙烯的残留，按照中国《食品安全国家标准 食品接触用涂料及涂层》（GB 4806.10-2016）规定，成膜后的过氯乙烯涂料中氯乙烯单体最大残留量为 $1mg/kg$。增塑剂、溶剂等助剂必须符合中国《食品安全国家标准 食品接触材料及制品用添加剂使用标准》（GB 9685-2016）的有关规定，不得使用高毒助剂。涂膜应均匀，无气泡、斑点、皱褶、脱落等现象。

生漆 中国特有天然漆，又

称中国漆，主要成分为漆酚。主要安全问题是游离酚和甲醛可向食品中迁移。

有机氟涂料 包括聚氟乙烯、聚四氟乙烯、聚六氟丙烯涂料。最常用的是聚四氟乙烯，该涂料是一种高分子化合物，化学性质稳定，一般情况下不会有单体残留，是一种较安全的食品包装钢桶内壁涂料。但它对被涂钢桶的清洁程度要求较高，喷涂前通常要用铬酸盐先进行清洗处理，可能造成铬盐残留。中国《食品安全国家标准 食品接触用涂料及涂层》（GB 4806.10-2016）规定，铬和氟的特定迁移限量分别为0.01mg/kg 和 0.2mg/kg。有机氟涂料在280℃时会发生裂解，产生挥发性很强的有毒氟化物，所以此类涂料制品的使用温度不得超过250℃。

环氧酚醛涂料 环氧树脂与酚醛树脂的共聚物，加热烧烤成膜，一般喷涂在食品罐头内壁，有抗酸抗硫作用。环氧酚醛含少量游离酚和甲醛等未聚合的单体和低分子聚合物，可与食品接触而向食品中迁移。因此，应严格控制成膜后涂料中游离酚和甲醛的溶出量。

有机硅防粘涂料 以含羟基的聚甲基硅氧烷或聚甲基苯基硅氧烷为主要原料，配以一定的助剂而成，是一种比较安全的食品容器内壁防粘涂料。一般不控制其单体残留，主要控制其中杂质的迁移。

(张立实)

fùhé cáiliào jí zhìpǐn duì shípǐn de wūrǎn

复合材料及制品对食品的污染（food contamination from compound packaging materials）

使用复合材料及制品造成的食品污染。复合包装材料是由不同材质或相同材质材料通过粘合、热熔或其他方式复合而成的两层或两层以上食品接触材料及制品。其原料种类多，如金属、纸、塑料等。常用的是以纸、玻璃纸、塑料薄膜、金属箔等柔性包装材料为基础材料，经过复合加工方法所得到的具有柔软性的材料，如玻璃纸/塑料、塑料/塑料、玻璃纸/塑料/金属箔材料等。

卫生问题 基础材料和加工方法不同，安全隐患亦不同。

原料卫生 各种原料如纸、玻璃纸、塑料薄膜、金属箔等都应符合相应的卫生标准。食品接触面材料的类别决定其主要存在的安全问题。如塑料中的单体和加工助剂都属低分子化合物，在一定介质和温度条件下，可从塑料中溶出，转移到食品中，对人体健康造成危害。

复合用黏结剂及其稀释剂残留 用于复合的胶黏剂及其稀释剂的残留常有一定危害。例如，聚氨酯型黏合剂，由于其中常含有甲苯和二异氰酸酯（TDI），蒸煮食物时，TDI 可移入食品，并可水解产生有致癌作用的 2,4-二氨基甲苯（TDA）。TDA 可经呼吸道、消化道和皮肤吸收。对黏膜、呼吸道和皮肤有刺激作用，可引起湿疹或类似丹毒的痂皮，主要中毒表现有支气管炎、气管炎、喘息等。TDA 属中等毒性（大鼠经口 LD_{50} 为 260mg/kg 体重），并有致突变作用。国际癌症研究机构认为 TDA 对人可能致癌且对环境可造成长期的影响。因此，中国《食品安全国家标准 食品接触材料及制品用添加剂使用标准》（GB 9685-2016）中规定，只有改性聚丙烯和聚氨酯两类胶黏剂可用于食品包装。

印刷油墨的安全隐患 主要有树脂型印刷油墨和溶剂型印刷油墨。后者包括苯溶性印刷油墨、醇溶性印刷油墨、水溶性印刷油墨等。它们均存在重金属、有机挥发物、溶剂残留等安全隐患。中国食品包装主要使用溶剂型印刷油墨，含大量有害溶剂如苯、甲苯、二甲苯、乙酸乙酯、乙酸丁酯、异丙醇、正丙酯、正丁酯等，苯类溶剂的危害最大，已被美国食品药品管理局列入可致癌物。此类溶剂如果渗入皮肤或血管，可损害人体造血功能和神经系统，甚至导致白血病。无论树脂型还是溶剂型印刷油墨，其重金属如汞、铅、砷、铬、镉、硒、锑、钡等也会对人体造成危害。

(张立实)

xiàngjiāo cáiliào duì shípǐn de wūrǎn

橡胶材料对食品的污染（food contamination from rubber material）

使用橡胶材料及其制品所致食品污染。常见的食品用橡胶制品如奶嘴、高压锅垫圈、罐头垫圈、瓶盖垫片等，橡胶材料及其制品的毒性主要来源于橡胶基料中的单体和添加的助剂。

橡胶分类 分为天然橡胶和合成橡胶。

天然橡胶 以异戊二烯为主要成分的不饱和状态的天然高分子化合物，含烃量90%以上，可分为乳胶、烟片胶、风干胶片、白绉片、褐绉片等。褐绉片的杂质较多，质量较差；烟胶片经过烟熏，可能含有多环芳烃类化合物，均不适合用于食品接触材料。白绉片质地纯净，是主要用于生产食品包装用橡胶制品的原料。

合成橡胶 包括硅橡胶、丁苯橡胶、乙丙橡胶、氯丁二烯橡胶和丁二烯橡胶等，为人工合成的高分子聚合物。硅橡胶的化学成分为聚二甲基硅烷，性质稳定，毒性很小，可用于食品工业和食品包装。丁苯橡胶由丁二烯和苯乙烯共聚而成，苯乙烯单体有毒，但聚合物本身无毒，亦可用于食品工业和食品包装。乙丙橡胶由乙烯和丙烯聚合而成，尚未发现有慢性毒性和其他不良作用，已被广泛用于制作食品用橡胶制品。氯丁二烯橡胶由二氯-1,3-丁二烯聚合而成，二氯-1,3-丁二烯单体有致癌作用，不得用于制作食品用橡胶制品。丁腈橡胶由丁二烯和丙烯腈共聚而成，其中单体丙烯腈毒性较大，大鼠 LD_{50} 为 $78 \sim 93mg/kg$ 体重。中国《食品安全国家标准 食品接触用橡胶材料及制品》（GB 4806.11-2016）规定，含丙烯腈的橡胶制品中丙烯腈的特定迁移限量为 $0.01mg/kg$。丁二烯橡胶是丁二烯的聚合物，可用于食品工业。

橡胶添加剂　橡胶加工成型时常需要加入大量助剂，主要包括促进剂、防老化剂和填充剂。

促进剂　能促进硫化作用的物质。可缩短硫化时间，降低硫化温度，减少硫化剂用量、提高橡胶的物理机械性能如硬度、耐热度和耐浸泡性等。分为无机促进剂与有机促进剂两大类。前者如氧化镁、氧化锌和氧化钙等，均较安全；氧化铅对人体有毒性作用，禁止用于餐具等食品包装材料。后者多属于醛胺类，如六甲四胺（乌洛托品，又名促进剂H），加温可分解出甲醛，不能用于食品包装；硫脲类中乙撑丁硫脲有致癌作用，已被禁用；秋兰姆类的烷基秋兰姆硫化物中，烷基分子越大，安全性越高，如双五烯秋兰姆较为安全，但二硫化四甲基秋兰姆能与锌结合，对人体有害；架桥剂中过氧二苯甲

酰的分解产物二氯苯甲酸毒性较大，不能用于食品包装。

防老化剂　加入防老化剂旨在提高橡胶制品的热稳定性（耐热性）、耐酸性、耐臭氧性和耐曲折龟裂性。常用的有对苯二胺类、喹啉类、二苯胺类、萘胺类和酚类化合物。许多芳香胺类化合物的衍生物有明显毒性，如 β-萘胺可致膀胱癌，N, N′-二苯基对苯二胺在人体内可以转变成 β-萘胺。若使用酚类化合物作为防老化剂，应限制其中游离酚的含量。

填充剂　常用两类物质：氧化锌和炭黑。炭黑常含多环芳烃类化合物，如苯并（a）芘，有致突变和致癌作用。所以，添加的炭黑需经高温处理除去多环芳烃。法国、意大利规定，炭黑中并（a）芘含量应<0.01%，德国规定应<0.15%。

卫生标准　食品工业使用的橡胶制品，为了在外观上能区别是否能用于食品工业，规定用红白两种色泽的橡胶为食品工业用，黑色的橡胶制品为非食品工业用。国内外对橡胶制品都定有严格的质量和安全标准，以防止其中有害物质对食品造成污染。中国已制定的橡胶制品相关标准有《食品安全国家标准 食品接触用橡胶材料及制品》（GB 4806.11-2016）、《食品安全国家标准 奶嘴》（GB 4806.2-2015），橡胶制品中允许使用的添加剂则按《食品安全国家标准 食品接触材料及制品用添加剂使用标准》（GB 9685-2016）执行。

（张立实）

táocí-tángcí duì shípǐn de wūrǎn

陶瓷搪瓷对食品的污染

（food contamination from ceramic and enamel）　使用陶瓷搪瓷类容器所致食品污染。常见的

陶瓷搪瓷类食品容器有瓶、罐、缸、坛、盆、碗、碟、勺等。

陶瓷制品　陶瓷器，是指以黏土、长石、石英等天然矿物为主要原料，加入助熔性原料如长石、白云石、铝镁矿石等，经配料、粉碎、炼泥、成型、干燥以及上釉等工序，再经高温烧结而成的制品。陶器的烧结温度为 $1000 \sim 1200℃$，瓷器的烧结温度是 $1200 \sim 1500℃$。中国是使用陶瓷制品历史最悠久的国家，约在3800多年前中国即发明了陶器。古代陶器多为灰色的粗陶器，有色花纹陶器称彩陶，此后又发明了白陶和瓷器。陶器质地较粗糙，完全不透明，上有气孔，具有吸水性；瓷器则质地细密坚硬，具半透明状态，上无气孔，也无吸水性。现代陶瓷器有不渗水性、不导电、耐高温、不熔化、耐腐蚀等特性。从生活角度而言，陶瓷容器有隔热性能好、不吸水、表面坚硬光滑、透气性低、易洗涤等优点，成为家用首选。与其他材质的包装容器相比，陶瓷更能保持食品的风味，包装更具有民族特色。例如，用陶瓷容器包装的腐乳，质量优于其他材质包装的腐乳，且因陶瓷容器不能完全阻隔空气，有利于腐乳的后期发酵。

搪瓷制品　搪瓷是以铁皮做坯胎，将瓷釉涂覆在其上，经烧结而成，烧结温度为 $800 \sim 900℃$。景泰蓝则是一种在金坯或铜坯上烧结搪瓷釉料的类似搪瓷制品。搪瓷釉料的主要成分有玻璃釉、乳浊剂、彩色成分及其他填料。氧化镍和氧化钴等为密着剂，可使搪瓷釉密着于坯料铁板上。

卫生问题　主要是铅或镉等重金属溶出，来源于两方面：一是陶瓷坯体表面的釉；二是釉表

面的颜料、花纸等。

釉中重金属溶出 陶瓷和搪瓷表面均通过上釉加工处理，所用的釉是一种玻璃态物质。其化学成分与玻璃相似，主要由铅、锌、锑、钡、钛、铜、铬、钴等多种金属氧化物硅酸盐和非金属氧化物的盐类组成。不同彩釉组成各异，如奶黄色釉料主要由铅化合物组成；大红、黄色釉料由镉化合物和铅化合物组成。所以，奶黄色喷花类搪瓷制品中铅、镉的溶出常较多。烧制过程中温度较高的产品，其所含的铅、镉能形成不溶性盐，使用时一般不会有铅、镉等有害元素溶出，或因其溶出量极少而不易对人体造成危害。但对某些烧制温度较低的制品，彩釉未能形成不溶性硅酸盐，使用时有害金属易溶出而污染食品。特别是用其存放酸性食品（如醋、果汁等）和酒时，有害金属更易溶出而进入食品。重金属的溶出，还与器皿的机械性状和釉的理化性质有关，表面粗糙或有龟裂的容器，其重金属溶出量较高。

花纸中重金属溶出 陶瓷制品按产品花面装饰方法不同，分为釉上彩、釉下彩、釉中彩、色釉瓷及未加彩的白瓷。不同装饰方式，其铅、镉等重金属溶出量也有所不同。釉中彩、釉下彩和大部分色釉瓷、白瓷的铅、锡溶出较少，而釉上彩的铅、镉溶出较多。釉上彩陶瓷是用颜料制成的花纸贴在釉面上或直接以颜料绘于产品表面，再经高温烧结而成的制品。釉上彩花纸的烤烧温度在 750～850℃，低于釉层的熔融温度。颜料不能沉入釉层中，只是紧贴于釉层表面，即装饰颜料不能在陶瓷彩绘面上形成一层很薄、致密性的玻璃层，导致颜料中的铅、镉易从颜料中溶出。釉下彩陶瓷是将色料画在已干或未干的制品上，涂上一层釉再烧，色料覆盖一层透明和光亮的陶瓷，色彩附着牢固，但其花色有限，且工艺难度较大。中国市场上销售的陶瓷器中，80% 以上的都是釉上彩。使用不当可能导致重金属溶出。在使用新的彩色陶瓷、搪瓷容器和餐具前，应先用开水煮或浸泡 5 分钟以上，或用食醋浸泡 2～3 小时，将陶瓷里的重金属尽量溶解出来。

卫生标准 中国《食品安全国家标准 陶瓷制品》（GB 4806.4-2016）要求上釉制品釉彩均匀，装饰无脱落现象。《食品安全国家标准 搪瓷制品》（GB 4806.3-2016）要求搪瓷制品表面应平滑，涂搪均匀，无裂口、缺口、鱼鳞爆、脱瓷、爆点、泛沸痕、孔泡、露黑。上述两个标准均规定了铅和镉的残留限量，具体的卫生指标见表 1、表 2。

（张立实）

jīnshǔ zhìpǐn duì shípǐn de wūrǎn
金属制品对食品的污染（food contamination from metal ware）金属包装材料（铁、铝和不锈钢等）和金属容器所致食品污染。最常用的金属材料是马口铁、镀锌钢板、铝和铝箔等，还有铜制品、锡制品和银制品等。

金属容器的特点 金属制品作为包装材料，有优良的阻隔性能。金属的水蒸气透过率很低，完全不透光，能有效避免紫外线的有害影响，阻气性、防潮性较好，能长时间保持食品的质量，其机械性能、表面装饰性能和废弃物处理性能亦很好，故被广泛使用。其最大的缺点是其化学稳定性差，不耐酸碱，特别是包装和盛放酸性内容物时金属离子易析出，金属离子被人体摄入，可在体内逐渐富集而产生毒性作用。一般需要在其内外壁施涂涂料。内壁涂料是涂布在金属罐内壁的有机涂层，防止内容物与金属直

表 1 陶瓷制品中铅和镉的残留限量

指标	扁平制品 （mg/dm²）	大空心制品 （mg/L）	小空心制品 （杯类除外）（mg/L）	杯类 （mg/L）	烹饪器皿 （mg/L）	贮存罐 （mg/L）
铅	0.8	1.0	2.0	0.5	3.0	0.5
镉	0.07	0.25	0.30	0.25	0.30	0.25

表 2 搪瓷制品中铅和镉的残留限量

指标	非烹饪用		烹饪用		贮存罐 （mg/dm²）
	扁平制品 （mg/dm²）	空心制品（<3L） （mg/L）	扁平制品 （mg/dm²）	空心制品（<3L） （mg/L）	
铅	0.8	0.8	0.1	0.4	0.1
镉	0.07	0.07	0.05	0.07	0.05

接接触，避免电化学腐蚀，提高食品的货架寿命，但涂层中的化学物也会在罐头和相关容器的加工和贮藏过程中向内容物迁移而造成污染。外壁涂料旨在防止外壁腐蚀并起到装饰和广告作用，应符合罐装食品加工及相应的安全要求，涂料及油墨不得污染食品。中国《食品安全国家标准 食品接触用金属材料及制品》（GB 4806.9-2016）规定，食品接触用金属材料及制品的表面应清洁，镀层不应开裂、剥落，焊接部分应光洁，无气孔、裂缝、毛刺；迁移试验所得浸泡液不应有异臭。

卫生问题 铁、铝、铜、不锈钢等金属板、片加工成型的桶、罐、管、盘、壶、锅、铲、刀等，以及以金属箔（主要是铝箔）制作的复合材料和容器已被广泛用作食品包装材料。

铁 马口铁是电镀锡薄铁板的俗称，又叫镀锡铁。镀锡可起保护和防锈蚀作用，有时锡也会溶出而污染罐内食品。随着罐藏加工技术的改进，已基本避免了焊接处铅的迁移和罐内层锡的迁移。例如，在马口铁罐头盒内壁涂上涂料，亦有助于减少锡、铅等溶入罐内食品。镀锌钢板，俗称白铁皮，是表面镀锌的薄钢板。镀锌层可保护钢板在使用过程中免受空气腐蚀，一般都要经过钝化处理，在铬酸或铬酸溶液中钝化形成的钝化膜不易与潮湿空气作用，其防腐能力较强。锌易溶于酸或碱，且易与硫化物反应，所以不适于包装或盛放酸性、碱性或含硫化物的食品。中国曾报道几起由于使用锌桶盛装食醋、大白铁桶盛装酸梅汤和清凉饮料等而引起的锌中毒事件。

铝 铝合金薄板和铝箔应用最多。包装用铝材大多是合金材料，主要元素有锰、镁、铜、锌、铁、硅、铬等，其主要食品安全问题是铸铝和回收铝中的杂质。中国对铝制餐具的抽查结果表明，精铝餐具金属溶出量明显低于回收铝餐具，回收铝中的杂质和有害金属难以控制，易造成食品安全问题。

铝制容器在使用时可能会发生铝溶出的问题，并且会因使用条件如 pH、温度、共存物质的性质等的差异而造成溶出量的不同。溶出的铝被人体摄入，可引起对大脑、肝、骨骼、造血系统和细胞损伤和毒性。临床研究表明，透析性脑痴呆症的发生与铝摄入有一定相关性。铝中毒还可导致小细胞低色素性贫血。中国《食品安全国家标准 食品接触用金属材料及制品》（GB 4806.9-2016）中除不锈钢外，其他金属材料及制品的迁移物指标见表1。

表1 除不锈钢外其他金属材料及制品的迁移物指标

检测项目	指标（mg/kg）
砷	≤0.04
镉	≤0.02
铅	≤0.02

不锈钢 中国用作食品容器的不锈钢大多为奥氏体型和马氏体型。铬是使不锈钢获得耐蚀性的主要元素，钢中含铬量达到12%左右时，铬能与氧作用，在钢表面形成一层很薄的氧化膜（自钝化膜），可阻止钢基体的进一步腐蚀。除铬外，其他常用的合金元素还有镍、钼、钛、铌、铜、氮等，以满足各种用途对不锈钢结构和性能的要求。不锈钢有良好的耐腐蚀性，抗腐蚀能力大小随钢质本身的化学组成及空气中化学成分而改变。在海滨城市，空气中盐分较重，不锈钢容易被腐蚀，造成金属元素溶出，产生食品安全问题。中国《食品安全国家标准 食品接触用金属材料及制品》（GB 4806.9-2016）中不锈钢的迁移物指标见表2。

表2 不锈钢的迁移物指标

检测项目	指标（mg/dm²）
砷	≤0.04
镉	≤0.02
铅	≤0.05
铬	≤2.0
镍	≤0.5

正常情况下，人体对某些金属元素有一定需求，摄入量在安全范围之内，不会产生危害，超出此范围则可产生毒性作用。短时间内大量摄入某种金属元素可导致急性中毒；长期低剂量（低于急性中毒剂量，但高于食品安全限量标准）摄入则会产生慢性危害。金属包装材料在制作时符合相关标准，使用时尽量避免有利于金属元素溶出的条件，是防止金属制品污染的有效措施。

（张立实）

bōli zhìpǐn duì shípǐn de wūrǎn
玻璃制品对食品的污染（food contamination from glassware）

使用玻璃制品包装或盛放食品所致食品污染。玻璃是以石英石（硅酸盐）和碱性成分（碳酸钠、碳酸钾、碳酸钙、碳酸镁等）为主要原料，加以金属氧化物，在1400～1600℃高温下熔融、凝固而成的固体物质。其中金属氧化物包括氧化钠、氧化钙、氧化铝、氧化硼、氧化钡、氧化铬和氧化镍等。根据原料及化学成分的不同，玻璃可以分为钠钙玻璃、氧化铝硅酸盐玻璃、铅晶体玻璃、硼硅酸玻璃、磷酸盐玻璃等。食品包装主要采用的是钠钙玻璃。

玻璃容器的特点　作为一种传统包装材料，玻璃容器有以下优点：化学稳定性较其他材料好，无毒无味；阻隔性能好，对食品的滋味和香气保持性极好；透明性好，适合用于透明包装；刚性好，不易变形等。尽管玻璃容器有成本高、易碎、重量较大等缺陷，但蜂蜜、植物油、果酱、果汁和健康饮料等食品仍广泛使用玻璃容器包装。

卫生问题　生产玻璃制品的原料硅酸盐毒性较小，其主要的食品安全问题来源于生产中添加的各种物质。

白砒和三氧化二锑残留　熔制钠钙硅酸盐玻璃的传统工艺中，以往多采用白砒和三氧化二锑作澄清剂，以脱除其中的气泡。白砒即三氧化二砷，白色结晶粉末或无定形的玻璃状晶体，微溶于冷水，易溶于热水，剧毒。其大鼠经口 LD_{50} 为 138mg/kg 体重，人经口致死量为 100～300mg。白砒加热后，可以放出氧气，减少玻璃气泡中气体的分压，加速气泡的排除，达到澄清的目的。砷及其化合物可致急、慢性砷中毒，并有致癌作用。三氧化二锑为白色结晶粉末，其澄清作用与白砒相似，但分解温度较白砒低，毒性比白砒小。其大鼠经口 LD_{50} 为 7000mg/kg 体重。锑在体内可与含巯基的酶结合，抑制某些巯基酶如琥珀酸氧化酶等的活性，干扰体内蛋白质及糖代谢，引起心、肝和神经系统损害。随着环保要求日益严格，砷、锑类澄清剂已逐渐被氧化铈澄清剂、稀土澄清剂等新型环保澄清剂所取代。

重金属溶出　玻璃器具的主要安全问题还在于有色玻璃的着色剂溶出。如蓝色需要用氧化钴；竹青色、绿色需要用氧化铜和重铬酸钾；红色和绿色需要用氧化铅等。这些金属离子可从玻璃制品中溶出而污染食品。

铅溶出　晶质玻璃器皿常用铅丹或密陀僧做原料，因为氧化铅能增加玻璃的比重，提高玻璃折射率，使玻璃具有特殊的光泽和良好的折光性能。晶质玻璃制品中的氧化铅含量可高达 20%～30%。用它盛水，一般还不至于引起铅中毒，但若用来盛酒或酸性饮料，则其中的铅易被溶解而进入酒或酸性饮料中。酒对铅的溶解量与时间成正比。在日常生活中，对玻璃类餐饮用具除应注意清洁卫生外，一定要尽量避免水晶制品长期储存酒类、果汁或酸性饮料，以免铅蓄积引起中毒。

卫生标准　中国《食品安全国家标准 玻璃制品》（GB 4806.5-2016）将玻璃容器分为扁平制品、小空心制品、大空心制品、贮存罐和烹饪器皿，要求玻璃制品应无飞边、裂纹及崩损缺口，并规定了各类玻璃制品的金属溶出限量（表）。

(张立实)

shípǐn jiēchù yòngzhǐ hé zhǐbǎn cáiliào jí zhìpǐn duì shípǐn de wūrǎn

食品接触用纸和纸板材料及制品对食品的污染（food contamination from paperboard materials and products contacted with food）

食品接触用纸和纸板材料导致的食品污染。食品接触用纸和纸板材料种类很多，包括涂蜡纸、纸浆模塑制品及食品加工烹饪用纸等。纸类包装因价格低廉、防护性能好、储运方便、易造型装潢等优点而被广泛使用，在食品包装中占有重要地位。

卫生问题　单纯的优质纸无毒、无害，且在自然条件下能被微生物分解，对环境无污染。但由于其原材料可能受到污染，或者在加工处理过程中会掺入或污染一些杂质、细菌和某些化学残留物，影响纸包装食品的安全性。

原材料污染　制纸原料有木浆、草浆、棉浆等。原料植物在种植和贮存中常用大量高毒高残留农药，可能残留。贮存不当还会导致霉菌污染。另外，在制纸原料中经常混杂着废旧回收纸。回收纸虽经过脱色，但只是将油墨颜料脱去，而有害物质铅、镉、多氯联苯等仍可能残留在纸浆中。所以，中国规定禁止使用废旧回收纸做食品用纸原料。

生产过程油墨等溶剂污染　为使纸变白，常在纸加工中添加荧光增白剂。制作托蜡纸则需要用石蜡处理，石蜡常含多氯联苯等有害物质。制作玻璃纸，需要用甘油、聚乙烯乙二醇、尿素等进行软化，并使用二硫化碳作脱硫漂白处理等。荧光增白剂、多氯联苯、二硫化碳等对人体均具有一定毒性，荧光增白剂和多氯联苯还可致癌。中国很少有食品包装印刷专用油墨，普通油墨大多含有铅、镉等有害元素及甲苯、二甲苯、多氯甲苯等挥发性物质。

表　食品接触玻璃制品金属溶出允许限量

指标	扁平制品 （mg/dm²）	贮存罐 （mg/L）	大空心制品 （mg/L）	小空心制品 （mg/L）	烹饪器皿 （mg/L）	口缘要求 （mg/L）
铅	0.8	0.5	0.75	1.5	0.5	4.0
镉	0.07	0.25	0.25	0.5	0.05	0.4

苯类溶剂在中国《食品安全国家标准 食品接触材料及制品用添加剂使用标准》（GB 9685-2016）中规定不允许使用。甲苯、二甲苯的沸点均超过110℃，而在印刷工艺过程中，干燥温度只有70℃左右，故苯类溶剂不能被彻底清除，会有一部分残留在墨层中。苯进入人体后，会损害神经系统和造血功能。油墨使用的颜料、染料中还含有重金属（铅、镉、汞、铬等）及苯胺和多环芳烃类物质，许多苯胺类或稠环类染料有致癌作用。印刷时因相互叠放，还会造成无印刷面也接触油墨。为保证食品安全，应采用无苯油墨印制食品包装。

其他 造纸过程中还会用到施胶剂、防水剂、增强剂、杀菌剂等化学物质，它们可部分残留在纸张中。纸张生产过程中也可能产生一些有毒物质，如在氯气漂白中会产生有很强致癌和致畸作用的二噁英。防水剂和增强剂在造纸过程中可能降解，生成对人体有毒害的低聚物和单体。

卫生标准 中国《食品安全国家标准 食品接触用纸和纸板材料及制品》中（GB 4806.8-2016）规定，使用于直接接触食品的各种原纸和食品包装用纸应色泽正常，无异臭、霉斑或其他污物，迁移试验所得浸泡液不应有着色、异臭等感官性的劣变；食品接触用纸和纸板材料及制品使用的原料不应对人体健康产生危害，甲醛残留限量为 1.0mg/dm²，不得检出荧光性物质和致病菌，霉菌的限量为50CFU/g。

（张立实）

mùqì duì shípǐn de wūrǎn

木器对食品的污染（food contamination from woodenware）

使用木质材料和容器包装或盛放食品而造成的食品污染。木材作为包装材料历史悠久，常见的有木箱、板条箱、胶合板箱、木桶、托盘等。实木包装材料可能携带森林病虫害。中国森林资源相对匮乏，人造板包装材料应用日益增多。例如，无醛纤维板已被用于月饼包装盒、红酒包装盒、茶叶包装盒等。木材作为包装材料的优点是强度高，抗机械损伤能力强；可承受较大的堆垛载荷；有一定缓冲性能；取材广泛，制作较容易；可实现托盘包装和机械化吊装；回收性能好等。其缺点是重量大，使运费增加；吸湿性强，易腐、易受虫蛀。安全性问题主要来源于甲醛、重金属等有害物质。

甲醛：各类胶合板生产中普遍使用脲醛胶黏剂，包括改良脲醛胶、E₂脲醛胶、E₁脲醛胶等，其中甲醛含量70%以上。甲醛是一种有强烈刺激性气味的气体，过量吸入会严重损害呼吸道黏膜和免疫系统，并可能导致白血病和肺部疾病。

重金属：实木材料容易受真菌和白蚁危害，国内外普遍采用铬化砷铜对木材进行防腐处理。砷是公认致癌物，并具有遗传毒性。木质包装的食品在运输和长时间存放过程中，残留的砷和铬可能会迁移至食品中。胶合板箱在生产过程中还会使用某些遮盖其缺陷的颜色隐蔽剂，如铁黄素和铁红素等物质，其中含有大量铅和汞，污染食品可致急性或慢性中毒。

涂料：为使木质包装材料表面更光滑以及防止被腐蚀，常会在其表面涂一层涂料。常用的涂料品种有硝基涂料、酸固化涂料、不饱和树脂涂料、聚氨酯涂料、紫外光固化涂料和水性涂料等。除水性涂料外，其他涂料均存在一定的安全性问题。

（张立实）

shípǐn wùlǐxìng wūrǎn

食品物理性污染（physical pollution of food）

食品生产加工中杂质超量或食品吸附、吸收外来的放射性核素所致的食品质量安全问题。污染物种类繁杂，根据来源及性质，主要分为两类，一类是杂物，如小麦粉生产过程中混入磁性金属物，属于杂物污染；另一类是放射性污染物，如某地区所产茶叶含高水平的钋（²¹⁰Po）。食品物理性污染会严重影响食品应有的感官性状和营养价值，使食品的质量下降，或出现安全问题。常源于偶然污染和不规范食品加工处理，可发生在从收获到销售的各个环节。由于污染种类繁多，食品安全标准无法对所有食品物理性污染物制定限量标准，给预防及食品安全监督管理带来诸多困难。

（凌文华）

shípǐn záwù wūrǎn

食品杂物污染（physical contaminant pollution on food）

食品生产加工过程中的杂质超过规定含量所致食品污染。在日常生活中很常见且污染物种类繁多。虽然有些杂物污染物不像化学性污染物那样引起急慢性中毒和致癌等危害，但同样会损害消费者的身心健康，如嗑掉牙、划伤和割伤口腔等。控制食品中杂物污染是提高食品质量、提升食品安全管理水平中的重要环节。

污染途径 主要来自食品生产、储藏、运输、销售、加工过程，以及意外污染或人为掺假掺杂等行为。①食品生产加工时的污染，例如，食品生产时灰尘、污血、毛发、草籽、金属、玻璃、木头、纸屑等掉落到食品原料中；设备不合格或陈旧造成加工管道金属颗粒或玻璃碎屑掉落。②食品存储过程中的污染，如昆虫、苍蝇、老鼠尸体或粪便的污染，也包括部分包装容器和材料的污染。③食品运输过程中的污染，如运输工具、运输环境、装载工具、铺垫物、遮盖物等的对食品的污染；意外污染，如头发、指甲、戒指、线头、烟头掉落及使用不清洁生产工具所造成的污染。④食品掺假掺杂，在食品中非法掺入外观、物理性状或形态相似的非同种类物质，或非法掺入非同一种类或同种类劣质物质所造成的污染。掺假的物质在外观和气味上与真实物质难鉴别，如肉中注水、奶粉掺糖、小麦粉掺滑石粉、油条掺洗衣粉、味精掺食盐等。掺杂的污染物众多，如粮食中掺入沙石、糯米中掺大米。

控制措施　根据食品的生产工艺流程以及国家为维护食品安全所制定的法律法规，食品杂物污染可从以下几个方面进行预防：①加强食品生产管理，把住产品的源头关，执行良好生产规范（GMP），加大检查力度，加大立法力度和处罚力度，保证进入食品加工程序的原料合格。②加强食品加工质量管理，采用先进加工质量控制技术，改进加工工艺和方法，如定期清洗专用池、槽、定期维护修理机器设备、加工管道等。③完善食品在加工过程中的安全政策、流程和机制，强化食品中污染物检测机制，对所有产品及使用原料进行安全抽检，坚决取缔无卫生许可证、无营业执照、无生产许可证的生产加工企业。④加强食品储藏管理，食品仓库在存放食品前要进行严格清扫和灭菌，食品入库前要进行

严格的检查，防止受到污染或变质的食品入库，工作人员在进库前也要注意个人的清洁卫生，保证仓库的通风、密封、吸潮，做好仓库湿度和温度的管理，采取防虫、防鼠、防霉的措施。⑤加强食品运输、销售时的管理，防止食品在装卸、搬运、销售的过程中受到损坏和污染。⑥制定食品安全标准，规定污染物在食品中的限量值，如国家标准《小麦粉》（GB/T 1355-1986）规定小麦粉中含砂量和磁性金属物的限量值分别为 0.02% 和 0.003g/kg。⑦严格执行《中华人民共和国食品安全法》，严厉打击食品中掺假掺杂的行为。

（凌文华）

shípǐn fàngshèxìng wūrǎn

食品放射性污染（food radioactive pollution）

食品吸附或吸收外来的放射性核素所致的食品质量安全问题。放射性物质在自然界中无处不在，食品中放射性污染无法避免，只是程度不同。核工业废物排放和核电站放射性物质泄漏事故，会导致环境出现严重放射性污染，食品的放射性污染也越来越受到重视。

放射性物质　包括天然放射性物质和人为放射性物质。

天然放射物质　普遍存在于矿石、土壤、水体、大气中，这是自然界本身固有的，不受人类活动影响，其电离辐射水平称为环境天然放射性本底。人类始终生活在天然电离辐射的环境中，生物体与生存的环境不断进行物质的交换，能转移、吸附环境中的天然性放射物质，绝大多数动植物食品都含有不同程度的天然放射物质，即食品的天然放射本底。不同地质环境和放射本底值的差别，不同人群生活习惯和饮

食习惯上的差别，不同动植物及生物体内不同组织对放射性物质的亲和程度的差别，致使不同食品间天然性放射性本底值也可能存在较大差异。环境中天然放射性核素主要分为两大类：一类是宇宙射线与大气中的原子核反应产生的宇生放射性核素，包括氚（^{3}H）、铍（^{7}Be, ^{10}Be）、钠（^{22}Na）、碳（^{14}C）；另一类是地球形成时土壤、岩石和空气中已存在的核素或它们的衰变产物，如钾（^{40}K）、铷（^{87}Rb）、铟（^{115}In）、镧（^{138}La）、钐（^{147}Sm）、铀（^{238}U）、镭（^{226}Ra）等，以及从地表扩散到大气中的氡（^{222}Rn）和钍（^{232}Th）和它们的子体产物。钾（^{40}K）是地球上分布最广，在食品中含量最多的天然放射性核素。多数动植物食品中 ^{40}K 的放射含量在 37Bq/kg 的水平，^{226}Ra 含量为 0.0037～0.185Bq/kg。水源中也含微量天然放射性核素，含量与土壤和岩石中含量有关。环境中的天然放射本底值很低，一般不会对食品造成严重污染。

人为放射物质　主要来源于：①核试验沉降物污染，原子弹、氢弹及其他核爆炸时产生大量放射性落下灰和各种固体、液体、气态的放射性废物。②核工业生产时采矿、加工冶炼、精制、核素分离、元件加工、反应堆、辐照后核燃料后处理等整个生产过程，都会向环境中排放大量含放射性物质的废水、废气以及固体废物。③工农业生产、医疗、科研过程中排放含碘（^{125}I、^{131}I）、磷（^{32}P）、氚（^{3}H）等人工放射性核素的废气、废水。④检查、诊断或治疗时所使用的 X 射线、γ 射线、医用放射性药品或其他辐射源也可造成水和环境的污染。

⑤意外事故造成的放射性核素逸出，如装载核武器飞机坠毁、核潜艇沉没、核反应堆事故、放射性物质运输和管理事故等。⑥工业产品产生的射线的照射，如某些建筑材料、发光钟表、电视机、电脑、天然气等。人为污染食品的放射性核素主要有碘（^{131}I）、锶（^{90}Sr、^{89}Sr）、铯（^{137}Cs）等。^{131}I多见于奶制品的污染。^{90}Sr可污染奶制品、蔬菜水果、谷类和面制品，^{89}Sr的半衰期短（约50天），对食品的污染较轻。食品放射性污染可通过食物链进入人体，如^{137}Cs可通过地衣－驯鹿－人这一特殊食物链进入人体。

污染途径 通过空气、土壤、水源污染植物，动物可通过摄取受污染的植物或直接接触污染的环境而受到污染，水生生物污染则是与其生存的水源有关。

植物性食品污染 人为的放射性核素可直接污染空气、水、土壤，空气中的放射性核素也可通过降水或降尘落入土壤和水源，粮食、蔬菜、水果等作物通过根系吸收土壤、灌溉水中的放射性核素，或直接由叶表面吸收空气、雨水和水源中放射性核素。放射性核素向植物的转移能力取决于该核素在环境中的含量、气象地理条件、核素和土壤的理化性质、核素和土壤结合程度、植物种类及其根系吸收能力、核素从根系进入可食部分的能力以及所施用的化肥等因素。

动物性食品污染 家禽和家畜不仅可以通过食用或吸入被放射性核素污染的牧草、饲料、饮水和空气，还可直接接触被污染的土壤使放射性核素转移到体内。在动物体内转移过程中可通过食物链的形式在各级动物体内富集，使其肉类、蛋类及奶类受到污染。

不同动物因其不同的生理代谢特点，对各种放射性核素的吸收、储蓄和排泄各不相同，蓄积和转移有差别。

水产食品污染 鱼贝类等对放射性核素表现出很强的富集作用，使食品中放射性核素远远超过周围环境的自然本底。浮游植物可从海水中吸收、吸附和累积多种放射性核素，水生生物可直接从海水、沉积物和食饵中吸收、浓集放射性核素。生物富集的能力可用浓集系数表示，浓集系数＝生物体（或某一组织内）的放射性浓度/海水的放射性浓度。它是水产品污染程度以及对人体造成危害的重要指标。不同水生生物对不同放射性核素的浓集系数差别很大，少数约为1，如^3H、^{24}Na；绝大多数都超过1；^{32}P、^{55}Fe、^{59}Fe、^{210}Po等则达10^5以上。水生生物按浓集能力由高到低排列依次为浮游植物、浮游动物、贝壳类、甲壳类、鱼类。

毒性作用 危害来自两方面。①外照射：人体暴露于放射性环境，产生体外辐射，如医疗照射、意外事故、核试验、工业探测的X、γ射线，导致急性、亚急性放射病或慢性放射性损伤，累及全身多处脏器和组织，严重的可引发放射性皮肤癌和白内障。②内照射：人体吸入被放射性核素污染的空气、摄入污染的食品和水，放射性核素不可溶解的部分阻留在肺或短暂停留在胃肠道中，均匀或选择性在器官和组织中蓄积，引起局部和全身损害。内照射生物学效应表现在受照者的躯体效应，如急性损伤、慢性损伤和远期效应等；还表现在对受照者后代的遗传效应，如先天畸形、遗传性疾病等。

食品放射性核素污染一般为长期低剂量摄入，主要表现为免疫系统、生殖系统影响和致癌、致畸、致突变等远期效应。动物实验研究表明，低剂量长期照射还可引起染色体畸变、特殊位点突变、显性致死突变，出现胎仔减少、死胎、畸胎和智力发育障碍等。辐照可引起甲状腺癌、肺癌、肝癌、白血病、乳腺癌、骨肉瘤和骨癌等肿瘤，如由于诊断、治疗不当而摄入碘，裂片碘核素可致甲状腺癌，接受钍造影可能致肝癌等。放射性污染食品一旦进入体内，可产生连续性照射，直到放射性核素完全衰变成稳定核素或全部排出体外。其危害受放射性核素的理化性质、剂量、半衰期、环境条件、人体代谢情况及膳食习惯等因素的影响。

控制措施 主要是加强污染源的卫生监督，防止意外事故的发生，防止食品受到放射性核素的污染，保障环境卫生和人体健康。2003年6月中国颁布的《中华人民共和国放射性污染防治法》，明确规定对核设施选址、建造、运行和退役，核技术利用、铀（钍）矿和伴生放射性矿的开发利用，进行规范化管理，对放射性废物的处理提出了具体的要求和管理措施，建立放射性污染监测制度，并对各种放射性污染防治进行监督检查。严格执行国家关于食品中放射性物质的限量标准，定期对食品进行监测，防止已污染的食品被人体摄取、吸收。中国《食品中放射性物质限制浓度标准》（GB 14882-1994）规定了各种粮食、薯类、蔬菜及水果、肉鱼虾类和奶类食品中人工放射性核素^3H、^{89}Sr、^{90}Sr、^{131}I、^{137}Cs、钷（^{147}Pm）、钚（^{239}Pu）和天然放射性核素钋（^{210}Po）、^{226}Ra、^{228}Ra、天然钍和天然铀的限制浓度，并在《食品安全国家标准 食品中放射性物质的测定》（GB 14883.1～14883.10-2016）规定了各类食品中放射性物质的检验方法。中国制定的《电离辐射防护与辐射源安全基本标准》（GB 18871-2002）规定放射工作人员连续 5 年的年平均有效剂量不超过 20mSv，任何一年的有效剂量不超过 50mSv，四肢或皮肤的年当量剂量不超过 500mSv（眼晶体 150mSv）；公众年有效剂量不超过 1mSv，特殊情况下，如果连续 5 年的年平均剂量不超过 1mSv，则某一单一年份的有效剂量可提高到 5mSv，皮肤的年当量剂量不超过 50mSv（眼晶体 15mSv）。

（凌文华）

shípǐn tiānjiājì

食品添加剂 （food additives）

为改善食品品质和色、香、味，以及为防腐、保鲜和加工工艺的需要而加入食品中的人工合成或者天然物质。食品用香料、胶基糖果中基础剂物质、食品工业用加工助剂也包括在内。

作用 食品添加剂已成为现代加工食品不可缺少的成分。其作用有三个方面。①保证和提高食品的质量和品质：包括改善食品的感官性状，获得优良的食品风味；延长食品的储藏期，防止食品腐败变质；避免食品的营养损失，保持或提高食品的营养价值等。②满足新产品开发和新工艺技术的需要：包括增加食品品种，提高食品消费方便性，保证许多新食品工艺的技术可行性和实际的可操作性，适应食品的机械化和自动化生产等。③满足不同人群的特殊营养需要：这类作用主要体现在甜味剂、营养强化剂和有生物活性的成分。例如，甜味剂可使糖尿病患者在避免摄入过量食糖的前提下，尽享食品的甜味；营养强化剂可弥补食物供应不足或者膳食结构不良导致的营养素摄入不足；用于临床患者、婴幼儿、孕产妇等特殊人群的配方食品，往往需添加营养强化剂。生物活性成分类食品添加剂，如胡萝卜素、番茄红素等则已成为许多保健功能食品的功效成分。

分类 种类繁多。据统计，国际上使用的食品添加剂种类已达 25 000 余种，直接使用的有 4000～5000 种，美国约 3200 种，日本 2000 多种，欧洲约 1500 种，中国许可使用的 2000 余种。

根据来源，食品添加剂可分为天然食品添加剂和化学合成食品添加剂。天然食品添加剂是利用动植物或微生物（及其代谢产物）等为原料，经过提取所获得的天然物质。化学合成食品添加剂是利用各种化学反应的方法制备得到的各种物质，包括一般的化学合成品和人工合成的天然等同物。

国际食品法典委员会基于联合国粮农组织（FAO）/世界卫生组织（WHO）食品添加剂联合专家委员会（JECFA）评价资料，将食品添加剂分为 A、B、C 三类，每类再细分为两类。由于毒理学理论和评价技术在不断发展，对一些食品添加剂的安全性评价结论会发生变化，其所处的安全性评价类别也会随之调整。

按照功能或用途分类是食品添加剂最常见的、最具使用价值的分类方法，但如同各国或组织对食品添加剂的定义各异一样，依据功能或用途对食品添加剂的分类也不尽相同。美国《食品、药品和化妆品法案》修正案将食品添加剂分为 32 类。FAO/WHO 于 1984 年将食品添加剂细分为 95 类，但由于分类过细，不少类别仅 1～2 个品种，同时某些类别中又重复出现某一品种，给使用带来一定的混乱。目前国际食品法典委员会将食品添加剂分为 23 类。同一食品添加剂多次重复出现在不同类别的现象，是食品添加剂按照功能或用途分类的主要缺点，分类越细此问题越突出。但是如果分类过粗，也会给食品添加剂的选用造成不便。因此，食品添加剂功能分类需要恰当、适用。

中国《食品安全国家标准 食品添加剂使用标准》（GB 2760-2014）将食品添加剂分为 22 个功能类别，即酸度调节剂、抗结剂、消泡剂、抗氧化剂、漂白剂、膨松剂、胶姆糖中基础剂物质、着色剂、护色剂、乳化剂、酶制剂、增味剂、面粉处理剂、被膜剂、水分保持剂、防腐剂、稳定和凝固剂、甜味剂、增稠剂、食品用香料、食品工业用加工助剂和其他添加剂。

在分类的基础上，对食品添加剂进行统一编号，可避免化学命名的复杂和商品名的混乱，适于信息处理、情报交换和处理，这已在国际上得到普遍应用。欧洲编码体系（ENS）是最早采用的编码系统。国际食品法典委员会以 ENS 编码体系为基础，构建了新的食品添加剂国际数据系统（INS），编码大部分与 ENS 相同，但对 ENS 中未细分的同类物做了补充和完善。INS 系统的编排方式包括按编码顺序排序和按添加剂名称英文字母顺序排序。由于香精和香料的特殊性，上述两个系统均未涉及，均另外采用《食品香料分类和编码》。中国采用国际通行做法，将食品添加剂的分类和编码分为食品添加剂功能类别和中国编码系统（CNS）。

使用原则 食品添加剂在食品加工中的作用不容置疑。出于对食品品质或某些商品属性的过分追求，尽管对食品添加剂的使用范围和最大使用量已有法规和标准制约，但仍然可能存在被滥用或者非必需性地过分使用的可能。食品添加剂的安全性是相对的。因此，合理选择和使用食品添加剂极为重要。

使用应符合下列原则。①基本要求：不应对人体产生任何健康危害；不应掩盖食品腐败变质；不应掩盖食品本身或加工过程中的质量缺陷或以掺杂、掺假、伪造为目的而使用食品添加剂；不应降低食品本身的营养价值；在达到预期效果的前提下尽可能减少使用量。②下列情况可使用：保持或提高食品本身的营养价值；作为某些特殊膳食用食品的必要配料或成分；提高食品的质量和稳定性，改进其感官特性；便于食品的生产、加工、包装、运输或者贮藏。③使用的食品添加剂应符合相应的质量规格要求。④下列情况，可通过食品配料（含食品添加剂）带入食品中：根据食品添加剂使用标准，食品配料中允许使用该食品添加剂；食品配料中该添加剂的用量不应超过允许的最大使用量；应在正常生产工艺条件下使用配料，且食品中该添加剂含量不应超过由配料带入的水平；由配料带入食品中的该添加剂含量应明显低于直接将其添加到该食品中通常所需要的水平。⑤某食品配料作为特定终产品的原料时，批准用于上述特定终产品的添加剂允许添加到这些食品配料中，该添加剂在终产品中的含量应符合《食品添加剂使用标准》要求，配料标签上应明确标示该食品配料用于上述特定食品的生产。

此外，必须强调合理使用食品添加剂，必须是法定标准允许使用的品种，使用范围和添加量必须符合法定标准的规定。要明确食品添加剂使用目的，平衡食品添加剂使用的必要性和潜在危害，并尽可能不用或少用。选用食品添加剂时，还应考虑成本、使用方便性、安全性及对储存、运输和处理的合理性等。

卫生管理 主要包括安全管理、生产管理和使用管理。

制订和执行食品添加剂使用标准和法规 从 1973 年成立食品添加剂卫生标准科研协作组起，中国就对食品添加剂的使用和生产进行了严格的管理。卫生部于 1977 年制订了《食品添加剂使用卫生标准（试行）》，于 1981 年正式颁布了《食品添加剂使用卫生标准》（GB 2760-81），其中包括食品添加剂的种类、名称、使用范围、最大使用量以及保证标准贯彻执行的《食品添加剂卫生管理办法》。1986 年和 1996 年对《食品添加剂使用卫生标准》进行两次修订。修订时，采用了《食品添加剂分类和代码》与《食品用香料分类与编码》的分类以及代码、编号，并且增加了美国香味料和萃取物制造者协会（FEMA）编号，按英文字母顺序排列。随着食品工业的迅速发展，食品添加剂的种类和数量不断增加。2007 年、2011 年和 2014 年对《食品添加剂使用卫生标准》又进行三次修订。现行的《食品添加剂使用标准》（GB 2760-2014），调整了部分食品添加剂的使用规定，删除了八角茴香、牛至、甘草根、中国肉桂、丁香、众香子、莳萝籽等香料品种。《中华人民共和国食品安全法》对食品添加剂也有相应的法律规定。

新品种管理 新品种是指未列入食品安全国家标准的、未列入国家卫生行政部门公告允许使用的和扩大使用范围或者用量的食品添加剂品种，应按《食品添加剂新品种管理办法》和《食品添加剂新品种申报与受理规定》的审批程序经批准后才能生产使用。其审批程序包括提出许可申请、技术审查、公布名单和纳入国家标准。首先，食品添加剂新品种生产、经营、使用或者进口的单位或者个人，应提交食品添加剂新品种许可申请及相关材料，包括食品添加剂的通用名称、功能分类、用量和使用范围、质量规格、生产工艺、检验方法、安全性评估材料、标签、说明书和食品添加剂产品样品及国内外有关安全性评估资料等。然后，由国家卫生行政部门组织医学、农业、食品、营养、工艺等方面的专家对食品添加剂新品种技术上确有必要性和安全性评估资料进行技术审查，并做出技术评审结论。之后，根据技术评审结论，国家卫生行政部门决定对在技术上确有必要性和符合食品安全要求的食品添加剂新品种准予许可并列入允许使用的食品添加剂名单予以公布。最后，将允许使用的食品添加剂的品种、使用范围、用量按照食品安全国家标准的程序，制定、公布为食品安全国家标准。

生产经营和使用管理 中国于 1992 年、1993 年相继颁布了《食品添加剂生产管理办法》和《食品添加剂卫生管理办法》，并在贯彻执行中不断修改和完善。2002 年实施了《食品添加剂卫生管理办法》，同年发布《食品添加剂生产企业卫生规范》。为保障食品安全、加强对食品添加剂生产的监督管理，2010年6月1日起实施《食品添加剂生产监督管理规定》，规定了生产企业选址、设计与设施、原料采购、生产过程、储存、运输和从业人员的基本卫生要求和管理原则等，实行许可证管理制度，省级质量技术监督部门主管本行政区域内生产食品添加剂的质量监督管理工作，负责实施食品添加剂生产许可。食品添加剂经营者必须具备与经营品种、数量相适应的储存和营业场所。2010年发布实施的《食品添加剂新品种管理办法》对生产和使用食品添加剂新品种，扩大使用范围或增加使用量的单位和个人，进一步明确了申请要求。随着标准 GB 2760-2014 执行和实施的逐步深入，仍然出现了食品行业、监管部门和普通消费者对本标准的理解存在不一致的情况。为了解决上述问题，国家食品安全风险评估中心制定了《GB 2760-2014〈食品安全国家标准 食品添加剂使用标准〉实施指南》，对 GB 2760-2014 修订的主要内容、主要技术内容和常见的理解分歧做了进一步的解释说明。

(汪之顼)

shípǐn suāndù tiáojiéjì

食品酸度调节剂（food acidity regulator）

食品加工和烹调过程中添加使用，用于维持或改变食品酸碱度的物质。又称 pH 值调节剂。通过解离出 H^+ 或 OH^- 来调节食品或食品加工过程中的 pH 值，控制酸度，实现调节食品的风味、性状或品质目的。包括酸化剂、碱化剂及酸碱缓冲盐类。

酸化剂 通过其解离的 H^+ 降低食品 pH 值，有改善食品风味或增进食品质量的作用。部分酸化剂又称为酸味剂，能赋予食品酸味，给人爽快的感觉，可增进食欲，还可促进某些营养素的吸收；可增进抗氧化作用，防止食品酸败；与重金属离子络合，有阻止氧化或褐变反应、稳定颜色、降低浊度、增强胶凝特性等作用；有一定的抗微生物作用，酸化剂与其他保藏方法如冷藏、加热等并用，可有效地延长食品的保质期。食品中使用的酸化剂包括有机酸和无机酸。无机酸的酸味阈值 pH 值为 3.4~3.5，有机酸 pH 值为 3.7~4.9。大多数食品 pH 值为 5~6.5，呈弱酸性，但无酸味感觉；若 pH 值在 3.0 以下，则酸味感强，难以适口。酸味剂分子根据羟基、羧基、氨基的有无和数目的多少，在分子结构中所处的位置等，而产生不同的酸味。

有机酸大多数都存在于天然食品中，均能参加体内代谢，其毒性很低，可按生产需要适量使用，必须注意酸的纯度，尤其是对生产这些酸度调节剂的盐酸、硫酸等原料要求高纯度，并且成品中不能检测出游离无机盐。有机酸中砷含量应 ≤1.4mg/kg，重金属（以 Pb 计）的含量应 ≤0.001%。中国批准使用的有机酸和无机酸酸度调节剂有柠檬酸、乳酸、酒石酸、偏酒石酸、苹果酸、富马酸、磷酸、乙酸（醋酸）、己二酸、盐酸等。按其口感的不同可分成：①令人愉快的酸味剂，如柠檬酸、苹果酸等。②伴有苦味的酸味剂，如 DL-苹果酸。③伴涩味的酸味剂，如磷酸、乳酸、酒石酸、偏酒石酸。④有刺激性气味的酸味剂，如乙酸。食用磷酸是唯一可以用于食品调味的无机酸，它还可作为拮抗剂、抗氧化剂、乳化剂、稳定

剂、增香剂、增稠剂、整合剂、水分保持剂和面粉处理剂等使用。盐酸、柠檬酸、乳酸、乙酸可在各类食品加工过程中作为加工助剂使用，残留量不需限定。高浓度盐酸是强酸物质，对人体有腐蚀性，只用作加工助剂，在食品完成加工前应予以中和。

碱化剂 通过解离的 OH^- 中和食品或食品原料、半成品中的 H^+，调节酸度。中国批准使用的碱化剂品种有氢氧化钙、氢氧化钾、碳酸钾、碳酸钠、碳酸氢钾、碳酸氢钠和碳酸氢三钠（又名倍半碳酸钠）。其中，碳酸钾、碳酸钠、碳酸氢钾、碳酸氢钠可在各类食品中按生产需要适量使用；氢氧化钙和氢氧化钾只可用于乳粉（包括加糖乳粉）和奶油粉及其调制产品、婴幼儿配方食品；氢氧化钾还可用于饼干的生产；碳酸氢三钠可用于乳及乳制品、糕点和饼干的生产。此外，还有多种碱剂可在各类食品加工过程中作为加工助剂使用，残留量不需限定，如氢氧化钙、氢氧化钾、氢氧化钠、碳酸钙（包括轻质和重质碳酸钙）、碳酸钾、碳酸镁（包括轻质和重质碳酸镁）、碳酸钠、碳酸氢钾、碳酸氢钠、氧化钙、氧化镁（包括重质和轻质）。氢氧化钠等强碱性物质，对人体有腐蚀性，需要在食品完成加工前予以中和。

酸碱缓冲盐类 许多食品在加工过程中和保存期间都需维持稳定的 pH 值，单纯酸碱调整无法达此目的。用有机酸及其盐类可形成缓冲系统，有效预防原料调配变化或加工过程中酸碱含量变化而引起 pH 值过分波动，保证稳定的食品品质或风味。常用的缓冲体系有柠檬酸和柠檬酸盐体系、醋酸和醋酸盐体系、磷酸二氢盐

和磷酸氢二盐体系及碳酸氢钠和碳酸钠体系等。中国批准使用的缓冲盐类化合物有柠檬酸钾、柠檬酸钠、柠檬酸一钠、乳酸钙、乳酸钠、乙酸钠、焦磷酸二氢二钠、焦磷酸钠、磷酸二氢钙、磷酸二氢钾、磷酸氢二铵、磷酸氢二钾、磷酸氢钙、磷酸三钙、磷酸三钾、磷酸三钠、六偏磷酸钠、三聚磷酸钠、磷酸二氢钠、磷酸氢二钠、富马酸一钠、硫酸钙、碳酸氢钾、碳酸氢三钠、碳酸氢钠等。在许多类别食品中，磷酸盐可单独或混合使用，但其最大使用量以磷酸根（PO_4^{3-}）计；如用于果冻粉，可按冲调倍数增加使用量。在调节酸味上，柠檬酸盐优于磷酸盐，其酸味更为平和。需要低钠或无钠产品时，可用钾盐代替钠盐。但是不可使用钙盐，因钙盐难溶并与系统中其他组分不相溶。

（汪之顼）

shípǐn kàngyǎnghuàjì

食品抗氧化剂（food antioxidant）

防止或延缓油脂或食品成分氧化分解、变质，提高食品稳定性的物质。食品成分，如脂肪酸、维生素和其他生物活性物质等，可在一定条件下被氧化，分解或破坏，损害食品风味、营养价值甚至产生有毒有害物质。食品中的油脂成分，特别是多不饱和脂肪酸易氧化，不仅使油脂或含油脂食品氧化酸败，还会引起食品发生褪色、褐变、营养损失，降低食品的质量和营养价值，严重时还可产生有毒物质。因此，食品加工过程中及终产品的储运、保藏等环节，除了采取低温、避光、隔绝氧及充氮密封包装等物理方法外，通常还需要向食品原料、半成品或终产品中加入抗氧化剂，以延缓或防止油脂及富脂食品氧化酸败。

分类和作用机制 按来源分为化学合成抗氧化剂如丁基羟基茴香醚（BHA）和二丁基羟基甲苯（BHT）、天然抗氧化剂（如茶多酚、竹叶抗氧化物等）两类；按溶解特点分为水溶性抗氧化剂（如L-抗坏血酸及其钠盐等）和脂溶性抗氧化剂（如 BHA、茶多酚等）；按使用历史分为传统食品抗氧化剂（如 BHA、BHT、维生素 E 等）和新型食品抗氧化剂（如茶多酚、植酸、竹叶抗氧化物等）。

食品抗氧化剂的种类不同，其抗氧化作用机制也不尽相同，但多数以其还原作用为基础。其作用机制主要有：①可提供氢原子，阻断食品油脂自氧化连锁反应。②自身被氧化，消耗食品内部和环境中的氧气，使食品不被氧化。③通过抑制氧化酶活性而防止食品氧化变质。

使用注意 各种食品抗氧化剂都有其特殊的化学结构和理化性质，不同的食品也有不同性质，使用食品抗氧化剂时必须综合考虑下列几个方面。

选择适宜品种 充分了解抗氧化剂的性能，选择最适宜的抗氧化剂品种，新食品类型，最好通过相关试验确定。

正确掌握添加时机 抗氧化剂只能阻碍或延缓氧化作用，推迟食品开始氧化和腐败变质的时间，不能改变已经腐败变质后果，应在食品新鲜状态和未发生氧化变质前使用，才能充分发挥其抗氧化效果。油脂的氧化酸败是一种自发的链式反应，在链式反应的诱发期之前添加抗氧化剂，可阻断过氧化物的产生，切断反应链，达到阻止氧化的目的。若添加过迟，油脂已经发生氧化反应并生成大量过氧化物，即使添加更多剂量的抗氧化剂，也不能改变油脂被氧化的状态，甚至可能发生相反的作用，进一步破坏油脂品质。

复合使用或复配使用 食品成分复杂，有时使用单一的抗氧化剂很难达到最佳的抗氧化作用。两种或两种以上复合使用或与防腐剂、乳化剂等联合使用，或复配使用抗氧化增效剂，可明显增强抗氧化效果。常用的有柠檬酸、磷酸、乙二胺四乙酸（EDTA）等。此类物质能与促进氧化的微量金属离子生成络合物，使金属离子失去促进氧化的作用。食品抗氧化剂与食品稳定剂同时使用也可取得良好的效果。含脂肪较少的食品，如果使用脂溶性抗氧化剂，则需配合使用必要的乳化剂，这是其获得理想抗氧化效果的重要措施。

控制添加剂量 虽然食品抗氧化剂在较高浓度时抗氧化效果会较好，但抗氧化效果并不一定与浓度成正比，因此食品抗氧化剂的使用浓度要恰当，尤其是需要充分考虑食品抗氧化剂的溶解度和毒性等问题。脂溶性食品抗氧化剂的使用浓度一般不超过0.02%，浓度过高除了添加困难外，还会引起不良作用。水溶性抗氧化剂的使用浓度可相对较高，但一般不应超过0.1%。

控制影响因素 主要因素有光、热、氧、金属离子及抗氧化剂在食品中的分散性等。光线（紫外光）、热能可促进抗氧化剂分解、挥发而失效。如脂溶性抗氧化剂 BHA、BHT 和没食子酸丙酯（PG）经加热，特别是在油炸等高温下很容易分解，在油中加热至170℃其完全分解的时间分别为 90、60 和 30 分钟。BHA 在

70℃、BHT 在 100℃ 以上加热可致其升华挥发。氧是导致食品氧化变质的最主要因素，也是导致抗氧化剂失效的主要因素。在食品内部或食品周围，如果存在高浓度氧，则抗氧化剂就会迅速氧化而失去作用。因此，使用抗氧化剂的同时，还应采取充氮或真空密封包装等措施，以降低食品内部氧的浓度，隔绝食品接触环境中的氧，以确保抗氧化剂发挥最大作用。铜、铁等重金属离子是促进氧化的催化剂，其存在可促进抗氧化剂迅速被氧化而失去作用。食品抗氧化剂的使用剂量一般很小，其在食品中的均匀分布是保证其发挥抗氧化作用的重要条件。

中国允许使用的品种 《食品安全国家标准 食品添加剂使用标准》（GB 2760-2014）规定，可作为食品抗氧化剂使用的食品添加剂有 34 种，包括茶多酚（维多酚）、茶多酚棕榈酸酯、BHA、BHT、二氧化硫、焦亚硫酸钾、焦亚硫酸钠、亚硫酸钠、亚硫酸氢钠、低亚硫酸钠、甘草抗氧化物、4-己基间苯二酚、抗坏血酸（维生素 C）、抗坏血酸钠、抗坏血酸钙、抗坏血酸棕榈酸酯、磷脂、硫代二丙酸二月桂酯、PG、迷迭香提取物、羟基硬脂精（氧化硬脂精）、乳酸钙、乳酸钠、山梨酸及其钾盐、特丁基对苯二酚（TBHQ）、维生素 E（dl-α-生育酚和 d-α-生育酚的混合生育酚浓缩物）、乙二胺四乙酸二钠、乙二胺四乙酸二钠钙、D-异抗坏血酸及其钠盐、植酸（肌醇六磷酸）、植酸钠、竹叶抗氧化物。

丁基羟基茴香醚 又称叔丁基-4-羟基茴香醚、丁基大茴香醚，略语为 BHA，分子式 $C_{11}H_{16}O_2$，包括 2 种同分异构体：3-叔丁基-4-羟基茴香醚（3-BHA）、2-叔丁基-4-羟基茴香醚（2-BHA），市场通常出售的 BHA 是 3-BHA（占 95%～98%）与少量 2-BHA（占 5%～2%）的混合物。无色至微黄色蜡样结晶粉末，有酚类的特异臭味和刺激性味道，不溶于水，可溶于油脂和有机溶剂；对热稳定性高，在弱碱性条件下不易破坏；可溶于丙二醇而成为乳化态，使其使用方便。3-BHA 的抗氧化效果是 2-BHA 的 1.5～2 倍，两者混合使用有协同效果。BHA 与其他抗氧化剂或增效剂复配使用，可显著提高其抗氧化作用。BHA 比较安全，大鼠经口 LD_{50} 为 2.2～5g/kg，每日容许摄入量（ADI）为 0～0.5mg/kg。允许将 BHA 用于脂肪、油和乳化脂肪制品、油炸坚果与籽类、坚果与籽类罐头、油炸面制品、杂粮粉、即食谷物、方便米面制品、饼干、腌腊肉制品类、干水产品、鸡肉粉、膨化食品，用量不超过 0.2g/kg（以油脂中的含量计，下同）；用于胶基糖果，用量不超过 0.4g/kg。

二丁基羟基甲苯 又称 2,6-二丁基对甲酚，略语为 BHT，分子式 $C_{15}H_{24}O$。无色晶体或白色结晶粉末，无臭、无味，不溶于水与甘油，溶于乙醇和各种油脂，化学稳定性好，对热稳定，抗氧化效果好，有单酚型特征的升华性，加热时可以与水蒸气一起挥发。与其他抗氧化剂相比，虽然 BHT 的稳定性较好、抗氧化作用较强，但是毒性较高。大鼠经口 LD_{50} 为 1.7～1.97g/kg，小鼠经口 LD_{50} 为 1.39g/kg，ADI 为 0～0.125mg/kg。允许用于脂肪、油和乳化脂肪制品、脱水马铃薯粉、油炸坚果与籽类、坚果与籽类罐头、油炸面制品、即食谷物、方便米面制品、饼干、腌腊肉制品类、干水产品、膨化食品，用量不超过 0.2g/kg；用于胶基糖果不超过 0.4g/kg。BHT 与 BHA 混合使用时，总量不得超过 0.2g/kg。

茶多酚 茶叶中一大类组成复杂、分子量及其结构差异很大的多酚类及其衍生物混合物的总称，又称维多酚，主要包括儿茶素类、黄酮醇类、花色素类、酚酸类及其缩酚酸类等组成的有机化合物，以儿茶素为主的黄烷醇类化合物占茶多酚总量的 60%～80%。茶多酚是从茶叶中提取的抗氧化剂，为浅黄色或浅绿色的粉末，有茶叶味，易溶于水、乙醇、醋酸乙酯，在酸性和中性条件下稳定。抗氧化作用的主要成分是儿茶素。茶多酚与柠檬酸、苹果酸、酒石酸有良好的协同效应，与柠檬酸的协同效应最好，与抗坏血酸、生育酚也有很好的协同效应。对猪油的抗氧化性能优于生育酚混合浓缩物和 BHA 及 BHT。植物油含生育酚，所以茶多酚用于植物油，可显示出更强的抗氧化能力。无毒，对人体无害。允许用于脂肪和油、糕点、含油脂馅料、腌腊肉制品类，用量（以油脂中儿茶素计）不超过 0.4g/kg；酱卤肉制品类、熏烧烤肉类、油炸肉类、西式火腿、肉灌肠类、发酵肉制品类、预制和熟制水产品、水产品罐头，用量不超过 0.3g/kg；油炸坚果与籽类、油炸面制品、即食谷物、方便米面制品、膨化食品，用量不超过 0.2g/kg；植物蛋白饮料、复合调味料，用量不超过 0.1g/kg；蛋白固体饮料，用量不超过 0.8g/kg。

生育酚 又称维生素 E。天然生育酚有 α-、β-、γ-、δ-、ζ-、ε-、η- 等 7 种同分异构体，作为

抗氧化剂使用的生育酚是天然维生素 E 的 7 种异构体的混合物。黄至褐色透明黏稠状液体，几乎无臭，不溶于水，溶于乙醇，可与丙酮、乙醚、油脂自由混合；对热稳定，在无氧条件下，即使加热至 200℃ 也不被破坏；耐酸但不耐碱；对氧十分敏感，在空气中及光照下，会缓慢地氧化变黑。抗氧化效果不如 BHA 和 BHT，但其毒性很低，大鼠经口 LD_{50} 为 5g/kg；ADI 为 0.15～2mg/kg。允许用于脂肪和油、复合调味料，可按生产需要适量使用；用于即食谷物，用量不超过 0.085g/kg；用于调制乳、油炸坚果与籽类、油炸面制品、方便米面制品、果蔬汁饮料、蛋白饮料、其他型碳酸饮料、茶或咖啡或其他植物饮料、蛋白固体饮料、特殊用途饮料、风味饮料、膨化食品，用量不超过 0.2g/kg。

植酸　又称肌醇六磷酸，简称 PH，分子式 $C_6H_{18}O_{24}P_6$，为浅黄色或褐色黏稠状液体，广泛分布于高等植物内。易溶于水、95% 乙醇、丙二醇和甘油，微溶于无水乙醇、苯、乙烷和氯仿；对热稳定。可螯合铁离子，发挥抗氧化剂、稳定剂和保鲜剂作用。小鼠经口 LD_{50} 为 4.192g/kg。允许用于脂肪和油、加工水果和蔬菜、装饰糖果、腌腊和酱卤肉制品、熏烧烤和油炸肉、西式火腿、肉灌肠、发酵肉制品、调味糖浆、果蔬汁饮料，用量不超过 0.2g/kg；用于鲜活虾类，可以按生产需要适量使用（残留量 ≤ 20mg/kg）。

L-抗坏血酸　又称维生素 C，分子式 $C_6H_8O_6$，为白色或略带淡黄色的结晶或粉末，无臭，味酸，遇光颜色逐渐变深，干燥状态比较稳定，但其水溶液很快被氧化分解，在中性或碱性溶液中尤甚。易溶于水，不溶于苯、乙醚等溶剂。毒性很低，ADI 为 0～15mg/kg。可在受限制的食品类别名单以外的各类食品中按生产需要适量使用。作为抗氧化剂使用时，可用柠檬酸作为增效剂。L-抗坏血酸钠和 L-抗坏血酸钙为 L-抗坏血酸的钠盐和钙盐，其毒性和使用范围同 L-抗坏血酸。

（汪之顼）

shípǐn piǎobáijì

食品漂白剂（food bleaching agent）　破坏、抑制食品发色因素，使其褪色或使食品免于褐变的物质。又称食品脱色剂。食品在加工、制造、储藏、流通中，因各种因素的影响，往往会产生或者保留原料所含的着色物质，导致食品色泽不纯正，令人厌恶或不快。因此，可用漂白剂处理。

分类　适合于食品应用的漂白剂品种不多。根据其作用机制，分为还原性漂白剂及氧化性漂白剂两大类。能使着色物质氧化分解而漂白者为氧化型漂白剂，常见的有过氧化钙、过氧化氢、过氧化丙酮、过氧化苯甲酮、高锰酸钾、次氯酸钙、亚氯酸钠、二氧化氯、臭氧等。能使着色物质还原而起漂白作用的物质为还原型漂白剂，一般都属亚硫酸类化合物，如亚硫酸钠、亚硫酸氢钠、低亚硫酸钠、二氧化硫（SO_2）、焦亚硫酸钾、焦亚硫酸钠等，通过其所产生的 SO_2 的还原作用而使其作用的物质褪色；燃烧硫黄也可产生 SO_2，被用作熏蒸法漂白剂。这类漂白剂使用时要严格控制使用量及 SO_2 残留量。无论何种漂白剂，大多数对微生物也有不同程度的抑制作用，故也同时被用作防腐剂。

作用机制　通过氧化或还原反应破坏或抑制食品中氧化酶活性和其他致使食品发色因素，使食品褐变色素褪色或免于褐变；同时还有一定抑菌作用。

以 SO_2 为代表的还原型漂白剂的漂白作用机制包括：① 亚硫酸盐在酸性环境中生成还原性的亚硫酸，被氧化时可以将着色物质还原，产生漂白作用，如可使果蔬中的花青素、类胡萝卜素、叶绿素等色素物质褪色。但这类漂白剂不稳定，有漂白剂存在时，有色物质褪色，漂白效果很好；漂白剂失效时，由于空气中氧的氧化作用，褪色的物质会再次呈现颜色。② 植物性食品的褐变，多与氧化酶的活性有关。亚硫酸盐可抑制或破坏植物类食品中引起褐变的氧化酶，阻止氧化褐变作用，使果蔬中的单宁类物质不被氧化呈现颜色。例如，蔬菜、水果加工的各个环节加入亚硫酸钠，可破坏蔬菜水果内的多酚氧化酶系统，SO_2 的强还原性可以使酶促褐变的某些中间体产生逆转，亦可防止褐变。③ SO_2 对抑制非酶褐变也有非常好的效果，作用机制可能与 SO_2 生成的酸式亚硫酸能可逆性与还原性低聚糖的羰基及其醛式中间体发生加成反应，阻断含羰基的化合物与氨基酸的缩合反应，防止美拉德（Maillard）非酶褐变反应的发生等有关。④ SO_2 还有显著的抗氧化作用。亚硫酸是强还原剂，能消耗组织中的氧，抑制许多氧化酶的活性，可有效防止果蔬中维生素 C 的破坏；啤酒中添加 SO_2 能明显抑制啤酒在储藏期间的氧化；当 SO_2 存在时，鲜肉的红色也能较好地保持。⑤ SO_2 有明显的抑菌作用。SO_2 能阻断微生物的生理氧化过程，对细菌、真菌、酵母菌也有抑制作用。

氧化型漂白剂与还原型漂白剂的漂白机制不同，一般都是依赖其强氧化能力，使食品中色素物质氧化破坏，达到漂白的目的。过氧化钙在面粉中释放出活性氧后，生成氢氧化钙，可增加面粉的碱性，在后续加工过程中发挥相应的作用。此类漂白剂性质普遍不稳定，易分解，作用不能持久，有的还有异味，所以一般很少直接添加到食品中，即使添加到食品，由于其毒副作用较强，一般在形成成品前都要将其除去，或严格控制其残留量。

中国允许使用的品种 根据《食品安全国家标准 食品添加剂使用标准》（GB 2760-2014）规定，允许使用的食品漂白剂共有7种：SO_2、焦亚硫酸钾、焦亚硫酸钠、亚硫酸钠、亚硫酸氢钠、低亚硫酸钠及硫黄。允许将前6种食品漂白剂用于经表面处理的鲜水果、水果干、蜜饯凉果、干制和盐渍蔬菜、蔬菜罐头、干制的食用菌和藻类、蘑菇罐头、腐竹类、可可制品、巧克力和巧克力制品及糖果、生湿面制品、食用淀粉、饼干、食糖、淀粉糖、半固体复合调味料、果蔬汁及饮料、葡萄酒、果酒、啤酒和麦芽饮料，以及坚果与籽类罐头、水磨年糕、冷冻米面制品、调味糖浆和果肉型果蔬汁；允许将硫黄用于水果干类、蜜饯凉果、干制蔬菜、经表面处理的鲜食用菌和藻类、食糖和魔芋粉的熏蒸漂白。《食品添加剂使用卫生标准》（GB 2760-2007）中曾允许将过氧化苯甲酰和过氧化钙作为面粉增白剂添加于小麦粉中。2011年3月1日国家卫生行政部门发布公告，撤销过氧化苯甲酰和过氧化钙作为食品添加剂的使用许可，规定自2011年5月1日起，禁止在面粉生产中添加过氧化苯甲酰、过氧化钙，食品添加剂生产企业不得生产、销售这两种食品添加剂；同时废止了有关面粉（小麦粉）中允许添加过氧化苯甲酰、过氧化钙的食品标准。

（汪之顼）

shípǐn péngsōngjì

食品膨松剂（food leavening agent）

食品加工过程中加入的、能使产品发起形成致密多孔组织、使制品具膨松、柔软或酥脆特征的物质。又称食品疏松剂、膨胀剂、发粉。多用于制作糕点、饼干、面包、馒头等以小麦粉为主的焙烤食品。疏松剂一般在和面过程中加入，面坯烘焙加工时，膨松剂受热分解产生气体并膨胀，使面坯起发膨松，在内部形成均匀、致密的多孔性组织，使产品酥脆、膨松或松软。它不仅可提高食品的感官质量，也有利于食品的消化吸收。

分类 一般分为生物膨松剂和化学疏松剂两大类。

生物膨松剂 依靠发酵时能产生 CO_2 气体的微生物而实现食品膨松。最原始古老的生物膨松剂是老面发酵（又称老肥、面肥、老酵头等），靠空气中的野生酵母和各种杂菌（主要是乳酸菌等）的发酵作用膨松食品。由于产酸细菌较多，老面发酵会使面团产生不良的酸味，发面后必须加碱中和，而加碱则极易破坏面粉中的维生素。现代食品行业中广泛使用的酵母，系经筛选培育的优质酵母，不仅能使制品体积膨大，组织呈海绵状，且能提高面制品的营养价值和风味。食品中原大量使用压榨酵母和鲜酵母，由于其不易久存，制作时间长，现大多已改用压榨酵母经低温干燥而成的活性干酵母。活性干酵母使用时应当先用30℃左右温水溶解并且放置10分钟左右，使酵母菌活化。

化学膨松剂 由食用化学物质配制，按成分分为单一膨松剂和复合膨松剂，也可根据化学特性分为有机疏松剂和无机疏松剂。

有机疏松剂 为一些有机化合物或植物蛋白质，如葡萄糖酸-δ-内酯。现开发的植物蛋白疏松剂的溶解性好，搅打后在体系中有很好的起泡性，泡沫持久，无色、无味，有良好的膨松效果，已广泛应用。麦芽糖醇和山梨糖醇等糖醇具有良好的保湿性和非结晶性，除了作为甜味剂、乳化剂、水分保持剂、稳定剂、增稠剂等使用外，也可在各种糖果生产中作为膨松剂使用，包括发泡的棉花糖、硬糖、透明软糖等。

无机疏松剂 包括碱性膨松剂、酸性膨松剂和复合膨松剂，常用的有碳酸氢钠、碳酸氢铵、轻质碳酸钙、硫酸铝钾、硫酸铝铵等。其作用机制是把疏松剂调和在面团中，在高温烘焙时受热分解，放出大量气体，使制品体积膨松，形成疏松多孔的组织。碱性膨松剂也称为"膨松盐"，一般是单一成分单独使用，属于单一膨松剂，主要是碳酸盐和碳酸氢盐，它们的铵盐在焙烤时会直接分解产气。酸性膨松剂则需要复配成为复合膨松剂而发挥作用。复合膨松剂，即俗称的发酵粉、泡打粉、发泡粉，一般由碱性剂、酸性剂和填充剂组成。①碱性剂（碳酸盐）：也称膨松盐，主要是碳酸盐和碳酸氢盐，常用的是碳酸氢钠，用量占 20%～40%，其作用是产生 CO_2 气体。②酸性剂（酸性盐或有机酸）：也称膨松酸，主要是硫酸铝钾、酒石酸氢钾等，常用的是硫酸铝钾（明矾），用量占 35%～50%，其作用是与碳酸盐发生反应产生 CO_2 气体，能降低制品的碱性，调整食品酸碱度，去除异味，并控制反应速度，充分提高膨松剂的效能。③填充剂：主要有淀粉、食盐等，用量占 10%～40%，其作用是用来控制和调节 CO_2 气体产生的速度，使气泡产生均匀，延长膨松剂的保存性，防止吸潮、失效，还能改善面团的工艺性能，增强面筋的强韧性和延伸性，并可防止面团因失水而干燥。复合膨松剂在与面团混合时，遇水后会释放出 CO_2 气体，并在加热过程中释放出更多的 CO_2 气体，使产品达到膨胀和松软的效果。

无机膨松剂性质：①较低的使用量能产生较多量的气体。②在冷面团里气体产生慢，而在加热时则能均匀持续产生大量气体。③分解产物不影响产品的食用品质，如风味、色泽等。使用最多的无机膨松剂是碳酸氢钠和碳酸氢铵。

中国允许使用的品种 根据《食品安全国家标准 食品添加剂使用标准》（GB 2760-2014）规定，允许使用的食品膨松剂共有 34 种。磷酸和磷酸盐类，包括磷酸、焦磷酸二氢二钠、焦磷酸钠、磷酸二氢钙、磷酸二氢钾、磷酸氢二铵、磷酸氢二钾、磷酸氢钙、磷酸三钙、磷酸三钾、磷酸三钠、六偏磷酸钠、三聚磷酸钠、磷酸二氢钠、磷酸氢二钠、焦磷酸四钾、焦磷酸一氢三钠、聚偏磷酸钾、酸式焦磷酸钙，作为膨松剂、水分保持剂、酸度调节剂、稳定剂、凝固剂、抗结剂，用于 15 大类 40 小类的食品；糖醇类，包括 D-甘露糖醇、麦芽糖醇和麦芽糖醇液、山梨糖醇和山梨糖醇液、聚葡萄糖，用于糖果和其他规定

类别的食品；碳酸镁、酒石酸氢钾、硫酸铝钾（又名钾明矾）和硫酸铝铵（又名铵明矾），用于规定的相应类别的食品；羟丙基淀粉、乳酸钠、碳酸钙（包括轻质和重质碳酸钙）、碳酸氢铵和碳酸氢钠，则可按生产需要适量使用。

（汪之顼）

shípǐn zhuósèjì

食品着色剂（food colorant）

可使食品赋予色泽和改善食品色泽的物质。又称食品色素或食用色素。此类物质本身通常有色泽。食品的颜色是食品感官质量的重要指标之一，食品具鲜艳色泽不仅可提高感官质量，给人以美的享受，还可增进食欲。很多天然食品都有很好的色泽，但在加工过程中由于加热、氧化等各种原因，容易褪色甚至变色，严重影响食品的感官。因此，食品加工中需添加着色剂。

生色机制 自然光由不同波长电磁波组成，波长 400～800nm 为可见光，在该光区内不同波长的光显示不同的颜色。任何非透明物质的分子都可吸收部分或全部光线，若某物质吸收了自然光中的部分波长的光，它呈现的颜色是反射或透过未被吸收的光组成的综合色，也称被吸收光波组成颜色的互补色；若物质吸收了绝大部分可见光，反射的可见光非常少，物质呈现黑色或接近黑色；若某物质所吸收的光，其波长都在可见光区外，所有可见光都被反射，则物质呈白色；若某物质选择吸收了 510nm 的绿色光，则呈紫色，因为紫色是绿色光的互补色。因此，任何物质都能形成一定颜色，取决于其构成分子的理化特性。

物质之所以能吸收可见光而呈现不同的颜色，是因为其分子

本身含有某些特殊结构的基团，即生色团（生色基或发色团）。其独特的分子结构，具不同电子跃迁类型，需不同跃迁能量，即需要不同波长的光激发。饱和的烷烃分子和具有孤立双键分子激发光波长较短，吸收带位于 160～180nm，处于远紫外区，不显示出颜色。在多不饱和的共轭双键体系中，吸收光波长向可见光区域移动；共轭体系越大，电子跃迁所需能量越小，吸收光波长就越长，直至于进入可见区域，使化合物变为有色。例如，有 3 个共轭碳-碳双键的化合物显示淡黄色，有 5 个共轭碳-碳双键的化合物则呈橙色，有 11 个共轭双键化合物则为黑紫色。食物中的着色剂化合物都是由生色团和助色团组成的，它们相互作用会引起化合物分子结构的变化，表现出不同着色剂的颜色。

分类 按其来源和性质分为食品合成着色剂和食品天然着色剂两大类。

食品合成着色剂 又称食品合成色素或食品合成染料，是以苯、甲苯、萘等化工产品为原料，经磺化、硝化、卤化、偶氮化等一系列有机合成反应所制得的有机着色剂。着色力强、色泽鲜艳、不易褪色，稳定性好，易于溶解和着色，成本也较低，但其安全性低。根据化学结构不同，食品合成着色剂可分为偶氮类色素（如苋菜红、胭脂红、日落黄、柠檬黄等）和非偶氮类色素（如赤藓红、亮蓝、靛蓝等）两类。偶氮类色素按其溶解性能又可再分为脂溶性和水溶性两类。脂溶性偶氮类色素不溶于水，进入人体内不易排出体外，毒性较大，基本不使用。水溶性偶氮类色素较容易排出体外，毒性较低，是世

界各国广泛使用的合成色素，还包括色淀和新近研制的不被人体吸收的聚合着色剂。色淀是水溶性着色剂沉淀在允许使用的不溶性基质上所制备的特殊着色剂。其着色剂部分是允许使用的合成着色剂，基质部分多为氧化铝，称为铝淀。

食品天然着色剂 又称食品天然色素，主要指从动植物和微生物中提取的着色剂，其中的一些品种可能还有维生素 A 活性（β-胡萝卜素）和一定的生物活性功能（如叶黄素、栀子黄、红花黄等）。天然着色剂来源丰富，品种繁多，常用的有叶绿素铜钠、红曲色素、甜菜红、辣椒红素、红花黄色素、姜黄、β-胡萝卜素、叶黄素、紫胶红、越橘红、黑豆红、栀子黄等。

按其来源可分为以下三类：①植物色素，如甜菜红、姜黄、β-胡萝卜素、叶绿素、叶黄素等。②动物色素，如紫胶红、胭脂虫红等。③微生物色素，如红曲红等。

按其化学结构则可分为六类：①多酚类衍生物，如越橘红、葡萄皮红、玫瑰茄红、萝卜红、红米红、高粱红等。②异戊二烯衍生物，如辣椒红、β-胡萝卜素、栀子黄等。③四吡咯衍生物（卟啉类衍生物），如叶绿素、血红素等。④酮类衍生物，如红曲红、姜黄素等。⑤醌类衍生物，如紫胶红、胭脂虫红等。⑥其他类色素，如甜菜红、焦糖色素等。

按溶解性质分为水溶性和脂溶性。与合成着色剂相比，天然着色剂安全性高、色泽自然，且一些品种还有维生素活性或其他生物活性，使用范围和每日允许用量（ADI）都比合成着色剂宽，但也存在成本高、着色力弱、稳定性差、容易变质、难调出任意色调等缺点，一些品种还有异味和/或异臭。

天然食用着色剂是食品着色剂发展的方向，发展迅速，最后必然超越并大部分代替食品合成着色剂。19 世纪中叶以前，主要用粗制天然着色剂作为食用着色剂。随着化学工业的发展，合成色素相继问世，并以其色泽鲜艳、稳定性好、着色力强、适于调色、易于溶解、品质均一、无臭无味以及价格便宜的优点，很快就取代了食用天然着色剂在食品中的应用。但随着毒理学研究的进展，合成着色剂作为食品添加剂的安全性问题日益受到关注，很多国家部分甚至全部禁止了食用合成着色剂。因此，伴随着天然着色剂加工和使用工艺的进展，食品天然着色剂必将成为未来食品着色剂的主要成员。

使用注意 食品的颜色是食品的最重要外观特征之一，不仅影响消费者的摄食心理，更是体现食品品质的重要指标。它可改变食品颜色，有利于消费者对食品的心理感受和接受程度；当然，它也可掩盖不良食品的外观，甚至成为原料或质量造假的工具。食品着色剂是食品添加剂违法使用和滥用的突出领域。因此，使用过程中需特别关注以下问题。①不应掩盖食品腐败变质，不应掩盖食品本身或加工过程中的质量缺陷，或以掺杂、掺假、伪造为目的而使用食品着色剂，在达到预期效果的情况下应尽可能减少用量。②使用食品着色剂时，应重视食品着色的色调选择和调配，依据消费者心理或习惯对食品颜色的要求，以及颜色与风味、营养的关系，选择使用的食品着色剂的品种、种类数量、着色能力和持续效果、与食物基质的相互作用等，使食品的着色效果有利于消费者的饮食心理健康。③严禁食品加工中使用非法着色剂和食品着色剂的非法使用。2005 年曝出的"苏丹红"事件就是食品加工中使用非法着色剂的例子。"苏丹红"是一种有偶氮结构的萘类化合物，属化工染色剂，主要用于石油、机油和其他工业溶剂的增色，具有致突变性和致癌性。由于其着色力强，颜色鲜艳，且成本较低，被不法分子用于红心鸭蛋、辣椒油和辣椒酱等食品加工。使用在其他国家被许可，但在中国尚未被许可或已经撤销许可的食品着色剂，也是食品着色剂的非法使用。超越被许可的食品类别使用食品着色剂也是非法的。例如，使用任何品种的食品着色剂加工有色馒头等面食制品，或者将食品着色剂用于婴幼儿配方食品或者婴幼儿辅助食品等，都属非法。

中国允许使用的品种 根据《食品安全国家标准 食品添加剂使用标准》（GB 2760-2014）规定，允许使用的食品着色剂共有 68 种，其中合成着色剂 29 种，包括赤藓红及其铝色淀、靛蓝及其铝色淀、二氧化钛、番茄红素（合成）、核黄素、焦糖色（加氨生产）、焦糖色（苛性硫酸盐）、焦糖色（普通法）、焦糖色（亚硫酸铵法）、喹啉黄、亮蓝及其铝色淀、柠檬黄及其铝色淀、日落黄及其铝色淀、酸性红（又名偶氮玉红）、苋菜红及其铝色淀、新红及其铝色淀、胭脂红及其铝色淀、氧化铁黑、氧化铁红、诱惑红及其铝色淀；天然着色剂有 40 余种，包括番茄红、柑橘黄、黑豆红、黑加仑红、红花黄、红米红、红曲米、红曲红、β-胡萝卜素、花生衣红、姜黄、姜黄素、金樱子棕、菊花黄浸膏、可可壳色、辣椒橙、辣椒红、辣椒油树脂、蓝锭果红、萝卜红、落葵红、玫瑰茄红、密蒙黄、葡萄皮红、桑椹红、沙棘黄、酸枣色、天然苋菜红、橡子壳棕、胭脂虫红、胭脂树橙（或称红木素或降红木素）、杨梅红、叶黄素、叶绿素铜钠盐、叶绿素铜钾盐、玉米黄、越橘红、藻蓝（淡、海水）、栀子黄、栀子蓝、植物炭黑、紫草红、紫胶红（又名虫胶红）、高粱红和甜菜红等。其中柑橘黄、高粱红、天然胡萝卜素和甜菜红被允许在各类食品中按生产需要适量使用。

（汪之顼）

shípǐn hùsèjì

食品护色剂（color fixative for food） 能与肉及肉制品中的呈色物质作用，使之在食品加工、保藏等过程中不致分解、破坏，呈现良好色泽的物质。又称发色剂或呈色剂。食品护色剂本身不具颜色，但可稳定肉类等食品中的呈色物质，或保护食品中色素物质不被破坏或发生变化。常用的有硝酸钾、亚硝酸钾、硝酸钠、亚硝酸钠等。

护色机制 原料肉类的红色来源于其中所含的肌红蛋白和血红蛋白，其中 70% ~ 90% 源于肌红蛋白，10% ~ 30% 源于血红蛋白。鲜肉中还原型肌红蛋白呈偏暗的紫红色，但很不稳定，易被氧化，变为氧合肌红蛋白，再进一步氧化为高铁肌红蛋白，色泽变褐。若继续被氧化，则会变成氧化卟啉，呈现为绿色或黄色。高铁肌红蛋白在还原剂的作用下，也可被还原为还原型肌红蛋白，重新返回紫红颜色。为使肉制品呈鲜艳红色，加工过程中添加硝酸盐或亚硝酸盐（钠或钾）。硝酸盐在细菌硝酸盐还原酶作用下，还原成亚硝酸盐。亚硝酸盐在酸性条件下生成亚硝酸，在常温下亚硝酸进一步分解产生亚硝基（—NO），会与肌红蛋白和血红蛋白反应，生成稳定的、鲜艳的、亮红色的亚硝化肌红蛋白和亚硝基血红蛋白，使肉品保持稳定的鲜红颜色。一般宰后成熟的肉品中含有乳酸，pH 5.6 ~ 5.8，所以使用硝酸盐或亚硝酸盐时，不需额外添加酸性物质即可生成亚硝酸。添加的硝酸盐需在食品加工中被细菌还原成亚硝酸盐才能发挥作用。亚硝酸盐有一定毒性，尤其是可与胺类物质生成强致癌物亚硝胺，但由于它除可护色外，尚可防腐，尤其是防止肉毒梭状芽胞杆菌中毒，以及增强肉制品的特殊风味，所以各国都在保证安全和产品质量的前提下，严格控量使用。抗坏血酸、异抗坏血酸和烟酰胺等可促进护色，而且抗坏血酸与 α-生育酚等可减少亚硝胺的生成，常被作为护色助剂，与护色剂一同使用。

使用注意 应注意以下问题：①尽量与护色助剂共同使用。D-异抗坏血酸及其钠盐等食品护色助剂，可提高护色剂效果，减少护色剂使用剂量。②应按《食品安全国家标准 食品添加剂使用标准》（GB 2760-2014）对每一种护色剂在每一类别食品中的使用限量，严格限制护色剂的使用量，并保证亚硝酸钠残留量不超标。③加工过程中，须注意食品护色剂在食品中充分混合、均匀分布。④防止硝酸盐或亚硝酸盐中毒。硝酸盐与亚硝酸盐的外观、口味均与食盐相似，必须防止误用而引起中毒。亚硝酸盐进入血液，可使正常血红蛋白变成高铁血红蛋白，使之失去携氧功能，导致组织缺氧。中毒潜伏期为 0.5 ~ 1 小时，症状为头晕、恶心、呕吐、乏力、心悸、皮肤发紫，严重者呼吸困难、血压下降、昏迷、抽搐。如不及时抢救，会因呼吸衰竭而死亡。

中国允许使用的品种 根据《食品安全国家标准 食品添加剂使用标准》（GB 2760-2014）规定，允许使用的食品护色剂共有 7 种，包括硝酸钠、硝酸钾、亚硝酸钠、亚硝酸钾、D-异抗坏血酸及其钠盐以及葡萄糖酸亚铁。硝酸钠、硝酸钾、亚硝酸钠、亚硝酸钾主要用于肉类食品。硝酸钠和硝酸钾的许可食品类别包括腌腊肉制品、酱卤肉制品、熏烧烤肉类、油炸肉类、西式火腿、肉灌肠类和发酵肉制品，最大使用量均为 0.5g/kg，食品中的残留量 ≤30mg/kg（以亚硝酸钠计）。亚硝酸钠和亚硝酸钾的许可食品类别，除硝酸钠和硝酸钾的许可类别外，还可用于肉罐头类食品；其最大使用量均为 0.15g/kg，大多类别食品中的残留量 ≤30mg/kg（以亚硝酸钠计），但西式火腿中残留量 ≤70mg/kg，肉罐头类食品 ≤50mg/kg。D-异抗坏血酸及其钠盐为护色助剂，既可配合硝酸盐或亚硝酸盐使用，也可用于浓缩果蔬汁和葡萄酒的护色；葡萄糖酸亚铁为腌渍蔬菜的护色剂，仅许可用于腌渍橄榄。

（汪之顼）

shípǐn rǔhuàjì

食品乳化剂（food emulsifier） 能改善乳化体各种构成相之间的表面张力，形成均匀分散体或乳化体的物质。能使两种或两种以上互不相溶的流体（如油和水）均匀分散成乳状液（或称乳浊液）。只需添加少量，即可显著降低油水两界面张力，使之形成均匀、稳定的分散体或乳化体。作为一类具有亲水基和疏水基化学基团的表面活性剂物质，食品乳化剂除典型的表面活性作用外，还有消泡、增稠、润滑和保护等作用，是一类多功能高效食品添加剂。早在 20 世纪 20 年代，美国面包师在制作面包中添加卵磷脂，开始了食品乳化剂的使用历史。现已经广泛用于食品的生产和加工，包括饮料、乳品、糖果、糕点、面包、方便面等。

分类 全世界范围内用于食品生产的乳化剂有 60～70 种，可按不同方法分为不同的类型。①按来源分为天然乳化剂和人工合成乳化剂，如大豆磷脂、田菁胶、酪朊酸钠为天然乳化剂；蔗糖脂肪酸酯、斯盘 60、硬脂酰乳酸钙等为合成乳化剂。②按其亲水基团在水中是否离解成电荷，分为离子型乳化剂和非离子型乳化剂。离子型乳化剂又可按其在水中电离形成的离子所带的电荷，分为阴离子型、阳离子型和两性离子型乳化剂。阴离子型乳化剂是发展得最早，产量最大，品种最多，工业化最成功的一类，常用的有烷基羧酸盐、磷酸盐等。常用的两性离子型乳化剂有卵磷脂等。阳离子型乳化剂在食品工业中应用较少。应用的绝大部分食品乳化剂属于非离子型，如蔗糖脂肪酸酯、甘油脂肪酸酯、斯盘 60 等。非离子型乳化剂在水中不电离，溶于水时，疏水基和亲水基在同一分子上，分别起亲脂和亲水的作用。基于这一特点，非离子型乳化剂在某些方面具有比离子型乳化剂更优越的性能。③按亲水亲脂性分类，可分为亲水型、亲脂型和中间型乳化剂；此分类方法可与亲水亲脂平衡值（HLB）分类方法结合，HLB＜10

为亲脂型，HLB＞10 为亲水型，HLB 值在 10 附近的，归为中间型乳化剂。亲水性强的乳化剂形成的主要是水包油型（O/W）乳浊液，亲脂性强的乳化剂形成的主要是油包水型（W/O）乳浊液。

作用机制 两不混溶的液相，在外力作用下，一相以微粒状（液滴或液晶）分散在另一相中，形成的两相体系称为乳状液。在新形成的这个体系中，由于两液相的界面积增大，在热力学上是不稳定的，在失去外在作用力后，两相会重新分离。例如，把水和油相混，稍微静置就会出现分层，在分界面处形成一层明显的接触膜；如果加以强烈的振荡或搅拌可使两者互相混合，形成乳状液，但这种用机械方法制成的分散状态是不稳定的，一旦静置，还会分层。为使体系稳定，需加入其他物质降低界面能量，这种第三方物质就是乳化剂。乳化剂属表面活性剂，其典型作用就是乳化作用，能使两种或两种以上不相混合的液相（流体）均匀分散。乳状液中以液滴形式存在的那一相称为分散相（也称内相、不连续相）；另一相是连成一片的，称为分散介质（也称外相、连续相）。表面活性剂分子一般总是非极性的（亲脂的、疏水的）碳氢链部分和极性的（亲水的、疏脂的）的基团共同构成的，并且这两部分分别处于分子的两端，形成不对称的结构。其中亲水基团一般是能溶于水或能被水湿润的基团，如羟基；亲脂基团一般是与脂类结构中烷烃链相似的碳氢化合物长链，故可与脂类互溶。这两类基团能分别吸附在油和水两相互排斥的相面上，形成薄分子层，降低两相的界面张力，使原来互不相溶的物质均匀混合，

形成稳定均质状态的分散体系。乳化剂分子中同时有亲脂、亲水两基团，乳化剂的乳化能力取决于其整个分子亲水亲脂的倾向，也就是亲水、亲脂两基团亲和力平衡后综合作用。乳化能力一般用亲脂 HLB 表示。

食品由水、蛋白质、糖、脂肪等组分构成，是一个固、液和液、液混合的多界面体系和多相体系，其中许多成分互不相溶，使食品各组分难以均匀混合并保持稳定，造成食品油水分离、焙烤食品发硬、巧克力糖起霜等现象，影响食品质量。乳化剂可降低多相、多界面间的表面张力，使食品中各组分相互融合，形成稳定、均匀的形态，改善食品内部结构，改善和维持食品品质，当然也会简化和控制食品的加工过程。

食品中常见的乳状液，一相是水或水溶液，称为亲水相；另一相是与水不相混溶的有机相，如脂类，统称为亲脂相。这两相不相混溶的液体，混合后能形成两种类型的乳状液，即水包油型和油包水型乳状液。前者油以微小液滴分散在水中，油滴为分散相，水为分散介质，如牛奶；后者则相反，水以微小液滴分散在油中，水为分散相，油为分散介质，如人造奶油。

中国允许使用的品种 根据《食品安全国家标准 食品添加剂使用标准》（GB 2760-2014）规定，允许使用的食品乳化剂共有 48 种，其中磷脂、单/双甘油脂肪酸酯（油酸、亚油酸、亚麻酸、棕榈酸、山嵛酸、硬脂酸、月桂酸）、改性大豆磷脂、乙酰化单/双甘油脂肪酸酯、辛烯基琥珀酸淀粉钠、乳酸脂肪酸甘油酯、柠檬酸脂肪酸甘油酯、酶解大豆

磷脂、甘油、羟丙基淀粉、酪蛋白酸钠可按生产需要适量使用。

（汪之顼）

shípǐn méizhìjì

食品酶制剂（food enzyme）

由动物或植物的可食或非可食部分直接提取，或由传统或通过基因修饰的微生物（包括但不限于细菌、放线菌、真菌菌种）发酵、提取制得，用于食品加工，具有特殊催化功能的生物制品。按其加工食品原料的作用，分为糖类水解酶、蛋白质水解酶、脂肪分解酶、纤维素酶、氧化还原酶，以及有某种特定作用的酶，如转移酶、裂解酶等。

卫生管理 酶制剂因有催化活性高、反应条件温和、作用特异性强、底物专一性等优点而广泛应用于食品工业。来源于生物体，比化学合成剂安全。但因通常使用的酶制剂不是酶的纯品，可能混杂有残存的原材料及微生物的某些有毒代谢产物（如毒素、抗生素等），有些酶可能有致敏作用。为保证其生产安全性及提高产品纯度，中国制定了《食品工业用酶制剂卫生管理办法》。其中对酶制剂的卫生要求是：①对酶制剂的菌种应严格鉴定，不能使用致病菌及有可能产生毒素的菌种。②只能使用有一定规格的食品工业专用酶制剂，不得任意使用普通工业用酶制剂。③来自动植物非可食部分的酶制剂须经毒理学鉴定。④由不熟悉的非致病性微生物制成的酶制剂应进行严格的毒性鉴定。⑤食品工业中不能使用与治疗用酶抗原近似的酶制剂。正常食品生产使用的或作为传统食品成分的微生物获得的酶，如来自酵母属、乳酸链球菌属、黑曲霉属及枯草杆菌属的酶制剂和来自小牛、羊的凝乳酶，

来自麦芽的淀粉酶一般是安全的。

中国允许使用的品种 根据《食品安全国家标准 食品添加剂使用标准》（GB 2760-2014）规定，允许使用的食品酶制剂共有52种，包括α-半乳糖苷酶（从黑曲霉提取）；α-淀粉酶（从地衣芽胞杆菌、黑曲霉、解淀粉芽胞杆菌、枯草芽胞杆菌、嗜热脂肪芽胞杆菌、米根霉、米曲霉、嗜热脂肪芽胞杆菌、猪或牛的胰腺提取，或采用来自地衣芽胞杆菌、嗜热脂肪芽胞杆菌的基因片段生产）；α-乙酰乳酸脱羧酶（从枯草芽胞杆菌提取，或采用来自短小芽胞杆菌的基因片段生产）；β-淀粉酶（从大麦、山芋、大豆、小麦和麦芽，以及枯草芽胞杆菌提取）；β-葡聚糖酶（从地衣芽胞杆菌、孤独腐质霉、哈次木霉、黑曲霉、枯草芽胞杆菌、李氏木霉、解淀粉芽胞杆菌、埃默森篮状菌、绿色木霉提取，或采来自解淀粉芽胞杆菌的基因片段生产）；阿拉伯呋喃糖苷酶（从黑曲霉提取）；氨基肽酶（从米曲霉提取）；半纤维素酶（从黑曲霉提取）；菠萝蛋白酶（从菠萝提取）；蛋白酶包括乳凝块酶（从栗疫菌、地衣芽胞杆菌、黑曲霉、解淀粉芽胞杆菌、枯草芽胞杆菌、米黑根毛霉、米曲霉、乳克鲁维酵母、微小毛霉、蜂蜜曲霉提取，或采用来自栗疫菌、黑曲霉、解淀粉芽胞杆菌、小牛胃的基因片段生产）；单宁酶（从米曲霉提取）；多聚半乳糖醛酸酶（从黑曲霉、米根霉提取）；谷氨酰胺酶（从解淀粉芽胞杆菌提取）；谷氨酰胺转氨酶（从茂原链轮丝菌提取）；果胶裂解酶（从黑曲霉提取，或用来自黑曲霉的基因片段生产）；果胶酶（从黑曲霉、米根霉提取）；果胶酯酶（果胶甲基酯酶）（从黑曲霉、米曲霉

提取，或用来自黑曲霉、针尾曲霉的基因片段生产）；氧化氢酶（从黑曲霉、牛、猪或马的肝脏以及溶壁微球菌提取）；核酸酶（从橘青霉提取）；环糊精葡萄糖苷转移酶（从地衣芽胞杆菌、高温厌氧杆菌提取）；己糖氧化酶（从汉逊酵母提取，或以皱波角叉菜为供体进行生产）；菊糖酶（从黑曲霉提取）；磷脂酶（从动物胰腺组织提取）；磷脂酶A2（从猪胰腺组织或黑曲霉提取，或采用来自猪胰腺组织的基因片段生产）；磷脂酶C（从巴斯德毕赤酵母提取，或采用从土壤中分离某些微生物的编码磷脂酶C基因进行生产）；麦芽碳水化合物水解酶（α-、β-麦芽碳水化合物水解酶）（从麦芽和大麦提取）；麦芽糖淀粉酶（从枯草芽胞杆菌提取，或用来自嗜热脂肪芽胞杆菌的基因片段生产）；木瓜蛋白酶（从木瓜中提取）；木聚糖酶（从毕赤酵母、孤独腐质霉、黑曲霉、李氏木霉、绿色木霉、枯草芽胞杆菌和米曲霉中提取，或用来自棉状嗜热丝孢菌、黑曲霉或枯草芽胞杆菌的基因片段生产）；凝乳酶A（从大肠杆菌K-12中提取，或采用小牛前凝乳酶A基因生产）；凝乳酶B（从黑曲霉泡盛变种或乳克鲁维酵母中提取，或采用小牛前凝乳酶B基因进行生产）；凝乳酶或粗制凝乳酶（从小牛、山羊或羔羊的皱胃中提取）；葡糖淀粉酶（淀粉葡糖苷酶）（从戴尔根霉、黑曲霉、米根霉、米曲霉或雪白根霉中提取，或用来自黑曲霉或埃默森篮状菌的基因片段生产）；葡糖氧化酶（从黑曲霉、米曲霉中提取，或用来自黑曲霉的基因片段生产）；葡糖异构酶（木糖异构酶）（从橄榄产色链霉菌、橄榄色链霉菌、密苏里游动放线菌、凝

结芽胞杆菌、锈棕色链霉菌、紫黑吸水链霉菌、鼠灰链霉菌中提取）；普鲁兰酶（从产气克雷伯菌、枯草芽胞杆菌、嗜酸普鲁兰芽胞杆菌、地衣芽胞杆菌中提取，或用来自嗜酸普鲁兰芽胞杆菌的基因片段生产）；漆酶（从米曲霉中提取，或用来自嗜热毁丝霉的基因片段生产）；溶血磷脂酶（磷脂酶B）（从黑曲霉中提取，或用来自黑曲霉的基因片段生产）；乳糖酶（β-半乳糖苷酶）（从脆壁克鲁维酵母、黑曲霉、米曲霉、乳克鲁维酵母中提取，或用来自乳克鲁维酵母的基因片段生产）；天冬酰胺酶（从黑曲霉、米曲霉中提取，或用来自黑曲霉、米曲霉的基因片段生产）；脱氨酶（从蜂蜜曲霉中提取）；胃蛋白酶（从猪、小牛、小羊、禽类的胃组织中提取）；无花果蛋白酶（从无花果中提取）；纤维二糖酶（从黑曲霉中提取）；纤维素酶（从黑曲霉、李氏木霉、绿色木霉中提取）；胰蛋白酶（从猪或牛的胰腺中提取）；胰凝乳蛋白酶（糜蛋白酶）（从猪或牛的胰腺中提取）；脂肪酶（从黑曲霉、米根霉、米黑根毛霉、米曲霉、雪白根霉、小牛或小羊的唾液腺或前胃组织、羊咽喉、猪或牛的胰腺中提取，或用来自南极假丝酵母、尖孢镰刀菌、棉状嗜热丝孢菌或米黑根霉的基因片段生产）；酯酶（从黑曲霉、李氏木霉、米黑根毛霉中提取）；植酸酶（从黑曲霉中提取）；转化酶（蔗糖酶）（从酿酒酵母中提取）；转葡糖苷酶（从黑曲霉中提取）。

(汪之顼)

shípǐn zēngwèijì

食品增味剂 （food flavor enhancer）

补充或增强食品原有风味的物质。曾称鲜味剂或品味剂。增味剂可能本身并没有鲜味，但却能增加食物的天然鲜味。

分类 按来源分为动物性增味剂、植物性增味剂、微生物增味剂和化学合成增味剂；也可按化学成分分为氨基酸类增味剂、核苷酸类增味剂、正羧酸类增味剂等。常用的氨基酸类增味剂有L-天门冬氨酸、氨基乙酸、DL-氨基丙酸等；常用的核苷酸类增味剂有5′-鸟苷酸二钠、5′-肌氨酸二钠等；正羧酸类增味剂有琥珀酸二钠等。

以蛋白水解物和微生物发酵提取物为代表的新型增味剂的发展非常迅速，包括动物蛋白质水解物、植物蛋白质水解物、酵母提取物等，代表品种如鸡精、肉味香精等。

中国允许使用的品种 根据《食品安全国家标准 食品添加剂使用标准》（GB 2760-2014）规定，允许使用的食品增味剂共有9种，包括氨基乙酸（又名甘氨酸）、L-丙氨酸、琥珀酸二钠、辣椒油树脂、糖精钠、5′-呈味核苷酸二钠、5′-肌苷酸二钠、5′-鸟苷酸二钠和谷氨酸钠，其中糖精钠更多作为甜味剂使用，辣椒油树脂也用作着色剂。

谷氨酸钠 又名味精，用作增味剂的是含有一分子结晶水的L-谷氨酸钠。无色至白色的结晶或结晶性粉末，无臭，有特有的鲜味。易溶于水，微溶于乙醇，不溶于乙醚。无吸湿性，对光稳定。在150℃时失去结晶水；210℃时发生吡咯烷酮化，生成焦谷氨酸；270℃左右时则分解。对光稳定，在碱性条件下加热发生消旋作用，呈味力降低。在pH≤5的酸性条件下加热时亦可发生吡咯烷酮化，变成焦谷氨酸，呈味力降低。pH 7时加热则很少发生变化。谷氨酸是营养物质，但不是必需氨基酸。在体内代谢过程中，与酮酸发生氨基转移后，能合成其他氨基酸，食用后有96%可被体内吸收。谷氨酸钠属于低毒物质，大鼠经口LD_{50}为17g/kg，其每日容许摄入量（ADI）不需要规定。联合国粮农组织/世界卫生组织曾认为"味精作为食品添加剂是极为安全的"。但味精的使用曾一度在西欧引起风波，原因是食用谷氨酸钠过量（每人>6.8g/d）时可导致血液中谷氨酸含量上升，造成一过性头痛，心跳加速、恶心等症状。这是由于体内氨基酸暂时失去平衡，为一时性现象，若与蛋白质或其他氨基酸一起食入则无此现象。谷氨酸的两个羟基可与金属离子螯合，限制钙、镁等的利用。但实验又证明，在正常范围内，未见上述不良影响。GB 2760-2014规定，谷氨酸钠属于可在各类食品中按生产需要适量使用的食品添加剂（规定例外的食品类别除外）。

5′-肌苷酸二钠 又称肌酸磷酸二钠、肌苷5′-磷酸二钠、肌苷5′-磷酸钠，为无色结晶或白色粉末，无臭，有特殊鲜鱼味。易溶于水，微溶于乙醇，不溶于乙醚。稍有吸湿性。对酸、碱、盐和热均稳定，可被动植物组织中的磷酸酯酶分解而失去鲜味。是核苷酸类型的鲜味剂，可增强食品的鲜味。与谷氨酸有协同作用。小鼠经口LD_{50}为12g/kg。肌苷酸与鸟苷酸是构成核酸的成分，所组成的核蛋白是生命和遗传现象的物质基础，故它对人体安全而有益。广泛存在于肉类、鱼类和贝类中，ADI不需特殊规定。GB 2760-2014规定，5′-肌苷酸二钠属可在各类食品中按生产需要适量使用的食品添加剂（规定例外的食品类别除外）。

5′-鸟苷酸二钠　又称鸟苷-5′磷酸钠、鸟苷酸钠，为无色或白色结晶，或白色粉末。无臭，易溶于水，微溶于乙醇，几乎不溶于乙醚。吸湿性较强。在通常的食品加工条件下，对酸、碱、盐和热均稳定。鲜味强度高于肌苷酸。与味精合用有十分强的协同作用。小鼠经口 LD_{50} 为 20g/kg。广泛存在于肉类、鱼类和贝类中，ADI 不需特殊规定。GB 2760-2014 规定，5′-鸟苷酸二钠属可在各类食品中按生产需要适量使用的食品添加剂（规定例外的食品类别除外）。

5′-呈味核苷酸二钠　5′-鸟苷酸二钠、5′-肌苷酸二钠、5′-尿苷酸二钠和 5′-胞苷酸二钠的混合物，主要是前两种的混合物。GB 2760-2014 规定，可在各类食品中按生产需要适量使用。

（汪之顼）

shípǐn miànfěn chǔlǐjì

食品面粉处理剂（food flour treatment agent）
促进面粉熟化和提高制品质量的物质。又称面粉品质改良剂。新磨制的小麦面粉带有淡黄颜色，形成的生面团呈现粘结性，不便于加工或焙烤，但随储藏时间延长会慢慢变白，同时其焙烤性能也会得到改善，这一过程称为老化或成熟过程。化学处理方法可加速这些自然过程。面粉处理剂的作用一般就是对小麦粉进行漂白和增强或减弱面筋筋力。

主要分氧化剂和还原剂两类。小麦粉中所含的类胡萝卜素等色素，有易被氧化剂氧化的双键，变成无色，提高小麦粉的白度。其氧化作用可使面粉中蛋白质的—SH 基氧化成—S—S—基，有利于蛋白质网状结构的形成；氧化作用可抑制小麦粉中蛋白质分解酶的活性，避免蛋白质分解，增强面团弹性、延伸性、持气性，提高焙烤制品的质量。还原剂能减弱小麦粉的筋力，软化面团。

常用的面粉处理剂有二氧化氯、过氧化苯甲酰、过硫酸铵、溴酸钾、碘酸钾、偶氮甲酰胺、L-抗坏血酸、L-半胱氨酸、过氧化钙、碳酸镁、碳酸钙、木瓜蛋白酶等。中国已禁止使用过氧化苯甲酰、溴酸钾和过氧化钙做面粉处理剂。根据《食品安全国家标准 食品添加剂使用标准》（GB 2760-2014）规定，中国允许使用的食品面粉处理剂有 5 种，包括 L-半胱氨酸盐酸盐、抗坏血酸（维生素 C）、偶氮甲酰胺、碳酸镁、碳酸钙（包括轻质和重质碳酸钙）。

（汪之顼）

shípǐn shuǐfèn bǎochíjì

食品水分保持剂（food moisture-retaining agent）
有助于保持食品中水分而加入的物质。最早一般是指用于肉类及水产品加工中增强其水分稳定性和有较高持水性的磷酸盐类。现在其他类别食品（如面包等）加工中，也使用了其他种类的添加剂物质用于保持水分，主要为具有吸湿和保湿作用的高渗透压物质，如甘油、山梨糖醇和麦芽糖醇等。

磷酸盐类在肉类制品中可保持肉的持水性，增强结着力，保持肉的营养成分及柔嫩性。磷酸盐促进肉类持水性的机制为：①肉类的持水性在其所含蛋白质的等电点时（pH 值为 5.5 左右）最低。加入磷酸盐可提高肉品 pH 值，使其偏离等电点，使肉的持水性增大。②肌肉结构蛋白质存在的许多极性基团一般是与二价金属离子（如 Mg^{2+} 和 Ca^{2+}）相结合，降低极性基团之间的排斥力，使蛋白质结构严密，缺少持水空间。磷酸盐有多价阴离子，且离子强度较大，与二价金属离子形成络合物，使蛋白质结构中极性基团游离，相互间排斥力增大，蛋白质网状结构膨胀，网眼增大，提高持水性。③磷酸盐的高强度多价阴离子，可增加肌球蛋白的溶解性，使之成为溶胶状态，增加持水性。磷酸盐可干扰膳食钙的吸收，使用时应注意钙、磷比例，钙、磷比例在婴儿食品中不宜小于 1∶1.2。

根据《食品安全国家标准 食品添加剂使用标准》（GB 2760-2014）规定，中国允许使用的食品水分保持剂共有两类 26 种，包括磷酸和磷酸盐的磷酸、焦磷酸二氢二钠、焦磷酸钠、磷酸二氢钙、磷酸二氢钾、磷酸氢二铵、磷酸氢二钾、磷酸氢钙、磷酸三钙、磷酸三钾、磷酸三钠、六偏磷酸钠、三聚磷酸钠、磷酸二氢钠、磷酸氢二钠、焦磷酸四钾、焦磷酸一氢三钠、聚偏磷酸钾、酸式焦磷酸钙，以及保湿剂类的麦芽糖醇和麦芽糖醇液、山梨糖醇和山梨糖醇液、甘油、丙二醇、聚葡萄糖、乳酸钾和乳酸钠。它们同时也用于其他用途，如膨松剂、酸度调节剂、稳定剂、凝固剂、抗结剂等。

（汪之顼）

shípǐn fángfǔjì

食品防腐剂（food preservative）
防止食品腐败变质、延长食品储存期的物质。本质是有抑制微生物增殖或杀死微生物的一类化合物。

分类　按来源分为天然食品防腐剂和合成食品防腐剂。在实际生产中应用的大多为合成食品防腐剂，又包括有机食品防腐剂如苯甲酸及其盐类、山梨酸及其盐类、对羟基苯甲酸酯类、乳酸等，无机食品防腐剂如亚硫酸及其盐类、二氧化碳、亚硝酸盐类、游离氯及次氯酸盐等。常用的防腐剂又被分为酸型食品防腐剂，如苯甲酸、山梨酸、脱氢醋酸和丙酸；酯型食品防腐剂如对羟基苯甲酸酯类（甲、乙、丙、异丙、丁、异丁等酯）；生物型食品防腐剂，如乳酸链球菌素。

作用机制 ①破坏微生物细胞膜结构，或改变细胞膜渗透性，使微生物体内的酶类和代谢产物漏出细胞外，使微生物代谢障碍而失活。②作用于微生物的酶，干扰微生物的代谢过程，如与酶的巯基结合，使酶的构象发生变化，破坏多种含硫蛋白酶的活性，阻碍其生长和繁殖。微生物呼吸酶系如乙酰辅酶 A 缩合酶、脱氢酶、电子传递酶系等是多数食品防腐剂的作用目标。③作用于微生物蛋白质，导致蛋白质部分变性、蛋白质交联，而使相关生理活动不能进行。

特点 ①高效低毒，在使用过程中或分解后在食品中无毒，不影响胃肠道酶类的正常活性，对肠道微生态中正常菌群也不应产生影响。②性质稳定，在一定的时间内能够保持其效果。③在较低浓度下有显著的抑菌或杀菌作用。④本身无刺激味和异味。⑤使用方便等。

使用注意 ①根据加工食品的质地、外观和内容物的理化性质，以及食品加工的方式方法，选择理化特性、抑菌谱相适应的食品防腐剂的种类和品种，以及使用方法。②注意食品或介质 pH 值对食品防腐剂防腐作用的影响。③防腐剂要充分溶解、分散于整

个食品中，需选择合适的溶剂预先溶解，如水、乙醇、乙酸等，这些溶剂必须与食品相配。④合理并用或复配，实现增效或协同效应，避免对抗或拮抗效应；同类型的防腐剂常并用。多种防腐剂并用时，合计使用总量应低于任何一种防腐剂的最大使用量。⑤使用量需考虑食品水分含量、热处理工艺和原料染菌程度。低水分含量、必要的热处理加工、新鲜洁净的原配料，以及加工过程中严格的卫生管理，都是食品防腐剂合理应用的重要前提条件。

中国允许使用的品种 根据《食品安全国家标准 食品添加剂使用标准》（GB 2760-2014）规定，允许使用的食品防腐剂共有 34 种，包括苯甲酸及其钠盐、4-苯基苯酚、2-苯基苯酚钠盐、丙酸及其钠盐和钙盐、单辛酸甘油酯、对羟基苯甲酸酯类及其钠盐（对羟基苯甲酸甲酯钠，对羟基苯甲酸乙酯及其钠盐）、二甲基二碳酸盐（维果灵）、2,4-二氯苯氧乙酸、二氧化硫、焦亚硫酸钾、焦亚硫酸钠、亚硫酸钠、亚硫酸氢钠、低亚硫酸钠、二氧化碳、ε-聚赖氨酸及其盐酸盐、肉桂醛、联苯醚（二苯醚）、硫黄、纳他霉素、溶菌酶、乳酸链球菌素、山梨酸及其钾盐、双乙酸钠、脱氢乙酸及其钠盐、稳定态二氧化氯、硝酸钠、硝酸钾、亚硝酸钠、亚硝酸钾、液体二氧化碳、乙二胺四乙酸二钠、乙酸钠、乙氧基喹。

苯甲酸及其盐类 最常用的防腐剂之一。苯甲酸又称安息香酸，分子式 $C_7H_6O_2$，分子量 122.1，防腐效果好，对人体安全无害。白色有荧光的鳞片状结晶或针状结晶，或单斜棱晶。质轻无味，或微有安息香或苯甲醛的气味。25% 饱和水溶液 pH 值为

2.8。在热空气或酸性条件下容易随水蒸气挥发。化学性质稳定，有吸湿性，在常温下难溶于水，微溶于热水，溶于乙醇、氯仿、乙醚、丙酮、二氧化碳和挥发性及非挥发性油中；难溶于水，故多用其钠盐。在酸性条件下对多种微生物有明显的杀菌、抑菌作用，但对产酸菌作用较弱。pH 值为 4.5～5.5 时，抑菌效果最好；pH>5.5 时，其对真菌及酵母的抑制效果差；pH>6.5 时，基本无抑菌效果。抑菌作用源于它能抑制微生物呼吸酶系统的活性，特别是对乙酰辅酶 A 缩合反应具有较强的阻断作用。

苯甲酸钠，又称为安息香酸钠，分子式 $C_7H_5O_2Na$，分子量 144.1；为白色颗粒或结晶性粉末，无臭或微带安息香气味，在空气中稳定，极易溶于水，其水溶液的 pH 值为 8，溶于乙醇。

苯甲酸类防腐剂以其未离解的分子发生作用，未离解的苯甲酸亲脂性强，易透过细胞膜进入细胞内，能大范围抑制微生物细胞的呼吸酶系的活性，有很强阻碍乙酰辅酶 A 缩合反应的作用。经肠道吸收后，大部分在 9～15 小时在酶的催化下与甘氨酸结合，生成马尿酸；剩余部分则与葡萄糖醛酸结合，形成葡萄糖苷酸而解毒，并经肾从尿中排出。是比较安全的食品防腐剂，其大鼠经口 LD_{50} 为 2.7～4.44g/kg，联合国粮农组织/世界卫生组织建议其每日容许摄入量（ADI）值为 0～5mg/kg（以苯甲酸计）。苯甲酸解毒在肝中进行，故不宜用于肝功能衰弱者。

GB 2760-2014 规定，苯甲酸及其钠盐作为食品防腐剂，可用于风味冰、冰棍类、果酱（罐头除外）、腌渍的蔬菜、调味糖浆、

醋、酱油、酱及酱制品、半固体复合调味料、液体复合调味料、果蔬汁（浆）饮料、蛋白饮料类、风味饮料（包括果味饮料、乳味、茶味、咖啡味及其他味饮料）、茶、咖啡、植物饮料类等，最大使用量（以苯甲酸计）为1.0g/kg；用于浓缩果蔬汁（浆）的最大使用量（以苯甲酸计）为2.0g/kg；用于胶基糖果（以苯甲酸计）为1.5g/kg，除胶基糖果以外的其他糖果为0.8g/kg；用于其他类别食品（以苯甲酸计）为：果酒0.8g/kg，复合调味料0.6g/kg，蜜饯凉果0.5g/kg，配制酒0.4g/kg，碳酸饮料和特殊用途饮料0.2g/kg。苯甲酸与苯甲酸钠同时使用时，以苯甲酸计，不得超过最大使用量。

山梨酸及其盐类 使用最多的防腐剂之一。山梨酸的化学名称为2,4-己二烯酸，又名花楸酸，分子式 $C_6H_8O_2$，分子量 112.1；为无色针状结晶性粉末，无臭或微带刺激性臭味，耐热性好，在140℃下加热3小时无变化；难溶于水，溶于乙醇、乙醚、丙二醇、植物油等；山梨酸属于不饱和脂肪酸，长期暴露在空气中易被氧化而失效。为提高溶解性，常使用其钾盐。山梨酸钾分子式为 $C_6H_7O_2K$，分子量为150.2；为白色至浅黄色鳞片状结晶或结晶性粉末，无臭或微有臭味；长期暴露在空气中易吸潮、易氧化分解，易溶于水，溶于丙二醇、乙醇。山梨酸难溶于水，使用时需先将其溶于乙醇或碳酸氢钠，但此溶液呈碱性，不宜久放。山梨酸钾易溶于水，在室温下相对稳定，使用方便。山梨酸钾溶液呈碱性，溶液本身易被污染，还需避免接触铜、铁等容器。

山梨酸防霉性能较好，对真菌、酵母菌和需氧菌的生长有抑制作用，对嗜酸乳杆菌等效果较差，对厌氧芽胞细菌几乎无效。抑菌作用机制是与微生物有关酶的巯基相结合，破坏酶的作用；作为一种不饱和脂肪酸，参与体内脂肪酸代谢，被氧化为二氧化碳和水，对人体无害。山梨酸的大鼠经口 LD_{50} 为 10.5g/kg，山梨酸钾的 LD_{50} 为 4.92g/kg，山梨酸及其盐的 ADI 为 0～25mg/kg（以山梨酸计）。山梨酸与苯甲酸、丙酸、丙酸钙等防腐剂可产生协同作用，提高防腐效果。

GB 2760-2014 规定，山梨酸及其钠盐可作为食品防腐剂使用，允许使用的食品类别和最大使用量（以山梨酸计）为：干酪和再制干酪及其类似品，氢化植物油，人造黄油及其类似制品，果酱，腌渍的蔬菜，豆干再制品，新型豆制品，除胶基糖果以外的其他糖果，面包，糕点，焙烤食品馅料及表面用挂浆，风干、烘干、压干等水产品，熟制水产品，其他水产品及其制品，调味糖浆，醋，酱油，复合调味料，乳酸菌饮料，1.0g/kg；风味冰、冰棍类，经表面处理的鲜水果，蜜饯凉果，经表面处理的新鲜蔬菜，加工食用菌和藻类，酱及酱制品，饮料类，果冻，胶原蛋白肠衣，0.5g/kg；胶基糖果，杂粮灌肠，米面灌肠制品，肉灌肠类，改变物理性状的蛋制品，1.5g/kg；熟肉制品，预制水产品（半成品），0.075g/kg；青稞干酒0.6g/kg；配制酒0.4g/kg；葡萄酒0.2g/kg。

对羟基苯甲酸酯类 又称尼泊金酯类，包括对羟基苯甲酸甲酯、对羟基苯甲酸乙酯、对羟基苯甲酸丙酯、对羟基苯甲酸丁酯和对羟基苯甲酸异丁酯。为提高水溶性，常用其钠盐，如对羟基苯甲酸甲酯钠、对羟基苯甲酸乙酯钠、对羟基苯甲酸丙酯钠等。

对羟基苯甲酸甲酯分子式 $C_8H_8O_3$，分子量 152.2，无色细小结晶或白色晶性粉体，无臭或微有特殊气味，难溶于水，难溶于甘油、非挥发性油、苯、四氯化碳，易溶于乙醇、乙醚和丙二醇；ADI 为 0～10mg/kg。对羟基苯甲酸乙酯分子式 $C_9H_{10}O_3$，分子量 166.2，无色细小结晶或白色晶体粉末，无臭，初感无味，稍后有麻舌感的涩味，耐光和热，不亲水，无吸湿性，微溶于水，易溶于乙醇、丙二醇和花生油；ADI 为 0～10mg/kg。对羟基苯甲酸丙酯分子式 $C_{10}H_{12}O_3$，分子量 180.2，无色细小结晶或白色结晶性粉末，无臭无味，微有涩感，微溶于水，易溶于乙醇、丙二醇、丙酮，溶于甘油和花生油；ADI 为 0～10mg/kg。对羟基苯甲酸丁酯分子式 $C_{11}H_{14}O_3$，分子量 194.2，无色细小结晶或白色结晶性粉末，几乎无臭，稍有涩味，极难溶于水，易溶于乙醇、丙酮、乙醚、丙二醇和花生油；ADI 为 0～10mg/kg。

此类防腐剂对真菌、酵母菌和细菌有广泛的抗菌作用，但对革兰阴性杆菌及乳酸菌的抑制较弱。碳链越长，其亲脂性越强，菌体对它的吸附量也越大，抗菌作用越强：对羟基苯甲酸辛酯＞对羟基苯甲酸丁酯＞对羟基苯甲酸丙酯＞对羟基苯甲酸乙酯＞对羟基苯甲酸甲酯。其抑菌的机制是破坏微生物的细胞膜，使细胞内蛋白质变性，抑制微生物的呼吸酶系与电子传递酶系的活性。在水中溶解度小，使用时先将其配成氢氧化钠溶液、乙醇溶液或醋酸溶液。钠盐的溶解性较好，使用更方便。甲酯、乙酯、丙酯、丁酯混合使用，可提高防腐能力，扩大抗菌谱。

GB 2760-2014 规定，对羟基苯甲酸酯类及其钠盐（对羟基苯甲酸甲酯钠，对羟基苯甲酸乙酯及其钠盐）可作为食品防腐剂使用，允许使用的食品类别和最大使用量（以对羟基苯甲酸计）为：经表面处理的鲜水果和新鲜蔬菜 0.012g/kg；果酱（罐头除外），醋、酱油、酱及酱制品，蚝油、虾油、鱼露等，果蔬汁类饮料，果味饮料，0.25g/kg；焙烤食品馅料及表面用挂浆（仅限糕点馅）0.5g/kg；热凝固蛋制品和碳酸饮料 0.2g/kg。

丙酸及其盐类 一类重要的食品防腐剂，丙酸是防腐作用的有效成分。丙酸分子式 CH_3CH_2COOH，分子量 74.1，无色油状液体，有挥发性，略带辛辣的刺激油蛤味，可混溶于水、乙醇及其他有机溶剂。丙酸是人体正常代谢中间产物，可完全被代谢和利用；大鼠经口 LD_{50} 为 5.6g/kg，ADI 不作限制性规定。丙酸钠分子式 CH_3CH_2COONa，分子量 96.1，白色结晶或白色晶性粉末或颗粒，无臭或微带丙酸臭味，易溶于水，溶于乙醇，微溶于丙酮；在空气中易吸潮分解；小鼠经口 LD_{50} 为 5.1g/kg，其 ADI 不作限制性规定。丙酸钙分子式（$CH_3CH_2COO)_2Ca$，分子量 186.2，白色结晶或白色晶体性粉末，无臭或微带丙酸气味，对光和热稳定，有吸湿性，易溶于水，不溶于醇、醚类；大鼠经口 LD_{50} 为 5.16g/kg，ADI 不作限制性规定。

作用机制：丙酸活性分子可穿透真菌等的细胞壁，抑制细胞内的酶活性，阻碍微生物合成 β-丙氨酸，进而阻止真菌繁殖。丙酸盐转变成丙酸的过程受水、pH 值等的影响。丙酸钠对真菌有良好防腐作用，对细菌抑制作用较小，对酵母菌则无作用。丙酸进入体内可依次转变成丙酰辅酶 A、D-甲基丙二酸单酰辅酶 A、L-甲基丙二酸单酰辅酶 A 和琥珀酰辅酶 A，再经过三羧酸循环彻底氧化分解，或者通过糖异生途径合成葡萄糖或糖原。丙酸盐不受食品中其他成分影响，腐蚀性低，刺激性小，适合于长期储存。

GB 2760-2014 规定，丙酸及其钠盐、钙盐可作为食品防腐剂使用，允许使用的食品类别和最大使用量（以丙酸计）为：豆类制品、面包、糕点、醋、酱油 2.5g/kg，原粮 1.8g/kg，生湿面制品 0.25g/kg，杨梅罐头 50.0g/kg。

脱氢乙酸及其钠盐 脱氢乙酸又称为脱氢醋酸，分子式 $C_8H_8O_4$，分子量 168.2，无色至白色针状结晶或白色晶体粉末，无臭，几乎无味，无刺激性，难溶于水，溶于苛性碱溶液、乙醇、苯，无吸湿性，对热稳定；抗细菌能力较强，对真菌和酵母的抗菌能力更强；为酸性防腐剂，对中性食品基本无效，在水中逐渐降解为醋酸；大鼠经口 LD_{50} 为 1.0g/kg。脱氢醋酸钠分子式 $C_8H_7NaO_4 \cdot H_2O$，分子量 208.2，白色的结晶粉末，无臭、微有特殊味，无刺激，易溶于水、甘油、丙二醇，微溶于乙醇、丙醇，其水溶液呈中性或微碱性，耐光耐热效果好；有广谱的抗菌作用，在酸性、中性、碱性的环境下均有很好的抗菌效果，对真菌抑制力最强；大鼠经口 LD_{50} 为 0.57g/kg。

GB 2760-2014 规定，脱氢乙酸及其钠盐可作为食品防腐剂使用，允许使用的食品类别和最大使用量（以脱氢乙酸计）为：黄油和浓缩黄油、腌渍的食用菌和藻类、发酵豆制品、果蔬汁（浆）0.3g/kg，面包、糕点、焙烤食品馅料及表面用挂浆、预制肉制品、熟肉制品、复合调味料 0.5g/kg，腌渍的蔬菜和淀粉制品 1.0 g/kg。

（汪之顼）

shípǐn wěndìngjì hé nínggùjì

食品稳定剂和凝固剂（food stabilizing and coagulating agent）

可使食品结构稳定或组织结构不变，增强黏性固形物的物质。食品稳定剂和凝固剂的作用是使食品中的果胶、蛋白质等溶胶凝固成不溶性凝胶状物质，达到增强食品中黏性固形物的强度，提高食品组织性能，改善食品口感和外形等目的。

作用机制 ①分子中大多含有钙盐、镁盐或带有较多电荷的离子基团，可破坏蛋白质胶体溶液中的夹电层，促进蛋白质变性而凝固，使悬浊液形成凝胶或沉淀的作用。②乳酸钙等盐类，在溶液中可与水溶性的果胶结合，生成难溶的果胶酸钙。③葡萄糖内酯，在水解过程中可与蛋白质胶体发生反应，形成稳定的胶体聚合体物质。④与多价金属离子结合形成可溶性络合剂，消除易引起有害氧化作用的金属离子，提高食品的质量和稳定性。

分类和生产应用 经常使用的主要分为凝固剂、果蔬硬化剂、螯合剂、罐头除氧剂和保湿剂。常用的凝固剂有氯化镁类的盐卤（卤水）和卤片，硫酸钙（石膏），葡萄糖酸-δ-内酯等；常用果蔬硬化剂如氯化钙等；常用螯合剂有乙二胺四乙酸二钠和葡萄糖酸-δ-内酯等；常用罐头除氧剂有柠檬酸亚锡二钠等；常用保湿剂有丙二醇等。在食品生产中，主要应用豆腐类食品生产中，保持果蔬罐头与果冻食品的脆度和硬度，在各类食品中螯合可促进氧化作用的金属离子，在罐头食品中消耗残余氧气，作为保湿剂增加糕点的柔软性、光泽和保水性等。《食品安全国家标准 食品添加剂使用标准》（GB 2760-2014）将用于保持乳类和饮料等液体食品状态的添加剂也归属为稳定剂，如磷酸、麦芽糖醇和麦芽糖醇液、柠檬酸钠、微晶纤维素、黄原胶、果胶等。在实际生产中，可将两种或两种以上的稳定剂和凝固剂复合使用，克服单一稳定剂和凝固剂的缺点，发挥更好性能。

中国允许使用的品种　《食品安全国家标准 食品添加剂使用标准》（GB 2760-2014）规定，可作为食品稳定剂和凝固剂使用的食品添加剂有 29 种，包括丙二醇、谷氨酰胺转氨酶、可得然胶、硫酸钙、氯化钙、氯化镁、柠檬酸亚锡二钠、乳酸钙、乙二胺四乙酸二钠、葡萄糖酸-δ-内酯，以及磷酸和磷酸盐类（磷酸、焦磷酸二氢二钠、焦磷酸钠、磷酸二氢钙、磷酸二氢钾、磷酸氢二铵、磷酸氢二钾、磷酸氢钙、磷酸三钙、磷酸三钾、磷酸三钠、六偏磷酸钠、三聚磷酸钠、磷酸二氢钠、磷酸氢二钠、焦磷酸四钾、焦磷酸一氢三钠、聚偏磷酸钾、酸式焦磷酸钙）。另外，有 33 种被允许用作食品稳定剂，包括丙二醇脂肪酸酯、刺梧桐胶、D-甘露糖醇、果胶、海藻酸丙二醇酯、黄原胶、甲壳素、聚甘油蓖麻醇酸酯、聚甘油脂肪酸酯、聚葡萄糖、聚氧乙烯山梨醇酐单月桂酸酯（吐温 20）、聚氧乙烯山梨醇酐单棕榈酸酯（吐温 40）、聚氧乙烯山梨醇酐单硬脂酸酯（吐温 60）、聚氧乙烯山梨醇酐单油酸酯（吐温 80）、卡拉胶、硫酸铝钾（钾明矾）、硫酸铝铵（铵明矾）、麦芽糖醇和麦芽糖醇液、乳酸钠、乳糖醇、山梨酸及其钾盐、山梨糖醇和山梨糖醇液、羧甲基纤维素钠、碳酸镁、硬脂酰乳酸钠、硬脂酰乳酸钙、α-环状糊精、γ-环状糊精、柠檬酸钠、羟丙基淀粉、乳酸钠、碳酸氢钠、微晶纤维素。

（汪之顼）

shípǐn zēngchóujì

食品增稠剂（food thickening agent）　可提高食品的黏稠度或形成凝胶，改变食品的物理性状、赋予食品黏润、适宜的口感，并兼有乳化、稳定或使呈悬浮状态作用的物质。一般为高分子亲水胶体物质，有亲水胶体的一般性质。分子中含有许多亲水基团，如羟基、羧基、氨基和羧酸根等，能与水分子发生水化作用，以分子状态高度分散在水中，构成单相均匀分散体系，发挥增稠作用。

分类　品种很多，按其来源分天然增稠剂和人工合成增稠剂。天然增稠剂多来自植物，也有来自动物和微生物。来自植物的增稠剂有树胶（如阿拉伯胶、黄蓍胶等）、种子胶（如瓜尔豆胶、罗望子胶等）、海藻胶（如琼胶、海藻酸钠等）和其他植物胶（如果胶）等。淀粉是一种增稠剂，但中国不作为食品添加剂管理，而是作为食品原料，改性淀粉则列为食品添加剂进行管理。来自动物的有明胶、酪蛋白酸钠等；来自微生物的有黄原胶等。人工合成增稠剂（如羧甲基纤维素钠和聚丙烯酸钠等）安全性高，应用也广泛。

影响作用因素　多种因素可影响其黏度。①分子结构及相对分子质量：不同分子结构的增稠剂，即使在浓度和其他相同的条件下，黏度也可能有较大差别。同种增稠剂，随着平均相对分子质量增加，形成网状结构的概率也增加，黏度也越大。②浓度：随着浓度增加，增稠剂分子体积增大，相互作用的概率增加，吸附的水分子增多，黏度增大。③pH 值：许多增稠剂的黏度都会随 pH 值发生变化，该特点决定不同加工工艺和食品酸碱度需要选择适宜的增稠剂。④温度：随着温度升高，分子运动速度加快，增稠剂溶液的黏度一般会明显降低。⑤切变力：搅拌、泵压等加工、传输处理，会使增稠剂溶液的黏度发生变化。⑥协同效应：增稠剂混合复配使用时，增稠剂之间可产生黏度叠加效应，这种叠加可增效，也可减效。

在食品加工中的作用　①赋予食品所要求的流变特性，改变食品的质构和外观，将液体、浆状食品形成特定形态，并使其稳定、均匀，以使食品具有黏滑适口的感觉。②使食品在冻结过程中生成的冰晶细微化，并包含大量微小气泡，结构细腻均匀，口感光滑，外观整洁。③增稠剂的凝胶作用。④起泡作用和稳定泡沫作用。⑤黏合作用。⑥成膜作用。⑦保水作用。⑧矫味作用。

中国允许使用的品种　根据《食品安全国家标准 食品添加剂使用标准》（GB2760-2014）规定，允许使用的食品增稠剂共有 57 种，包括 D-甘露糖醇、β-环状糊精、阿拉伯胶、丙二醇、刺云实胶、醋酸酯淀粉、淀粉磷酸酯钠、瓜尔胶、果胶、海萝胶、海藻酸丙二醇酯、海藻酸钾、海藻酸钠、葫芦巴胶、槐豆胶（刺槐豆胶）、黄蜀葵胶、黄原胶（汉生胶）、甲基纤维素、甲壳质（几丁质）、结冷胶、聚丙烯酸钠、聚甘油脂肪酸酯、聚葡萄糖、决明胶、卡拉胶、可得然胶、可溶性大豆多糖、磷酸化二淀粉磷酸酯、磷酸酯双淀粉、硫酸钙（石膏）、氯化钙、罗望子多糖胶、麦芽糖醇和麦芽糖醇液、明胶、普鲁兰多糖、羟丙基淀粉、羟丙基二淀粉磷酸酯、羟丙基甲基纤维素、琼脂、乳酸钙、乳酸钠、乳糖醇、沙蒿胶、山梨糖醇和山梨糖醇液、双乙酰酒石酸单双甘油酯、酸处理淀粉、羧甲基淀粉钠、羧甲基纤维素钠、田菁胶、脱乙酰甲壳素（壳聚糖）、辛烯基琥珀酸铝淀粉、亚麻籽胶（富兰克胶）、氧化淀粉、氧化羟丙基淀粉、乙酰化二淀粉磷酸酯、乙酰化双淀粉己二酸酯、皂荚糖胶。

（汪之顼）

shípǐn tiánwèijì

食品甜味剂（food sweetening agent）

能赋予食品以甜味的物质。甜味是各类食品风味的基础，由甜味成分赋予。食品中的甜味主要来自蔗糖、葡萄糖、果糖、麦芽糖和乳糖，它们也是食品的重要营养素，对维持生命活动是必需的。人类食用甜味物质历史悠久。一般常被视为食品原料。甜味剂仅是赋予食品甜味，营养素作用则不是其使用目的。

分类 按来源分为天然甜味剂和人工合成甜味剂；按营养价值分为营养型甜味剂与非营养型甜味剂。实际应用中，一般分为人工合成的非营养甜味剂、糖醇类甜味剂与非糖天然甜味剂等三类。天然甜味剂包括糖的衍生物（糖醇类）天然甜味剂和非糖（非糖醇类）天然甜味剂。糖醇类天然甜味剂包括木糖醇、山梨糖醇、甘露糖醇、乳糖醇、麦芽糖

醇和赤鲜糖醇。非糖醇类天然甜味剂包括甜菊糖苷、罗汉果甜苷和索马甜。人工合成甜味剂是用化学合成、改性等技术得到的各种有不同特性的人工甜味剂，主要分为磺胺类、二肽类和蔗糖衍生物三类。磺胺类甜味剂包括糖精、环己基氨基磺酸钠和乙酰磺胺酸钾；二肽类甜味剂包括天门冬酰苯丙氨酸甲酯（阿斯巴甜）和阿力甜；蔗糖衍生物甜味剂包括三氯蔗糖、异麦芽酮糖（帕拉金糖）和新糖（果糖低聚糖）等。人工合成甜味剂的甜度一般高于天然甜味剂，但其安全性一般低于天然甜味剂。理想甜味剂应具有以下特点：安全性好、味觉良好、稳定性好、水溶性好、价格低廉。

作用 ①调节和增强食品风味：适度的甜味是一种愉悦的风味。选择适当浓度的某种或某几种甜味剂，可在其他条件受限的情况下如限制能量、控制成本、无糖食品等，使食物获得理想的甜美风味。饮料类食品中，酸味、甜味相互作用，可使产品获得新的风味，因此甜味剂对调整饮料"糖酸比"有特别优势。②掩蔽不良风味：甜味和许多食品风味是相互补充的，许多食品的味道是其所含风味物质在甜味的帮助下实现的，有助于许多食品展现其特殊愉悦风味，同时掩饰其不良风味。③改进食品可口性，满足其他食品工艺特性。

中国允许使用的品种 根据《食品安全国家标准 食品添加剂使用标准》（GB 2760-2014）规定，允许使用的食品甜味剂共有21种，包括甘草酸铵、甘草酸一钾及三钾、D-甘露糖醇、环己基氨基磺酸钠（甜蜜素）、环己基氨基磺酸钙、麦芽糖醇和麦芽糖醇

液、乳糖醇、三氯蔗糖（蔗糖素）、山梨糖醇和山梨糖醇液、索马甜、糖精钠、L-α-天冬氨酰-N-（2,2,4,4-四甲基-3-硫化三亚甲基）-D-丙氨酰胺（阿力甜）、甜菊糖苷、乙酰磺胺酸钾（安赛蜜）、异麦芽酮糖、N-［N-（3,3-二甲基丁基）］-L-α-天门冬氨-L-苯丙氨酸1-甲酯（纽甜）、赤藓糖醇、罗汉果甜苷、木糖醇、乳糖醇（4-β-D 吡喃半乳糖-D-山梨醇）、天门冬酰苯丙氨酸甲酯（阿斯巴甜）、天门冬酰苯丙氨酸甲酯乙酰磺胺酸。

糖精钠 邻磺酰苯甲酰亚胺钠（含2个结晶水）的商品名，又称可溶性糖精或水溶性糖精，分子式 $C_7H_4O_3NSNa \cdot 2H_2O$，分子量241.21。糖精在水中溶解度低，故一般使用其钠盐。糖精钠为无色至白色的结晶或结晶性粉末，无臭，微有芳香气。易溶于水，溶解度随温度上升而迅速增加。分解出的阴离子有强甜味，甜度是蔗糖的200～700倍；分子状态下无甜味，而有苦味。高浓度水溶液也有苦味。水溶液常温下长时间放置后甜味降低。经煮沸会缓慢分解，如以适当比例与其他甜味料并用，接近砂糖甜味。在体内不分解，大部分经肾随尿排出，不供给能量，无营养价值。

糖精钠曾经是世界各国广泛使用的一种人工合成甜味剂，因为对其安全性一直存在争议，故其应用受到许多限制。糖精钠小鼠经口 LD_{50} 为 17.5g/kg，每日容许摄入量（ADI）为 0～5mg/kg。1997年加拿大一项实验发现大剂量糖精钠可导致雄性大鼠膀胱癌。1993 年联合国粮农组织（FAO）/世界卫生组织（WHO）食品添加剂联合专家委员会（JECFA）认为，现有流行病学资

料显示糖精钠的摄入与人类膀胱癌无关；2001 年 5 月美国国家环境健康研究所报告"糖精钠导致老鼠致癌的情况不适用于人类"。但是许多国家规定，食物中若添加了糖精钠，必须在标签上标明"糖精能引起动物肿瘤"的警示。中国也采取了严格限制糖精使用的政策，规定婴儿食品中不得使用糖精钠。

GB 2760-2014 规定，糖精钠作为甜味剂和增味剂，可用于冷冻饮品、水果干类（仅限芒果干、无花果干）、果酱、蜜饯凉果、凉果类、话化类、果糕类、腌渍的蔬菜、新型豆制品（大豆蛋白及其膨化食品、大豆素肉等）、熟制豆类、带壳熟制坚果与籽类、脱壳熟制坚果与籽类、复合调味料、配制酒等类别食品中，最大使用量以糖精计为 0.15～5.0g/kg。

甜蜜素 环己基氨基磺酸钠的商品名，分子式 $C_6H_{12}NNaO_3S$，相对分子质量 201.24。无色结晶，对热、光、空气以及较宽范围的 pH 值均很稳定，无吸湿性，易溶于水。溶液中亚硝酸盐、亚硫酸盐量高时，可产生石油或橡胶样气味。甜度为蔗糖的 30～80 倍，其甜味纯正，风味自然，不带异味。甜味刺激来得较慢，但持续时间较长。在体内不分解，不供给能量，无营养价值。

1958 年美国曾将甜蜜素列为"一般认为是安全物质"而广泛使用，但在 20 世纪 60 年代后期发现甜蜜素和糖精（10：1）的混合物可致大鼠膀胱癌，从 1969 年起该甜味剂在美国、英国和其他一些国家禁止使用。1982 年 FAO/WHO 报告确认无致癌性，小鼠经口 LD_{50} 为 15.25g/kg，制订 ADI 值为 0～11mg/kg。美国食品药品管理局经过长期试验于 1984 年宣布

其无致癌性，但美国国家科学委员会和国家科学院仍认为其有促癌作用和可能的致癌作用，至今仍被禁用。1994 年 FAO/WHO 规定其 ADI 值为 0～15mg/kg。

GB 2760-2014 规定，甜蜜素作为甜味剂，最大使用量以环己基氨基磺酸计：用于冷冻饮品、水果罐头、腐乳类、饼干、复合调味料、饮料类、配制酒、果冻为 0.65g/kg；用于果酱、蜜饯凉果、腌渍的蔬菜、熟制豆类为 1.0g/kg；用于带壳熟制坚果与籽类为 6.0g/kg；用于脱壳熟制坚果与籽类为 1.2g/kg；用于凉果类、话化类、果糕类食品为 8.0g/kg。

木糖醇 糖醇类甜味剂，分子式 $C_5H_{12}O_5$，分子量 152.15，是木糖氢化而形成的一种五碳多元醇，广泛存在于果品、蔬菜、谷类、蘑菇类食物和木材、稻草、玉米芯等植物中。机体也可由葡萄糖醛酸合成木酮糖，后者的正常代谢产物即为木糖醇，对人体未发现有毒有害作用。白色粉状晶体，甜味纯正。在水中溶度很大，每毫升水可溶解 1.6g；也易溶于乙醇和甲醇。热稳定性好，10% 水溶液的 pH 值为 5～7，不与可溶性氨基化合物发生美拉德反应。甜度与蔗糖相当，但能量只有蔗糖的 60%～70%。不能被细菌分解，利用它来取代甜品中的蔗糖等可预防龋齿。作为人体糖类代谢的中间产物，在代谢初期，可能不需要胰岛素即可直接进入细胞；但在代谢后期，仍然需要胰岛素的参与。木糖醇并不能治疗糖尿病，而且摄入过多，血甘油三酯升高，引起冠状动脉粥样硬化，糖尿病患者不宜多食。

FAO/WHO 在 1983 年确定对木糖醇 ADI 不作规定。木糖醇作为一种功能性甜味剂，主要用于

防止龋齿性糖果（如口香糖、糖果、巧克力和软糖等），也用于医药品和洁齿品。GB 2760-2014 将木糖醇列入可在各类食品中按生产需要适量使用的食品添加剂名单，但不能用于按生产需要适量使用的食品添加剂所例外的食品类别（如婴幼儿配方食品、婴幼儿辅助食品、食糖、粮食、面粉、蔬菜水果等）。

甜菊糖苷 从菊科草本植物甜叶菊的叶子中提取出的一种糖苷，又称甜菊糖、甜菊苷，分子式 $C_{38}H_{60}O_{18}$，分子量 804.9。甜叶菊原产于巴拉圭和巴西，经引进栽培中国已成为世界上甜叶菊种植面积最大的国家。甜菊糖苷也成为中国继蔗糖、甜菜糖之后的第三糖源。甜叶菊的甜味成分由甜菊苷及甜菊 A 苷、B 苷、C 苷、D 苷和 E 苷组成。甜菊糖苷一般用水从叶子中提取，再经澄清和结晶，获得粗提物及纯度为 50% 及 90% 的产品。纯度 80% 以上的甜菊糖苷为白色或微黄色结晶或粉末，有一定的吸湿性，易溶于水、乙醇和甲醇，不溶于苯、醚、氯仿等有机溶剂；溶液稳定性好，在一般饮料食品的 pH 范围内，加热处理仍很稳定；在含蔗糖的有机酸溶液中存放半年变化不大；在酸碱类介质中不分解可防止发酵，变色和沉淀等。甜菊糖苷的甜度基于不同纯度为蔗糖的 150～450 倍；粗提物口感较差，有一定程度的苦涩味、甘草味或薄荷醇味；纯品口感较好，是最接近砂糖的天然甜味剂，但浓度高时会有异味感。一般与蔗糖、果糖、葡萄糖等混用以矫正口味。

经口摄入的甜菊糖苷在上消化道不被吸收，而在消化道下段被盲肠内微生物分解为甜菊醇后被完全吸收，最终绝大部分以甜

菊醇的形式从粪排出，很小一部分由尿排泄。在体内几乎不参与代谢，产生的能量很小，可作为糖尿病、肥胖病患者良好的天然甜味剂。甜菊糖结晶小鼠经口$LD_{50}>15g/kg$，2009 年 WHO 规定其 ADI 为 $0～4mg/kg$。GB 2760-2014 准许甜菊糖苷作为甜味剂使用，可用于冷冻饮品、蜜饯凉果、熟制坚果与籽类、糖果、糕点、餐桌甜味料、调味品、饮料类、果冻、膨化食品、茶制品等，最大使用量以甜菊醇当量计为$0.17～10.0g/kg$。

（汪之顼）

shípǐnyòng xiāngliào

食品用香料（food flavor）　用于调配食品香味，并使食品增香的物质。食品的香味是食品的灵魂，在很多情况下，人们选择一种食品的首要出发点是享受其美味。在食品色、香、味、形诸要素中，"香"和"味"的地位尤为突出。香味诱人、美味可口的食品才能得到青睐。食品用香料与食用香料是不同的概念，食用香料包含食品用香料，还包括口腔卫生用品香料、药品香料、餐具和水果用洗涤剂香料和烟用香料。食品用香料和食品用香精有"自我限量"特性，任何一种食品用香料或食品用香精用量超过一定范围，过浓的香味会令人不快，这有利于避免食品用香料过量使用带来的安全问题。

香味来源　有三种来源：①食品自身存在的，如新鲜水果、蔬菜的香味。②食品香味前体物质在食品加工中经化学变化产生的，如米饭、烧饼、腐乳的香味。③食品加工中加入外源性香精、辛香料、调味品等带入的，如糖果、红烧肉及酱牛肉的部分香味。传统手工烹调食品，制作方法精

细、烹制时间充分，大部分不需添加香精或香料。但是，现代食品加工均为大规模、快速生产，工艺简化、加热时间缩短，香味和风味常不及传统烹制方法制作的食品，需额外添加香料物质，弥补其香味。

作用机制　食品香精是食品加工中直接使用的香味物质，由多种食品香料组成，含多种香味成分。食品香料一般不直接在食品中使用，而是调制成食品香精再添加到食品中。凡有气味的物质，其分子均有一定发香基团（发香基），包括羟基、羰基、醛基、羧基、醚基、酯基、苯基、硝基、亚硝酸基、酰氨基、氰基、内酯等。发香基团在分子中的结合方式与数量不同，香料产生的香气与香味也不同。某种天然香味也常由多种香料物质按一定比例混合产生的气味，为实现对某种食品香味或气味的弥补或增强，需用多种香料物质组成的香精。香料物质可能是单一有机化合物，称单体香料或香料单体，如肉桂醛、香兰素、麦芽酚；也可能是多种香料单体的混合物，如玫瑰油、肉桂油等精油，生姜油树脂、花椒油树脂等油树脂，香荚兰酊、枣酊等酊香剂。传统辛香料也属食品用香料范畴，如花椒、八角茴香、小茴香、桂皮、丁香、生姜、大蒜、洋葱、大葱、细香葱、芫荽等。

分类　食品用香料品种繁多，且种类不断增加。世界各国允许使用的食品香料有 4 000 余种，超过允许使用的所有其他食品添加剂种类的总和。按来源分为天然食品用香料和合成食品用香料两大类。

天然食品用香料　分为动物性香料、植物性香料和微生物发

酵生产的食品用香料。天然食品用香料主要是植物性香料，有两类来源：第一类是芳香植物的花、茎、枝、叶、草、根、皮、籽或果实等，如玫瑰花、薄荷、桂花、柑橘、花椒等，以及这些植物器官的提取物如玫瑰油、薄荷油、桂花浸膏、柑橘油、花椒油树脂等。第二类是从这些天然香料中分离出来的单一成分（单离香料），如丁香油中提取到的丁香酚，肉桂油中分离的肉桂醛，薄荷油中分离的薄荷脑等。微生物发酵生产的食品用香料是以生物材质为原料，通过发酵等制备的香味物质，如发酵法制备的呋喃酮、3-羟基-2-丁酮等。天然香料成分复杂，由多种化合物组成的。天然香料制取方法不同，形态多样，如精油、浸膏、压榨油、香脂、净油、单离香料、酊剂、香膏等。某些香料如香辛料往往还加工成粉状。

合成食品用香料　用有机合成方法制取的食品用香料，分为全合成食品用香料和半合成食品用香料。用基本化工原料合成的称为全合成香料，如由乙炔、丙酮等合成的芳樟醇。用某种天然成分，经化学反应使结构改变后所得到的香料称为半合成香料，如利用松节油中的蒎烯制得的松节醇。合成食品用香料又常按官能基团、碳原子骨架和香味类型分别进行分类。按官能基团分为烃类、醇类、酚类、醚类、醛类、酮类、缩羰基类、酸类、酯类、内酯类、硫醇类、硫醚类、杂环类食品用香料等。按碳原子骨架分为萜烯类、芳香族类、脂肪族类和稠环类食品用香料等。按香味类型分为花香型、果香型、柑橘香型、香草香型、奶香型、辛香型、青香型、草香型、凉香型、

烤香型、葱蒜香型、烟熏香型、焦糖香型、肉香型、药香型、蜜糖香型、壤香型、醛香型和海鲜香型食品用香料等。

随着技术的发展，天然香料的有效成分大部分可以分离出来单一成分，并用合成方法合成。合成食品香料是天然食物的香料成分，称天然等同香料。天然等同香料与天然香料的分子结构相同，除天然稳定性核素含量不同外，其安全性、香味特征和应用效果等没有差别。允许使用的食品香料多数是天然等同香料。

使用原则 ①食品中使用食品用香料、香精的目的，是使食品产生、改变或提高风味。一般配制成食品用香精后用于食品加香，部分也可直接使用。不包括只产生甜味、酸味或咸味的物质，也不包括增味剂。②食品用香料、香精在各类食品中按生产需要适量使用，没有必要加香的食品不得添加食品用香料、香精，法律、法规或国家食品安全标准另有明确规定者除外。③用于配制食品用香精的食品用香料品种应符合相关标准的规定。用物理方法、酶法或微生物法从食品制得的具有香味特性的物质或天然香味复合物，可用于配制食品用香精。④有其他食品添加剂功能的食品用香料，如苯甲酸、肉桂醛、瓜拉纳提取物、二醋酸钠、琥珀酸二钠、磷酸三钙、氨基酸等，在食品发挥其他食品添加剂功能时，应符合对食品用香料的规定。⑤食品用香精可含有对其生产、贮存和应用等所必需的食品用香精辅料（包括食品添加剂和食品），但所用辅料应符合相关标准的规定，并在达到预期目的前提下尽可能减少使用品种，作为辅料添加到食品用香精中的食品添加剂不应在最终食品中发挥功能作用，在达到预期目的前提下尽可能降低在食品中的使用量。⑥食品用香精的标签应符合相关标准的规定。⑦凡添加了食品用香料、香精的食品应按照相关标准进行标示。

中国对食品用香料、香精的管理　《食品安全国家标准 食品添加剂使用标准》（GB 2760-2014）对食品用香料的使用采用名单管理方法，制定了三份相关名单。①不得添加食品用香料、香精的食品名单：规定了在巴氏杀菌乳、灭菌乳、发酵乳、稀奶油、植物油脂、动物油脂（猪油、牛油、鱼油和其他动物脂肪）、无水黄油、无水乳脂、新鲜水果、新鲜蔬菜、冷冻蔬菜、新鲜食用菌和藻类、冷冻食用菌和藻类、原粮、大米、小麦粉、杂粮粉、食用淀粉、生鲜肉、鲜水产、鲜蛋、食糖、蜂蜜、盐及代盐制品、婴幼儿配方食品、饮用天然矿泉水、饮用纯净水、其他饮用水、茶叶、咖啡等28类食品中禁止添加食用香料、香精。②允许使用的食品用天然香料名单：包括393种香料植物、提取物、单离香料物质和天然香料物质。③允许使用的食品用合成香料名单：包括1477种合成的香料化合物。允许使用的食品用合成香料名单同时规定，凡列入合成香料目录的香料，其对应的天然物（即结构完全相同的对应物）应视作已批准使用的香料；凡列入合成香料目录的香料，若存在相应的铵盐、钠盐、钾盐、钙盐和盐酸盐、碳酸盐、硫酸盐，且具有香料特性的化合物，应视作已批准使用的香料；如果列入合成香料目录的香料为消旋体，其左旋和右旋结构应视作已批准使用的香料；如果列入合成香料目录的香料为左旋结构，则其右旋结构不应视作已批准使用的香料，反之亦然。

（汪之顼）

jiāojī tángguǒ zhōng jīchǔjì wùzhì
胶基糖果中基础剂物质
（chewing gum based agent）　赋予胶基糖果起泡、增塑、耐咀嚼等作用的物质。简称胶姆糖基础剂，又称胶基、基料、胶姆、底胶。胶基糖果又称为胶姆糖，是一种特殊类型的糖果，是唯一经咀嚼而不吞咽的食品，能长时间咀嚼而很少改变其柔韧性，并不致因降解而为可溶性物质。其类型包括口香糖、泡泡糖及某些非甜味的营养咀嚼片等。一般由胶基、糖、香精等制成。其中胶基占全部重量的20%～30%，一般以高分子胶状物质如天然橡胶（糖胶树胶、马来乳胶、节路顿胶等）、合成橡胶（丁苯橡胶、丁基橡胶等）和松香脂（松香甘油酯、氢化或部分氢化松香酯等）为主，加上软化剂、胶凝剂、增塑剂、抗氧化剂和填充剂等组成。其中的糖包括砂糖、葡萄糖、饴糖、麦芽糊精等，占胶姆糖的70%～80%；还有少量的油脂、香精香料、甜味剂、卵磷脂、色素和水等。

中国《食品安全国家标准胶基糖果中基础剂物质及其配料（征求意见稿）》规定，胶基糖果中基础剂物质及其配料应由该名单所列的各项物质配合制成。所列各成分用量在该标准中有规定者按规定执行，未规定者按照生产需要适量使用。该名单列出了6种天然橡胶，5种合成橡胶，12种树脂，7种蜡类物质，12种乳化剂和软化剂，7种抗氧化剂和防腐剂及4种填充剂。

（汪之顼）

食品被膜剂 (food coating agent)

shípǐn bèimójì

涂抹于食品外表起保质、保鲜、上光、防止水分蒸发等作用的物质。为了长期保存水果和蔬菜，选用某些物质涂抹在果蔬表面以形成薄膜，抑制水分蒸发、降低呼吸作用、防止微生物侵袭，达到保持新鲜度的目的。糖果、巧克力等食品，也常需在其表面涂膜，以保持质量稳定并提高食物外表的光亮度和美观度。根据来源不同，分为天然被膜剂（如巴西棕榈蜡、紫胶、蜂蜡、可溶性大豆多糖等）和人工被膜剂（如石蜡、液体石蜡）。根据用途又可分为蔬果被膜剂、糖果和巧克力被膜剂、鲜蛋被膜剂、大米被膜剂等。

中国《食品安全国家标准 食品添加剂使用标准》（GB 2760-2014）规定，允许使用的食品被膜剂有 14 种，包括巴西棕榈蜡、白油（又名液体石蜡）、蜂蜡、聚二甲基硅氧烷及其乳液、聚乙二醇、聚乙烯醇、可溶性大豆多糖、吗啉脂肪酸盐（又名果蜡）、普鲁兰多糖、松香季戊四醇酯、脱乙酰甲壳素（又名壳聚糖）、辛基苯氧聚乙烯氧基、硬脂酸（又名十八烷酸）和紫胶（又名虫胶）。主要用于新鲜水果、蔬菜，糖果、巧克力和巧克力制品、可可制品，鲜蛋，大米等。

(汪之顼)

食品工业用加工助剂 (food processing aids)

shípǐn gōngyèyòng jiāgōng zhùjì

有助于食品加工顺利进行的各种物质。简称加工助剂。与食品本身无关，如助滤、澄清、吸附、脱模、脱色、脱皮、提取溶剂等。其使用应符合的规定：①应在食品生产加工过程中使用，使用时应有工艺必

要性，在达到预期目的前提下应尽可能降低使用量；②一般应在制成最终成品之前除去，无法完全除去的，应尽可能降低其残留量，其残留量不应对健康产生危害，不应在最终食品中发挥功能作用；③应符合相应的质量规格要求。

根据作用和功能，食品工业用加工助剂可归为如下类别：螯合剂、澄清剂、催化剂、萃取溶剂、发酵用营养物质、防粘剂、分散剂、浸油溶剂、精炼脱胶剂、冷却剂、润滑剂、食用油脱色剂、提取溶剂、脱毛剂、脱模剂、脱皮剂、脱色剂、吸附剂、消泡剂、絮凝剂、助滤剂、被膜剂、结晶剂、推进剂、防褐变。

中国《食品安全国家标准 食品添加剂使用标准》（GB 2760-2014）规定，允许使用的食品工业用加工助剂按两份名单管理：一份为可在各类食品加工过程中使用，残留量不需限定的加工助剂名单，不含酶制剂共有 38 种；另外一份为需要规定功能和使用范围的加工助剂名单，不含酶制剂共有 77 种。

(汪之顼)

食品新技术 (new technology in food processing)

shípǐn xīnjìshù

为克服传统生产食品方法缺陷、提高食品的产量、保持食品原有的品质，在食品生产工业更新、发展代表当今科技发展水平和食品加工业发展趋势的技术或方法。又称食品高新技术。利用新技术或新生产方式生产的食品称为新型食品。

发展史 食品工业与生活密切相关，是永恒不衰的工业。工业革命前，农副产品的生产方式主要是自给自足。1763～1870 年的第一次工业革命推动了农业的

迅速发展，使农业生产力大大提高，促进食品工业的诞生。1870～1945 年的第二次工业革命出现了电、内燃机和电气化等现代化技术并应用于食品工业中，为食品工业的发展奠定了物质和技术基础，促进了食品经济的快速增长和食品贸易的迅速发展。从 20 世纪 50 年代开始，大量的工业新技术不断涌现，并被广泛用于食品加工业中。

中国 20 世纪 80 年代末期才开始引进食品新技术，90 年代中期中国的食品新技术呈现高速发展之势。尽管中国食品工业科技发展水平呈现出先进与落后并存的不平衡局面，但是随着中国改革开放的深入、现代经济的发展和人们生活水平的提高，人们对食品的要求从数量型转向质量型，从而促进食品新技术快速发展。

理论基础 "新鲜、营养、方便、安全"是 21 世纪对食品追求的目标，也是食品工业的主旋律。食品新技术的显著特点是保留更多的营养成分，这代表了当今食品的发展趋势。因此，新技术以其无可比拟的优势在食品工业中迅速发展，食品新技术的广泛应用成为必然趋势。

新技术的研究与开发涉及工业技术、生物技术、信息技术等多个领域，是多学科综合利用和相互交叉渗透的结果。随着科学技术的发展，不断涌现的新方法和新技术被应用于新型食品的研究与开发中。生物技术包括基因工程技术、蛋白质工程技术和酶工程技术；食品保鲜新技术包括新型杀菌技术和冷冻、干燥技术；提取分离新技术包括超临界流体萃取、分子蒸馏、膜分离等技术；食品加工新技术包括微胶囊化技术和纳米技术。这些技术的应用

和结合，为食品工业开发应用高新技术展现了美好的前景。

基本技术 包括新型食品杀菌技术、食品高效分离技术、微胶囊化与纳米技术、微波加工技术和食品生物技术等几大领域。

新型食品杀菌技术 包括加热杀菌和冷杀菌两大类，前者包括欧姆杀菌和超高温杀菌，后者涉及超高压杀菌、高压脉冲电场杀菌、辐射杀菌、脉冲强光杀菌和磁力杀菌。冷杀菌技术是国际上快速发展的高新技术，只有超高压杀菌技术真正地进入工业化应用。

食品高效分离技术 包括食品的膜分离技术、超临界流体萃取技术、工业色谱技术和分子蒸馏技术，最常用的是食品膜分离技术。

微胶囊化与纳米技术 在传统胶囊化技术基础上发展起来的，在药物控制释放、细胞与酶的固定化等领域广泛应用；在食品工业中主要用于保护食品的营养物质，控制风味物质的释放。物质在纳米级表现出新的特性，纳米技术已成为各个领域关注的热点，食品的纳米技术还处在研究阶段。

微波技术 将微波开发为一种新的加热技术，广泛应用于化工、食品和医药等领域。微波技术比常规加热方法节省能源30%～50%，使食物营养成分保持60%～90%，具有省时、快速、节能、保留食品营养成分和风味等优点。食品工业的微波技术分为微波干燥技术、微波膨化技术、微波杀菌技术、微波催化合成技术、微波萃取技术和微波消解技术等。

生物工程技术 当今时代科技发展的代表，对生产力的推动作用不亚于工业革命，已广泛应用于食品、医疗、农业和化工等行业，并推动着这些行业的革新。主要包括基因工程技术、酶工程技术、细胞工程技术和发酵工程技术，其中应用于食品工业的主要技术是基因工程技术和酶工程技术。

研究领域与应用 食品新技术涉及工业技术、生物技术、信息技术等多个学科领域，是多学科综合利用和相互交叉渗透产生的。新技术生产的食品，在生产技术和生产过程方面均有别于传统食品，克服了传统生产食品方法中的某些缺陷，可生产更多新型食品。但其对人体健康的影响和作用尚不清楚，也可能产生新的营养和食品卫生问题。

（孙长颖）

chāogāoyā jìshù

超高压技术（ultra-high pressure processing，UHP） 将包装好的食品放入装有液体介质的高强度容器中，保持100～1000MPa压力一段时间，杀灭食品中微生物的冷杀菌技术。简称高压技术或高静水压技术。液体介质通常用食用油、甘油、油与水的乳液。超高压技术是一种新型的食品杀菌技术，处理过程是一个纯物理过程，有瞬间高压、作用均匀、操作安全和能耗低的特点，能很好保持食品原有的营养价值、色泽和天然风味。

发展史 该技术首创于20世纪90年代，是随现代高压物理学的诞生而发展起来的。1895年，罗杰（Roger）最早报道超高压可以杀死微生物。1906年，美国物理学家布里奇曼（Bridgeman）开始对宏观物理行为的高压效应进行了系统研究。1986年，日本京都大学的林力丸教授率先开展了高压食品的实验，并于1989年在科隆召开的第5次国际食品工学学术会议上，发表了题为"高压在食品加工贮存中的应用——设想及发展趋势"的研究报告，引起欧美国家的强烈反响。1991年第一个高压食品——果酱（七个风味系列）问世。该技术已成为世界上食品加工的一项高新技术，引起广泛关注。超高压西瓜果肉汁、柑橘汁等已在实验室研制成功。采用高压技术，常温下可杀死肉中的旋毛虫。

理论基础 根据帕斯卡定律，外加在液体上的压力可在瞬时以同样的大小传递到系统的各个部分，如果对液体在外部施以高压，将会改变液态物质的某些物理性质。食品的高压处理过程中，高压也会改变食品中某些生物大分子物质的空间结构，发生某些不可逆的变化，使形成大分子物质立体结构的氢键、离子键和疏水键等非共价键发生变化，结果食品中的酶、蛋白质、淀粉等生物大分子物质将分别失活、变性和糊化。该技术的基本原理就是基于食品中各物质的压缩效果。食品中的微生物因细胞膜受到破坏、酶的活性被抑制和DNA等遗传物质受损而死亡。微生物的耐压能力由弱到强的顺序依次是真菌、革兰阴性菌和革兰阳性菌。多数生物经100MPa以上加压处理即被杀灭。高压与其他方法如加热、超声波、电磁场、高压脉冲等结合，杀菌效果更好。但高压不足以使食物营养物质中的共价键断裂，高压对形成蛋白质等大分子物质以及维生素、色素和风味物质等低分子物质的共价键无任何影响，最大程度地保留了食物的原有特点。

基本技术 其装置的主体部分由高压容器和压力发生器两大

部分组成，高压容器是整个装置的核心。超高压容器的密封结构是整个超高压设备的一个重要组成部分，食品加压装置的有效运行取决于密封结构的合理设计。密封结构可分强制密封、半自紧密封和自紧密封三类，超高压密封现多采用自紧密封。超高压食品加工工艺大体分为超高压静态处理方式（压力在 300~700MPa）和超高压动态处理方式（压力在 100~360MPa）两类。

超高压静态处理方式 将食品或微生物置于特定超高压处理的容器中，以水或液体为加压介质，升压到设定值时压力静态保持一定时间（10~30 分钟），获得加工后的杀灭微生物的高压食品。受超高压容器体积小和造价昂贵的限制，只能适用于小批量固液体食品及微生物生产，所有设备中占大多数的还是超高压静态处理设备，高压容器承受的操作压力可高达数百甚至上千兆帕。一般用液体压缩装置产生高压，液压又分为泵加压式和活塞加压式。

超高压动态处理方式 将液态或液固混合物食品或微生物直接加压到预定压力，通过超高压对撞发生装置，直接进行超高压力释放，在发生装置中形成超高压射流对撞，把物质乳化破碎和超高压快速杀菌。它的优点是可用比静压处理压力低得多的压力处理而获得相同的效果，能耗大大降低，可连续生产加工，实现产业化生产。适用于液态或液固混合物固体含量不超过 35% 的物质加工处理，其处理工艺也比较简单。不足是不能加工固体物料和黏稠不能流动的物料。超高压动态装置是利用容器上部空气的抽空将液体食品吸入到高压容器内，达到生产连续性的目的。其

最高的生产能力可达每小时 4 吨产品。

食品的无菌包装与超高压杀菌密不可分，如果没有科学合理的食品无菌包装，超高压食品就无法长期保持无菌状态和食品的新鲜状态。食品超高压处理工艺要求包装材料应该能传递压力、在高压下不被破坏并能防止高压介质渗入。作为高压加工食品包装材料和容器，要考虑其适应性：①必须具备在压力作用下变形的柔韧性，且经压力作用变形后能够复原。②顶隙尽可能少。③包装容器最好用热封口。④现阶段纸复合容器还无法在高压食品中使用。

应用 经过超高压处理的食品称超高压食品。超高压食品种类较多，有固体的食品也有液体食品。其中生鲜食品有蛋、鱼、肉、大豆蛋白、水果、香料等，还有牛奶、豆浆、天然果汁、矿泉水等液体食品；发酵类食品如酱菜、果酱、豆酱、酱油、啤酒、原浆酒等。

超高压处理最初较多地集中在果蔬汁饮料类产品。果汁类是最能体现高压处理优势（不加热）的应用领域，特别是鲜果汁。含固形物的甜点类（尤其水果咖喱）也可用高压加工。从保持食品色泽、风味的角度看，腌渍食品和蔬菜应尽可能不经加热进行流通，因此，腌渍食品和蔬菜也很适合高压处理。

卫生问题 超高压处理的食品在处理过程中除杀菌和钝化酶外，食品基本保留了处理前的原有品质。一些营养成分发生特异变化，即蛋白质凝胶化、淀粉 α 化、果胶果冻化，对脂类、风味物质、维生素、色素等则无影响。加压处理后食品原有的风味不会

失去，并不意味着能保存风味。为抑制加压后食品天然的色、香、味变化，要排除空气和光的影响，对包装材料和包装形式有一定要求。超高压处理时，食品需要密封包装，无法减轻或去除原料自身已有的有毒有害化学物质（如残留的农药等）。为此，必须在预处理中严格除去有害有毒物质或用纯净原料。超高压处理是否能破坏微生物毒素，尚待研究证实。

（孙长颢）

mófēnlí jìshù

膜分离技术 （separation technology by membrane）

用流体中各组分对半透膜渗透率的差别，以外界能量或化学位差为动力，实现组分分离的技术。根据过程推动力不同，分为以压力为推动力的膜分离过程（超滤和反渗透）和以电力为推动力的膜分离过程（电渗析）两类。不能用常规的分离方法得到较好的分离时，膜分离作为一种分离技术非常有用，还可和常规的分离方法结合使用，使分离技术投资更经济。

在食品工业中传统的分离和浓缩过程相继采用了膜分离技术，其优越性受到了广泛重视。该技术优点：不发生相变化，能耗低；在常温下进行，适用于热敏性物质如果汁、酶和药品等的分离、分级与浓缩；适用于有机物、无机物和许多特殊溶液体系如大分子与无机盐体系、共沸物或近沸点物质体系的分离；只是用压力作为膜分离的推动力，装置简单、操作容易、易于控制和维修。

发展史 该技术诞生于 20 世纪 60 年代，80 年代得到迅速发展。早在 1748 年，诺伦特（Nollet）观察到渗透现象。19 世纪中叶，格雷厄姆（Graham）发现了透析现象。20 世纪 50 年代，主要

是对膜分离科学的基础理论研究和膜分离技术的初期工业开发；60~80年代，主要是使一些膜分离技术实现工业化生产，又开发研制了几种重要膜分离过程；90年代至今，不断提高已实现工业化的膜分离水平，扩大使用范围，一些难度较大的膜分离技术的开发得到快速发展，并开拓了新的膜分离技术。

中国膜技术的发展从1958年离子交换膜的研究开始。20世纪70年代进入四大液体膜过程的开发阶段，电渗析、反渗透、超滤、微滤用膜及组件相应开发，80年代进入推广应用阶段，中国对纳滤技术的开发和应用也相当广泛。

理论基础 基本原理是利用高分子膜的选择透过性，以浓度差梯度，压力梯度或电势梯度作推动力，在膜相际之间进行传递，达到分离不同组分的目的。

反渗透 在相同的外压下，溶液与纯溶剂被半透膜隔开时，纯溶剂通过半透膜使溶液浓度变低的现象称为渗透。半透膜只能允许溶剂分子通过，而不容许溶质分子通过。半透膜隔开溶液与纯溶剂时，加在原溶液上的额外压力使原溶液恰好能阻止纯溶剂进入溶液，此压力称渗透压。如加在溶液上的压力超过了渗透压，则溶液中的溶剂向纯溶剂方向流动，此过程称反渗透。

纳滤 介于反渗透与超滤之间的一种压力驱动型膜分离技术。它能从溶液中分离出相对分子质量为300~10 000的物质。纳滤膜与反渗透膜均为无孔膜，通常认为其传递机制为溶解-扩散方式。膜表面分离层可能拥有1nm左右的微孔结构，故称"纳滤"。纳滤膜大多为荷电膜，物料的荷电性、离子的价数和浓度对膜的分离效果有较大影响。

超滤 分离机制被认为是一种筛分分离过程。超滤膜的孔径0.001~0.02μm，通过超滤膜，在常压和常温下收集透过液，溶液中大于膜孔径的分子、微粒胶团、细菌等组分在截留中富集，高浓度溶液留在膜的高压端。低于膜孔径的组分透过膜存在于渗透液中。超滤膜的材料主要有醋酸纤维、聚砜、芳香聚酰胺、聚丙烯、聚乙烯、聚碳酸酯和尼龙等高分子材料。

微滤 以多孔细小薄膜为过滤介质，微滤膜孔径0.025~4μm。一般认为微滤的分离机制为筛分机制，可将大于孔径的微粒、微生物截留在滤膜表面，适合于过滤悬浮微生物和微粒。

电渗析 核心是离子交换膜，在直流电场作用下，以电位差为推动力，利用离子交换膜的选择透过性，使淡室中的电解质浓度降低，浓室中的电解质浓度则逐渐上升，把电解质从溶液中分离出来，实现溶液的淡化、浓缩和钝化。

基本技术 膜分离食品的生产工艺各异。设备包括膜分离器（又称膜组件）、泵、阀门、管路、过滤器和仪表等。其中，膜分离器是系统中的最核心部分。将膜以某种形式组装在一个基本单元设备内，以便在外界驱动力作用下实现对混合物中各组分的分离，此单元设备就是膜分离器。膜可以是气相、液相和固相膜，有均相和非均相膜、对称型或非对称型膜、中性或荷电性膜之分，膜的厚度从不足一微米到几毫米。常用的膜分离器主要有板式、管式、卷式和中空纤维式四种类型。其中，中空纤维式膜分离器将庞大的膜表面积纳入很小的体积中，

显著提高了单位体积膜渗设备的生产能力。

按分离目的选择主件的配置方式。合理的工艺配置会延长膜元件的使用寿命。在膜分离工艺流程中常以"段"与"级"为一个基本单元。样品液不经泵自动流动过程中，每经一组膜组件为一段；样品液经泵每进入下一组膜组件为一级；透过液产品经n次膜组件处理，称为n级。

膜分离装置通常为多级多段，有连续式与循环式之分。①一级一段连续式：其回收率不高，实际较少采用。②一级多段连续式：适合于处理量大的场合。③一级多段循环式：适用于以浓缩为主要目的的分离。④多段锥形排列式：可减少浓差极化，并达到给定的回收率，但浓缩液经过多段流动，压力损失较大，需要增设高压泵以防止效率下降。⑤多级多段配置：包括连续式及循环式，采用多级多段循环式分离，既可降低操作压力和对设备的要求，又可降低对膜脱盐性能的要求，有较高实用价值。

应用 该技术的大规模商业应用始于20世纪60年代的海水淡化工程。除大规模用于海水、苦咸水的淡化及纯水、超纯水生产外，还用于食品工业、医药工业、生物工程、石油、化学工业、环保工程等领域。利用膜分离技术生产的食品称为膜分离食品。该技术用于乳品加工领域的牛奶浓缩、乳清分离和软干酪制造；发酵工业领域的微滤除菌、酒及酒精饮料的超滤精制、提高葡萄酒的甜度；饮料生产领域的苹果汁、番茄汁等果汁和蔬菜汁的澄清和浓缩；还用于茶叶、甜菊糖、大豆蛋白、酱油、醋的加工。

卫生问题 膜自身的特性，

会造成食品品质的变化或营养物质如蛋白质和矿物质的流失。膜分离技术在一定程度上能防止食品污染，在膜分离过程中，膜污染是造成膜分离食品质量变化的主要因素。膜在长期使用时，尽管操作条件保持不变，但其通量仍会逐渐下降。膜污染和浓度差极化都会引起膜性能变化，降低膜的实用性能，使膜分离食品出现卫生问题。膜的污染物有微生物和化学性有毒有害物质。

微生物依靠吸附在膜上的腐殖质、聚糖、聚酯和细菌菌体中的营养物质进行生长和繁殖，最后在膜的表面形成一层生物膜，侵袭膜表面，影响膜的质量。

化学性污染主要有农药、氯以及来自环境污染和在加工、储存、运输和销售过程中的各种有毒有害物质的污染；食品的农药来自植物的种植过程，食品原料中残留的农药会在生产膜分离食品时腐蚀膜，造成膜的质量迅速下降，使食品受到污染，所以，以植物为原料生产膜分离食品时，一般进行预处理去除农药；食品中的氯是为除去水中微生物使用氯消毒而残留的，余氯不但会影响膜的质量，还使氯沉积在膜上，使食品受到氯污染，出现头晕、头痛、乏力、心率快、恶心、呕吐、腹泻等症状。

此外，部分包装材料的透氧性、透气性会引发食品氧化、褐变以及腐败变质，导致食品质量降低；包装材料所含小分子物质也会向食品中转移。

（孙长颢）

wēijiāonánghuà jìshù

微胶囊化技术（microencapsulation）

为保护食品营养物质、控制风味物质释放、改善加工性能和延长货架寿命，将一种食品物料包裹在另一种物料表面的食品加工技术。被包裹的物料称为芯材，而包裹芯材的物料称为壁材。大多数气体、液体、固体均可以被包裹。为达到不同包裹效果，可根据芯材的物理性质和胶囊的应用要求选择壁材。

微胶囊化技术可改变物质的物理状态，如液态物质微胶囊化可得到细粉状产物，称为拟固体；可使其达到缓慢释放或定点释放的效果，延长释放时间；可保护芯材免受氧气、紫外线辐射和温度、湿度的影响；可保存易挥发芯材，减少食品香气成分损失，并掩盖不良气味的释放；还可用于分隔相互混杂的不同风味物质。

发展史　微胶囊化技术是在传统胶囊化技术基础上诞生的。1930 年，美国开始研究微胶囊技术。1954 年，微胶囊化技术被用于生产无碳复写纸。20 世纪 70 年代中期，微胶囊化技术已广泛应用于医药、农业和化工等方面，并进入食品加工领域。20 世纪 50 年代起，微胶囊已应用于食品工业的控制释放，但由于食品工业要求的原料必须是可食用的，且要低成本、低消耗工艺，相对于其他应用领域控制释放技术在食品工业上的应用发展仍较缓慢。

理论基础　基本步骤是细化芯材、在介质中分散芯材、加入壁材、沉淀微胶囊、固化微胶囊。细化芯材就是使芯材分散成小球体。若芯材与壁材分散于两不相溶的液相时，可用乳化方法，也可采用机械搅拌、超声振动或其他手段；若微胶囊化的芯材为气体，可用喷雾法、离心力法、重力法或流化床法等方法细化芯材；如若芯材为固态，则可将其研磨成细粉并过筛，或将其先制备成溶液，然后按照纯液态芯材的情况，以同样的方式形成小液滴。将已细化的芯材分散入微胶囊化的介质中，再将壁材加入该分散体系中，通过某一种方法，将壁材聚集、沉积或包裹在已分散的芯材周围，刚形成的微胶囊膜壁一般不够稳定，尚需用化学方法或物理方法处理以使其达到一定的机械强度。

芯材可为固体或液体；可为亲脂性或亲水性；可以是食品添加剂、营养素（维生素、氨基酸、矿物质）、精炼油、水、发酵剂和食用盐等。微胶囊壁材有多种，常用的有天然高分子化合物、半合成的纤维素衍生物和合成高分子化合物三大类。壁材应安全无毒、可降解，常用天然高分子化合物做壁材。

随着壁材性质以及制备微胶囊产品方法的不同，微胶囊的形状和结构变化较大，典型微胶囊包括单油滴或单心、絮集或模块形式、多膜微胶囊等。微胶囊一般为直径 1～1000μm 的颗粒。直径 <1μm 的颗粒，称为纳米颗粒或纳米胶囊；直径 >1000μm 的颗粒，称为微粒胶囊或大胶囊。微胶囊有许多种外形与结构，其特征参数包括粒径大小、粒度分布、外形、活性物的含量、组成及其分布、储存稳定性、芯材释放速度等。

基本技术　微胶囊化食品常用的生产工艺有喷雾干燥法、喷雾冷却法、粉末床法、空气悬浮成膜法、包结络合法、锐孔凝固浴法、界面聚合法、原位聚合法、凝聚相分离法等。

喷雾干燥法　最常用的微胶囊制备方法。制备微胶囊的基本过程可分为三个阶段，即囊壁材料的溶解、囊芯在囊壁溶液中的乳化和喷雾干燥。在喷雾干燥过程中，芯材和壁材组成的均匀物料被雾化成小液滴，在干燥室液滴表面形成一层网状结构的半透膜，其筛网作用将体积大的芯材分子滞留在网内，小分子物质（溶剂）顺利逸出网膜，完成包埋，成为粉末状微胶囊粒。这种包埋可为单核或多核。囊壁的硬度、多孔性等性能不仅与使用的壁材性质有关，也与干燥温度有关。囊壁网径大小的控制可通过选择不同物质或几种物质混合实现，喷雾干燥可对不同分子大小的芯材物质进行微胶囊化。

粉末床法 利用细小的固体粉末可黏附在液滴周围，形成一定厚度壁膜的原理制备微胶囊，其颗粒在毫米级范围。该法中使用的成膜材料为邻二甲酸醋酸纤维酯、硬脂酸钙、乙酰水杨酸铝、明胶、酪蛋白、糊精、葡萄糖等细粉末状态的物质。惰性粉末包括二氧化硅、高岭土、淀粉等无机或有机粉末状物质，一般不溶于壁材溶剂，而是作为填料机械地嵌入壁壳中起增强壁膜的作用，有时也可吸收溶剂加速液滴干燥。

空气悬浮成膜法 又称流化床法或喷雾包埋法，是应用流化床技术把囊芯粉末悬浮在空气中，壁材以溶液或熔融状态喷雾到流化床的固体颗粒上，在悬浮滚动状态下重复对囊芯进行包埋、干燥或冷凝操作，直至得到一定厚壁的微胶囊。

包结络合法 用β-环糊精做微胶囊包覆材料、在分子水平形成的微胶囊。针对β-环糊精有疏水性内腔的特点，利用其疏水作用及空间体积匹配效应，与具适当大小、形状和疏水性的分子通过非共价键相互结合形成稳定的包合物。反应一般在水存在时才能进行，β-环糊精溶于水时，其

环形中心空洞部分被水分子占据；加入非极性外来分子时，疏水性孔洞更易与非极性的外来分子结合，形成比较稳定的包合物。这种微胶囊有隔绝潮湿、防止紫外线、氧气等外界因素破坏的优点，可使香料释放速度减慢，起到控制释放的作用，对苦味、臭味的药物也可起掩盖不良味道的作用，可长期保存。不足之处是原料价格较高。

应用 在食品工业中，微胶囊化技术主要用于香精香料、生物活性物质、焙烤工业、乳品工业等。原来限于技术无法开发或受条件限制不能扩大应用的品种，现在都可用微胶囊化技术实现。任何需要保护、分隔、缓释的物质都可被包裹，如粉末油脂微胶囊化、粉末酒类微胶囊化、粉末添加剂微胶囊化（香精、食用色素、抗氧化剂、甜味剂、酸味剂、防腐剂等）、膳食纤维微胶囊化、双歧杆菌微胶囊化、酶制剂微胶囊化、酵母微胶囊化和微量元素微胶囊化等。该技术还在药物控制释放、细胞与酶的固定化等领域广泛应用。

卫生问题 ①芯材的污染：芯材的食品原料应符合食品的卫生要求。最易受污染的是脂类，其易发生氧化酸败，也易受其他脂溶性化学物质的污染，直接导致微胶囊食品的芯材变质。②壁材的污染：壁材主要为多糖、脂肪、蛋白质、纤维及其衍生物和淀粉衍生物等。首先，壁材本身应该符合食品原料要求，无毒无害；其次，储存时间较长或储存条件不良时，这些营养物质容易变性或受到多种微生物污染。③加工过程的污染：生产过程中易受到设备和人为因素的影响。喷雾干燥法和喷雾冷却法的温度

控制很关键，控制不好可致一些热敏性的芯材或壁材产生变化。例如，物料的喷雾干燥阶段结束后，如不及时对物料实施冷却，易引起蛋白质变性；脂肪类芯材处于超熔点状态，容易导致微胶囊破裂，使游离脂肪量增多，保藏阶段易氧化，引起脂肪的酸败，产生异味。④包装运输过程中的污染：微胶囊化食品大多为粉末状态，包装要密封、无污染，包装材料应无毒无害，不与壁材物质发生化学反应，以保证香气物质的保留及产品使用的安全性。然而，一些包装材料较易受到真菌污染，特别是纸质包装品和塑料包装材料。包装材料的制造、储运和包装食品过程中，均有可能受到环境微生物、黏附有机物和灰尘等的污染。

（孙长颖）

nàmǐ jìshù
纳米技术（nanotechnology）
在0.1～100nm的空间范围内操纵原子和分子或原子团、分子团，加工材料造出有特定功能的产品，或研究某种物质掌握其原子和分子运动规律和特性的技术。纳米食品是用纳米技术对可食天然物、合成物、生物生成物等原料进行加工制成的粒径<100nm的食品。食品经纳米化处理后感观性状和理化性质发生了变化，如纳米淀粉有和脂肪类似的爽滑、细腻的口感，食品比表面积、吸水性和可溶性增加。纳米食品的吸收率、生物利用率和生物活性显著提高，甚至可产生新功效。

发展史 1981年人类发明了扫描隧道电子显微镜，开始了以0.1～100nm大小物质为对象的研究。1990年，在美国巴尔的摩召开的第一届国际纳米科学技术学术会议，标志着纳米技术的正式

诞生。1995年9月联合国粮农组织、世界卫生组织、国际生命科学研究所制订了纳米食品的制造准则。

理论基础 纳米技术在纳米食品及纳米保健食品中的应用主要是纳米超微化技术和纳米微胶囊技术。①超微粉碎技术是利用机械或流体动力的途径将物料颗粒粉碎的过程。利用纳米超微化技术可将食品或保健品原料超细化，使人体易吸收，还可利用其他纳米粒子的特殊功能提高和改善食品或保健品的功效。超微粉碎的原理一般包括对物料的冲击、碰撞、摩擦、剪切、研磨、同步断裂等作用。选择粉碎方法须视粉碎物料的性质和所要求的粉碎程度而定。②纳米微胶囊技术是在微胶囊技术的基础上发展起来的新技术，在食品领域中得到很好的应用，主要应用于香料和食品调味剂的制备。

基本技术 主要是纳米超微粉碎技术和纳米微胶囊技术。

纳米超微粉碎技术 依赖超微粉碎设备，可根据超微粉碎对象选择不同超微粉碎设备，用于食品加工业中的超微粉碎设备主要有七种。①球磨机：旋转球（棒）磨式超微粉碎设备，包括常规球磨机和搅拌式球磨机。常规球磨机是细磨中的主要设备，它主要靠冲击进行破碎；搅拌式球磨机物料在研磨介质中利用摩擦和少量的冲击研磨粉碎，用高转速和高介质充填率，物料和介质产生相互碰撞和研磨双重作用，可将产品粉碎得更细小，并达到均匀分散的效果。②胶磨机：主要由一固定表面和一旋转表面组成，两表面间有可微调间隙，物料通过间隙时，由于转动体高速旋转，物料受到强烈剪切而产生

破碎分散。③气流式超微粉碎设备：以压缩空气或过热蒸气通过喷嘴产生的超音速高湍流气流作为颗粒载体，在颗粒之间或颗粒与固定板之间发生冲击性挤压、摩擦和剪切，达到粉碎的目的。④高频振动式超微粉碎设备：利用球形或棒形磨机作高频振动而产生的冲击、摩擦、剪切等作用力实现对物料的超微粉碎。⑤冲击式超微粉碎设备：利用围绕水平轴或垂直轴高速旋转的转子对物料进行强烈冲击、碰撞和剪切。⑥超声波粉碎机：可产生高频超声波，在物料中引起超声空化效应，超声波传播时产生疏密区，负压可在介质中产生许多空腔，这些空腔随振动的高频压力变化而膨胀、爆炸，将物料震碎。另一方面超声波在液体中传播时产生剧烈的扰动作用。⑦均质乳化机：通过机械作业或流体力学效应造成高压、挤压冲击和失压等使料液在高压下挤压，在强冲击下发生剪切，在失压下膨胀，达到细化和均质的目的。

食品超微粉碎后，根据粉体颗粒粒度大小与形状差异对超微粉体进行分级操作。对粉体适时分离，并将合格产品及时排出。超微粉体的分级有重力场分级、惯性分级、离心式分级。

纳米微胶囊技术 常用方法有三种。①乳液聚合法：在表面活性剂、乳化剂存在的条件下，利用机械搅拌或剧烈振动方法将不溶于溶剂的单体分散在溶剂中形成乳状液，再利用引发剂引发聚合反应。②界面聚合法：将分散液或溶解好的囊心、单体溶于一种溶剂，并加到注射器中，把一种单体溶解在一种与上述溶剂不相混溶的溶剂内，并放在注射器下的容器中，注射器中的液体

通过毛细管针头在电动马达驱动下形成表面带电的均匀球形液滴滴入溶有第二种反应单体的溶液中时，即在纳米级大小的液滴表面引发缩聚反应形成纳米微胶囊。③干燥浴法（气相乳液法）：将壁材与芯材混合物以微滴状态分散到介质中，随后挥发性的分散介质快速从液滴中蒸除，形成囊壁，再通过加热、减压、搅拌、溶液萃取、冷却或冻结的手段，将囊壁中的溶剂除去，出现纳米微胶囊化。

应用 纳米技术在食品工业上得到了广泛的应用，主要体现在食品保质保鲜、食品的机械加工、食品包装、食品检测等领域，尤其是应用纳米技术和食品工程技术开发的纳米食品，既丰富了食品的种类，又能为食品的开发带来新的活力，对食品行业的发展产生了深远的影响。常见的纳米食品和保健食品有纳米钙、纳米硒、纳米茶、纳米芦荟、纳米花粉、纳米海参、纳米人参、纳米西洋参、纳米胡萝卜等。

卫生问题 纳米食品的安全问题主要是制备原料和纳米技术两方面带来的。

纳米食品制备原料存在的主要卫生问题：①原料在储存、运输等过程中的各个环节均可受微生物污染，还可能会产生相应的毒素，对人体造成危害。②某些原料可被农药污染，残留的农药随原料经纳米化处理后，吸收利用率增加，进入人体后可对健康产生更大损害。③工业废水和生活污水中的重金属无机物及一些有机毒物随原料经纳米化处理后，毒作用可能增强。

纳米食品具有与常规食品完全不同的性质。一是纳米颗粒甚小，有可能通过人体的一些屏障，

进入传统食品成分所不能抵达的区域，如细胞核或某些细胞器；二是在纳米量级，纳米食品的理化性质、生物活性等方面发生改变，表现出常态下所没有的特性，其生理功效也会发生改变，甚至可能出现新功效。因此，纳米食品的毒副作用表现和程度应引起重视。此外，纳米食品具备高能级的氧化或还原潜力，可能与环境和食品中的其他成分发生反应，表现出不稳定性，产生新的有害物质。

（孙长颢）

zhuǎnjīyīn jìshù
转基因技术 （transgene technology）

按人们的意愿通过将某生物（供体）细胞的基因分离或合成新的基因，在体外进行酶切和连接并插入载体分子，使遗传物质基因重新组合，导入自身细胞或另一种生物（受体）细胞中复制和表达等实验手段。又称DNA重组技术，实质上就是基因工程技术。此技术有目的地实现动物、植物和微生物等物种之间的DNA重组和转移，使现有物种在短时间内趋于完善或创造出新的生物特性。

转基因技术是生物工程技术中的一种。转基因大豆、转基因番茄等转基因食品已经问世。转基因食品又称基因修饰食品（genetically modified food，GMF），是利用基因工程技术改变基因组构成的动物、植物和微生物生产的食品和食品添加剂，包括：①转基因动植物、微生物产品。②转基因动植物、微生物直接加工品。③以转基因动植物、微生物或以其直接加工品为原料生产的食品和食品添加剂。市场上的转基因食品以植物性食品为主，如转基因大豆和玉米。与传统食品相比，转基因食品中增加了某些原来不存在的成分，或消除、减少某些原来存在的成分，即改变了食品的组成成分及比例，可能具有与基因改造前原食品不同的特性。

发展史 1973年转基因技术由美国斯坦福大学的科恩（Cohen）和波伊尔（Boyer）等创立。早期的基因工程技术应用于微生物诱变育种。20世纪80年代，基因工程开始向改良高等动、植物物种的遗传特征方向发展。1983年诞生了第一株转基因植物，1986年转基因植物进入田间试验，1993年第一个转基因食品——延熟保鲜转基因番茄在美国首次上市，1996年全球开始大规模种植转基因植物。转基因植物的种植面积增长迅速，1996～2000年种植面积增长近25倍，2004年已达到8100万公顷，2008年种植面积达到上亿公顷，2014年全球转基因作物种植面积已达1.815亿公顷，2017年达1.898亿公顷。

理论基础 转基因技术是一种定向改变生物遗传特征、培育生物新品种的方法。以分子生物学、分子遗传学、生物化学和微生物学为理论基础，将某些生物（包括动物、植物及微生物）的基因或人工合成基因转入某一特定的生物物种，改造或修饰基因，使其有效地表达相应产物（多肽或蛋白质），并出现原物种不具备的性状或产物。转基因技术有两个重要特征：①外源性基因可在另一种不同的受体生物细胞繁殖，即跨越天然物种屏障，把来自任何一种生物的基因导入与其毫无亲缘关系的受体生物细胞中去繁殖。②一种确定的DNA片段在受体细胞中可以扩增。

基本技术 包括四个过程。①DNA重组体的构建：从生物体基因组中分离筛选出带有目的基因的DNA片段，获得片段的方法主要有探针杂交法、化学合成法、聚合酶链反应法，在体外将目的基因连接到能自我复制并有选择标志的载体分子（质粒、噬菌体和病毒）上，形成重组DNA分子。②DNA重组体的导入：将重组DNA分子转移到适当的受体细胞（主要有原核微生物中的大肠埃希菌、枯草芽胞杆菌以及真核微生物中的酵母菌、真菌、动物和植物细胞）中，并与细胞一起增殖。③转基因细胞的筛选和培养：从大量细胞繁殖群体中，筛选出获得了重组DNA分子的受体细胞克隆，并提取出已扩增的目的基因。④目的基因的表达和利用：将目的基因克隆到表达载体上，导入宿主细胞，使目的基因在新的遗传背景下实现功能表达，生产出人类所需要的产物。

转基因技术是转基因食品生产的核心技术，转基因食品的生产工艺还包括转基因生物的种植、养殖或培植以及转基因产品的加工、贮藏和包装等。

应用 1996～2005年全球转基因作物种植面积连续10年以2位数递增。2005年，全球转基因作物种植面积达到9000万公顷，种植国家由1996年的6个增至2005年的21个，2017年全球共有24个国家和地区种植转基因作物。很多国家都投入大量的人力、物力、财力扶持转基因食品的发展，列为国家优先发展的重点领域。转基因作物主要种植在美国、巴西、阿根廷、加拿大、中国等国家，以商品化大面积种植的转基因作物种类主要为大豆、玉米、油菜和棉花，小面积种植的有番茄、马铃薯、甜辣椒、西葫芦、木瓜等。

美国是世界上种植转基因作物面积最大、品种最多的国家，2017 年种植面积达 7500 万公顷，转基因大豆、玉米和棉花的平均应用率达到 94.5%。自转基因产品问世至今，美国联邦政府已批准了数以万计的转基因品种的种植和养殖申请，具有抗除草剂、抗虫和品质改良特点的三类转基因产品在美国种植最为普遍。中国已将转基因技术纳入科技发展计划，经过 20 多年的努力，取得了一系列成就。例如，中国是世界上第二个有转基因抗虫棉花自主知识产权的国家，2001 年中国转基因棉花种植面积占全国棉花种植面积的 45%；2004 年转基因抗虫棉花种植面积从 2001 年的 2500 万亩增加到 5550 万亩，超过中国棉花种植面积的 2/3；截至 2017 年，中国颁发转基因生物安全证书的转基因生物有 7 种，批准种植的转基因作物只有棉花和番木瓜，种植面积为 280 万公顷。

卫生问题 为了保证转基因食品的生物安全性，世界各国和国际组织对转基因食品采取了多方面的管理措施。早在 1993 年，经济合作与发展组织首次提出了转基因食品的评价原则——"实质等同"原则，即对转基因食品的主要营养成分、主要抗营养物质、毒性物质和过敏性成分等物质的种类及含量进行分析测定，并与同类传统食品作比较，如果两者之间无差异，则认为两者具有实质等同性，不存在安全性问题。如果不具有实质等同性，需逐条进行安全性评价。

对转基因食品的安全性进行正确的评估和科学的管理，是生物技术发展的必然趋势。依据《农业转基因生物安全管理条例》和《农业转基因生物安全评价管理办法》，中国对农业转基因生物安全评价以科学为依据，以个案审查为原则，实行分级分阶段管理，按照其对人类、动植物、微生物和生态环境的危险程度，分为 I（尚不存在危险）、II（具有低度危险）、III（具有中度危险）、IV（具有高度危险）四个等级。转基因生物在实验研究的基础上需要完成中间试验、环境释放、生产性试验三个阶段的试验，才可以申请农业转基因生物安全证书。《农业转基因生物安全评价指南》规定了对转基因植物、转基因动物和动物用转基因微生物进行安全性评价的内容。

转基因植物的安全评价 评价内容包括：①分子特征，从基因、转录和翻译水平考察外源插入序列的整合与表达情况。②遗传稳定性，包括目的基因整合的稳定性、目的基因表达的稳定性、目标性状表现的稳定性。③环境安全，包括生存竞争能力、基因漂移的环境影响、功能效率评价、有害生物抗性转基因植物对非靶标生物的影响、对生态系统群落结构和有害生物地位演化的影响、靶标生物的抗性风险。④食用安全，按照个案分析的原则，评价转基因植物与非转基因植物的相对安全性，包括新表达物质的毒理学评价、致敏性评价、关键成分分析（包括营养素、天然毒素及有害物质、抗营养因子、水分、灰分和非预期成分等）、全食品安全性评价、营养学评价、生产加工对安全性影响的评价、按个案分析的原则需要进行的其他安全性评价。

转基因动物的安全评价 评价内容包括：①分子特征。②遗传稳定性。③转基因动物的健康状况。④功能效率评价。⑤环境适应性。⑥转基因动物逃逸（释放）及其对环境的影响。⑦食用安全。

动物用转基因微生物的安全评价 评价内容包括：①分子特征。②遗传稳定性。③转基因微生物的生物学特性。④转基因微生物对动物的安全性。⑤转基因微生物对人类的安全性。⑥转基因微生物对生态环境的安全性。

（孙长颖）

méigōngchéng jìshù

酶工程技术（enzyme bioengineering） 在一定的生物反应器内，对酶制剂的改组、修饰、固定或创造新的酶类制品的技术。又称酶反应技术。此技术旨在改善酶制剂的稳定性、催化能力、专一性、调节性及使用条件，寻求和开发耐极端条件（如耐高温、耐酸碱、耐盐、耐有机溶剂）的酶产品。酶工程是蛋白质化学与工程科学相互交叉渗透、相互结合并发展而形成的一门新的科学技术。

酶是活细胞产生的生物催化剂，可改变食品组织化学反应速度而自身不起变化。所有生命活动都有酶参与，没有酶就没有生物体的生命活动。酶是生物工程的核心。已经被鉴定的酶大约有 2500 种，但大多数酶脱离生理环境后极不稳定，而且分离纯化技术烦琐、复杂，成本高，不利于广泛应用。真正有工业应用前景的酶有 60 多种，大规模生产应用的酶约 16 种，小批量生产的商品酶也只有 100 多种。

发展史 1953 年德国的格鲁布霍费（Grubhofet）和施莱思（Schleith）开始研究酶的固定化。1969 年，日本学者首次应用固定化氨基酰化酶大规模生产 L-氨基酸。此后，固定化酶研究十分活跃、进展很快。现在已有十多种固定化酶用于工业生产。20世纪50年代末到60年代，已有人采用酶修饰技术，改善酶的性质。从70年代开始，在修饰剂的选用、修饰方法上都取得了进展。酶化学修饰在一定程度上可克服天然酶的缺点，使其更适合于工业生产和医疗上的需要。从1967年以来，不少酶反应器已经实用化、商品化，用于测定混合物溶液中某种物质的浓度。现阶段人们可以研究、设计、制造各种新型的酶反应器。

理论基础 根据酶工程研究和解决问题的手段不同，将酶工程分为化学酶工程和生物酶工程。

化学酶工程 又称初级酶工程，是自然酶、化学修饰酶、固定化酶及化学人工酶的研究和应用。已在工业和医学领域中产生了巨大经济效益。其中固定化酶有强大的生命力，引起生物化学、化学工程、微生物、高分子、医学等各领域的高度注视。以酶和活细胞固定化为基础的高效、专一、实用生物反应器的研究和应用对基础生物科学的研究有重要理论意义，对生物工业革新具有实用意义。

生物酶工程 又称高级酶工程，是酶学和以基因重组技术为主的现代分子生物学技术相结合的产物。主要包括：①基因工程技术生产的酶，又称克隆酶，已经克隆成功的酶基因有100多种，其中尿激酶、纤溶酶原激活剂与凝乳酶等已获得有效的表达，已经或正在投入生产。②修饰酶基因产生遗传修饰酶，又称突变酶。③设计新酶基因，合成自然界不曾有的酶（新酶），主要目的是创造优质酶，用于药品和生物制品的生产。生物酶工程的研究和发展，将开创从分子水平根据遗传设计蓝图创造出超自然生物的新时代。

基本技术 主要包括酶的生产工艺和应用酶生产食品的工艺。阐述四种常见酶生产工艺。

酶改组技术 又称酶定向进化技术，是基于对酶分子的空间结构、结构与功能关系等方面信息的认识，通过定点诱变的方法，改变酶的氨基酸序列，尤其是改变活性中心氨基酸的种类，以改变其稳定性、催化性和专一性。此技术是以一个或多个已存在的天然酶的主链为蓝本，主要采用定点突变、突变筛选和分子杂合三种技术路线改造酶。

酶修饰技术 通过对酶蛋白主链的剪接、切割和侧链的化学修饰对酶分子进行改造的技术。化学修饰是通过化学反应，在酶的侧链上接上某种基因或改变酶侧链上原有基团的结构，导致酶蛋白构象和特性改变，创造出天然酶不具备的某些优良性状。主要采用的技术路线是酶表面化学修饰、酶分子内部修饰和酶分子金属取代。

酶固定技术 将酶固定于一定空间内或连接于一定的支持物上，使其在使用中不能自由流动的技术。固定化酶能与反应产物分开，使反应后的酶可回收，重复使用，产物中没有酶的残留，简化了产品提纯的工艺。固定化技术能提高酶的稳定性和使用效率，提高产物的收率和质量，更适合于多酶反应。主要技术路线包括酶制剂的固定技术和细胞的固定技术等。与固定化酶相比，固定化细胞有密度大、可增殖（固定化活细胞）、稳定性好、可较长时间连续使用等优势。固定化细胞技术可将基因工程、细胞工程和蛋白质工程等技术产生的工程菌或工程细胞直接用做酶制剂，显著简化酶的表达、分离、纯化等步骤。因此，发展迅速。

模拟酶技术 又称人工酶技术，是采用有机化学和生物化学等方法，设计和合成一些具有天然酶主导结构和催化功能，构成比较简单的蛋白质或非蛋白质分子。关键是在分子水平上模拟酶活性部位的形状、大小及其微环境等结构特征，达到从分子水平上模拟酶的生物功能。除有催化基团外，还要考虑模拟酶与底物的定向结合能力，即要求酶模型的催化基团与底物之间必须有相互匹配的立体结构。模拟酶要像天然酶一样，能在与底物的结合中，通过底物定向化、键的扭曲和变形降低反应的活化能。

应用 主要用于淀粉加工、蛋白质交联、面粉烘烤加工、乳糖水解、果汁澄清、食品保鲜、肉的嫩化、L-氨基酸生产和低聚糖生产等领域。

淀粉加工 以淀粉为原料，通过酶转化法生产低聚麦芽糖、低聚异麦芽糖，有原料来源广、价格低、入口香甜、风味独特等优点。最常用的酶有麦芽寡糖酶、转移葡萄糖苷酶和耐热 α-淀粉酶。

面粉烘烤加工 酶应用在烘烤食品方面，可增大面包体积，改善面包表皮色泽，改良面粉质量，延缓其变陈，提高柔软度，延长保存期限。最常用的酶有淀粉酶、蛋白酶、脂肪氧化酶和乳糖酶。

蛋白质加工 酶能将蛋白质水解为肽和氨基酸，提高和改善蛋白质的溶解性、乳化性、起泡性、黏度、风味等。利用蛋白酶制剂可避免酸水解、碱水解对氨基酸的破坏作用，保证蛋白质的营养价值不受影响。最常用的酶是蛋白酶。

乳品加工 酶应用于乳品加工主要有：分解乳糖、制造干酪、婴儿奶粉中杀菌消毒、多酶生物传感器等。应用固定化酶系统能快速准确测定乳糖的含量，这对乳制品生产中质量控制具有重大意义。最常用的酶有乳糖酶、凝乳酶、溶菌酶和脂肪酶。

果蔬加工 在果蔬加工中，酶可明显提高果汁澄清度，增加果汁出汁率，降低果汁相对黏度，提高果汁过滤效果。采用酶处理蔬菜可制得透明澄清的蔬菜汁，再经调配可制成品种繁多的饮料食品，酶还用于果汁脱氧化。最常用的酶有果胶酶、纤维素酶和葡萄糖氧化酶。

食品保鲜 食品在运输、储藏保存过程中，氧化作用容易引发色、香、味的改变，如油脂的酸败，受伤的苹果、梨、马铃薯等水果蔬菜及草莓酱、苹果酱、肉类等变色，影响商品质量。酶可有效防止食品氧化，对已经部分氧化变质的食品可阻止其进一步氧化。最常用的酶是葡萄糖氧化酶。

卫生问题 酶工程存在基因工程和细胞工程带来的安全卫生问题。作为微生物来源的食品酶制剂，食品酶制剂本身的食用安全性是首先应该注意的问题。除酶蛋白本身外，还有酶制剂来源菌种和稳定剂等成分的食用安全性问题。食品酶制剂的卫生学问题包括酶天然毒性、酶稳定而难降解、酶催化时产生副产物、酶产品的基因改造序列、氨基酸序列修饰成分等。因此，对新酶制剂必须注意其毒性或致敏性。还应注意在酶法食品加工中，对酶制剂在食品中的状态及残留量进行实时监测。常规方法改造菌种得到的食品酶制剂的安全因素包括：菌种产毒素的可能性、潜在的致病性、致过敏性、刺激性、致癌性，以及酶与其他食品成分之间的反应和酶对消费者的直接作用。作为菌种必须具备基本的安全性。

(孙长颢)

liáng-dòulèi shípǐn wèishēng

粮豆类食品卫生（hygiene of cereals and legumes） 粮豆类食品生长、收获、加工、运输、销售与储存过程中的卫生问题及卫生管理。涉及粮豆类食品可能受到的真菌、农药、重金属和多种生物因素的污染及应采取的防控措施。粮豆类食品是谷类（如稻谷、小麦、大麦、燕麦、玉米、谷子、高粱等）、薯类（如甘薯、马铃薯、木薯等）、豆类（如大豆、蚕豆、豌豆、绿豆、小豆等）的统称。

问题 主要包括真菌、农药、重金属、仓储害虫及非法添加物污染。

真菌 粮豆类食品在生产整个过程中均可受到真菌污染，常见的有曲霉菌、青霉菌、毛霉菌、根霉菌和镰刀菌等。环境温度升高、湿度增加、通风不良时，真菌易在粮豆类食品中生长繁殖，分解其营养成分，并可能产生真菌毒素（如黄曲霉毒素、环氯素、T-2毒素、赭曲毒素等），造成霉变，导致粮豆类食品感官性状发生改变，降低其营养和食用价值，摄入体内可致食源性疾病。

农药 主要通过三个途径造成残留：①防治病虫害或除草时，直接施用各种农药；②通过污染的水、空气、土壤等吸收农药；③运输、销售和储存过程中受到农药污染。农业生产施用的农药，部分可残留在粮食上，通过饮食摄入体内，产生毒性反应。一次性大剂量摄入可致急性中毒，长期低剂量摄入则造成慢性中毒。

重金属 通过三个途径污染：①采用未经处理或处理不彻底的工业废水和生活污水灌溉农田；②某些地区自然本底含量过高；③加工过程或包装材料所致污染。以重金属为主的无机污染物或其中间产物生物半衰期较长，不易通过物理、化学或生物方法处理而减少或完全清除，可通过富集作用严重污染粮食，产生急性或慢性中毒反应。

仓储害虫 仓储过程中可能受到害虫侵袭，常见的有甲虫（如大谷盗、米象和黑粉虫等）、螨虫（粉螨）及蛾类（螟蛾）等50余种。仓库温度<10℃时，害虫活动减少；>18～21℃、相对湿度>65%时，害虫易在原粮、半成品上孵化虫卵、生长繁殖，导致粮食变质，营养与食用价值降低，一些害虫的排泄物对人有毒性，食用后可能产生过敏反应。

非法添加物 一些不法分子在粮豆类食品中添加非食用物质，造成潜在健康危害。例如，在合格的米粉、面粉或粉丝中掺入荧光增白剂、滑石粉、吊白块，或添加非食用的色素等。

有毒种子 包括麦角、毒麦、麦仙翁籽、槐籽、毛果洋茉莉籽、曼陀罗籽、苍耳子等，食用后可产生头痛、乏力、恶心、呕吐、心率加快、神经系统麻痹等，严重时可危及生命。有毒种子污染主要来自田园、晒场、农具、加工机械和储存容器。

管理 涉及粮豆类生长、收获、加工、运输、销售与储存过程等环节。

合理使用农药 严格遵守中

国《农药安全使用规定》和《农药管理条例》，特别注意关于农药使用的种类、剂量、次数、范围和安全间隔期等有关规定。中国《食品安全国家标准 食品中农药最大残留限量》（GB 2763-2016），明确规定了粮豆类食品中农药的最大残留限量。一些农药因高残留、高毒性而被列入全面禁止使用名单，如六六六、滴滴涕（DDT）、毒杀芬、二溴氯丙烷、杀虫脒、二溴乙烷、除草醚、艾氏剂、狄氏剂、汞制剂、砷与铅类、敌枯双等。

防止重金属污染 灌溉水质必须符合中国《农田灌溉水质标准》（GB 5084-2005），严格控制富含重金属的工业废气、废水、废渣的排放，积极治理污染源，减少环境污染。中国规定谷类中汞含量不得超过 0.02mg/kg；谷类、薯类中铅含量不得超过 0.2mg/kg，豆类及其制品不得超过 0.5mg/kg；粮食中砷含量不得超过 0.5mg/kg；稻谷、糙米、大米中镉含量不得超过 0.2mg/kg，其他谷物及其制品不得超过 0.1mg/kg。

预防有毒种子污染 加强收获后的管理，所使用的过筛、吸铁和风车等设备应有效去除有毒种子。

脱水防霉变 收获后应尽快脱水干燥，置通风、阴凉、干燥处。谷类食品的安全水分为 12%~14%，豆类食品的安全水分为 10%~13%。

注意仓库卫生管理 仓库有防潮、防漏、防鼠、防雀功能；保持仓库的清洁卫生，定期清扫消毒；加强粮豆食品入库的质量检查，监测与控制仓内的温湿度；监测粮豆类食品温度与水分含量的变化，并积极采取应对措施；熏蒸时注意药物用量和范围，防止残留量超标。

加强运输与销售管理 运输车辆和包装袋必须清洁卫生和专用，不得加工和销售不符合卫生标准的粮豆类食品。

严禁非法添加 加强经常性粮豆类食品卫生的监督管理，防止非食用物质的添加或滥用食品添加剂。

（郭长江）

shūcài wèishēng

蔬菜卫生（hygiene of vegetable） 蔬菜种植、收获、加工、运输、储存、销售等过程中的卫生问题及卫生管理。涉及蔬菜受到的工业废水、生活污水、农药等有毒有害物质污染以及应采取的防控措施。蔬菜包括叶菜类、根茎类、瓜果类、鲜豆类和花芽类等。

问题 包括微生物、寄生虫、农药和重金属污染。

微生物 蔬菜在栽培过程中，常施用人畜粪便和灌溉生活污水，造成以肠道致病菌和病毒为主的微生物污染，如金黄色葡萄球菌、大肠埃希菌、沙门菌、链球菌、志贺菌、肝炎病毒等。在运输、储存或销售过程中若卫生管理不当，也可受到污染。污染的蔬菜如未经适当的清洗、消毒，食后易致各种感染性疾病。

寄生虫 施用带有寄生虫卵的人畜粪便可对蔬菜造成污染，如蛔虫卵、弓形虫卵囊等，易致相关寄生虫病；水生植物如红菱、茭白、荸荠等有可能污染姜片虫囊蚴，生食可致姜片虫病。

重金属 工业废水或一些生活污水中含有多种有害重金属，如铅、镉、汞等，使用未经处理的工业废水或生活污水灌溉，可致蔬菜中有害重金属含量超标。重金属摄入过多可致急性或慢性中毒。

农药 蔬菜生长期间，常需喷施农药防治病虫害，如使用不当可造成农药残留超标，常见的如有机磷、有机氯、氨基甲酸酯、拟除虫菊酯类等。农药摄入过多，可致急性或慢性中毒。

激素 蔬菜的激素污染日益严重，如在栽培过程中利用激素给蔬菜催熟，或使用激素类农药等。人类长期食用高含量激素污染的食物，可能造成内分泌功能失调，或影响儿童青少年正常的生长发育过程。

天然有毒物质 正常生长情况下，蔬菜中亚硝酸盐含量很少，但在生长时遇到干旱或收获后不当存放、储藏或腌制，以及土壤长期过量施用氮肥，均可造成蔬菜亚硝酸盐含量增加。蔬菜在自身酶作用下，随着储藏时间延长，亚硝酸盐含量会逐渐上升，如室温下储藏 1~3 天，含量达到高峰；冷藏条件下 3~5 天达到高峰。菠菜、小白菜等绿叶蔬菜的亚硝酸盐生成较多，冰箱储藏效果优于室温，但黄瓜和土豆，储藏温度差别不大。蔬菜腐败后，在细菌作用下，亚硝酸盐含量也大量增加，应避免食用。马铃薯发芽后，龙葵素含量显著增加，每100g 可达 30~60mg，甚至高达 400mg 以上，可导致食物中毒，主要表现有咽部瘙痒发干、胃部灼热、恶心、呕吐、腹痛、腹泻等。新鲜黄花菜含有秋水仙碱，在肠道被吸收进入体内后转变成有毒的二秋水仙碱，也可引起食物中毒，主要表现有呕吐、腹痛、腹泻。四季豆又称菜豆、豆角、芸豆、梅豆角等，是一种常见的鲜豆类蔬菜，生四季豆中含皂苷和红细胞凝集素，对消化道有强烈的刺激性和毒性，进入血液后，可致红细胞溶解或凝集，造成食物中毒。毒蘑菇中含多种毒素，食用后可致中毒。

管理 涉及蔬菜栽培、收获、储存、运输与销售过程中的各个环节。

防止肠道致病菌及寄生虫卵污染 人畜粪便应无害化处理后再施用，采用沼气池发酵不仅可杀灭致病菌和寄生虫卵，还可提高肥效、增加能源途径；生活或工业污水必须先经沉淀去除寄生虫卵和杀灭病原菌后方可用于灌溉；蔬菜食用前应清洗干净，生食前应消毒；运输、销售时应剔除烂根残叶、腐败变质及破损部分，清洗干净后小包装上市。

合理使用农药 蔬菜植株的大部分可食用，无明显成熟期，有的蔬菜幼苗期即可食用。应合理使用农药。除已禁用的高毒、高残留农药外，中国还禁止使用甲拌磷、甲基异柳磷、内吸磷、克百威、涕灭威、灭线磷、硫环磷、氯唑磷；禁止花生使用丁酰肼（比久），禁止甘蓝和柑橘树使用氧乐果，禁止十字花科蔬菜上使用灭多威，禁止草莓和黄瓜上使用溴甲烷。选用高效、低毒、低残留农药时，应根据农药的毒性和残留期来确定对作物使用的次数、剂量和安全间隔期，严格执行农药在蔬菜中最大残留限量标准。

控制重金属污染 富含重金属的工业废水或生活污水应经无害化处理，水质符合国家排放标准后方可灌溉菜地；应尽量采用地下灌溉方式，避免污水与蔬菜直接接触。

注意储藏与运输卫生 蔬菜水分含量高，组织娇嫩，易损伤和腐败变质，收获后保持新鲜度

的关键是合理储藏。储藏条件应根据蔬菜的种类和品质特点而定，适宜温度是0℃左右，此温度既能抑制微生物生长繁殖，又能防止蔬菜间隙结冰，避免在冰融时因水分溢出而造成蔬菜腐败，大量上市时可采用冷藏或速冻的方法。保鲜剂可延长蔬菜的储藏期限并提高保鲜效果，但也有可能造成新的污染，应合理使用。钴（^{60}Co）-γ射线辐射法能延长其保藏期，效果较满意。腌制蔬菜时要腌透再吃，并避免发霉腐败；腌制时放入葱、姜、蒜、辣椒汁有利于降低亚硝酸盐含量，维生素C有阻断亚硝酸盐合成致癌物亚硝胺的作用。

预防天然有毒物质中毒 龙葵素在马铃薯发芽的部位最集中，它有一定水溶性，加热或遇酸易分解，通过剜除发芽部位、浸泡30分钟、彻底煮透或烹调时加醋，都有助于防止龙葵素中毒；新鲜黄花菜含秋水仙碱，可通过焯水浸烫、反复浸泡、水煮并弃水等措施可减少其含量，最好的办法是选用干黄花菜；四季豆中皂苷和红细胞凝集素经充分加热（外观失去原有绿色）可以被完全破坏；食用野生蘑菇必须十分谨慎，如不能区别其是否有毒，不应采食。

（郭长江）

shuǐguǒ wèishēng

水果卫生（hygiene of fruit）

水果生长、加工、储存、运输和销售过程中的卫生问题及卫生管理。涉及水果的腐败变质、污染及应采取的防控措施。水果包括仁果类、核果类、浆果类、柑橘类和瓜果类等。

问题 包括病虫害及微生物、农药、重金属、激素等的污染。

病虫害 在生长期间，一些

水果出现食心虫、卷叶虫、螨虫、小食蝇等病虫害，影响水果的品质，造成食用价值下降。

微生物 主要来源于空气及运输、储存或销售过程之中，污染程度与表皮是否破损有关，表皮破损严重的微生物检出率较高。危害之一是水果的腐败变质，真菌在水果表皮损伤处繁殖或在表面有污染物黏附的区域繁殖，侵入水果组织后，破坏组织壁的纤维素层，分解果胶、蛋白质、淀粉、有机酸、糖类，大量真菌和其他微生物开始繁殖，水果外观上出现深色斑点，组织变松软、凹陷和变形，并逐渐演变成浆液甚至水液状，并产生如酸味、芳香味，酒味等。新鲜水果组织内的生物酶有一定的活性，在储存期间，这些酶及其他环境因素对微生物所造成的腐败变质有一定协同作用。

农药 生长期的水果经常需要喷施农药，以防治病虫害，如使用不当可造成水果农药残留。

重金属 除灌溉工业废水、生活污水或施用不合格化肥引起水果重金属污染外，采用工业蜡剂给水果保鲜也可导致水果重金属含量超标。

激素 为促进水果的生长、成熟，常施用含激素的膨大剂、催熟剂等。大量摄入这类水果可对人体健康产生一定潜在危害，如免疫功能下降、骨质疏松，幼儿出现早熟，或增加一些肿瘤的发生率等。

管理 涉及水果栽培、收获、加工、储存、运输和销售过程中各个环节。

防止农药与重金属污染 严格按规定使用农药，掌握使用的种类、次数、剂量、范围和安全间隔时间，不得使用禁用的高毒、

高残留农药。中国还规定禁止在果树上使用甲拌磷、甲基异柳磷、内吸磷、克百威、涕灭威、灭线磷、硫环磷、氯唑磷；禁止在柑橘树上使用氧乐果、水胺硫磷和灭多威；禁止在苹果树上使用灭多威和硫丹；禁止在草莓上使用溴甲烷。应尽量减少或避免使用含激素的膨大剂、催熟剂等。水果生长期间，不得使用未经无害化处理的工业废水、生活污水灌溉；严格执行农药、重金属在水果中的最大残留量限量标准。

使用有效保鲜措施 破损、腐烂的水果采摘后应剔除，清洗干净后用食用蜡、低温或其他安全方法保鲜，最佳保存温度为0℃左右。采用辐射方法也能延长水果的保藏期。

注意运输与销售卫生 运输与销售过程中，应使用卫生合格的容器或包装材料保护水果，尽量避免造成水果的破损。

（郭长江）

chùròu wèishēng

畜肉卫生（hygiene of meat and meat product）

畜肉生产、加工、储存、运输和销售过程中的卫生问题及卫生管理。涉及牲畜饲养、屠宰、加工、储存和运输等过程中产生的腐败变质、肠道传染病和寄生虫病及应采取的防控措施。畜肉类食品包括牲畜的肌肉、内脏及其制品。

问题 包括腐败变质、人畜共患传染病与寄生虫病、兽药残留及畜肉制品生产加工过程中涉及的卫生问题。

腐败变质 牲畜屠宰时肉呈中性或弱碱性（pH 7.0～7.4），屠宰后畜肉从新鲜到腐败变质需要经过僵直、后熟、自溶和腐败四个过程。

僵直 一般发生于牲畜被宰后1.5小时（夏季）或3～4小时（冬季）。在组织酶的作用下，畜肉中糖原和含磷有机化合物分解为乳酸和磷酸，使畜肉的酸度增加。pH值降至5.4时达到肌凝蛋白等电点，肌凝蛋白开始凝固，导致肌纤维硬化，出现僵直，肉有异味，肉汤浑浊，此时不宜直接用作烹饪原料。

后熟 畜肉内糖原继续分解，产生乳酸，导致pH值进一步下降，肌肉结缔组织变软，并有一定的弹性，此时畜肉松软多汁、滋味鲜美，表面因蛋白凝固形成一层干膜，有助于阻止微生物的侵入。后熟过程与畜肉中糖原含量和外界温度有关。疲劳牲畜的肌肉中糖原较少，其后熟过程延长，一般在4℃时1～3天可完成，温度越高后熟速度越快。肌肉中产生的乳酸有一定的杀菌作用，患口蹄疫的畜肉经后熟过程，可达到无害化的目的。僵直和后熟阶段的畜肉即为所谓的鲜肉。

自溶 畜宰杀后，畜肉若在常温下存放，畜肉原有体温能维持一定时间，使其组织酶在无菌条件下仍然可保持活性，分解组织蛋白质和脂肪，使畜肉发生自溶。蛋白质分解可产生硫化氢、硫醇等产物，可与血红蛋白或肌红蛋白中的铁结合，在肌肉的表面和深层形成暗绿色的硫化血红蛋白，并伴肌肉纤维松弛，影响畜肉的质量，此种畜肉必须经高温处理才可食用。为防畜肉发生自溶，宰后的畜肉应及时降温或冷藏。

腐败 畜肉的自溶为细菌的入侵、繁殖创造了条件，蛋白质和其他含氮物质在细菌酶作用下分解，畜肉pH值升高。腐败变质后表现为发黏、发绿、发臭，含大量蛋白质和脂肪分解产物，如吲哚、硫化物、硫醇、粪臭素、尸胺、醛类、酮类和细菌毒素等，食后可导致中毒。不当的生产加工和保藏也会促进畜肉腐败变质，主要原因：①健康牲畜在屠宰、加工、运输、销售等环节中被微生物污染。②病畜屠宰前就有细菌侵入，并扩散至全身各处。③牲畜因疲劳过度，屠宰后的后熟力不强，产酸少，难抑制细菌生长繁殖。常见细菌最初为在畜肉表面出现的各种需氧球菌，以后为大肠埃希菌、普通变形杆菌、化脓球菌、兼性厌氧菌（如产气荚膜杆菌、产气芽胞杆菌），最后是厌氧菌，根据菌相的变化可确定畜肉的腐败变质阶段。

人畜共患传染病 包括炭疽、鼻疽、口蹄疫、牛海绵状脑病（疯牛病）、猪水疱病、猪瘟、猪丹毒、猪出血性败血症、猪链球菌病、布氏杆菌病等。见人畜共患传染病。

鼻疽 鼻疽杆菌引起的牲畜烈性传染病，常见于马、驴、骡等。鼻疽杆菌不耐干燥，对阳光敏感，加热55℃ 5～20分钟或80℃ 5分钟即可杀灭。病马是主要传染源，感染途径为消化道、呼吸道和损伤的皮肤和黏膜。病畜在鼻腔、喉头和气管内有粟粒状大小、高低不平的结节或边缘不齐的溃疡，在肺、肝、脾也有粟粒至豌豆大小不等的结节。

猪水疱病 病原体为滤过性病毒，与人的肠道病毒关系密切。人以接触感染为主，常流行于牲畜集中的地区。病猪的口、蹄、鼻端、奶头等处均有水疱，症状与口蹄疫难区别，需做实验室鉴别诊断。

猪瘟、猪丹毒、猪出血性败血症 为猪的三大传染病，分别由猪瘟病毒、丹毒杆菌、猪出血性败血症杆菌所致。猪丹毒可通过皮肤接触感染人，猪瘟和猪出血性败血症均不感染人，但因病猪抵抗力下降，肌肉和内脏常继发沙门菌感染，易引起食物中毒。

人畜共患寄生虫病　包括囊尾蚴病、旋毛虫病、蛔虫、姜片虫、猪弓形虫病等。见食源性寄生虫病。

药物残留　为防治牲畜疫病及提高畜产品的生产效率，常需使用兽药，如抗生素、抗寄生虫药、生长促进剂、激素等。不论是大剂量、短时间治疗，还是小剂量、长期添加于饲料中，均可残留于畜肉、内脏中。见食品抗生素类兽药污染、食品激素类兽药污染、食品盐酸克伦特罗污染。

管理　涉及屠宰场、屠宰过程、病畜肉处理、运输与销售、畜肉制品的生产、加工等环节的危害因素控制。

屠宰场　畜禽类动物的屠宰需在肉类屠宰加工厂或定点屠宰场进行。中国《食品安全国家标准 畜禽屠宰加工卫生规范》（GB 12694-2016）规定，肉类联合加工厂、屠宰场、肉制品厂应建在地势较高、干燥、水源充足、交通方便、无有害气体及其他污染源、便于排放污水的地区，屠宰场的选址应当远离生活饮用水的地表水源保护区。厂房设计要符合流水作业，应按饲养、屠宰、分割、加工冷藏的顺序合理设置。规模较大的屠宰场应设宰前饲养场、待宰圈、检疫室、观察饲养室、屠宰、解体、宰后检验、畜肉冷却、冷冻、肉品加工、内脏及血液初步处理、皮毛及污水无害化处理等部门，并设病畜隔离室、急宰间和病畜无害化处理间等。屠宰场的厂房与设施必须结构合理、坚固，便于清洗和消毒。

工作车间墙壁要有不低于2m的不透水墙裙，地面要有一定的斜坡度，表面无裂缝和凹陷；各工作间流水生产运输线应有悬空轨道传送装置；工作台架宜用便于冲洗和消毒的钢筋水泥制成，下水道应设油脂分离器，便于污水流出，流出的污水须经处理后向外排放；屠宰车间必须设兽医检验设施，包括同步检验、对号检验、内脏检验等。

屠宰过程　严格的兽医卫生检验是肉品卫生质量的保证。牲畜在屠宰前应禁食12小时，禁水3小时，以防屠宰时胃肠内容物污染肉尸；应测量体温，体温异常者应予隔离，猪正常体温为38~40℃，牛为37.8~39.8℃。屠宰程序为淋浴、电麻、宰杀、倒挂放血、热烫刮毛或剥皮、剖腹、取出全部内脏（肛门连同周围组织一起剔除），修割剔除甲状腺、肾上腺及明显病变的淋巴结，并进行兽医卫生检验。肉尸与内脏统一编号，以便发现问题后及时检出进行卫生处理。经检验合格的肉尸要及时冷却入库，冻肉存入冷冻库。为加强生猪屠宰管理，保证生猪产品（即屠宰后未经加工的胴体、肉、脂、脏器、血液、骨、头、蹄、皮）质量，保障消费者的健康，2008年中国颁布了《生猪屠宰管理条例》，国家对生猪实行定点屠宰、集中检疫、统一纳税、分散经营的制度；定点屠宰厂由市、县级人民政府根据定点屠宰厂的设置规划，组织商

品流通、行政主管部门和农牧部门以及其他有关部门依照该条例规定的条件审查、确定并颁发定点屠宰标志牌。未经定点，任何单位和个人不得屠宰生猪，但农村地区个人自宰自食者除外。条例中规定屠宰场应当建立严格的肉品品质检验管理制度，对合格的生猪产品应加盖肉品品质检验合格验讫印章后放行出厂。从事生猪产品销售、加工的单位和个人以及饭店、宾馆、集体伙食单位销售或使用的生猪产品应定点供应。根据兽医卫生检验规定，肉品可分三类。①良质肉：指健康畜肉，食用不受限制。②条件可食肉：指必须经过高温、冷冻或其他有效方法处理达到卫生要求并食用无害的肉。如患口蹄疫猪的体温正常，其肉和内脏后熟后可食用；体温升高时其肉和内脏需经高温处理后方可食用。③废弃肉：指患烈性传染病（如炭疽、鼻疽等）的牲畜肉尸、严重感染囊尾蚴的肉品、死因不明的死畜肉及严重腐败变质的畜肉等，均应销毁或化制，不准食用。

病畜肉处理　牲畜容易受致病菌和寄生虫污染而发生腐败变质，导致人体发生食物中毒、肠道传染病和寄生虫病。人畜共患传染病牲畜和相关物品场所的处理见人畜共患传染病。

病死及病害动物处理　根据农业部《病死及病害动物无害化处理技术规范》规定，国家规定

表　动物性食品中部分抗生素最高残留限量

抗生素	肉类残留限量（µg/kg）	抗生素	肉类残留限量（µg/kg）
四环素	≤100	红霉素	≤200
金霉素	≤100	链霉素	≤600
土霉素	≤100	青霉素	≤50
林可霉素	≤100	阿莫西林	≤50

的染疫动物及其产品、病死或者死因不明的动物尸体，屠宰前确认的病害动物、屠宰过程中经检疫或肉品品质检验确认为不可食用的动物产品等，需进行无害化处理，如焚烧、化制、高温处理、深埋、化学处理等。

药物残留处理　根据《兽药管理条例》规定，中国农业部颁布了《动物性食品中兽药最高残留限量》（农业部 2002 年 235 号公告）。由农业部批准使用的兽药，按质量标准、产品使用说明书规定用于食品动物。根据药物的危害大小，兽药最高残留限量分为四种情况：①不需要制定最高残留限量的，如咖啡因、乙酰水杨酸等。②需要制定最高残留限量的，见表。③不得检出兽药残留的，如地西泮、甲硝唑和赛拉嗪等。④农业部明文规定禁止用于所有食品动物的兽药，如氯霉素、盐酸克伦特罗和沙丁胺醇等。《动物性食品中兽药最高残留限量》同时还要求合理使用兽药，遵守休药期（即兽、禽停止给药到允许屠宰或它们的产品如奶、蛋许可上市的间隔期），加强残留量的检测。

原因不明死畜肉　死畜肉因未经放血或放血不全，外观呈暗红色，原因为肌肉间毛细血管淤血。切开后按压可见暗紫色淤血溢出，切面呈豆腐状，富含水分。对死畜肉必须在确定死亡原因后再进行处理。如为一般性疾病或外伤，且畜肉未出现腐败变质，则弃内脏，畜肉经高温处理后可食用；如为中毒，则应根据毒物的种类、性质、中毒症状以及毒物在体内分布情况，决定处理原则；患人畜共患传染病的死畜肉不得食用；死因不明的死畜肉一律不准食用。

运输与销售　合理运输是保证肉品卫生质量的重要环节，运输新鲜肉和冻肉应有密闭冷藏车，车上有防尘、防蝇、防晒设施，鲜肉应挂放，冻肉应堆放。合格肉与病畜肉、鲜肉与熟肉不得同车运输，肉尸和内脏不得混放，卸车时应有铺垫。熟肉制品必须盒装，专车运输，包装盒不能落地，每次运输后车辆、工具必须洗刷消毒，当天售不完的熟肉制品应冷藏保存，次日重新彻底加热后再销售。肉类零售店应有防蝇、防尘设备，刀、砧板要专用。

畜肉制品生产加工　畜肉制品品种繁多，常见的有干制品（如肉干、肉松等）、腌制品（如咸肉、火腿、腊肉等）、灌肠制品（如香肠、肉肠、粉肠、红肠等）、熟肉制品（如卤肉、肴肉、熟副产品等）及各种烧烤制品。畜肉制品生产加工时，必须保证原料肉的卫生质量。使用的食品添加剂必须符合国家卫生标准，严禁滥用，不得添加非食用物质。制作熏肉、火腿、香肠以及腊肉时，应注意避免多环芳烃的污染；加工腌肉或香肠时应严格限制硝酸盐或亚硝酸盐用量，香肠及火腿中亚硝酸盐残留量不得超过 30mg/kg。

（郭长江）

qínròu wèishēng

禽肉卫生（hygiene of poultry and poultry product）

禽肉生产、加工、储藏、运输与销售过程中的卫生问题及卫生管理。涉及禽类在饲养、宰杀以及禽肉类产品在储存、加工、运输与销售过程中可能受到各种有毒有害因素的污染及应采取的防控措施。禽肉为活禽宰杀后可供食用的整禽或分割的部分，禽肉类食品包括鸡、鸭、鹅、鸽、鹌鹑、火鸡等的肌肉、内脏及其制品。

问题　主要是微生物污染、抗生素残留和激素残留等。①微生物：一类是病原微生物，如沙门菌、金黄色葡萄球菌和其他致病菌，这些细菌侵入禽类肌肉深部生长繁殖，如食用前未经充分加热，可引起食物中毒；另一类为假单胞菌等，具有在低温下生长繁殖的特点，引起禽肉感官改变，以至于腐败变质，在禽肉表面产生各种色斑。②抗菌药：禽类养殖户常在禽类饲料或饮水中添加土霉素、四环素或喹诺酮类等抗菌药，造成禽肉中出现药物残留。长期摄入可能引起过敏反应、体内细菌产生耐药性或菌群失调等。③激素：禽类养殖户常在饲料中添加或给予禽类注射己烯雌酚、黄体酮、丙酸睾丸素、苯甲酸雌二醇等激素，造成禽肉中激素残留，食用后可致内分泌失衡，造成幼儿发育异常或增加某些肿瘤发生风险。

管理　①合理饲养：应采用合格的饲料和饮用水饲养禽类，合理使用抗菌药，严禁在饲料中添加或给禽类注射激素类物质。2001 年中国农业部公告颁布了《饲料药物添加剂使用规范》，规定了 57 种饲料药物添加剂的适宜动物、用法与用量、停药期及注意事项。②宰杀管理：宰杀前发现病禽，应及时隔离、急宰；宰后发现的病禽肉尸应根据情况作无害化处理；宰前 24 小时停食，充分喂水清洗肠道；宰杀过程中应采取各种措施预防污染；宰后禽肉在 −30 ~ −25℃、相对湿度 80% ~ 90% 条件下冷藏，可保存半年。③运输与销售：卫生要求同畜肉。④禽肉制品生产加工：卫生要求同畜肉。

（郭长江）

shuǐchǎnlèi wèishēng

水产类卫生 （hygiene of fisheries）

水产类食品在生产、加工、储藏、运输与销售过程中的卫生问题及卫生管理。涉及水产类食品面临的一系列卫生问题及应采取的防控措施。水产类食品包括鱼类、软体动物、甲壳类动物以及水生植物。鱼类是中国居民日常膳食中主要的水产类食品之一，中国海产鱼类有 1500 多种，淡水鱼类有 500 多种。

问题 包括腐败变质及微生物、寄生虫、重金属的污染等。

腐败变质 鱼类和其他相关水产类食品营养丰富，水分含量高，污染的微生物较多，加上鱼体内酶的活性高，容易发生腐败变质。鱼离开水后很快死亡，其组织变化与畜肉相似，其僵直先从背部肌肉开始，持续时间短于哺乳动物。僵直的鱼有新鲜鱼的良好特征，如手持鱼身时鱼尾不下垂，按压肌肉不凹陷，腮紧闭，口不张，体表有光泽等。鱼体自溶时，为微生物入侵创造了良好条件，酶和微生物的共同作用使鱼体很快腐败变质，鱼鳞脱落，眼球凹陷，腮呈褐色并有臭味，腹部膨胀，肛门肛管突出，肌肉碎裂，并与鱼骨分离。

微生物 人畜粪便及生活污水污染，使鱼类及其他水产类食品易受到病原性微生物的污染。常见的有副溶血性弧菌、沙门菌、志贺菌、大肠埃希菌、霍乱弧菌以及肠道病毒等。

寄生虫 中国常见的鱼蟹类寄生虫有华支睾吸虫、肺吸虫等，食用含华支睾吸虫、肺吸虫囊蚴的生鱼蟹或未煮熟的鱼蟹肉，可致感染。

重金属与农药 鱼类对重金属如铅、镉、汞等有较强的耐受性，常因其生活的水域被污染，使其体内蓄积较多的重金属。鱼类对重金属具有生物富集作用，不同组织富集能力有所不同，如肌肉富集能力较弱，内脏富集能力较强，并随着时间延长而增加，一定时间后趋于平衡。还可受有机磷、有机氯等农药污染，淡水鱼受污染程度高于海鱼。

管理 预防与控制水产类食品的腐败变质和各种有害因素的污染是水产类食品卫生管理面临的主要任务。

污染控制 预防天然饲养环境污染；人工饲养应符合卫生要求；生产、运输和销售过程中，除采取保鲜措施外，生产运输渔船或车辆应经常冲洗，保持清洁卫生，减少污染的发生；设备用具应由无毒无害的材料制成；提倡用桶或箱装运，尽量减少鱼体损伤；供销各环节均应建立质量验收制度，不得出售和加工已死亡的黄鳝、甲鱼、乌龟、河蟹及各种贝类；含天然毒素的水产品，如鲨鱼等必须去除肝，河豚不得流入市场，如有混杂应及时剔除，并集中妥善处理；有生食鱼类习惯的地区应限制食用品种，严格遵守卫生要求。

保鲜方法 保鲜的目的是要抑制鱼体组织酶的活力，防止微生物污染，并抑制其繁殖，延缓自溶过程，防止腐败变质。有效保鲜措施包括低温、盐腌、防止微生物污染和减少鱼体损伤等。低温保鲜有冷藏和冷冻两种，冷藏多用冰块使鱼体温度降至 10℃左右，可保存 5~14 天；冷冻贮存是将高鲜度的鱼在 -25℃以下速冻，使鱼体内形成的冰块小而均匀，组织酶和微生物处于休眠状态，然后在 -18~-15℃的冷藏条件下，保鲜期可达 6~9 个月。脂肪含量高的鱼类不宜久藏，因脂肪酶活性在 -23℃以下才会受到抑制。盐腌保藏时用盐量应根据鱼的品种、储存时间及气温高低而定，盐浓度为 15% 左右的鱼制品有一定的储藏性，简易可行、使用广泛。

水产品加工 制备咸鱼的原料应为良质鱼，食盐不得含嗜盐的沙门菌、副溶血性弧菌等，氯化钠含量应在 95% 以上。盐腌场所和咸鱼体内不得含干酪蝇和鲣节甲虫幼虫；鱼干的晾晒场应向阳、通风和干燥，勤翻晒，以免局部温度过高、干燥过快，使蛋白质凝固变性形成外干内潮的龟裂现象；必须保证制作鱼松的原料鱼的质量，应先经冲洗清洁并干蒸后，采用溶剂抽去脂肪后再加工，水分含量控制在 12%~16%，外观色泽应正常，无异味。

（郭长江）

rǔlèi wèishēng

乳类卫生 （hygiene of milk and milk product）

乳类食品生产、加工、储藏、运输和销售过程中的卫生问题及卫生管理。涉及乳类食品的腐败变质、污染等卫生问题及应采取的防控措施。乳类食品包括牛乳、羊乳和马乳及其制品（如酸乳），其中，人类食用最多的乳类为牛乳。

问题 包括微生物、抗菌药、重金属和非法添加物污染等。

微生物 分为三类。①病原微生物：可传播伤寒、副伤寒、痢疾、结核、布氏杆菌病、口蹄疫、炭疽等疾病。②腐败菌：可引起乳类腐败变质。③一些有益微生物：如乳酸菌类，可用于制作酸乳等。乳类的微生物污染主要来源于奶牛的乳房与体表、空气、水以及装乳类食品的容器或挤乳员的手及其他用具。乳类是良好的天然培养基，适宜微生物的生长繁殖。污染后在乳中大量繁殖并分解营养成分，造成腐败变质，可使其中的乳糖分解成乳酸，pH 值下降，产生酸味，并致蛋白质凝固。蛋白质分解产物如硫化氢、吲哚等可以使乳发出臭味，影响乳的感官性状，失去食用价值。

抗菌药　长期作为药物预防母奶牛细菌性疾病或治疗剂量过大，极易在乳牛体内蓄积，使乳中出现抗菌药含量超标。食用含抗菌药的乳类及其制品，可产生多方面危害，如引起过敏反应，还可导致人体内的细菌产生耐药性或菌群失调等。常见的有青霉素、链霉素、四环素、土霉素及磺胺类、硝基呋喃类等。

重金属　受重金属污染的饲料、饮水或储存乳类食品的容器可导致乳类食品中重金属含量超标，常见的重金属污染有铅、镉、砷、汞等。

非法添加物　不法人员常将非食品添加剂如尿素、三聚氰胺等添加到乳类食品中。中国禁止人为在食品中添加三聚氰胺。

管理　加强对乳品加工厂、乳牛场以及乳类的消毒、加工、运输与销售等环节的管理，防止不合格乳类食品流入市场。

乳品加工厂管理　厂房设计与设施的卫生应符合中国《食品安全国家标准 乳制品良好生产规范》（GB 12693-2010）。厂址必须建立在交通方便，水源充足，无有害气体、烟雾、灰沙及其他污染的地区；供水水质应符合《生活饮用水卫生标准》（GB 5749-2006）；工厂应有配套健全的卫生设施，如废水、废气及废弃物处理设施、清洗消毒设施和良好的排水系统等，并设有贮乳室、冷

却室、消毒室等辅助场所。各生产工序必须连续运行，防止原料和半成品积压变质导致微生物的繁殖和交叉污染。乳品加工厂应建立化验室，对投产前的原料、辅料和加工后的产品进行卫生质量检查，检验合格后方可出厂。

乳牛卫生　应定期对奶牛预防接种及检疫，发现病牛应及时隔离饲养，用具须严格分开。

乳品加工人员卫生　保持良好的个人卫生，遵守有关卫生制度，定期健康检查，取得健康合格证后方可上岗。传染病和皮肤病患者应及时调离工作岗位。

挤乳过程卫生　挤乳前应做好充分准备工作，如挤乳前 1 小时停止饲喂干料，并用 0.1% 高锰酸钾或 0.5% 漂白粉温水消毒乳房，保持奶牛清洁和挤乳环境的卫生，防止微生物的污染；挤乳的容器、用具应严格执行卫生要求；挤乳人员应穿戴好清洁的工作服，洗手至肘部；挤乳时应注意废弃每次开始挤出的第一、第二把乳，以防乳头部细菌污染乳汁。产犊前 15 天的胎乳、产犊后 7 天的初乳、兽药休药期内的乳汁及患乳房炎的乳汁等均应弃之。挤出的乳应立即进行净化处理，除去乳中的牛毛、草屑、乳块等不溶解的杂质。净化可降低乳中微生物的数量，有利于乳的消毒。净化后应及时冷却。

乳类消毒　一般情况下，刚挤出的乳中存在少量微生物，但乳中的乳素有抑制细菌生长作用，抑菌时间与菌量和存放温度有关。菌数多、温度高，抑菌时间短，一般生乳 0℃ 为 48 小时，5℃ 为 36 小时，10℃ 为 24 小时，25℃ 为 6 小时，30℃ 为 3 小时，37℃ 为 2 小时。生乳及时冷却并禁止上市。可用四种方法对生乳消毒。

①巴氏消毒法：低温长时间，生乳加热到 62℃，保持 30 分钟；或高温短时间，即 75℃ 加热生乳 15 秒或 80 ~ 85℃ 加热 10 ~ 15 秒。②超高温瞬间灭菌法：生乳在 135℃ 条件下，保持 2 秒。③煮沸消毒法：直接加热煮沸生乳，保持 10 分钟，该方比较法简单，但对乳的理化性质和营养成分有显著影响，且煮沸时泡沫部分温度低，影响消毒效果。若泡沫层温度提高 3.5 ~ 4.2℃ 可保证消毒效果。④蒸汽消毒法：将瓶装生乳置蒸汽箱或蒸笼中加热至蒸汽上升后维持 10 分钟，乳温可达 85℃，采用该法消毒对乳的营养成分影响较小，适合于在无巴氏消毒设备的条件下使用。牛乳消毒一般在杀菌温度的有效范围内，温度每升高 10℃，乳中细菌芽胞的破坏速度约可增加 10 倍，而乳褐变的反应速度仅约增加 2.5 倍，故常采用高温短时间的巴氏消毒法，也可采取其他经主管部门认可的有效消毒法。中国规定消毒牛乳的卫生质量应达到《食品安全国家标准 巴氏杀菌乳》（GB 19645-2010）、《食品安全国家标准 灭菌乳》（GB 25190-2010）的要求。

乳类储存与运输　乳在储存和运输过程中均应保持低温，储乳容器应经清洗、消毒后才能使用，应有专用冷藏车辆。夏天瓶装或袋装消毒乳自冷库取出后应在 6 小时内送到用户，乳温不得高于 15℃。

病畜乳处理　若奶牛患结核、布氏杆菌病以及乳腺炎时，其致病菌可以通过乳腺进入乳中，对各种病畜乳必须进行卫生处理。①结核病畜乳：结核是牲畜易患疾病。禁止食用有明显结核症状病畜的乳，应将其就地消毒销毁，

病畜予以治疗。对结核菌试验阳性而无临床症状的畜乳，经巴氏消毒或煮沸5分钟后可制成乳制品。②布氏杆菌病畜乳：有症状的奶羊禁止挤乳并予淘汰。布氏杆菌病牛的乳需经煮沸5分钟后方可食用。对凝集反应阳性但无明显症状的奶牛，其乳经巴氏消毒后允许用作食品工业原料，但不得制作乳酪。③口蹄疫病畜乳：严禁食用乳房出现口蹄疫病变（如水疱）病畜的乳，应将其就地消毒后废弃；体温正常病畜的乳在严格防止污染情况下，煮沸5分钟或经巴氏消毒后允许喂饲牛犊或其他禽畜。④乳房炎病畜乳：乳房有局部炎症或全身性疾病在乳房局部有症状表现，其乳均应消毒废弃。⑤患炭疽病、牛瘟、传染性黄疸、恶性水肿、沙门菌病等奶牛的乳均严禁食用或用于工业生产，应予消毒后废弃。

乳制品卫生 乳制品包括各种乳粉、炼乳、酸乳、复合乳、乳酪、奶油和含乳饮料等。均应符合相应的卫生标准，所使用的添加剂应符合中国《食品安全国家标准 食品添加剂使用标准》（GB 2760-2014）；用作酸乳的菌种应纯良、无害；包装必须严密完整，并注明品名、厂名、批号、生产日期、保存期限及食用方法，包装外标签必须与内容相符，严禁伪造和假冒。

全脂乳粉 以牛乳或羊乳为原料，经浓缩干燥后制成的乳制品，浅黄色，有纯正乳香味，呈均匀粉末状，搅拌后可迅速溶于水中，不出现结块。全脂乳粉卫生质量应达到《食品安全国家标准 乳粉》（GB 19644-2010）的要求，如有苦味、腐败味、霉味、化学药品和石油等气味时，严禁食用，应作废弃品处理。

炼乳 鲜乳经真空或其他方法浓缩至原体积的25%~40%，加入蔗糖而制成的乳制品，乳白色或微黄色，有光泽，质地均匀，黏度适中，有牛乳的滋味，酸度、重金属含量、微生物指标应符合《食品安全国家标准 炼乳》（GB 13102-2010）的要求。

酸乳 以鲜乳为原料，加入适量砂糖，经巴氏消毒、冷却后，再加入乳酸菌发酵剂，保温发酵而成，乳白色或稍带微黄色，有纯正的乳酸味，凝块均匀细腻，无气泡，允许少量乳清析出。制果味酸牛乳时允许加入果汁，所加香料应符合《食品安全国家标准 食品添加剂使用标准》（GB 2760-2014）的规定。在出售前应储存于2~8℃的仓库或冰箱中，储存时间不应超过72小时。表面生霉、有气泡或大量乳清析出的不得出售和食用，具体要求见《食品安全国家标准 发酵乳》（GB 19302-2010）。

奶油 天然奶油是从牛乳、羊乳中提取的脂肪性半固体食品，均匀乳白色或浅黄色胶体状态，微柔软，细腻，无空隙和析水现象，有奶油的纯香味。出现霉斑、腐败、异味（苦味、金属味、鱼腥味等）的奶油，应作废品处理。其他有关理化和微生物指标应达到《食品安全国家标准 稀奶油、奶油和无水奶油》（GB 19646-2010）要求。还有采用氢化植物油工艺生产的人造奶油，又称氢化植物油，其中含大量的反式脂肪酸，过量食用后可增加心血管疾病的发病风险。

（郭长江）

dànlèi wèishēng

蛋类卫生（hygiene of eggs and egg product）

蛋类生产加工过程中的卫生问题及卫生管理。涉及蛋类食品面临的一系列卫生问题及应采取的防控措施。蛋类食品包括鸡蛋、鸭蛋、鹅蛋、鹌鹑蛋、鸽蛋、火鸡蛋等及其制品，如皮蛋（又称松花蛋）、咸蛋、冰蛋、蛋粉等。

问题 包括微生物和重金属污染、抗生素残留等。

微生物 主要通过下列途径污染。①产蛋前污染：禽类（特别是水禽）感染传染病后，病原微生物通过血液进入卵黄部，使蛋黄带有致病菌，如鸡伤寒沙门菌等。②产蛋后污染：蛋壳在泄殖腔、不洁的产蛋场所以及运输与储藏过程中受到微生物污染。在适宜的条件下，微生物通过蛋壳气孔进入蛋内，并迅速生长繁殖，使禽蛋腐败变质。在储存过程中，由于酶和微生物的作用，蛋白质分解导致蛋黄移位、蛋黄膜破裂，形成"散黄蛋"。如果条件继续恶化，蛋黄与蛋清混在一起，称为"浑汤蛋"。此时，蛋白质分解形成的硫化氢、胺类、粪臭素等产物使禽蛋具有恶臭气味。外界真菌进入蛋内可形成黑斑，称"黑斑蛋"。

重金属 蛋类制品有冰蛋、蛋粉、咸蛋和皮蛋（松花皮蛋），制作时原料或容器中所含的重金属（如铅、镉、汞）可造成蛋类制品重金属含量超标。

抗菌药 为了预防禽类感染，常在饲料或饮水中添加四环素或喹诺酮类等抗菌药，造成禽蛋中出现药物残留。长期摄入，可引起过敏反应、体内细菌产生耐药性，或菌群失调等。

管理 蛋类的卫生管理不仅涉及蛋类及其制品，而且还需要加强对禽类饲养过程的管理。①禽类饲养管理：为了防止微生物、抗生素、重金属等对禽蛋的污染，提高鲜蛋的卫生质量，应加强禽类饲料、饲养条件的卫生管理，使用合格的饲料和饮用水，保持禽体及产蛋场所的卫生。②蛋类储存：在温度1~5℃、相对湿度87%~97%的条件下，鲜蛋一般可保存4~5个月。自冷库取出禽蛋时，应先在预暖室内放置一段时间，以防止因产生冷凝水而造成微生物对禽蛋的污染。③蛋制品加工：凡是已经腐败变质的禽蛋，应予以销毁，不得作为原料加工蛋制品。制作冰蛋和蛋粉应当严格遵守有关的卫生制度，采取有效措施以防止沙门菌等的污染，如打蛋前蛋壳预先洗净并消毒，工具容器也应消毒。制作皮蛋（即松花蛋）时，应注意防止铅等重金属的污染，可采用氧化锌代替氧化铅，以降低皮蛋的铅含量。

（郭长江）

shíyòng yóuzhī wèishēng

食用油脂卫生 （hygiene of edible oil and fat） 食用油脂在生产加工、储藏、运输与销售过程中的卫生问题及卫生管理。涉及食用油脂在上述过程中面临的一系列卫生问题及应采取的防控措施。食用油脂是人类日常膳食中的重要组成部分，包括植物油和动物油两大类。植物油来源于油料作物，在常温下一般呈液体状态，如豆油、茶油、花生油、菜籽油、棉籽油、芝麻油等；动物油来源于动物的脂肪组织和奶油，在常温下一般呈固体状态，如猪油、牛油、羊油等。

生产工艺 因原料而异。植物油采用压榨法、溶剂萃取法（浸出法）或两者结合的方法生产，从油料中分离出初级产品"毛油"。还有小批量风味油生产中采用的"水代法"。毛油中含较多杂质，需经精制后方可食用。动物油脂则主要通过熬炼，使油脂从脂肪组织中熔出。

植物毛油 采用压榨法、浸出法或水代法生产。

压榨法 分热榨和冷榨两种方法。①热榨法：先将油料种子经筛选，清除有毒植物种子和其他夹杂物，再经脱壳、去壳、破碎、湿润蒸胚或焙炒后进行机械压榨，分离出毛油。该法不仅可破坏种子内的酶类、抗营养因子及有毒物质，还有利于油脂与基质的分离，出油率高、杂质少。②冷榨法：油料不经加热，直接压榨分离，出油率低，杂质也较多，但能较好保持油饼中蛋白质原来的理化性质，有利于粕饼资源的开发利用。

浸出法 又称溶剂萃取法，利用食用级有机溶剂将植物组织中的油脂分离，然后脱去并回收溶剂后制得毛油。又分直接浸出法和预榨浸出法。①直接浸出法：原料预处理后，直接加入浸出器提取毛油。②预榨浸出法：压榨和浸出相结合的方法，首先用压榨法，压榨后的"油饼"内残存一定量的油脂，用浸出法充分将其抽提，两种方法互补，既充分利用了原料，又减少了溶剂用量，而且出油率较高，产品纯度也高。浸出法对食用溶剂有严格要求，对其在食用油中残留也有严格的限量，国际上多采用石油烃的低沸点（60~90℃）馏分。

水代法 采用水将油料中的油脂取代出来，仅用于小磨麻油的制取。流程如下：原料筛选→漂洗→炒料→扬烟→磨籽→兑浆搅油→震荡分油，生产用水应符合中国《生活饮用水卫生标准》，成品应在滤去杂质后装瓶密封。

动物毛油 采用湿法熬炼法、干法熬炼法或连续熬煮法生产。

湿法熬炼法 又称间歇蒸汽熬炼法，在压力300~525kPa、蒸汽温度120~145℃条件下熬煮动物脂肪组织，使脂肪细胞壁在压力下被蒸汽破坏，释放出脂肪，并漂浮在水面之上，分离水相后即获得动物油脂。

干法熬炼法 将动物的脂肪组织置于夹层锅（罐）内，于110~120℃条件下加热4小时，分离残渣，即可获得动物油脂。此法可完全破坏动物组织中的脂肪酶和氧化酶，不会酸败。干法熬炼的动物油脂色泽较深，且具有强烈的气味，多用于非食用脂肪的加工。

连续熬煮法 通过连续破碎、加热动物脂肪组织，最后离心制得纯净的油脂。

毛油精炼 毛油中含杂质，需精炼加工，才能成为可食用的成品油。工艺包括脱胶、脱酸、脱色、脱臭、脱蜡。

脱胶 毛油中含蛋白质、磷脂、黏液质等杂质，称胶性杂质，不仅影响油脂的稳定性，也影响油脂深加工的效果。常用水化脱胶法处理，即在搅拌条件下将热水或稀碱、食盐、磷酸等电解质水溶液加入热毛油中，使其中胶性杂质吸水凝聚，然后沉降去除。

脱酸 毛油中含游离脂肪酸，含量过高可产生刺激性气味，还可导致油脂的水解酸败，常采用碱炼法或蒸馏法脱酸。以碱炼法为例，将毛油加热到75~95℃，再将碱液（碳酸钠、氢氧化钙等）以微滴的形式喷淋到油中，与游离脂肪酸发生皂化反应，最后通过沉淀或离心去除所形成的皂。

脱色 毛油中含不少色素，包括有机色素（如棉酚、叶绿素、胡萝卜素、黄曲霉毒素等）、有机

降解物（糖类、蛋白质、磷脂等水解产物）以及色原体，大多数色素对人体无害，但影响外观，需脱色处理。最常用的是吸附脱色法，在一定条件下通过选择性吸附油脂中的色素物质，达到脱色的目的。该方法还可去除油脂中的苯并（a）芘和农药残留等。

脱臭　毛油中含酮、醛、游离脂肪酸与不饱和碳氢化合物，使油脂散发出臭味。最常用的脱臭方法是低压蒸馏，其温度控制在230~270℃，防止油脂过热后产生分解、聚合或异构化。

脱蜡　米糠油、棉籽油、芝麻油、玉米胚油以及小麦胚油等中均含蜡质，主要成分为高级脂肪醇，可使油脂的透明度下降，影响外观和品质。一般采用低温结晶的方法达到去除毛油中蜡质的目的。

问题　包括酸败、油脂中含天然有害物质及污染等。

酸败　油脂含杂质或不当储藏而发生化学变化，并伴随感官性状的恶化，称为油脂酸败。

原因　包括化学性和生物性因素。①化学性因素：源于水解和自动氧化，一般多发生在含不饱和脂肪酸，特别是多不饱和脂肪酸的甘油酯类。不饱和脂肪酸在紫外线和氧的作用下，双键被打开形成过氧化物，再继续分解为低分子脂肪酸及醇、醛、酮等物质。某些金属离子如铜、铁、锰等在油脂氧化过程中起催化作用。②生物性因素：本质上是酶解的过程，由来自动植物组织残渣和食品中微生物的酯解酶等催化，使甘油三酯水解成甘油和脂肪酸，高级脂肪酸碳链进一步氧化断裂，生成低级酮、酮酸和甲醛等，据此又把酶解酸败过程称为酮式酸败。化学性氧化作用和生物性酶解作用常同时发生，也可能主要表现为其中的一种。脂肪的自动氧化是油脂和含油脂丰富的食物酸败的主要原因。

卫生学评价　①酸价：中和1g油脂中游离脂肪酸所需氢氧化钾的毫克数。游离脂肪酸增加，酸价也随之增高。因此，可用酸价评价油脂酸败的程度。中国规定了食用油脂的酸价，食用植物油≤3mg/g，煎炸过程中食用植物油≤5mg/g，食用动物油脂≤2.5mg/g。②过氧化值：油脂中不饱和脂肪酸被氧化形成过氧化物的量，以100g（或1kg）被测油脂使碘化钾析出碘的克数表示。过氧化值是油脂酸败的早期指标。过氧化值增加到一定程度后，油脂开始出现感官性状的改变。过氧化值并非随着酸败程度的加深而持续升高，油脂由哈喇味变成辛辣味，色泽变深、黏度增大时，过氧化值反而降至较低水平。过氧化值超过0.25g/100g时，显示酸败发生。中国规定了食用油脂的过氧化值，食用植物油脂≤0.25g/100g，食用动物油脂≤0.20g/100g。③羰基价：是指油脂酸败时产生的含醛基和酮基的脂肪酸或甘油酯类及其聚合物的总量。羰基价通常是以被测油脂经处理后在440nm下相当1g（或100mg）油样的吸光度表示，或以相当1kg油样中羰基的mEq数表示。大多数酸败油脂和加热劣化油的羰基值超过50mEq/kg，有明显酸败味的食品可高达70mEq/kg。④丙二醛：油脂氧化的终产物，用于评价动物油脂酸败程度。一般用硫代巴比妥酸（TBA）法测定，以TBA值表示丙二醛浓度。此优点是简单易行，适用于所有食品，并可反映甘油三酯以外的其他物质的氧化破坏程度。丙二醛与过氧化值不同，其含量可随氧化的进行而增加。中国规定食用动物油脂丙二醛≤0.25mg/100g。

天然有害物质　包括棉酚、芥子油苷、芥酸等。

棉酚　棉籽的色素腺体内含多种毒性物质，已知有棉酚、棉酚紫和棉酚绿。棉酚有游离型和结合型之分，有毒性作用的是游离棉酚，是一种原浆毒，可损害心、肝、肾，对生殖系统亦有明显损伤。其含量因加工方法而异，冷榨生产含量很高，一次大量食用冷榨法生产的毛棉籽油可引起急性中毒，长期少量食用可引起亚急性或慢性中毒；热榨时棉籽经蒸炒加热后游离棉酚与蛋白质作用形成结合棉酚，压榨时多数留在棉籽饼中，生产的棉籽油游离棉酚仅为冷榨法的1/20~1/10。中国规定，食用棉籽油中游离棉酚≤200mg/kg。

芥子油苷　普遍存在于十字花科植物中，油菜籽中含量较多。在植物组织中葡萄糖硫苷酶的作用下水解为硫氰酸酯、异硫氰酸盐和腈。腈的毒性很强，能抑制动物生长或致死；硫氰化物有致甲状腺肿大的作用。但大多芥子油苷为挥发性物质，在加热过程中可被去除。

芥酸　是二十二碳单不饱和脂肪酸，在菜籽油中含量为20%~55%。可致动物心肌脂肪聚积，使其出现单核细胞浸润和纤维化。还可导致动物生长发育障碍和生殖功能下降。但是，有关芥酸对人体的毒性作用还缺乏直接的证据。欧盟规定食用油脂中芥酸的含量不得超过5%，美国规定菜油中芥酸的含量低于2%。中国《菜籽油》（GB 1536-2004）规定低芥酸菜籽油的标准为芥酸含量不超过脂肪酸总量的 3%。

油脂污染 包括真菌毒素、多环芳烃类化合物。

真菌毒素 污染后毒素可转移到油脂中。最常见的是黄曲霉毒素。花生最易受到污染，其次为棉籽和油菜籽。用受污染严重的花生榨出的花生油中黄曲霉毒素含量每千克计可高达数千微克。碱炼法和吸附法均为有效的去毒方法。中国规定花生油、玉米油中黄曲霉毒素 $B_1 \le 20\mu g/kg$，其他油类 $\le 10\mu g/kg$。

多环芳烃类化合物 污染大致来源于三个方面。①油料种子的污染：油料作物在生长期间受到工业污染。来自工业区的菜籽榨取的毛油中苯并（a）芘含量可高于来自农业区的 10 倍；油料种子用直火烟熏烘干时亦可受到苯并（a）芘的污染。②加工过程中污染：包括压榨法使用的润滑油混入、浸出法溶剂油残留以及中间产品或生产环境的污染等。机油中苯并（a）芘含量可高达 $5250 \sim 9200\mu g/kg$，少量机油混入就会造成严重污染。③使用过程中油脂的热聚：高温下反复加热，也是多环芳烃类化合物含量增高的原因之一。中国规定食用植物油中苯并（a）芘 $\le 10\mu g/kg$。

卫生管理 为加强食用油脂生产经常性的卫生监督管理，中国颁布了《食品安全国家标准 畜禽屠宰加工卫生规范》（GB 12694-2016）及《食品安全国家标准 食品生产通用卫生规范》（GB 14881-2013）。

原料 原辅材料和溶剂必须符合国家的有关规定；食品添加剂使用应符合《食品添加剂使用标准》的规定；生产用水必须符合《生活饮用水卫生标准》的规定。严禁采用地沟油作为原料加工生产食用油脂。

生产过程 加工车间一般不宜加工非食用植物油。某些原因加工非食用植物油后，应将所有输送机、设备、中间容器及管道地坑中积存的油料或油脂全部清除，并应在加工食用植物油的投料初期抽样检验，符合食用植物油的质量与卫生标准后方能视为食用油，不合格的油脂应作为工业用油。用浸出法生产食用植物油的设备、管道必须密封良好，空气中有害物质的浓度应符合中国《工业企业设计卫生标准》（GBZ 1-2010），严防溶剂跑、冒、滴、漏。应防止润滑油和矿物油对食用油脂的污染。

质量检验 生产企业必须建立健全的质量与卫生检验机构，经严格检验合格后的食用油方可进入市场。

包装 食用油脂的包装容器与材料以及相关标识应符合相应的卫生标准和有关规定。

储存与运输 食用油脂产品应储存于干燥、通风良好的场所，储油容器的内壁和阀不得使用铜质材料，大容量包装应尽可能充入氮气或二氧化碳气体，不得通入空气搅拌。专用容器应定期清洗，保持清洁。为防止与非食用油脂相混淆，食用油脂的容器应有明显的标记，并分区存放。储存、运输、装卸时要避免日晒、雨淋，防止有毒有害物质的污染。

(郭长江)

guàntou shípǐn wèishēng

罐头食品卫生（hygiene of canned food）

罐头食品生产加工过程中的卫生问题及卫生管理。罐头食品是将符合要求的原料经处理、装罐、密封、杀菌，或无菌装填、密封，达到商业无菌，在常温下能长期保存的食品。

分类 根据《罐头食品分类》（GB/T 10784-2006），可分为八大类。①畜肉类罐头：包括清蒸类畜肉罐头、调味类畜肉罐头、腌制类畜肉罐头、烟熏类畜肉罐头、香肠类畜肉罐头及内脏类畜肉罐头。②禽类罐头：包括白烧类禽罐头、去骨类禽罐头及调味类禽罐头。③水产动物类罐头：包括油浸（熏制）类水产罐头、调味类水产罐头及清蒸类水产罐头。④水果类罐头：包括糖水类水果罐头、糖浆类水果罐头、果酱类水果罐头及果汁类水果罐头。⑤蔬菜类罐头：包括清渍类蔬菜罐头、醋渍类蔬菜罐头、盐渍类（酱渍）蔬菜罐头、调味类蔬菜罐头及蔬菜汁（酱）罐头。⑥干果和坚果类罐头：花生米、核桃仁等罐头。⑦谷类和豆类罐头：八宝粥、八宝饭、蔬菜粥、茄汁黄豆、茄汁肉末面、鸡丝炒面等罐头。⑧其他类罐头：包括汤类罐头、调味料罐头、混合类罐头、婴幼儿辅食罐头。

生产要求及问题 生产工艺过程见图。

食品接触材料及制品 包括金属罐、玻璃罐和复合塑料薄膜袋等。为保证罐头食品的质量和满足加工、贮存、运输及销售的需求，用于生产罐头食品的容器材质、内涂料、接缝补涂料以及密封胶应符合相关标准的要求和规定。

金属罐 主要材质为镀锡薄钢板、镀铬薄钢板和铝合金薄板。镀锡薄钢板又称马口铁，制罐用的薄钢板镀锡层通常为钢基板的 0.5%，要求均匀无空斑，以避免在酸性介质中使锡、铅溶出，甚至形成漏罐。镀铬薄钢板又称无锡钢板，耐腐蚀性较差，焊接困难，主要用于制造罐头底盖和皇

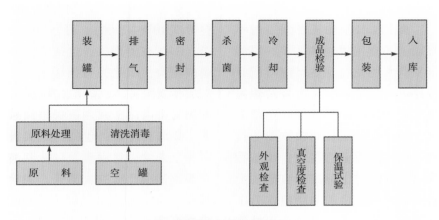

图 罐头食品的工艺流程

冠盖。铝合金薄板有轻便、不生锈、延展性好、导热率高等特点，是冲拔罐或易拉罐的良好材质，缺点是焊接困难，对酸和盐类的耐腐蚀性较差。为提高金属罐的耐腐蚀性，应在罐内壁涂上涂料，常用的有环氧酚醛树脂、酚醛树脂及聚烯类树脂等。加工后形成的涂膜应符合国家相关的卫生标准，即涂膜致密、遮盖性好，有良好的耐腐蚀性，无毒、无害、无臭和无味，有良好的稳定性和附着性。金属罐按加工工艺有三片罐和二片罐（冲拔罐或易拉罐）之分，为了减少铅污染，三片罐的焊接应采用高频电焊或黏合剂焊接，焊缝应光滑均匀，不能外露，黏合剂须无毒无害。制盖所使用的密封填料除应有良好的密封性能和热稳定性，对人体无毒无害。

玻璃罐 有化学性质稳定、耐腐蚀性好、无金属污染等优点。但存在机械性能差、易破碎、透光、保存期短、运输困难、费用高等缺点。顶盖部分的密封面、垫圈等材料应为食品工业专用材料。填充剂氧化锌可引起过敏反应，其用量不得超过干胶的3%。

复合塑料薄膜 软罐头的包装材料，由三层不同材质的薄膜经黏合而成，即外层的聚酯薄膜、中层的铝箔和内层的改性聚乙烯或聚丙烯。三层间用聚氨酯型黏合剂，后者中含甲苯二异氰酸酯，水解产物2,4-氨基甲苯有致癌性，必须加强对其检测，要求每平方英寸面积复合膜溶出量不得高于0.05μg。

原辅料 主要包括畜禽肉类、水产类和果蔬类，辅料有糖、醋、盐、油、酱油、香辛料和食品添加剂等。所有原辅料均应符合国家相应的标准和规定。

原料 用来自非疫区健康良好的畜禽，应有产地动物防疫部门的兽医检疫合格证明。重金属、兽药残留和其他有毒有害物质残留量应符合相关的法律法规和标准要求。进口畜禽肉原料应来自经国家有关部门批准的肉类生产企业，并附有出口国家或地区官方兽医部门的检疫合格证书或入境口岸有关官方部门的检验检疫合格证书。畜禽原料加工前应严格修整，剔除毛污、血污、淋巴结、粗大血管等，减少微生物的污染。水产类原料应来自无污染的水域，重金属、兽药和其他有毒有害化学物质残留量应符合适用的法律法规和标准要求。进口水产类原料应附有出口国家或地区官方部门的卫生合格证书和（或）入境口岸有关官方部门的检验检疫合格证书。使用冷冻水产品作为原料时，应缓慢解冻，以保持原料的新鲜度，避免营养成分流失。果蔬类原料应来自安全无污染的种植区域，重金属、农药和其他有毒有害化学物质残留量应符合相关的法律法规和标准要求。加工前应剔除虫蛀、霉烂、锈斑和机械损伤等原料，并经分选、洗涤、去皮、修整、热烫、漂洗等预处理。

辅料 添加剂的种类和剂量则应符合《食品安全国家标准 食品添加剂使用标准》（GB 2760-2014）要求，出口产品应符合进口国的相关要求。其他辅料应符合相关卫生标准的要求。加工用水应符合《生活饮用水卫生标准》（GB 5749-2006）的规定。

生产加工过程 主要包括装罐、排气、密封、杀菌、冷却等生产环节，是直接影响罐头食品的品质和卫生质量的关键环节。

装罐、排气和密封 经预处理的原料或半成品应迅速装罐，减少微生物污染和繁殖。罐装固体物料时要有适当顶隙（6～8mm），以免在杀菌或冷却过程中出现鼓盖、胀裂或罐体凹陷。装罐后应立即排气，造成罐内部分真空和乏氧，减少杀菌时罐内产生的压力，防止罐头变形损坏，在缺氧情况下还可抑制某些微生物的生长繁殖，防止食品腐败变质。排气后应迅速密封，使罐内食品与外界完全隔离，能较长时间保存。

杀菌和冷却 罐头食品经过适度杀菌后，不含有致病性微生物，也不含有在通常温度下能在其中繁殖的非致病性微生物，这种状态称为商业无菌。还可破坏食品中的酶类，达到长期储存的目的。罐头杀菌的工艺条件主要由温度、时间和反压等因素组成，常用杀菌公式为：

$$\frac{T_1 - T_2 - T_3}{t} \quad \text{或} \quad \frac{T_1 - T_2}{t}P$$

其中，T_1 为加热升至杀菌温度所需时间（分）；T_2 为保持恒定杀菌温度的时间（分）；T_3 为降至常温所需的时间（分）；t 为杀菌温度（℃）；P 为反压冷却时杀菌锅内使用的反压力（Pa）。

因食物的种类、罐内容物 pH 值、热传导性能、微生物污染程度、杀菌前初温和罐型大小等的不同，杀菌的温度和杀菌公式也不同，如原汁猪肉罐头（净重 397g）的杀菌公式为（15min－60min－20min）/121℃ 或（15min－70min）/121℃，反压冷却，反压力为 107.8～127.5kPa；蘑菇罐头（净重 850g）的杀菌公式为（15min－27min－30min）/121℃。罐头的杀菌方法主要有常压杀菌、高温高压杀菌和超高温杀菌三大类，常压杀菌多用于蔬菜、水果等酸性罐头食品，高压杀菌常用于肉禽、水产品及部分蔬菜等低酸性食品，超高温杀菌常用于液体食品。

杀菌后应尽快用冷却水使罐内温度冷却到 40℃ 左右，以防止金属罐生锈及嗜热芽胞菌的发育和繁殖。对小型金属罐以外的各种罐型，可采用反压冷却，即在罐头冷却中使杀菌锅内维持一定压力，直至罐内压和外界大气压接近，避免罐内外压差急剧增加而产生的渗漏、变形、跳盖、爆破等。软罐头杀菌时，反压与升压应并举，以防破裂。杀菌冷却水应加氯处理或用其他方法消毒。

成品检验 包括外观、真空度和保温试验。外观检查主要检查容器有无缺口、折裂、碰伤以及有无锈蚀、穿孔、泄漏和胀罐。罐头排气不充分、密封不好、罐内食物填充过满以及罐头受细菌或化学性因素作用产气等，真空度会发生变化（检查时会发出浊音），要视具体情况结合其他检查决定如何处理。保温试验是检查成品杀菌效果的重要手段，肉、禽、水产品罐头应在 37℃±2℃ 下保温 7 天；水果罐头应在常温下放置 7 天。含糖 50% 以上的品种（果酱、糖浆水果罐头类）及干制品罐头类可不做保温试验。保温试验后，外观正常者方可进行产品质量检验和卫生检验。

出厂前检验 应按国家规定的标准检验方法抽样，进行感官、理化和微生物检验。不符合标准的产品一律不得出厂。

感官检查 包括外观和内容物的检查。罐头底盖一端或两端向外鼓起，称为胖听，有三种类型。①物理性胖听：多为装罐过满或罐内真空度过低引起，一般叩击呈实音、穿洞无气体逸出，可食用。②化学性胖听：主要是金属罐受酸性内容物腐蚀产生大量氢气所致，叩击呈鼓音，穿洞有气体逸出，但无腐败气味，一般不宜食用。③生物性胖听：是杀菌不彻底残留的微生物或因罐头有裂缝，微生物从外界侵入，在其中生长繁殖并产气所造成。此类胖听常为两端凸起，保温的试验胖听增大，叩击有明显的鼓音，穿洞有腐败味气体逸出，禁止食用。

罐头内容物变色和/或变味时，应视具体情况处理。如果蔬类罐头内容物色泽不鲜艳、颜色变黄，一般为酸性条件下使叶绿素脱 Mg^{2+} 引起。蘑菇罐头变黑则是酪氨酸与黄酮类化合物在酶作用下形成的棕黑色络合物引起，一般不影响食用。肉禽和水产品罐头杀菌中产生的硫化氢与罐壁作用可能产生黑色的硫化铁或紫色的硫化锡，在贴近罐壁的食品上留下黑色斑或紫色斑，一般去除色斑部分可食用。若罐头有油脂酸败味、酸味、苦味和其他异味，或伴汤汁浑浊，肉质液化等，应禁止食用。

理化检验 包括真空度、重金属、亚硝酸盐、防腐剂、酸度等。检验结果应符合相应标准的要求。

微生物检验 主要包括菌落总数、大肠菌群、致病菌等内容。应达到商业无菌的要求。平酸腐败是罐头食品常见的一种腐败变质，表现为罐头内容物酸度增加，但外观完全正常。此种腐败变质由可分解碳水化合物产酸不产气的平酸菌引起。低酸性罐头的典型平酸菌为嗜热脂肪芽胞杆菌，酸性罐头则主要为嗜热凝结芽胞杆菌。平酸腐败的罐头应销毁，禁止食用。

追溯与撤回 罐头食品企业应建立产品追溯系统，能从成品追溯到所使用主要原料的来源，并建立产品撤回程序，明确规定产品撤回的方法、范围等，确保消费者饮食安全。

管理 《中华人民共和国食品安全法》明确规定了各职能部门对食品生产、食品流通、餐饮服务活动实施监督管理的职责和权限。在罐头的卫生管理方面，中国已经颁布了《罐头食品企业良好操作规范》（GB/T 20938-2007）、《食品安全管理体系 罐头食品生产企业要求》（GB/T 27303-2008）、《食品安全国家标准 罐头食品生产卫生规范》（GB

8950-2016）及相关标准，为罐头的监督管理及生产企业的自身管理提供了充分的依据。

相关部门可依据法律规定的权限，在罐头卫生监管中采取下列措施：①进入生产经营场所实施现场检查。②对罐头产品进行抽样检验。③查阅、复制有关合同、票据、账簿以及其他有关资料。④查封、扣押有证据证明不符合食品安全标准的罐头产品，违法使用的食品原料、食品添加剂、食品相关产品，以及用于违法生产经营或者被污染的工具、设备。⑤查封违法从事罐头生产经营活动的场所。

相关监督管理部门应建立健全罐头食品生产经营者食品安全信用档案，对有不良信用记录的生产经营者增加监督检查频次；应按法定权限和程序履行食品安全监督管理职责，涉嫌犯罪的，应依法向公安机关移送。各监督管理部门依各自职责公布罐头食品安全日常监督管理信息，做到准确、及时、客观，并应相互通报，做到无缝连接，保证罐头食品从生产到消费者餐桌的链条安全、可靠。

（杨军）

yǐnliàojiǔ wèishēng

饮料酒卫生（hygiene of alcoholic beverages）

饮料酒生产过程中的卫生问题及卫生管理。饮料酒是酒精度在 0.5% vol 以上的酒精饮料（包括酒精度低于 0.5% vol 的无醇啤酒）。在饮料酒的生产过程中，从原料选择到加工工艺等诸环节若达不到卫生要求，就有可能产生或带入有害物质，对消费者的健康造成危害。

分类 分为发酵酒、蒸馏酒和配制酒。

发酵酒 以粮谷、水果、乳类等为主要原料，经发酵或部分发酵酿制而成的饮料酒。主要种类有啤酒、葡萄酒、果酒和黄酒。①啤酒：按不同的分类方法可分为熟啤酒、生啤酒和鲜啤酒；淡色啤酒、浓色啤酒和黑色啤酒；另有特种啤酒（干啤酒、低醇啤酒、无醇啤酒等）。②葡萄酒：按不同的分类方法可分为干葡萄酒、半干葡萄酒、半甜葡萄酒和甜葡萄酒；平静葡萄酒、起泡葡萄酒、高泡葡萄酒和低泡葡萄酒；特种葡萄酒（葡萄汽酒、冰葡萄酒、低醇葡萄酒等）。③果酒：通常按原料水果名称命名，以区别于葡萄酒；当使用两种或两种以上水果为原料时，可按用量比例最大的水果名称来命名。④黄酒：有不同的分类方法，如按酒中含糖量可分为干酒黄酒、半干酒黄酒、半甜酒黄酒和甜酒黄酒等。

蒸馏酒 以粮谷、薯类、水果、乳类等为主要原料，经发酵、蒸馏、勾兑而成的饮料酒。包括白酒和其他蒸馏酒两大类。①白酒：按不同的分类方法可分为大曲酒、小曲酒、麸曲酒和混合曲酒；固态法白酒、液态法白酒和固液法白酒；浓香型白酒、清香型白酒、米香型白酒、酱香型白酒等。②其他蒸馏酒：主要有白兰地、威士忌、伏特加、朗姆酒、杜松子酒、蒸馏型奶酒等。

配制酒 又称露酒，以发酵酒、蒸馏酒或食用酒精为酒基，加入可食用或药食两用的辅料或食品添加剂调配、混合或再加工制成的、已改变其原酒基风格的饮料酒。主要种类有动植物类配制酒、果酒（浸泡型）、动物类配制酒等。

问题 酒类的主要成分是乙醇。根据原料、加工工艺不同，尚含有糖、微量的肽类或氨基酸类等为主要原料，以及有机酸、酚类、酯类、醇类、酮类、醛类等非营养成分。生产加工过程中，违规则可能带入或产生某些有毒有害物质。

乙醇 每克可提供 29.3kJ 能量。血液乙醇浓度在饮酒后 1～1.5 小时最高，但因其清除速率较慢，过量饮酒后 24 小时也能测出。主要在肝代谢，对肝有直接毒性，不仅干扰脂类、碳水化合物和蛋白质等的正常代谢，也影响肝的正常解毒功能。代谢中间产物乙醛，是一种强反应性化合物，是酒精所致肝病的主要因素之一。长期过量饮酒与脂肪肝、酒精性肝炎及肝硬化等密切相关，肝硬化死亡 40% 源于酒精中毒；还会增加患高血压、卒中、骨质疏松症、乳腺癌和消化道癌症风险，并可导致事故及暴力增加、酒精依赖症、成瘾以及其他严重健康问题。乙醇对胚胎发育的不同阶段均有毒性作用，孕妇饮酒可使不良妊娠后果（胎儿宫内发育迟缓、中枢神经系统发育异常、智力低下等）风险增加。

甲醇 主要来自制酒原辅料（薯干、马铃薯、水果、糠麸等）中的果胶。在原料蒸煮过程中，果胶的半乳糖醛酸甲酯中的甲氧基分解生成甲醇。黑曲霉的果胶酶活性较高，以其作糖化发酵剂时酒中甲醇含量常较高。糖化发酵温度过高，时间过长也会使甲醇含量增加。甲醇有剧烈的神经毒性，代谢可生成毒性更强的甲醛和甲酸；主要侵害视神经，导致视网膜受损，视神经萎缩，视力减退和双目失明。一次摄入 5ml 可导致严重中毒，致盲剂量为 8～10ml。长期少量摄入可导致慢性中毒，其特征性的临床表现为视野缩小，发生不可校正的视力减退。《食品安全国家标准 蒸馏酒及其配制酒》（GB 2757-2012）规定，以谷物为原料的甲醇含量应≤0.6g/L，以其他为原料的含量应≤2.0g/L（均按100%酒精度折算）。

杂醇油　碳链长于乙醇的多种高级醇的统称。由原料和酵母中蛋白质、氨基酸及糖类分解和代谢产生，包括正丙醇、异丁醇、异戊醇等，以异戊醇为主。高级醇的毒性和麻醉力与碳链长短有关，碳链越长毒性越强，如异丁醇毒性比乙醇大39倍。在体内氧化分解缓慢，可使中枢神经系统充血。因此，饮用杂醇油含量高的酒常使饮用者头痛及醉酒。

醛类　包括甲醛、乙醛、糠醛和丁醛。毒性大于醇类，如甲醛的毒性比甲醇大30倍。甲醛毒性最大，属细胞原浆毒，可以使蛋白质变性和酶失活，浓度30mg/100ml即可产生黏膜刺激症状，出现灼烧感和呕吐等，10g甲醛可致人死亡。蒸馏过程中用低温排醛工艺已去除了大部分醛类，因此，《食品安全国家标准 蒸馏酒及其配制酒》（GB 2757-2012）对醛类未作限量规定。在啤酒生产中，甲醛可作为稳定剂用于消除沉淀物，《食品安全国家标准 发酵酒及其配制酒》（GB 2758-2012）规定，啤酒中甲醛的含量应≤2.0mg/L。

氰化物　以木薯或果核为原料制酒时，原料中的氰苷经水解产生氢氰酸。氢氰酸经胃肠吸收后，氰离子可与细胞色素氧化酶中的铁结合，阻止酶的递氧作用，导致组织乏氧，使机体陷于窒息状态；还可使呼吸中枢及血管运动中枢麻痹，导致死亡。氢氰酸分子量低，有挥发性，能随水蒸气一起进入酒中。《食品安全国家标准 蒸馏酒及其配制酒》（GB 2757-2012）规定，蒸馏酒中氰化物含量（以氰化氢计）应≤8mg/L（按100%酒精度折算）。

铅　主要来源于蒸馏器、冷凝导管和储酒容器。蒸馏酒发酵中可产生少量有机酸（丙酸、丁酸、酒石酸和乳酸等），含有机酸的高温酒蒸气可使蒸馏器和冷凝管壁中的铅（Pb）溶出，因此总酸含量高的酒铅含量也高。铅在人体内的蓄积性很强，长期饮用含铅高的白酒可以致慢性中毒。《食品安全国家标准 食品中污染物限量》（GB 2762-2017）规定，蒸馏酒与黄酒中铅含量（以Pb计）应≤0.5mg/L，其他酒类≤0.2mg/L。

锰　针对发生铁混浊的酒以及用非粮食原料（薯干、薯渣、糖蜜、椰枣等）制酒时产生的不良的气味，常用高锰酸钾-活性炭脱嗅除杂处理。若使用方法不当或不经过复蒸馏，可使酒中残留较多的锰。尽管锰属于人体可能必需微量元素，但其安全范围较窄（适宜摄入量为4.5mg/d，可耐受最高摄入量为11mg/d），长期过量摄入有可能引起慢性中毒。

展青霉素　对水果及其制品的污染比较严重。在果酒生产过程中，若原料水果没有剔出腐烂、生霉、变质、变味的果实就容易使展青霉素转移到成品酒中。《食品安全国家标准 发酵酒及其配制酒》（GB 2758-2012）及《食品安全国家标准 食品中真菌毒素限量》（GB 2761-2017）均规定，苹果酒和山楂酒中展青霉素的含量应≤50μg/L。

二氧化硫　在果酒和葡萄酒生产过程中，加入适量的二氧化硫，不仅对酒的澄清、净化和发酵有良好作用，还可起促进色素类物质溶解以及杀菌、增酸、抗氧化和护色等作用。正常情况下，二氧化硫在发酵过程中会自动消失。但若使用量超标准或发酵时间过短，可造成二氧化硫残留。《食品安全国家标准 食品添加剂使用标准》（GB 2760-2014）规定，葡萄酒和果酒中二氧化硫（以二氧化硫残留量计）应≤0.25g/L，啤酒和麦芽饮料应≤0.01g/L。

微生物污染　污染原因很多，除乙醇含量低外，从原料到成品的整个生产过程中均可能受到污染。啤酒中常见的污染菌是野生酵母，不仅影响发酵，还可改变口味并导致啤酒混浊沉淀。乳酸菌、醋酸菌等污染啤酒、葡萄酒可导致酒酸败，失去食用价值。《食品安全国家标准 发酵酒及其配制酒》（GB 2758-2012）规定，啤酒中不得检出沙门菌和金黄色葡萄球菌。

生产要求　酒类生产中，从原辅材料的选择到产品出厂前检验各个环节均应严格按照相关规定和标准进行，以保证酒的品质和卫生质量。

原辅料　包括粮食类、水果类、薯类及其他代用原料等。所有的原料均应具正常色泽和良好感官性状，无霉变、无异味、无腐烂。粮食类原料中真菌毒素限量指标应符合《食品安全国家标准 食品中真菌毒素限量》（GB 2761-2017）规定，各种辅料应符合相应的卫生标准。不准使用变异或不纯菌种，酒花或酒花制品应气味正常，不变质，酒药、酒母等应符合卫生要求。食品添加剂的品种和使用剂量必须符合《食品安全国家标准 食品添加剂使用标准》（GB 2760-2014）规定。用于调兑果酒的酒精须是经脱臭处理、符合酒精国家标准二级以上酒精指标的食用酒精。配制酒所用的酒基必须符合《食品安全国家标准 蒸馏酒及其配制酒》（GB 2757-2012）和《食品安全国家标准 发酵酒及其配制酒》（GB 2758-2012）的规定，不得使用工业酒精和医用酒精作为配制酒的原料。生产用水水质必须符合《生活饮用水卫生标准》（GB 5749-2006）规定。

生产过程　不同酒类因生产工艺不同，卫生要求亦不同。

白酒　制曲、蒸煮、发酵、蒸馏等工艺是影响白酒质量的关键环节。酒曲的培养必须在特殊工艺技术条件下进行，并严格控制培养温度、湿度，以确保酿酒微生物生长繁殖。为防止菌种退化、变异和污染，应定期进行筛选和纯化。所有原辅料在投产前须经检验、筛选和清蒸除杂处理。清蒸是减少酒中甲醇含量的重要工艺环节，以木薯、果核为原料时，清蒸还可使氰苷类物质提前分解挥散。蒸馏过程中，各组分间分子的引力不同，使酒尾中甲醇含量高于酒头，杂醇油则是酒头含量高于酒尾。为此，采用"截头去尾"的蒸馏工艺，选择中段酒，可明显减少成品中甲醇和杂醇油的含量。用高锰酸钾处理的白酒，复蒸后才能使用，以去除锰离子的影响。蒸馏设备和储酒容器应采用含锡 99% 以上的镀锡材料或无锡材料，以减少铅污染。用于发酵的设备、工具及管道应经常清理，去除残留物，保持发酵容器周围清洁卫生。

发酵酒　啤酒生产过程主要包括制备麦芽汁、前发酵、后发酵、过滤等工艺环节。原料经糊化和糖化后过滤制成麦芽汁，添加啤酒花后煮沸，煮沸后的麦芽汁应冷却至添加酵母的适宜温度

（5~9℃），这一过程要经历一个易污染低温区，因此，整个冷却过程中使用的各种设备、工具容器、管道等应保持无菌状态。冷却后的麦芽汁接种啤酒酵母进入前发酵阶段，再经一段较长时间的低温（1~2℃）后发酵，产生大量二氧化碳，使酒成熟。为防发酵过程中污染杂菌，酵母培养室、发酵室以及设备、工具、管道、地面等应保持清洁，并定期消毒。酿制成熟的啤酒经过滤处理，以除去悬浮物、酵母、蛋白质凝固物及酒花等；过滤所使用的滤材、滤器应彻底清洗消毒，保持无菌。果酒生产过程中，用于盛装原料的容器应清洁干燥，不准使用铁制容器或装过有毒物质、有异臭的容器。葡萄原料应在采摘后 24 小时内加工完毕，以防挤压破碎，污染杂菌影响酒的质量。黄酒糖化发酵的过程中，不得以石灰中和降低酸度。但为调味，压滤前允许加入少量澄清石灰水。成品中氧化钙含量不得超过 0.5%。

食品接触材料及制品　必须符合国家的有关规定，所用容器必须经检验合格后方可使用，严禁使用被有毒物质或异味污染过的回收旧瓶。灌装前容器必须彻底清洗、消毒，清洗后容器不得呈碱性，无异味、无杂物、无油垢。容器的性能应能经受正常生产和贮运过程中的机械冲击和化学腐蚀。

包装标志、贮存和运输　成品标志必须符合《食品安全国家标准 预包装食品标签通则》（GB 7718-2011）、《食品安全国家标准 蒸馏酒及其配制酒》（GB 2757-2012）和《食品安全国家标准 发酵酒及其配制酒》（GB 2758-2012）的相关规定。应以"%vol"为单

位标示酒精度；应标示"过量饮酒有害健康"，可同时标示其他警示语；酒精度≥10%vol 的饮料酒可免标示保质期。成品仓库应干燥，通风良好，库内不得堆放杂物。运输工具应清洁干燥，装卸时应轻拿轻放，严禁与有腐蚀性、有毒的物品一起混运。

产品出厂前检验　工厂必须设与生产能力相适应的卫生、质量检验室，配备经专业培训、考核合格的检验人员。

产品追溯与撤回　企业应该建立产品追溯系统及产品撤回程序，明确规定产品撤回的方法、范围等，定期进行模拟撤回训练，并记录存档。

管理　《中华人民共和国食品安全法》明确规定了各职能部门对食品生产、食品流通、餐饮服务活动实施监督管理的职责和权限。在饮料酒的卫生管理方面，中国已颁布了白酒厂、果酒厂、葡萄酒厂、啤酒厂及黄酒厂的卫生规范及相关的卫生标准，为饮料酒的监督管理及生产企业的自身管理提供了充分的依据。

相关部门可依据法律规定的权限，在监管过程中采取下列措施：①进入生产经营场所实施现场检查。②对生产经营的饮料酒进行抽样检验。③查阅、复制有关合同、票据、账簿以及其他有关资料。④查封、扣押有证据证明不符合食品安全标准的饮料酒、违法使用的食品原料、食品添加剂、食品相关产品，以及用于违法生产经营或者被污染的工具、设备。⑤查封违法从事饮料酒生产经营活动的场所。

相关监督管理部门应建立健全饮料酒生产经营者食品安全信用档案，对有不良信用记录的生产经营者增加监督检查频次；按

法定权限和程序履行食品安全监督管理职责，涉嫌犯罪的，应当依法移送公安机关。各监督管理部门依据各自职责公布饮料酒日常监督管理信息，做到准确、及时、客观，并应相互通报安全信息，做到无缝连接，保证饮料酒产品的安全、可靠。

（杨 军）

lěngdòng yǐnpǐn yǔ yǐnliào wèishēng

冷冻饮品与饮料卫生（hygiene of frozen drinks and beverage）

冷冻饮品与饮料生产过程中的卫生问题及卫生管理。冷冻饮品是以饮用水、乳和/或乳制品、蛋制品、果蔬制品、豆制品、食糖、可可制品、食用植物油等的一种或多种为主要原辅料，添加或不添加食品添加剂等，经混合、灭菌、凝冻或冻结等工艺制成的固态或半固态制品。饮料是经过定量包装的，供直接饮用或按一定比例用水冲调或冲泡饮用的，乙醇含量（质量分数）不超过0.5%的制品。

冷冻饮品按照原料、工艺及产品性状分为冰淇淋类、雪糕、雪泥、冰棍、甜味冰、食用冰和其他冷冻饮品。饮料根据原料或产品性状共分为11个类别，即包装饮用水、果蔬汁类及其饮料、蛋白饮料、碳酸饮料（汽水）、特殊用途饮料、风味饮料、茶（类）饮料、咖啡（类）饮料、植物饮料、固体饮料及其他饮料。

生产要求及问题 冷冻饮品与饮料生产过程中，从原辅材料的选择到产品出厂前的检验各个环节均应严格按照相关标准和规定进行，以保证冷饮食品的卫生质量。

原料用水 一般用自来水、井水、矿泉水（或泉水）等原水，均含有一定量的无机物、有机物和微生物，杂质超过一定范围，将影响冷饮食品的质量和风味，甚至引起食源性疾病。因此，冷饮食品原料用水须经沉淀、过滤、消毒，达到《生活饮用水卫生标准》（GB 5749-2006）规定，并符合加工工艺的要求，如水的硬度应低于8°（以碳酸度计），避免钙、镁等离子与有机酸结合形成沉淀物而影响饮料的风味和质量。

原辅料 各种原辅料如乳、蛋、果蔬汁、豆类、茶叶、甜味料以及各种食品添加剂等，均必须符合国家相关的标准或规定。出口产品应满足进口国卫生要求和消费国的卫生要求，避免有毒、有害物质的污染。超过保质期的原料、辅料不得用于生产，不应使用本国、销售国或消费国禁止使用的配料，特殊用途饮料中严禁添加国家颁布的禁用物品和销售国颁布的禁用药物。为增加营养价值而加入食品中的天然或人工合成的营养素，其使用范围及使用量应符合《食品安全国家标准 食品营养强化剂使用标准》（GB 14880-2012）要求。碳酸饮料所用二氧化碳应符合《食品安全国家标准 食品添加剂 二氧化碳》（GB 1886.228-2016）规定，可乐型碳酸饮料中咖啡因含量不得超过0.15g/kg。

食品接触材料及制品 包括瓶（玻璃瓶、塑料瓶）、罐（二片罐和三片罐）、盒、袋等多种类型。应无毒无害，具有一定稳定性（耐酸、耐碱、耐高温和耐老化），还应有防潮、防晒、防震、耐压、防紫外线穿透和保香等性能。聚乙烯和聚氯乙烯软包装，有透气且强度低、不能充二氧化碳等缺点，夏、秋季节细菌污染常较严重，应严加限制。回收使用的玻璃瓶需考虑爆瓶安全性能

要求，其他预包装容器不允许回收使用。

生产加工过程 冷冻饮品和软饮料因加工工艺不同，所涉及安全卫生问题亦不相同。

冷冻饮品 主要卫生问题是微生物污染。原料配制后的杀菌与冷却是保证产品安全质量的关键环节。68~73℃加热30分钟或85℃加热15分钟，能杀灭原辅料中几乎所有的繁殖型细菌，包括致病菌（混合料应该适当提高加热温度或延长加热时间）。杀菌后应迅速冷却，至少要在4小时内将温度降至20℃以下，以避免残存或熬料后重复污染的微生物在冷却过程中有繁殖的机会。冰淇淋原料杀菌后常采用循环水和热交换器冷却。冰棍、雪糕普遍采用热料直接灌模，以冰水冷却后立即冷冻成型，可保证产品的卫生质量。冷冻饮品生产过程中所用设备、管道、模具，应保证内壁光滑无痕，便于拆卸和刷洗，其材质应符合国家有关的卫生标准，防止铅对冷饮食品的污染。模具要求完整、无渗漏，冷水熔冻脱膜时应避免模边、模底上的冷冻液污染冰体。包装间应有净化措施，班前、班后应消毒空气；操作人员应注意个人卫生，包装时手不应直接接触产品。成品出厂前应做到批批检验。

饮料 一般包括有水处理、容器处理、原辅料处理和混料后的均质、杀菌、罐（包）装等工序。①水处理：旨在除去水中固体物质、降低硬度和含盐量，杀灭微生物及排除所含的空气，提供优良水质。天然水中杂质包括悬浮物、胶体物质和溶解性杂质；用混凝剂（明矾、硫酸铝、聚合氯化铝等）和过滤（一般用活性炭和砂滤棒过滤），可去除水中悬

浮物和胶体物质，作为饮料用水的初步净化手段；水中溶解性杂质主要有 K^+、Ca^{2+}、Mg^{2+}、Na^+、Fe^{3+}、HCO_3^-、SO_4^{2-}、Cl^-，饮料用水含盐量高会直接影响产品的质量，必须对其进行脱盐软化处理。②杀菌：应根据原辅料、工艺不同的杀菌技术；常用的有巴氏消毒、超高温瞬间杀菌、加压蒸汽杀菌（适用于非碳酸型饮料）、紫外线杀菌（常用于原料用水杀菌）等。③灌（包）装：应将灌装工序设在单独房间或用铝合金隔成独立的灌装间，与厂房其他工序隔开，避免交叉污染。灌装间消毒可用紫外线照射、过氧乙酸熏蒸、安装空气净化器等。灌（包）装前，空瓶（罐）必须经过严格的清洗和消毒，洗消后的空瓶（罐）、盖必须抽样做细菌检验，菌落总数每瓶（罐或盖）不得超过 50CFU，大肠菌群不得检出。灌装前还须进行灯下检查，剔除不合格的空瓶。灌装设备、管道、冷却器等材质应当符合相关的卫生要求。使用前必须彻底清洗、消毒，管道应无死角、无盲端、无渗漏，便于拆卸和刷洗消毒，防止设备、管道对产品的污染。

包装、贮存和运输　产品包装应严密，整齐，无破损。产品标签应符合《食品安全国家标准 预包装食品标签通则》（GB 7718-2011）、《食品安全国家标准 预包装特殊膳食用食品标签》（GB 13432-2013）等规定。产品应贮存在干燥、通风良好的场所，不得与有毒、有害、有异味、易挥发、易腐蚀物品同处贮存。运输产品时应避免日晒、雨淋；轻拿轻放，防止损坏产品；不得与有毒、有害、有异味或影响产品质量的物品混装运输。

出厂前检验　生产企业应有与生产能力相适应的卫生质量检验室，做到成品批批检验，确保合格产品出厂。

追溯与撤回　生产企业应建立产品的可追溯系统，确保从原辅料到成品标志清楚，有可追溯性，实现从原辅料验收到直接销售的全过程追溯。产品撤回程序明确规定产品撤回的方法、范围等，定期进行模拟撤回训练，并记录存档。

管理　《中华人民共和国食品安全法》明确规定了各职能部门对食品生产、食品流通、餐饮服务活动实施监督管理的职责和权限。在冷冻饮品和饮料的卫生管理方面，中国已颁布了《食品安全国家标准 饮料生产卫生规范》（GB 12695-2016）、《冷冻饮品生产管理要求》（GB/T 30800-2014）及《食品安全国家标准 饮料》（GB 7101-2015）等相关卫生标准，为冷冻饮品和饮料的监督管理及生产企业的自身管理提供了充分的依据。

相关部门可依据法律规定的权限，在冷冻饮品和饮料卫生监管过程中采取下列措施：①进入生产经营场所实施现场检查。②对生产经营的冷冻饮品和饮料进行抽样检验。③查阅、复制有关合同、票据、账簿以及其他有关资料。④查封、扣押有证据证明不符合食品安全标准的冷冻饮品或饮料，违法使用的食品原料、食品添加剂、食品相关产品，以及用于违法生产经营或者被污染的工具、设备。⑤查封违法从事冷冻饮品和饮料生产经营活动的场所。

相关监督管理部门应建立健全冷冻饮品和饮料生产经营者食品安全信用档案，对有不良信用记录的生产经营者增加监督检查频次；应按法定权限和程序履行食品安全监督管理职责，涉嫌犯罪的，应依法移送公安机关。各监督管理部门依据各自职责公布冷冻饮品和饮料安全日常监督管理信息，做到准确、及时、客观，并应相互通报安全信息，做到无缝连接。

（杨　军）

fúzhào shípǐn wèishēng

辐照食品卫生（hygiene of irradiated food）　利用电离辐射辐照食品或食品配料工艺过程所产生的食品卫生问题和卫生管理。食品辐照是利用电离辐射在食品中产生的辐射化学与辐射生物学效应而达到抑制发芽、延迟或促进成熟、杀虫、杀菌、灭菌和防腐等目的的辐照过程。为达到某种实用目的，按照辐照工艺规范规定的要求，经过一定剂量电离辐射辐照过的食品称为辐照食品。

用途及优点　很多国家为保障食品安全、延长食品货架期而广泛使用辐照技术。该技术能去除食品中的微生物。猪肉、鸡蛋、家禽、水果和蔬菜、调味品、种子、调料、谷物、软体动物和甲壳类等很多产品都用辐照处理。其用途及优点主要包括：①杀虫、灭菌和抑制根茎类食品发芽，发挥化学药剂所不能起到的作用；辐照杀虫比药物熏蒸节省时间，杀虫彻底，且无残留毒性；某些果核深部的害虫，熏蒸剂往往无效，但可被穿透力强的 γ 射线所杀灭。②减少食品添加剂和农药使用量，如辐照可以使加工火腿时亚硝酸盐和硝酸盐的使用量减少 80%，减少对人体的危害。③对食品的感官性状及营养成分的影响较小，食品在辐照过程中仅有轻微的升温，称"冷加工"；

在工艺剂量范围，食品的感官性状及营养成分很少改变。④可直接照射包装产品，射线的穿透力较强，可照射不同规格的包装产品，适于工业化生产，且可不解包照射，工作效率高。⑤有效地延长食品货架期，食品辐照后不用冷藏保存，其鲜度可达数月到一年，便于长途运输，满足边远地区和特殊作业人群的需要。

问题 主要包括辐照对食品营养成分及食品安全的影响。

对食品营养成分的影响 主要取决于辐照剂量。在辐照工艺剂量范围内产生影响很小，但若超过辐照工艺剂量的上限即最高耐受剂量，随着剂量的增加会发生一系列的变化。①蛋白质：大剂量辐照时蛋白质发生变化，如裂解、聚合、结构和抗原性改变等，部分氨基酸发生脱氨、脱羧、交联或裂解等；不仅使食品的感官发生变化（如颜色、气味等），也可使蛋白质的生物学功能以及食品的功能性质改变。50kGy 以下的剂量辐照对食品蛋白质和氨基酸的稳定性影响较小。②脂类：大剂量辐照使食品中脂肪分子氧化，产生氧化和过氧化物等，其程度取决于脂肪的类型、饱和程度、辐照剂量、氧等因素。含饱和脂肪酸高的脂类较稳定，富含不饱和脂肪酸的脂类不稳定，照射剂量越高越易氧化。③碳水化合物：50kGy 以下的辐照剂量不会使食品中碳水化合物改变，但大剂量辐照下碳水化合物可能氧化、降解；干燥条件下辐照，食品中还原糖可与氨基酸发生美拉德反应生成褐色的聚合物。④维生素：受辐照影响最大。维生素 A、维生素 E、维生素 K、维生素 C 和 B 族维生素对辐照均较敏感，25kGy 辐照后，维生素 A、维生素 E、维生素 K 剩余百分率分别为 75%、75%、15%；维生素 C 对辐照的敏感性还与其浓度有关，浓度越低被破坏的程度越大。⑤矿物质：主要是改变矿物质存在价态，如使二价铁变为三价铁，降低其生物活性。

对食品安全的影响 包括残留放射性和可能产生的有害物质。食品辐照工艺属外照射，物料没有直接接触放射性核素，不会污染放射性核素。《食品安全国家标准 食品辐照加工卫生规范》（GB 18524-2016）规定，食品辐照可用的电离辐射源为钴（^{60}Co）或铯（^{137}Cs）放射性核素产生的 γ 射线、电子加速器产生的能量不高于 5MeV 的 X 射线以及电子加速器产生的能量不高于 10MeV 的电子束，其产生的能量均低于在食品中可能产生感生放射性的能量阈值，也不会产生诱导放射性核素及其化合物。关于辐照食品可能产生的有害物质，1988 年联合国粮农组织（FAO）、世界卫生组织（WHO）和国际原子能机构（IAEA）联合专家委员会认为，任何食品总体平均吸收剂量低于 10kGy，没有毒理学危险，用此剂量辐照的食品不再要求做毒理学实验，营养和微生物学上也是安全的。1992 年 WHO 又再次提出了"在优化的操作条件下，从毒理学观点出发，辐照处理不会产生有害于人体健康的物质成分"的重要结论，肯定了辐照食品的安全性。

管理 包括辐照设施安全性管理、食品卫生管理及有关辐照工艺和剂量管理。FAO/WHO 食品法典委员会提出了《辐照食品通用标准》和《用于处理食品辐照设施的实施细则》。依据相关标准如 GB 18524-2016 等，中国要求食品（包括食品原料）的辐照加工须按规定的生产工艺进行，并按辐照食品卫生标准实施检验，凡不符合卫生标准的辐照食品，不得出厂或销售，严禁用辐照加工手段处理劣质不合格的食品。食品不得进行重复照射。辐照食品包装上必须统一标识，散装的食品必须在清单中注明"已经电离辐照"。

（杨 军）

bǎojiàn shípǐn wèishēng

保健食品卫生（hygiene of health food）

保健食品生产中的卫生问题及卫生管理。保健食品是声称并具有特定保健功能或以补充维生素、矿物质为目的的食品，即适于特定人群食用，具有调节机体功能，不以治疗为目的，并且对人体不产生任何急性、亚急性或者慢性危害的食品。保健食品只是食品的一个种类，不具有治疗作用，但能调节人体的某一方面功能；保健食品不是普通的食品，只适于特定人群食用，不同功能对应的是不同特征的亚健康人群，如减肥保健食品只适用于肥胖人群。

功效成分 有关保健食品的法规、标准并未对保健食品的功效成分做出统一规定。按性质、来源等，保健食品常用的功效成分大致归纳为以下几类。①蛋白质与氨基酸类：包括超氧化物歧化酶、大豆多肽、谷胱甘肽、牛磺酸等。②碳水化合物类：主要有膳食纤维、低聚糖、动植物多糖等。③脂类：主要为磷脂、功能性脂肪酸、植物固醇、二十八烷醇、角鲨烯等。④微量营养素。⑤植物化学物：主要有类胡萝卜素、多酚、萜类及硫化物等。⑥中草药功能性成分：如生物碱、植物多糖、类黄酮、甾醇、酚类化合物、皂苷等。为了规范中草药在保健食品中的应用，中国先后提出了"既是食品又是药品的物品名单"和"可用于保健食品的中草药名单"。⑦益生菌类：常见的有双歧杆菌、乳杆菌、益生链球菌等。

功能 保健食品功能按用途可以归纳为四大方面。①增强机体生理功能：这一类的保健食品能够增强机体某一方面的生理功能，如有助于增强免疫力、辅助改善记忆、有助于抗氧化、缓解体力疲劳等。②预防慢性疾病：如具有辅助降血脂、辅助降血糖、辅助降血压度等功能的保健食品，对控制非传染性慢性病的发生和发展具有重要的意义。③增强机体对外界有害因素抵抗力：如促进排铅、抗辐射等保健食品，能够增强机体对外界有害因素抵抗力，减少或降低有害因素对人体的损伤。④补充微量营养素。

管理 为加强保健食品的监督管理，中国先后颁布了《保健食品管理办法》、《保健食品良好生产规范》（GB 17405-1998）、《保健食品注册管理办法（试行）》、《保健食品标识规定》、《食品安全国家标准 保健食品》（GB 16740-2014）、《保健食品注册与备案管理办法》等一系列法规和标准，对境内申请及进口保健食品的注册及生产经营做出了详细而明确的规定。

注册与备案 中国保健食品的管理模式已由原来的单一注册制调整为注册和备案相结合的管理模式。

注册 保健食品注册是指保健食品监督管理部门根据注册申请人申请，依照法定程序、条件和要求，对申请注册的保健食品的安全性、保健功能和质量可控性等相关申请材料进行系统评价和审评，并决定是否准予其注册的审批过程。生产和进口下列产品应当申请保健食品注册：使用保健食品原料目录以外原料的保健食品；首次进口的保健食品（属于补充维生素、矿物质等营养物质的保健食品除外）。申请保健食品注册应当提交保健食品的研发报告、产品配方、生产工艺、安全性和保健功能评价、标签、说明书等材料及样品，并提供相关证明文件。受理机构收到申请材料后，组织审评专家对申请材料进行审查，并可根据实际需要组织开展现场核查和复核检验等工作。通过对审评程序和结论的合法性、规范性以及完整性进行审查，最终作出准予注册或者不予注册的决定。准予注册的，向申请人颁发《国产保健食品批准证书》或《进口保健食品批准证书》。对不符合要求的，不予注册并书面说明理由。对使用保健食品原料目录以外原料的保健食品作出准予注册决定的，应当及时将该原料纳入保健食品原料目录。保健食品注册证书有效期为5年。有效期届满需要延续的，注册人应当在有效期届满6个月前申请延续。

备案 保健食品备案是指保健食品生产企业依照法定程序、条件和要求，将表明产品安全性、保健功能和质量可控性的材料提交相关监督管理部门进行存档、公开、备查的过程。根据《保健食品注册与备案管理办法》的规定，生产和进口下列保健食品应当依法备案：使用的原料已经列入保健食品原料目录的保健食品；首次进口的属于补充维生素、矿物质等营养物质（应当是列入保健食品原料目录的物质）的保健食品。国家相关监督管理部门负责首次进口的属于补充维生素、矿物质等营养物质的保健食品备案管理，省、自治区、直辖市相关监督管理部门负责本行政区域内其他保健食品备案管理。备案时应当提交产品配方、生产工艺、标签、说明书以及表明产品安全性和保健功能的材料。相关监督管理部门收到备案材料后，备案材料符合要求的，当场备案，并完成备案信息的存档备查工作，发放备案号。

生产经营 ①生产审批：从事保健食品的生产企业，经检查符合《保健食品良好生产规范》要求，依法取得《保健食品生产许可证》，并凭此证到工商行政管理部门办理登记注册后，方可组织生产；《保健食品生产许可证》应标明生产的保健食品品种。保健食品生产企业拟增加品种的，应依据《保健食品良好生产规范》，经检查合格后，在《保健食品生产许可证》上予以标明。②生产过程：保健食品生产企业应当按照注册或者备案的产品配方、生产工艺等技术要求组织生产。生产过程和条件必须符合《保健食品良好生产规范》的要求。包括机构与人员、厂房与设施、设备、物料、卫生、验证、文件、生产管理、质量管理、投诉与安全性事件报告、自查等内容；生产工艺应能保持产品功效成分的稳定性；加工过程中功效成分不损失，不破坏，不转化和不产生有害的中间体；应采用定型包装，直接与保健食品接触的包装材料或容器必须符合有关卫生标准或卫生要求。包装材料或容器及其包装方式应有利于保持保健食品功效成分的稳定；生产企业应依照《中华人民共和国食品安全法》的相关规定建立原料进货查验记录和食品出厂检验记录，并如实记录食品生产过程的安全管理情况。③经营：从事保健食品的经营者应按要求向各级相关监督管理部门提出申请，经检查符合相关要求的，方可到有关部门办理登记注册。保健食品经营应符合《中华人民共和国食品安全法》和相关规定的要求。

标签、说明书及广告宣传 保健食品的标签、说明书不得涉及疾病预防、治疗功能，内容应当真实，与注册或者备案的内容相一致，应载明适宜人群、不适宜人群、功效成分或标志性成分及其含量等，并声明"本品不能代替药物"。保健食品的功能和成分应当与标签、说明书相一致。保健食品的广告内容应真实合法，不得含虚假、夸大的内容，不得涉及疾病预防、治疗功能。广告应经审查批准，取得保健食品广告批准文件。

监督管理 按照中国《食品安全法》、《食品生产经营日常监督检查管理办法》、《保健食品注册与备案管理办法》、《保健食品良好生产规范》等相关规定，市、县级相关监督管理部门负责本行政区域内注册和备案保健食品的监督管理，以及保健食品生产经营企业的日常监督检查工作，应当建立实施监督检查的运行机制和管理制度，制定保健食品年度监督管理计划并按照年度计划组织开展工作。下列事项应当作为年度监督管理的重点：保健食品生产过程中的添加行为和按照注册或者备案的技术要求组织生产的情况，保健食品标签、说明书以及宣传材料中有关功能宣传的情况。省级以上相关监督管理部门应当加强信息化建设，提高保

健食品注册与备案管理信息化水平，逐步实现电子化注册与备案。监督管理部门还应当根据保健食品质量抽查检验情况，发布保健食品抽检结果。

（杨 军）

绿色食品卫生（hygiene of green food） 绿色食品生产加工过程中的卫生问题及卫生管理。绿色食品是指产自优良生态环境、按照绿色食品标准生产、实行全程质量控制并获得绿色食品标志使用权的安全、优质食用农产品及相关产品。比一般食品更强调"无污染"或"无公害"的安全卫生特征，具备"安全"和"营养"的双重质量保证。

分类及标识使用 中国绿色食品发展中心将绿色食品分为AA级和A级两个技术等级。①AA级绿色食品：产地环境质量符合《绿色食品 产地环境质量》（NY/T 391-2013）的要求，遵照绿色食品生产标准生产，生产过程中遵循自然规律和生态学原理，协调种植业和养殖业的平衡，不使用化学合成的肥料、农药、兽药、渔药、添加剂等物质，产品质量符合绿色食品产品标准，经专门机构许可使用绿色食品标志的产品。②A级绿色食品：产地环境质量符合NY/T 391-2013的要求，遵照绿色食品生产标准生

产，生产过程中遵循自然规律和生态学原理，协调种植业和养殖业的平衡，限量使用限定的化学合成生产资料，产品质量符合绿色食品产品标准，经专门机构许可使用绿色食品标志的产品。两者最主要的区别是生产过程中是否使用化学合成物质。为了区别于一般的普通食品，根据《食品安全国家标准 预包装食品标签通则》（GB 7718-2011）、农业部发布的《绿色食品商标标志设计使用规范手册》及其他有关规定，绿色食品使用统一的标志（图）。标志图形由三部分组成，即上方太阳、下方的叶片和中心的蓓蕾。标志为圆形，意为保护、安全。AA级绿色食品标志与标准字体为绿色，底色为白色。A级绿色食品标志与标准字体为白色，底色为绿色。

使用该标志时应注意：①标志的使用，须严格按《绿色食品商标标志设计使用规范手册》的要求设计，并经中国绿色食品发展中心审定。②标志的使用者应严格履行"绿色食品标志使用协议"。③不可抗拒的原因暂时丧失绿色食品生产条件时，生产者应在一个月内报告省和国家绿色食品发展中心两级绿色食品管理机构，暂时终止使用绿色食品标志，待条件恢复后，经中国绿色食品发展中心审核批准，方可恢复使

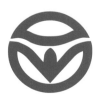
AA级绿色食品标志

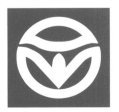
A级绿色食品标志

图 中国绿色食品标志

用。④标志编号的使用权，以核准使用的产品为限；未经中国绿色食品发展中心批准，标志及其编号不得转让。⑤标志使用权自批准之日起三年有效，要求继续使用的，须在有效期满前90天内重新申报，未重新申报的，视为自动放弃其使用权。⑥标志的有效使用期限内，使用者应接受中国绿色食品发展中心指定的环保、食品监测部门对其使用标志的产品及生态环境进行抽检，不合格的，撤销标志使用权，在本使用期限内，不再受理其申请。⑦该标志作为一种特定产品质量的证明商标，经国家工商行政管理局批准注册，其商标专用权受《中华人民共和国商标法》保护。对侵犯标志商标专用权的，被侵权人可根据《中华人民共和国商标法》向侵权人所在地的县级以上工商行政管理部门要求处理，也可以直接向人民法院起诉。

生产要求 必须严格遵守绿色食品的生产加工操作过程，确保无污染、无公害。

原辅料 全部或95%的农业原料应来自经认证的绿色食品产地，其产地条件符合《绿色食品产地环境质量》（NY/T 391-2013）的要求。进口原料要经中国绿色食品发展中心指定的食品监测中心按绿色食品标准进行检验，符合标准的产品才能作为绿色食品加工原料。非农业原料（无机盐、维生素等）必须符合相应的卫生标准和有关的要求。生产用水应符合《生活饮用水卫生标准》（GB 5749-2006）。食品添加剂应严格按《绿色食品 食品添加剂使用准则》（NY/T 392-2013）的规定执行，生产AA级绿色食品只允许使用天然食品添加剂。

生产加工过程 生产企业应有良好的卫生设施、合理的生产工艺、完善的质量管理体系和卫生制度。生产过程中严格按绿色食品生产加工规程的要求操作。生产AA级绿色食品时，禁用石油馏出物提取、浓缩及辐照保鲜。清洗、消毒过程中使用的清洁剂和消毒液应无毒、无害。

包装与贮存 包装应符合国家有关的标准。包装材料应安全、无污染，不准使用聚氯乙烯和膨化聚苯乙烯等包装材料，标识应符合《食品安全国家标准 预包装食品标签通则》（GB 7718-2011）及《绿色食品标志设计标准手册》及其他有关规定的要求。储库应远离污染源，通风良好、定期消毒，并设防止污染的设施和温控设施，避免绿色食品与其他食品混放。贮存AA级绿色食品时，禁用化学贮藏保护剂。

管理 按照《农业部"绿色食品"产品管理暂行办法》的规定，对绿色食品产品实行三级质量管理，省、部两级管理机构行使监督检查职能。①生产企业在生产全过程中严格按照"绿色食品"标准执行，在生态环境、生产操作规程、食品品质、卫生标准等方面进行全面质量管理；②省级绿色食品办公室对本辖区"绿色食品"企业进行质量监督检查；③农业部指定的部级环保及食品检测部门对"绿色食品"企业进行抽检和复检。

（杨 军）

yǒujī shípǐn wèishēng
有机食品卫生（hygiene of organic food）
有机食品生产加工过程中的卫生问题及卫生管理。有机食品是来自有机农业生产体系，根据有机农业生产的规范生产加工，并经独立的认证机构认证的农产品及其加工产品。有机农业是遵照一定的有机农业生产原则，在生产中不用基因工程获得的生物及其产物，不使用化学合成的农药、化肥、生长调节剂、饲料添加剂等物质，遵循自然规律和生态学原理，协调种植业和养殖业的平衡，用一系列可持续发展的农业技术以维持持续稳定的农业生产体系的一种农业生产方式。有机食品与绿色食品、无公害食品比较，其安全质量要求更高，AA级绿色食品在标准上与有机食品类似。从总体上讲，以上三类食品都具有无公害、无污染、安全、营养等特征，但三者在产地环境、生产资料和生产加工技术、标准体系和管理上又存在一定的差异。

分类及标识使用 中国有机产品的认证标志分为中国有机产品认证标志和中国有机转换产品认证标志（图）。前者标有中文

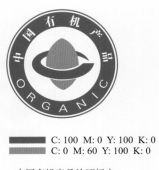

C: 100 M: 0 Y: 100 K: 0
C: 0 M: 60 Y: 100 K: 0

中国有机产品认证标志

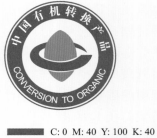

C: 0 M: 40 Y: 100 K: 40
C: 0 M: 60 Y: 100 K: 0

中国有机转换产品认证标志

图 中国有机食品认证标志

"中国有机产品"字样和相应的英文（ORGANIC），由三部分组成，即外围的圆形、中间的种子图形及其周围的环形线条；以绿色为主色调，代表环保、健康。后者是指在有机产品转换期内生产的产品或以转换期内生产的产品为原料的加工产品所使用的认证标志。该标志标有中文"中国有机转换产品"字样和相应英文（CONVERSION TO ORGANIC）。图案和中国有机食品认证标志相同，区别是图案的颜色以棕色为主。

使用有机食品标志时应注意：标志应清楚、明显。印制在获证产品标签、说明书及广告宣传材料上的认证标志，可按比例放大或者缩小，但不得变形、变色。

生产要求 《有机产品 第1部分：生产》（GB/T 19630.1-2011）中，具体规定了农作物、食用菌、野生植物、畜禽、水产、蜜蜂及其未加工产品的有机生产通用规范和要求，其适用于有机生产的全过程，包括作物种植、食用菌栽培、野生植物采集、畜禽养殖、水产养殖、蜜蜂养殖及其产品的运输、贮藏和包装。《有机产品 第2部分：加工》（GB/T 19630.2-2011）中，则规定了有机加工的通用规范和要求，为加工管理提供了技术支持和依据。

加工厂要求 工厂应符合《食品安全国家标准 食品生产通用卫生规范》（GB 14881-2013）的要求，加工厂周围不得有粉尘、有害气体、放射性物质和其他扩散性污染源，不得有垃圾堆、粪场、露天厕所和传染病医院，不得有昆虫大量滋生的潜在场所。生产区建筑物与外缘公路或道路应有防护地带。

配料及添加剂 配料必须是经过认证的有机原料、天然的或认证机构许可使用的，其在终产品中所占的质量或体积不得少于配料总量的95%。同一种配料禁止同时含有机、常规或转换成分。作为配料的水和食用盐，必须符合国家相关的标准。允许使用的添加剂和加工助剂，应符合《食品安全国家标准 食品添加剂使用标准》（GB 2760-2014）的规定，需使用其他物质时，应事先按规定程序对该物质进行评估。禁止使用矿物质（包括微量元素）、维生素、氨基酸和其他从动植物中分离的纯物质。禁止使用来自转基因的配料、添加剂和加工助剂。

加工过程 应配备专用设备，如必须与常规加工共用设备，应按规定进行彻底清洗或冲顶加工，但不得有清洗剂残留，冲顶加工的产品不能作为有机产品销售。加工工艺应不破坏食品的主要营养成分，提取溶剂仅限于符合国家食品卫生标准的水、乙醇、动植物油、醋、二氧化碳、氮或羧酸，提取和浓缩工艺中不得添加其他化学试剂。加工用水必须符合《生活饮用水卫生标准》（GB 5749-2006）的规定。禁止在食品加工和储藏过程中采用离子辐照处理和使用石棉过滤材料或可能被有害物质渗透的过滤材料。

包装、贮存和运输 提倡使用木、竹、植物茎叶和纸制成的包装材料，允许使用符合卫生要求的其他包装材料。允许使用二氧化碳和氮作为包装填充剂，禁止使用含合成杀菌剂、防腐剂和熏蒸剂的包装材料，禁止使用接触过禁用物质的包装袋或容器盛装有机产品。经过认证的产品在贮存过程中不得受到其他物质的污染，贮藏产品的仓库必须干净、无虫害，无有害物质残留，在最近5天内未经任何禁用物质处理过。有机产品应单独存放，如与常规产品共同存放，应在仓库内划出特定区域。运输工具装载前应清洗干净，运输过程中应避免与常规产品混杂或受到污染。运输和装卸过程中，外包装上的标志及有关说明不得被玷污或损毁，运输和装卸过程必须有完整的档案记录，并保留相应的单据。

管理 有机食品的管理应遵循国家相应的法律、法规和标准，如《中华人民共和国食品安全法》、《有机产品 第1部分：生产》（GB/T 19630.1-2011）、《有机产品 第2部分：加工》（GB/T 19630.2-2011）、《有机食品 第3部分：标识与销售》（GB/T 19630.3-2011）、《有机食品 第4部分：管理体系》（GB/T 19630.4-2011）、《有机食品技术规范》、《中华人民共和国认证认可条例》、《有机产品认证管理办法》、《有机产品认证实施规则》等。有机产品生产、加工，经营者应有合法的土地使用权和合法的经营证明文件，应按 GB/T 19630.1~3-2011 的要求建立和保持有机生产、加工、经营管理体系（生产基地或加工、经营等场所的位置图；有机生产、加工、经营的质量管理手册；有机生产、加工、经营的操作规程及有机生产、加工、经营的系统记录），并实施和保持。获得有机产品认证的生产、加工、销售的单位或者个人，应按有机产品国家标准和办法的规定，建立完善的跟踪检查体系和生产、加工、销售记录档案制度。进口的有机产品应符合中国有关法律、行政法规和部门规章的规定，并符合有机产品国家标准。有关管理部门和单位对有机产品认证以及有机产品的生产、加工、销售活动进行监督检查，包括组织同行进行评议，向被认证的企业或者个人征求意见，对认证及相关检测活动及其认证决定、检测结果等进行抽查，要求从事有机产品认证及检测活动的机构报告业务情况，对证书、标志的使用情况进行抽查，对销售的有机产品进行检查，受理认证投诉、申诉，查处认证违法、违规行为。

（杨 军）

xīshípǐn wèishēng

无公害食品卫生 （hygiene of non-environmental pollution food）

无公害食品生产加工过程中的卫生问题及卫生管理。无公害食品是产地环境、生产过程和产品质量符合国家有关标准和规范的要求，经认证合格获得认证证书并允许使用无公害农产品标志的、未经加工或者初加工的食用农产品。无公害食品注重产品的安全和质量，其标准要求低于绿色食品和有机食品，如生产过程中允许限量、限种、限时使用人工合成的、安全的化学农药、兽药、鱼药、肥料、饲料添加剂，应符合农产品安全质量的基本要求。其标志由中华人民共和国农业部和国家认监委联合制定并发布，是施加于获得全国统一无公害农产品认证的产品或产品包装上的证明性标志。图案为圆形，由麦穗、对勾和无公害农产品字样组成（图）。

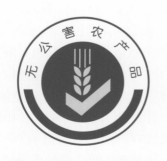

图 中国无公害农产品标志

生产要求 按《无公害农产品管理办法》、《无公害农产品产地认定程序》执行。

生产要求 产地必须选择在生态环境良好，无或不直接受工业"三废"及农业、城镇生活、医疗废弃物污染的农业生产区域。产地区域内及上风向、灌溉水源上游没有对产地环境构成威胁的污染源，产地必须避开公路主干线。与土壤、水源有关的地方病高发区，不能作为无公害农产品或产品原料产地。产地灌溉用水、大气、土壤必须符合有关标准。应严格控制化学农药的使用，对病、虫、草、鼠等有害生物，应坚持预防为主，综合防治。施肥必须按优化配方施肥技术，以有机肥为主，以保持或增加土壤肥力及土壤生物活性，并不对环境和作物产生不良后果。畜禽饲料、水产养殖使用饲料必须符合相关的国家标准。兽药的使用必须严格按照农业部的规定，严禁使用未取得批准文号或违禁兽药。

加工过程 应严格按《无公害农产品生产的技术规程》的要求操作。加工设备应安全卫生、无污染，产品在加工过程中不准使用国家禁用食品添加剂，加工水质必须符合相关的标准。加工车间应有必要的卫生设施和健全的卫生制度。

包装、贮存和运输 包装材料必须符合国家有关的标准和规定，产品贮存、运输所用的场地、设备必须安全卫生、无污染。

管理 农业部、国家质量监督检验检疫总局、国家认证认可监督管理委员会和国务院有关部门，根据职责分工依法组织对无公害农产品的生产、销售和无公害农产品标志使用等活动进行监督管理，包括查阅或者要求生产

者、销售者提供有关材料，对无公害农产品产地认定工作进行监督，对认证机构的认证工作进行监督，对检测机构的检测工作进行检查，对使用无公害农产品标志的产品进行检查、检验和鉴定，必要时对经营场所进行检查。无公害农产品认证机构对获得认证的产品进行跟踪检查，受理有关的投诉、申诉等。

（杨 军）

xīnshípǐn yuánliào wèishēng

新食品原料卫生 （hygiene of new food materials）

新食品原料申请及安全性审查。新食品原料是指在中国无传统食用习惯的以下物品：动物、植物和微生物；从动物、植物和微生物中分离的成分；原有结构发生改变的食品成分；其他新研制的食品原料。不包括转基因食品、保健食品、食品添加剂新品种。应当具有食品原料的特性，符合应当有的营养要求，且无毒、无害，对人体健康不造成任何急性、亚急性、慢性或其他潜在性危害。2007年，原卫生部先后颁布了《新资源食品管理办法》《新资源食品安全性评价规程》和《新资源食品卫生行政许可申报与受理规定》。2013年，国家卫计委发布了《新食品原料安全性审查管理办法》、《新食品原料申报与受理规定》和《新食品原料安全性审查规程》。国家鼓励对新食品原料的科学研究和开发。新食品原料应当经过国家卫生行政部门安全性审查后，方可用于食品生产经营。

申请要求 申请新食品原料行政许可的单位或者个人，在产品首次上市前应向国家卫生行政部门申报新食品原料安全性评估材料。按《新食品原料安全性审查管理办法》和《新食品原料申

报与受理规定》，申请时应提交下列材料：①申请表。②新食品原料研制报告。③安全性评估报告。④生产工艺。⑤执行的相关标准，包括安全要求、质量规格、检验方法等。⑥标签及说明书。⑦国内外研究利用情况和相关安全性评估资料。⑧申报委托书（委托代理申报时提供）。⑨有助于评审的其他资料。还应提交一定数量的未启封最小包装的样品或原料。申请进口新食品原料的，还应当提交出口国（地区）相关部门或机构的允许该产品在本国（地区）生产或者销售的证明材料，以及生产企业所在国（地区）有关机构或者组织的对生产企业审查或者认证的证明材料。

新食品原料研制报告应当包括下列内容。①研发背景、目的和依据。②名称：包括商品名、通用名、化学名（包括化学物统一编码）、英文名、拉丁名等。③来源。④主要营养成分及含量，可能含有的天然有害物质（如天然毒素或抗营养因子等）。⑤食用历史：国内外人群食用的区域范围、食用人群、食用量、食用时间及不良反应资料。⑥使用范围和使用量及相关确定依据。⑦推荐摄入量和适宜人群及相关确定依据。⑧与食品或已批准的新食品原料具有实质等同性的，还应提供上述内容的对比分析资料。

安全性评估报告应当包括下列材料。①成分分析报告：包括主要成分和可能的有害成分检测结果及检测方法。②卫生学检验报告：3 批有代表性样品的污染物和微生物的检测结果及方法。③毒理学评价报告：一是国内外均无传统食用习惯的（不包括微生物类），原则上应进行急性经口毒性试验、三项遗传毒性试验、

90 天经口毒性试验、致畸试验和生殖毒性试验、慢性毒性和致癌试验及代谢试验。二是仅在国外个别国家或国内局部地区有食用习惯的（不包括微生物类），原则上进行急性经口毒性试验、三项遗传毒性试验、90 天经口毒性试验、致畸试验和生殖毒性试验；若有关文献材料及成分分析未发现有毒性作用且人群长期食用历史而未发现有害作用的新食品原料，可先评价急性经口毒性试验、三项遗传毒性试验、90 天经口毒性试验和致畸试验。三是已在多个国家批准广泛使用的（不包括微生物类），在提供安全性评价材料的基础上，原则上进行急性经口毒性试验、三项遗传毒性试验、28 天经口毒性试验。四是国内外均无食用习惯的微生物，应进行急性经口毒性试验/致病性试验、三项遗传毒性试验、90 天经口毒性试验、致畸试验和生殖毒性试验。仅在国外个别国家或国内局部地区有食用习惯的微生物类，应进行急性经口毒性试验/致病性试验、三项遗传毒性试验、90 天经口毒性试验；已在多个国家批准食用的微生物类，可进行急性经口毒性试验/致病性试验、两项遗传毒性试验。大型真菌的毒理学试验按照植物类新食品原料进行。五是根据新食品原料可能的潜在危害，选择必要的其他敏感试验或敏感指标进行毒理学试验，或者根据专家评审委员会的评审意见，验证或补充毒理学试验。④微生物耐药性试验报告和产毒能力试验报告。⑤安全性评估意见：按照危害因子识别、危害特征描述、暴露评估、危险性特征描述的原则和方法进行。其中卫生学检验报告、毒理学评价报告、微生物耐药性试验报告和产毒能

力试验报告应由中国具有食品检验资质的检验机构出具，进口产品毒理学评价报告、微生物耐药性试验报告和产毒能力试验报告可由国外符合良好实验室规范的实验室出具。

安全性审查 根据《新食品原料安全性审查管理办法》规定，新食品原料应经国家监督管理部门安全性审查后，方可用于食品生产经营。中国对新资源食品安全性评价采用国际通用的危险性评估和实质等同原则。国家监督管理部门组织专家对安全性评估材料进行评审，必要时结合现场核查做出技术评审结论。负责新食品原料安全性审查工作的评审委员会由食品、营养、医学、药学等专业的专家组成。专家评审委员会应重点评审下列内容：①研发报告应当完整、规范，目的明确，依据充分，过程科学。②生产工艺应当安全合理，加工过程中所用原料、添加剂及加工助剂应符合中国食品安全标准和有关规定。③执行的相关标准（包括安全要求、质量规格、检验方法等）应符合中国食品安全标准和有关规定。④各成分含量应在预期摄入水平下对健康不产生影响。⑤卫生学检验指标应符合中国食品安全标准和有关规定。⑥毒理学评价报告应符合《食品安全国家标准 食品安全性毒理学评价程序》（GB 15193.1-2014）规定。⑦安全性评估意见的内容、格式及结论应符合《食品安全风险评估管理规定》的有关规定。⑧标签及说明书应符合中国食品安全国家标准和有关规定。

现场核查专家组应查看生产现场、核准研制及生产记录，针对专家评审委员会指定的重点内容进行核查。必要时，可根据现

场情况增加核查内容。专家评审委员会通过评审对新食品原料做出技术评审结论，分为延期再审、建议不批准、终止审查和建议批准四类。国家监督管理部门根据新食品原料的安全性审查结论，对符合食品安全要求的，准予许可并公告；对不符合食品安全要求的，不予许可并书面说明理由。对与食品或已公告的新食品原料具有实质等同性的，应做出终止审查的决定，并书面告知申请人。有下列情形之一的，国家监督管理部门应及时组织重新审查：①随着科学技术的发展，对新食品原料的安全性产生质疑的。②有证据表明新食品原料的安全性可能存在问题的。③其他需要重新审查的情形。对重新审查不符合食品安全要求的新食品原料，监督管理部门可撤销许可。新食品原料生产单位应按新食品原料公告要求进行生产，保证新食品原料的食用安全。

（杨 军）

tiáowèipǐn wèishēng

调味品卫生（hygiene of condiment）

调味品生产加工过程中的卫生问题及卫生管理。调味品系指在食品加工及烹调过程中广泛使用的，用以去腥、除膻、解腻、增香、调配滋味和气体的一类辅助食品，如酱油、食醋、味精、香辛料等。调味品的生产加工过程中，所涉及的原辅料种类繁多，工艺复杂，容易混入或产生有毒有害物质。为确保食品安全，在调味品的生产过程中，除遵循通用要求外，应关注生产加工过程中的危害控制，如原辅料的选择，菌种培养和发酵、灭菌条件的控制等，并建立产品的可追溯系统与撤回程序等。

（杨 军）

jiàngyóu wèishēng

酱油卫生（hygiene of soy sauce）

酱油生产加工过程中的卫生问题及卫生管理。酱油是以富含蛋白质的豆类和富含淀粉的谷类及其制品为主要原料，在微生物酶的催化作用下分解并经浸渍提取制成的调味汁液。

分类 按生产工艺分为酿造酱油和配制酱油，前者是以大豆和/或脱脂大豆、小麦和/或麸皮为原料，经微生物发酵制成的具有特殊色、香、味的液体调味品；后者是以酿造酱油为主体，与酸水解植物蛋白调味液、食品添加剂等配制而成的液体调味品。按食用方法分为烹调酱油和餐桌酱油，前者适用于烹调；后者为既可直接食用又可以用于烹调的酱油。市售的老抽酱油即为烹调酱油，其色浓，多用于烧制菜肴；生抽酱油则为餐桌酱油，其色淡，常用于凉拌菜或餐桌佐餐。《调味品分类》（GB/T 20903-2007）标准将铁强化酱油，即按标准在酱油中加入乙二胺四乙酸铁钠制成的营养强化酱油也归入酱油。

生产要求 包括对原辅料、发酵菌种、生产加工过程、包装与标识等的要求。

原辅料 用于酱油生产的粮食类原料必须干燥、无杂质、无污染，农药残留、重金属、黄曲霉毒素等有毒有害物质残留应符合《食品安全国家标准 粮食》（GB 2715-2016）及《食品安全国家标准 食品中真菌毒素限量》（GB 2716-2017）等的规定，调味类原料必须纯净、无潮解、无杂质、无异味，并应符合相应国家标准的要求；食品添加剂的品种和添加数量应符合《食品安全国家标准 食品添加剂使用标准》（GB 2760-2014）的要求；生产用

水应符合《生活饮用水卫生标准》（GB 5749-2006）的规定；生产配制酱油所使用的酸水解植物蛋白调味液应符合国家行业标准《酸水解植物蛋白调味液》（SB/T 10338-2000）的规定。

发酵菌种 工艺用菌种必须选用蛋白酶活力强、不产毒、不变异的优良菌种，要定期纯化和鉴定，保证菌株性能；不同时期的培养基成分、培养温度和时间要掌握好，制曲过程要控制曲层厚度、温度、相对湿度和制曲时间；应用新菌种前应按《新食品原料安全性审查管理办法》进行审批后方可使用。

生产加工过程 应符合《食品安全国家标准 食品生产通用卫生规范》（GB 14881-2013）、《食品安全国家标准 酱油生产卫生规范》（GB 8953-2018）等规定；含蛋白质的原料须经过蒸熟、冷却，应尽量缩短冷却和散凉时间；酿造过程应控制盐水的浓度、温度和拌曲水量；发酵制品应控制发酵时的温度和通风量，以防止杂菌污染；灭菌工艺应严格控制温度和时间，以保证产品的安全质量；灭菌后的酱油必须符合《食品安全国家标准 酱油》（GB 2717-2018）的规定；配制酱油中酿造酱油的比例（以全氮计）不得少于50%，不得使用非食用性原料生产的蛋白水解液和生产氨基酸的废液，以防止铅、砷及有害物质对产品的污染。

包装与标识 包装容器和材料应符合相应的卫生标准和有关规定；定型包装的标识要求应符合有关规定，如酱油类产品在产品的包装标识上必须醒目标出"酿造酱油"或"配制酱油"以及"直接佐餐食用"或"用于烹调"，散装产品亦应在大包装上标

明上述内容；配制酱油还应注明配制酱油，氨基酸态氮含量。

贮存及运输 应符合相关标准的规定，产品应贮存在干燥、通风良好的场所，不得与有毒、有害、有异味、易挥发、易腐蚀的物品同处贮存，运输产品时应避免日晒、雨淋，不得与有毒、有害、有异味或影响产品质量的物品混装运输。

产品追溯与撤回 生产企业应建立并实施可追溯性系统，确保能识别终产品所使用原料的直接供方及终产品初次分销的途径。企业应建立产品撤回程序，并规定撤回的方法、范围。

管理 《中华人民共和国食品安全法》明确规定了各职能部门对食品生产、食品销售、餐饮服务活动实施监督管理的职责和权限。在酱油的卫生管理方面，中国已颁布了 GB 14881-2013、GB 8953-2018、GB 2717-2018、SB/T 10338-2000 等相关的规定和标准，为酱油类产品的监督管理及生产企业的自身管理提供了充分的依据。

相关部门可依据法律规定的权限，在对酱油类产品的卫生监管过程中采取下列措施：①进入生产经营场所实施现场检查。②对生产经营的酱油进行抽样检验。③查阅、复制有关合同、票据、账簿以及其他有关资料。④查封、扣押有证据证明不符合食品安全标准的产品，违法使用的食品原料、食品添加剂、食品相关产品，以及用于违法生产经营或者被污染的工具、设备。⑤查封违法从事酱油生产经营活动的场所。

相关监督管理部门应建立健全酱油生产经营者食品安全信用档案，对有不良信用记录的生产经营者增加监督检查频次；应按照法定权限和程序履行食品安全监督管理职责，涉嫌犯罪的，应依法移送公安机关。各监督管理部门依据各自职责公布酱油安全日常监督管理信息，做到准确、及时、客观，并应相互通报安全信息，做到无缝连接。

（杨 军）

niàngzàojiàng wèishēng

酿造酱卫生（hygiene of brewed paste） 酿造酱生产加工过程中的卫生问题及卫生管理。酿造酱，是指以谷物和/或豆类为主要原料经微生物发酵而制成的半固态的调味品，包括豆酱、面酱、蚕豆酱等。根据《食品安全国家标准 酿造酱》（GB 2718-2014）规定，感官要求酿造酱无异味，无异嗅，状态无正常视力可见霉斑、外来异物；氨基酸态氮 ≥ 0.3g/100g；在 5 个样品中，允许有 ≤ 2 个样品大肠菌群 > 10CFU/g。原料、污染物和真菌毒素限量、致病菌限量和食品添加剂的使用应符合相关规定。

（杨 军）

shícù wèishēng

食醋卫生（hygiene of vinegar） 食醋生产加工过程中的卫生问题及卫生管理。食醋是以粮食、果实、酒类等含有淀粉、糖类、酒精的原料，经微生物酿造而成的一种液体酸性调味品。按原料及加工工艺分为酿造食醋和配制食醋。酿造食醋是指单独或混合使用含淀粉、糖的物料或酒精，经微生物发酵酿制而成的液体调味品，如米醋、熏醋、陈醋、水果醋等。配制食醋是以酿造食醋为主体，与冰乙酸（食品级）、食品添加剂等混合配制而成的调味食醋。

生产要求 ①原辅料：粮食类原料必须符合《食品安全国家标准 粮食》（GB 2715-2016）的规定，调味品原料必须纯净、无潮解、无杂质、无异杂味；发酵剂必须符合生产工艺要求，选用的菌种必须经常进行纯化和鉴定；添加剂的品种和添加数量应符合《食品安全国家标准 食品添加剂使用标准》（GB 2760-2014）的要求；生产用水应符合《生活饮用水卫生标准》（GB 5749-2006）的规定。②生产加工过程应符合《食品安全国家标准 食醋生产卫生规范》（GB 8954-2016）、《食品安全国家标准 食醋》（GB 2719-2018）等有关法规、标准的规定；灭菌后的食醋必须符合 GB 2719-2018 的规定；配制食醋中酿造食醋的比例（以乙酸计）不得 < 50%，使用冰乙酸应符合《食品安全国家标准 食品添加剂 冰乙酸（冰醋酸）》（GB 1886.10-2015）的要求，并具有合格证明。③包装与标识：包装容器和材料应符合相应的卫生标准和有关规定，回收的包装容器应经严格检验后方能使用；定型包装的标识要求应符合有关规定，在产品的包装标识上必须醒目标出"酿造食醋"或"配制食醋"，散装产品亦应在大包装上标明上述内容。④贮存及运输：成品的贮藏与运输条件应符合相关标准的规定。⑤产品追溯与撤回：食醋生产企业应建立并实施可追溯性系统，确保能够识别终产品所使用原料的直接供方及终产品初次分销的途径。企业应建立产品撤回程序，并规定撤回的方法、范围。

管理 在食醋的卫生管理方面，中国已相继颁布了《食品安全国家标准 食品生产通用卫生规范》（GB 14881-2013）、GB 8954-2016、GB 2719-2018、GB 1886.10-

2015 等相关的规定和标准，为对食醋产品的监督管理及生产企业的自身管理提供了充分的依据。相关监督管理部门应建立健全食醋生产经营者食品安全信用档案，对有不良信用记录的生产经营者增加监督检查频次。应按《中华人民共和国食品安全法》规定的权限和程序履行食品安全监督管理职责，涉嫌犯罪的，应当依法移送公安机关。各监督管理部门依据各自职责公布食醋安全日常监督管理信息，做到准确、及时、客观，并应相互通报安全信息，做到无缝连接。

（杨 军）

shíyán wèishēng

食盐卫生 （hygiene of food grade salt）

食盐生产加工过程中的卫生问题及卫生管理。食盐是指直接食用和制作食品所用的盐，主要成分是氯化钠。

分类 可根据资源、加工方法及用途分类。①按资源分类：分为海盐、湖盐、井矿盐。②按加工方法分类：分为精制盐、日晒盐、粉碎洗涤盐。精制盐氯化钠含量 99% 以上，适用于家庭烹调、食品加工等；粉碎洗涤盐氯化钠含量 95% 以上，适用于食品加工；日晒盐氯化钠含量 93% 以上，适用于蔬菜腌制等食品加工。③按用途分类：分为加碘盐和多品种盐，后者是指添加了营养强化剂、调味辅料或经特殊工艺加工制得的食盐，包括营养强化盐、调味盐、低钠盐（添加氯化钾或硫酸镁降低氯化钠含量）等。

生产要求 ①原料：井矿盐是生产精制盐的原料之一，其成分复杂，是食盐的重要卫生学问题之一，所用原料大致有硫酸钙型岩盐卤水、硫酸钠型岩盐卤水和天然卤水，生产中必须将硫酸钙、硫酸钠等杂质分离除去，否则会影响食盐的品质甚至人体健康。硫酸钠含量过高的食盐会有苦涩味，并影响肠道吸收；还含钡盐，有肌肉毒，长期少量食用可引起慢性中毒；《食品安全国家标准 食用盐》（GB 2721-2015）规定，钡（Ba）≤15mg/kg。②食品添加剂：主要问题是抗结剂，盐粒吸收水分后会导致粘结成块，影响食盐的生产、储存和运输，也给使用造成不便；为此常加入亚铁氰化钾（俗称黄血盐）做抗结剂，《食品安全国家标准 食品添加剂使用标准》（GB 2760-2014）中允许其最大使用量为 0.01g/kg。亚铁氰化钾中的铁和氰化物之间结构稳定，在日常烹调温度下亚铁氰化钾分解的可能性极小。食盐的稳定性好，摄入量恒定，被认为是安全而有效的营养素强化载体。中国营养强化食盐除碘盐，尚有铁、锌、钙、硒、核黄素等强化盐，生产此类食盐时，营养强化剂的使用应符合食品强化的原则及《食品安全国家标准 食品营养强化剂使用标准》（GB 14880-2012）、《食品安全国家标准 食用盐碘含量》（GB 26878-2011）的有关规定。③生产加工过程：应符合《食品安全国家标准 食品生产通用卫生规范》（GB 14881-2013）的规定。严禁利用井矿盐卤水晒制、熬制食盐。④包装与标识：包装容器和材料应符合相应的卫生标准和有关规定；抗结剂在产品包装上应标识，可以标识为"亚铁氰化钾"或"抗结剂"。⑤贮存及运输：成品的贮藏与运输条件应符合相关标准的规定。⑥产品追溯与撤回：企业应建立并实施可追溯性系统，确保能够识别终产品所使用原料的直接供方及终产品初次分销的途径。企业应建立产品撤回程序，规定撤回的方法、范围等。

管理 在食盐的卫生管理方面，中国已颁布了 GB 14881-2013、GB 2721-2015、《食用盐》（GB/T 5461-2016）、GB 26878-2011 等相关的规定和标准，为食盐的监督管理及生产企业的自身管理提供了充分的依据。

相关监督管理部门应建立健全食盐生产经营者食品安全信用档案，按照《中华人民共和国食品安全法》规定的权限和程序履行食品安全监督管理职责，及时公布食盐安全日常监督管理信息，做到准确、及时、客观，并应相互通报获知的食盐安全信息。

（杨 军）

shítáng wèishēng

食糖卫生 （hygiene of sugars）

食糖生产加工过程中的卫生问题及卫生管理。食糖是以蔗糖为主要成分的糖厂产品的统称。根据加工环节、深加工程度、加工工艺及专用性，分为原糖或粗糖、砂糖（白砂糖、赤砂糖）、绵白糖、冰糖、方糖等种类。白砂糖、绵白糖俗称白糖，是食品、饮料工业和民用消费量最大的食用糖。

生产要求 ①原辅料：制糖原料甘蔗、甜菜必须符合《食品安全国家标准 食品中农药最大残留限量》（GB 2763-2016）规定，不得使用变质或发霉的原料，避免有毒、有害物质污染。原辅料应符合采购标准的要求，贮存场所应有有效的防治有害生物滋生、繁殖的措施；使用前应经检验，不合格原料不得使用；生产用水符合《生活饮用水卫生标准》（GB 5479-2006）规定，食品添加剂品种和用量应符合《食品安全国家标准 食品添加剂使用标准》

（GB 2760-2014）规定，严禁使用法规标准不允许使用的添加剂和加工助剂。②生产加工过程：应符合《食品安全国家标准 食品生产通用卫生规范》（GB 14881-2013）规定；二氧化硫（SO_2）硫漂（SO_2 来自硫黄燃烧），可能是砷、铅等污染的重要来源，因此所用的 SO_2 应符合相关的标准和有关的规定，《食品安全国家标准 食糖》（GB 13104-2014）规定：总砷（以 As 计）≤0.5mg/kg，铅（Pb）≤0.5mg/kg；SO_2 残留量（以 SO_2 计）≤0.1g/kg。③包装与标识：必须采用二层包装袋（内包装为食品包装用塑料袋）包装后方可出厂，包装容器和材料应符合相应的卫生标准和有关规定；标签按《食品安全国家标准 预包装食品标签通则》（GB 7718-2011）规定执行。④贮存及运输：产品应贮存在干燥、通风良好的场所，贮存散装原糖应保持仓库密封，不得与有毒、有害、有异味、易挥发、易腐蚀的物品同处贮存；运输时应避免日晒、雨淋，不得与有毒、有害、有异味、易挥发、易腐蚀的物品同处贮存或混装运输。⑤产品追溯与撤回：生产企业应建立和实施追溯系统，实现从原辅料验收到产品销售的全过程的标识和记录，使其具有可追溯性。同时生产企业还应建立出现潜在不安全产品批次时的撤回方案。

管理 在食糖的卫生管理方面，中国已颁布了 GB 14881-2013、GB 2763-2016、GB 13104-2014 等相关规定和标准，为食糖的监督管理及生产企业的自身管理提供了充分的依据。相关监督管理部门应建立健全食糖生产经营者食品安全信用档案，按照《中华人民共和国食品安全法》规定的权限和程序履行食品安全监督管理职责，及时公布食糖安全日常监督管理信息，做到准确、及时、客观，并应相互通报获知的食糖安全信息，保证消费者的安全。

（杨 军）

gāodiǎn hé miànbāolèi shípǐn wèishēng

糕点和面包类食品卫生
（hygiene of pastry and bread）
糕点和面包类食品生产加工过程中的卫生问题及卫生管理。糕点和面包类食品是以粮食、油脂、食糖、蛋等为主要原料，加入适量的辅料，经调制、成型、熟化等工序制成的食品。按加工方式分为热加工糕点面包和冷加工糕点面包。前者以加热熟制作为最终工艺，后者则在加热熟制后再添加奶油、人造黄油、蛋白、可可等辅料。

生产要求 糕点、面包类食品通常是不经加热直接食用的食品。加强对各生产环节的卫生监管尤为重要。

原辅料 所有原料均应符合相应标准和规定。水禽蛋极易污染沙门菌，不得作为糕点原料，高温复制冰蛋也不得作为糕点原料。原辅料采购时，须索取相应批次的检验合格证书或化验单，配备专用的运输车辆，并防尘、防雨、不散不漏，避免污染；储存原辅料库房须通风良好，有防潮、防鼠、防霉、防虫设施；开封或散装的易腐原料（奶油、黄油、蛋白等）应在低温条件下保存。食品添加剂质量应符合相应的标准和有关规定，品种和使用量应符合《食品安全国家标准 食品添加剂使用标准》（GB 2760-2014）规定；生产用水应符合《生活饮用水卫生标准》（GB 5749-2006）的规定。

加工过程 原辅料使用前必须过筛，且过筛装置中须增设磁铁装置，以去除金属杂质。糖浆应煮沸后经过滤再用。为防止含乳糕点受到葡萄球菌的污染，乳类原料须经巴氏消毒并冷藏，临用前从冰箱或冷库取出；蛋类需经挑选，剔除变质蛋和碎壳蛋，经清洗消毒方可使用。打蛋前操作人员要洗手，消毒蛋壳，打蛋应避离糕点加工车间；若用冰蛋应在临用前从冰箱或冷库中取出，置水浴融化后使用。

制作油炸类糕点时，油脂反复高温加热可形成聚合物而污染糕点，因此，煎炸油最高温度不得超过 250℃；以肉为馅心的糕点、面包加工过程中，中心温度应达到 90℃ 以上，一般糕点中心温度应达到 85℃ 以上。成品加工完毕，须彻底冷却再包装，以防止糕点发生霉变、氧化酸败等。冷却最适宜的温度是 30～40℃，室内相对湿度为 70%～80%。

包装和贮存 包装容器及材料应符合相应的卫生标准和有关规定。产品标签及说明书应符合《食品安全国家标准 预包装食品标签通则》（GB 7718-2011）的规定，定型包装的标识应符合有关规定，在产品的单位包装上要标明"冷加工"或"热加工"。成品库应有防潮、防霉、防鼠、防蝇、防虫、防污染措施，库内通风良好、干燥，不得与有毒、有害、有异味、易挥发、易腐蚀的物品同处贮存，散装糕点须放在洁净木箱或塑料箱内贮存，箱内须有衬纸，将糕点遮盖严密。冷工艺产品要在低温条件下贮存。

运输及销售 运输时应避免日晒、雨淋，不得与有毒、有害、有异味或影响产品质量的物品混装运输。散装产品贮存、运输及销售过程中要做到防尘、防污染。冷工艺产品要在低温条件下运输和销售。销售场所须具有防蝇、防尘等设施，销售散装糕点的用具要保持清洁，销售人员不得用手直接接触糕点。

从业人员 患有传染性肝炎、活动性肺结核、肠道传染病（包括病原携带者）、化脓性或渗出性皮肤病、疥疮、手有外伤者及其他有碍食品卫生的疾病者，不得在糕点、面包加工车间工作。糕点加工人员应自觉遵守各项卫生制度，养成良好的卫生习惯；操作前必须洗手消毒，衣帽整齐。西点冷作车间的操作人员必须戴口罩，以防咳嗽、打喷嚏等分泌物污染糕点。

出厂前检验 食品出厂前需进行卫生与质量检验，包括感官、理化及微生物指标等。凡不符合标准的产品一律不得出厂。

追溯与撤回 企业应建立并实施可追溯性系统，确保能够识别产品及原料批次、生产和交付记录的关系。应按规定的期限保持可追溯性记录，以便对体系进行评估，使潜在不安全产品得以处理。企业还应建立产品撤回程序，以保证完全、及时地撤回被确定为不安全批次的终产品。

管理 中国已颁布了《食品安全国家标准 食品生产通用卫生规范》（GB 14881-2013）、《食品安全国家标准 糕点、面包卫生规范》（GB 8957-2016）、《食品安全国家标准 糕点、面包》（GB 7099-2015）等相关的规定和标准，为糕点、面包类食品的监督管理及生产企业的自身管理提供了充分的依据。相关监督管理部门应建立健全糕点、面包类食品生产经营者食品安全信用档案，按照

《中华人民共和国食品安全法》规定权限和程序履行食品安全监督管理职责，及时公布糕点、面包类食品安全日常监督管理信息，做到准确、及时、客观，并应相互通报获知的糕点、面包类食品安全信息，保证消费者的安全。

（杨军）

fēngmì wèishēng

蜂蜜卫生 （hygiene of honey）

蜂蜜生产加工过程中的卫生问题和卫生管理。蜂蜜是蜜蜂采集植物的花蜜、分泌物或蜜露，与自身分泌物混合后，经充分酿造而成的天然甜物质。常温下呈透明或半透明黏稠状液体，较低温度下可出现结晶，有蜜源植物特有的色、香、味，无涩、麻、辛辣等异味，无死蜂、幼虫、蜡屑及其他杂质；主要成分是葡萄糖和果糖（65%~81%），尚含少量蔗糖、糊精、矿物质、有机酸、芳香物质和维生素等。

蜂蜜的各项指标应符合《食品安全国家标准 蜂蜜》（GB 14963-2011）规定。①蜜源要求：放蜂点应选择无污染的蜜源地区，蜜蜂采集植物的花蜜、分泌物或蜜露应安全无毒，不得来源于雷公藤、博落回、狼毒等有毒蜜源植物。②污染物限量：应符合《食品安全国家标准 食品中污染物限量》（GB 2762-2017）规定；接触蜂蜜的容器、用具、管道、涂料以及包装材料，必须符合相应的卫生标准和要求，严禁使用有毒、有害的容器（如镀锌铁皮制品、回收的塑料桶等）盛装蜂蜜产品，不得掺杂掺假。③兽药残留限量和农药残留限量：兽药残留限量应符合相关标准的规定，蜜蜂病虫害的防治应使用国家允许的无污染的高效、低毒蜂药，严格遵循休药期的管理，避免违规使用

抗生素，造成抗生素残留；农药残留限量应符合《食品安全国家标准 食品中农药最大残留限量》（GB 2763-2016）及相关规定。④食品添加剂：质量应符合相应的标准和有关规定，品种和使用量应符合《食品安全国家标准 食品添加剂使用标准》（GB 2760-2014）规定。⑤产品贮存与运输：蜂蜜应当贮存在干燥、通风良好的场所，不得与有毒、有害、有异味、易挥发、易腐蚀的物品同处贮存；运输产品时应当避免日晒、雨淋，不得与有毒、有害、有异味或影响产品质量的物品混装运输。

卫生管理见食糖卫生。

（杨军）

tángguǒ wèishēng

糖果卫生 （hygiene of candy）

糖果生产加工过程中的卫生问题及卫生管理。糖果是以白砂糖、淀粉糖浆（或其他食糖）、糖醇或允许使用的甜味剂为主要原料，经相关工艺制成的固态、半固态或液态甜味食品。根据《糖果分类》（GB/T 23823-2009）标准，糖果分为硬质糖果类（硬糖类）、酥质糖果类（酥糖类）、焦香糖果类（太妃糖类）、凝胶糖果类、奶糖糖果类（奶糖类）、胶基糖果类、充气糖果类、压片糖果类、流质糖果类、膜片糖果类、花式糖果类及其他糖果类共12类。

生产要求 ①原辅料：所有原料均应符合相应的卫生标准和有关规定，保证其无杂质、无污染、无霉变；糖类原料应有固有的外形、颜色、气味、滋味，无昆虫残骸和沉淀物；食品添加剂质量应符合相应的标准和有关规定，品种和使用量应符合《食品安全国家标准 食品添加剂使用标准》（GB 2760-2014）的规定；出

口产品应符合进口国要求；生产用水应符合《生活饮用水卫生标准》（GB 5749-2006）的规定。②生产加工过程：应符合《食品安全国家标准 食品生产通用卫生规范》（GB 14881-2013）的规定；含乳糖果生产过程中，由于加工温度较低，时间较短，产品中可能存在乳酸杆菌、乳酸链球菌、醋酸杆菌、醋酸梭菌、酵母和真菌等，生产企业要严格按照操作程序进行生产和加工，控制微生物对产品的污染，《食品安全国家标准 糖果》（GB 17399-2016）中对不同种类糖果中菌落总数、大肠菌群及致病菌均作了具体的规定；不得使用滑石粉做防黏剂，使用淀粉做防黏剂应先烘（炒）熟后才能使用，并用专门容器盛放。③包装与标识：包装材料和容器应符合相应国家卫生标准，使用前应经紫外线照射或臭氧熏制；如使用油墨，应选择含铅量低的原料，并印在不直接接触糖果的一面，若印在内层，必须在油墨层外涂塑或加衬纸包装，衬纸应略长于糖果，使包装后的糖果不直接接触到外包装纸，衬纸本身也应符合卫生标准，用糯米纸作为内包装纸时，其铜含量不应超过 100mg/kg，没有包装纸的糖果及巧克力应采用小包装；定型包装的标识应符合有关规定。④贮存及运输：产品应贮存在干燥、通风良好的场所；不得与有毒、有害、有异味、易挥发、易腐蚀的物品同处贮存；运输产品时应避免日晒、雨淋。不得与有毒、有害、有异味或影响产品质量的物品混装运输。⑤产品追溯与撤回：企业应建立产品追溯和撤回程序，能够从最终成品追踪到所使用原料的来源，规定撤回的方法、范围。

管理 糖果的卫生管理具体见食糖卫生。

（杨　军）

fāngbiàn shípǐn wèishēng

方便食品卫生（hygiene of convenience food）

方便食品生产加工过程中的卫生问题及卫生管理。方便食品在国外称为快速食品或快餐食品、备餐食品等。方便食品的出现反映了人们在繁忙的社会活动后为了减轻繁重的家务劳动的一种新的生活需求。1983 年美国农业手册将方便食品定义为"凡是以食品加工和经营代替全部或部分传统的厨房操作（如洗、切、烹调等）的食品，特别是能缩短厨房操作时间、节省精力的食品"。

分类 尚无统一的分类方法。比较常见的是：①按食用和供应方式，分为即食食品和快餐食品，前者指经过加工，部分或完全制作好的，只要稍加处理或不作处理即可食用的食品，如各种糕点、面包、麻花、汤圆、饺子、馄饨等；后者指商业网点出售的，由几种食品组合而成做正餐食用的方便食品，如盒饭等。②按原料和用途，分为方便主食（方便面、方便米饭、方便米粉、包装速煮米、方便粥、速溶粉类等）、方便副食（各种汤料和菜肴）、方便调味品（方便咖喱、粉末酱油、调味汁等）、方便小食品（油炸锅巴、香酥片、小米薄酥脆等）、其他方便食品（果汁、饮料等）。

特点 ①食用简便迅速、携带方便：方便食品都有规格的包装，便于携带；食用时加工简单，只需要加水、解冻或稍微加热即可食用，省时省力。②营养丰富、卫生安全：多数方便食品在加工中经过合理的配料和食物搭配，并经过严格的卫生检验、灭菌和包装，符合相关的规定和标准，有营养、安全的特点。③成本低、价格便宜：方便食品采用大规模的工业化集中生产，能充分利用食物资源，实现综合利用，大大降低了生产成本和销售价格。

生产要求 方便食品种类繁多，其生产各环节必须依据相关的法律、法规、标准和规定。

原辅料 生产方便食品的所有原辅材料均须符合相应的标准和有关规定。油脂类原料涉及煎炸工艺的，应符合《食品安全国家标准 植物油》（GB 2716-2018）的规定。制作糕点类方便食品时，不得以水禽蛋和高温复制冰蛋作为原料。食品添加剂质量应符合相应的标准和有关规定，品种和使用量应符合《食品安全国家标准 食品添加剂使用标准》（GB 2760-2014）的规定，出口产品应符合进口国要求。生产用水应符合《生活饮用水卫生标准》（GB 5749-2006）的规定。

生产加工过程 应遵循《食品安全国家标准 食品生产通用卫生规范》（GB 14881-2013）的相关规定。方便食品品种不同生产工艺也大不相同，如方便面的生产工艺与糕点的生产工艺类似，生产加工过程也可以参照《食品安全国家标准 糕点、面包卫生规范》（GB 8957-2016）规定执行，关键是控制点的管理。如油炸类方便食品的生产过程中，炸油的周转率，如能做到 8 小时以上周转 1 次或每班周转 1 次，可减少煎炸油的劣化，减少有害物质的产生。

包装与标识 包装材料和容器应符合相应的卫生标准和有关规定。产品标签及说明书应符合《食品安全国家标准 预包装食品标签通则》（GB 7718-2011）的规定，定型包装的标识要求应符合有关规定。

贮存及运输　成品库应有防潮、防霉、防鼠、防蝇、防虫、防污染措施，库内通风良好、干燥，不得与有毒、有害、有异味、易挥发、易腐蚀的物品同处贮存。运输产品时应避免日晒、雨淋，不得与有毒、有害、有异味或影响产品质量的物品混装运输。

产品追溯与撤回　企业应建立产品追溯和撤回程序，能从最终成品追踪到所使用原料的来源，规定撤回的方法、范围及对撤回产品的处置方法。

管理　中国已颁布了《食品安全国家标准 食品生产通用卫生规范》（GB 14881-2013）、《食品安全国家标准 方便面》（GB 17400-2015）、GB 2716-2018 等相关的规定和标准，为方便食品的监督管理及生产企业的自身管理提供了充分的依据。

相关监督管理部门应建立健全方便食品生产经营者食品安全信用档案，按照法定权限和程序履行食品安全监督管理职责，及时公布方便食品安全日常监督管理信息，做到准确、及时、客观，并应相互通报获知的方便食品安全信息，保证消费者的安全。

（杨　军）

cháwèishēng

茶卫生（hygiene of tea）

茶生产加工过程中的卫生问题及其卫生管理。中国是茶叶的故乡，是世界上最早发现和利用茶的国家。茶含多种营养成分和植物化学物，有明目、减肥、利尿、降压、降脂、抗癌、抗辐射等保健功效。

分类　茶的种类繁多，尚无统一的分类方法，常用的有：①按茶的色泽不同分为绿茶、红茶、黄茶、黑茶、青茶、白茶六大类。②按中国出口茶的类别分为绿茶、红茶、乌龙茶、白茶、花茶、紧压茶、速溶茶七大类。③根据茶叶加工阶段，将其分为毛茶和成品茶两大部分。毛茶包括绿茶、红茶、乌龙茶、白茶、黑茶五大类（将黄茶归入绿茶类）；成品茶则包括绿茶、红茶、黄茶、白茶、花茶、紧压茶、速溶茶七大类。综合上述分类方法，又可分为基本茶类和再加工茶类。

成分　茶叶中的化学成分归纳起来主要包括营养成分与非营养成分两大类。营养成分主要有蛋白质、脂类、碳水化合物、维生素和矿物质。非营养成分主要有多酚类、色素、生物碱、芳香物质、有机酸、皂苷等。

营养成分　①蛋白质与氨基酸：茶叶中蛋白质含量占干物质总量的 20%~30%，但能溶于水，被人体利用的蛋白质仅为 1%~2%；茶叶中含量最多的游离氨基酸是茶氨酸，约占茶叶游离氨基酸总量 50% 以上，茶氨酸是形成茶叶香气的重要成分，特别是对绿茶香气的形成极为重要。②脂类：茶叶中脂类含量占干物质总量的 1%~3%，脂类物质含量对形成茶叶的香气有着重要作用。③碳水化合物：茶叶中碳水化合物含量约占干物质总量的 50%~70%，可溶性糖占 4%~5%，是组成茶叶滋味的物质之一。④维生素：茶叶中含有丰富的维生素，100g 绿茶中含胡萝卜素为 5.8mg，维生素 E 9.6mg；水溶性维生素中以维生素 C 含量最多，高品质的绿茶 100g 可高达 250~500mg，因此，绿茶不宜用 100℃ 的沸水冲泡，80℃ 左右为宜，这样泡出的茶汤不仅有良好的感官，而且茶叶中维生素 C 也较少破坏。⑤矿物质：茶叶中的矿物质有 30 余种，含量占干物质总量的 4%~6%。反映矿物质总量的指标为灰分，是茶叶质量检验的指标之一，一般要求总灰分含量不超过 8%。

非营养成分　①多酚类：鲜叶中多酚类含量占干物质总量的 18%~36%，包括儿茶素、黄酮类、花青素和酚酸类，其中儿茶素约占 70%，是茶叶多酚类物质的主体成分，也是决定茶叶色、香、味的重要成分；黄酮类物质是形成绿茶汤色的主要物质之一，含量占干物质总量的 1%~2%；花青素在茶叶中约占干重的 0.01% 左右，其呈苦味，如含量高会影响茶叶的品质；茶叶中酚酸（没食子酸、茶没食子素、绿原酸、咖啡酸）含量较低；多酚类有重要生物学功能，如抗氧化、保护心血管功能、调节免疫力功能、预防肿瘤、防辐射、助消化等。②色素：茶中的有色物质，含量占茶叶干物质总量的 1% 左右，包括脂溶性色素（叶绿素、叶黄素、胡萝卜素）和水溶性色素（黄酮类物质、花青素及茶黄素、茶褐素等），茶色素是构成茶叶外形、色泽、汤色及叶底色泽的成分，其含量及变化对茶叶品质起着重要作用。③生物碱：主要有咖啡碱、可可碱和茶叶碱，咖啡碱是茶叶中含量最多的生物碱，为 2%~4%，是茶叶中生物碱含量的代表；咖啡碱对人体有多种药理功效，如兴奋、利尿、促进血液循环、助消化等；可可碱是茶叶碱的同分异构体，是咖啡碱合成的重要前体，茶叶中的含量较少，约为 0.05%；茶叶碱在茶叶中的含量甚微，有利尿作用。④芳香物质：是茶叶中挥发性物质的总称，是决定茶叶品质的重要因素之一，含量只占干重的 0.02%，其中绿茶占 0.02%~

0.05%，红茶占 0.01% ～ 0.03%，大部分是在茶叶加工过程中形成的，种类复杂，主要包括醇、酚、醛、酮、酸、酯、内酯类、含氮化合物、含硫化合物等。⑤有机酸：多为游离的有机酸，如苹果酸、柠檬酸、琥珀酸、草酸等，含量约为茶叶干物质总量的 3%；有机酸也是茶叶香气的主要成分之一，有些有机酸本身虽无香气，但经氧化后转化为香气成分。

生产要求 应按国家相关的法律、法规和标准执行。①感官要求：各品名、花色、等级的产品应符合该产品标准；产品品质正常，无异味、无劣变；不得含有非茶类夹杂物，不着色、无任何添加剂。②污染物限量与农药残留量：《食品安全国家标准 食品中污染物限量》（GB 2762-2017）及《食品安全国家标准 食品中农药最大残留限量》（GB 2763-2016）对茶叶中污染物限量和农药最大残留量或再残留量做出了具体的规定：铅≤5mg/kg，稀土≤2.0mg/kg；六六六再残留≤0.2mg/kg，滴滴涕再残留≤0.2mg/kg，氯菊酯≤20mg/kg，氯氰菊酯≤20mg/kg，氟氰戊菊酯≤20mg/kg，溴氰菊酯≤10mg/kg，乙酰甲胺磷≤0.1mg/kg，杀螟硫磷≤0.5mg/kg。③出厂检验：每批产品均应做出厂检验，经检验合格签发合格证后，方可出厂；出厂检验项目包括感官品质、水分、碎末茶和净含量。④产品标志标签与包装：标签应符合《食品安全国家标准 预包装食品标签通则》（GB 7718-2011）的规定；包装要求牢固、整洁、美观、防潮，能保护茶叶质量，便于储存运输和销售。⑤运输与贮存：运输工具应清洁、干燥、无异味、无污染，运输时应有防雨、防潮、防暴晒措施，严禁与有毒、有害、有异味、易污染的物品混装、混运；产品应在包装状态下贮存于清洁、干燥、无异味的专用仓库中；严禁与有毒、有害、有异味、易污染的物品混放。

管理 《中华人民共和国食品安全法》明确规定了各职能部门对食品生产、食品流通、餐饮服务活动实施监督管理的职责和权限。中国已颁布了 GB 2762-2017、GB 2763-2014、GB 7718-2011、《茶叶包装通则》（GH/T 1070-2011）、《茶叶储藏养护通用技术条件》（SB/T 10095-92）、《绿茶》（GB/T 14456.1 ～ 6）、《红茶》（GB/T 13738.1 ～ 3）等相关的标准，为茶产品的监督管理及生产企业的自身管理提供了充分的依据。

相关部门可依据法律规定的权限，在对茶产品的卫生监管过程中采取下列措施：①进入生产经营场所实施现场检查；②对生产经营的茶产品进行抽样检验；③查阅、复制有关合同、票据、账簿以及其他有关资料；④查封、扣押有证据证明不符合食品安全标准的茶产品，违法使用的原料、食品添加剂以及用于违法生产经营或者被污染的工具、设备；⑤查封违法从事生产经营活动的场所。各监督管理部门应建立茶叶生产经营者食品安全信用档案，监督管理部门依据各自职责公布茶产品安全日常监督管理信息，做到准确、及时、客观，管理部门之间应当相互通报安全信息，做到无缝连接。

（杨 军）

shíyuánxìng jíbìng

食源性疾病（foodborne diseases） 世界卫生组织（WHO）定义为"通过摄入食物进入人体的各种致病因子引起的、通常具有感染或中毒性质的一类疾病"。

《中华人民共和国食品安全法》（2015）中对食源性疾病的定义为"食品中致病因素进入人体引起的感染性、中毒性等疾病，包括食物中毒"。食源性疾病包括三个基本要素：①食物是携带和传播病原物质的媒介。②导致人体罹患疾病的病原物质是食物中所含有的各种致病因子。③临床特征为急性中毒、亚急性中毒或感染。

流行情况 食源性疾病已经成为世界范围内最广泛、最突出的公共卫生问题之一，也是影响经济发展的重要原因。2010 年 WHO 发表声明，食源性疾病威胁着全球卫生安全，任何针对于食品安全的解决方案都必须是国际性的。许多传染病、包括新发现的人畜共患病都是通过食物传播的，其他的疾病如癌症与食品中存在的化学物质和毒素密切相关。病原体和污染物跨国界传播意味着食源性疾病正威胁着全球公共卫生安全。2015 年，WHO 评估了细菌、真菌毒素、病毒、寄生虫和化学品等 31 种病原体造成的食源性疾病负担，并指出全球每年有多达 6 亿人或近十分之一的人因食用受到污染的食品而患病，造成 42 万人死亡，其中 5 岁以下儿童 12.5 万人，几乎占食源性疾病死亡的 30%。该报告指出，腹泻病占食源性疾病的 50% 以上，每年有 5.5 亿人患病和 23 万人死亡。儿童是患食源性腹泻病危险性极高的人群，每年有 2.2 亿儿童患病和 9.6 万儿童死亡。

腹泻病通常是因为食用受到诺如病毒、弯曲杆菌、沙门菌和致病性大肠埃希菌污染的未煮熟的肉、蛋、新鲜农产品和乳制品所致。导致食源性疾病的其他因素还有伤寒、甲肝、猪带绦虫（绦虫）和黄曲霉毒素等。非伤寒沙门菌引起的疾病，是全世界所有地区的公共卫生问题；其他疾病如伤寒、食源性霍乱以及由致病性大肠埃希菌引起的疾病在低收入国家更为常见；而弯曲杆菌是高收入国家的重要病原菌。

从世界范围来看，非洲和东南亚的食源性疾病发病率和死亡率均最高，中国食源性疾病的发病亦呈上升趋势。世界上只有少数国家建立了食源性疾病年度报告制度，且漏报率较高，发达国家高达90%，发展中国家则在95%以上。据WHO预测，食源性疾病的实际病例数比报告的病例数多300~500倍，报告的发病率不到实际发病率的10%。

致病因子 主要包括生物性、化学性和物理性三大因素。

生物性因素 ①细菌及其毒素：是引起食源性疾病最重要的病原物，主要包括引起细菌性食物中毒的病原菌，如沙门菌属、大肠埃希菌属、副溶血性弧菌属等；引起人类肠道传染病的病原菌，如志贺菌、霍乱弧菌等；引起人畜共患病的病原菌，如炭疽杆菌、鼻疽杆菌。这些细菌及其毒素可通过其污染的食物进入人体而致病。②真菌及其毒素：包括黄曲霉、赭曲霉、镰刀菌、展青霉、杂色曲霉等及其产生的毒素。③病毒和立克次体：可引起腹泻或肠道传染病，如轮状病毒、柯萨奇病毒、埃可病毒、腺病毒、冠状病毒、诺如病毒、甲型肝炎病毒、朊病毒等。④寄生虫：可引起人畜共患寄生虫病的有囊尾蚴（绦虫）、棘球属、毛线虫（旋毛虫）、弓形虫以及其他寄生虫。⑤有毒动物及其毒素：河豚

体内的河豚毒素、某些海鱼体内的雪卡毒素可引起人类以中枢神经系统损害为主要特征的中毒性疾病；贝类在滤过有毒藻类时，将其毒素（石房蛤毒素）富集在体内，人摄入可引起以神经麻痹为主要症状的中毒性疾病；还包括动物性食物储存时产生的毒性物质，如鱼体不新鲜或腐败时所形成的组胺。⑥有毒植物及其毒素：苦杏仁及木薯中的氰苷类；粗制棉籽油中所含的毒棉酚；四季豆中的皂素；鲜黄花菜中的类秋水仙碱；发芽马铃薯中的龙葵素等。

化学性因素 主要包括农药残留；兽药残留；不符合要求的食品生产工具、食品接触材料以及非法添加物；有毒有害化学物质，如镉、铅、砷、偶氮化合物等；食品加工中可能产生的有毒化学物质，如反复高温加热油脂产生的油脂聚合物，烘烤或烟熏动物性食物产生的多环芳烃类，食品腌制过程中产生的亚硝酸盐和亚硝胺等。

物理性因素 主要来源于放射性物质的开采、冶炼、国防核武器以及放射性核素在生产活动和科学实验中使用时，其废弃物不合理的排放及意外性的泄漏，通过食物链的各个环节污染食品，尤其是半衰期较长的放射性核素碘-131、锶-90、锶-89、铯-137污染的食品，引起人体慢性损害及远期的损伤效应。

监测 无论在发达国家还是在发展中国家，食源性疾病都是重要的公共卫生问题。不仅影响到人类的健康，而且对经济、贸易甚至社会安定产生极大的影响。世界各国纷纷建立起食源性疾病监测系统，以保障全球食品安全战略的实施。

国际监测情况 国际组织和世界各国建立了多个监测网络，如：①WHO建立的全球沙门氏菌监测系统（WHO Global Salm-Surv，WHO GSS），主要针对沙门菌及其耐药性进行监测。②美国食源性疾病主动监测网（Food-Net），主要监测志贺菌、大肠埃希菌 $O_{157}:H_7$、副溶血性弧菌、变形杆菌、沙门菌、李斯特单核杆菌以及隐孢子虫、圆孢子虫等常见的食源性疾病病原体。③美国PulseNet实验室网络，主要进行食源性疾病病原体的分子分型。④美国国家食源性疾病病原菌耐药性监测系统（National Antimicrobial Resistance Monitoring System，NARMS），针对人类和动物食源性疾病病原菌的耐药性进行监测。⑤欧盟EnterNet，主要针对沙门菌和大肠埃希菌 O_{157} 进行监测。⑥丹麦综合耐药性监测和研究项目（DANMAP），其目标是监测用于食用动物和人类的抗菌药物，监测从食用动物中分离出的细菌对抗生素耐药性，研究抗菌药物的使用与抗生素耐药性之间的关联。

中国监测情况 自2000年开始，中国建立国家食源性致病菌监测网，对食品中的沙门菌、肠出血性大肠埃希菌 $O_{157}:H_7$、单核细胞增生李斯特菌和弯曲菌进行连续主动监测。2002年建立食源性疾病监测网。2005年制订了与5种肠道传染病（痢疾、伤寒/副伤寒、霍乱、小肠结肠炎耶尔森菌、大肠埃希菌 $O_{157}:H_7$）相关的监测方案，在全国各监测点对暴发疫情、病原学、细菌耐药性和流行因素进行监测。

2010年，国家开始建立全国食源性疾病（包括食物中毒）报告系统和疑似食源性异常病例/异

常健康事件报告系统。食物中毒报告系统的报告对象是所有处置完毕的发病人数在 2 人及以上，或死亡人数为 1 人及以上的食源性疾病事件。异常病例报告系统所针对的是一组用目前的知识难以解释的可能与食品有关的疾病或事件。在中国的监测系统中，食源性疾病发病人数在 2 人以下者未纳入上报范畴，同时食源性慢性损害也不在上报之列，所以中国食源性疾病的漏报率仍不容忽视。

（刘烈刚）

rén-chù gònghuàn chuánrǎnbìng

人畜共患传染病（anthrop zoonoses）

人和脊椎动物由共同病原体引起的，又在流行病学上有关联的疾病。病原体多样，包括细菌、病毒、衣原体、立克次体、支原体、螺旋体、真菌、原虫、蠕虫。宿主范围一般较宽，如炭疽杆菌和狂犬病毒几乎可感染包括人在内的所有哺乳类动物；鼠疫杆菌可感染多种啮齿类动物，再由鼠蚤等传染到人和多种家畜。传播途径包括人与患病动物的直接接触或经由动物媒介（如节肢动物、啮齿动物）和污染病原的空气、水和食品传播，因此人畜共患传染病常也多属食源性疾病范畴。病原、媒介和宿主通常长期共存于同一环境，既可由动物传染人，也可由人传染动物，甚至双向传染，多呈自然疫源性，并常因养殖的集约化和人类社会活动全球化而发生局部乃至全球暴发。已知的动物传染性疾病有 400 种，其中 200 多种人畜共患病，多数传播迅速（尤其是病毒性和细菌性人畜共患传染病），流行广泛，临床表现多样，有些尚无特效治疗措施，预防与控制困难。曾造成大规模流行且死亡率较高的有鼠疫、炭疽等 10 多种，如历史上三次大规模的鼠疫流行曾夺走数百万人的生命，导致严重的社会动荡；2002 年新发的重症急性呼吸综合征（SARS）短短几个月就由中国蔓延到全球 30 多个国家和地区，引起全球性恐慌并造成巨大经济损失。因此，加强畜产品供应链中人畜共患传染病的疫情监测和风险评估、管理与控制，促进健康养殖，保障畜产品与动物源性食品安全，是预防和控制人畜共患传染病流行的基本策略。

炭疽 由炭疽杆菌引起的人畜共患烈性传染病。表现为脾显著肿大，皮下及浆膜下结缔组织出血性浸润，血液凝固不良，呈煤焦油样。自然条件下，食草动物最易感染，人中等敏感，主要发生于与动物、畜产品加工接触较多及误食病畜肉的人员。

病原 炭疽杆菌是一种需氧或兼性厌氧、无鞭毛的粗大杆菌，长 4~8 μm，宽 1~1.5 μm；菌体两端平削呈竹节状长链排列，革兰染色阳性。炭疽杆菌在未形成芽胞之前，55~58℃、10~15 分钟即可被杀死。在空气中 6 小时形成芽胞，芽胞的抵抗力极强，在自然条件或在腌渍的肉中能长期生存，在土壤中可存活数十年，在皮毛制品中可生存 90 年。经直接日光暴晒 100 小时、煮沸 40 分钟、140℃ 干热 3 小时、110℃ 高压蒸汽 60 分钟以及浸泡于 10% 福尔马林溶液 15 分钟、新配石炭酸溶液（5%）和 20% 含氯石灰溶液数日，才能将芽胞杀灭。炭疽杆菌的抗原组成有荚膜抗原、菌体抗原、保护性抗原及芽胞抗原四种。荚膜抗原是一种多肽，与细菌的侵袭力有关，并有抗吞噬作用；菌体抗原虽无毒性，但有种属特异性；保护性抗原具有很强的免疫原性；芽胞抗原有免疫原性及血清学诊断价值。繁殖体能分泌炭疽毒素，此毒素是由第 Ⅰ 因子（水肿因子）、第 Ⅱ 因子（保护性抗原）及第 Ⅲ 因子（致死因子）所组成的复合多聚体。3 种成分分别注入动物体内均无毒性，但保护性抗原加水肿因子或致死因子则可分别引起水肿、坏死或动物死亡。

流行病学 炭疽呈世界性分布，各大洲均有炭疽发生或流行的报道。炭疽在中国普遍存在，全国的发病数在数百至千余例，以西部地区发病较多。一年四季均可发病，7~9 月呈现高峰，多为散发。炭疽的传染源主要为患病的食草动物，如牛、羊、马、骆驼等，其次是猪和狗，它们可因吞食被细菌污染的食物而患病。人直接或间接接触病畜分泌物及排泄物，可致感染。炭疽患者的痰、粪便及病灶渗出物具有传染性。其传播途径主要是经皮肤接触或由空气吸入，经消化道感染较少见。

临床表现 常依感染途径分为体表感染型（皮肤炭疽）、经口感染型（肠炭疽）和吸入感染型（肺炭疽）。肠炭疽和肺炭疽病死率较高，危害严重。主要表现为皮肤坏死溃疡、焦痂和周围组织广泛水肿及毒血症症状，偶尔引起肺、肠和脑膜急性感染，常并发败血症，最终可因毒素作用导致机体功能衰竭而死亡。主要病理改变为各脏器、组织的出血性浸润、坏死和水肿。潜伏期为 1~5 天，也有短至 12 小时，长至 2 周，主要是急型炭疽（电击型）。牲畜突然发病，知觉丧失，卧倒，呼吸困难，脾大，天然孔流血，血液呈沥青样暗黑色且不易凝固。人因接触病畜及其产品或食用病畜的肉类而发生感染，人群普遍易感但多见于农民、牧民、屠宰工人、皮毛加工工人、兽医及实验室人员。发病与否与人体的抵抗力有密切关系。

处理及预防　发现炭疽患者应隔离和治疗，对患者的用具、被服、分泌物、排泄物及患者用过的敷料等均应严格消毒或烧毁，其尸体火化。患者应隔离至创口愈合，痂皮脱落或症状消失，分泌物或排泄物培养2次阴性（相隔5天）为止。发现炭疽病畜必须在6小时内立即采取措施，防止芽胞形成。对可疑病畜、死畜一律不准屠宰和解体，必须焚毁或加大量生石灰深埋在地面2m以下，禁止食用或剥皮。同群牲畜应立即隔离，并进行炭疽芽胞疫苗和免疫血清预防注射。同时屠宰人员的手和衣服需用2%来苏液消毒并接受青霉素预防注射。饲养间、屠宰间需用含20%有效氯的漂白粉液、2%高锰酸钾或5%甲醛消毒45分钟。对牲畜普遍实施疫苗接种是预防牲畜感染最有效的方法，当接种头数达到畜群总数的70%时，能够产生有效的保护作用。

口蹄疫　由口蹄疫病毒所引起的急性传染病，是高度接触性人畜共患传染病。主要侵害偶蹄兽，以发热、口腔黏膜及蹄部和乳房皮肤发生水疱和溃烂为特征，是国际兽疫局规定的A类传染病，易通过空气传播，传染性强，流行迅速，偶尔感染人，主要发生在与病畜密切接触的人员，多为亚临床感染。

病原　口蹄疫病毒属微核糖核酸病毒科口蹄疫病毒属。其最大颗粒直径为23nm，最小颗粒直径为7～8nm。已知口蹄疫病毒在全世界有7个主要类型A、O、C、南非1、南非2、南非3和亚洲1型，以及65个以上亚型。该病毒对外界环境的抵抗力很强，在冷冻条件下，血液及粪便中的病毒可存活120～170天。阳光直射下60分钟即可杀死；加热85℃15分钟、煮沸3分钟即可死亡。对酸碱敏感，1%～2%氢氧化钠、30%热草木灰、1%～2%甲醛等都是良好的消毒液。

流行病学　牛尤其是犊牛对口蹄疫病毒最易感，骆驼、绵羊、山羊次之，猪也可感染发病。具有流行快、传播广、发病急、危害大等流行病学特点，疫区发病率可达50%～100%，犊牛死亡率较高，其他则较低。病畜和潜伏期动物是最危险的传染源。病畜的水疱液、乳汁、尿液、口涎、泪液和粪便中均含有病毒。该病入侵途径主要是消化道，也可经呼吸道传播。发病虽无明显的季节性，但以春秋两季较多，尤其是春季。

临床表现　病畜表现为体温升高，在口腔黏膜、牙龈、舌面和鼻翼边缘出现水疱或形成烂斑，口角线状流涎，蹄冠、蹄叉形成典型水疱，未断乳仔猪感染后常表现为急性胃肠炎或心肌炎而突然死亡。人受到口蹄疫病毒感染，经2～18天的潜伏期后突然发病，表现为发热，口腔干燥，唇、齿龈、舌边、颊部、咽部潮红，出现水疱，伴头痛、恶心、呕吐或腹泻。患者数天后痊愈，预后良好，但有时可伴发心肌炎，人与人之间基本无传染性，但可把病毒传染给牲畜，再度引起畜间口蹄疫流行。

处理及预防　一旦发现疑似口蹄疫病畜，应立即报告兽医机关，病畜就地封锁，所用器具及污染地面用2%氢氧化钠消毒。一经确认，立即严格封锁、隔离、消毒及防治。发病畜群扑杀后要无害化处理，工作人员外出要全面消毒，病畜吃剩的草料或饮水，要烧毁或深埋，畜舍及附近用2%氢氧化钠、二氯异氰豚酸钠（含有效氯≥20%）、1%～2%福尔马林喷洒消毒。对疫区周围牛羊，选用与当地流行的口蹄疫毒型相同的疫苗，进行紧急接种，用量、注射方法及注意事项须严格按疫苗说明书执行。

发病初期，即口腔出现水疱前，用血清或耐受的病畜血液治疗。对病畜要加强饲养管理及护理工作，每天要用盐水、硼酸溶液等洗涤口腔及蹄部，喂以软草、软料或麸皮粥等。口腔有溃疡时，用碘甘油合剂（1∶1）每天涂搽3～4次。蹄部病变，可用消毒液洗净，涂甲紫溶液或碘甘油，并用绷带包裹，不可接触湿地。

屠宰前体温升高的病畜，其内脏和副产品应高温处理。体温正常的病畜，则去骨肉及内脏经后熟处理，即在0～6℃时经48小时，或大于6℃时经30小时，或10～12℃时经24小时存放后方可食用。

饲养员、兽医、屠宰工作者，要注意个人卫生，加强自我防护，同时要做好环境卫生工作，以减少感染发病。要加强卫生防疫，定期对饲养场所进行消毒，并且对饲养动物及时有效地给予疫苗接种。

结核病　由结核杆菌引起的慢性传染病，牛、羊、猪和家禽均可感染，其病理特征是在多种组织器官中形成结核性肉芽肿（结核结节），继而发生干酪样坏死或钙化。

病原　包括分枝杆菌属的三

个菌种，即结核分枝杆菌、牛分枝杆菌和禽分枝杆菌，牛型和禽型结核可传染给人。结核分枝杆菌为严格需氧菌，革兰染色阳性，长 1.5~4.0μm，宽 0.2~0.6μm 的细长、正直或微弯曲的杆菌，有时菌体末端有不同的分枝，有的两端钝圆，无鞭毛、无荚膜、无芽胞，无动力。结核分枝杆菌含有大量的类脂和脂质成分，对外界的抵抗力较强。在干燥状态下可存活 2~3 个月，在腐败物和水中可存活 5 个月，在土壤中可存活 7 个月到 1 年。但对湿热抵抗力较差，60℃、30 分钟即失去活力。

流行病学 结核病分布广泛，世界各国均有发生，尤其在南美及亚洲国家流行较为严重。牛最易感，特别是奶牛，猪和家禽易感性也较高，羊极少患病。患者和患病畜禽，尤其是开放型患者是主要传染源，其痰液、粪尿、乳汁和生殖道分泌物中都可带菌，该病主要经呼吸道和消化道感染。

临床表现 潜伏期短者十几天，长者数月甚至数年。表现为消瘦、贫血、呼吸音粗糙、颌下、乳房及体表淋巴结肿大变硬，如为局部结核，有大小不一的结节，呈半透明或灰白色，也可呈干酪样钙化或化脓等。

处理及预防 全身性结核且消瘦的病畜肉全部销毁，不消瘦者则病变部分切除销毁，其余部分经高温处理后食用。个别淋巴结或脏器有结核病变时，局部废弃，肉尸不受限制。预防结核病传播的重要措施是：早发现、严隔离、彻底治疗。牛乳应煮后食用，婴儿普种卡介苗。对家禽家畜感染结核病尚无理想的菌苗可供接种。畜禽结核一般不予以治疗，而是采用综合性预防措施，加强检疫、隔离，防止疾病传入，净化污染群，培育健康畜群。

布氏杆菌病 由布氏杆菌引起的慢性接触性传染病。其特征是生殖器官和胎膜发炎引起流产、不育和各种组织的局部病灶。

病原 布氏杆菌属有 6 个种，即马耳他布氏杆菌（羊布氏杆菌）、流产布氏杆菌（牛布氏杆菌）、猪布氏杆菌、林鼠布氏杆菌、绵羊布氏杆菌和犬布氏杆菌。其中羊型、牛型和猪型是人类布氏杆菌病的主要致病菌，羊型对人的致病力最强，猪型次之，牛型较弱。布氏杆菌属是一类革兰染色阴性的短小杆菌，有荚膜，无芽胞，无鞭毛，为需氧菌。在自然界中抵抗力较强，土壤中可存活 24~40 天，在病畜肉制品中可存活 40 天，水中可生存 5~150 天。对一般消毒剂敏感。

流行病学 布氏杆菌病具有分布广泛、侵犯多宿主的特点，既侵犯人群，也伤害家畜，又能感染多种野生动物。绵羊、山羊、猪及人最易感。受感染动物，特别是牛、羊、猪是主要的传染源，通常由消化道感染，也可经阴道、皮肤黏膜及呼吸道传染，吸血昆虫也可传播此病。多见于牧区，一年四季均可发生，但有明显的季节性。羊型布氏杆菌病春季开始发生，夏季达到高峰，秋季逐渐下降；牛型布氏杆菌病夏秋多发。母畜比公畜易感，性成熟后最易感染。

临床表现 布氏杆菌一般容易在子宫和睾丸中繁殖，特别是妊娠子宫，致使胎盘绒毛坏死，胎盘松动，引起胎儿死亡或流产，流产后多数伴有胎衣不下或子宫内膜炎。该菌以较强的内毒素致病，尤其以羊型的内毒素毒力最强。人感染布氏杆菌较家畜严重，病情复杂。表现为乏力，全身软弱，食欲缺乏，失眠，咳嗽，有白色痰，可听到肺部干鸣音，多呈波浪热，也有稽留热、不规则热或不发热，盗汗或大汗，睾丸肿大，一个或多个关节发生无红肿热的疼痛，肌肉酸痛等。

处理及预防 确诊或在畜群检疫中发现此病，均应当采取措施，淘汰病畜，并且进行无害化处理，其余每年定期预防接种抗布氏杆菌菌苗。该菌是兼性细胞内寄生菌，致使药物不易生效，因此对病畜一般不做治疗，应直接屠宰淘汰。

牛海绵状脑病 俗称疯牛病，是传染因子引起的牛神经系统进行性病变的传染性疾病。该病的主要特征是牛脑发生海绵状病变，并伴随大脑功能退化，临床表现为神经错乱、运动失调和死亡。该病首先发现于食用死者内脏后的某岛土著人，并由于该岛土著人有食用死者遗体内脏的习俗，该病发病率较高。除此之外，海绵状脑病在人类早有发生，称为克罗伊茨费尔特-雅各布病（简称克-雅病），是一种早老性痴呆病，发病率极低，仅为百万分之一。后由于有些国家纷纷用"牛肉骨粉"饲养菜牛，牛发生相同症状并导致大面积播散，故牛海绵状脑病便以"疯牛病"为大众所知。1996 年 3 月 20 日，英国首次官方证实了牛海绵状脑病病例。此病是由于朊病毒引起的，并且可通过喂食含有朊病毒的动物骨粉传播。人克-雅症被认为可通过食用患有疯牛病的牛脑或其结缔组织传播。另一种在麋鹿中发现的相关疾病包括慢性萎缩病。

病原 朊病毒又称朊蛋白，它不含有通常病毒所含有的核酸，也没有病毒的形态，却能在动物体内复制，从没有感染性转化为具有感染性，其主要成分是一种蛋白酶抗性蛋白，有抵抗蛋白酶作用。正因为这种结构特征，它对现有杀灭一般病毒的物理化学方法均有抵抗力。牛通常因食用被朊病毒感染的肉和骨髓制成的饲料被牛食用后，经胃肠消化吸收，朊病毒经过血液到大脑，破坏大脑，使其失去功能并呈海绵状改变，导致疯牛病。

流行病学 20 世纪 80 年代中期至 90 年代中期是疯牛病暴发流行期，主要的发病国家为英国和其他欧洲国家。英国于 1986 年首次确认疯牛病，英国在 1987～1999 年证实的疯牛病病牛多达 17 万头，整个牛群的发病率为 2%～3%。后来其他欧洲国家、北美洲和亚洲国家也出现了疯牛病病牛。

临床表现 牛海绵状脑病的病程一般为 14 天至 6 个月，症状包括神经性和一般性表现。神经症状可分为三个类型：①最常见的是精神状态的改变，如恐惧、暴怒和神经质。②3% 的病例出现姿势和运动异常，通常为后肢共济失调、颤抖和倒下。③90% 的病例有感觉异常，表现多样，但最明显的是触觉和听觉减退。出现症状几周后，病牛因症状加剧而不活动并出现死亡。大多数病牛在发病的早期就应考虑淘汰，从病牛最早出现临诊症状到死亡或被杀掉，少则 2 周，多则 1 年，一般为 1～2 个月。人食用被污染了的牛肉或牛脊髓，有可能染上致命的克-雅症。除此之外，某些含动物原料成分的化妆品也可能含有朊病毒。患者典型临床症状为出现痴呆或神经错乱，视物模糊，平衡障碍，肌肉收缩等，患者最终因精神错乱而死亡。

处理及预防 对于疯牛病的处理，尚无有效的治疗方法，只有防范和控制这类病毒在牲畜中的传播。一旦发现有牛感染了疯牛病，只能坚决予以宰杀并进行焚化深埋处理。热处理、5.25% 的次氯酸钠、2mol/L 或更高浓度的氢氧化钠可有效降低感染性。

猪链球菌病 人畜共患的、由多种致病性链球菌感染引起的急性传染病，常见的有猪败血症和猪淋巴结脓肿两种类型。依据其主要临床特征可分为急性出血性败血症型、心内膜炎型、脑膜炎型、关节炎型以及化脓性淋巴结炎型。以败血症型的危害最大，在某些特定诱因作用下，发病猪群的死亡率可达到 80% 以上。

病原 猪链球菌是链球菌属的一类，菌体呈圆形或椭圆形，直径<2.0μm，链状或成双排列，革兰染色阳性。菌落小，呈灰白透明；多数有溶血能力；分为 35 个血清型，即 1～34 型和 1/2 型。致猪发病的链球菌以 2 型为主。溶菌酶释放蛋白和细胞外蛋白因子是 2 型猪链球菌的两种重要的毒性因子。2 型猪链球菌在环境中的抵抗力较强，25℃时在灰尘和粪便中分别可以存活 24 小时和 8 小时，0℃时分别可以存活 1 个月和 3 个月；在 4℃的动物尸体中能存活 6 周，在 22～25℃可存活 12 天；加热 50℃、2 小时，60℃、10 分钟和 100℃可被直接杀灭本菌。对一般消毒剂敏感，常用消毒剂和清洁剂能在 1 分钟内杀灭该菌。

流行病学 分布广泛。猪链球菌感染的报道最早见于荷兰（1951 年）和英国（1954 年），此后在中国的养猪场开始发生，80 年代后逐渐严重。特别是近年来，流行范围扩大，发病率不断

升高。流行无明显季节性，但夏、秋季多发，尤其在潮湿闷热的天气多发。有时甚至可呈地方性暴发，发病率和死亡率都很高，给规模化养猪造成严重的损失。猪链球菌主要经呼吸道和消化道感染，也可经损伤的皮肤、黏膜感染。病猪和带菌猪是该病的主要传染源，其排泄物和分泌物中均有病原菌。

临床表现 潜伏期为 1～3 天或稍长，病猪出现的主要症状包括三种类型。①急性败血症型：中国流行的猪溶血性链球菌病，发病急、传播快，多表现为急性型和急性败血型。病猪突然发病，体温升高至 41～43℃，精神沉郁、嗜睡，没有食欲，流鼻涕，眼结膜潮红、流泪，呼吸加快。有的病猪出现运动共济失调、磨牙、昏睡等神经症状，有的背部皮肤出现广泛性充血、潮红。后期出现呼吸困难，如治疗不及时常死亡率较高。②脑膜炎型：多见于哺乳仔猪和断奶仔猪，病初体温 40～42.5℃，不进食，便秘，继而出现神经症状和磨牙、转圈、前肢爬行、四肢游泳状或昏睡。如不及时治疗，死亡率较高。③关节炎型：病程可拖延半个月甚至 1 个月以上，体温时高时低，精神、食欲时好时坏，关节肿胀，跛行甚至卧地不起，逐渐消瘦，病情可能突然变化而死亡，或逐渐好转而康复。猪链球菌病可通过伤口、消化道等途径传染给人。这种病原体早已长期存在于猪群身上，因为外界环境发生的变化使得病原体发生变异，突破种群障碍，开始从猪传播给人。人体感染猪链球菌后，多数病例发病初期均出现高热、全身不适、眩晕，临床上主要分为败血症型和脑膜炎型两个类型。败血症型常

发生链球菌中毒性休克综合征，表现为起病急，多为突发高热，肢体远端部位出现淤点、淤斑、早期多伴胃肠道症状、休克，病情进展快，很快转入多器官衰竭。脑膜炎型主要临床表现为头痛、高热、脑膜刺激征等，该型的临床表现较轻，预后较好，病死率较低。

处理及预防 本病呈零星散发时，应对病猪作无血扑杀处理，对同群猪立即进行强制免疫接种或者用药物预防，并隔离观察14 天。必要时对同群猪进行扑杀处理。对被扑杀的猪、病死猪及其排泄物、可能被污染的饲料、污水等按有关规定进行无害化处理；对可能被污染的物品、交通工具、用具、畜舍进行严格彻底消毒。只要采取科学防治措施，养殖场（户）加强饲养管理，建立完善的防疫制度，搞好环境卫生，该病能得到很好的控制。

禽流感 由 A 型流感病毒菌株引起的一种传染病。该病在全球范围发生。尽管认为所有的禽鸟均对禽流感病毒易感，但是很多携带这些病毒的野生鸟类却没有明显的症状。

病原 禽流感病毒一般为球形，直径为 80~120nm，但也常有同样直径的丝状形态，长短不一。表面有 10~12nm 的密集钉状物或纤突覆盖，囊膜内有螺旋形核衣壳。两种不同形状的表面钉状物是 HA（棒状三聚体）和 NA（蘑菇形四聚体）。禽流感病毒基因组由 8 个负链的单链 RNA 片段组成，编码 10 个病毒蛋白，其中 8 个是病毒粒子的组成成分（HA、NA、NP、M1、M2、PB1、PB2和 PA），另两个是分子质量最小的 RNA 片段，编码两个非结构蛋白 NS1 和 NS2，但 NS1 和 NS2 的

功能尚不清楚。根据核蛋白的抗原性，禽流感病毒属甲型流感病毒，按其套膜上的血凝素及神经氨酸酶的抗原性分为若干亚型，血凝素（H）有 16 个亚型，神经氨酸酶（N）有 9 个亚型。所有亚型都可感染鸟，在禽类中高致病性的属 H_5、H_7 亚型。典型的鸡禽流感病毒是 H_7N_7，而造成1983 年、1984 年在美国东部大流行的是 H_5N_2。感染人的禽流感病毒亚型主要为 H_5N_1、H_5N_6、H_7N_7、H_7N_9、H_9N_2，其中感染 H_5N_1、H_7N_9 的患者病情重，病死率高。

禽流感病毒在自然环境中，特别是凉爽和潮湿的条件下能存活很长时间。粪便中病毒的传染性在 4℃ 条件下可以保持长达30~50 天，20℃ 时为 7 天。该病毒是囊膜病毒，对去污剂等有机溶剂比较敏感。福尔马林、β 丙内酯、氧化剂、稀酸、乙醚、脱氧胆酸钠、羟胺、十二烷基硫酸钠和铵离子能迅速破坏其传染性。禽流感病毒没有超常的稳定性，因此对病毒本身的灭活并不困难。可在加热、强酸强碱、非等渗和干燥的条件下失活。

流行病学 禽流感最早于1878 年发生在意大利，随后在其他欧洲国家、南美和东南亚、美国和前苏联也有发生，现在几乎遍布全世界。多种动物可感染禽流感，包括鸟类、猪、马、海豹、鲸和人类。野生鸟类为无症状载体，可将其传播给更易感的家禽。在鸟类间主要通过呼吸道和粪-口途径传播，没有证据表明禽流感病毒能在熟肉中存活。1997 年中国香港报道了中国首例人感染禽流感病毒（H_5N_1）病例，1998 年从 1 例中国香港儿童体内分离到一种新的人流感病毒——禽流感

病毒甲型，这是历史上第一次从人类分离的禽流感病毒。2013 年3 月中国首次报告 H_7N_9 亚型感染人，中国以外尚未见报告。人感染 H_5N_1 禽流感病例以女性居多，年龄普遍在 50 岁以下；2009 ~2010 年世界大流行的甲型 H_1N_1流感主要侵袭儿童和青年；人感染 H_7N_9 禽流感病例三分之二为男性，年龄多在 50 岁以上。

临床表现 基于在家禽种群中的毒性不同，禽流感可分为低致病型和高致病型。H_5 和 H_7 亚型的毒株在高致病型和低致病型中都有发现，H_9 亚型只在低致病型中发现。低致病型禽流感可使禽类出现轻度呼吸道症状、食量减少、产蛋量下降，死亡率较低。高致病型最严重，发病率和死亡率高，感染鸡群常常全部死亡。潜伏期从几小时到几天不等，其长短与病毒的致病性、感染剂量和途径、禽的种类有关。首先感染的是鸟的消化道，病毒在小肠上皮细胞复制，并最终随粪便扩散。动物中的发病症状差别较大，高致病的类型可能在几天内致死。病毒可通过消化道、呼吸道、皮肤损伤等多种途径传染给人，症状与其他流感的症状很相似，有发热、咳嗽、咽喉痛、肌肉酸痛、结膜炎等，严重者出现呼吸困难和肺炎，可能会危及生命。人禽流感的预后与感染的病毒亚型有关，感染 H_9N_2、H_7N_7 者，大多预后良好；而感染 H_5N_1 者预后较差，病死率约为 30%。

处理及预防 患高致病性禽流感的动物肉品一律销毁。确认家禽患高致病性禽流感时，在动物防疫机构的监督指导下对疫点内所有的家禽进行扑杀。对所有病死禽、被扑杀禽、禽类产品以及禽类排泄物和被污染或可能被

污染的垫料、饲料等物品均需进行无害化处理。禽类尸体需要运送时，应使用防漏容器，须有明显标志，并在动物防疫机构的监督下实施。对疫点内禽舍、场地以及所有运载工具、饮水用具等必须进行严格彻底地消毒。预防一方面是加强禽类疾病监测，一旦发现禽流感疫情，动物防疫部门应立即按有关规定进行处理；养殖和处理的所有相关人员做好防护工作。另一方面加强对密切接触禽类人员的监测。出现流感样症状时，立即进行流行病学调查，采集患者标本并送至指定实验室检测，以进一步明确病原，同时应采取相应的防治措施。

(刘烈刚)

shíyuánxìng jìshēngchóngbìng
食源性寄生虫病（foodborne verminosis）
人摄入污染寄生虫或其虫卵的食物而感染的肠道寄生虫病。这是一类重要的食源性疾病，暴发流行与细菌性食物中毒有相同特点，如发病与食物相关；患者在近期内食用过相同的食物；发病集中，短时间内可能有多人发病；患者有相似的临床表现。

旋毛虫病　旋毛线虫引起的人畜共患寄生虫病，流行于哺乳类动物间，人因生吃或半熟食含旋毛虫包囊的猪肉等而感染。

病原　旋毛线虫雌虫长 3～4mm，雄虫长 1.5mm，寄生于十二指肠及空肠上段肠壁，交配后雌虫潜入黏膜或达肠系膜淋巴结，排出幼虫。后者由淋巴管或血管经肝及肺入体循环散布全身，但仅到达横纹肌者能继续生存。以膈肌、腓肠肌、颊肌、三角肌、二头肌、腰肌最易受累，其次为腹肌、眼肌、胸肌、臀肌等，亦可波及呼吸肌、舌肌、咀嚼肌、吞咽肌等。感染后 5 周，幼虫在纤维间形成 0.4mm×0.25mm 的橄榄形包囊，3 个月内发育成熟，6 个月至 2 年内钙化，但因其细小，X 线不易查见。钙化包囊内幼虫可存活 3 年。成熟包囊被动物吞食后，幼虫在小肠上段自包囊内逸出，钻入肠黏膜，经 4 次脱皮后发育为成虫，感染后一周内开始排出幼虫。成虫与幼虫寄生于同一宿主体内。旋毛虫包囊对低温的抵抗力较强，在 -12℃可以保持活力达 57 天，-15℃下能存活 20 天，在 -21℃可以存活 8～10 天。包囊对热的抵抗力较弱，一般肉中心温度达到 60℃时 5 分钟可杀死虫体，但是某些加工方法如熏烤、腌制及暴晒等不能杀死包囊，包囊在腐肉中可存活 2～3 个月。

流行病学　猪为旋毛虫病的主要传染源，其他肉食动物如鼠、猫、犬、羊以及多种野生动物如熊、野猪、狼、狐等亦可感染并通过相互残杀吞食或摄入含旋毛虫包囊的动物尸体而感染。人因食入含包囊的猪肉、狗肉、羊肉或野猪肉等而感染，暴发流行与食生肉习惯有密切关系。人对此病普遍易感，感染后可产生显著免疫力，再感染者病情远较初次感染者轻。旋毛虫病分布于全球，中国主要流行于云南、西藏、河南、湖北、东北、四川等地，福建、广东、广西等地亦有发生。猪的感染率一般为 0.1%～0.2%，某些地区检出率达 2% 或 7%。鼠的感染率和感染度亦较高较重。

临床表现　潜伏期 2～45 天，多为 10～15 天，潜伏期长短与病情轻重呈负相关，临床症状轻重则与感染虫量呈正相关。感染早期可表现为恶心、呕吐、腹痛、腹泻等，通常轻而短暂。急性期主要表现有发热、水肿、皮疹、肌痛等。病程第 3～4 周进入恢复期，急性期症状渐退，而乏力、肌痛、消瘦等症状则可持续较长时间。

预防　预防措施包括：①加强卫生宣教，不吃生的或未煮熟的猪肉及其他哺乳类动物肉或肉制品。②搞好卫生，消灭鼠类，将尸体烧毁或深埋。禁止随意抛弃动物尸体和内脏。对检出旋毛虫的动物制品，应按规定处理。③一定要将肉烧熟后再食用，切肉、切凉拌菜的刀、砧板要生熟分开。④提倡生猪圈养，饲料最好经加热处理；加强肉类检疫。

牛带绦虫病　牛带绦虫成虫寄生在人体小肠内引起的肠绦虫病，又称牛肉绦虫病、肥胖带绦虫病。

病原　牛带绦虫成虫乳白色，长 4～8m，最长可达 25m。虫体前端较细逐渐向后变宽变扁。链体由 1000 余个节片组成，每一节片均有雌雄生殖器官各一套。妊娠节片约占节片总数的 10%，其子宫分支数为 15～30 个，呈分支状分布于节片两侧，排列整齐，内含大量虫卵。妊娠节片可自动从链体脱落，常单节或数节相连随粪便排出，亦可主动从肛门逸出。每妊娠节片约含虫卵 8 万个，一条牛带绦虫每天可排卵约 72 万个，其中约 50% 在排出时已成熟，约 40% 须在宿主体外经过 2 周后方才发育成熟。粪检发现的虫卵一般卵壳已经脱落，仅为胚膜包被的六钩蚴。呈圆形或近圆形，直径 36～42μm，黄褐色。胚膜 3～3.8μm，表面有六角的网状纹理。胚膜内侧为幼胚外膜，薄而透明，紧包六钩蚴。牛带绦虫虫卵对外界环境抵抗力较强，在 -4℃可存活 168 天，在粪便中亦可存活数十天，通常处理污水的方法也不能完全杀死虫卵。

流行病学　牛带绦虫以人为其唯一终宿主，中间宿主则有牛科动物、野山羊、野猪、驯鹿、美洲驼、角马、狐、绵羊等。牛带绦虫寄生在人体小肠上部，其虫卵与妊娠节片随粪便排出。牛等动物中间宿主吞食被污染的饲料后，六钩蚴在十二指肠内孵出并借其小钩及穿刺腺溶解黏膜而钻入肠壁，随血流到达身体各部肌肉内，尤其多见于头部咀嚼肌、舌肌、心肌及其他骨骼肌内，经过2~3个月发育为有感染性的囊尾蚴。当人吞食有感染力的囊尾蚴后，囊尾蚴在小肠受胆汁刺激，头节翻出并固着在肠黏膜上，长出节片形成链体，约经3个月发育为成虫。成虫在人体内寿命达30~60年。牛带绦虫病呈世界性分布，在吃牛肉，尤其有生食牛肉习惯的地区或民族中可造成流行，一般地区则多为散发病例。

临床表现　潜伏期为从食入囊尾蚴至粪便中出现虫体节片或虫卵，约需3个月。症状轻重程度与体内寄生虫数有关。轻者可毫无症状，重者症状明显甚至可因并发症而死亡。粪便中发现白色节片为最常见的症状，并常成为患者就诊时主诉。胃肠道症状中以腹痛最常见，约占半数病例，可为钝痛、隐痛、刺痛、咬痛或烧灼感，少数患者可有肠绞痛。还可有恶心（15.7%~46%）、呕吐（11%）、腹泻（10%~50%）等。食欲缺乏或亢进都较常见。头晕、神经过敏、失眠、癫痫样发作与晕厥等神经症状以及过敏性瘙痒症、荨麻疹、结节性痒疹也在少数患者中出现。

预防　预防应大力开展卫生宣教，不吃生肉，坚持生熟刀具分开；严格执行肉类检疫，禁止带囊尾蚴的牛肉上市；冷藏牛肉应在-23~-22℃保持10天才能保证杀死肉中的囊尾蚴。加强人粪管理，防止人粪污染牧场、饲料及水源。在流行区普查普治患者。

猪带绦虫病　常见的人畜共患寄生虫病，由猪带绦虫成虫寄生在人体小肠所引起的肠绦虫病，又称猪肉绦虫病、链状带绦虫病；其幼虫在猪的肌肉组织内形成囊尾蚴，故亦称囊尾蚴病。

病原　猪带绦虫虫体薄而透明，体长3~5m。头节近圆球状，不含色素，0.6~1mm。头节除有4个吸盘外，顶端有顶突，其上有25~50个小钩，排成内外两圈。颈部纤细。链体节片数较少，约数百个。成熟节片近方形，妊娠节片窄长，子宫分支数较少，7~13个，多呈树枝形状分布。虫卵与牛带绦虫卵难以区别。猪带绦虫成虫寄生在人小肠内，其妊娠节片从链体脱落，随粪便排出体外。中间宿主猪吞食粪便中妊娠节片后，虫卵在其十二指肠内受消化液作用而破裂，六钩蚴逸出并循肠壁血流或淋巴到达宿主体内各部位。虫体逐渐生长，中间细胞溶解形成空腔并充满液体，约经10周发育为成熟囊尾蚴。猪体内的囊尾蚴以肌肉为多，其中以股内侧肌最多。成熟囊尾蚴呈椭圆形，约20mm×11mm，乳白色半透明。这种猪肉俗称"米猪肉"或"痘猪肉"。人误食生的或半生的带囊尾蚴的病猪肉后在胃内囊尾蚴囊壁被消化，在十二指肠内囊尾蚴头节外翻，固着于小肠壁发育为成虫，2~3个月后粪便中即可发现虫卵。

流行病学　中国分布广泛，各地均有散发病例，在云南、河南、黑龙江、吉林、广西壮族自治区等地均有地方性流行。

临床表现　症状与牛带绦虫病相似，一般无明显症状。人肠内寄生虫数一般为一条，偶亦可有两条或以上，临床症状可有腹痛恶心、消化不良、腹泻、体重减轻，虫数多时偶可发生肠梗阻。与牛带绦虫病相似，患者多以粪便中发现节片而就诊。猪带绦虫病的重要性在于患者肠道内成虫有导致囊尾蚴病自体感染的危险。猪带绦虫病患者在肠道逆蠕动或驱虫时脱落的妊娠节片均有反流入胃的可能，经消化孵出六钩蚴而造成自体感染囊尾蚴病。根据囊尾蚴寄生部位的不同，可分为脑囊尾蚴病、眼囊尾蚴病和肌囊尾蚴病。严重损害人体健康。

预防　预防主要是抓好"驱、管、检、教"，进行综合治理。①在普查的基础上及时进行驱虫治疗。②发动群众，管好厕所猪圈，并进行免疫接种，控制人畜互相感染。③屠宰生猪后必须经国家指定卫生部门检疫方可进入市场，严禁"米猪肉"上市买卖。④教育群众改变不良的生食、半生食猪肉的饮食习惯，严格执行生熟炊具分开，注意个人卫生。加强饮食摊点的卫生检疫，带绦虫病者不得从事饮食行业工作。

（刘烈刚）

shíwù guòmǐn

食物过敏（food allergy）　摄入体内食物中的某些成分，作为抗原诱导机体产生异常免疫应答而发生的变态反应性疾病。食物成分引起的人体免疫反应主要是由免疫球蛋白E（IgE）介导的速发型超敏（或称变态）反应。据世界卫生组织估计，至少有30%的人在一生中会经历一次或多次食物过敏事件，食物过敏患病率在成人中为1%~3%，在儿童中为

4%~6%。发病特点包括：①婴幼儿及儿童的发病率高于成人，婴幼儿过敏性疾病以食物过敏为主，4岁以上儿童对吸入性抗原的敏感性增加。②发病率随年龄的增长而降低，如患病儿童随着年龄的增长对牛奶不再过敏；但对花生、坚果、鱼虾则多数为终身过敏。③人群中实际发病率较低，由于临床表现难以区分，往往把各种原因引起的对食物的不良反应误认为是食物过敏。

食物过敏原 可引发过敏的食物过敏原都是蛋白质或糖蛋白，分子量常为10~60kD，有以下特点。①任何食物都可能是潜在的过敏原：幼儿常见的食物过敏原有牛乳、鸡蛋、大豆等；花生是常见的过敏原；海产品是诱发成人过敏的主要食物。②食物中仅部分成分有致敏性：例如，鸡蛋蛋黄含过敏原很少，蛋清含23种糖蛋白，只有卵清蛋白和卵黏蛋白是主要的过敏原。③食物过敏原具可变性：加热可使一些次要的过敏原过敏性降低，但主要的过敏原对热不敏感。酸度增加和消化酶存在可减少食物的过敏性。④食物间存在交叉反应性：许多蛋白质可有共同的抗原决定簇，使过敏原具有交叉反应性。例如，对牛乳过敏者对山羊乳也过敏；对鸡蛋过敏者可能也对其他鸟蛋过敏；对大豆过敏者也可能对豆科类的其他豆类过敏。⑤随年龄增长，主要的致敏食物会有所不同：如儿童，常见的致敏食物为牛乳、蛋类、花生、小麦和坚果类；而对于成人则为花生、坚果类、黄豆、鱼及虾蟹类。引起食物过敏的食物有160多种，但常见的致敏食品主要有8类：牛乳及乳制品（干酪、酪蛋白、乳糖等）；蛋及蛋制品；花生及其制品；大豆和其他豆类以及各种豆制品；小麦、大麦、燕麦等谷物及其制品；鱼类及其制品；甲壳类及其制品；坚果类（核桃、芝麻等）及其制品。

临床表现 食物过敏症状一般在食用致敏食物后几分钟至一小时内出现，可持续数天甚至数周。过敏反应的特定症状和严重程度受摄入致敏原的量以及过敏者敏感性的影响。食物过敏者可出现皮肤症状，如发痒、发红、肿胀等；胃肠道症状，如腹痛、恶心、呕吐、腹泻、口腔发痒和肿胀等；呼吸道症状，如鼻和喉发痒和肿胀、哮喘等；眼睛发痒和肿胀；以及心血管系统症状，如胸部疼痛、心律不齐、血压降低、昏厥、丧失知觉甚至死亡。

治疗 ①避免食物过敏原：一旦确定了食物过敏原应严格避免再次进食，这是最有效的防治手段。但"避"应有的放矢，如鸡蛋最容易过敏的部分为蛋清，可食蛋黄部分。一般6~12个月后小儿对大部分食物过敏原的敏感性消失。烹调或加热使大多数食物过敏原失去抗原性。对含有麸质蛋白的谷物过敏者，要终身禁食全谷类食物，应食用去除谷类蛋白的食物。②药物：一般不主张长期用酮替芬、皮质激素治疗，也不主张食物脱敏，但食物诱发症状时应对症处理。对IgE介导的过敏反应，可适当给予抗组胺类药物。

预防 一般预后良好，患者多随年龄增长而逐渐缓解。但处理不当，病情迁延发展，常致营养不良、生长障碍。有患食物过敏高度危险的婴儿（指父母一方或双方患食物过敏），特别是出生后3~6个月鼓励母乳喂养。遇有食物过敏反应家族史的婴儿，医师要将这种可能性告诉父母，劝告他们不要吸烟，不要在室内养动物，保持室内环境清洁卫生。食物标签标识食物致敏原，有利于食物过敏者避免食用。

（刘烈刚）

shíwù bùnàishòu

食物不耐受（food intolerance）人体摄入某种（些）食物诱发的变态反应性疾病。人的免疫系统把进入人体内的某种或多种食物当成有害物质，针对这些物质产生过度的保护性免疫反应，产生食物特异性IgG抗体，与食物颗粒形成免疫复合物（Ⅲ型变态反应），可引起所有组织发生炎症反应，并表现为全身各系统的症状与疾病，其发病机制尚不清楚。常见的不耐受食物包括牛乳、鸡蛋、小麦、玉米、坚果、大豆和贝类等，还可见于牛肉、鸡肉、鳕鱼、螃蟹、蘑菇、猪肉、大米、虾和番茄。

食物不耐受并无特异的临床表现，人群中有高达45%的人对某些食物产生不同程度的不耐受，婴儿与儿童的发生率比成人高。多数患者表现为胃肠道症状和皮肤反应，但不同人对同一种食物不耐受可能出现极不相同的症状。其中，肠易激综合征、皮肤病、偏头痛与食品不耐受有密切关系。肠易激综合征是食用特定的食物或调料后产生的一种累及整个消化道的动力障碍性疾病，可引起反复的上、下消化道症状，其症状包括不同程度的腹痛、便秘或腹泻、腹部饱胀等。

（刘烈刚）

bìngdúxìng shíyuánxìng jíbìng

病毒性食源性疾病（viral food-borne disease）摄入被病毒污染食物所致的感染性疾病。根据病毒特点以及疾病感染途径，分为甲型病毒性肝炎、轮状病毒感染、诺如病毒感染、肠道病毒感染、朊病毒感染、口蹄疫病毒感染。后两种疾病论述见人畜共患传染病。

甲型病毒性肝炎 简称甲型肝炎。甲肝病毒经肠道引起的最常见的疾病，也称感染性肝炎、流行性肝炎、卡他性黄疸等。

病原 甲型肝炎病毒是一种没有外壳的、单链的核糖核酸病毒，属微小核糖核酸病毒科肝病毒属，是世界上造成急性肝炎的最重要的病原体。甲型肝炎患者在发病前2周和发病后1周从粪便中排出的甲肝病毒数量最多，甲肝病毒经口进入人体内后经肠道进入血液，引起病毒血症，经过2周后才到达肝，随即通过胆汁排入肠道并出现在粪便中。此病毒抗高温、耐酸碱的能力强，可感染各种动物和人。

流行病学 甲型肝炎在人群中的流行特征为常年多发，可呈暴发流行，各年龄段均易感。病毒主要通过消化道传播。水源或食物被污染时可造成暴发流行，在城镇或农村均可形成流行。常见的污染食品为冷菜、水果和果汁、乳制品、蔬菜、贝类、冷饮及冰茶、草莓酱、水、沙拉和贝类是最常见的污染食品。甲型肝炎在东南亚、俄罗斯、中东、地中海地区、非洲、中美洲以及南美洲常见。中国上海及沿海部分地区1988年的甲型肝炎大流行，是食用受甲肝病毒污染的毛蚶造成的，共有30万余人发病。

临床表现 潜伏期15~45天，平均为30天，典型的甲型黄疸型肝炎于症状出现前2~7天，少数患者14天前即出现前驱症状，表现为发热、乏力或有非特异性的上呼吸道症状。此期患者多诉恶心、厌食、呕吐，部分患者有腹胀或腹泻。黄疸初期，患者乏力、食欲缺乏等症状更明显，发热、上呼吸道症状则逐渐消退。患者多有肝大和压痛，20%左右患者有脾大。甲型无黄疸型肝炎的症状与黄疸型相似，但无黄疸，病情较轻，恢复较好。诊断主要依据流行病学资料、临床特点、实验室检查和特异血清学诊断综合分析判断。一旦确诊，患者应严格隔离。

预防 预防措施主要为控制传染源，切断传播途径，加强饮食、饮水和环境卫生包括粪便的管理，养成个人良好的卫生习惯。

轮状病毒感染 轮状病毒经肠道引起的肠道传染性疾病，主要见于婴幼儿。

病原 轮状病毒是急性胃肠炎的重要病原体，直径60~80nm，核心为双股RNA，由11个节段组成，外有双层衣壳，内层壳粒呈放射状排列，与薄而光滑的外层衣壳形成轮状。轮状病毒有6个血清型，其中A、B、C 3个血清型可传染人。急性肠胃炎、婴儿腹泻、冬季腹泻、急性非细菌性感染性腹泻和急性病毒性胃肠炎，均由A血清型轮状病毒引起。A型人感染轮状病毒是婴幼儿腹泻的主要死亡原因，50%以上病例需住院治疗。美国每年约有30万病例。在温带地区，常见于秋冬季发病，在热带地区则全年多发。轮状病毒B，也称人腹泻轮状病毒，是中国所有年龄人群中急性腹泻的主要原因。轮状病毒C，在日本和英国首次被报道，但在许多国家引起的儿童腹泻是散发的，也较少见。E型轮状病毒的发生较少，以散发病例为多。

流行病学 各年龄段人群对轮状病毒均易感，早产儿、6个月~2岁儿童、老年人对轮状病毒尤为易感。患者和隐性感染者是主要传染源。主要通过粪-口途径传播，水源污染可造成暴发流行。A型感染者呼吸道分泌物中可检测到特异性抗体，提示A型轮状病毒有通过呼吸道传播的可能性。

临床表现 A型人轮状病毒感染的潜伏期为24~72小时，大多数在48小时内；人腹泻轮状病毒感染的潜伏期为38~66小时，平均52小时。A型人轮状病毒感染临床症状包括：①婴幼儿急性胃肠炎，急起发病，80%患儿先呕吐，随即频繁的腹泻，多为黄色水样便，无黏液和脓血。每日排便10~20次，严重时伴明显的失水。约1/3患儿伴39℃左右的发热。病程一般2~6天。②慢性轮状病毒性肠炎，见于免疫功能低下的婴幼儿和成人，腹泻症状可持续长达数月，腹泻期间粪便长期排病毒，是传染源。③婴幼儿的其他表现，A型人轮状病毒感染可引起新生儿坏死性小肠炎、婴儿肠套叠、婴儿肺炎、脑炎、脑膜炎。婴幼儿还可伴突发性婴儿死亡综合征、瑞氏综合征、溶血性尿毒综合征、川崎病和克罗恩病等。人腹泻轮状病毒感染起病急，主要症状有腹泻，黄色水样便，无黏液脓血。每日排便5~9次或10余次不等，重者超过20次。严重腹泻者有不同程度的失水。可伴腹胀、腹痛、恶心、呕吐、乏力等症状。病程一般为3~5天，个别病程可长达2周。

预防 尽管轮状病毒感染主要经粪-口途径传播，即使在卫生状况较好的国家，控制和改善水源的卫生也不能完全预防其感染。有效预防手段是主动免疫，保护易感人群。

肠道病毒感染 由肠道病毒

引起的以胃肠道症状为主的一类感染。

病原 肠道病毒包括脊髓灰质炎病毒、库克萨基病毒和在人类肠道致细胞病变的孤儿病毒。属微小核糖核酸病毒科的肠道病毒属。颗粒小，呈20面体，直径24～30nm，不含类脂体，核心有单链核糖核酸，耐乙醚和其他脂溶剂、耐酸，对抗生素、抗病毒药、去污剂均抵抗。

流行病学 人是唯一自然宿主，病毒通过人与人接触（通过手指、餐具和食物）传播扩散。感染者的咽部和肠道中有病毒存在，从粪便排出病毒可持续几周。粪-口是主要的传播途径，偶尔可通过飞沫传播。分布于世界各地，在热带和亚热带全年发病，在温带夏季多见，温暖、潮湿、卫生条件差、人群拥挤地区发病率高。成人和儿童均可发病，儿童较多见。有些病毒的感染常发生流行，不同年份的流行可由不同种、型的病毒引起，有些病毒感染的流行有周期性。

临床表现 临床表现复杂多变，病情轻重差别甚大。同型病毒可引起不同临床综合征，而不同型的病毒又可有相似的临床表现。主要症状分以下几种。①呼吸道感染：埃可病毒及柯萨奇病毒的很多型均可引起，以上呼吸道感染为常见，也可引起婴儿肺炎等下呼吸道感染。②疱疹性咽颊炎：主要由柯萨奇A群及B群病毒引起，埃可病毒引起较少。主要表现为发热、咽痛、咽部充血、咽部有散在灰白色丘疱疹，直径1～2mm，四周有红晕，多见于扁桃体、软腭和腭垂。③出疹性疾病：柯萨奇病毒及埃可病毒均可引起。多见于婴儿及儿童，成人较少见。皮疹于发热或热退时出现，呈多形性，有斑丘疹、斑疹、猩红热样皮疹、风疹样皮疹、疱疹及荨麻疹等。④手足口病：主要由柯萨奇病毒A5、9、10、16型引起，尤以A16多见。多发生于5岁以下小儿，传染性强，可暴发流行或散发。主要表现为口腔黏膜小疱疹，后破溃形成溃疡。多分布于后舌、颊及硬腭，亦可见于齿龈、扁桃体及咽部。⑤脑膜炎、脑炎及瘫痪性疾病：柯萨奇病毒A群、B群和埃可病毒的许多型以及肠道病毒71型均可引起此类疾病。

预防 脊髓灰质炎疫苗预防效果甚佳，其他肠道病毒感染尚缺特异控制方法。婴幼儿应避免与急性发热患者密切接触，注射γ-球蛋白或胎盘球蛋白也可起一定预防作用。

（刘烈刚）

shíwù zhòngdú

食物中毒（food poisoning）
摄入含生物性、化学性有毒有害物质的食品或把毒有害物质当作食品摄入后所致的非传染性的急性、亚急性疾病。此是最常见的食源性疾病。但下列情况不属食物中毒：因暴饮暴食而引起的急性胃肠炎；食源性肠道传染病，如伤寒、霍乱；人体寄生虫病，如旋毛虫病、囊尾蚴病；食物过敏；因一次大量或长期少量摄入某些有毒、有害物质而引起的以慢性毒害为主要特征的疾病，如致癌、致畸、致突变。

中毒食品 含有毒有害物质并引起中毒的食品。

致病菌和/或毒素污染的食品 如细菌、真菌及其毒素污染的食品。

动物性有毒食品 主要有两种：①将天然含有毒成分的动物或动物的某一部分当作食品，如河豚、动物的甲状腺等。②在一定条件下，产生了大量有毒成分的可食的动物性食品，如鲐鱼等引起的组胺中毒等。

植物性有毒食品 主要有三种：①将天然含有毒成分的植物或其加工制品作食品，如毒蕈、大麻油等。②加工过程中未能破坏或除去有毒成分的植物作食品，如含氰苷的木薯、苦杏仁等。③产生大量有毒成分的可食的植物性食品，如含龙葵素的发芽马铃薯等。

化学性有毒食品 主要有四种：①被有毒化学品污染的食品，如被农药污染的粮食、蔬菜等。②误认为食品、食品添加剂、营养强化剂的有毒有害化学物质，如误将亚硝酸盐作食盐使用。③添加非食品级、伪造或者禁止使用的食品添加剂、营养强化剂的食品，以及超量使用食品添加剂的食品，如亚硝酸盐作发色剂在肉制品中添加过量。④营养素发生化学变化的食品，如酸败的油脂。

发病特征 食物中毒发生的原因各不相同，但发病有共同特征。①发病潜伏期短，来势急剧，呈暴发性，短时间内可能有多数人发病。②发病与食物有关，病人有食用同一有毒食物史，流行波及范围与有毒食物供应范围相一致，停止该食物供应后，流行即终止。③临床表现基本相似，以恶心、呕吐、腹痛、腹泻等胃肠道症状为主。④一般情况下，人与人之间无直接传染。发病曲线呈突然上升之后又迅速下降的趋势，无传染病流行时的余波。这些特征是诊断食物中毒的重要依据。

流行病学特点 发病有相似的流行病学特点。

季节性 发生的季节与食物中毒的种类有关。季节或气候因素可改变人体的抵抗力，如在夏秋季气温较高、湿度较大的情况下，人体胃肠道的抵抗力降低。高温高湿的环境又适合于病原微生物的生长繁殖。细菌性食物中毒主要发生于夏秋季；化学性食物中毒则无明显季节性，全年均可发生。

地区性 绝大多数有明显的地区性，主要与致病因素分布的区域、地理环境及特点有关，如副溶血性弧菌主要存在于近岸海水及底泥中，故在中国沿海地区副溶血性弧菌食物中毒最常见。

中毒食品 动物性食物引起的食物中毒的例数和发病人数最多，其次为植物性食物。

中毒原因 按中毒人数排序，依次为微生物、不明原因、有毒动植物性、化学性食物中毒。致病因素中，病死率最高的为有毒动植物性食物中毒，其次为化学性食物中毒，微生物所致食物中毒的病死率较低。

中毒发生场所 主要发生在集体食堂、饮食服务单位和家庭，其中集体食堂发生食物中毒的人数最多。

分类 根据病原物可分为五类。①细菌性食物中毒：最常见，发病率较高，但病死率较低，有明显的季节性，5～10月最多。②真菌及其毒素食物中毒：如赤霉病麦中毒、霉变甘蔗中毒等，真菌在污染食品后，可大量繁殖并产生毒素，用一般烹调方法加热处理不能破坏而引起食物中毒，发病率及死亡率均较高，发病有明显的季节性及地区性。③有毒植物性食物中毒：中毒食品包括天然含有毒成分的植物或其加工制品如毒蕈、大麻油、桐油、有

毒蜂蜜；加工过程中未破坏或除去有毒成分的植物如木薯、苦杏仁、鲜黄花菜、四季豆、白果等；在一定条件下产生大量有毒成分的植物性食品如发芽马铃薯等。发病因中毒食品种类而异，如毒蘑菇中毒多见于7、8月份潮湿多雨的南方地区，病死率较高。④有毒动物性食物中毒：天然含有毒成分的鱼类如河豚、动物甲状腺及鱼胆等和可产生大量有毒物质的动物性食品如鲐鱼、麻痹性贝类等，发病率较高，病死率因动物种类的不同而有所不同。⑤化学性食物中毒：如亚硝酸盐中毒、有机磷农药中毒、假酒中毒等，发病率及病死率较高，但季节性和地区性均不明显。

（黄国伟）

xìjūnxìng shíwù zhòngdú
细菌性食物中毒 （bacterial food poisoning）

摄入致病性细菌和/或细菌毒素污染的食物所致的非传染性急性、亚急性疾病。此类中毒是最常见的食物中毒，中国每年发生的细菌性食物中毒事件和中毒人数所占比例较大。发病原因：①病原菌的污染，牲畜在屠宰时及畜肉在采集、加工、运输、储藏、销售过程中受到致病菌的污染，如病死的牲畜肉。②细菌大量繁殖，食品在生产、储存、运输、销售中被细菌污染，被污染食物在较高的温度下存放，致病菌大量生长繁殖或产生毒素。③食物吃前未加热或加热不彻底，被污染食物未经高温彻底杀灭细菌，但毒素耐高温，如食物被毒素污染则加热不起作用。

中毒机制 细菌性食物中毒根据病原体和中毒机制不同分为三型：感染型、毒素型和混合型。不同机制的临床表现不同，感染型食物中毒常伴有发热，而毒素

型食物中毒少有发热症状；感染型潜伏期较长，毒素型潜伏期长短与毒素类型有关，如金黄色葡萄球菌等多数细菌毒素引起的潜伏期较短，肉毒梭菌、椰毒假单胞菌酵米面亚种等毒素引起的潜伏期相对较长。

感染型 病原菌随食物进入肠道后，在肠道内生长繁殖，靠其侵袭力附着于肠黏膜或侵入黏膜及黏膜下层，引起肠黏膜充血、白细胞浸润、水肿、渗出等炎性变化，出现腹泻等胃肠道综合征。典型的如各种血清型沙门菌感染等。病原菌还进入黏膜固有层，被吞噬细胞吞噬或杀灭，菌体裂解，释放出内毒素。内毒素可作为致热原刺激体温调节中枢引起体温升高，故此型中毒者多有发热症状。

毒素型 某些病原菌污染食品后，在适宜的条件下大量繁殖并产生外毒素。大多数细菌能产生肠毒素或类似毒素，尽管其分子量、结构和生物学性状不尽相同，但中毒机制类似。肠毒素激活肠壁上皮细胞的腺苷酸环化酶或鸟苷酸环化酶，使胞质内的环磷酸腺苷（cAMP）或环磷酸鸟苷（cGMP）的浓度增高，促进胞质内蛋白质磷酸化过程，并激活细胞内的相关酶系统，改变细胞的分泌功能，使肠壁上皮细胞 Cl^- 分泌亢进，Na^+ 和水吸收受抑制，导致腹泻。常见的有金黄色葡萄球菌食物中毒等。

混合型 某些病原菌进入肠道后，除侵入黏膜引起炎性反应外，还产生肠毒素，引起急性胃肠道症状。此类中毒是病原菌和毒素双重作用的结果，如副溶血性弧菌食物中毒等。

流行病学 ①发病率高，病死率较低：细菌性食物中毒是最

常见的食物中毒，在全球所有的食源性疾病暴发案例中，有66%以上为病原菌所致。一般临床症状较轻，预后好，病死率低，但也有例外。沙门菌、葡萄球菌、变形杆菌等食物中毒，病程短、恢复快、预后好、病死率低；李斯特菌、小肠结肠炎耶尔森菌、肉毒梭菌、椰毒假单胞菌食物中毒的病死率较高，病程长，病情重，恢复慢。②有明显季节性：一年四季都可发生，但以夏秋季频发，以5~10月较多，与气温高、细菌易繁殖及机体防御功能降低均有关。③动物性食品为主要中毒食品：畜肉类及其制品居首位，其次为禽肉、鱼、乳、蛋类；植物性食物如剩饭、米糕、米粉则易引起金黄色葡萄球菌、蜡样芽胞杆菌食物中毒；家庭自制的发酵食品可引起肉毒梭菌食物中毒。

临床表现　以急性胃肠炎为主，主要表现为恶心、呕吐、腹痛、腹泻等。感染型食物中毒通常伴发热，毒素型食物中毒则很少发热。中毒的潜伏期的长短与食物中毒的类型有关。

诊断　主要根据流行病学调查、临床表现和实验室检查。①流行病学调查：根据发病急，短时间内同时发病，发病范围局限在食用同一种有毒食物的人群等特点，找到引起中毒的食品，并查明引起中毒的具体病原体。②临床表现：潜伏期和中毒表现符合细菌性食物中毒特有的临床特征。③实验室检查：包括对可疑食物、患者呕吐物及粪便等进行细菌学及血清学检查的资料，如菌体的分离鉴定、血清凝集实验；不能明确诊断时，尤其是怀疑细菌毒素中毒者，可通过动物实验检测细菌毒素的存在。

鉴别诊断　①非细菌性食物中毒：动植物性食物中毒潜伏期很短，如发芽马铃薯、河豚或毒蕈等，一般不发热，以呕吐为主，腹痛、腹泻较少，但神经症状较明显，病死率较高；汞、砷中毒时，主要表现为咽痛、充血、吐泻物中含血，经化学分析可确定病因。②霍乱：霍乱的潜伏期为6~8小时至2~3天不等，主要表现为剧烈的呕吐、腹泻，粪便呈水样，常伴血液和黏液，有时发生肌肉痉挛。严重腹泻常致脱水，若液体得不到补充时，患者可死亡。通过粪便培养或涂片后经荧光抗体染色，镜检找到霍乱弧菌可确诊。③急性痢疾：呕吐较少见，常有发热、里急后重，粪便多混有脓血，下腹部及左下腹部压痛明显，镜检发现粪便中有红细胞、脓细胞及巨噬细胞，粪便培养约半数有痢疾杆菌生长。④病毒性胃肠炎：以急性小肠炎为特征，潜伏期24~72小时，主要表现为发热、恶心、呕吐、腹胀、腹痛及腹泻，水样便或稀便，吐泻严重者可发生水、电解质及酸碱平衡紊乱，粪便电镜检查可找到病毒颗粒。

处理与治疗　①现场处理：立即停止食用可疑中毒食品，及时收集资料，进行流行病学调查及细菌学的检验工作，以明确病因。②对症治疗：一般不用抗菌药物，治疗腹痛、腹泻，纠正酸中毒和电解质紊乱，抢救呼吸衰竭等。③特殊治疗：症状较重，考虑为感染性食物中毒或侵袭性腹泻，可考虑使用抗菌药物，对肉毒毒素中毒应及时使用多价抗毒素血清。

预防　包括防止食物污染、控制细菌繁殖、杀菌或破坏其毒素三方面。

防止食物被细菌污染　对污染源加强管理，如牲畜宰前、宰后的卫生检验，海产品的卫生管理。做好食具、炊具等的清洗消毒，生熟分开，防止交叉污染。食品企业、公共食堂严格遵守饮食行业及炊事人员的个人卫生制度。养成饭前便后正确洗手的习惯，保持食品加工场所卫生，防止老鼠、苍蝇、蟑螂滋生。患肠道传染病或皮肤感染者不能从事食品加工或餐饮工作。

控制细菌繁殖　细菌污染食品必须达到中毒量才会引起中毒，控制细菌繁殖可预防食物中毒发生。用冷藏、冷冻和加有效的抑菌剂等方法可抑制细菌的繁殖。大部分细菌适宜的繁殖温度在37℃左右，在10℃以下，绝大部分细菌繁殖缓慢。冰箱贮存的食物可延缓细菌的繁殖生长，但不能杀灭细菌。一些病原菌，如李斯特菌、耶尔森菌等能在4℃左右缓慢繁殖。因此食品不宜在冰箱中过久保存，食用前必须再次加热煮透。微波炉加热处理食品的中心温度应达到70℃以上。盐腌、糖渍、干制都是控制细菌繁殖和改善食品风味的有效方法。卤制食品出锅后要尽快冷却，以免其中残留的细菌大量繁殖。

杀菌或破坏其毒素　对受细菌污染的食品进行杀菌或破坏其毒素，可防止食物中毒。充分加热是杀灭食品中细菌或破坏其毒素的有效方法，加工大块肉类食品要保证足够的加热时间，使肉的中心部分熟透。但对某些耐热毒素污染的食品，如葡萄球菌肠毒素一般的烹调方法不能使其破坏，预防重点为防止污染和控制繁殖。

（黄国伟）

shāménjūn shíwù zhòngdú

沙门菌食物中毒 （*Salmonella food poisoning*）

摄入沙门菌污染的食物所致中毒。此是最常见的食物中毒。

病原学 沙门菌属属肠杆菌科，有 2500 多种血清型。中国已发现 200 余种。依据菌体 O 抗原结构的不同，分为 A、B、C_1、C_2、C_3、D、E_1、E_4、F 等血清型，分布广泛，在人和动物中有广泛的宿主，极易引起人类的食物中毒，但对人类致病的沙门菌仅占少数，致病性最强的是猪霍乱沙门菌，其次是鼠伤寒沙门菌和肠炎沙门菌。

沙门菌为革兰阴性，需氧或兼性厌氧，绝大部分有鞭毛，有动力。在外界的生活能力较强，最适生长温度为 20～30℃，适宜 pH 6.8～7.8，在普通水中可存活 2～3 周，在粪便中可存活 1～2 个月，在土壤中可过冬，在含盐 12%～19% 的咸肉中可存活 75 天。不耐热，55℃ 1 小时、60℃ 15～30 分钟或 100℃数分钟即被杀死。不分解蛋白质、不产生靛基质，食物被污染后无感官性状变化，故对贮存较久的肉类，即使没有腐败，也应注意彻底加热灭菌，以防引起食物中毒。

沙门菌主要来源于污水、动物及人畜粪便，患病和带菌牲畜的肠道内含大量沙门菌，血和内脏的带菌率更高。食用病死或宰后被污染的畜肉，未经彻底加热，沙门菌经食物进入人体引起中毒，是沙门菌食物中毒的最主要原因。

流行病学 突出的流行病学特点，有助于诊断和针对性预防。

发病率及其影响因素 在许多国家，沙门菌食物中毒占细菌性食物中毒的首位，占食物中毒的 40%～60%，最高可达 90%。传染源主要是患病或带菌人畜的肠道内容物，发病率受活菌数量、菌型和个体易感性因素的影响。食物中沙门菌含量达到 2×10^5 CFU/g，即可产生食物中毒。致病力强弱与菌型有关，猪霍乱沙门菌致病力最强，其次是鼠伤寒沙门菌，鸭沙门菌致病力较弱。对幼儿、体弱老人及其他疾病患者等易感性较高的人群，即使是少量或弱致病力的菌型仍可引起食物中毒，甚至出现较重的临床症状。

季节性 全年均可发生，但夏秋季呈明显的高峰。5～10 月发病总数和中毒人数可达全年的 80%。

中毒食品 主要是动物性食品，特别是畜禽肉类及其制品，其次为蛋类、乳类及其制品和水产品，植物性食品引起者较少。

污染来源 沙门菌污染肉类食物的概率很高，特别是猪、牛、羊、猫、犬、鸡、鸭、鹅等。①家畜禽生前感染和宰后污染：生前感染是主要来源，包括原发性沙门菌和继发性沙门菌病两种。原发沙门菌感染是家畜禽在宰杀前已患有沙门菌病，如猪霍乱、牛肠炎、鸡白痢等；继发性沙门菌感染是患病、饥饿、疲劳或其他原因导致机体抵抗力下降时，寄生于肠道内的沙门菌经淋巴系统进入血流而引起继发性感染。这些细菌进入动物血液、内脏和肌肉，其危害较大，中毒时症状亦较严重。宰后污染是屠宰过程中或屠宰后被带沙门菌的粪便、容器、污水等污染。②乳中沙门菌来源：患沙门菌病的奶牛乳中可能带菌，即使健康奶牛的乳挤出后亦可受到污染。③蛋类沙门菌来源：蛋类及其制品感染或污染沙门菌的机会很多，尤其是鸭、鹅等水禽及其蛋类，带菌率一般 30%～40%。除原发性和继发性感染使卵巢、卵黄或全身带菌外，禽蛋在经泄殖腔排出时，蛋壳表面可在肛门腔里被沙门菌污染，通过蛋壳气孔侵入蛋内。④熟制食品中沙门菌来源：烹调后的熟制食品可以再次受到带菌容器、烹调工具和食品带菌从业人员的污染。

中毒机制 沙门菌有菌毛，对肠黏膜细胞有侵袭力。其侵袭力及肠毒素对中毒有重要意义。大多是沙门菌活菌侵袭肠黏膜所致的感染型中毒，大量细菌在小肠和结肠特别是回盲部大量繁殖，经淋巴系统进入血流，引起全身性感染。部分沙门菌在小肠淋巴结和单核-巨噬细胞系统中裂解而释放出内毒素激活白细胞趋化因子（致热原），活菌和内毒素共同作用于肠黏膜，导致局部发炎、水肿、充血或出血，消化道蠕动增强引起呕吐、腹泻。鼠伤寒沙门菌、肠炎沙门菌还可引起毒素型中毒，可激活小肠黏膜细胞膜上腺苷酸环化酶和鸟苷酸环化酶，使其对 Na^+ 和水吸收抑制而 Cl^- 分泌亢进，Na^+、Cl^- 和水潴留而致腹泻。

临床表现 潜伏期短，一般为 4～48 小时，长者可达 72 小时。潜伏期越短病情越重。恶心、头痛、寒战、出冷汗、全身无力、呕吐、腹泻、腹痛、发热，病情严重者可引起痉挛、脱水、休克等。体温升高，可达 39～40℃。急性腹泻以黄色或黄绿色水样便为主，有恶臭，每日数次至十余次。症状因病情轻重而不同。病程 3～5 天，预后一般良好，病死率低约 1%，主要是抢救不及时的老人、病弱者及儿童。可分为胃肠炎型、类伤寒型、类霍乱型、类感冒型和败血症型，胃肠炎型最多见。

诊断　按《沙门菌食物中毒诊断标准及处理原则》（WS/T 13-1996）执行，一般根据流行病学特点、临床表现和实验室检验综合诊断。①流行病学特点：中毒食品多为动物性食品，中毒患者均食用某些可疑中毒食品，中毒表现基本相同。②临床表现：发热、头痛、胃肠道症状为主，兼有其他症状。体温升高，可达40℃。③实验室检查：细菌学检验，按《食品安全国家标准 食品微生物学检验 沙门氏菌检验》（GB 4789.4-2016）进行细菌的培养与分离。血清学鉴定，可疑食品、患者呕吐物或腹泻便中检出血清学型相同的沙门菌，如无可疑食品，从患者呕吐物或腹泻便中检出血清学型相同的沙门菌也可做出诊断。必要时可用分离出的沙门菌与患者患病早期和恢复期血清做凝集试验，恢复期效价比初期有明显升高，约升高4倍。

治疗　立即停止食用可疑中毒食品，根据病情不同对症治疗，及时纠正水、电解质紊乱，一般无须抗生素治疗。重症、患菌血症和有并发症的严重患者，需用抗生素治疗。

预防　针对细菌性食物中毒的三个环节，采取相应措施。

防止沙门菌污染肉类食品　①加强对家畜、家禽等的卫生检疫及家畜、家禽屠宰前的兽医卫生检验，并按有关规定处理。②加强肉类食品生产企业的卫生监督，加强肉类食品在储藏、运输、加工、烹调或销售等各个环节进行卫生管理，防止被沙门菌污染，特别要防止熟肉类制品被食品从业人员带菌者、带菌的容器及生食物污染。

控制食品中沙门菌繁殖　影响沙门菌繁殖的主要因素是温度和时间。低温储存食品是控制沙门菌繁殖的重要措施。食品生产企业、副食品商店、集体食堂、食品销售网点均应配置冷藏设备，低温储藏肉类食品。生熟食品应分开保存，防止交叉感染。加工后的熟肉制品应尽快食用，或低温储存，并尽可能缩短储存时间。

彻底加热以杀灭沙门菌　加热杀灭病原菌是防止沙门菌食物中毒的重要措施，但需注意必须达到有效的温度。高温处理后可供食用的肉块，重量不应超过1kg，并持续煮沸2.5~3小时，或使肉块深部温度至少达到80℃，并持续12分钟，使肉中心部位变为灰色而无血水，以便彻底杀灭肉类中可能存在的沙门菌并灭活毒素。蛋类应煮沸8~10分钟。加工后的熟肉制品长时间放置后，再次加热后才能食用。

（黄国伟）

fùróngxuèxìnghújūn shíwù zhòngdú

副溶血性弧菌食物中毒

（*Vibrio parahemolyticus* food poisoning）　摄入副溶血性弧菌污染的海产品所致中毒。该菌在沿海国家和地区分布广泛，是食物中毒的重要病原菌，是一种嗜盐菌，存在于海湾水域中，海鱼及贝类海产品中检出率较高，特别是死鱼、死贝中可大量繁殖。

病原学　菌体呈弧状、杆状、丝状等多种形态，革兰阴性，无芽胞、兼性厌氧。主要来源于鱼、虾、蟹、贝类和海藻等。在30~37℃、pH 7.4~8.2、含盐3%~4%的培养基上和食物中生长良好。在无盐的条件下不生长。不耐热，56℃加热5分钟，或90℃加热1分钟，或用含1%的醋酸或食醋处理5分钟，均可将其杀灭。在淡水中的生存期短，在海水中可生存47天以上。

副溶血性弧菌有845个血清型，有13种耐热菌体抗原（O抗原），可用于血清学鉴定；有7种不耐热包膜抗原（K抗原），可用于辅助血清学鉴定。大多数能使人或家兔的红细胞发生溶血，使血琼脂培养基上出现β溶血带，称为"神奈川试验（Kanagawa）"阳性。致病力与溶血能力同时存在，多数毒性菌株为神奈川试验阳性（K+），多数非毒性菌株为神奈川试验阴性（K-）。神奈川试验阳性的菌株能产生一种耐热性直接溶血素，神奈川试验阴性菌株能产生一种热敏型溶血素，而有些菌株能产生两种溶血素。引起食物中毒的90%为神奈川试验阳性，该菌的感染能力强，感染人体后12小时内出现中毒症状。

流行病学　具有细菌性食物中毒的共同特点。

地区分布　日本及中国沿海地区为副溶血性弧菌食物中毒的高发区。中国沿海水域、海产品中副溶血性弧菌检出率较高，尤其是气温较高的夏秋季节。随着海产品的广泛食用，内陆地区也有中毒发生。

季节性及易感性　7~9月是高发季节。人群均易感，但以青壮年为多，病后免疫力不强，可重复感染。

中毒食品　主要是海产品，墨鱼、带鱼、虾、蟹最为多见，墨鱼带菌率达93%，梭子蟹79.8%，带鱼41.2%，熟盐水虾35%；其次为盐渍食品，如咸菜、腌制的肉禽类食品等。食品带菌因季节有所不同，冬季带菌率很低，夏季可达94.8%。

污染来源　①海水及海底沉

淀物中副溶血性弧菌污染海产品及海域附近塘、河、井水，致海产品中带菌率较高，该区域淡水鱼、虾贝等也可受到污染；②人群带菌者对各种食品的污染：沿海地区饮食从业人员、健康人群及渔民带菌率为 11.7% 左右，有肠道病史者带菌率可达 31.6%~88.8%；③间接污染：沿海地区炊具带菌率可达 61.9%，食物容器、切菜板、切菜刀等在食品加工过程中生熟不分，造成食品污染，这是中毒的常见原因。

中毒机制 主要是大量副溶血性弧菌的活菌侵入肠道所致。摄入一定数量的致病性副溶血性弧菌数小时后，即可出现急性胃肠道症状。组织学检查显示肠黏膜有侵袭病灶、黏膜坏死及中性粒细胞浸润等。溶血毒素也能引起食物中毒，但不是主要类型。

临床表现 潜伏期 11~18 小时，最短者 4~6 小时，长者可达 32 小时。主要表现为上腹部阵发性绞痛，继而腹泻、恶心、呕吐、发热，体温 37.7~39.5℃，腹泻每天 5~10 次。约 15% 的患者出现洗肉水样血水便，少有里急后重。病程 1~3 天，恢复较快，预后良好。重症患者可出现脱水、休克及意识障碍。

诊断 按《副溶血性弧菌食物中毒诊断标准及处理原则》（WS/T 81-1996）进行。根据流行病学特点与临床表现、结合实验室检验做出诊断。①流行病学特点：主要引起中毒食品为海产品和直接或间接被污染的其他食品。②临床表现：主要表现为上腹阵发性腹痛、腹泻（大部为水样便，重者为黏液便和黏血便），发热很少超过 40℃。散发型应与细菌性痢疾鉴别诊断。③实验室检查：细菌学检验，按《食品安全国家标准 食品微生物学检验 副溶血性弧菌检验》（GB 4789.7-2013）操作。中毒食品、食品工具、患者腹泻物或呕吐物中检出生物学特性或血清型一致的副溶血性弧菌。血清学鉴定，中毒初期的 1~2 天内，患者的血清凝集效价通常增高至 1：40~1：320，1 周后显著下降或消失。健康人的血清凝集效价一般在 1：20 以下。动物实验，动物（小鼠）实验具有毒性或与患者血清有抗体反应。快速检测，如聚合酶链反应（PCR），24 小时内即可直接从可疑食物、患者腹泻便及呕吐物中检出副溶血性弧菌。

治疗 以对症治疗为主，补充水分和纠正电解质紊乱等，除重症患者外一般不用抗生素。

预防 包括防治污染、控制繁殖和杀灭病原菌三个主要环节，控制繁殖和杀灭病原菌尤为重要。鱼、虾、蟹、贝类等海产品一定要烧透、煮熟，蒸煮时需加热到 100℃ 并持续 30 分钟。海产品拌制凉菜时，应在洗净切好后放入食醋中浸泡 10 分钟或在 100℃ 沸水中漂烫数分钟。盛装生、熟食品的器具要分开，并注意消毒，以防止交叉污染。各种食品，尤其是海产食品及各种熟制品应低温储藏。

（黄国伟）

lǐsītèjūn shíwù zhòngdú

李斯特菌食物中毒（Listeria food poisoning）

摄入单核细胞增生性李斯特菌污染的食品所致中毒。主要表现是脑膜炎和败血症，中毒多发生在夏、秋两季，引起中毒的食品以在冰箱中保存时间过长的乳制品、肉制品最为多见。

病原学 李斯特菌属是革兰阳性、短小的无芽胞的杆菌，包括格氏李斯特菌、单核细胞增生性李斯特菌、默氏李斯特菌等 8 种。引起食物中毒的主要是单核细胞增生性李斯特菌，可在血液琼脂上产生被称为李斯特菌溶血素 O 的 β-溶血，菌体球杆状，常成双排列，无芽胞、可产生荚膜。营养要求不高，室温下动力活泼，但在 37℃ 时动力缓慢。能发酵多种糖类，与多种革兰阳性菌有共同抗原。

李斯特菌在 5~45℃ 均可生长，在 5℃ 下仍能生长是该菌的特征。58~59℃ 10 分钟可被杀死，在 -20℃ 可存活一年。该菌耐碱不耐酸，pH 值为 9.6 仍能生长，在含 10% NaCl 的溶液中可生长，在 4℃ 的 20% NaCl 中可存活 8 周。在潮湿土壤中存活 295 天或更长时间。

该菌分布广泛，健康人群的携带率为 1%~5%。土壤、健康带菌者和动物的粪便、江河水、污水、蔬菜、青贮饲料及多种食品中均可分离出该菌。稻田、牧场、淤泥、动物粪便、野生动物饲养场和有关地带的样品中，单核细胞增生性李斯特菌的检出率为 8.4%~44%。

流行病学 ①季节性：夏秋季发病率增高，春季也可发生。②中毒食品：主要有乳制品、肉制品，另外，水产品以及蔬菜和水果也能引起李斯特菌食物中毒。尤以在冰箱中保存时间过长的乳制品、肉制品最为多见。③易感人群：孕妇、婴儿、50 岁以上的中老年人、因患其他疾病而身体虚弱者和免疫功能低下者。④污染来源：牛乳污染者主要来自粪便，人、哺乳动物、鸟的粪便均可携带该菌，如人粪便的带菌率为 0.6%~6%，人群短期带菌者占 70%。即使是消毒的牛乳，污染率也在 21% 左右。屠宰过程及销售过程中，从业人员的手也可造成污染，以致在生的和直接入口的肉制品中该菌的污染率高达 30%。冷藏食品不能抑制其繁殖。⑤中毒原因：被污染食品未经彻底加热，或被污染的冷藏熟食品、奶制品直接食用，均可引起食物中毒。

中毒机制 李斯特菌引起食物中毒主要发病原因为大量李斯特菌的活菌侵入肠道，也与李斯特菌溶血素 O 有关。李斯特菌溶血素 O 与链球菌溶素 O 和肺炎链球菌溶素的基因有同源性。溶血素 O 与单核细胞增生李斯特菌的毒力有关，是该菌的基本毒力因子之一。

临床表现 李斯特菌食物中毒有两种类型：侵袭型和腹泻型。侵袭型的潜伏期在 2~6 周。患者开始常有胃肠炎症状，最明显的是败血症、脑膜炎、脑脊膜炎、发热，有时可引起心内膜炎。孕妇可出现流产、死胎，幸存婴儿则易患脑膜炎，导致智力缺陷或死亡，免疫系统有缺陷者则易出现败血症、脑膜炎。少数轻症患者仅有流感样表现。病死率 20%~50%。腹泻型患者的潜伏期 8~24 小时，主要症状为腹泻、腹痛、发热。

诊断 ①流行病学特点：符合李斯特菌食物中毒的流行病学特点，在同一人群中同时发病，且进食同一可疑食物。②特有临床表现：侵袭型的临床表现与常见的其他细菌性食物中毒的临床表现有明显的差别，突出的表现有脑膜炎、败血症、流产或死胎等。③细菌学检验：按《食品安全国家标准 食品微生物学检验 单核细胞增生李斯特氏菌检验》（GB/T 4789.30-2016）方法进行，

在患者血液、脑脊液、粪便中与食品中分离出同一血清型单核细胞增生李斯特菌。还可取患者血清做凝集试验，滴定患者血清中抗体效价来确定诊断。④临床检验：血液中单核白细胞显著增多。

治疗 一般对症和支持治疗，药物首选氨苄西林，也可用青霉素、庆大霉素、红霉素。

预防 该菌广泛存在，预防措施主要是减少李斯特菌对食品的污染。必须按照严格的食品生产程序生产，用"危害分析和关键控制点（HACCP）"原理进行监控。冰箱冷藏的熟肉制品及直接入口的方便食品、牛乳等，食用前要彻底加热，尤其对高危人群如孕妇应重点保护，不要饮用生牛奶。

（黄国伟）

dàcháng'āixījūn shíwù zhòngdú

大肠埃希菌食物中毒 （Escherichia coli food poisoning） 摄入致病性大肠埃希菌活菌污染的食品所致中毒。

病原学 大肠埃希菌是埃希菌属的一个菌种，又称大肠杆菌，革兰阴性，多数菌株有鞭毛，能发酵乳糖及多种糖类，产酸产气。主要存在于人和动物的肠道中，随粪便排出分布于自然界。该菌绝大多数是肠道正常菌群，不致病，有时还能合成维生素，并能抑制分解蛋白质类细菌的繁殖。在自然界生存力较强，在土壤、水中可存活数月，繁殖所需的最小水分活度为 0.935~0.96。有的菌致病，人体的抵抗力降低或食入大量致病性大肠埃希菌活菌污染的食品时，便会发生食物中毒。引起食物中毒的致病性大肠埃希菌的血清型有 $O_{157}:H_7$、$O_{111}:B_4$、$O_{55}:B_5$、$O_{26}:B_6$、$O_{86}:B_7$、$O_{124}:B_{17}$ 等。根据毒力因子、致病机制和

流行病学特征，可将致病性大肠埃希菌分为 5 型。

肠产毒性大肠埃希菌（ETEC） 能产生引起强烈腹泻的肠毒素，包括不耐热肠毒素和耐热肠毒素。出现霍乱样的急性胃肠炎症状（米汤样便）。是婴幼儿和旅游者腹泻的常见病原菌，可从水中和食物中分离到，主要的血清群为：O_6、O_8、B_{15}、O_{25}、O_{27} 等。

肠侵袭性大肠埃希菌（EIEC） 其致病机制、毒力因子、临床症状等与细菌性痢疾相似。EIEC 无痢疾志贺菌 I 型产肠毒素的能力，但有与志贺菌和伤寒沙门菌相似的侵入肠黏膜上皮细胞的能力，并在细胞内繁殖，然后侵入固有层，出现菌痢样症状。主要侵袭儿童和成人，所致疾病很像细菌性痢疾，故又被称为志贺样大肠杆菌。

肠致病性大肠埃希菌（EPEC） 是引起流行性婴儿腹泻的常见病原菌，主要是依靠流行病学资料确认，最初在暴发性流行病的病儿中分离到。EPEC 不产生肠毒素，但能产生一种与痢疾志贺样大肠杆菌类似的毒素，侵袭十二指肠、空肠和回肠上段，所致疾病很像细菌性痢疾，容易误诊。

肠出血性大肠埃希菌（EHEC） 血清型是 $O_{157}:H_7$、$O_{26}:H_{11}$。EHEC 不产生肠毒素，不具有侵入细胞的能力，但可产生致病性极强的志贺样 Vero 毒素，主要感染老人和儿童。临床特征是出血性结肠炎，剧烈腹痛和便血，严重者出现溶血性尿毒症。

肠聚集性大肠埃希菌（EAEC） 黏附于肠黏膜时呈聚合状，可释放肠毒素，常引起婴儿持续性腹泻，脱水，偶有血便。

流行病学 ①季节性：以夏秋季多见。②中毒食品：主要是

动物性食品，尤其是畜肉类及其制品，其次为禽肉、蛋类、乳类及其制品。③污染来源：正常情况下，该菌就存在于人和动物肠道中，随粪便排出而污染水源、土壤。受污染的土壤、水、带菌者的手均可直接污染食品，或通过被污染的食品器具再污染食品。健康人肠道带菌率 2%～8%，高者达 44%；成人肠炎和婴儿腹泻患者带菌率比健康人更高，为 29%～52.1%，饮食行业，集体食堂的餐具、炊具，特别是餐具极易被大肠埃希菌污染，检出率高达 50%，致病性大肠埃希菌检出率为 0.5%～1.6%。EHEC 引起的出血性肠炎的暴发或散发病例，自 1983 年以来，在美国、英国、加拿大等发达国家逐年增多。中国于 1986 年首次从腹泻病患者粪便分离到 $O_{157}:H_7$。日本大阪曾在 1996 年 5～8 月发生了大规模的 $O_{157}:H_7$ 食物中毒，62 所小学内有 6 259 名学生感染，其中 92 人并发出血性结肠炎及出血性尿毒症，数人死亡。此次感染波及日本的 36 个府县，患者总数达上万人。

中毒机制 既有毒素型中毒，也有感染型中毒。不同类型的大肠埃希菌引发的食物中毒机制有所不同。毒素型中毒主要是肠产毒性和肠出血性大肠埃希菌；感染型中毒主要是肠致病性和肠侵袭性大肠埃希菌。致病物质有主要黏附素、外毒素，还有内毒素、荚膜、载铁蛋白等。

临床表现 主要有以下三种类型。

急性胃肠炎型 主要由 ETEC 引起，易感人群主要是婴幼儿和旅游者。潜伏期一般 10～15 小时，短者 6 小时，长者 72 小时。临床症状为水样腹泻、腹痛、恶心，体温可达 38～40℃。

急性菌痢型 主要由 EIEC 和 EPEC 引起。潜伏期一般 48～72 小时，主要表现为血便或黏液脓血便、里急后重、腹痛、发热。病程 1～2 周。

出血性肠炎型 主要由 EHEC 引起。潜伏期一般为 3～4 天，主要表现为突发性剧烈腹痛、腹泻，先水便后血便。病程 10 天左右，病死率 3%～5%，老人、儿童多见。

诊断 按《病原性大肠艾希氏菌食物中毒诊断标准及处理原则》（WS/T 8-1996）进行。①流行病学特点：引起中毒的常见食品为各类熟肉制品，其次为蛋及蛋制品，中毒多发生在 3～9 月，潜伏期 4～48 小时。②临床表现：因病原不同而不同，主要为急性胃肠炎型、急性菌痢型及出血性肠炎型。③实验室检查：细菌学检验，按照《食品安全国家标准 食品微生物学检验 沙门氏菌、志贺氏菌和致泻大肠埃希氏菌的肠杆菌科噬体诊断检验》（GB/T 4789.31-2013）、《食品安全国家标准 食品微生物学检验 致泻大肠埃希氏菌检验》（GB 4789.6-2016）及《食品安全国家标准 食品微生物学检验 大肠埃希氏菌计数》（GB 4789.38-2012）、《食品安全国家标准 食品微生物学检验 大肠菌群计数》（GB 4789.3-2016）检测，$O_{157}:H_7$ 与 $O_{157}:NM$ 的检验可参照《食品安全国家标准 食品微生物学检验 大肠埃希氏菌 $O_{157}:H_7/NM$ 检验》（GB 4789.36-2016）进行。对 ETEC 应进行肠毒素测定，而对 EIEC 则应进行豚鼠角膜实验。血清学鉴定，取经生化试验证实为大肠埃希菌的琼脂培养物，与 EPEC、EIEC、ETEC 多价 O 血清和 EHEC O_{157} 血清进行凝集试验，凝集价明显升

高者，再进行血清分型鉴定。ETEC 基因探针检验，希尔（Hill）等报道，从大肠菌 C600 的质粒 pEWD299 上分离的一个 850bp 片段，可用于鉴别不耐热肠毒素的存在。用这个探针对被污染的食品进行检测时发现，样品在不经浓缩情况下，探针的敏感程度可达 100 个菌/g 样品。

治疗 主要是对症治疗和支持治疗，重症患者应尽早使用抗生素，首选氯霉素、多黏菌素和庆大霉素。

预防 见细菌性食物中毒。

（黄国伟）

biànxínggǎnjūn shíwù zhòngdú

变形杆菌食物中毒（Proteus food poisoning） 摄入变形杆菌污染的食物所致中毒。属感染型食物中毒。

病原学 变形杆菌为革兰阴性，有鞭毛，有动力。属肠杆菌科，是腐败菌，一般不致病。引起食物中毒的主要是普通变形杆菌、奇异变形杆菌。需氧或兼性厌氧，其生长繁殖对营养要求不高，在 4～7℃ 即可繁殖，属低温菌。在自然界分布广泛，在粪便、污水、器具、食品、垃圾等均可检出。健康人肠道带菌率 1.3%～10.4%，腹泻患者肠道带菌率可达 13.3%～52.0%。人和食品中变形杆菌带菌率因季节而异，夏秋季较高，冬春季下降。对热的抵抗力不强，55℃ 持续 1 小时即可将其杀灭。

流行病学 ①季节性：四季均可发生，多发生在 5～10 月，7～9 月最多。②中毒食品：主要是动物性食品，尤其是熟肉以及内脏的熟制品。凉拌菜、剩饭、水产品等也可引起。变形杆菌常与其他腐败菌同时污染生食品，使生食品发生感官上的改变，但

熟制品被变形杆菌污染后通常无感官性状的变化，极易被忽视而引起中毒。③污染来源：变形杆菌在在粪便、污水、器具甚至食品中均可检出，亦可寄生于人和动物的肠道，食品受其污染的机会很多。生肉类食品尤其是动物内脏，变形杆菌的带菌率较高。食品烹调加工过程中，生、熟食品的工具、容器未严格分开，熟制品可被污染。④中毒原因：受污染食品在较高温度下存放较长的时间，该菌便会大量繁殖，食用前未加热或加热不彻底，引起食物中毒。

中毒机制 主要是大量活菌侵入肠道引起的感染型食物中毒。

临床表现 潜伏期一般12~16小时，短者1~3小时，长者60小时。主要表现为腹痛、腹泻、恶心、呕吐、发冷、发热、头晕、头痛、乏力、肌肉酸痛等。腹痛剧烈，多呈脐周围部剧烈绞痛或刀割样疼痛。腹泻多为水样便，伴黏液，有恶臭。一日数次至10余次。重者可有脱水、酸中毒、血压下降、惊厥、昏迷。体温37.8~40℃。发病率一般为50%~80%，其高低与食品被污染的程度以及进食者的健康状况有关。病程1~3天，多数在24小时内恢复，预后良好。

诊断 按《变形杆菌食物中毒诊断标准及处理原则》（WS/T 9-1996）进行。①流行病学特点：除具一般食物中毒的流行病学特点外，变形杆菌食物中毒发生来势迅猛、病情急剧，比沙门菌食物中毒来势更急，患者更集中，但病程短、恢复快。②临床表现：符合变形杆菌食物中毒的临床表现，以上腹部绞痛和急性腹泻为主。③实验室检查：细菌学检验，该菌在自然界分布广泛，一般情况下无致病性，故在可疑中毒食品和患者吐、泻物中检出，不能肯定是该菌引起的食物中毒，仍需做血清学试验，证明是否为同一菌型。血清学试验，通过血清凝集效价测定确定诊断，取患者早期（2~3天）及恢复期（12~15天）血清，与从可疑食物中分离的变形杆菌进行抗原抗体反应，恢复期凝集效价升高4倍有诊断意义。④动物实验：为了进一步确定分离出菌株的致病性，应做毒力动物实验。以检出菌株24小时的肉汤培养物，给小白鼠进行皮下或腹腔注射。通过观察死亡情况，检测肝、脾、血液中有无注射菌以及内脏有无器质性病变来判断。

治疗 一般不用抗菌药，仅需补液等对症处理。重症患者可给予氯霉素、诺氟沙星等。

预防 见细菌性食物中毒。

（黄国伟）

jīnhuángsèpútaoqiújūn shíwù zhòngdú

金黄色葡萄球菌食物中毒

（*Staphylococcus aureus* food poisoning） 摄入金黄色葡萄球菌肠毒素污染的食物所致中毒。属毒素型食物中毒。

病原学 葡萄球菌属微球菌科，有19个菌种，在人体内可检出12个菌种，包括金黄色葡萄球菌、表皮葡萄球菌等。能产生肠毒素的主要是金黄色葡萄球菌，金黄色葡萄球菌多为致病菌。葡萄球菌为球形呈葡萄状排列、革兰染色阳性，需氧或兼性厌氧菌，无芽胞，无鞭毛，生长的pH值及温度范围均较宽。在pH 4.5~9.8都能生长，最适pH值为7.4；在6.5~46℃范围内均可繁殖，但最适生长温度为30~37℃。为耐盐菌，可以耐受水分活性较低的环境，能在10%~15%氯化钠培养基或高糖浓度的食品中繁殖。抵抗力较强，在干燥环境中可生存数月，金黄色葡萄球菌是食物中毒的常见菌种之一，对热具有较强抵抗力，在70℃时需1小时方可灭活。

金黄色葡萄球菌有50%以上菌株可产生肠毒素，一个菌株可产生两种以上的肠毒素。产肠毒素的菌株血浆凝固酶试验常呈阳性。该肠毒素能耐100℃、30分钟，并能抵抗胃肠道中蛋白酶的水解。破坏此肠毒素需100℃加热2小时或218~248℃油中经30分钟。它是一组对热稳定的单纯蛋白质，由单个无分支肽链组成，分子量为26~30kD，分为A、B、C_1、C_2、C_3、D、E、F 8个血清型，以A、D型较多见，B、C型次之。也有两种肠毒素混合引起的中毒。各型肠毒素的毒力不一，A型肠毒素毒力较强，摄入1μg即可引起中毒，B型毒力较弱，摄入25μg才能引起中毒。

流行病学 ①季节性：四季均有发病，夏秋季多见。②中毒食品：主要是营养丰富且富含水分的食品，如乳类及乳制品、冰淇淋、剩饭、蛋糕、糯米凉糕、凉粉，其次为肉、蛋、鱼及其制品。③污染来源：该菌分布广泛。人和动物的鼻腔、咽、消化道带菌率均较高。健康人带菌率为20%~30%，上呼吸道感染的患者，其鼻腔带菌率83.3%，鼻腔是该菌的繁殖场所，为身体各部位的污染源。人和动物的化脓性感染部位常成为污染源，例如，奶牛患化脓性乳腺炎时，乳汁中就可能带有金黄色葡萄球菌；畜、禽有局部化脓性感染时，感染部位可对其他部位造成污染；带菌从业人员常对各种食物造成污染。④肠毒素的形成：与温度、食品受污染的程度、食品的种类及性状关系密切。食品被污染后，没有产生肠毒素的合适条件就不会引起中毒。污染程度越严重，繁殖越快亦越易产生形成毒素。该菌在不同温度下产毒时间也有所不同。存放食物的环境温度越高，产生肠毒素需要的时间越短，20~37℃时，经4~8小时即可产生；而5~6℃时，需经18天方可产生。该菌在氧分压降低时，易产生肠毒素。富含蛋白质、水分多，同时含淀粉的食物，如奶油糕点、冰淇淋、冰棒、剩饭、凉糕等，或含油脂较多的食物如油炸鱼罐头、油煎荷包蛋等，污染后易产生毒素。

中毒机制 摄入含金黄色葡萄球菌活菌而无肠毒素的食物不会引起食物中毒，摄入达到中毒剂量的肠毒素才会中毒。肠毒素以完整的分子吸收入血后，刺激经迷走神经和交感神经腹腔丛并传到呕吐中枢，引起呕吐。肠毒素作用于胃肠黏膜，引起充血、水肿、甚至糜烂等炎症变化及水与电解质代谢紊乱，出现腹泻。

临床表现 发病急骤，潜伏期一般2~5小时，最短1小时，最长6小时。主要表现为明显的胃肠道症状，如剧烈、反复呕吐，恶心、上腹部不适或剧烈疼痛，大量分泌唾液，腹泻等，以呕吐最为显著。腹泻比沙门菌食物中毒轻缓，每日3~4次，次数不多，水样便或黏液便。剧烈吐泻可致脱水、肌痉挛。体温一般正常或有低热，不超过38℃。病程较短，一般数小时至1~2天恢复，很少死亡。发病率30%左右。儿童对肠毒素比成人更敏感，其发病率比成人高，病情也重。

诊断 按《葡萄球菌食物中毒诊断标准及处理原则》（WS/T

80-1996）进行。符合金黄色葡萄球菌食物中毒的流行病学特点及临床表现。实验室检查按《食品安全国家标准 食品微生物学检验 金 黄 色 葡 萄 球 菌 检 验 》（GB 4789.10-2016）方法进行，以毒素鉴定为主，细菌学检验意义不大。因为有菌不等于有毒素，有毒素也不一定有活菌。凡符合下述三项中一项者即可诊断为金黄色葡萄球菌食物中毒。①中毒食品中有肠毒素；②从中毒食品、患者呕吐物或粪便中培养检出金黄色葡萄球菌，并证实为同一型肠毒素；③从不同患者呕吐物中检测出金黄色葡萄球菌，其肠毒素为同一型。

治疗 根据一般急救处理的原则，以补水和维持电解质平衡等对症治疗为主，一般不需用抗生素。重症或出现明显菌血症者，还应根据药物敏感性试验结果给予有效的抗生素。

预防 防止细菌污染和肠毒素形成是关键。

防止金黄色葡萄球菌污染食物 ①防止带菌人群对各种食物的污染：定期对食品加工人员、饮食从业人员、保育员进行健康检查，有手指化脓、化脓性咽炎、口腔疾病时应暂时调换工作。②避免葡萄球菌对畜产品的污染：应经常对奶牛进行兽医卫生检查，对患有乳腺炎、皮肤化脓性感染的奶牛应及时治疗。奶牛患化脓性乳腺炎时，其乳不能食用。挤乳过程中要严格按卫生要求操作，避免污染。健康奶牛乳挤出后，除应防止金黄色葡萄球菌污染外，还应迅速冷却至10℃以下，防止该菌在较高的温度下繁殖和产生毒素。乳制品应以消毒乳为原料。③患局部化脓性感染的畜、禽肉尸应按病畜、病禽肉处理，将病

变部位除去后，按条件可食肉经高温处理以熟制品出售。加工后的熟肉制品在存放、运输及销售过程中要严防带菌的人或动物接触，避免生熟食品交叉污染，并低温存放。

防止肠毒素形成 在低温及通风良好条件下贮藏食物，不仅能防止金黄色葡萄球菌的生长繁殖，亦是防止毒素形成的重要条件。食物应冷藏或置阴凉通风处，常温放置时间不应超过6小时，尤其是夏、秋季节。食前还应彻底加热。

（黄国伟）

ròudúsuōjūn shíwù zhòngdú

肉毒梭菌食物中毒（*Clostridium botulinum* food poisoning）

摄入肉毒梭菌产生的肉毒毒素污染的食物所致中毒。又称肉毒中毒。

病原学 肉毒梭菌为革兰阳性、厌氧、产胞子的粗短杆菌，一般呈单个或成对存在，有时可形成短链，无荚膜，有鞭毛，有动力。分布广泛，特别是土壤中。在环境不利条件下形成芽胞，粗于菌体，细胞呈网球拍状，是该菌的休眠体。产毒最适温度20~35℃，最适pH值为6~8.2。pH<4.5或>9.0时，或环境温度<15℃或>55℃时芽胞不能繁殖，也不能产生毒素。食盐能抑制芽胞生成和毒素的产生，但不能破坏已形成的毒素。提高食品的酸度也可以抑制该菌的生长和毒素的形成。其繁殖体对热抵抗力不强，80℃经10~15分钟就可死亡；但形成芽胞后，抵抗力较强，食品中芽胞越多，高温下越不易死亡，可耐煮沸1~6小时，121℃高压蒸汽灭菌30分钟，180℃干热加热5~15分钟，或在100℃湿热加热5小时方可杀死。

10%盐酸需 60 分钟才能破坏芽胞，在酒精中可存活 2 个月。

肉毒毒素是一种很强的嗜神经毒素，毒性是氰化钾的 1 万倍，对人的致死量为 10^{-9}mg/kg 体重。对消化酶、酸和低温稳定，但对碱和热敏感。在正常的胃液中，24 小时不能将其破坏，故可被肠道吸收。根据肉毒毒素的抗原性，肉毒梭菌已有 A、B、C_α、C_β、D、E、F、G 共 8 型，不同菌型的肉毒梭菌其耐热性有所差异，A、B 型耐热性强、E 型耐热性弱。肉毒毒素中 A、B、E、F 四型对人有不同程度的致病性；C、D 型对人不致病，仅引起禽、畜中毒，C 型能致家禽、家畜和其他动物发病，D 型与食草动物的饲料有关。中国大多数是 A 型中毒，B、E 型次之，F 型少见。

流行病学 ①季节性：四季均可发病，但多在 4~5 月。②地区分布：肉毒梭菌分布广泛，但不同的菌型分布有差异。A 型主要分布在山区和未开垦的荒地；B 型多分布在草原耕地；E 型多分布在土壤、湖海淤泥和鱼类肠道中，中国青海发生的肉毒梭菌中毒主要为 E 型；F 型主要分布在欧、亚、美洲的沿海及鱼体。③中毒食品：与各个地区的饮食习惯、制作工艺和膳食组成有关。绝大多数为家庭自制、低盐浓度并经厌氧条件加工或发酵的食品，以及厌氧条件下长时间保存的肉类制品。中国以家庭自制植物性发酵食品多见，如臭豆腐、豆酱、面酱等，罐头瓶装食品、腊肉、酱菜和凉拌菜等引起的中毒也有报道。在日本，90%以上的中毒源于家庭自制鱼和鱼类制品。欧洲各国的中毒食物多为火腿、腊肠及其他肉类制品。美国主要以家庭自制的蔬菜、水果罐头、水产品及肉、乳制品为主。④污染来源及毒素形成：肉毒梭菌广泛分布于土壤、尘埃、食品、饲料及人畜粪便中，尤其是土壤，会对各类食品原料造成污染。食品原料以及食品加工制作、运输和贮存的过程中，随时可能受到污染。被污染的食品原料在家庭自制发酵食品中，由于加热的温度较低、时间短和压力不够，不能杀死肉毒梭菌的芽胞，又在密封容器中和高温下发酵或装罐，并长时间放置，为芽胞的形成与萌发及其产生毒素提供了适宜的条件。食品制成后，一般不经加热就直接食用，其毒素随食物进入人体，引起中毒的发生。

中毒机制 随食物进入肠道的肉毒毒素在小肠内被胰蛋白酶活化并释放出神经毒素，神经毒素被小肠黏膜细胞吸收入血，选择性作用于运动神经及副交感神经，阻滞胆碱能神经末梢释放乙酰胆碱，神经冲动传递受阻，肌肉的收缩运动障碍，导致肌肉麻痹和神经功能障碍，出现无炎症性运动系统进行性麻痹和瘫痪，终因呼吸肌麻痹而死亡。呼吸困难和心力衰竭，可使肺充血、水肿及心内膜和心外膜出血。胃肠道黏膜、浆膜充血，常因吞咽、进食困难而使胃肠空虚。

临床表现 以运动神经麻痹为主，胃肠道症状少见。潜伏期数小时至数天，一般为 24~48 小时，短者 6 小时，长者 8~10 天。潜伏期越短病死率越高，潜伏期长则病情进展缓慢。病死率 30%~70%，多发生在中毒后 4~8 天。主要表现为对称性脑神经受损。早期为乏力、头晕、头痛、食欲缺乏、步态不稳，少数患者有恶心、呕吐、腹胀、腹痛、便秘或腹泻等胃肠道症状，不一定发热；逐渐出现视物模糊、复视、斜视、上睑下垂、瞳孔散大等眼肌麻痹症状；随后是吞咽、咀嚼困难、口齿不清等咽部肌肉麻痹症状，进而膈肌麻痹、呼吸困难，直至呼吸衰竭而死亡。体温一般正常或稍低但脉搏较快，即体温和脉搏成反比。这是该菌食物中毒除神经症状外又一重要的诊断标志。中国由于广泛采用多价抗肉毒毒素血清治疗该病，病死率已经下降到 10%以下。患者经治疗可于 4~10 天恢复，一般无后遗症。

婴儿肉毒毒素中毒的主要症状为便秘、头颈部肌肉软弱、吮吸无力、吞咽困难、上睑下垂、全身肌张力减退，可持续 8 周以上。大多 1~3 个月自然恢复，重症者可因呼吸麻痹猝死。糖浆和蜂蜜是两种最常见的中毒食品。

诊断 按《肉毒梭菌食物中毒诊断标准及处理原则》（WS/T 83-1996）方法进行，主要根据流行病学调查、特有的中毒表现及毒素检验和菌株分离进行诊断。为了及时救治，在食物中毒现场，主要根据流行病学资料和临床表现诊断，不需等待毒素检测和菌株分离的结果。①流行病学特点：中毒多发生在冬春季；中毒食品因地区而异，但多为家庭自制发酵豆、谷类制品，其次为肉类和罐头食品；潜伏期一般 1~7 天，病死率高。②临床表现：有特有的对称性脑神经受损症状，如眼症状、延髓麻痹和分泌障碍等。③实验室检查：按《食品安全国家标准 食品微生物学检验 肉毒梭菌及肉毒毒素检验》（GB/T 4789.12-2016）操作，从可疑食品中检出肉毒毒素并确定其类别。

治疗 尽早肌内注射多价抗肉毒毒素血清，注射前应作过敏试验，试验阳性者需进行脱敏法注射。如能确定毒素类型，可只用单价抗毒素血清。同时给予支持疗法和有效的护理，以防呼吸肌麻痹和窒息。

预防 ①加强卫生宣教，尤其对牧民，建议他们改变肉类的贮藏方式或改变生吃牛肉的饮食习惯。②彻底清洗食品原料，保持良好的卫生习惯，特别是肉毒中毒高发地区，食品原料在加工前应彻底清洗，除去泥土和粪便后用饮用水充分洗净。③罐头食品彻底灭菌：在罐头食品生产过程中，严格执行《罐头厂卫生规范》，彻底高温灭菌。保藏过程中如发生胖听或破裂不能食用。④家庭制作发酵食品时，对原料需进行严格清洗，并彻底蒸煮，一般加热温度为100℃，10~20分钟，可破坏各型肉毒梭菌毒素。⑤防止毒素产生：加工后的食品应迅速冷却并低温贮存，避免在污染和在较高温度或缺氧条件下存放，以防毒素产生。⑥食前加热以灭活毒素：肉毒梭菌毒素不耐热，对可疑食物进行彻底加热是破坏毒素预防中毒发生的可靠措施。

（黄国伟）

zhìhèjūn shíwù zhòngdú

志贺菌食物中毒（*Shigella* food poisoning）

摄入志贺菌污染的食物所致中毒。

病原学 志贺菌属通称为痢疾杆菌，革兰阴性短小杆菌，无荚膜，无芽胞，无鞭毛，有菌毛。需氧或兼性厌氧。依据它们的O抗原性质分为4个群，39个血清型。4群分别为：A群，即痢疾志贺菌群；B群，也称福氏志贺菌群；C群，亦称鲍氏志贺菌群；D群，又称宋内志贺菌群。痢疾志贺菌是导致典型细菌性痢疾的病

原菌，虽然这种病菌可由食物传播，但它们并不是食物中毒的病原微生物。志贺菌食物中毒主要由宋内志贺菌和福氏志贺菌引起。

志贺菌的抵抗力比其他肠道杆菌弱，光照30分钟可被杀死；58~60℃，10~30分钟即死亡。对酸和一般消毒剂敏感。宋内志贺菌抵抗力最强。志贺菌在适宜的温度下（10~37℃），可在水及食品中繁殖，引起水源或食物型的暴发流行。在粪便中可生存（15~25℃）10天，在牛乳、水果、蔬菜中也可生存1~2周，被污染的衣服、用具等可带菌数月之久。但该菌耐寒，在冰块中能生存3个月。

流行病学 ①季节性：多发生在7~10月。②中毒食品：主要是冷盘（冷荤）、凉拌菜。志贺菌能够在肉、奶等熟食品上迅速大量繁殖。③污染途径和中毒发生原因：餐饮行业的从业人员如食品加工、集体食堂等工作人员患有痢疾或带菌者，其手是污染食品的主要原因。熟食品（冷荤）被志贺菌污染后，在较高的温度下存放了较长时间，志贺菌在食品中大量繁殖，食后引起中毒。

中毒机制 一般认为，志贺菌食物中毒是由于大量活菌侵入肠道引起的感染型食物中毒。感染几乎只局限于肠道，一般不侵入血液。

临床表现 潜伏期一般10~20小时，短者6小时，长者24小时。突然出现剧烈的腹痛、呕吐、频繁的腹泻，初期部分水样便或全部水样便，以后便中混有血和黏液，有明显的里急后重、恶寒、发热，体温高者可达40℃以上，有的患者出现痉挛。严重患者出现休克。在病后1~2天内，可从患者粪便中分离出志贺

菌，检出率高。

诊断 可根据流行病学特点、细菌学检验和血清凝集试验诊断。①流行病学特点：符合志贺菌食物中毒的流行病学特点，患者有菌痢样的症状，粪便中有血和黏液。②细菌学检验：按《食品安全国家标准 食品微生物学检验 志贺氏菌检验》（GB 4789.5-2012）方法进行，从剩余食物、患者的呕吐物中分离志贺菌，进行菌群和血清型的检验。③血清凝集试验：用剩余食物或患者粪便分离出的菌株制成抗原与患者发病初期和恢复期血清进行定量凝集试验，恢复期凝集效价比初期有显著升高。宋内志贺菌凝集效价在1：50以上有诊断意义。

治疗 一般采取对症治疗和支持治疗方法。

预防 针对细菌性食物中毒发生的三个环节采取相应的预防措施。不要食用存放时间长的熟食品，食用前要彻底加热。制作生冷、凉拌菜时必须注意个人卫生及操作卫生。

（黄国伟）

kōngchángwānqūjūn shíwù zhòngdú

空肠弯曲菌食物中毒（*Campylobacter* food poisoning）

摄入空肠弯曲菌污染的食物所致中毒。属感染型食物中毒。

病原学 空肠弯曲菌属螺旋菌科，革兰阴性，细胞一端或两端有单极鞭毛，有动力。有荚膜，不形成芽胞。微需氧菌，在含2.5%~5%氧和10% CO_2 的环境中生长最好。最适温度为37~42℃。在正常或无氧环境中均不能生长。25℃、3.5%的NaCl培养基中不能生长。在水中可存活5周，在人或动物排出的粪便中可存活4周。在所有动物的粪便中出现的比例都很高，如鸡粪的

检出率为 39% ~ 83%，猪粪为 66% ~ 87%。抵抗力不强，易被干燥、直射日光及弱消毒剂所杀灭，56℃ 5 分钟可被杀死。对红霉素、新霉素、庆大霉素、四环素、氯霉素、卡那霉素等敏感，但近年发现了不少耐药菌株。

流行病学 ①季节性：多发生在 5 ~ 10 月，以夏季多见。②中毒食品：主要为牛乳及肉制品等。③污染途径和中毒发生原因：该菌在猪、牛、羊、狗、猫、鸡、鸭、火鸡和野禽的肠道中广泛存在，鸡带菌率为 57.7%、鸭为 30.8%、鹅为 63.4%、猪为 58.8%、乳牛为 29.4%；健康人带菌率为 0 ~ 1.3%，腹泻患者的检出率为 5% ~ 10.4%。污染来源是动物粪便，其次是健康带菌者。受空肠弯曲菌污染的工具、容器等未经彻底洗刷消毒，亦可交叉污染熟食品。中毒源于食用被污染的食品，且食用前又未经彻底加热所致。

中毒机制 部分是大量活菌侵入肠道引起的感染型食物中毒，部分与其产生的热敏型肠毒素引起的分泌性腹泻有关。

临床表现 潜伏期一般为 3 ~ 5 天，短者 1 天，长者 10 天。以胃肠道症状为主，突然腹痛和腹泻。腹痛可呈绞痛，腹泻物一般为水样便或黏液便，重症患者有血便，每天腹泻 10 余次，腹泻物有腐臭味。体温可达 38 ~ 40℃，有菌血症时常出现发热，但也有仅腹泻而无发热者。还有头痛、倦怠、呕吐等，重症可致死亡。婴幼儿是该菌的易感人群。

诊断 ①根据流行病学特点，确定发病与食物的关系，再依据中毒表现进行初步诊断。②细菌学检验：按《食品安全国家标准 食品微生物学检验 空肠弯曲菌检验》（GB 4789.9-2014）方法进行。③血清学试验：采取患者急性期和恢复期血清做凝集试验，恢复期效价升高 4 倍以上，作为诊断依据。

治疗 一般用抗生素治疗，空肠弯曲菌对红霉素、庆大霉素、氯霉素敏感。亦需要对症和支持治疗。

预防 食物防止污染、低温保存。空肠弯曲菌不耐热，乳品中空肠弯曲菌可在巴氏灭菌的条件下被杀死。避免食用未煮透或灭菌不充分的食物，尤其是乳制品；重点管理好婴幼儿食品和奶类食品卫生，对托幼机构和饮食服务人员加强卫生宣教。

(黄国伟)

làyàngyábāogǎnjūn shíwù zhòngdú

蜡样芽胞杆菌食物中毒

(*Bacillus cereus* food poisoning)

摄入蜡样芽胞杆菌污染的食物所致中毒。属于毒素中毒型食物中毒。

病原学 蜡样芽胞杆菌为革兰阳性、需氧或兼性厌氧，有鞭毛，无荚膜，生长 6 小时后即可形成芽胞。其生长温度范围是 10 ~ 48℃，最适生长温度为 28 ~ 35℃，10℃ 以下不能繁殖。该菌繁殖体不耐热，加热 100℃ 经 20 分钟即被杀死；而芽胞耐热，可耐受 100℃ 30 分钟，干热 120℃ 经 60 分钟才能杀死。pH<5 对该菌繁殖体生长繁殖有显著的抑制作用。在发芽末期可产生肠毒素，包括耐热肠毒素与不耐热肠毒素。耐热性肠毒素又称呕吐毒素，可在米饭中形成，引起呕吐型食物中毒；126℃ 加热 90 分钟毒性不被破坏，并耐受胃蛋白酶、胰蛋白酶及酸、碱。不耐热性肠毒素又称腹泻毒素，可在包括米饭在内的各种食品中产生，引起腹泻型食物中毒，在 45℃ 加热 30 分钟或 56℃ 加热 5 分钟均可使之失去活性，对胃蛋白酶及胰蛋白酶均敏感。

流行病学 ①季节性：以夏秋季，尤其是 6 ~ 10 月为多见。②中毒食品：包括乳及乳制品、甜点心、畜禽肉类制品、蔬菜、菜汤、马铃薯、豆芽、调味汁、色拉、米饭和油炒饭等。中国主要是剩饭，特别是大米饭，因该菌极易在大米饭中繁殖；其次有小米饭、高粱米饭等剩饭；个别的还有米粉、甜酒酿、月饼等。发生该菌食物中毒时，中毒食品大多无腐败变质现象，除米饭有时微发黏、入口不爽或稍带异味外，大多数食品的感官性状正常，应特别注意。③污染来源及中毒发生原因：该菌广泛存在于土壤、空气及污水中。食品受污染的机会很多，在加工、运输、贮藏和销售的各环节均可受到污染。带菌率较高，肉及肉制品为 13% ~ 26%，乳及乳制品为 23% ~ 77%，米饭为 10%，豆腐为 4%，蔬菜为 1%。污染源主要为泥土和灰尘，通过昆虫、不干净食具和食品从业人员传播。被污染食物在通风不良及温度较高条件下存放时，芽胞便可发芽并产生毒素，食用前不加热或加热不彻底，即可产生食物中毒。

中毒机制 蜡样芽胞杆菌食物中毒的发生为蜡样芽胞杆菌在食物中生长、繁殖并产生肠毒素所致。

临床表现 分为呕吐型和腹泻型两种类型，或两者兼有。①呕吐型中毒：此型中毒在中国多见，常因食用剩米饭引起。呕吐的发生机制与葡萄球菌肠毒素致呕吐相同。潜伏期较短，一般为 0.5 ~ 5 小时，中毒者以呕吐、恶心、腹部痉挛性疼痛为主要症状，并有头晕、四肢无力等。病程多为 8~10 小时，长者 1 天左右，预后良好。②腹泻型中毒：此型中毒在欧美国家多见，常因食用蛋白性食品及果汁等引起，腹泻毒素可通过激活肠黏膜细胞膜上的腺苷酸环化酶，使黏膜细胞分泌功能改变而引起腹泻。潜伏期较长，一般为 8~16 小时，患者以腹痛、腹泻为主要症状，可有轻度恶心、但极少有呕吐。病程 16~36 小时，预后良好。

诊断 按《蜡样芽胞杆菌食物中毒诊断标准及处理原则》（WS/T 82-1996）方法进行，根据流行病学特点、临床表现和细菌学检验可做出诊断。实验室检查按《食品安全国家标准 食品微生物学检验 蜡样芽胞杆菌检验》（GB 4789.14-2014）操作，以细菌学检验为主。

治疗 停止食用可疑污染的食品，多饮水。以对症处理为主，重症者给予抗生素治疗。

预防 剩饭、剩菜应低温保存。该菌污染的食品一般无腐败变质的异味，不易被发觉。因此，剩饭、剩菜在食用前一定要再加热。注意食品的贮藏和个人卫生，防止尘土、昆虫及其他不洁物污染食品。食品加工生产过程中，企业必须严格执行食品良好操作规范。

（黄国伟）

chǎnqìjiámósuōjūn shíwù zhòngdú

产气荚膜梭菌食物中毒

（*Clostridium perfringens* food poisoning） 摄入产气荚膜梭菌肠毒素污染的食品所致中毒。

病原学 产气荚膜梭菌为厌氧的革兰阳性、粗大芽胞杆菌，广泛存在于人和动物粪便、土壤、尘埃和污水中。肠道中为其重要的寄居场所，生长繁殖的最适温度为 37~45℃，在 25~50℃ 均可生长。生长的最小水分活度为 0.945。根据其产生的外毒素分为 A、B、C、D、E 5 型。引起食物中毒的主要为 A 型，其次为 C 型。在自然环境分离的菌株有 80% 以上是 A 型。该菌芽胞耐热性较肉毒梭菌芽胞低，一般在 90℃ 经 30 分钟或在 100℃ 时经 5 分钟即可被灭活。但引起食物中毒的该菌芽胞对热抵抗力很强，患者粪便分离的 A 型和 C 型芽胞可耐受 100℃ 1~4 小时的加热。烹调的食品中很少产生芽胞，肠道中却容易形成芽胞。

流行病学 ①季节性：有明显季节性，夏秋季多见。②中毒食品：主要是畜肉、鱼和禽肉类及植物蛋白质性食品。牛奶引起中毒者亦可见到。如牛奶在温暖条件下长时间存放，由于奶皮隔绝了空气，而使该菌迅速繁殖。③食品被污染的来源：人及动物的健康带菌者，通过昆虫或与食品接触而使食品被污染；土壤中的该菌亦可污染食品；关键是在屠宰过程中畜、禽被污染。④中毒发生原因：中毒食品多为同批大量加热烹煮后在较高温度下长时间（数小时）缓慢冷却且不经再加热而直接供餐的肉、鸡、鸭、鱼或其他菜肴及其汤汁。大块肉、整鸡、整鸭往往都在食用前 1 天或数小时前预先烧煮，在室温下放置 1 天或超过 5 小时，冷食或加热不彻底就食入，因而发生食物中毒。因为该菌是厌氧菌，芽胞耐热性强，在烹调过程中一部分芽胞可存活，当达到适宜的温度时，芽胞开始繁殖；长时间缓慢冷却和非冷冻贮存都能促进其繁殖。

中毒机制 源于该菌产生的肠毒素。当产气荚膜梭菌在被污染的食品上大量繁殖，大量活菌随食品被食入后，在小肠内形成芽胞，并产生肠毒素。毒素对热抵抗力弱，加热至 60℃ 经 45 分钟可被破坏，加热至 100℃ 时立即灭活。耐碱性较强，耐酸性弱，pH<4 可被破坏。在空肠液中不被破坏，对胰蛋白酶、糜蛋白酶、木瓜蛋白酶等有抗性。

临床表现 潜伏期多为 10~20 小时，短者 3~5 小时，长者可达 24 小时。发病较急，多呈急性胃肠炎症状，以腹泻、腹痛最多见，每日腹泻数次至 10 余次，一般为稀便和水样便，偶混有黏液或血，有腐臭味，并有大量气体产生。很少有恶心、呕吐。1%~2% 患者有微热，体温不超过 38℃，少有头痛。重症者可出现虚脱、痉挛、意识障碍及肠出血、坏死。病程较短，多在 1~2 天恢复健康，预后良好。

诊断 按《产气荚膜梭菌食物中毒诊断标准及处理原则》（WS/T 7-1996）执行。根据流行病学调查，有进食缓慢冷却的熟肉制品或再加热不彻底的熟肉制品史。以腹泻为主，伴腹痛，少有呕吐和发热。细菌学检验按《食品安全国家标准 食品微生物学检验 产气荚膜梭菌检验》（GB 4789.13-2012）方法进行。

治疗 一般以对症和支持治疗为主。腹泻严重者，应予补充水分及纠正电解质紊乱。必要时，给予头孢类抗生素。

预防 加工、处理后的熟肉类制品应快速降温，并低温贮存，应尽量缩短存放时间。肉类等动物性食品在食用前仍需再次充分加热，烧熟煮透，以彻底杀灭产气荚膜梭菌的繁殖体。

（黄国伟）

yēdújiǎdānbāojūn jiàomǐ-miàn
yàzhǒng shíwù zhòngdú

椰毒假单胞菌酵米面亚种食物中毒（Pseudomonas cocovenenans subsp. farinofermentans food poisoning）

摄入椰毒假单胞菌酵米面亚种污染的食物所致中毒。传统上称为臭米面食物中毒或酵米面食物中毒。

病原学 椰毒假单胞菌酵米面亚种简称椰毒假单胞菌。是假单胞菌属的一个种，在自然界分布广泛，产毒菌检出率为 1.1%，玉米、臭米面、银耳等食物中均可检出。该菌为革兰阴性两端钝圆的短杆菌，无芽胞，有鞭毛，菌体周围有黏液层，生长温度为 25～37℃，最适生长温度为 37℃，最适产毒温度为 26℃，不耐盐不耐酸。

流行病学 ①季节性：四季均可发生，臭米面中毒多发生在 6～9 月，其中以 7、8 月最多；银耳中毒多发生在 6、7 月和 11 月。②地区性：多发生在东北地区，但在广西、湖北、广东、四川、河北、江苏、山西、陕西等省亦有中毒报道，山东、河南、河北等省因进食变质银耳也出现中毒。多发生在农村，特别是山区、半山区，城镇也偶有发生。③中毒食品：北方引起中毒的食品多为用臭米面，又叫糟米面，用它制成的食品有的叫臭碴子、酸汤子、格格豆等，在东北地区农村习惯食用已久。南方引起中毒的食品多为黏玉米或糯米泡制后做成的汤圆。山东、河南、河北引起中毒的食品多为变质银耳。④中毒原因：受污染的原料泡制成臭米面后，在易产毒条件下贮存，是中毒发生的重要原因。中毒的发生与气温、湿度有明显的关系，即制成的含水分高的臭米面在温度高、湿度大的环境中贮存，放

置时间越长，引起中毒的机会越多。阴雨条件下贮存更易发生中毒。即使在冬、春季节发生的臭米面食物中毒，追溯其泡制、贮存过程，也都是在气温、湿度较高的夏、秋季贮存过的湿面子或是收藏的未彻底晾晒干燥的假阴干面。经贮存引起中毒的臭米面多有明显的变质现象，肉眼可见有粉红、绿、黄绿、黑等各色斑迹，有明显陈腐气味。银耳在湿度及温度均较高的环境下培植，培植后期，遇天气骤然变冷时生长停滞，早生的耳片软塌并逐渐腐烂，该菌可在软塌并逐渐腐烂银耳中生长繁殖并产生毒素。如将此耳片作为食料凉拌或烹炒，食后均可引起食物中毒。

中毒机制 中毒为该菌所分泌的外毒素，属毒素型食物中毒。外毒素主要是米酵菌酸，化学分子式为 $C_{28}H_{38}O_7$，100℃煮沸和高压（121℃）也不能被破坏，小白鼠经口 LD_{50} 为 3.16mg/kg 体重；其次是毒黄素。米酵菌酸对人和动物有强烈的毒性作用，是引起食物中毒和致死的主要毒素。毒黄素是水溶性黄色素，耐热，一般烹调方法不能破坏。米酵菌酸的毒性比毒黄素强，相同条件下，其产量也远大于毒黄素。米酵菌酸作用于细胞线粒体内膜，破坏线粒体的功能；还作用于巯基酶类，使部分巯基酶失去活性。毒黄素作用于细胞呼吸链系统，可从还原性辅酶Ⅰ获得电子，再将电子转给分子氧而产生过氧化氢（H_2O_2），H_2O_2 对细胞有较强毒性作用。造成脑、肝、肾等实质器官呈现中毒性病理改变。

临床表现 潜伏期，短者 1～2 小时，长者 48～72 小时，一般 4～22 小时。食用银耳引起的中毒的潜伏期为 3～15 小时。发病初

期，多为胃部不适、恶心、呕吐、头痛、头晕、乏力、心悸等。体温一般不高，少数患者于发病后数小时出现中度发热。神经系统症状可表现为头痛、头晕、精神不振。严重者嗜睡、意识模糊、狂躁不安、谵语、抽搐、惊厥或昏迷。临床上胃肠道症状和神经综合征出现得较早，稍晚则表现为肝、肾、脑、心等实质脏器受损害症状。可出现肝大、肝功能异常等中毒性肝炎为主的临床表现，重症者出现肝昏迷，甚至死亡。肾损害一般出现较晚，轻者出现血尿、蛋白尿，重者血中尿素氮增加、少尿、无尿等尿毒症症状，严重时可因肾衰竭而死亡。

诊断 按《椰毒假单胞菌酵米面亚种食物中毒诊断标准及处理原则》（WS/T 12-1996）执行。发病急，多种脏器损害，病情复杂，进展快，病死率高，应及早做出诊断。初期表现比较隐匿，常误诊为"感冒"，儿童自诉能力差，更易误诊，故应提高对该菌食物中毒的警惕。一旦发现可疑该菌食物中毒，应立即进行现场流行病学调查。根据流行病学特点、临床表现和实验室检验综合进行诊断。

细菌学检验按《食品卫生微生物学检验 椰毒假单胞菌酵米面亚种检验》（GB/T 4789.29-2003）方法进行，从臭米面及其制品（或银耳）中检出该菌，并进行血清学分型。米酵菌酸测定按《食品安全国家标准 食品中米酵菌酸的测定》（GB 5009.189-2016）方法进行，从可疑中毒食品或菌株培养物中检出米酵菌酸。

治疗 应及早并彻底催吐、洗胃、清肠，洗胃后口服或注入硫酸钠 25～30g 清肠。对米酵菌酸和毒黄素无特效解毒药，一旦发

生中毒要立即报告，并尽早组织力量抢救。凡吃过同批食物者，不论发病与否一律收入医院。轻症患者和尚未发病者也应及时洗胃、清肠；不论重症轻症、发病未发病，都要采取救治措施，防止病情突然加重或突然发病，来不及治疗造成死亡。对症治疗：保肝、护肾、控制感染是对症治疗的重点，护肾尤为重要，一旦出现肾衰竭，救治将十分困难。

此类毒素的毒性较强，尚无特效解毒药，病死率一般在50%以上，最高可达100%。死亡最早发生于进食后3~5小时，一般多在发病后1~2小时。影响预后的因素较多，最主要的是发现的早晚和采取的急救措施。发现早，并及时彻底予以催吐、洗胃、清肠者预后较好，发现晚或洗胃、清肠不及时、不彻底者预后差。

预防　在主要流行区域进行广泛宣教工作，广泛宣传进食臭米面的危害，逐步改变饮食习惯，不制作、不食用臭米面，即便制作也不能贮存，要现做现吃，更不能带湿存放。银耳专业户在培养银耳时要注意无菌操作，不食用鲜的银耳或变质干银耳。提高鉴别良质与变质干银耳的能力。良质干银耳经水发制后，朵形完整、弹性好、无异味、菌片呈白色或微黄色；变质干银耳菌片呈深黄色或黄褐色。粮谷要贮存在干燥、清洁、通风良好处，严防潮湿、霉变。变质严重的粮谷，不宜做淀粉、加工粉条等处理食用。

（黄国伟）

xiǎocháng jiéchángyán yē'ěrsēnjūn shíwù zhòngdú

小肠结肠炎耶尔森菌食物中毒（*Yersinia. enterocolitica food poisoning*）　摄入小肠结肠炎耶尔森菌污染的食物所致的中毒。

病原学　耶尔森菌属属肠杆菌科，包括小肠结肠炎耶尔森菌、假结核耶尔森菌、鼠疫耶尔森菌，引起人类食物中毒和小肠结肠炎的主要是小肠结肠炎耶尔森菌。该菌为革兰阴性小杆菌，需氧或兼性厌氧，30℃以下有动力，37℃以上没动力，耐低温，0~5℃也可生长繁殖，是一种独特的嗜冷细菌，故应特别注意冷藏食品被该菌污染。

该菌产生耐热肠毒素，为不含碳水化合物及脂多糖的简单蛋白，耐高温、寒冷。能抵抗121℃30分钟的高温，亦能耐受4℃7个月的低温并保持其毒性。pH2.2~8的环境中100℃加热10分钟不影响其活性。该毒素对蛋白酶、脂肪酶、磷脂酶等多种酶有抗性。

流行病学　①季节性：多发生在秋冬、冬春等气温较低的时期。②中毒食品：主要是动物性食物，如猪肉、牛肉、羊肉；其次为生牛奶，尤其是0~5℃低温运输或贮存的食品。食品中该菌数量超过10^9CFU/g才发病。③污染来源：该菌分布广泛，动物带菌率较高，其粪便可污染肉尸；鼠类的该菌带菌率更高，能污染肉类及其制品；苍蝇也能带菌污染食品。该菌亦可从冷水分离出来，一些食品可受到含该菌的冷水污染，如豆腐等。

中毒机制　耶尔森菌食物中毒是该菌具有侵袭性及产生的肠毒素共同作用所致。侵袭的靶组织是小肠和结肠；其产生的耐热性肠毒素可通过改变肠黏膜上皮细胞的分泌功能，Na^+、Cl^-、水在肠腔潴留而致腹泻。

临床表现　潜伏期，短者1~3天，一般3~5天，长者10天。以消化道症状为主，腹痛、发热、腹泻，水样便为多，少数患者为软便，体温38~39.5℃。其次有恶心、呕吐、头痛等。病程一般为2~5天，长者可达2周。中毒表现呈多样性，且随年龄而有差异，2岁以下幼儿以腹痛、发热、胃肠炎为主；儿童和青少年多出现类似急性阑尾炎的表现；成年人可出现结节性红斑或关节炎，而无胃肠炎症状，也可于胃肠炎后1~2周出现结节性红斑或关节炎。一般预后良好，但出现败血症可致死亡。

诊断　根据流行病学调查及中毒表现的特点，以胃肠炎症状为主，或呈红斑结节、阑尾炎、关节炎等多种表现。①细菌学检验：按照《食品安全国家标准 食品微生物学检验 小肠结肠炎耶尔森氏菌检验》（GB 4789.8-2016），从可疑中毒食品或呕吐物中分离出的耶尔森菌与从患者粪便中检出的耶尔森菌是相同的生物型和血清型。患者粪便约有50%可检出该菌。②血清学试验：采集患者发病初期和恢复期血液、观察血清凝集效价的增长情况。恢复期血清凝集效价可以达到1:160~1:1280，而急性期或健康人在1:20以下。

治疗　一般采用对症治疗，重症病例可用抗生素，如氨苄青霉素、第三代头孢菌素等。

预防　该菌为低温菌，在4℃时可生长繁殖并产生毒素，故除防止食品加工储存各个环节、各种途径被污染外，对冷藏食品，尤其是4~5℃贮存的食品应特别警惕，在冰箱冷藏的熟肉类制品，食前一定要彻底加热，另外，不要喝生牛奶，冰箱中取出的冷牛奶要煮沸后再喝。

（黄国伟）

chángqiújūn shíwù zhòngdú

肠球菌食物中毒 (entrococcri food poisoning) 摄入肠球菌污染的食物所致中毒。

病原学 肠球菌是链球菌属的一种。肠球菌群包含粪肠球菌、屎肠球菌等。主要来源于人和动物肠道，是肠道常居菌群。对冷冻和热抵抗力较强，可耐 60℃ 30 分钟，能在 6.5% NaCl、pH 9.6 培养基内生长，在 10~45℃ 时发育繁殖。易在食品及食品加工设备上繁殖，如在植物的表面、奶及奶酪、腊肠及正常食品发酵中存在。引起中毒的主要是粪肠球菌。

流行病学 ①季节性：既可在夏、秋季，亦可发生在冬季。②中毒食品：多为熟肉类及其制品、奶及奶制品等。菌数可高达 10^8~10^9CFU/g。③污染来源：人和动物的带菌者常为污染的来源。肠球菌污染熟肉高达 85.6%，其中 8.5% 为粪肠球菌；在鲜牛奶、消毒牛奶、奶粉中肠球菌的检出率分别为 92%、14%、4%。食品经加热后仍可能残存有肠球菌，甚至所有致病菌都已被灭活后，仍可检出肠球菌。④中毒原因：动物性食品在加热时不彻底，或煮熟后被该菌污染，在较高温度下保存较长时间，食用前未彻底加热，食用后引起中毒。被污染食品，存于冰箱，食用后亦可引起食物中毒。

临床表现 因症状轻，故常被忽视。潜伏期一般 5~10 小时，短者为 2~3 小时，长者达 20 小时。主要表现为上腹不适、恶心、呕吐、腹痛、腹泻等急性胃肠炎表现。腹痛多呈痉挛性。少数患者可有头痛、头晕、乏力、低热、呕吐、腹泻严重者可有脱水现象。病程短，1~2 天痊愈，未见死亡病例。

诊断 根据流行病学特点，引起中毒的食品多为熟肉类、奶及奶制品。以急性胃肠炎为主的表现，但腹痛较剧烈。从中毒食品与患者粪便中分离出血清型相同的肠球菌可诊断。为简易、快速、经济，可采用链球菌鉴定试剂盒。

治疗 脱水严重者可适当补液。一般无须治疗。必要时给抗生素如红霉素、氨苄青霉素等。

预防 参见细菌性食物中毒。

(黄国伟)

héhújūn shíwù zhòngdú

河弧菌食物中毒 (V. fluvialis food poisoning) 摄入河弧菌污染的食物所致中毒。

病原学 河弧菌系弧菌属的一个种。系革兰阴性短杆菌，兼性厌氧，最适生长温度 37℃，5℃以下、43℃以上均不生长，为嗜盐菌。在 6% NaCl 的营养肉汤中生长良好，在无 NaCl 和 10% NaCl 营养肉汤中不生长。在 1%~8% NaCl 中均能繁殖。该菌有两个生物型，即生物Ⅰ型、生物Ⅱ型。Ⅰ型多从人粪便中分离，Ⅱ型多从牛、猪、兔粪便中分离，也有从人粪便分离的。该菌有特异性的 O 抗原和共同的 H 抗原，根据该菌 O 抗原的不同进行血清型分型。

流行病学 ①季节性：多发生在 6~10 月。②中毒食品：主要是海产品，如鱼、虾、蟹、牡蛎、蛤、蚶、螺等，其次是被海产品或加工器具污染的熟食品。近海鱼该菌带菌率为 1.5%~30%。③污染来源和中毒原因：食生鱼或海产品加热处理不彻底，未能杀死该菌，或熟海产品又被该菌重复污染，该菌大量繁殖，食后引起该菌食物中毒。肉类熟食品受到海产品污染；或在烹调制作过程中，处理和盛装海产品的工具和容器受该菌污染，未能彻底洗刷消毒，再处理和盛装肉类熟食品而受到该菌交叉污染。

临床表现 潜伏期短者 6 小时，一般 13~14 小时，长者 19 小时。中毒表现与霍乱的临床表现相类似，以腹泻、呕吐为主。腹泻为水样便，少数便中有血和黏液，腹泻可持续 1~4 天，大多数 2 天左右。由于呕吐、腹泻，大多数患者有中度脱水。还有腹痛、发热，但发热的患者不多。

诊断 根据流行病学特点有进食海产品史，中毒表现以腹泻、呕吐为主，类似霍乱的临床表现。细菌学检验按《食品安全国家标准 食品微生物学检验 副溶血性弧菌检验》（GB 4789.7-2013）方法进行。从剩余可疑中毒食品与患者吐、泻物中分离出生物型或血清型相同的菌株。

治疗 多采用对症处理，脱水者应予补充水分，并注意纠正电解质紊乱。如需抗生素治疗时，可选用对其敏感的氯霉素、庆大霉素等。

预防 参见副溶血性弧菌食物中毒。

(黄国伟)

qìdānbāojūn shíwù zhòngdú

气单胞菌食物中毒 (Aero-monas food poisoning) 摄入气单胞菌属污染的食物所致中毒。

病原学 气单胞菌属是常见的腐物寄生菌，广泛地分布于自然界，可从淡水、污水、土壤、冷血动物、家禽和家畜等温血动物以及健康人和腹泻患者粪便中分离到。革兰阴性短杆菌，需氧或兼性厌氧，4~45℃ 均能生长，最适生长温度为 30℃，最适 pH 5.5~9。在 6.5% NaCl 中不生长。

气单胞菌属包括 4 个种：嗜水气单胞菌、温和气单胞菌、豚鼠气单胞菌和杀鲑气单胞菌，其中又分 6 个亚种。该菌可产生不耐热肠毒素，60℃ 经 30 分钟可被破坏。中国已有数起嗜水气单胞菌、温和气单胞菌食物中毒报道。下述内容以嗜水气单胞菌食物中毒为例。

流行病学 ①季节性：春、夏、秋季均可发生。②中毒食品：熟肉类、淡水鱼等。淡水鱼体内污染该菌，可引起淡水鱼暴发性败血症。③污染来源和中毒原因：淡水及淡水鱼体内均可受该菌污染，加工烹调过程中未被彻底杀灭。腹泻患者的嗜水气单胞菌检出率为 7.25%，砧板、盘子为48.5%，销售熟肉从业人员手上为 53.5%。熟肉制品内嗜水气单胞菌未被杀死或其被炊具、餐具重复污染，食后均可引起中毒。

临床表现 潜伏期，短者1.5 小时，长者 20 小时，一般 8～13 小时。主要表现为腹痛、腹泻。腹泻为软便或水样便，少者每日 1～3 次，多者每日 4～7 次。脐下疼痛，不剧烈。少数患者有恶心、呕吐，低热或不发热。病程 1～3 天。

诊断 流行病学调查有进食淡水鱼或其他水产品、熟肉制品史，中毒表现轻微，主要是腹痛、腹泻，少数患者有恶心、呕吐，病程短。细菌学检验从剩余可疑中毒食品中与患者粪便中检出形态、生化反应一致的菌株。血清学试验：血清凝集试验采取患者急性期与恢复期（病后 2 周左右）血清做凝集试验，恢复期凝集效价明显增高；交互吸收凝集试验证实从中毒食品与患者粪便中分离出的菌株之间的抗原关系。

治疗 一般无须治疗，必要时给予对症和支持治疗。如需抗生素治疗时，可选用对其敏感的氯霉素、庆大霉素等。

预防 不生食淡水鱼，烹调淡水鱼时应烧熟煮透。防止淡水鱼交叉污染熟海产品、熟肉制品。若食用经贮存的熟肉制品、熟海产品，要回锅彻底加热。

（黄国伟）

zhēnjūn jíqí dúsù shíwù zhòngdú

真菌及其毒素食物中毒

（fungi and mycotoxin food poisoning） 摄入真菌及其毒素污染的食品所致中毒。真菌分布广泛，种类繁多，数量庞大，与人类关系十分密切，许多真菌对人有益，但有些真菌对人有害。已知有200 多种不同的真菌毒素，按其重要性及危害性排列是黄曲霉毒素、赭曲毒素、单端孢霉烯族化合物、玉米赤霉烯酮、脱氧雪腐镰刀菌烯醇、桔青霉素、杂色曲霉素、展青霉素、圆弧偶氮酸等。根据作用靶组织，可分为肝毒、肾毒、心脏毒、造血器官毒等。

人或动物摄入被真菌毒素污染的农畜产品，或通过吸入及皮肤接触真菌毒素可引发多种中毒症状，如致幻、呕吐、出血症、皮炎、中枢神经受损，甚至死亡。动物实验和流行病学的调查结果还证实，许多真菌毒素可在体内积累后产生致癌、致畸、致突变、类激素中毒、白细胞缺乏症等，对机体造成永久性损害。某些癌症与真菌毒素中毒有关。

急性中毒潜伏期短，先有胃肠道症状，如上腹不适、恶心、呕吐、腹胀、腹痛、厌食、偶有腹泻等；随后依各种真菌毒素的不同作用，发生肝、肾、神经、血液等系统的损害，出现相应症状，如肝大、压痛、肝功能异常，出现黄疸、蛋白尿、血尿，甚至尿

少、尿闭等。多因肝、肾衰竭或中枢神经麻痹而死亡，病死率高。

（黄国伟）

chìméibìngmài zhòngdú

赤霉病麦中毒 （Fusarium poisoning） 摄入镰刀菌污染的赤霉病麦所致中毒。麦类、玉米等谷物被镰刀菌污染引起的赤霉病是一种世界性病害，造成谷物减产，引起人畜中毒。

病原学 赤霉病麦系源于真菌中的镰刀菌感染，最主要的是禾谷镰刀菌。此外，还从病麦中分离出串珠镰刀菌、燕麦镰刀菌、木贼镰刀菌、黄色镰刀菌、尖孢镰刀菌等。镰刀菌在气温 16～24℃、湿度 85% 时最适于在谷物上繁殖。小麦、大麦、元麦等在田间抽穗灌浆时，如条件合适即可发生赤霉病，玉米、稻谷、甘薯和蚕豆等作物也可发生。主要毒性物质属于单端孢霉烯族化合物。

流行病学 赤霉病多发生于多雨、气候潮湿地区。在中国，淮河和长江中下游最严重，春季低温多雨时多发。流行的决定因素，一是湿度：小麦抽穗扬花期的雨日、雨量和相对湿度等是决定流行的重要因素，小麦抽穗扬花期长期处于相对湿度 ≥85%、又遇连续阴雨天时，病害极有可能流行；二是温度：赤霉病发病的起始温度为 15℃，随着温度的升高，病菌侵入的速度加快，潜伏期缩短，发病加重，最适温度是 25℃。中毒的流行范围、发病程度与麦类赤霉病流行、发生程度呈正相关。赤霉病麦是中国长江流域、南方麦区和东北三江平原春季麦区的重大流行病害，可引起严重的产量和品质损失。由于全球气候变化和某些耕作制度的调整，赤霉病有北移的趋势，山东、河南和陕西等麦区流行频

率有所增加，程度加重。赤霉病麦也是世界研究的热点之一。

中毒机制 赤霉病麦中的主要毒性物质是镰刀菌产生的毒素，包括单端孢霉烯族化合物中的脱氧雪腐镰刀菌烯醇（DON）、雪腐镰刀菌烯醇（NIV）和另一种镰刀菌毒素玉米赤霉烯酮。DON 主要引起呕吐，故也称呕吐毒素。这些镰刀菌毒素对热稳定，一般的烹调方法不能将它们破坏而去毒。摄入的数量越多，发病率越高，病情越严重。

临床表现 潜伏期一般 0.5 ~ 2 小时，短者 10 ~ 15 分钟，长者 4 ~ 7 小时。主要表现为胃部不适、恶心、呕吐、头痛、头晕、腹痛、腹泻等症状。还可有乏力、口干、流涎，少数患者有发热、颜面潮红等。症状消失快者 1 天左右，慢者 1 周左右，预后良好。个别重症者有呼吸、脉搏、体温及血压波动，四肢酸软、步态不稳、形似醉酒，故有的地方称为"醉谷病"。

治疗 一般患者无须治疗而自愈，对呕吐严重者应补液。

预防 关键在于防止麦类、玉米等谷物受到真菌的污染和产毒。根据粮食中毒素的限量标准，加强粮食的卫生管理。应注意田间管理，特别在春季低温多雨时，要预防赤霉病；使用高效、低毒、低残留的杀菌剂，以控制赤霉病病情；收获时则应及时脱粒、晒干或烘干，尽快将粮食的含水量降低，防止真菌的继续蔓延生长。

（黄国伟）

méibiàn gānzhe zhòngdú

霉变甘蔗中毒（mildew sugareane poisoning）

摄入真菌污染变质的甘蔗所致中毒。甘蔗霉变主要是甘蔗在不良条件下长期储存，导致真菌大量繁殖所致。

病原学 产毒真菌为甘蔗节菱孢霉，其产生的毒素是 3-硝基丙酸。霉变甘蔗质地较软，外皮无光泽，颜色较深，瓤部色泽比正常甘蔗深，一般呈浅棕色，闻之有霉味，其中含大量的有毒真菌及其毒素，对神经系统和消化系统可造成较大的损害。霉变甘蔗切片在显微镜下可见真菌菌丝污染。甘蔗新鲜时甘蔗节菱孢霉的污染率仅为 0.7% ~ 1.5%，但经 3 个月的储藏，污染率可达 34% ~ 56%，长期储藏的甘蔗是节菱孢霉繁殖的良好培养基。

流行病学 常发生于中国北方地区的初春季节，2 ~ 3 月为发病高峰期，多见于儿童和青少年。病情常较重，甚至危及生命。

中毒机制 3-硝基丙酸是一种强烈的嗜神经毒素，主要损伤中枢神经系统。

临床表现 潜伏期最短者仅 10 分钟，长者几小时，一般潜伏期愈短症状愈严重。发病初期为一过性消化道功能紊乱，出现恶心、呕吐、腹痛、腹泻、黑便等，随后出现如头晕、头痛、复视等神经系统症状，轻症者可恢复。重症者则出现特征性表现，眼球偏向凝视，但检查眼底正常；抽搐时四肢强直、屈曲、内旋，手呈鸡爪状；尿便失禁，牙关紧闭，口唇及面部发绀、瞳孔散大，吐白沫或呈去大脑强直状态，每日发作可多达数十次。随后可进入昏迷，体温初期可正常，几天后升高。常死于呼吸衰竭，幸存者则留下终生残疾。出现后遗症的概率及病死率可达 50% 左右。

诊断 诊断根据流行病学特点、临床表现及从中毒变质甘蔗中分离出节菱孢霉及 3-硝基丙酸。根据《变质甘蔗食物中毒诊断标准及处理原则》（WS/T 10-1996）进行。

治疗 急救治疗应尽快洗胃、灌肠，以排除毒物，并对症处理，如保护肝和肾，纠正水和电解质代谢紊乱及酸中毒，控制脑水肿，促进脑功能恢复，改善脑血液循环等。目前对该病尚无有效解毒药物。

预防 加强宣传教育，教育群众不食用霉变的甘蔗。不成熟甘蔗容易霉变，应成熟后再收割。储存的时间不能太长，同时应注意防捂、防冻，并定期进行感官检查。如发现甘蔗外观光泽不好，断面有白絮状或绒毛状菌丝，表面有深色霉斑，切面结构疏松、呈黄色或棕褐色或有红色黑色条纹，有酸味、酒糟味、辣味的甘蔗不能销售和食用。

（黄国伟）

dòngwùxìng shíwù zhòngdú

动物性食物中毒（animal food poisoning）

摄入含有毒成分的动物性食品所致中毒。动物性中毒食品主要分为两种：一种是将天然含有有毒成分的动物或动物的某一部分当作食品，如河豚；另一种为摄入在一定条件下产生了大量的有毒成分的可食的动物性食品，如鲐鱼等。中国发生的动物性食物中毒主要有河豚中毒、鱼类引起组胺中毒、麻痹性贝类中毒、动物肝中毒等。动物性食物中毒的季节性和地区性较明显，常呈散发性，偶然性大，潜伏期较短，发病率和病死率较高。

（黄国伟）

hétún zhòngdú

河豚中毒（globefish poisoning）

摄入河豚毒素引起的食物中毒。病情严重，病死率较高。河豚又名河鲀，种类很多，根据其形状、颜色各异，大约有 70 多种，属无鳞鱼的一种。主要产于沿海江河,是一种味道鲜美但含剧毒物质的鱼类。外观特殊,头部呈菱形,眼内陷,半露眼球,上下唇各有明显的两枚切牙。鳃小而不明显,身体浑圆、胸腹部大、尾部小,肚腹为黄白色,背上有鲜艳的斑纹或色彩,背腹有小白刺,皮肤表面光滑无鳞呈黑黄色。中国沿海居民有食用河豚的习惯。为防止因食用河豚鱼引发食物中毒,食品经营单位不得生产加工河豚。

有毒成分 主要有毒成分河豚毒素,一种非蛋白质神经毒素,分为河豚素、河豚卵巢毒素及河豚肝毒素,毒素进入人体后作用于周围神经及脑干中枢导致神经呈麻痹状态。主要存在于河豚的肝、脾、肾、卵巢、卵子、睾丸、皮肤、血液及眼球中,其中以卵巢毒性最大,肝次之。一般鱼肉的毒性较低,即新鲜洗净的鱼肉内一般不含毒素,但如鱼死后时间较长,内脏毒素便可从内脏渗透到肌肉中,仍不可忽视;有的河豚鱼肉也含毒素。毒性极强,0.5mg 能毒死一个 70kg 体重的人。对热稳定,煮沸、盐腌、日晒均不能将其破坏,在酸性条件下较稳定,碱性条件下易降解。河豚毒素的耐热性极强,100℃ 4 小时、115℃ 3 小时、200℃ 以上 10 分钟才能使毒素全部破坏,故一般的烹调温度对河豚毒素无任何影响。

流行病学 中毒大多发生在沿海居民。春季 2～5 月是河豚的繁殖产卵期,含毒素最多,毒性最强,最易发生中毒。6～7 月产卵后,卵巢退化,毒性减弱。肝中河豚毒素也以春季产卵期含量最多、毒性最强。引起中毒的河豚有鲜鱼、内脏,以及冷冻鱼和鱼干。

中毒机制 河豚毒素对胃肠道可引起局部刺激作用。河豚毒素是一种含有胍基的化合物,能特异地作用于 Na$^+$ 通道,与受体部位结合,阻断细胞膜对 Na$^+$ 的通透性,使神经传导阻断,引起感觉神经麻痹,随后运动神经和迷走神经麻痹,严重者脑干麻痹,引起外周血管扩张,血压下降,最后出现呼吸中枢和血管运动中枢麻痹,导致急性呼吸衰竭,危及生命。

临床表现 河豚中毒的特点是发病急速而剧烈,潜伏期一般在 10 分钟到 3 小时。早期症状是口唇、舌、指尖发麻,上睑下垂,不久即出现消化道症状,主要有胃部不适、恶心呕吐、腹痛腹泻、口渴、便血,进而出现口唇、舌尖及肢端麻木、四肢无力或肌肉麻痹、共济失调等神经系统症状。重症者出现瘫痪、言语不清、发绀、呼吸困难、神志不清、休克,最后因呼吸、循环衰竭而死亡。致死时间最快在食后 1.5 小时。

急救与治疗 尚无特效解毒药,一般以排出毒物和对症治疗为主。①催吐、洗胃、导泻,及时清除未吸收的毒物。②大量补液及利尿,促进毒物排泄。③早期给以大剂量激素和莨菪碱类药物。肾上腺皮质激素能减少组织对毒素的反应和改善一般症状;莨菪碱类药物能兴奋呼吸循环中枢,改善微循环。④支持呼吸、循环功能,必要时进行气管插管,心脏骤停者进行心肺复苏。

预防 ①加强对河豚的监督管理,由于河豚毒素耐热,故一般家庭的烹调方法难以破坏毒素,最有效地预防是将河豚集中处理,鲜河豚禁止流入市场。在加工处理时,应先断头(弃掉)、充分放血、去除内脏、皮,最后用清水

反复冲洗鱼肉,加入 2% 碳酸钠处理 24 小时,将其制成干制品后安全无毒方可出售,其加工废弃物应妥善销毁。②加强卫生宣传教育,提高广大居民对河豚有毒的认识,不要食用;让广大居民能识别河豚,以防误食。③有关监督部门应加强对水产品收购、加工、供销等部门的严格把关,防止鲜河豚进入市场或混进其他水产品中。

(黄国伟)

yúlèi yǐnqǐ zǔàn zhòngdú
鱼类引起组胺中毒 (histamine-containing fish poisoning) 摄入含组胺的鱼类所致过敏性中毒。

有毒成分 组胺的产生与鱼类所含组氨酸直接有关。海产鱼类中的青皮红肉鱼,如鲐巴鱼、鲣鱼、竹夹鱼、金枪鱼等鱼体中含有较多的组氨酸。这些鱼类活动能力强,其皮下肌肉的血管系统发达,血红蛋白含量较高,故有青皮红肉鱼之称。此类鱼肉接种含组胺酸脱羧酶的细菌,在 37℃ 下人工培养 96 小时后,每克鱼肉产生的组胺量 1.6～3.2mg。而青皮白肉鱼类,如鲈鱼只能产生 0.2mg。比目鱼等皮不呈青色,肉也不呈红色,则不产生组胺。除鲤鱼能产生一定量的组胺外,其他淡水鱼产生的组胺量很少。

组胺是组氨酸的分解产物,是鱼体腐败后游离组氨酸分解产生的。鱼体不新鲜或腐败时,产生自溶作用,形成较多组氨酸,游离组氨酸在组胺酸脱羧酶的作用下,发生脱羧反应,形成组胺。含组胺酸脱羧酶的微生物均可催化此反应,主要有链球菌属、沙门菌属、志贺菌属、大肠埃希菌、组胺无色杆菌、摩氏摩根变形菌等。鱼体中组胺含量超过 200mg/100g 即引起中毒。也有食

用虾、蟹等之后发生组胺中毒的报道。

流行病学 中国以鲐鱼最多，沙丁鱼次之，尚有食用池鱼、青鳞鱼和金枪鱼等引起的中毒病例。多发生在夏秋季，在 15 ~ 37℃、有氧、弱酸性（pH 6.0 ~ 6.2）和渗透压不高（盐分含量 3% ~ 5%）的条件下，组氨酸易分解形成组胺引起中毒。

中毒机制 组胺是一种生物胺，可导致支气管平滑肌强烈收缩、支气管痉挛；循环系统表现为局部或全身毛细血管扩张，使毛细血管通透性加强，血浆大量进入组织、血液浓缩、血压下降，引起反射性的心率加快，刺激平滑肌使之发生痉挛，心律失常，甚至心脏骤停。

临床表现 特点是发病快、症状轻、恢复快。潜伏期数分钟至数小时。主要表现为面、胸及全身皮肤潮红，眼结膜充血，并伴头痛、头晕、脉快、胸闷、心跳呼吸加快、血压下降，有时出现荨麻疹、口渴、咽部烧灼感、口唇水肿；个别患者出现哮喘、呼吸困难、视物模糊、眩晕；部分患者伴有恶心、呕吐、腹痛、腹泻等胃肠道症状，或口舌及四肢发麻、乏力、烦躁。体温一般正常，病程大多为 1 ~ 2 天，预后良好。

急救与治疗 一般可采用抗组胺药物和对症治疗。常用药物为口服盐酸苯海拉明，不宜用抗组胺药的患者可采用静脉注射 10% 葡萄糖酸钙，同时口服维生素 C。

预防 防止鱼类腐败变质，鱼类在产储运销等各个环节均应注意冷冻冷藏。大力宣传不吃腐败变质的鱼；加强鱼类食品的监督检验工作；禁止销售腐败变质

的鱼类。对易产生组胺的青皮红肉鱼类，可采取去毒措施，首先应彻底刷洗鱼体，去除鱼头、内脏和血块，然后将鱼切成两半后以冷水浸泡。烹调时加入少许雪里蕻或红果（加入量为鱼重的5%），可使鱼中组胺含量下降65% 以上。组胺为碱性物质，烹调时加少许醋可降低其毒性。制定鱼类食品中组胺最高允许含量标准，《食品安全国家标准 鲜、冻动物性水产品》（GB 2733-2015）中规定，鲐鱼、鲹鱼、竹荚鱼、鲭鱼、鲣鱼、金枪鱼、秋刀鱼、青占鱼、沙丁鱼等高组胺鱼类低于 40mg/100g，其他含组胺的鱼类低于 20mg/100g。

（黄国伟）

mábìxìng bèilèi zhòngdú

麻痹性贝类中毒 （paralytic shellfish poisoning）

摄入贝类毒素所致神经麻痹性中毒。贝类主要有如贻贝、蛤类、螺类、牡蛎等。

有毒成分 贝类含毒素源于海水中的藻类。贝类食入有毒的藻类（如膝沟藻科的藻类）后，藻类所含的有毒物质即进入贝体内并呈结合状态，且有富集和蓄积藻类毒素的能力，但对贝类无毒性。人食用这种贝类后，毒素可迅速从贝肉中释放并对人呈现毒性作用。已从贝类中分离、提取和纯化了几种毒素，其中发现最早的是石房蛤毒素，易溶于水、耐热，加热至 80 ℃经 1 小时毒性无变化；耐酸、不耐碱、易被胃肠道吸收。

流行病学 全世界均有发生，有明显地区性和季节性，夏季沿海地区多见。贝类的毒化与"赤潮"有关。"赤潮"即海水中出现变色的红斑，伴有海洋动物的死亡，是某些单细胞微藻类在海

水中迅速繁殖，大量集结而成。贝类摄食后，富集毒素，人食用含该毒素的贝类后可引起中毒。

中毒机制 主要是石房蛤毒素，为神经毒，通过阻断 Na^+ 在神经及肌肉细胞膜内电压依赖性钠通道中的转运，造成运动神经及肌肉传导障碍而产生麻痹作用。该毒素的毒性很强，对人的经口致死量为 0.84 ~ 0.90mg。

临床表现 以神经症状为主，潜伏期短，仅数分钟至 20 分钟。症状以麻痹为主，初起为唇、舌、指尖麻木，随后颈、腿麻痹，最后运动失调。患者可伴头痛、头晕、恶心和呕吐，最后出现呼吸困难。膈肌对此毒素特别敏感，重症者常在 2 ~ 24 小时因呼吸麻痹而死亡，病死率为 5% ~ 18%。病程超过 24 小时者，预后良好。

急救与治疗 尚无特效解毒药，一般以排出毒物和对症治疗为主。尽早采取催吐、洗胃、导泻的方法，及时去除毒素，同时对症治疗。

预防 定期对贝类生长水域采样进行显微镜检查，如发现水中藻类突然增多即有中毒的危险，应对该批贝类作毒素含量测定。制定市售贝类及加工原料用贝类中毒素限量，美国和加拿大规定冷藏鲜贝肉中石房蛤毒素的限量为 ≤80μg/100g，中国规定鲜、冻动物性水产品的麻痹性贝类毒素最高允许含量 ≤ 4 鼠单位/克（MU/g）。做好卫生宣教，介绍安全食用贝类的方法。

（黄国伟）

dòngwùgān zhòngdú

动物肝中毒 （animal liver poisoning）

过量摄入动物肝所致维生素 A 中毒。鲨鱼肝中含大量的维生素 A、D 和脂肪，如用鱼肝来治疗佝偻病，可在补足维生素

D 的同时，因摄入过多维生素 A 而发生急性中毒。其他动物肝中，尤其是狗、羊、熊、狼、狍的肝中亦富含维生素 A，如一次大量食用，亦可发生急性中毒。

维生素 A 能维持上皮组织的正常结构和功能，参与视紫红质的合成，过量摄入维生素 A 可引起细胞膜的不稳定和某些基因的不适当表达。维生素 A 摄入过量可致动物胚胎吸收、流产、出生缺陷。孕妇妊娠早期每天大剂量摄入维生素 A，娩出畸形儿的相对危险度为 25.6。摄入普通食物不会引起维生素 A 过多，中毒源于过多摄入维生素 A 浓缩制剂。

早期症状为恶心、呕吐、头痛、眩晕、视物模糊、肌肉失调、婴儿囟门突起。剂量更大时可出现嗜睡、食欲缺乏、少动、反复呕吐。停止食用症状会消失。急救与治疗，必要时催吐、洗胃、口服泻剂，促进维生素 A 排泄；静脉补给 5% 葡萄糖盐液，并给予维生素 C、B 族等药物；皮炎重者可考虑用糖皮质激素治疗。预防措施含大量维生素 A 的动物肝不宜过量食用；其他的动物肝，一次也不宜食用过多。

(黄国伟)

yǒudúzhíwù shíwù zhòngdú

有毒植物食物中毒（toxic plant poisoning）

摄入含天然有毒成分或贮存不当产生有毒物质的植物性食物所致中毒。植物性中毒食品可分为三类，即将天然含有有毒成分的植物或其加工制品当食物，例如毒蕈、大麻油、桐油等；将加工过程中未破坏或除去有毒成分的植物当食品，如木薯，苦杏仁等；在一定条件下产生了大量的有毒成分的植物性食品，如发芽马铃薯等。其特点是季节性和地区性明显，与植物的分布、生长成熟、采摘时期、饮食习惯等有关；散在发生，偶然性大；潜伏期较短，大多在数十分钟至十多小时。少数也有超过一天的，患病率和病死率较高。

(黄国伟)

dúxùn zhòngdú

毒蕈中毒（toxic mushroom poisoning）

误食有毒蕈类植物所致中毒。蕈类常称为蘑菇，属真菌植物。中国有可食蕈 300 余种，毒蕈 80 多种，其中 10 多种含剧毒毒素。中毒源于误食。中国的蘑菇分布广泛。以褐鳞小伞、白毒伞、鳞柄白毒伞、毒伞、残托斑毒伞、毒粉褶伞、秋生盔孢伞、包脚黑褶伞、鹿花菌毒性最大。虽然毒蘑菇所占比例较小，但因种类繁多、形态复杂，有时毒蘑菇与食用蘑菇不易区分。在不同的地区，毒蘑菇又称之为毒蕈、毒菌、毒菰、毒茸等。

有毒成分及中毒机制 有毒成分比较复杂，可一种毒素存于多种毒蕈中，或一种毒蕈含多种毒素。几种有毒成分同时存在时，其关系错综复杂，有的互相拮抗，有的互相协同，因而症状较为复杂。毒蕈含毒素的多少还与地区、季节、气候、品种及生长条件有关，是否中毒及中毒的轻重与个人体质、饮食习惯、烹调方法以及是否饮酒等有关。按其致病机制将毒素分为以下几类。

胃肠毒素 含此毒素的毒蕈很多，所致中毒轻重不同。主要是黑伞蕈属和乳菇属蕈种，毒性成分为类树脂物质、苯酚、类甲酚、胍啶或蘑菇酸等，主要刺激胃肠道，引起急性胃肠炎症状。例如，食用毒粉褶菌、土生红褶菇、毒红菇、虎斑蘑、橙红毒伞等，中毒表现较重，偶可致死；褐盖粉褶菌、臭黄菇等所致中毒表现虽重，但不致死；有的毒性则轻微，如毛头乳菇、红褐乳菇、白乳菇等。

神经精神毒素 包括致精神兴奋或抑制以及精神错乱的毒素，存在于毒蝇伞、豹斑毒伞、角鳞灰伞、臭黄菇及牛肝菌等毒蘑菇中。主要有四大类。①毒蝇碱：主要存在于毒蝇伞蕈、丝盖伞属及杯伞属蕈等毒蕈中；毒蝇碱是一种生物碱，一般烹调对其毒性无影响。毒蝇碱对机体的作用机制为拮抗阿托品，经消化道吸收后，能兴奋副交感神经系统，降低血压，减慢心率，增快胃肠道平滑肌的蠕动，引起呕吐和腹泻；能使汗腺、唾液腺和泪腺及各种黏液、胰腺及胆汁的分泌增多，出现流涎、流泪；可使瞳孔缩小，还能引起子宫及膀胱收缩，支气管轮状肌收缩而出现呼吸困难等。②蜡子树酸及其衍生物：存在于毒伞属的一些毒蕈中，可引起幻觉、色盲、味觉错乱、视物模糊。③光盖伞素及脱磷酸光盖伞素：存在于裸盖菇属及花褶伞属蕈类中，可产生明显的幻觉，改变听觉和味觉，还可出现欣快与焦虑、淡漠与紧张相交替的情绪变化；亦可引起瞳孔散大、心动过速、血压上升、体温升高等交感神经兴奋症状。④幻觉原：主要存在于橘黄罗伞蕈中，有致幻觉、致精神异常等作用。

溶血毒素 鹿花菌中含血液毒素，认为是鹿花菌素，是甲基联胺化合物。有挥发性，低温时易挥发、易氧化，烹调及干燥过程中毒素可能减少。鹿花菌素易溶于乙醇，对碱不稳定。抗热性差，加热至 70℃ 或在胃内消化酶的作用下可失去溶血性。能溶于热水中，在炖汤时可溶解在汤中，喝汤能引起中毒。水煮后弃去汤汁，可去除大部分毒素。可使大量红细胞破坏，出现急性溶血，如贫血、黄疸、血红蛋白尿，肝大、脾大等。

肝肾毒素　引起此型中毒的有毒肽类、毒伞肽类、鳞柄白毒肽类、非环状肽的肝肾毒等。主要存在于毒伞属蕈、褐鳞小伞蕈及秋生盔孢伞蕈中。剧毒，对人的致死量为 0.1mg/kg 体重，此型中毒危险性大，死亡率高，一旦中毒，应立即抢救。其毒性稳定，耐高温、耐干燥，一般烹调不能破坏其毒性。毒伞肽类能损害心、肝、肾、脑等实质脏器，尤以肝、肾为甚；毒肽类主要作用于肝。致人死亡的主要是毒伞肽类。

流行病学　多发生于春季和夏季，雨水多，气温升高，毒蕈迅速生长，常因不认识而误采误用，在云南、贵州、四川发生较多。

临床表现　较复杂，常以某一系统的症状为主，兼有其他症状。根据所含有毒成分和中毒的临床表现，可将毒蕈中毒分为5种类型。

胃肠炎型　误食含胃肠毒素的毒蘑菇，以胃肠炎症状为主。潜伏期多为 0.5~6 小时。轻者剧烈阵发性腹痛、腹泻、恶心、呕吐。腹痛以上腹部和脐部为主，病程短，症状消退后逐渐好转，预后较好。较重者可因剧烈呕吐和腹泻引起严重脱水、电解质紊乱、血压下降，甚至休克、昏迷或急性肾衰竭；体温不高；无里急后重。经过适当对症处理可迅速恢复，病程 2~3 天，很少死亡。

神经精神型　误食毒蝇伞、豹斑毒伞等毒蕈所致。其毒素为类似乙酰胆碱的毒蕈碱。潜伏期1~6小时，临床症状除轻度的胃肠反应外，主要是明显的副交感神经兴奋症状，如流涎、流泪、大量出汗、瞳孔缩小、脉缓等。少数病情严重者可有神经兴奋、精神错乱和精神抑制等表现，可出现幻视、幻觉、狂笑、步态不稳、谵语、意识障碍、昏迷，亦可有瞳孔扩大、心动过速、血压升高、体温上升。误食牛肝蕈者，除胃肠炎症症状外，多有幻觉（小人国幻视症）、谵妄等症状，部分病例有迫害妄想，类似精神分裂症。

溶血型　误食鹿花蕈所致，其毒素为鹿花蕈素。潜伏期多为 6~12 小时，红细胞大量破坏，引起急性溶血。主要表现为恶心、呕吐，腹泻、腹痛。发病 3~4 天后出现溶血性黄疸、肝大、脾大，少数患者出现血红蛋白尿。病程 2~6 天，死亡率低。

肝肾损害型　误食毒伞、白毒伞、鳞柄毒伞等所致。此型中毒最严重，可损害肝、肾、心脏和神经系统，其中对肝损害最大，可致中毒性肝炎。病情凶险而复杂，病死率甚高，按其病情的发展可分为6期。

潜伏期　多为 10~24 小时，短者为 6~7 小时。潜伏期长短与中毒严重程度有关。

胃肠炎期　多出现恶心、呕吐、脐周围痛，水样便腹泻，多在 1~2 天后缓解。

假愈期　胃肠炎症状缓解后，患者暂无症状，或仅有轻微乏力，不思饮食。此期为假愈期，也叫假缓解期。实际上毒素已进入内脏，肝损害已开始。轻度中毒患者肝损害不严重，可由此期进入恢复期。假愈期一般 1~3 天。

内脏损害期　严重中毒患者在发病 2~3 天后出现肝、肾、脑、心等内脏损害的症状，肝大、黄疸，转氨酶水平升高，甚至出现肝坏死，肝昏迷；肾损害症状可出现少尿、无尿或血尿，严重时可出现肾衰竭、尿毒症。

精神症状期　此时的症状主要是肝昏迷所致，患者主要表现为烦躁不安、表情淡漠，嗜睡继而出现惊厥，昏迷甚至死亡。一些患者在胃肠炎期后很快出现精神症状，但无肝损害明显症状，属中毒性脑病。

恢复期　经过积极治疗的患者，一般在 2~3 周进入恢复期，各种体征逐渐消失而痊愈。

类光过敏型　误食后可出现类似日光性皮炎的症状。身体暴露部位出现明显肿胀、疼痛，特别是肿胀嘴唇外翻。还有指尖疼痛、指甲根部出血等症状。

急救与治疗　尚无特效解毒药，主要是对症及支持治疗。

排除毒物　应及时催吐、洗胃、导泻、灌肠，排除尚未吸收的有毒物质。凡食毒蕈中毒后，10 小时内可用 1：4000 高锰酸钾溶液大量反复洗胃，减少毒蕈残留。洗胃后可给予活性炭吸附残留的毒素。

对症治疗及支持治疗　根据中毒类型使用不同治疗方案。胃肠炎型可按一般食物中毒处理。神经精神型可采取阿托品拮抗治疗。溶血型可用肾上腺皮质激素治疗，一般状况差或发生黄疸者应尽早应用较大剂量的氢化可的松并予保肝治疗。肝肾损害型可用二巯基丙磺酸钠，可破坏毒素，保护体内含巯基酶活性。

预防　广泛宣传毒蘑菇中毒的危害性，特别要加强对儿童的宣传教育。制定食用蘑菇和毒蘑菇图谱，提高鉴别毒蘑菇的能力。切勿采摘自己不认识的蘑菇食用。毫无识别毒蘑菇经验者，切忌自行采摘蘑菇食用。毒蕈和可食用蕈很难鉴别，民间虽有一些识别经验，但也有例外，非专业人员采摘食用应谨慎。

（黄国伟）

fāyá mǎlíngshǔ zhòngdú

发芽马铃薯中毒 （sprouted potato poisoning）

摄入存放不当发绿或发芽的马铃薯所致中毒。马铃薯又称土豆、山药蛋，绿色未成熟、发芽马铃薯含对人体有害成分。春末夏初马铃薯容易发芽或部分变绿，故中毒多发。有毒的成分为龙葵素，又称茄碱或马铃薯毒素，以嫩芽中有毒成分浓度最高，每克嫩芽含龙葵素420~730mg，其次为花、叶及块茎外皮。马铃薯正常情况下含龙葵素较少，若贮藏不当可发芽或部分变绿，龙葵素大量增加，烹调时又未能去除或破坏掉，食后发生中毒。200~400mg 龙葵素可引起人中毒。对黏膜有刺激作用，对中枢神经系统，尤其对呼吸中枢有显著麻醉作用，并有溶血作用。100g 正常马铃薯含龙葵素仅5~10mg；未成熟、青紫皮或发芽马铃薯含量增至 25~60mg，甚至高达430mg。进食未成熟或发芽马铃薯后口舌发麻，数十分钟至数小时后出现上腹部不适，继之乏力、恶心、呕吐、腹痛、腹泻等。轻者1~2 天自愈；重者因剧烈呕吐而有脱水及电解质紊乱发生，血压下降；严重者昏迷及抽搐，最后因呼吸中枢麻痹而导致死亡。应立即催吐、洗胃、导泻、对症治疗。用1：5000 高锰酸钾或 0.5%鞣酸或浓茶洗胃，补充液体纠正失水。呼吸困难时给氧和应用呼吸兴奋剂，呼吸中枢麻痹用人工呼吸机。

马铃薯应低温贮藏，避免阳光照射，防止生芽。不吃生芽过多、绿色皮的马铃薯。生芽较少的马铃薯，必须彻底挖去芽、芽眼及芽周部分，用清水浸泡30分钟后再烹制。这种马铃薯不宜炒食，应煮、炖、红烧。烹调时加醋可加速破坏龙葵素。

（黄国伟）

yǒudú fēngmì zhòngdú

有毒蜂蜜中毒 （noxious honey poisoning）

摄入有毒蜂蜜所致中毒。蜜源植物花粉含有毒成分时，蜜蜂采集花粉所酿的蜜也有毒性，食用后可引起中毒。多呈家族性发病，在发病时间、地点都有共性，多发生在秋季，在有毒性植物如雷公藤、马桑、草乌等毒性植物丛林地带易发生。蜂蜜中毒源于花蜜中所含的毒性物质。植物分为无毒和有毒两大类：无毒植物的花期较早，多在春天；有毒植物的花期多在入秋以后，绝大部分无毒植物花期已过，有毒植物则正是开花季节。此时蜜蜂若采集有毒植物的花粉酿蜜，多混进有毒物质生物碱。毒蜜源酿成的蜂蜜，色泽较深或呈棕色糖浆状，有苦味或涩味。

潜伏期，短者30分钟，长者5 天，一般 1~3 天。以消化道、神经系统、肾损害所致症状突出，如头晕、恶心、呕吐、腹痛、便血、心悸、胸闷、蛋白尿，重者可发生急性肾衰竭等。治疗以催吐、洗胃、导泻；静脉输液，维持水、电解质平衡，促进毒素排泄；保肝治疗。预防措施应加强蜂蜜检验，防止有毒蜂蜜流入市场；食用时要先熬开，成熟蜜；老年人和婴幼儿，因胃肠功能较弱，肝解毒能力差，更不能食用秋后所酿生蜂蜜。

（黄国伟）

xiānhuánghuācài zhòngdú

鲜黄花菜中毒 （fresh daylily poisoning）

摄入未加工的鲜黄花菜所致中毒。在春夏季节市场上常出售鲜黄花菜，如果对鲜黄花菜未加处理而直接食用，往往会引起中毒。黄花菜又叫金针菜，一般在市场上出售的黄花菜，都要经过加工制成干黄花菜。鲜黄花菜中含有秋水仙碱，本身无毒，但经胃肠道吸收，在体内可被氧化分解为具有毒性二秋水仙碱而引起中毒。成人一次摄入秋水仙碱0.1~0.2mg，相当于摄入鲜黄花菜 50~100g，可在 0.5~4 小时内出现中毒症状。一次摄入 3mg 以上，可致严重中毒，甚至死亡。市场出售的干黄花菜，一般经过蒸煮、晾晒等加工处理，秋水仙碱已经破坏，不会中毒。

潜伏期短者 12~30 分钟，长者 4~8 小时，开始多感咽喉及胃部不适、烧灼感，继而出现恶心、呕吐、腹痛、频繁腹泻，多呈水样便或血样便，并可引起脱水；肾受损，出现无尿或血尿。还出现头痛、头晕、发冷、乏力、甚至四肢麻木、抽搐等，严重者因呼吸衰竭而死亡。以催吐、口服导泻药，对症及支持治疗。最好食用干制黄花菜；食用鲜黄花菜时，食前必须经水浸泡 2 小时以上，或用开水烫，以去除秋水仙碱，烹调时必须彻底炒熟。

（黄国伟）

càidòu zhòngdú

菜豆中毒 （bean poisoning）

摄入炒、煮不透含皂苷和植物血凝素的菜豆所致中毒。四季均可发生，但多在秋季。中毒与菜豆的品种、产地、季节、成熟程度、食用部位有关，多发生于集体食堂。菜豆又称扁豆、四季豆、刀豆、豆角、芸豆。有毒成分是植物红细胞凝集素和皂苷。皂苷对消化道有强烈刺激性，可引起出血性炎症，并对红细胞有溶解作用。加热到100℃，经烧熟煮透可破坏毒性。植物红细胞凝集素有红细胞凝集作用，加热不透毒素不被破坏，亦可引起中毒。

潜伏期最短为30分钟，一般2~8小时。中毒症状有头晕、头痛、恶心、呕吐、腹痛、乏力、四肢麻木、肌颤、心悸等，重者有流涎、出汗、瞳孔缩小、血压下降、神志恍惚或昏迷。病程数小时或1~2天，预后良好。症状轻者不需治疗，可自行消失。重者可以给予对症治疗，吐、泻严重者可以静滴葡萄糖盐水和维生素C，纠正水和电解质紊乱，并且促进毒物的排泄。有凝血现象时，可以给予低分子右旋糖酐、肝素等。食用时需将菜豆彻底煮熟，以破坏其中毒素，使菜豆失去原有的绿色和豆腥味。吃凉拌菜时，要先切成丝，放在开水中浸泡10分钟。

（黄国伟）

hánqínggānlèi shíwù zhòngdú

含氰苷类食物中毒 （glycosides cyanophoric food poisoning） 摄入含氰苷类食物所致中毒。含氰苷类食物包括苦杏仁、桃仁、枇杷仁、李子仁、樱桃仁、木薯等。

有毒成分及中毒机制 含氰苷物质进入人体后，通过水解生成氢氰酸，有很强的细胞毒性。氢氰酸被胃肠黏膜吸收后，氰离子与细胞色素氧化酶的铁离子相结合，破坏细胞色素氧化酶，阻止体内氧的传递，呼吸链中止，组织细胞缺氧，导致窒息死亡。其特点是发病快。氢氰酸还会损害延髓呼吸中枢和血管运动中枢。

流行病学 含氰苷类植物性食物中毒以苦杏仁中毒最多见，后果最严重，有毒成分为氰苷，在酶或酸的作用下释放出氢氰酸。苦杏仁系蔷薇科山杏种子的核仁，

河北、山东、山西及东北均有出产。苦杏仁苷属剧毒，可导致死亡。以儿童误食中毒多见。凉拌杏仁时，因加工过程不彻底而未能完全去毒，食用后可中毒。中毒以散发为主。

临床表现 苦杏仁中毒的潜伏期短者0.5小时，长者12小时，一般为1~2小时。木薯中毒的潜伏期短者2小时，长者12小时，一般为6~9小时。除有恶心、呕吐等消化道症状外，主要表现为组织缺氧，如头晕、头痛、心悸、四肢无力等。较重者胸闷、呼吸困难、呼气时可闻到苦杏仁味。严重者常因呼吸衰竭或心脏骤停而死亡。还可以引起多发性神经炎。儿童病死率高。

急救与治疗 催吐、导泻、静脉输液。解毒治疗：首选吸入亚硝酸异戊酯0.2ml，1~2分钟1次，每次15~30秒，数次后，改为缓慢静脉注射亚硝酸钠，成人用3%溶液，小儿用1%溶液，每分钟2~3ml。然后静脉注射新配制的50%硫代硫酸钠溶液25~50ml，小儿用20%硫代硫酸钠溶液，每次0.25~0.5ml/kg体重，如症状仍未改善者，重复静注硫代硫酸钠溶液，直到病情好转。对症治疗：适当吸氧，用呼吸兴奋剂、强心剂及升压药。重症患者可静脉滴注细胞色素C。

预防 加强宣传教育，向广大居民，特别是要向儿童及儿童的父母讲解苦杏仁中毒的知识，不生食苦味果仁和生木薯，也不能食用炒过的苦杏仁。去毒措施：氢氰酸加水煮沸可挥发，若食用果仁，必须用清水充分浸泡，再敞锅蒸煮，使氢氰酸挥发掉。也可将苦杏仁等制成杏仁茶、杏仁豆腐。木薯皮含90%的氰苷，食用时去皮，加水浸泡2天，再敞

锅蒸煮后食用。木薯制成淀粉去毒效果很好。

（黄国伟）

cūzhì miánzǐyóu miánfēn zhòngdú

粗制棉籽油棉酚中毒 （crude cottonseed oil gossypol poisoning） 摄入未经蒸炒加热棉籽而加工成的粗制棉籽油所致中毒。

有毒成分及中毒机制 有毒成分主要是棉酚、棉酚紫和棉酚绿，以游离棉酚含量最高。游离棉酚是一种毒苷，为血液毒和细胞原浆毒，直接损害肾，首先损害肾小管，使回收钾的功能障碍，排钾过多，引起低钾血症，2周后引起肾和心脏的明显损害。

流行病学 粗制生棉籽油色黑、黏稠，含有毒物质。棉酚中毒具有地区性，主要多见于产棉区居民食用粗制棉籽油。湖北、河南、陕西、山东、河北等产棉区均发生过急性或慢性棉酚中毒。夏季易发生，日晒和疲劳为其诱因。多年来大力宣传推广精制技术，发病率已明显降低，但小作坊榨油增加，棉农的棉籽未得到集中的处理，粗制棉籽油泛滥，中毒病例趋于增多。

临床表现 中毒有急性和慢性之分。急性中毒表现为口渴、多尿、恶心、呕吐、腹胀、腹痛、便秘、头晕、四肢麻木、乏力、瘫痪、嗜睡、烦躁、心脏骤停、血压下降，进一步可发展为肺水肿、黄疸、肝昏迷、肾损害，最后因呼吸衰竭而死亡。慢性中毒主要表现为三个方面。①烧热病：头晕、疲劳乏力、烦躁、恶心、皮肤烧灼难忍、口干、无汗或少汗、皮肤针刺样瘙痒、四肢麻木、呼吸急促、胸闷。②低钾血症：以肢体无力、麻木、口渴、心悸、肢体软瘫为主。部分患者心电图

有改变。女性发病较多，青壮年患病率较高，治疗不及时可死亡。③生殖功能障碍：棉酚对生殖系统的损害十分明显。对女性患者，可破坏子宫内膜，使子宫萎缩，血液循环减少，子宫变小变硬，出现闭经，孕卵不能着床，导致不孕。对男性患者，可使睾丸曲细精管中的精子细胞、精母细胞受损，导致曲细精管萎缩，精子数量减少甚至无精。其对男性生殖系统的损害比女性更明显，可致长期不育。

急救与治疗　尚无特效解毒药，一般对症治疗，保肝、解毒、补钾。急救措施：刺激咽后壁诱导催吐；口服大量糖水或淡盐水稀释毒素，服用大量维生素 C 和 B 族。对症处理：昏迷、抽搐者，应有专人护理并清除口腔内毒物，保持呼吸道通畅。

预防　宣传教育，勿食粗制生棉籽油；棉酚在高温条件下易分解，可采取榨油前将棉籽粉碎，经蒸炒加热后榨油的方法，榨出的油再经过加碱精炼，使棉酚逐渐分解破坏；加强对棉籽油中棉酚含量的监测、监督与管理，中国规定棉籽油中棉酚含量不得超过 0.02%，超过此标准的棉籽油不得销售和食用；开发研制含低酚的棉花新品种。

（黄国伟）

dúqín zhòngdú
毒芹中毒（poison hemlock poisoning）

误食有毒芹菜所致中毒。毒芹又称野芹菜、毒人参、斑毒芹等，为多年生草本植物，形态似日常食用的芹菜。毒芹全株均有毒，以成熟种子毒性最强。主要有毒成分为毒芹碱、甲基毒芹碱和毒芹毒素。毒芹碱的作用类似箭毒，能麻痹运动神经，抑制延髓中枢。人中毒量为 30 ~

60mg，致死量为 120 ~ 150mg；加热与干燥可降低毒性。毒芹毒素主要作用于兴奋中枢神经系统。

潜伏期 30 ~ 60 分钟，最初出现黏膜刺激症状，口唇起疱，口、咽、胃部烧灼感，流涎、恶心、呕吐（呕吐物有特殊臭味）、腹痛、腹泻、四肢无力、站立不稳、吞咽及说话困难、瞳孔扩大、呼吸困难。严重者可在食用后 0.5 ~ 1 小时内或更短时间因呼吸衰竭死亡。立即催吐，用 1∶5000 高锰酸钾溶液洗胃，口服活性炭，多饮水。对症及支持治疗。不要采摘、食用不明成分的野生植物。在毒芹分布地区，要学会鉴别食用水芹和毒芹，以免误食中毒。毒芹根纵剖面有致密的片状分隔，水芹则无。

（黄国伟）

dúmài zhòngdú
毒麦中毒（lolium temulentum poisoning）

误食外形似麦的有毒杂草籽粒所致中毒。毒麦属于田间常见的杂草，被认为是恶性杂草，外形酷似小麦，其籽粒中含有能麻痹中枢神经、致人昏迷的毒麦碱。毒麦原产于欧洲，近半个世纪传入中国，在东北、西北及河南、江苏、安徽、湖北、云南等地曾有发现。种子中含毒麦碱的有毒杂草，尤其未成熟的毒麦或多雨季节收获时混入谷物中的毒麦毒力最大。毒麦不仅直接造成麦类减产，而且威胁人畜安全。

潜伏期一般 0.5 ~ 2.0 小时。轻者头昏、视物模糊、恶心、呕吐、腹痛、腹泻、疲乏无力、发热等。重者嗜睡、昏迷、眼球肿胀或震颤、痉挛，最后可因中枢神经麻痹而死亡。立即停止食用混有毒麦的面粉制品，催吐、洗胃、对症治疗。应加强田间管理，

少量发生时，及时拔除；化学防治清除毒麦。

（黄国伟）

tóngyóu zhòngdú
桐油中毒（tung oil poisoning）

误食桐油或混有桐油的食用油及其制品所致中毒。桐树果实榨出的油称桐油，外观、味道与一般食用植物油相似，大量误食桐油、桐籽或多日连续少量进食，均可导致中毒。流行病学特点是有误食桐油或桐油制作食品的历史；或有误食混有桐油的食用油或其制品的历史。桐树的叶、树皮、种子、根均含有毒成分，种子的毒性最大。主要有毒成分为桐子酸及异桐子酸，对胃肠道有强烈刺激作用，并可损害肝、肾。榨油后的桐油饼所含毒苷，毒性大于桐油。

潜伏期一般为 0.5 ~ 4.0 小时。轻者仅表现为胸闷、头晕，有的出现恶心、呕吐、腹泻、腹痛等。严重者有肾损害，尿中可出现蛋白、管型及红细胞；出汗、血便、乏力、呼吸困难、抽搐，可因心脏麻痹而死亡。治疗以催吐、温水洗胃、导泻；洗胃后给予黏膜保护剂；输液并纠正电解质紊乱；对症治疗。禁食桐油、桐饼或桐籽；切忌将桐油与食用油混放；不要用盛过桐油的容器盛食用油。桐油有特殊气味，所以不要食用有异味的油或油炸食品。

（黄国伟）

dàmáyóu zhòngdú
大麻油中毒（cannabis sativa oil poisoning）

误食大麻油或大麻籽制品所致中毒。流行病学特点是有进食大麻油或大麻籽或其制品的食用史，多见于东北和华北地区，有的农村居民用大麻油当食用油或掺入食用油中食用。大麻籽油呈棕褐色带浅绿，内含

大麻酚，少量食用时无毒性作用，多食则可中毒。毒性物质是四氢大麻酚、大麻二酚、大麻酚。

潜伏期一般 1~4 小时，较长者 8~12 小时。主要神经系统损害，表现为先兴奋而后麻痹，轻者有头晕、口渴、咽干、口麻；稍重者多言、哭笑无常、恶心、呕吐、幻觉、嗜睡、步态蹒跚、四肢麻木、心率加快、视物模糊、复视、瞳孔略大；重者昏睡、瞳孔高度扩大，甚至精神失常。应立即催吐、洗胃和导泻；静脉补液，纠正水与电解质失衡；对症治疗。应宣传大麻油的毒性，不要食用大麻油、大麻籽、大麻籽豆腐和大麻油及大麻叶。大麻籽油桶应标上"有毒"字样，不得与食用油桶混放，更不得混用。

（黄国伟）

cāng'ěr zhòngdú

苍耳中毒 （cocklebur poisoning）

误食苍耳果实、苍耳芽或食入苍耳酱、粉或苍耳油所致中毒。苍耳俗称老苍子、苍子、卷耳、地葵、猪耳等，一年生野生植物。在中国南北方广泛分布，多在荒地、田间、路边。苍耳籽实有毒，春季雨后苍耳发芽，常成丛生长，外形很像黄豆芽，此时毒性最强。毒性物质为有毒蛋白苍耳苷，可作用到机体各个系统，出现消化及神经系统功能障碍，损害肝、心、肾等实质脏器，尤以肝损害为甚，使毛细血管扩张，血管渗透性增加，引起广泛性出血。中毒者常因呼吸及循环衰竭而死亡。

潜伏期为 2~3 天，短者 4~5 小时，长者 4~5 天。轻度中毒一般有头晕、头痛、乏力、食欲缺乏、口干、恶心、呕吐、腹痛腹泻、颜面潮红、结膜充血、荨麻疹等。如即时停食苍耳，有时

可不经治疗，数日后能自行恢复。较重患者呕吐物呈咖啡色、头痛、烦躁、昏迷、惊厥，严重者出现黄疸、无尿、呼吸麻痹而死。食入 12 小时以内患者，先催吐，后用 1：2000 高锰酸钾洗胃，并用温盐水高位洗肠及服用泻剂，静脉输液保肝治疗及对症治疗。重症者可给肾上腺皮质激素及输血。应加强宣传，不食苍耳果实、苍耳芽和苍耳油；尤其应加强对儿童的宣传教育。

（黄国伟）

huàxuéxìng shíwù zhòngdú

化学性食物中毒 （chemical food poisoning）

摄入被有毒有害化学物质污染的食品、被误认为是食品及食品添加剂或营养强化剂的有毒有害物质、添加了非食品级的或伪造的或禁止食用的食品添加剂和营养强化剂的食品、超量使用了食品添加剂的食品或营养素发生了化学变化的食品（如油脂酸败）等所致中毒。

中毒原因：食品生产、加工、运输、贮存、销售过程中被污染；环境中的化学污染物通过食物链和生物富集作用而转移到作为食品的动植物体内；某些污染物通过溶解、机械转移、附着而污染食品；加工烹调不合理；有些污染物在食品加工或贮存过程中形成；误食；生产操作事故，或选用原料不当，使化学毒物混入食品等。

流行病学特征：发病快，潜伏期较短，多为数分钟至数小时，症状多样化；中毒程度严重，患病率和死亡率较高；季节性和地区性均不明显，中毒食品无特异性，多为误食或食入被化学物质污染的食品而引起，其偶然性较大。化学性食物中毒分为一般中毒，如亚硝酸盐食物中毒和甲醇

中毒等；重金属食物中毒，如砷等重金属污染造成的食物中毒；农药、动物毒药食物中毒，如有机磷中毒、毒鼠强中毒等。

预防中毒应做到：①大力做好食品卫生的宣传，提高人民群众的食品安全意识和水平，形成群众性的自行监督；②治理三废污染，防止有害物质对食品的污染；③严格执行国家制定的各项有关制度，如农药使用、保管、销售以及运输等规章制度。

（刘烈刚）

yàxiāosuānyán shíwù zhòngdú

亚硝酸盐食物中毒 （nitrite food poisoning）

食用硝酸盐、亚硝酸盐含量较高的食品，或误将工业用亚硝酸钠作为食盐使用，或饮用含有硝酸盐或亚硝酸盐苦井水、蒸锅水所致中毒。

理化特征　常见的亚硝酸盐为亚硝酸钠和亚硝酸钾，白色或微黄色结晶或颗粒状粉末，无臭、味微咸涩，易潮解，易溶于水，工业中用于有机合成、防腐、生产各种染料，实验室常参与各种氧化过程，食品加工中作为发色剂和防腐剂等。

毒性阈值　亚硝酸钠的大鼠经口 LD_{50} 为 180mg/kg，小鼠经口 LD_{50} 为 175mg/kg。人经口致死浓度为 71mg/kg；男性经口致死浓度为 321mg/kg；儿童经口致死浓度为 22mg/kg。亚硝酸钾大鼠经口 LD_{50} 为 85mg/kg。

中毒原因　①作为食品添加剂使用过量：在食品加工过程中，亚硝酸盐可用作发色剂、增香剂和防腐剂，其在安全剂量范围内可改善食品品质，不会给人体造成危害，但使用过量对人体有害。②蔬菜中亚硝酸盐含量过高：一般是叶菜类，如小白菜、芹菜、韭菜、甜菜叶、萝卜叶、莴苣等

含有较多的硝酸盐。贮存时间长，一旦不新鲜或开始腐烂，亚硝酸盐含量明显增高，腐烂程度越重增高越明显。③新腌制的蔬菜：在腌制 2~4 天后亚硝酸盐含量增高，7~8 天达到最高。与食盐浓度及腌制的温度也有一定关系，例如，5% 的食盐在 37℃ 左右时所产生亚硝酸盐浓度最高，食盐浓度为 15% 则无明显变化。因此，腌制蔬菜在 8 天以内，食盐浓度 15% 以下，易引起亚硝酸盐中毒。变质腌菜中亚硝酸盐含量最高。④某些地区的井水中也含较多的硝酸盐及亚硝酸盐：使用这些水煮饭或粥，存放不当，时间过久，也会引起中毒；烹调后的熟菜放在不洁容器中，存放过久，在硝酸盐还原菌的作用下，硝酸盐被还原成亚硝酸盐。⑤误用亚硝酸盐：硝酸盐和亚硝酸盐均无色无味，易与食盐、面碱等混淆，误用可致中毒。

中毒机制　主要是亚硝酸盐将血红蛋白的二价铁氧化为三价铁，血红蛋白成为高铁血红蛋白，失去携氧能力，造成机体缺氧。其次是亚硝酸盐对平滑肌尤其是小血管平滑肌有松弛作用，可造成血管扩张，血压下降。

临床表现　潜伏期短，一般为数十分钟或 1~3 小时。以发绀为主，皮肤黏膜、口唇、指甲下最明显。并有头痛、头晕、心率加快、恶心、呕吐、腹痛、腹泻、烦躁不安。严重者有心律不齐、昏迷或惊厥，常死于呼吸衰竭。

治疗　轻症中毒一般不需要治疗，重症中毒时要及时抢救和治疗，主要措施包括：尽快催吐，洗胃和导泻；使用特效解毒剂：亚甲蓝。特别注意亚甲蓝用量一定要准确，不得过量，否则会加重中毒；同时补充大剂量维生素

C 对消除高铁血红蛋白血症有显著疗效；重危患者必要时应输血、处理低血压休克、纠正酸中毒、吸氧等对症处理。

预防　加强对集体食堂尤其是学校食堂、工地食堂的管理，禁止餐饮服务单位采购、储存、使用亚硝酸盐，避免误食。蔬菜应妥善保存，防止腐烂，不食用腐烂蔬菜；剩余熟菜不可在高温下长时间存放；勿食大量刚腌制菜，腌菜时选用新鲜菜并多放盐，至少腌 15 天；现泡的菜最好马上食用，勿存放过久；不要在短时间内进食大量叶菜类蔬菜。肉制品中硝酸盐和亚硝酸盐用量要严格按国家标准规定，不可多加。不要用苦井水煮饭，尤其不要存放过夜；不得不用时，应避免长时间保温后的水又用来煮饭菜。

（刘烈刚）

jiǎchún shíwù zhòngdú

甲醇食物中毒（methanol food poisoning）　摄入含甲醇的食物所致中毒。以中枢神经系统损伤、眼部损伤及代谢性酸中毒为特征。

理化特征　甲醇为无色、易燃、易挥发的有毒液体，常温下对金属无腐蚀性（铅、铝除外），略有酒精气味。分子量 32.04，相对密度 0.792（20/4℃），熔点 -97.8℃，沸点 64.5℃，燃烧热 725.76kJ/mol，闪点 12.22℃，自燃点 463.89℃，蒸气密度 1.11，蒸汽压 13.33kPa（100mmHg 21.2℃），蒸气与空气混合物爆炸极限 6%~36.5%（体积比），能与水、乙醇、乙醚、苯、酮、卤代烃和许多其他有机溶剂相混溶，但不与石油醚混溶，遇热、明火或氧化剂易燃烧。

毒性阈值　大鼠经口 LD_{50} 为 5628mg/kg；小鼠经口 LD_{50} 为

7300mg/kg。人（男性）经口最低致死剂量为 6422mg/kg；最低中毒剂量为 3429mg/kg。

中毒原因　多为饮甲醇含量过高的酒所致。假酒多系用甲醇或含甲醇很高的工业酒精勾兑而成，可引起急性甲醇中毒。

中毒机制　甲醇经呼吸道和消化道吸收，皮肤也可部分吸收。主要分布于脑脊液、血、胆汁和尿中，骨髓和脂肪组织中分布较少。在体内氧化和排泄均缓慢，有明显蓄积作用。对神经系统有麻醉作用；经脱氢酶作用，代谢转化为甲醛、甲酸，抑制某些氧化酶系统，导致需氧代谢障碍，使体内乳酸及其他有机酸积聚，引起酸中毒；由于甲醇及其代谢物甲醛、甲酸在房水和眼组织内含量较高，致视网膜代谢障碍，易引起视网膜细胞、视神经损害及脱髓鞘。

临床表现　急性中毒引起以中枢神经系统、眼部损害及代谢性酸中毒为主的全身性反应。主要见于大量吸入甲醇蒸气或误作乙醇饮入。潜伏期为 8~36 小时，亦有短至数十分钟，长至 4 天者。同时摄入乙醇，可使潜伏期延长。中毒早期呈醉酒状态，出现头晕、头痛、乏力、视物模糊和失眠。严重时出现谵妄、意识模糊、昏迷等，并可出现脑水肿，甚至死亡。双眼可有疼痛、复视，甚至失明。急性中毒可并发急性胰腺炎、心律失常、转氨酶水平升高和肾功能减退等。

治疗　采用催吐、洗胃阻止甲醇继续进入体内。血液透析或腹膜透析可有效清除甲醇，血液透析使甲醇排泄速度提高 5~10 倍，其效率较腹膜透析高 8 倍以上；静脉滴注碳酸氢钠纠正酸中毒；乙醇可抑制甲醇氧化，用

5%～10%葡萄糖液加入乙醇，配成10%的乙醇溶液滴入，使血液中乙醇浓度维持在 21.7～32.6mmol/L，连用数天，血液中甲醇浓度<6.24mmol/L 时，停止给药；叶酸促进甲酸氧化成 CO_2 和水，可静脉注射，连用数天；甲基吡唑可抑制醇脱氢酶，阻止甲醇代谢成甲酸，一般摄入 20mg/kg 后，24 小时体内无甲酸形成；还要进行呼吸循环系统的支持和对症治疗。

预防 ①食品生产过程中尽量使用乙醇代替甲醇。②加强密闭、通风排毒设施，佩戴防护口罩和手套，并严格遵守操作规程。③加强管理，防止误服或将甲醇用于酒类饮料。④定期进行卫生安全检测。

(刘烈刚)

shēn shíwù zhòngdú

砷食物中毒（arsenic food poisoning） 误食含砷的毒鼠、灭螺、杀虫药污染的食物所致中毒。主要是被含砷杀虫药刚喷洒过的瓜果和蔬菜，以及被含砷毒药毒死的禽、畜肉类等。

理化性质 砷是有毒类金属元素，有黄、灰、黑三种同素异形体，其中灰色晶体有金属性，脆而硬。游离砷活性较强，易与氟和氯化合，加热亦与大多数金属和非金属发生反应。不溶于水，溶于硝酸和王水，也能溶解于强碱，生成砷酸盐。自然界主要以硫化物矿形式存在，有雄黄、雌黄、砷黄铁等。食物中含有机砷和无机砷，饮水中则主要含无机砷。

毒性阈值 世界卫生组织（WHO）、欧盟及包括中国、美国在内的一些国家将饮水砷卫生标准定为不得高于 0.01mg/L。砷的成人经口中毒剂量以三氧化二砷（As_2O_3，砒霜）计为 5～50mg，

致死剂量为 60～300mg。无机砷化合物一般都有剧毒，As^{3+} 毒性比 As^{5+} 大 35～60 倍。

中毒原因 误将砒霜当成食用碱、淀粉、糖、食盐等加入食品，或误食含砷农药拌的种粮、污染的水果、毒死的畜禽肉等；不按规定滥用含砷农药喷洒果树和蔬菜，造成水果、蔬菜中砷残留量过高，喷洒含砷农药后不洗手即直接取食等；装过含砷化合物的容器、用具，不经清洗直接盛装或运送食物，致使食品受砷污染；食品工业用原料或添加剂质量不合格，砷含量超过食品卫生标准；饮用了被砷污染的井水或池塘水，或用污染水源烹饪食物。多发生在经济不发达地区，夏秋季多见。

中毒机制 对消化道的直接腐蚀作用，接触部位如口腔、咽喉、食管和胃等可产生急性炎症、溃疡、糜烂、出血，甚至坏死；砷及其化合物是一种原浆毒，可与体内许多含硫基的酶结合而使酶失去活性，影响组织细胞新陈代谢，引起细胞死亡。如发生在神经细胞，则可引起神经系统病变；麻痹血管运动中枢和直接作用于毛细血管，使血管扩张、充血、血压下降；严重者可出现肝、心及脑等器官的缺氧性损害。

临床表现 急性中毒潜伏期仅为十多分钟至数小时。早期常见消化道反应症状，患者口腔和咽喉有烧灼感、口渴及吞咽困难、口中有金属味。随后出现恶心、反复呕吐，甚至吐出黄绿色胆汁。重者呕血、腹泻，初为稀便，后呈米泔样便并混有血液。症状加重时全身衰竭、脱水、体温下降、虚脱、意识消失。同时可有头痛、眩晕、烦躁、谵妄、中毒性心肌炎、多发性神经炎等。少数有鼻

出血及皮肤出血。严重者中毒后24 小时至数日发生呼吸、循环、肝、肾等衰竭及中枢神经病变，出现呼吸困难、惊厥、昏迷等危象，少数患者可在中毒后 20 分钟至 48 小时内出现休克甚至死亡。

治疗 催吐、洗胃，尽快排出毒物，然后立即口服氢氧化铁，它可与 As_2O_3 结合形成不溶性的砷酸盐，从而保护胃肠黏膜，并防止砷化合物的吸收；及时应用特效解毒剂，包括二巯基丙磺酸钠、二巯基丙醇等。此类药物的巯基与砷有很强的结合力，能夺取组织中与酶结合的砷，形成无毒物质并随尿排出。首选二巯基丙磺酸钠，因为其吸收快、解毒作用强、毒性小。采用肌内注射，每次 5mg/kg。第一天每 6 小时一次，第二天每 8 小时一次，以后每日 1～2 次，5～7 天；其他对症处理，注意纠正水、电解质紊乱。

预防 对含砷化合物及农药健全管理制度，实行专人专库、领用登记。农药不得与食品混放、混装。装含砷农药的容器、用具必须有鲜明、易识别的标志并注明"有毒"字样，并不得再装食品。拌过农药的粮种应专库保管，防止误食。砷中毒死亡的家禽家畜，应深埋销毁，严禁食用。砷酸钙、砷酸铅等农药用于防治蔬菜、果树害虫时，于收获前半个月停止使用；喷洒农药后应洗手再进食。砷超标的池塘严禁用于水产品养殖，水井等不得用于生活饮用水；食品加工过程中所使用的原料、添加剂等其砷含量不得超过国家允许限量标准。

(刘烈刚)

xīn shíwù zhòngdú

锌食物中毒（zinc food poisoning） 摄入含过量锌的食物所致中毒。

理化性质 锌是一种白色略带蓝灰色金属，有金属光泽，自然界中多以硫化物状态存在。常温下不会被干燥空气、不含 CO_2 的空气或干燥的氧所氧化。但在与湿空气接触时，其表面会逐渐被氧化，生成一层灰白色致密的碱性碳酸锌包裹其表面，保护内部不再被侵蚀。纯锌不溶于硫酸或盐酸，但锌中若有杂质则会被酸解。亦可溶于碱中。

毒性阈值 共计锌及其化合物摄入过量可引起中毒，中毒量为 $0.2 \sim 0.4g$，一次摄入 $80 \sim 100mg$ 以上的锌盐即可引起急性中毒。氯化锌对成人的致死量为 $3 \sim 5g$，大鼠经口 LD_{50} 为 $350mg/kg$；小鼠经口 LD_{50} 为 $329mg/kg$。硫酸锌对成人的致死量为 $5 \sim 15g$，大鼠经口 LD_{50} 为 $2150mg/kg$。儿童对锌盐更敏感。

中毒原因 使用镀锌容器存放酸性食品和饮料后，致使被溶解的锌以有机盐的形式大量混入食品，即可引起食物中毒；大量口服外用锌制剂或长期使用锌剂治疗也可引起中毒；其他如意外误服锌的盐类溶液。

临床表现 误服锌盐可有口腔黏膜及消化道糜烂，口、咽喉及腹部疼痛，唇及声带肿胀，并有口渴、恶心、呕吐、腹泻等，呕出物为紫蓝色，粪便带血，甚至并发穿孔性腹膜炎，亦可出现水和电解质紊乱。重者可出现呼吸急速、脉速、血压升高、瞳孔扩大、抽搐、昏迷及休克等，甚至死亡。急性胃肠反应稍迟或暂时恢复后，出现肾损害，腰痛、蛋白尿、血尿及管型尿等。部分患者偶可发生胰腺炎而出现腹痛、恶心、呕吐、腹胀、发热、水与电解质及酸碱平衡紊乱、糖尿、酮尿。重度中毒患者度过急性期

后，常因胃和食管狭窄而出现一系列症状和体征。

治疗 对误服大量锌盐者可用 1% 鞣酸液、5% 活性炭悬液或 1∶2000 高锰酸钾液洗胃，但如呕吐物中带血，应避免用胃管及催吐剂。根据情况服用硫酸钠导泻，并喝牛奶以沉淀锌盐。必要时输液以纠正水和电解质紊乱，并采取祛锌疗法。

预防 禁止用镀锌容器盛放酸性食物、酸性饮料及醋等。

（刘烈刚）

yǒujīlín zhòngdú

有机磷中毒（organophosphorus poisoning）

摄入被有机磷农药污染的食物所致中毒。以胆碱酯酶活性改变为主的神经症状。

理化特性 有机磷农药多为磷酸酯类或硫代磷酸酯类，大多呈油状或结晶状，工业品呈淡黄色至棕色，除敌百虫和敌敌畏外，大多有蒜臭味。一般不溶于水，易溶于有机溶剂如苯、丙酮、乙醚、三氯甲烷及油类，对光、热、氧均较稳定，遇碱易分解破坏，但例外的敌百虫遇碱可转变为毒性较大的敌敌畏。商品型主要有乳化剂、可湿性粉剂、颗粒剂和粉剂四大剂型。

毒性阈值 有机磷农药有 100 多种，根据毒性大小可分为三类。①剧毒类：如对硫磷，雄性大鼠经口 LD_{50} 为 $13mg/kg$，雌性大鼠经口 LD_{50} 为 $3.6mg/kg$，人经口致死剂量为 $10 \sim 30mg/kg$。②高毒类：如敌敌畏，小鼠经口 LD_{50} 为 $61 \sim 175mg/kg$，大鼠经口 LD_{50} 为 $25 \sim 80mg/kg$。③低毒类：如敌百虫，小鼠经口 LD_{50} 为 $400 \sim 600mg/kg$，大鼠经口 LD_{50} 为 $400 \sim 900mg/kg$，小鼠经皮 LD_{50} 为 $1700 \sim 1900mg/kg$，人经口致死量为 $10 \sim 20g$。

中毒原因 食用农药拌过的种子或误把有机磷农药当作酱油或食用油而食用，或把装过农药的容器再装油、酒以及其他食物；喷洒农药不久的瓜果、蔬菜，未经安全间隔期即采摘食用；误食农药毒杀的家禽家畜；服用有机磷农药自杀。

中毒机制 主要是抑制胆碱酯酶的活性。胆碱酯酶催化乙酰胆碱在完成胆碱能神经传导后迅速水解，自身也被乙酰化，但乙酰化的胆碱酯酶可在极短的时间内（数毫秒）水解而释放出胆碱酯酶，重新作用于乙酰胆碱，防止其蓄积。

然而，有机磷与胆碱酯酶结合，形成的是难以水解的磷酰化胆碱酯酶而失去催化乙酰胆碱水解的作用，积聚的乙酰胆碱对胆碱能神经有两种作用。①毒蕈碱样作用：乙酰胆碱在副交感神经节后纤维支配的效应器细胞膜上与毒蕈碱型受体结合，产生副交感神经末梢兴奋的效应，表现为心脏活动抑制，支气管、胃肠壁收缩，瞳孔括约肌和睫状肌收缩，呼吸道和消化道腺体分泌增多。②烟碱样作用：乙酰胆碱在交感、副交感神经节突触后膜和神经肌肉接头的终极后膜上与烟碱型受体结合，引起节后神经元和骨骼肌神经终极先兴奋、后抑制，类似于烟碱中毒。

临床表现 有机磷进入人体后易排泄，一般表现为急性中毒，潜伏期通常 0.5 小时以内，短者 10 分钟，长者约 2 小时。中毒早期常以神经症状和消化道症状为主，表现为乏力、头痛、头晕、烦躁不安等非特异性中枢神经症状，随后出现多汗（自两臂开始，逐渐遍及全身）、恶心、呕吐、食欲缺乏、腹痛、腹泻、视物模糊、

血压上升、全身肌肉紧束、胸闷、四肢发麻、瞳孔缩小、全身肌肉跳动。重者瞳孔缩小至针尖大，对光反射消失。有时肝大，心肌受损，也有表现出心源性脑缺血综合征即阿－斯综合征（Adams-Stokes syndrome）。最后患者意识丧失、昏迷、全身抽搐、尿便失禁；呼吸极度困难，出现发绀，气管痉挛，分泌物增多，甚至发生肺水肿。死亡多发生在中毒后9小时左右，常因呼吸中枢衰竭、呼吸肌麻痹、循环衰竭及严重肺水肿所致。急性中毒临床表现分为三类。①毒蕈碱样症状：早期即可出现，主要表现食欲缺乏、恶心、呕吐、腹痛、腹泻、流涎、多汗、视物模糊、瞳孔缩小、呼吸道分泌增多，严重时出现肺水肿。②烟碱样症状：病情加重时出现全身紧束感，言语不清，胸、上肢、面颈以至全身肌束震颤，胸部压迫感，心跳加快，血压升高，严重时呼吸麻痹。③中枢神经症状：头晕、头痛、乏力、烦躁不安、共济失调，重症者出现昏迷、抽搐，常因呼吸中枢或呼吸肌麻痹而危及生命。

实际中毒症状与程度与胆碱酯酶活性被抑制和乙酰胆碱蓄积程度有关，临床通常分为三级。①轻度中毒：有头晕、头痛、恶心、呕吐、多汗、视物模糊、乏力等症状，瞳孔可能缩小，全血胆碱酯酶活性约为正常的50%～70%。②中度中毒：上述症状加重，并出现肌肉跳动、瞳孔缩小、大汗、流涎、腹痛、轻度呼吸困难、步态蹒跚、意识模糊或清楚，全血胆碱酯酶活性仅为正常的30%～50%。③重度中毒：除上述表现外，出现肺水肿、脑水肿、昏迷、呼吸麻痹等任一症状者，即可诊断为重度中毒，此时全血胆碱酯酶活性不到正常值的30%。

治疗 催吐、洗胃，迅速排出毒物，应洗胃多次，至洗出液中无有机磷农药臭味为止。洗胃液可用2%碳酸钠溶液或清水，但误服敌百虫者不能用碳酸钠溶液，可用1∶5000高锰酸钾溶液或1%氯化钠溶液。对硫磷、内吸磷、甲拌磷及乐果等中毒者不能用高锰酸钾溶液，以免这类农药被氧化而增强毒性。应用特效解毒药，轻度中毒者可单独用阿托品，以拮抗乙酰胆碱对副交感神经的作用，解除支气管痉挛，防止肺水肿和呼吸衰竭。中或重度中毒者需并用阿托品和胆碱酯酶复能剂（如解磷定、氯磷定），可迅速恢复胆碱酯酶活性，解除肌束震颤、恢复患者神态。敌敌畏、敌百虫、乐果、马拉硫磷中毒时，胆碱酯酶复能剂疗效差，治疗以阿托品为主；如有其他症状时及时采取对症治疗。急性中毒者临床表现消失后，应继续观察2～3天。乐果、马拉硫磷、久效磷等中毒者，应适当延长观察时间；中度中毒者，应避免过早活动，以防病情突变。

预防 在遵守《农药管理条例》和《农药安全使用标准》的基础上应特别注意：①有机磷农药必须由专人保管，必须有固定的专用储存场所，其周围不得存放食品。②喷洒及拌种用的容器应专用，配药及拌种的操作地点应远离畜圈、饮水源和瓜菜地，以防污染。③喷洒农药必须穿工作服，戴手套、口罩，并在上风向喷洒，喷药后须用肥皂洗净手、脸，方可吸烟、饮水和进食。④瓜、果、蔬菜喷洒农药及收获必须遵守安全间隔期规定。⑤禁止食用因有机磷农药致死的各种畜禽鱼。⑥禁止孕妇、乳母参加喷药工作。

（刘烈刚）

dúshǔqiáng zhòngdú

毒鼠强中毒（tetramine food poisoning）

误食被毒鼠强污染的食物所致中毒。毒鼠强化学名四亚甲基二砜四胺，民间俗称"三步倒""一扫光""没鼠命"等，为国家禁止生产、销售及使用的剧毒杀鼠剂，因其生产成本低廉，不法商贩为牟取暴利而导致毒鼠强在市场上的销售屡禁不止，毒鼠强污染食物引起的中毒事件时有发生。

理化特性 毒鼠强无臭无味，白色粉末状，分子式$C_4H_8O_4N_4S_2$，相对分子量248。性质稳定，微溶于水、氯仿和丙酮，难溶于乙醇。化学性质稳定，在稀的酸和碱中稳定。加热255～260℃或在持续沸水溶液中分解，放出氮、硫的氧化物。

毒性阈值 对大鼠经口LD_{50}为0.1～0.3mg/kg，对人的致死量为6～12mg。

中毒原因 误服毒饵或被污染的食物；滥用毒鼠强引起环境污染造成饮水及粮食污染；生产包装过程中受到污染。

中毒机制 毒鼠强属神经毒性灭鼠剂，其毒性作用主要表现为兴奋中枢神经，具有强烈的致惊厥作用。其作用机制可能是拮抗γ-氨基丁酸（GABA）的结果。GABA对中枢神经系统有很强而广泛的抑制作用，其作用被毒鼠强非竞争性抑制后，中枢神经过度兴奋而致惊厥，但这种作用是可逆的。

临床表现 潜伏期较短，多数在进食后0.5～1小时发病，最短为数分钟，最长达13小时。症状轻重与接触量密切相关，急性中毒症状主要表现是四肢抽搐、惊厥，如不及时治疗，中毒者可因强烈的强直性惊厥导致呼吸衰竭而死亡。神经系统首发症状有头痛、头晕、乏力，有的出现口唇麻木、醉酒感，严重者迅速出现神志不清、躁动不安、四肢抽搐，继而发生阵发性强直性抽搐，每次持续 1～6 分钟，多自行停止，数分钟后再发作，可伴口吐白沫、尿失禁等，少数病例可无前驱症状，脑电图可见类癫痫大发作。部分患者症状缓解后 4～5 天，在一般体力活动时出现头晕、乏力、恶心、腹痛等。消化系统症状有恶心、呕吐，伴上腹部烧灼感，个别有腹泻，粪便常规正常，严重者有呕血，中毒 3～7 天后，1/4 病例有肝大及触痛；循环系统症状一般有心悸、胸闷等，有病例出现窦性心动过缓，少数呈窦性心动过速，个别可见期前收缩；多数病例无泌尿系统症状，一般无肾损伤。

治疗 尸检证实，中毒后 8 小时内胃肠道黏膜毒物浓度最高，故洗胃应在此时期内完成，以减少毒物吸收。中毒患者多有意识障碍，故应放置胃管，给予清水反复洗胃。其后可经胃管注入 50%硫酸镁导泻，50g 活性炭吸附残留毒物；抗惊厥药物以苯巴比妥钠疗效好，抽搐、躁动、烦躁不安时，肌注苯巴比妥钠或地西泮，必要时重复，也可预防性肌注苯巴比妥钠。呕吐、腹痛时，可用 654-2，心率<50 次/分者，临时给予适量 654-2 或阿托品。心率<40 次/分者考虑体外安装临时起搏器，发生阿-斯综合征者时进行人工起搏，心电图心肌损害者静脉滴注 ATP、辅酶 A、辅酶 Q 等。肝大或转氨酶水平升高者予以护肝治疗；清除毒物：

净化治疗是唯一证实能有效彻底清除体内毒鼠强的方法，血液灌流（HP）或血浆置换（HE）后，血中毒鼠强浓度较治疗前有明显降低，脑电图恢复正常，急性生理学及慢性健康状况评分系统Ⅱ（APACHEⅡ）评分显著降低；处理脑水肿、保护脑组织：给予20%甘露醇 125～250ml，6～8 小时一次，或与呋塞米、地塞米松交替使用；纠正呼吸衰竭、消除肺水肿、维持气道通畅。用呼吸兴奋剂、利尿剂、吸痰、吸氧、气管插管或气管切开、人工呼吸等措施。

预防 加强监管，严格禁止毒鼠强流入市场；加强对农村的卫生宣教工作，动员农民使用新型长效灭鼠剂；提高全社会特别是中小学生的自我防护意识，提高群众防范急性鼠药中毒意识。

（刘烈刚）

shíwù zhòngdú diàochá yǔ chǔlǐ
食物中毒调查与处理 （investigation and administration of food poisoning） 依法律法规报告、调查、诊断、救治、控制食物中毒事件。食物中毒是最常见的食品安全事故之一。按《中华人民共和国食品安全法》的定义，食品安全事故指食源性疾病、食品污染等源于食品，对人体健康有危害或可能有危害的事故。因此，食物中毒的调查处理，应按《中华人民共和国突发事件应对法》《中华人民共和国食品安全法》《中华人民共和国食品安全法实施条例》《突发公共卫生事件应急条例》《国家突发公共事件总体应急预案》《国家食品安全事故应急预案》等的要求进行。食物中毒事件发生后，一是要尽快确定中毒食物，控制中毒食物，阻止中毒人数进一步增加；二是要查

清中毒原因，预防同类食物中毒再次发生；三是对中毒者实施针对性抢救和治疗；四是加强食品安全监督和管理。

经常性准备 包括明确职责和物资保障。

明确职责，建立协调机制要充分调动监督管理部门、卫生行政部门、疾病预防控制机构和医疗机构在食物中毒调查处理中的主动性和积极性，明确各自的职责，充分发挥各自职能，建立协调机制。按照我国目前的食品安全监管体制及其部门分工，国家监督管理部门负责食品安全监督管理综合协调工作，并"负责食品安全事故应急体系建设，组织和指导食品安全事故应急处置和调查处理工作，监督事故查处落实情况"。国家卫生行政部门负责"突发公共卫生事件监测和风险评估计划，组织和指导突发公共卫生事件预防控制和各类突发公共事件的医疗卫生救援，发布法定报告传染病疫情信息、突发公共卫生事件应急处置信息"。按《中华人民共和国食品安全法》（以下简称《食品安全法》）规定，发生食品安全事故的单位应当立即采取措施，防止事故扩大。事故单位和接收病人进行治疗的单位应当及时向事故发生地县级人民政府食品安全监督管理、卫生行政部门报告。县级以上人民政府农业行政部门等在日常监督管理中发现食品安全事故或者接到事故举报，应当立即向同级食品安全监督管理部门通报。

医疗机构发现其接收的病人属于食源性疾病病人或者疑似病人的，应当按照规定及时将相关信息向所在地县级人民政府卫生行政部门报告。县级人民政府卫生行政部门认为与食品安全有关

的，应当及时通报同级食品安全监督管理部门。

县级以上人民政府卫生行政部门在调查处理传染病或者其他突发公共卫生事件中发现与食品安全相关的信息，应当及时通报同级食品安全监督管理部门。县级以上人民政府食品安全监督管理部门接到食品安全事故的报告后，应当立即会同同级卫生行政、农业行政等部门进行调查处理，并采取相应措施，防止或者减轻社会危害。

疾病预防控制机构负责食物中毒事件的流行病学调查和对事故现场的卫生处理；进行实验室检验，调查诊断中毒原因；填报食物中毒登记报告表，完成流行病学调查报告并向同级食品安全监督管理、卫生行政部门提交；并承担日常的技术培训工作等。

食品安全监督管理部门应当会同有关部门进行事故责任调查，督促有关部门履行职责，向本级人民政府和上一级人民政府食品安全监督管理部门提出事故责任调查处理报告。

制定食物中毒应急预案 食物中毒属于食品安全事故。《食品安全法》规定，由国务院组织制定国家食品安全事故应急预案。县级以上地方人民政府应当根据有关法律、法规的规定和上级人民政府的食品安全事故应急预案以及本地区的实际情况，制定本行政区域的食品安全事故应急预案，并报上一级人民政府备案。食品安全事故应急预案应当对食品安全事故分级、事故处置组织指挥体系与职责、预防预警机制、处置程序、应急保障措施等作出规定。食品生产经营企业应当制订食品安全事故处置方案，定期检查各项食品安全防范措施的落

实情况，及时消除食品安全事故隐患。

经费和各类急救物资的保障 要做好对食物中毒事故调查和控制所需的人员、交通、调查和采样设备的经常性准备工作，使食物中毒调查和采样设备随时能满足需要。①地方财政应保障调查和处理食物中毒事故所需要的各项经费。②食物中毒抢救所需的常备物品以及必要的仪器、设备和设施，应由各级政府部门有计划的装备和调配，以保证开展食物中毒调查处理工作的需要。③疾病预防控制机构应配备常用的食物中毒诊断试剂（包括各类化学及生物标准品，诊断试剂盒）和调查处理所需的工具器材。④医疗机构应配备食物中毒特效治疗药物（抗毒素等解毒药），并定期予以补充、更新。

落实报告制度 按《食品安全事件调查处理办法（征求意见稿）》的要求，发生食品安全事件的单位，应当在 2 小时内向所在地县级食品安全监督管理部门、卫生行政部门报告。医疗机构发现其收治的病人可能与食品安全事件有关的，应当在 2 小时内向所在地县级食品安全监督管理部门、卫生行政部门报告。发现食品安全事件的单位或个人，应当及时向所在地县级食品安全监督管理部门、卫生行政部门报告。食品安全事件的报告应当及时、客观、真实，任何单位或者个人不得隐瞒、谎报、缓报。

食品安全监督管理部门接到食品安全事件报告或者通报后，应当立即进行初步核实，报告本级人民政府和上级食品安全监督管理部门。各级食品安全监督管理部门应当按照食品安全事件级别逐级上报，每级上报时间不得

超过 2 小时。特别重大食品安全事件和重大食品安全事件报至国家食品安全监督管理总局，由国家食品安全监督管理总局上报国务院。较大食品安全事件上报至省级食品安全监督管理部门，一般食品安全事件上报至市级食品安全监督管理部门。必要时，在向上一级食品安全监督管理部门报告的同时可以越级报告。

食品安全监督管理部门应当采用书面形式报告食品安全事件，情况紧急时可以先行口头报告。初次报告后，应根据调查处理情况及时续报。报告主要包括下列内容：①事件发生单位、时间、地点，事件简要经过。②事件造成的发病和死亡人数、主要症状、救治情况。③可疑食品基本情况。④已采取的措施。⑤其他已经掌握的情况。

诊断标准 食物中毒诊断标准主要以流行病学调查资料及患者的潜伏期和中毒的特有表现为依据，实验室诊断是为了确定中毒的病因而进行的。食物中毒的确定应尽可能有实验室诊断资料，但由于采样不及时或已用药或其他技术、学术上的原因而未能取得实验室诊断资料时，可判定为原因不明食物中毒，必要时可由三名副主任医师以上的食品卫生专家进行评定。

技术处理 ①对患者采取紧急处理，并及时报告负责机构：停止食用中毒食品；采取患者标本，以备送检；对患者的急救治疗主要包括：急救（包括催吐、洗胃、清肠）；对症治疗；特殊治疗。②对中毒食品控制处理：保护现场，封存中毒食品或疑似中毒食品；追回已售出的中毒食品或疑似中毒食品；对中毒食品进行无害化处理或销毁。③对中毒

场所采取消毒处理：根据不同的中毒食品，对中毒场所采取相应的消毒处理。

（刘烈刚）

shípǐn ānquán

食品安全（food safety）

食品无毒、无害，符合应当有的营养要求，对人体健康不造成任何急性、亚急性或者慢性危害。此为《中华人民共和国食品安全法》的定义。食品安全问题是食物中有毒有害物质对人体健康产生影响的公共卫生问题。随着社会经济的发展，人民生活水平的提高和健康意识的增强以及国际贸易的需要，食品安全问题越来越受到政府和消费者的广为关注和重视。尽管中国食品安全总体水平在逐年好转，但由于中国的食品工业企业处于规模偏小、集约化程度不高的阶段，食品安全问题依然严峻，中国在提高食品安全整体水平方面仍有很多工作需要进行。食品的不安全因素包括生物学污染、化学性污染和物理性污染。

（李　宁　赵秀娟）

shípǐn fēngxiǎn fēnxī

食品风险分析（food risk analysis）

评价食品中存在有害因素对人体健康影响的方法。旨在确定并实施合适的方法控制风险，并与利益相关方就风险及所采取的措施进行交流。是国际提倡的食品安全管理框架体系，是制定食品安全监管措施和食品安全标准的重要依据，是对食品安全进行科学管理的体现，已经成为国际公认的食品安全管理的重要理念。有助于提高食品安全水平，保护公众健康。包括风险评估、风险管理和风险交流三个主要部分，其中风险评估是风险分析体系的核心和基础，是风险管理的依据，也是风险交流信息的重要来源。

风险评估　对食品中生物性、化学性和物理性危害对人体健康可能造成的不良影响进行的科学评估，包括危害识别、危害特征描述、暴露评估、风险特征描述。

化学物风险评估　评估对象包括重金属污染物、环境持久性污染物（如二噁英）、食品添加剂、农药、兽药、天然毒素等。

危害识别　风险评估的第一步，主要是识别有害作用，即确定食品中的某种化学物可能对健康产生的有害作用。资料来源主要包括流行病学研究、动物毒理学研究、体外试验以及定量结构与活性关系研究。主要以动物和体外试验资料为依据，流行病学资料虽然提供的科学证据更充分、更可靠，但来源资料有限，研究费用昂贵，能够提供的数据较少。用于风险评估的绝大多数毒理学数据主要来自动物实验。实验必须遵循国际上广泛接受的标准化试验程序。联合国经济合作发展组织、美国环境保护局和食品药品监督管理局等都制定了化学品的毒理学试验指导原则，中国也以国家标准形式制定了《食品安全国家标准 食品安全性毒理学评价程序》（GB15193.1-2014）。无论采用何种程序，所有试验必须按照良好实验室规范和标准化质量保证/质量控制方案实施。涉及的毒理学效应终点包括急性毒性、亚慢性毒性、慢性毒性、致癌性、生殖/发育毒性、神经毒性、免疫毒性等。通过动物实验可找出观察到有害作用最低剂量（lowest observed adverse effect level, LOAEL）、未观察到有害作用剂量（no observed adverse effect level, NOAEL）或者阈剂量。体外试验方法虽对计算每日允许摄入量（acceptable daily intake，ADI）没有直接意义，但有助于了解化学物的毒理学作用机制，对其毒性作用进行筛选，这对充分评估风险非常必要。

危害特征描述　主要内容是研究剂量-反应关系，确定化学物的摄入量与不良健康效应的强度与频率，包括剂量-效应关系和剂量-反应关系。对非遗传毒性致癌物存在剂量阈值，而对遗传毒性致癌物不存在剂量阈值。对非遗传性化学物质，重要的是通过剂量反应评估推算出健康指导值。它是一个推导值，指人类在一定时期内（终生或24小时）摄入某种（或某些）物质，不会产生可检测到的对健康产生危害的量。一般将动物实验获得的NOAEL或LOAEL值除以合适的不确定系数可得到健康指导值。一般将不确定系数定为100，主要考虑种属间差异和种属内差异，即假设人比实验动物对受试物敏感10倍，人群内敏感性差异为10倍。100倍的不确定系数主要根据经验而定，不是固定不变的。常用的健康指导值：① 每日允许摄入量（ADI）：对那些人为加入到食品中的物质，如食品添加剂、食品中的农药和兽药残留，所设定的健康指导值被称为ADI。一般将ADI定义为"人类每日摄入某化学物质直至终生，而不产生可检测到的对健康产生危害的量"。以每千克体重可摄入的化学物质的量（mg/kg）来表示。② 可耐受摄入量（tolerable intake，TI）：对于食品中的污染物（通常是不可避免的如汞、铅、镉等），联合国粮农组织/世界卫生组织（FAO/WHO）食品添加剂联合专家委员会（JECFA）使用"可耐受摄入量"作为健康指导值。从管理和健康的角度考虑，污染物是不"可接受的"，但是人体对一定的量是"可耐受的"，不会对健康产生危害。TI 的定义与 ADI 类似，是指"人类摄入某污染物直至终生，而不产生可检测到的对健康产生危害的量"。这类健康指导值包括每日耐受摄入量（TDI）、暂定最大每日耐受摄入量、暂定每周耐受摄入量和暂定每月耐受摄入量。③急性参考剂量（acute reference dose，ARfD）：FAO/WHO 农药残留联席会议（JMPR）在评价食品中农药残留的急性作用时采用 ARfD 这个健康指导值。当然，ARfD 并不仅仅限于农药，JECFA 也采用 ARfD 作为那些具有急性作用的化合物（如兽药）的健康指导值。ARfD 是指"人类在 24 小时或更短的时间内摄入某化学物质（如农药），而不产生可检测到的对健康产生危害的量"。与 ADI 或 TI 类似，ARfD 的设定也是建立在现有评价资料基础上。对于遗传毒性致癌物，一般不能采用 NOAEL 除以安全系数的方法来制定允许摄入量，因为即使最低摄入量仍然有致癌危险性（即没有阈剂量）。但致癌物零阈值的概念在现实管理中难以实现，因为致癌物越来越多，其中一些是难以避免或无法将其完全消除，或还没有可替代的化学物，因此，零阈值的概念不得不演变为可接受危险性的概念，即对化学物制定一个极低而可忽略不计、对健康影响甚微或者社会能够接受的危险性水平，即非阈值法。

暴露评估　风险评估的重要部分，即对通过食物或其他途径可能摄入体内的生物性、化学性、物理性成分进行定性和/或定量评价。在暴露评估过程中，需要两种基础资料：一是化学物在食物中的含量水平，二是含有某种化学物的食物的消费量。①食物中化学物的含量：中国在食品安全风险评估时利用的数据主要来源有依照《食品安全法》开展的食品污染物监测获得的食品中污染物数据；食品安全监管部门在食品监管过程中开展专项抽检获得的污染物数据；中国开展的总膳食研究；在评估某一种污染物时为获得食品污染水平而开展的专项监测活动等。②摄入量评估：食物的消费数据可来自食物供应资料、家庭调查、个体膳食调查、总膳食研究。个体膳食调查的方法包括食物记录、24 小时回顾、食物频率法、膳食史法等。为估计人群的膳食暴露情况，FAO/WHO 建议采用总膳食研究，可采用市场菜篮子法、单种食物法或双份饭法。以生物学标志物为基础的方法可用于估计食物化学物的暴露。大多数情况下，生物学标志物可能是食物中某化学物本身或其代谢产物，通常以尿和血为检测样本，但也可选择其他体液，如乳汁、毛发、脂肪组织等。③暴露评估模型：当获得食物消费数据和化学物浓度数据时，一般可用点估计、简单分布以及概率分析中的一种合并或整合数据进行暴露估计。点估计是指评估中将食物消费量设为一个固定值，再乘以固定的残留量/浓度，然后将所有摄入量相加的一种方法。简单分布是指将残留量/浓度变量设为一个固定值与食物摄入量分布进行整合的一种方法，此方法考虑了食物消费模式的变异，因此其结果比点估计更有意义。概率分析法是根据分布特点来描述变量的变异性和/或不确定性，分析每一变量的所有可能数值，并根据发生概率权重每种可能模型的结果。对化学物膳食暴露的概率分析是利用模型中食物消费量和残留量/浓度数据的分布，并使用描述暴露过程的数学模型中每一输入分布的随机数据来模拟膳食暴露。

风险特征描述　综述危害识别、危害特征描述和暴露评估三方面的信息对某种暴露条件下对人群健康产生不良作用的可能性估计。①有阈值的化学污染物：对于化学物质风险评估，如果是有阈值的化学污染物，人群危险性描述为 ADI、TDI 或其他值与估计摄入量的比较，如果摄入量低于 ADI 值或 TDI 值，则认为不具危害性，即：安全限值（margin of safety，MOS）= ADI/暴露量。如果 MOS≤1，该污染物对食品安全影响的风险是可接受的；如果 MOS>1，该污染物对食品安全影响的风险超过了可接受的限度，应当采取适当的风险管理措施。②无阈值的化学污染物：如果所评价的化学物质没有阈值，对人群的风险是摄入量和危害程度的综合结果，即食品安全风险 = 致癌作用强度×摄入量，即评价根据摄入量估计出所增加的癌症病例数是否是可接受的（不构成危险）或不可接受的（构成危险）。风险特征描述时需要说明风险评估过程中每一步所涉及的不确定性，危险性特征描述中的不确定性反映了前三个阶段评价中的不确定性。将动物实验的结果外推到人产生的不确定性，如人体对某种化学物质的某些特异易感性未必能在实验动物上发现，此外在进行暴露评估时，食品中污染物水平以及膳食消费量数据的代表性问题均存在一定程度的不确定性。

微生物风险评估　利用现有科学资料，就食品中微生物对健康产生的不良作用进行鉴定、确认和定量，最后做出风险特征描述的过程。微生物危害一般通过两种机制导致人类疾病。一种通过产生毒素致病，毒素较易评估，容易确定人群暴露的阈值。另一种是摄入能够感染宿主的活病原体而产生病理反应。由于微生物病原体可以繁殖，也可以死亡，其生物学作用复杂，进行生物性危害的定量评估也就相对困难。

危害识别 确认引起不良健康反应的微生物危害及其传播方式、人体暴露于微生物引起的不良健康反应。相关的信息来源于临床、流行病学、动物、微生物习性、微生物与生存环境间相互作用关系等研究。

危害特征描述 摄入含微生物或其毒素的食品可能会造成危害，危害特征描述提供了有关这一危害严重性和持续时间方面的定量、定性描述。需考虑因素：微生物繁殖再生能力；微生物毒性和传染性会根据它与宿主和环境的相互作用而发生变化；基因物质的传递导致了抗药能力和毒性的传递；微生物可通过间接传染或第三方传染而扩散；从接触病菌到临床症状的出现可能有很大的延迟；微生物可能在特定宿主中长期存活，造成不断排出和传染扩散的危险。

暴露评估 对人体感染病原活体数量和毒素的评估。毒素暴露评估参考化学物质的评估。活体微生物评估要考虑影响微生物数量的因素，如原料的最初感染，食品与微生物的生长关系；食品加工与处理对微生物的影响以及微生物的生存、繁殖、生长和死亡的变化；包装、运输、储藏环境对微生物的影响等。

风险特征描述 阐明通过食品摄入的病原体与毒素产生不良反应的概率和程度。形式如下：每年被微生物污染产生的中毒事件的人数；当病原体数量达到什么级别时会使人得病，病情程度如何，通常是利用剂量反应预测模型，根据既定剂量预测产生不良健康反应的概率；食用某种病原体污染食品的概率有多大，食品中病原体数量有多少；对某一人群产生不良健康反应的风险如何；评估结果的不确定性如何。最终的风险评估的可信程度依赖于所有前述步骤中所确认的易变性、不确定性和假设条件。不确定性和易变性的差异在后来的风险管理措施的选择中很重要，不确定性与数据本身和模型的选择有关。

风险管理 依据食品风险评估的结果，同时考虑社会、经济等方面的有关因素，对各种管理措施方案进行权衡、选择，然后实施的过程，其产生的结果包括制定食品安全标准、准则和其他建议性措施。

目标和措施 选择和实施适当的措施，尽可能有效控制食品风险，保护公众健康。措施主要包括制定最高限量、制定食品标签标准、实施公众教育计划、通过使用替代品或者改善农业或生产规范以减少某些化学物质的使用等。

内容 可分为四个部分。

食品风险评估 包括确认食品安全问题、描述风险概况、根据风险评估和风险管理的优先性确定风险级别、对危害进行排序、为进行风险评估制定风险评估政策、实施风险评估，以及对风险评估结果的分析和审议。

食品风险管理措施的选择和评估 包括三个步骤：一是对现有可选择的措施进行评价；二是最佳管理措施的选择，包括用合理水平的食品安全标准；三是最终管理决策的决定。食品安全标准是可接受的风险水平，或者是风险管理决策中确定选择的标准。

执行管理决定 通过对各种方案的选择做出最终的管理决定后，必须按照管理决定实施。保护人体健康是首先考虑的因素，同时适当考虑其他因素（如经济费用、效益、技术可行性、对危险性的认知程度等），可进行费用-效益分析，及时启动风险预警机制。

监控和审查 对实施措施的有效性进行评估以及必要时对风险管理和风险评估进行审查，以确保食品安全目标的实现。

风险交流 在食品风险分析过程中，就危害、风险、风险相关因素和风险认知在风险评估人员、风险管理人员、消费者、产业界、学术界对信息和看法的互动式交流，包括风险评估结果和风险管理决定的依据。是风险分析的重要组成部分和不可缺少的要素。

作用 有助于给风险分析团队的成员以及外部利益相关者提供及时的、准确的、相关的信息，同时也能从利益相关者获得信息，进一步加强对食品安全风险性质和影响的了解。成功的风险交流是有效的风险管理和风险评估的目标，有助于风险分析过程的透明化，促使人们更广泛的了解和接受风险。

目的 ①通过所有的参与者，在食品风险分析过程中提高对所研究的特定问题的认识和理解。②在达成和执行食品风险管理决定时增加一致化和透明度。③为理解建议或执行中的风险管理决定提供坚实的基础。④改善食品风险分析过程中的整体效果和效率。⑤制定和实施作为食品风险管理的有效信息和教育计划。⑥培养公众对于食品供应安全的信任和信心。⑦加强所有参与者的工作关系和相互尊重。⑧在食品风险信息交流过程中，促进所有有关团体的适当参与。⑨就有关团体对于与食品及相关问题的危险性的知识、态度、评价、实践、理解进行信息交流，帮助消费者了解食品安全风险，并根据相关风险采取预防措施。

意义 有利于风险管理者在风险分析过程中确定和权衡所选择的政策和做出的决定。所有有关各方之间相互交流有助于保证透明度、促进一致性，并提高风险性管理水平。在可行的和合理的范畴内，有关各方应参与确定管理措施、制定选择时采用的标准和提供实施与评估措施的相关资料。达成最终风险管理决定时，使有关各方清楚了解决策的基础十分重要。

(李 宁 赵秀娟)

shípǐn ānquánxìng dúlǐxué píngjià

食品安全性毒理学评价

（toxicology evaluation of food safety） 通过体外试验、动物实验和人群观察，阐明食品及其生产、加工、保藏、运输和销售过程中的化学、生物和物理因素对健康的潜在危害。评价对象包括新食品原料、保健食品、辐照食品、转基因食品、食品添加剂（含营养强化剂）、食品容器与包装材料、食品用工具、设备、洗涤剂和消毒剂、农药、兽药、食品工业用微生物等。研究食品中化学物的急性、亚慢性和慢性毒性，特别应阐明致突变、致畸、致癌和致敏等特殊毒性，制定安全限量，以便对人类食用这种食品或含外来化合物的食品的安全性做出评价，为制定预防措施和安全标准提供科学依据。最终目标就是通过研究确定其毒理学安全性并提出食品及食品中有毒有害物质的预防及管理措施，保障食品安全。

规范 为推进中国的食品安全性评价，原卫生部于1983年颁布了《食品安全性毒理学程序》试行草案，并于1994年颁布了《食品安全性毒理学评价程序和方法》和《食品毒理学实验室操作规范》（GB15193.1-1994），该标准以食品添加剂、新资源食品和食品中污染物为主要适用对象。它的颁布为中国食品毒理学安全性评价工作进入规范化、标准化轨道以及与国际接轨提供了保证。随着国际毒理学技术的发展，新的毒理检测方法和手段以及新的食品安全性问题不断出现，原来的评价程序、方法和操作规程已不能满足或符合实际的需要，特别是对保健食品的安全性毒理学评价，已明显出现诸多不相适应的问题，因此，对1994年颁布的《食品安全性毒理学评价程序》进行了修订，并于2003年出台并实施了《食品安全性毒理学评价程序和方法》（GB 15193.1~21-2003）和《保健食品安全性毒理学评价程序和方法》技术规范，2014年12月发布了《食品安全国家标准 食品安全性毒理学评价程序》（GB 15193.1-2014）。对食品添加剂、新食品原料和保健食品均应进行安全性毒理学评价，这些食品毒理学评价程序及检验方法标准和技术规范的相继出台，不仅满足了食品添加剂、食品接触材料及制品、保健食品、新食品原料和食品污染物等物质进行毒理学安全性评价的需要，为最终确定这些物质的食用安全性及其安全使用限量和人群摄入量提供了科学依据，是检验机构进行毒理学检验和政府进行审批的科学依据，对提高中国食品安全水平、保障消费者健康以及促进国际贸易发挥了很大的积极作用。食品毒理学评价技术规范/标准已成为中国食品安全标准的重要组成部分。

试验内容 ①急性经口毒性试验。②遗传毒性试验：一般应遵循原核细胞与真核细胞、体内试验与体外实验相结合的原则，根据受试物的特点和试验目的，推荐遗传毒性试验组合。组合一，细菌回复突变试验（Ames test）；哺乳动物红细胞微核试验或哺乳动物骨髓细胞染色体畸变试验；小鼠精原细胞或精母细胞染色体畸变试验或啮齿类动物显性致死试验。组合二，细菌回复突变试验；哺乳动物红细胞微核试验或哺乳动物骨髓细胞染色体畸变试验；体外哺乳类细胞染色体畸变试验或体外哺乳类细胞 TK 基因突变试验。其他备选遗传毒性试验包括果蝇伴性隐性致死试验、体外哺乳类细胞 DNA 损伤修复（非程序性 DNA 合成）试验、体外哺乳类细胞 HGPRT 基因突变试验。③28 天经口毒性试验。④90 天经口毒性试验。⑤致畸试验。⑥生殖毒性试验和生殖发育毒性试验。⑦毒物动力学试验。⑧慢性毒性试验。⑨致癌试验。⑩慢性毒性和致癌合并试验。

注意事项 需考虑以下因素。

试验指标的统计学意义、生物学意义和毒理学意义 对某些指标的异常改变，应根据试验组与对照组指标是否有统计学差异、有无剂量反应关系、同类指标横向比较、两种性别的一致性及与本实验室的历史性对照值范围等，综合考虑指标差异有无生物学意义，判断是否具有毒理学意义。如果在受试物组发现某种在对照组没有发生的肿瘤，即使与对照组比较无统计学意义，仍要给以关注。

人的推荐（可能）摄入量较大的受试物 应考虑给予受试物量过大时，可能影响营养素摄入量及其生物利用率，而致某些毒理学表现，并非受试物的毒性作用所致。

时间-毒性效应关系 分析评价受试物引起实验动物的毒性效应，要考虑在同一剂量水平下毒性效应随时间的变化。

特殊人群和易感人群 对孕妇、乳母或儿童食用的食品，应特别注意其胚胎毒性或生殖发育毒性、神经毒性和免疫毒性。

人群资料 动物与人存在物种差异，评价食品的安全性时，应尽可能收集人群接触受试物后的反应资料，如职业性接触和意外接触等。在确保安全的条件下，可考虑按有关规定进行人体试食试验，志愿受试者的毒物动力学或代谢资料对动物试验结果推论到人有很重要的意义。

动物毒性实验和体外试验资料 《食品安全国家标准 食品安全性毒理学评价程序》（GB 15193.1-2014）所列的各项动物毒性试验和体外试验系统是目前管理（法规）毒理学评价水平下所得到的最重要的资料，也是进行安全性评价的主要依据，在试验得到阳性结果，而且结果的判定涉及受试物能否应用于食品时，需要考虑结果的重复性和剂量-反应关系。

不确定系数 即安全系数。

动物毒性试验结果外推到人时，不确定系数通常为100，但可根据受试物的原料来源、理化性质、毒性大小、代谢特点、蓄积性、接触的人群范围、食品中的使用量和人的可能摄入量、使用范围及功能等因素综合考虑其安全系数的大小。

毒物动力学试验资料 毒物动力学试验是对毒理学评价的一个重要方面，不同化学物质、剂量大小、毒物动力学或代谢差别往往对毒性作用影响很大。原则上应使用与人有相同毒物动力学或代谢模式的动物种系。研究受试物在动物和人体内吸收、分布、排泄和生物转化的差别，对将动物试验结果外推到人和降低不确定性有重要意义。

综合评价 全面考虑受试物的理化性质、结构、毒性大小、代谢特点、蓄积性、接触的人群范围、食品中的使用量与使用范围、人的推荐（可能）摄入量等因素，对已在食品中应用很长时间的物质，对接触人群进行流行病学调查有重大意义，但常难获得剂量-反应关系的可靠资料；对新受试物质，则只能依靠动物试验和其他试验研究资料。然而，即使有了完整和详尽的动物试验资料和一部分人类接触的流行病学研究资料，由于人的种族和个体差异，也很难做出能保证每个人都安全的评价。所谓绝对的食品安全实际上是不存在的。在受试物可能对人体健康造成的危害以及其可能的有益作用之间权衡，以食品安全为前提，安全性评价的依据不仅是安全性毒理学试验的结果，而且与当时的科学水平、技术条件以及社会经济、文化因素有关。随着时间的推移，社会经济的发展、科学技术的进步，

有必要对已通过评价的受试物进行重新评价。

试验选择原则 不同受试物需要进行不同毒理学试验。原则包括：①凡属中国创新的物质，特别是化学结构提示有潜在慢性毒性、遗传毒性或致癌性或该受试物产量大、使用范围广、人体摄入量大，应进行系统的毒性试验，包括急性经口毒性试验、遗传毒性试验、90天经口毒性试验、致畸试验和生殖发育毒性试验、毒物动力学试验、慢性毒性试验和致癌试验（或慢性毒性和致癌合并试验）。②凡属与已知物质（指经过安全性评价并允许使用者）的化学结构基本相同的衍生物或类似物，或在部分国家和地区有安全食用历史的物质，则可先进行急性经口毒性试验、遗传毒性试验、90天经口毒性试验和致畸试验，根据试验结果判定是否需进行毒物动力学试验、生殖毒性试验、慢性毒性试验和致癌试验等。③凡属已知的或在多个国家有食用历史的物质，同时申请单位又有资料证明申报受试物的质量规格与国外产品一致，则可先进行急性经口毒性试验、遗传毒性试验、28天经口毒性试验，根据结果判定是否进行进一步的毒性试验。

新食品原料毒理学安全性评价 新食品原料是指在中国无传统食用习惯的动物、植物和微生物，从动物、植物和微生物中分离的成分，原有结构发生改变的食品成分，以及其他新研制的食品原料。新食品原料作为无安全食用历史或仅在局部地区有食用历史的非传统食品，由于对其安全性认识不足，为保证消费者健康，中国早于1990年就制定颁布了《新资源食品卫生管理办法》，

对于没有食用历史或仅在局部地区有食用历史的新资源食品，实行上市前的安全性评估和审批，以确保消费者食用新资源食品的安全性。2007 年修订为《新资源食品管理办法》，2013 年发布了《新食品原料安全性审查管理办法》。2007 年原卫生部颁布的《新资源食品安全性评价规程》规定了不同新资源食品需要进行的毒理学试验要求，2013 年修订为《新食品原料申报与受理规定》。此规定对毒理学试验的要求包括：①国内外均无传统食用习惯的（不包括微生物类），原则上应当进行急性经口毒性试验、三项遗传毒性试验、90 天经口毒性试验、致畸试验和生殖毒性试验、慢性毒性和致癌试验及代谢试验。②仅在国外个别国家或国内局部地区有食用习惯的（不包括微生物类），原则上进行急性经口毒性试验、三项遗传毒性试验、90 天经口毒性试验、致畸试验和生殖毒性试验；若有关文献材料及成分分析未发现有毒性作用且人群长期食用历史而未发现有害作用的新食品原料，可以先评价急性经口毒性试验、三项遗传毒性试验、90 天经口毒性试验和致畸试验。③已在多个国家批准广泛使用的（不包括微生物类），在提供安全性评价材料的基础上，原则上进行急性经口毒性试验、三项遗传毒性试验、28 天经口毒性试验。④国内外均无食用习惯的微生物，应当进行急性经口毒性试验/致病性试验、三项遗传毒性试验、90 天经口毒性试验、致畸试验和生殖毒性试验。仅在国外个别国家或国内局部地区有食用习惯的微生物类，应当进行急性经口毒性试验/致病性试验、三项遗传毒性试验、90 天经口毒性试

验；已在多个国家批准食用的微生物类，可进行急性经口毒性试验/致病性试验、二项遗传毒性试验。大型真菌的毒理学试验按照植物类新食品原料进行。⑤根据新食品原料可能的潜在危害，选择必要的其他敏感试验或敏感指标进行毒理学试验，或根据专家评审委员会的评审意见，验证或补充毒理学试验。

食品添加剂毒理学安全性评价 主要根据食品添加剂在其他国家的批准应用情况、来源等决定毒理学资料要求。①凡属毒理学资料比较完整，世界卫生组织（WHO）已公布日容许量或不需规定日容许量者或多个国家批准使用，如质量规格与国际质量规格标准一致，则要求进行急性经口毒性试验和遗传毒性试验。如质量规格标准不一致，则需增加 28 天经口毒性试验，根据试验结果考虑是否进行其他相关毒理学试验。②凡属有一个国家批准使用，WHO 未公布日容许量或资料不完整的，则可先进行急性经口毒性试验、遗传毒性试验、28 天经口毒性试验和致畸试验，根据试验结果判定是否需要进一步的试验。③对由动、植物或微生物制取的单一组分、高纯度的食品添加剂，凡属新品种的，需要先进行急性经口毒性试验、遗传毒性试验、90 天经口毒性试验和致畸试验，经初步评价后，决定是否需进行进一步试验。凡属国外有一个国际组织或国家已批准使用的，则进行急性经口毒性试验、遗传毒性试验和 28 天经口毒性试验，经初步评价后，决定是否需进行进一步试验。

香料毒理学安全性评价 鉴于食品中使用的香料品种很多，化学结构很不相同，用量很少，

评价可参考国际组织和国外的资料和规定，分别决定需要进行的试验。①凡属 WHO 已建议批准使用或已制定日容许摄入量者，以及香料生产者协会（FEMA）、欧洲理事会（COE）和国际香料工业组织（IOFI）四个国际组织中的两个或两个以上允许使用的，一般不需要进行试验。②凡属资料不全或只有一个国际组织批准的，先进行急性毒性试验和遗传毒性试验组合中的一项，经初步评价后，再决定是否需进行进一步试验。③凡属尚无资料可查、国际组织未允许使用的，先进行急性经口毒性试验、遗传毒性试验和 28 天经口毒性试验，经初步评价后，决定是否需进行进一步试验。④凡属用动、植物可食部分提取的单一高纯度天然香料，如其化学结构及有关资料并未提示具有不安全性的，一般不要求进行毒性试验。

酶制剂毒理学安全性评价 不同酶制剂进行毒理学试验，主要根据该酶制剂在其他国家的批准应用情况、来源等决定毒理学资料要求。①有长期安全食用历史的传统动物和植物可食部分生产的酶制剂，WHO 已公布日容许摄入量或不需规定日容许摄入量者或多个国家批准使用的，在提供相关证明材料的基础上，一般不要求进行毒理学试验。②对其他来源的酶制剂，凡属毒理学资料比较完整，WHO 已公布日容许摄入量或不需规定日容许摄入量者或多个国家批准使用，如质量规格与国际质量规格标准一致，则要求进行急性经口毒性试验和遗传毒性试验。如质量规格标准不一致，则需增加 28 天经口毒性试验，根据试验结果考虑是否进行其他相关毒理学试验。③对于

其他来源的酶制剂，凡属新品种的，需要先进行急性经口毒性试验、遗传毒性试验、90天经口毒性试验和致畸试验，经初步评价后，决定是否需进行进一步试验。凡属一个国家批准使用，WHO未公布日容许摄入量或资料不完整的，进行急性经口毒性试验、遗传毒性试验和28天经口毒性试验，根据试验结果判定是否需要进行进一步的试验。④转基因酶制剂按照国家对转基因管理的有关规定执行。

食品相关产品新品种毒理学安全性评价 食品相关产品新品种是指用于食品包装材料、容器、洗涤剂、消毒剂和用于食品生产经营的工具、设备的新材料、新原料或新添加剂。申请食品相关产品新品种（食品用消毒剂、洗涤剂新原料除外）时，应当依据其迁移量提供相应的毒理学资料：①迁移量 ≤ 0.01mg/kg 的，应提供结构活性分析资料以及其他安全性研究文献分析资料。②迁移量 0.01 ~ 0.05mg/kg（含 0.05mg/kg），应当提供三项致突变试验（细菌回复突变试验、骨髓细胞微核试验、体外哺乳动物细胞染色体畸变试验或体外哺乳动物细胞基因突变畸变试验）。③迁移量 0.05 ~ 5.0mg/kg（含 5.0mg/kg），应提供三项致突变试验、大鼠90天经口亚慢性毒性试验资料。④迁移量 5.0 ~ 60mg/kg，应提供急性经口毒性、三项致突变试验，大鼠90天经口亚慢性毒性，繁殖发育毒性（两代繁殖和致畸试验），慢性经口毒性和致癌试验资料。⑤高分子聚合物（平均分子量大于1000道尔顿）应提供各单体的毒理学安全性评估资料。申请食品用洗涤剂和消毒剂新原料的，应按《食品安全性毒理学评价程序》（GB 15193.1-2014）提供毒理学资料。毒理学试验资料原则上要求由各国（地区）符合良好实验室操作规范（GLP）实验室或国内有资质的检验机构出具。

保健食品的毒理学安全性评价 保健食品是指声称具有特定保健功能或者以补充维生素、矿物质为目的的食品，即适宜于特定人群食用，具有调节机体功能，不以治疗疾病为目的，并且对人体不产生任何急性、亚急性或者慢性危害的食品。为了加强保健食品管理，保护消费者健康，国家食品安全监督管理部门颁布制定了《保健食品注册与备案管理办法》，规定了保健食品实施上市前的安全性、功效性评价和审批许可制度。

（李 宁 赵秀娟）

Zhōngguó shípǐn ānquán fǎlǜ tǐxì
中国食品安全法律体系

（Chinese food safety law system） 以法律或政令形式颁布的，对全社会具有约束力的权威性规定。是中央和地方权力机构和政府颁布的现行法律法规等有机联系而构成的统一整体。包括食品安全法律、食品安全法规、食品安全规章、食品安全标准及其他规范性文件。

法律 全国人民代表大会审议通过、国家主席签发，其法律效力最高，也是制定相关法规、规章及其他规范性文件的依据。1982年，中国颁布第一部食品卫生法律《中华人民共和国食品卫生法（试行）》，1995年正式颁布《中华人民共和国食品卫生法》，2009年颁布并实施《中华人民共和国食品安全法》。中国现行的食品安全相关法律主要包括《中华人民共和国食品安全法》（2015）、《中华人民共和国农产品质量安全法》（2006）和《中华人民共和国进出境动植物检疫法》（2009）等。2015年修订的《中华人民共和国食品安全法》包括总则、食品安全风险监测和评估、食品安全标准、食品生产经营、食品检验、食品进出口、食品安全事故处置、监督管理、法律责任、附则等共十章154条。

在中国的法律体系中，宪法是最高层次的，其他所有法律都必须符合宪法的规定。《刑法》《民法》和三部诉讼法（即刑事、民事、行政诉讼法）为第二层次，《食品安全法》等专门法则属于第三层次，即与《食品安全法》有关的刑事案件，必须以《刑法》为依据；有关的民事纠纷也必须以《民法通则》为依据。涉及《食品安全法》的刑事案件、民事案件、行政诉讼案件则分别按三部诉讼法的规定执行。

法规 ①行政法规：国务院制定。例如，《乳品质量安全监督管理条例》（2008）、《突发公共卫生事件应急条例》（2003）、《农业转基因生物安全管理条例》（2017）等。②地方法规：省、自治区、直辖市、省会城市和"计划单列市"人民代表大会及其常务委员会制定。例如，《上海市清真食品管理条例》（2015）、《广东省食品安全条例》（2016）、《北京市食品安全条例》（2012）、《江苏省农产品质量安全条例》（2011）、《成都市食用农产品质量安全条例》（2006）等。食品安全法规的法律效力低于食品安全法律，高于食品安全规章。

规章 ①部门规章：国务院各部门根据法律和国务院的行政法规，在本部门权限内制定的规定、办法、实施细则、规则等规范文件。例如，国家食品安全监督管理部门制定的《保健食品注册与备案管理办法》（2016）、《食品生产经营日常监督检查管理办法》（2016）、《特殊医学用途配方食品注册管理办法》（2016）、《婴幼儿配方乳粉产品配方注册管理办法》（2016），原卫生部制定的《食品安全事故流行病学调查工作规范》（2011），农业部的《饲料添加剂安全使用规范》（2018）和《生鲜乳生产收购管理办法》（2008）等。②地方规章：省、自治区、直辖市、省会城市和"计划单列市"人民政府根据法律和行政法规，制定的适用于本地区行政管理工作的规定、办法、实施细则、规则等规范性文件。例如，《上海市集体用餐配送监督管理办法》（2010）、《河南省网络订餐食品安全管理办法》（2016）、《江苏省食品安全信息公开暂行办法》（2011）等。

食品安全规章的法律效力低于食品安全法律和食品安全法规，但也是食品安全法律体系的重要组成部分。人民法院在审理食品安全行政诉讼案件过程中，规章可起到参照作用。

标准 食品安全法律规范有很强的技术性，常需要有与其配套的食品安全标准。虽然食品安全标准不同于食品安全法律、法规和规章，其性质是属于技术规范，但也是食品法律体系中不可缺少的部分。《食品安全法》中规定"食品安全标准是强制执行的标准"。

其他规范性文件 食品安全法律体系中，还有一类既不属食品安全法律、法规和规章，也不属于食品安全标准的规范性文件。例如，省、自治区、直辖市人民政府卫生行政部门制定的食品安全相关管理办法、规定等。此类规范性文件的制定单位虽然是不具有规章以上规范文件制定权的省级人民政府行政部门，但也是依据《食品安全法》授权制定的、属于委任性的规范文件，故也是食品安全法律体系中的一部分。

（李 宁 赵秀娟）

zhōngguó shípǐn ānquán biāozhǔn
中国食品安全标准 （Chinese food safety standard） 对食品中与人类健康相关的质量要素及其评价方法做出的规定。这些规定通过技术研究形成特殊形式的文件，并经技术审查和批准后，以特定的形式发布，作为共同遵守的准则和依据。

体系 包括基础标准、产品标准、规范标准和方法标准。①基础标准：包括污染物限量、微生物限量、真菌毒素限量、农药最大残留量、兽药残留限量、食品添加剂、营养强化剂、标签标识、食品接触材料用食品添加剂、保健食品标准。②产品标准：包括食品添加剂质量规格标准、食品接触材料标准（橡胶、塑料、纸、搪瓷、陶瓷、不锈钢、玻璃、涂料、油墨、纤维、木、蜡等）、各类食品标准（谷类豆类及其制品、蔬菜水果及其制品、食用油脂、肉与肉制品、乳与乳制品、水产品、饮料及冷饮、糖果、罐头、调味品等）、特殊膳食及其他标准。③规范标准：包括食品企业通用卫生规范和各类卫生规范。④方法标准：包括采样方法、理化检验方法、微生物检验方法、食品安全毒理学评价程序和方法。

性质 ①科学技术性：食品安全标准制定必须科学合理，必须以"风险评估"结果为科学依据。②政策法规性：食品安全标准是卫生管理政策的技术规范，反映了中国政府的卫生管理政策模式和具体要求。《食品安全法》的颁布实施，赋予了食品安全标准在法制化食品安全管理中的法律地位。③强制性：《食品安全法》规定，食品安全标准是强制执行的标准，除食品安全标准外，不得制定其他食品强制性标准。④安全性：制定和实施食品安全标准的目的是要保障人体健康，食品安全标准的制定也是紧紧围绕食品安全而制定的一系列规定。⑤社会性和经济性：食品安全标准的制定和实施，控制和保证了食品中健康相关的安全指标，防止了食源性疾病的发生，提高了国民素质，其社会效益是显而易见的。所产生的经济效益则主要体现在减少食品资源的浪费，促进国际贸易，防止食源性疾病的发生而减少医疗费用，增强国民素质，从而提高劳动生产力，因此产生的巨大经济效益不可低估。

特点 ①各级标准相互配合，形成了较为完整的标准体系：从中国的食品安全标准体系来看，强制性标准与推荐性标准相结合，国家标准、行业标准、地方标准和企业标准相配套，形成了一个较为完整的标准体系，基本满足了食品安全控制与管理的目标和要求。②基本满足了食品安全控制与管理的目标和要求：中国食品安全标准类型较为齐全，覆盖面广，涵盖了主要的食品种类、食品链全过程、各环节及有毒有害污染物危害因子几个方面，基本能满足和实现对整个食品链即"从农田到餐桌"全过程（包括初级生产、生产加工、市场流通和餐饮消费等）进行食品安全危害控制的目标要求。③与国际标准体系基本协调一致。④体现了科学性原则和世界贸易组织

（WTO）《实施动植物卫生检疫措施的协议》（简称《SPS 协议》）的原则：中国制定的食品安全标准充分考虑到在《SPS 协议》原则框架下，与国际接轨，尽量采用和转化国际标准。针对中国独特的地理环境因素、人文因素等特殊要求，也是以"适当的健康保护水平"为目标和原则，以充分的"风险评估"为科学依据，制定中国的食品安全标准。

制定 食品安全标准是食品安全监管的技术依据。《食品安全法》规定，食品安全标准由国务院卫生行政部门会同国务院食品安全监督管理部门制定、公布。卫生行政部门部将对现行的食用农产品质量安全标准、食品卫生标准、食品质量标准和有关食品的行业标准中强制执行的标准进行整合，统一为食品安全国家标准。其他部门不再制定相关食品安全标准，在国家食品安全标准未制定前，原有的食品相关标准继续有效。没有国家统一标准的，省级卫生行政部门可以制定地方标准，并报国家卫生行政部门备案。企业制定的企业标准，应到省级卫生行政部门备案。制定、修订食品安全标准，要严格遵循食品安全法规定的程序，确保标准内容科学、合理。食品安全标准的制定程序包括立项阶段、起草阶段、审查阶段和报批阶段。首先是标准立项阶段，食品安全国家标准审评委员会秘书处向社会各界征集有关食品安全标准制修订建议；起草阶段主要指起草单位组织起草标准、对标准征求意见、根据征求意见修改标准，并将相关标准报送秘书处；秘书处组织对标准进行初审、食品安全国家标准审评委员会进行审查，并将审查意见反馈给起草单位；

最后由卫生部批准发布。

制定依据 ①法律依据：《食品安全法》和《标准化法》是制定食品安全标准的主要法律依据。食品安全法规定，食品生产经营者应依照法律、法规和食品安全标准从事生产经营活动，食品安全国家标准由国务院卫生行政部门会同国务院食品安全监督管理部门负责制定。②与国际食品安全标准协调一致性：国际食品法典标准是解决国际食品贸易中食品质量争端的重要依据，因此中国食品安全标准的制定应与国际法典食品安全标准协调一致。③科学技术依据：WTO 的《SPS 协议》第五条规定，成员国应确保其卫生和植物卫生措施是采用有关国际组织制定的风险评估方法，根据本国具体条件，对人、动物或植物的生命或健康进行危险性评估的结果所制定的。成员国在进行风险评估过程中，应根据已有的科学资料、加工和生产方法、监督、采样和检验方法、疾病或虫害流行情况、无虫害或无疾病地区的存在、生态和环境状况，以及检疫和其他措施。因此食品安全标准的制定必须建立在科学的风险评估基础之上。

主要技术指标 ①安全指标：严重危害人体健康的指标，包括致病性微生物与毒素、有毒有害化学物质、放射性污染物等；反映食品可能被污染以及污染程度的指标，包括菌落总数、大肠菌群等；间接反映食品卫生质量发生变化的指标，包括水分、酸价、含氮化合物等。②营养素指标：包括碳水化合物、脂肪、蛋白质、矿物质、维生素等。③保健功能与功能因子指标：需要对保健食品的产品类别和特点规定每类保健食品应符合的保健功能指标。

保健食品的功能因子大多为生物活性物质，由于其生物特性，过量摄入会产生毒副反应，所以在制定保健食品功能指标时应规定其安全限量。

（李 宁 赵秀娟）

guójì shípǐn ānquán biāozhǔn
国际食品安全标准（international food safety standard） 国际食品法典委员会组织制定。国际食品法典委员会（CAC）是联合国粮农组织（FAO）和世界卫生组织（WHO）共同建立，以保障消费者的健康和确保食品贸易公平为宗旨的一个制定国际食品标准的政府间组织。CAC 下设秘书处、执行委员会、6 个地区协调委员会，21 个专业委员会（包括 10 个综合主题委员会、11 个商品委员会）和 1 个政府间特别工作组。CAC 现有包括中国在内的 186 个成员国，覆盖全球 98% 的人口。在瑞士日内瓦举行的第 29 届 CAC 会议上，中国成功当选为国际食品添加剂法典委员会主持国。CAC 的首要职责是保护消费者健康和保证食品国际贸易的公平性，其主要工作包括：①制定推荐性的食品标准及食品加工规范。②促进国际政府和非政府组织间有关食品标准工作的协作并协调各国的食品标准。③指导各成员国和全球食品安全标准体系的建立。

食品法典：CAC 向各成员国推荐的有关食品标准、最大残留限量、卫生规范和指南等通称为食品法典（Codex Alimentarius, Codex），包括所有加工、半加工食品或食品原料的标准、有关食品卫生、食品添加剂、农药残留、污染物、标签及说明、采样与分析方法等方面的通用条款及准则，食品法典还包括食品加工的卫生规范和其他指导性条款。

食品法典是推荐性的标准，它不对国际食品贸易构成直接的强制约束力，但由于它是在大量科学研究的基础上制定并经各成员国协商确定的，因此，食品法典具有科学性、协调性和权威性，在国际食品贸易中有举足轻重的作用。食品法典已被世界贸易组织《实施动植物卫生检疫措施的协议》（简称《SPS协议》）中认可为解决国际食品贸易争端的依据之一，故已成为公认的食品安全国际标准。

国际食品法典标准都主要在其各下属委员会中讨论和制定，然后经CAC大会审议后通过。一般需要8个步骤：①大会批准新的工作，成立制标小组。②制标小组拟订草案初稿。③送交有关政府征求意见。④委员会审议草案初稿和反馈意见。⑤大会采纳拟议的草案。⑥再次送交有关政府征求意见。⑦委员会再次审议草案和反馈意见。⑧大会批准，并以法典标准公布。

（李 宁 赵秀娟）

liánghǎo shēngchǎn guīfàn

良好生产规范（good manufacture practice，GMP）

特别注重在生产过程中实施对产品质量与卫生安全的自主性管理制度。它是一套适用于制药、食品等行业的强制性标准，要求企业从原料、人员、设施设备、生产过程、包装运输、质量控制等方面按国家有关法规达到卫生质量要求，形成一套可操作的作业规范，帮助企业改善企业卫生环境，及时发现生产过程中存在的问题，加以改善。简要地说，GMP要求食品生产企业应具备良好的生产设备，合理的生产过程，完善的质量管理和严格的检测系统，确保最终产品的质量符合法规要求。

发展史 GMP是美国首创的一种保障产品质量的管理方法。由于GMP在规范药品的生产，提高药品的质量，保证药品的安全方面效果非常明显，美国食品药品管理局（FDA）于1980年颁布了食品GMP以规范食品的生产。1992年，FDA颁布了化妆品GMP来指导化妆品生产企业规范其化妆品的生产，保证化妆品的卫生和安全。自美国实施GMP以来，世界上不少国家和地区采用了GMP质量管理体系，如日本、加拿大、新加坡、德国、澳大利亚、中国台湾。中国食品企业质量管理规范的制定工作起步于20世纪80年代中期，从1988年起，先后颁布了多个食品企业卫生规范，简称"卫生规范"。主要目的是针对当时中国大多数食品企业卫生条件和卫生管理比较落后的现状，重点规定厂房、设备、设施的卫生要求和企业的自身卫生管理等内容，借以促进中国食品企业卫生状况的改善。这些规范制定的指导思想与GMP的原则类似，将保证食品卫生质量的重点放在成品出厂前的整个生产过程的各个环节上，而不仅着眼于最终产品，针对食品生产全过程提出相应技术要求和质量控制措施，以确保最终产品卫生质量合格。上述规范发布以来，中国食品企业的整体生产条件和管理水平有较大幅度的提高，食品工业得到长足发展。一些营养型、保健型和特殊人群专用的食品的生产企业迅速增加，食品花色品种日益增多，单纯控制卫生质量的措施已不适应企业品质管理的需要。鉴于制定中国食品企业GMP的时机已成熟，1998年卫生部发布了《保健食品良好生产规范》（GB 17405-

1998）和《膨化食品良好生产规范》（GB 17404-1998，现已修订为GB 17404-2016），这是中国首批颁布的食品GMP，标志着中国食品企业管理向高层次的发展。

内容 要求生产加工每个操作环节科学合理布局，先进科学的生产加工的硬件设施装备，连续化、自动化、密闭化的操作流程，包装、贮存、配送的优质保安运行系统，完备的卫生、营养、质量等生产环节控制系统，健全的卫生、营养、质量三级检测网，严格的员工操作规程管理制度，食品质量的综合管理监控系统。

意义 为食品生产提供一套必须遵循的组合标准；为卫生行政部门、食品卫生监督员提供监督检查的依据；为建立国际食品标准提供基础；便于食品的国际贸易；使食品生产经营人员认识食品生产的特殊性，提供重要的教材，由此产生积极的工作态度，激发对食品质量高度负责的精神，消除生产上的不良习惯；使食品生产企业对原料、辅料、包装材料的要求更为严格；有助于食品生产企业采用新技术、新设备，保证食品质量。实施食品GMP的基本精神是减少食品生产过程中人为的错误；防止食品在生产过程中遭到污染或品质劣变；建立健全的自主性品质保证体系。推行食品GMP的主要目的是提高食品的品质与卫生安全；保障消费者与生产者的权益；强化食品生产者的自主管理体制；促进食品工业的健全发展。

（李 宁 赵秀娟）

wēihài fēnxī yǔ guānjiàn kòngzhìdiǎn

危害分析与关键控制点（hazard analysis and critical control point，HACCP）

鉴别、评价和控制食品安全中关键危害

的一种体系。作为生产加工安全食品的一种控制手段，对原料、关键生产工序及影响产品安全的人为因素进行分析，确定加工过程中的关键环节，建立完善监控程序和监控标准，采取规范的纠正措施。HACCP 是以科学为基础的系统，作为评价危害和建立基于预防而不是终产品检测控制系统的一种工具，可应用于从最初生产到最终消费的食物链的全过程，通过鉴定特殊危害提出相应的控制措施来确保食品安全。

危害分析 通过分析资料、现场观测、采样检验等方法，对食品生产过程中食品污染发生发展的各种因素进行系统的分析，发现和确定食品中的有害污染物以及影响其发生发展的各种因素。危害因素是指对健康有危害的生物、化学或物理污染物以及温度、湿度等影响食品卫生质量的因素。生物因素主要有细菌、真菌、病毒、寄生虫，细菌和真菌毒素；化学因素主要有农药、金属污染物、食品添加剂等；物理因素主要有放射性污染和杂物。

关键控制点 食品安全危害能被控制的，能被预防、消除或降低到可接受水平的一个点。通过对其控制，能够控制并可以减少或避免食物中有害物质对健康的危害。关键控制点是能够对一个或多个危害因素实施控制措施的环节，通过这一环节可以预防和消除食品安全中的某一危害或将其减低到可以接受的水平，它既可能是某一操作方法和一个工艺流程，也可能是某一加工场所。

关键限值 为保证关键控制点得到有效控制而设立的、判断可接受与不可接受之间的临界点，通过一个或多个指定的容许误差保证关键控制点能有效地控制有

害物质对健康的危害。对每个关键控制点确定一个临界限制指标作为控制标准，以保证每个关键控制点在安全值范围之内，所用指标可以是化学的、物理的，也可以是感观性状的，以确保危害被控制，预防和消除到可接受的水平。

控制措施 用于预防、减少和消除难接受的危害，或者使其降低到可接受水平的任何行动和措施。

校正措施 偏差发生时所采取的程序，验证采用一定的方法，按一定步骤进行试验，确认 HACCP 系统是否正常进行。通过客观证据评价 HACCP 计划正常实施时，能否有效的控制食品安全危害。验证内容包括是否已查出所有危害和抓住有效的关键控制点、控制措施是否正确、标准是否合理、监控程序在评价工作是否有效等。HACCP 计划的宗旨是防止食品安全危害，验证目的是提供置信水平，即 HACCP 计划是建立在严谨的、科学的基础之上，足以控制产品和工艺过程中出现的危害，并且能有效实施这种控制措施。

意义 HACCP 作为一种与传统食品安全质量管理体系截然不同的新食品安全保障模式，其实施对保障食品安全具有广泛而深远的意义。

对食品企业的意义 ①增强消费者和政府的信心：食用不洁食品将对消费者的消费信心产生沉重的打击，食品事故的发生将同时动摇政府对企业食品安全保障的信心，必须加强对企业的监管。②减少法律和保险支出：若消费者因食用食品而致病，可能向企业投诉或向法院起诉该企业，既影响消费者信心，也增加企业

的法律和保险支出。③增加市场机会：良好的产品质量将不断增强消费者信心，特别是在政府的不断抽查中，总是保持良好的企业，将受到消费者的青睐，形成良好的市场机会。④降低生产成本：如美国 300 家的肉和禽肉生产厂在实施 HACCP 体系后，沙门菌在牛肉上降低了 40%，在猪肉上降低了 25%，在鸡肉上降低了 50%。⑤提高产品质量的一致性：HACCP 的实施使生产过程更规范，在提高产品安全性的同时，也大大提高了产品质量的均匀性。⑥促进员工对食品安全的参与：HACCP 的实施使生产操作更规范，并促进员工对提高公司产品安全的全面参与。⑦降低商业风险：日本雪印公司金黄色葡萄球菌中毒事件使其一蹶不振的事例，充分说明了食品安全是食品生产企业的生存保证。

对消费者的意义 ①减少食源性疾病的危害：良好的食品质量可显著提高食品安全的水平，更充分地保障公众健康。②增强卫生意识：HACCP 的实施和推广，可提高公众对食品安全体系的认识，并增强自我卫生和自我保护的意识。③增强对食品供应的信心：HACCP 的实施，使公众更加了解食品企业所建立的食品安全体系，对社会的食品供应和保障更有信心。

对政府部门的意义 ①改善公众健康：HACCP 的实施将使政府在提高和改善公众健康方面，能发挥更积极的影响。②有效和有目的的食品监控：HACCP 的实施将改变传统的食品监管方式，使政府从被动的市场抽检，变为政府主动地参与企业食品安全体系的建立，促进企业更积极地实施安全控制的手段。并将政府对

食品安全的监管，从市场转向企业。减少公众健康支出，公众良好的健康将减少政府在公众健康上的支出，使资金能流向更需要的地方。③确保贸易畅通：非关税壁垒已成为国际贸易中重要的手段。为保障贸易的畅通，对国际上其他国家已强制性实施的管理规范，须学习和掌握，并灵活应用，减少其成为国际贸易的障碍。④提高公众对食品供应的信心：政府的参与将更能提高公众对食品供应的信心，增强国内企业竞争力。

（李　宁　赵秀娟）

索 引

条目标题汉字笔画索引

说 明

一、本索引供读者按条目标题的汉字笔画查检条目。

二、条目标题按第一字的笔画由少到多的顺序排列，按画数和起笔笔形横（一）、竖（丨）、撇（丿）、点（、）、折（乛，包括丁乚乀等）的顺序排列。笔画数和起笔笔形相同的字，按字形结构排列，先左右形字，再上下形字，后整体字。第一字相同的，依次按后面各字的笔画数和起笔笔形顺序排列。

三、以拉丁字母、希腊字母和阿拉伯数字、罗马数字开头的条目标题，依次排在汉字条目标题的后面。

十　画

十一　画

条 目 外 文 标 题 索 引

内 容 索 引

说 明

一、本索引是本卷条目和条目内容的主题分析索引。索引款目按汉语拼音字母顺序并辅以汉字笔画、起笔笔形顺序排列。同音时，按汉字笔画由少到多的顺序排列，笔画数相同的按起笔笔形横（一）、竖（丨）、撇（丿）、点（丶）、折（乛，包括丁乚乀等）的顺序排列。第一字相同时，按第二字，余类推。索引标目中夹有拉丁字母、希腊字母、阿拉伯数字和罗马数字的，依次排在相应的汉字索引款目之后。标点符号不作为排序单元。

二、设有条目的款目用黑体字，未设条目的款目用宋体字。

三、不同概念（含人物）具有同一标目名称时，分别设置索引款目；未设条目的同名索引标目后括注简单说明或所属类别，以利检索。

四、索引标目之后的阿拉伯数字是标目内容所在的页码，数字之后的小写拉丁字母表示索引内容所在的版面区域。本书正文的版面区域划分如右图。

a	c	e
b	d	f

A

阿尔特米斯·西莫普勒斯（Artemis P. Simopoulos） 5c

阿伦（Aron） 18a

阿奇博尔德·加罗德（Archibald E. Garrod） 5b

阿-斯综合征（Adams-Stokes syndrome） 394a

阿特沃特（Atwater）能量系数 36c

埃廷格（Ettinger） 106f

埃文斯（Evans） 72a

艾克曼（Eijkman） 6e，65c，75e

艾滋病 195d

安全系数 401b

安全限值（margin of safety，MOS） 398e

安斯沃思（Ainsworth） 37e

安托万-洛朗·德·拉瓦锡（Antoine-Laurent de Lavoisier） 2e

安息香酸 302d

安息香酸钠 302e

氨基甲酸酯类杀虫剂 260a

氨基咔啉类杂环胺类化合物 272f

氨基咪唑氮杂芳烃（AIA） 272f

氨基酸（amino acid） 10a

氨基酸池 9f

氨基酸模式（amino acid pattern） 11b

氨基酸评分（amino acid score，AAS） 15b

暗适应 67d

奥斯本（Osborne） 66d

B

巴氏消毒 255b，327d

巴斯德 237d

白茶 140f

白醋 136e

白蛋白 220b

白花茶 139a

白藜芦醇 102f

白砒 284a

白薯 126a

白糖 30a，348f

白铁皮 283b

白脱油 132e，137e

白细胞维生素 C 浓度 89c

斑毒芹 389b

斑蝥黄素 98a

半合成香料 308f

半流质膳食 208b

半乳糖 29d

半乳糖苷 29e，124e

半乳糖疾病 132b

半完全蛋白质 9b

半纤维素 32f

半纤维素酶 119b

棒曲霉素 247f

棒子 123a

包结络合法（微胶囊化技术） 315b

C

H

X

本卷主要编辑、出版人员

执行总编　谢　阳

编　　审　郭亦超

责任编辑　王　霞

索引编辑　王小红

名词术语编辑　王晓霞

汉语拼音编辑　王　颖

外文编辑　景黎明

参见编辑　周艳华

绘　　图　北京全心合文化有限公司

责任校对　苏　沁

责任印制　陈　楠

装帧设计　雅昌设计中心·北京